“十二五”普通高等教育本科国家级规划教材
“十三五”高等医学院校本科规划教材

供基础、临床、护理、预防、口腔、中医、药学、医学技术类等专业用

药　理　学

Pharmacology

（第4版）

主　编　李学军　余　鹰　陶　亮

副主编　杨宝学　马丽杰　曲梅花　李　涛
秦大莲　孙宏丽　宋丽华

编　委（按姓名汉语拼音排序）

董淑英（蚌埠医学院）
房春燕（潍坊医学院）
高东雁（大连医科大学）
耿　磊（齐鲁医药学院）
郭紫芬（南华大学药学与生物科学学院）
李　慧（北京大学医学部）
李　琳（南方医科大学）
李　涛（齐齐哈尔医学院）
李晓蓉（首都医科大学）
李学军（北京大学医学部）
林　宇（齐齐哈尔医学院）
刘　浩（蚌埠医学院）
刘艳霞（天津医科大学）
马丽杰（内蒙古医科大学）
马月宏（内蒙古医科大学）
齐亚娟（华北理工大学基础医学院）
秦大莲（西南医科大学）
曲梅花（潍坊医学院）
宋丽华（长治医学院）
苏县辉（河北工程大学医学院）
孙宏丽（哈尔滨医科大学大庆校区）
谭安雄（邵阳学院药学院）
陶　亮（中山大学中山医学院）
王立祥（山东大学齐鲁医学院）
温　克（天津医科大学）
翁稚颖（昆明医科大学）
徐道华（广东医科大学）
杨宝学（北京大学医学部）
余　鹰（天津医科大学）
张岫美（山东大学齐鲁医学院）

编写秘书　李　慧

北京大学医学出版社

YAOLIXUE

图书在版编目（CIP）数据

药理学 / 李学军，余鹰，陶亮主编．—4 版．—北京：北京大学医学出版社，2018. 6（2023. 8 重印）
ISBN 978-7-5659-1803-2

Ⅰ．①药… Ⅱ．①李… ②余… ③陶… Ⅲ．①药理学－医学院校－教材 Ⅳ．① R96

中国版本图书馆 CIP 数据核字（2018）第 105363 号

药理学（第 4 版）

主　　编：李学军　余　鹰　陶　亮
出版发行：北京大学医学出版社
地　　址：（100191）北京市海淀区学院路 38 号　北京大学医学部院内
电　　话：发行部 010-82802230；图书邮购 010-82802495
网　　址：http：//www.pumpress.com.cn
E-mail：booksale@bjmu.edu.cn
印　　刷：北京信彩瑞禾印刷厂
经　　销：新华书店
责任编辑：赵　欣　**责任校对：**金彤文　**责任印制：**李　啸
开　　本：850 mm × 1168 mm　1/16　**印张：**32　**字数：**892 千字
版　　次：2018 年 6 月第 4 版　2023 年 8 月第 6 次印刷
书　　号：ISBN 978-7-5659-1803-2
定　　价：75.00 元

修订说明

国务院办公厅《关于深化医教协同进一步推进医学教育改革与发展的意见》、以“5+3”为主体的临床医学人才培养体系改革、教育部本科临床医学专业认证等重要举措，对新时期高等医学教育人才培养提出了新的要求，也为教材建设指明了方向。

北大医学版的临床医学专业本科教材，从2001年开始，历经3轮修订、17年的锤炼，各轮次教材都分别高比例入选了教育部“十五”“十一五”“十二五”国家级规划教材。顺应医教协同和医学教育改革与发展的要求，北京大学医学出版社在教育部、国家卫生健康委员会和中国高等教育学会医学教育专业委员会指导下，经过前期的广泛调研、综合论证，启动了第4轮教材的修订再版。

本轮教材采用学科制课程体系和教材建设思路，在院校和作者遴选、编写指导思想、教材体系架构、知识内容更新、数字资源建设、临床能力培养等方面做了优化和创新。共启动46种教材，其中包含新增的《基础医学概论》《临床医学概论》《诊断学》《医患沟通艺术》4种。《基础医学概论》《临床医学概论》虽然主要用于非临床医学类专业学生的通识教育，但须依托于临床医学的优秀师资才能高质量完成，故一并纳入本轮教材体系中。《诊断学》与《物理诊断学》《实验诊断学》教材并存，以满足不同院校课程设置差异。第4轮教材修订的主要特点如下：

1. 为更好地服务于全国高等院校的医学教育改革，对参与院校和作者的遴选精益求精。骨干建设院校注重教学研究型与教学型院校相结合，并注重不同地区的院校代表性；由各学科的主任委员、理事长和知名专家等担纲主编，教学型院校教学经验丰富的专家教授担任编委，为教材内容的权威性、院校普适性奠定了坚实基础。

2. 以“符合人才培养需求、体现教育改革成果、教材形式新颖创新”为指导思想，以深化岗位胜任力培养为导向，坚持“三基、五性、三特定”原则，密切结合国家执业医师资格考试、硕士研究生入学考试大纲。

3. 加入基础联系临床、临床应用的案例，使教材更贴近案例教学、以问题为导向的启发式和研讨式教学，着力提升医学生的临床思维能力和解决临床实际问题的能力；适当加入知识拓展，引导学生自学。

4．适应教育信息化转型的需要，将纸质教材与二维码技术、网络教学平台相结合，教材与微课、案例、知识拓展、图片、临床影像资料等融为一体，实现了以纸质教材为核心、配套数字教学资源的数字融合教材建设。

在本轮教材修订编写时，各院校对教材建设提出了很好的修订建议，为第4轮教材建设的顶层设计和编写理念提供了详实可信的数据储备。一些第3轮教材的主编由于年事已高，此次不再担任主编，但他们对改版工作提出了很多宝贵的意见。前3轮教材的作者为本轮教材的日臻完善打下了坚实的基础。对他们的贡献，我们表示衷心的感谢。

尽管本轮教材的编者都是多年工作在教学一线的教师，但基于现有水平，书中难免有不当之处，欢迎广大师生多提宝贵意见，反馈使用信息，在使用过程中逐步完善教材的内容，提高教材的质量。

"十三五"高等医学院校本科规划教材评审委员会

序

国务院办公厅《关于深化医教协同进一步推进医学教育改革与发展的意见》指出，医教协同推进医学教育改革与发展，加强医学人才培养，是提高医疗卫生服务水平的基础工程，是深化医药卫生体制改革的重要任务，是推进健康中国建设的重要保障。《意见》明确要求加快构建标准化、规范化医学人才培养体系，全面提升人才培养质量。要求夯实5年制临床医学教育的基础地位，推动基础与临床融合、临床与预防融合，提升医学生解决临床实际问题的能力，推进信息技术与医学教育融合。从国家高度就推动医学教育改革发展做出了部署、明确了方向。

高质量的医学教材是满足医学教育改革、培养优秀医学人才的核心要素，与医学教育改革相辅相成。北大医学版临床医学专业本科教材，自2001年第一轮出版，至今已有17年的历史。在广大作者的共同努力下，各轮次教材都分别高比例入选了教育部“十五”“十一五”“十二五”国家级规划教材，成为临床医学专业本科教学的精品教材，对全国高等医学院校教育教学与人才培养工作发挥了重要作用。

在医教协同的大背景下，北京大学医学出版社启动了第4轮教材的修订再版工作。全国医学院校一大批活跃在教学一线的专家教授，以无私奉献的敬业精神和严谨治学的科学态度，积极参与到本轮教材的修订和建设工作当中。相信在全国高等医学院校的大力支持下，有广大专家教授的热情奉献，新一轮教材的出版将对我国高等医学院校人才培养质量的提高，和医学教育改革的发展起到积极的推动作用。

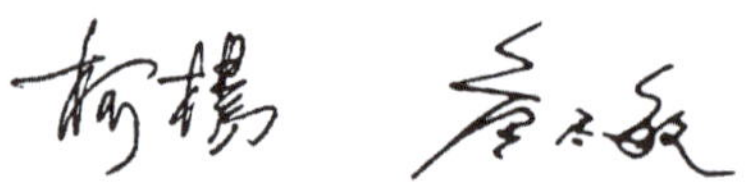

前 言

为了响应教育部开展医学教育改革，促进住院医师规范化培训制度的实施以及完善院校教育、毕业后教育、继续教育三阶段连续统一的医学教育模式，并配合教育部普通高等教育本科国家级规划教材建设，北京大学医学出版社于 2017 年正式启动全国高等医学院校临床医学专业本科教材（第 4 轮）的修订工作，包括《药理学》（第 4 版）。本套教材于 2012 年被评为教育部“十二五”普通高等教育本科国家级规划教材。本次修订，我们以深化医教协同推进医学教育改革与发展、加强医学人才培养工作为指导思想，以最终达到医学教育改革与发展的政策环境更加完善，具有中国特色的标准化、规范化医学人才培养体系更加健全，医学人才队伍基本满足健康中国建设需要为目标，以符合人才培养需求、体现教育改革成果、确保教材质量、形式新颖创新为编写原则。并注重与临床接轨，夯实基础知识，兼顾创新性培养和学科进展。通过编写，我们不仅希望使教材在质量上进一步提升，为更多的院校所使用，而且更希望通过教材的编写和使用，增进校际间的沟通、交流和联系，为今后的进一步合作奠定基础。本版教材以反映 21 世纪教学内容和课程改革的成果，注意素质教育和创新能力与实践能力的培养，为学生知识、能力、素质协调发展创造条件为修订目标；以“三基”（即基础理论、基本知识、基本技能）、“五性”（即思想性、科学性、先进性、启发性、适用性）、“三特定”（即特定的对象、特定的要求、特定的限制）为指导思想；提倡创新，加强人文科学内容的体现。

本教材专业内容涵盖国家执业医师资格考试、执业药师资格考试和研究生入学考试的要求，重点在于专业知识的更新，参照国内外权威著作，并与临床及其他基础学科紧密联系。在上一版的基础上调整更新了部分内容。此外，本教材为立体化教材，即纸质教材、数字教学平台加二维码的方式，并专为合适的章节制作了微课。为了启发学生带着问题学习，以及自主学习的积极性，本次修订在各章正文前增加了“案例”，案例后附 2 ～ 3 个讨论题，章后仍保留了英文的“Summary”。

本教材编写时的主要参考书，也是推荐读者阅读的参考书定为：*Rang and Dale's Pharmacology*（第 8 版，2015），*Katzung BG. Basic and Clinic Pharmacology*（第 12 版，2015）；李学军、薛明主编的《医用药理学基础》（第 7 版，2015），陈新谦、金有豫、汤光主编的《新编药物学》（第 17 版，2011）。这些参考书反映了国内外药理学最新进展，是最具代表性的药理学教材。它们的更新周期平均 3 ～ 4 年，本书再版时将力求与之同步，其他参考文献也限制在近 5 年之内出版或发表。

本教材的参编单位为 22 所院校，编委 30 人。与上版相比调整了部分参编人员及参编单位。编委均具有丰富的教学经验，更多的是近年在学术界取得优异成绩的中青年科学工作者。在本教材的编写和编辑出版过程中，北京大学医学出版社及各参编单位给予了大力支持。各位编委尽职尽责，全力合作。北京大学医学部的李慧老师承担了本书的编务工作。在此一并表示感谢。特别要向多年来一直对本教材给予关心和支持的上版教材编委致以崇高的敬意和衷心的感谢！在本教材编写过程中，每位编委虽尽心尽力，但疏漏之处在所难免，敬请各位药理学前辈、同道和学子们赐教和指正。

李学军　余　鹰　陶　亮

二维码资源索引

目　录

第1章

绪　论

第一节　药理学概述

一、药理学基本概念

药物（drug）是指用于预防、治疗、诊断疾病，有目的地调节机体各种功能和改变机体所处病理状态的物质。药品（medicine）是指将原料药（化学药、生物药、天然药）制成一定的剂型（preparation），可供临床应用的药物。药理学（pharmacology）是研究药物与机体（包括病原体）之间相互作用规律和机制的学科。药理学既研究药物如何对机体产生效应，即药效学（又称药物效应动力学，pharmacodynamics），如药物的药理作用、作用机制、临床应用等，又研究药物在机体的影响下如何代谢，即药动学（又称药物代谢动力学，pharmacokinetics），包括机体对药物的作用及规律，如药物的体内过程（药物在体内吸收、分布和消除过程的动态变化及血药浓度随时间变化的规律）等。药理学是联系基础医学与临床医学，以及药学与医学之间的桥梁课程。

药理学的任务是：①阐明药物的作用及作用机制，以及机体与药物的相互作用和规律，为发挥药物的最佳疗效、减少不良反应提供理论依据；②研究和开发新药，包括发现药物的新用途；③为其他学科探索生命现象的本质和揭示疾病发生发展规律等，提供实验依据和研究方法。

二、药理学发展简况

药理学是在药物学基础上发展起来的。人类为了自身生存，通过生活经验和自然观察发现某些天然物质（来自于植物、矿物和动物）可以防病治病，由此进入了药物发展的初期阶段，即天然药物阶段。在这个阶段，人们将逐渐积累的经验编撰成书，流传至今，如古埃及的《埃伯斯医药籍》(Ebers’Papyrus)、古希腊著名植物学家及药物学家迪奥斯科里季斯（Dioscorides）编著的较为完整的古代药物学专著《希腊药典》和古罗马医生盖伦（Galen）编著的药物学著作等。我国对世界医药发展的贡献尤为突出，最著名的药物学著作有东汉的《神农本草经》、唐朝苏敬等人编撰的《新修本草》和明朝李时珍编著的《本草纲目》等。其中《本草纲目》被译成10余种文字，为世界医药发展做出了巨大贡献，至今仍是医药领域的重要参考书。

从18世纪开始，化学家就开始依靠经验从天然物质中提取一些纯净的有机化合物。如瑞典药剂师舍勒（C. W. Sheele）于1769年提纯了酒石酸，以后相继提取出大量有机酸，如尿酸、草酸、乳酸、柠檬酸、苹果酸、五倍子酸等。德国药剂师塞尔杜纳（F. W. Serturer）于1805年从鸦片中提取出纯吗啡结晶，并在狗身上试验证明有麻醉作用。到19世纪，发现具有药效的生物碱有10余种，如吐根碱、番木鳖碱、奎宁、秋水仙碱、咖啡因、尼古丁、可待因、麻黄碱等。

人类用化学合成方法制造药物是从19世纪50年代开始的，即化学药物阶段。1856年，英国化学家帕金（W. H. Parkin）以苯胺为原料合成了苯胺紫——第一个人工合成染料，之后化学家又合成了一系列染料、药物和香料。1859年，化学家用大量易得的苯酚十分便利地合成了水杨酸，1875 年发现了它的解热镇痛作用，但由于它对胃有强烈刺激作用，因此被搁置了近 20 年，直到 1893 年化学家霍夫曼（A. W. Hofmann）将其制成乙酰水杨酸——阿司匹林，经过 6 年临床试验后大量生产，现在仍在使用。

将化学合成药物以及对天然药物有效成分的分子结构进行改造作为药物的新来源，形成了现代药物发展突出的特点。目前临床上使用的西药绝大部分都是化学合成药。生物药的发展始于从动物和微生物中提取有效成分。1915 年，麦克林（J. Mclean）发现肝素，以后相继发现了甲状腺素、肾上腺皮质激素和脑垂体激素等。1927 年，英国微生物学家弗莱明（A. Fleming）发现了青霉素，1939—1942 年弗洛里（H. Florey）和钱恩（E. B. Chain）提纯了青霉素，并成功用在人身上，从此开创了抗生素时代。到 20 世纪中叶，分子生物学的迅猛发展使药物的发展进入了生物制药阶段，人们利用 DNA 重组技术生产了许多生物药物，如重组链激酶、胰岛素、干扰素、白介素、生长素、细胞因子等。还有正在发展的基因药物，即将外源性基因作为药物，治疗某些基因缺陷疾病以及用于细胞治疗等。细胞治疗的发展已有数百年历史，是指利用某些具有特定功能的细胞，采用生物工程方法获取和（或）通过体外扩增、特殊培养等处理，使这些细胞具有治疗作用，如增强免疫、杀死病原体和肿瘤细胞、促进组织器官再生和机体康复等。最近几年 CAR-T 细胞（嵌合的抗原受体 -T 细胞，chimeric antigen receptor-T cells，CAR-T cells）技术、干细胞、自然杀伤（natural killer，NK）细胞等的研究促进了细胞治疗的发展。

药理学是 19 世纪初从药物学中独立出来的。药理学在众多学科共同发展、交流渗透、分化融合中也逐渐形成了自身的发展模式。药理学分支学科从交叉角度上讲，有基础药理学、临床药理学、分子药理学、中药药理学、遗传药理学、生化药理学、时辰药理学和近年发展起来的网络药理学等；从系统角度上讲，有神经精神药理学、心血管药理学、内分泌药理学、化疗药理学、抗炎免疫药理学等；从应用角度上讲，有医用药理学、护用药理学、眼科药理学等。

药理学家在研究药物作用和作用机制过程中，为受体学说的建立做出了重要的贡献。1878 年，英国生理学家兰利（J. N. Langley）在研究阿托品与毛果芸香碱、烟碱与箭毒的拮抗作用时提出了“受体”概念的雏形，即药物可能直接作用于细胞上的某些成分，这些成分为“接受物质”（receptive substance），兰利被称为“受体之父”。1909 年，英国生理学家埃利希（P. Ehrlich）在研究抗锥虫药作用时，提出锥虫体内存在着特异的受体（receptor），由此开创了受体理论。药理学的发展对人类的突出贡献，一是发现了受体，这是大多数药物能够产生药效的关键所在，其中在阿片受体和 α_1 肾上腺素受体亚型的发现中就有我国两位科学家——邹冈和韩启德教授的贡献；二是促进了新药的发现和制造；三是促进政府建立了药物研究、开发、应用和管理等一系列法律和规定，使人民健康有了法律保障。

三、药理学研究方法

药理学是一门实践性很强的学科，根据研究对象不同分为基础药理学和临床药理学。基础药理学以动物为研究对象，其内容包括：①实验药理学：以清醒或麻醉的健康动物为研究对象，研究药物在动物体内和体外的药物效应、毒性和药物代谢情况；②实验治疗学：以病理模型动物为研究对象，观察药物预防和治疗疾病的情况、毒性反应和药物代谢情况。临床药理学是以人为研究对象，可以是健康志愿者或患者，研究药物的效应、不良反应、代谢过程、药物相互作用并进行疗效评价等。

药理学的研究水平包括整体、器官或组织、细胞、亚细胞、分子水平等，因此将药理学实验划分为在体（in vivo）实验和离体（in vitro）实验，前者包括整体实验，后者包括器官至分子水平的实验。

药理学的研究方法主要是利用其他学科的方法，常用的有：

1．形态学方法　包括解剖、组织切片、各种光镜、电子显微镜、共聚焦显微镜、流式细胞术等。

2．机能学方法　包括电生理（心电、脑电、肌电、微电极、电压钳、膜片钳等）、血流动力学、行为方法学等。

3．生物化学方法　包括酶法、电泳法、蛋白层析法等。

4．免疫学方法　包括细胞因子功能检测法、放射免疫法、酶联免疫法、荧光免疫法等。

5．核医学方法　包括放射性核素示踪法。

6．分子生物学方法　包括基因重组技术、克隆技术、聚合酶链反应（polymerase chain reaction，PCR）技术、转基因技术、蛋白质表达分析技术等。

7．分析化学方法　包括光学分析法、色谱分析法、质谱分析法等。

8．生物学方法　包括生物检定法、微生物法等。

9．系统生物学和网络生物学方法　近年来系统生物学的理论和方法迅速发展，促进了生物医学的研究和进展。系统生物学是研究一个生物系统中所有组成成分（基因、mRNA、蛋白质等）的构成，以及在特定条件下这些组分间的相互关系，并通过计算生物学建立数学模型来定量描述和预测生物功能、表型和行为的学科。各种组学技术的快速发展，促进了生物医学数据的爆炸式增长，从而提高了人们对临床疾病的认识。因此，系统生物学的研究需要大量的实验数据以及先进的计算机技术的共同支持。随着各种数据库的建立和使用，以及计算机技术和软件的发展和完善，派生出了网络生物学、网络药理学等学科。网络药理学是将生物学网络与药物作用网络整合，用于分析药物在网络中与节点或网络模块的关系。网络药理学已经成为发现和确认药物靶点、研究新药、分析复杂的药物作用机制、研究不良反应以及药物体内过程不可或缺的方法，推动了传统药理学的进步和发展。

第二节　新药研究

新药是指未在我国上市销售的药物。新药开发是一个非常严格的过程，其中药理研究是必不可少的关键步骤。为了确保药物对患者的疗效和安全，新药开发不仅需要可靠的科学实验结果，各国政府还对新药生产上市的审批与管理制定了法规，对人民健康及工商业经济权益予以法律保障。

新药研究过程大致可分三步，即临床前研究、临床研究和售后调研。临床前研究除药学研究如工艺路线、理化性质、质量控制标准、稳定性等之外，也包括用动物进行的系统药理研究及急、慢性毒性观察。对于具有选择性药理效应的药物，在进行临床试验前还需要测定该药物在动物体内的药动学。临床前研究是要弄清新药的作用及可能发生的毒性反应，在经过药物管理部门的审批后才能进行临床试验，以保证临床用药安全。

新药的临床试验可分为Ⅰ、Ⅱ、Ⅲ、Ⅳ期。Ⅰ期是在少数正常成年志愿受试者身上观察人体对新药的耐受程度和药动学，是初步的临床药理学及人体安全性评价，为制订给药方案提供依据。Ⅱ期为随机双盲对照临床试验，需要足够数量的病例，以对新药的有效性及安全性作出初步评价，并推荐临床给药剂量。Ⅲ期是扩大的多中心临床试验，应按随机对照原则，进一步评价新药的有效性、安全性。新药在通过Ⅲ期临床试验后，才可被批准生产、上市。Ⅳ期临床试验是指新药上市后的监测，也称售后调研（postmarketing surveillance），在广泛、长期、大量使用的条件下进一步考察药物疗效和不良反应。

第三节 药学基本知识

一、药物分类

（一）按药物的自然状态分类

按药物的自然状态可分为天然药、化学药和生物药三类。天然药是指存在于自然界中的对机体有防治疾病效果的植物、矿物、动物等。中药与天然药不同，前者是在中医药理论指导下对某些天然药加工后的产物，可使天然药减毒增效且易于保存。化学药是指人工合成或半合成，或从某些天然药中提取单一成分的药物。生物药是指由来自于生物体中的组织或体液等生物物质制备而成的药物，如血液制品、蛋白制品、疫苗、菌苗、重组基因片段等。

（二）按药物的管理分类

按药物的管理可分为普通药品和特殊药品两类。普通药品是指由医药卫生单位生产、管理和经营的药物。特殊药品是指由国家药品行政管理部门指定的单位生产、管理和经营的药物，这类药品包括麻醉药品、精神药品、毒性药品、放射性药品。特殊药品按国家制定的《中华人民共和国药品管理法》进行管理。

（三）按药物的产地分类

按药物产地不同可分为国产药品和进口药品两类。国产药品是指经国家药品行政管理部门批准的中华人民共和国境内注册药厂生产的药品。进口药品是指在中华人民共和国境外生产的经国家药品行政管理部门批准可以在境内使用的药品。进口药品按国家制定的《进口药品管理办法》进行管理。

（四）按药物的使用分类

按药物的使用可分为处方药和非处方药两类。处方药（prescription drug，Rx）是指必须凭执业医师处方才可调配、购买和使用的药品。非处方药（nonprescription drug）是指不需凭执业医师处方即可自行判断、购买和使用的药品，在国外又称之为“柜台药”（over the counter，简称 OTC），这已成为全球通用的俗称。处方药和非处方药不是药品本质的属性，而是管理上的界定，需要经过国家药品行政管理部门批准。非处方药须符合安全性、有效性、稳定性、方便性、经济性需求才能获得批准。

（五）按医疗保险分类

按医疗保险可分为基本药物和非基本药物。基本药物是指由国家医疗保障部门制订的能够保证患者基本治疗需要的药品。基本药物必须符合临床必需、疗效好、安全性高、质量稳定、价格合理、中西药并重的原则。某些新上市的药品、保健滋补品、特需药品等为非基本药物。非基本药物不属于医疗保险支付的范围。

二、常用药物制剂

药物按临床医疗需要经过加工可制成不同的剂型。按其形态可分为固体、半固体、液体、半液体制剂。剂型有几十种，在此仅介绍常用的几种。

（一）供口服用的剂型

1. 片剂 将药物和赋形剂混合成颗粒，压制成片状。包括速溶片、缓释片、控释片、多层片、泡腾片、包衣片等。

2. 丸剂 将药物和赋形剂混合制成圆球状。包括滴丸、胶丸、包衣丸、肠溶丸等，中药中有蜜丸、水丸等。

3. 冲剂 将药物和赋形剂混合制成颗粒状，又称颗粒剂。

4. 胶囊剂 将某些有异味、挥发性药物装入空心胶囊内，使之方便服用和增加稳定性。包括软胶囊、硬胶囊、微囊等。

5. 口服液 是含一种或多种药物的专供口服用的溶液，如双黄连口服液。

6. 糖浆剂 是含药物和芳香物质的浓蔗糖水溶液，如可待因糖浆剂。

7. 合剂 是以水为溶剂的含可溶性或不溶性药物的溶液或混悬液，如三溴合剂。

（二）供注射用的剂型

供注射用的剂型是指供注射用药物的灭菌溶液，称为注射剂，又称注射液、针剂。包括水溶液、油溶液、混悬液以及现用现配的灭菌粉末针剂等。

（三）供吸入用的剂型

常用的供吸入用的剂型有气雾剂、喷雾剂等。

（四）供外用的剂型

1. 膏剂 是将药物与赋形剂混合并加入液体或某些软基质制成的半固体制剂，包括硬膏剂、软膏剂、乳膏剂、眼膏剂等。

2. 膜剂 是将药物均匀分散于药用聚合物中制成的薄片状制剂，又称薄片剂，有单层、多层和夹心等不同形式。

3. 搽剂 是指专供揉搽皮肤的液体制剂，有溶液型、混悬型、乳剂型等，如松节油搽剂。

4. 洗剂 是指专供洗涤伤口、黏膜、皮肤用的液体制剂，有溶液型和混悬型，如炉甘石洗剂。

5. 滴剂 如滴眼剂、滴鼻剂、滴耳剂等。

三、药品标示

（一）药品名称

药品名称有通用名、化学名、药品名、商品名等。通用名为药品的正名，按国家药品行政管理部门颁布的药品命名原则命名，分中文、英文和拉丁文名称。化学名按化学结构命名。药品名按其制剂命名。商品名由药品生产厂家命名，在学术刊物和著作中不能使用商品名。以普萘洛尔为例，其通用名：普萘洛尔（Propranolol）；化学名：1-异丙氨基-3-(1-萘氧基)-2-丙醇；药品名：盐酸普萘洛尔注射液；商品名：心得安。此外，药品名称还有别名和代号。

（二）批准文号

供医疗使用的药品必须有国家药品行政管理部门批准生产的文号，是药品生产、上市、使用的依据。

（三）批号

批号是指同一次投料、同一生产工艺所生产的药品，通常以生产日期表示，格式为“YYYYMMDD”。

（四）有效期

有效期是指可保证药品安全有效使用的期限。以有效月份最后一天为到期日。有的标示为失效期，以标示月份的第一天为到期日。未标示的以批号为起始，三年为宜，对经检验合格的可适当延长。

（五）包装

包装可说明药品的最小分装单位、剂量和个数。

（六）药品说明书

药品说明书除了包括上述内容外，主要说明的是药品如何使用。包括药物作用、用途或适应证、禁忌证和注意事项、用法和剂量等，此外还有药品的贮存条件、生产厂家、通讯地址等。

四、药品管理

医药工作者对不同类别药品应按规定予以妥善保管和贮存。

（一）应密封保存的药品

对易挥发、易升华、易潮解、易氧化的药品要用磨口玻璃瓶或软木塞玻璃瓶加石蜡融封，如氨溶液、碘化物、氯化钙、维生素C等。

（二）应低温保存的药品

对易受热而变质、易挥发、易燃、易爆的药品应放置于2～10℃的低温处保存，如蛋白制剂、过氧化氢溶液、乙醚、亚硝酸酯类药物等。

（三）应避光保存的药品

对遇光易变质或分解的药品应放置于棕色瓶内或避光容器内并置于阴暗处存放。使用时也应遮光或避光，如肾上腺素类、硝普钠、硝苯地平等。

（四）药品存放时间

不论是成品药还是配制药，其存放时间都是有限度的。成品药应按药品标签或说明书上规定的时限存放和使用，对配制药应按质量标准检定时限存放和使用。所有超期的药品均按劣药处理，不得使用。

（五）特殊药品的管理

麻醉药品（narcotic drugs）是指能引起成瘾的药品，如吗啡、哌替啶等，与手术用的麻醉药（anesthetics）不是一类药。麻醉药品需要指定专人保管，报同级公安机关备案，凭执业医师开具的红色或蓝色处方限量使用，由保管人登记发放。若发现药品丢失或被盗，要立即报警，失职者要负法律责任。精神药品是指能影响人精神状态的药品，需要专人保管，凭执业医师处方限量使用。毒性药品是指容易引起中毒的药品，其管理和使用同精神药品。放射性药品由单位统一保管，报公安部门备案，在指定的有防护设备的地点由专人使用。

SUMMARY

In this chapter, some conceptions, brief development, research techniques and learning skills for pharmacology as well as some essential knowledge of pharmacy are introduced. Pharmacology is the discipline in which interaction principles between drugs and body/organisms are concerned. Pharmacology has been classified into two subdivisions，pharmacodynamics and pharmacokinetics. The action of drug on body is termed as pharmacodynamics while that of the body acting on drug is called pharmacokinetics. The branches of pharmacology include basic pharmacology, clinical pharmacology, molecular pharmacology, pharmacology in traditional medicine and herb, pharmacogenetics, biochemistry Pharmacology, chronopharmacology, neuropsychopharmacology, cardiovascular pharmacology, endocrine pharmacology, chemotherapeutic pharmacology, antiinflammatory and immunopharmacology, medical pharmacology, nursing pharmacology, ocular pharmacology, and so on. The research methods of pharmacology are divided into in vivo and in vitro. The former is in body, the latter is in organs, cells, subcells, and molecules. Pharmacological tasks are to clarify the role of drugs and mechanisms and the interaction between drug and body, to facilitate the new drugs development; and to provide experimental basis and research methods for exploring the pathological mechanism of diseases. Pharmacology is a bridge between the basic medicine and clinical medicine, as well as between pharmacy and medicine.

（李学军）

第2章 药效学

药物效应动力学（pharmacodynamics）简称药效学，是研究药物对机体的作用及作用机制的学科。其内容包括药物作用于机体引起的生物化学和生理学效应，以及药物作用的机制。药物效应动力学为临床合理用药、新药研制和生命科学的发展提供了理论依据。

第一节　药物作用的基本规律

一、药物作用和药理效应

药物作用（drug action）是指药物对机体的初始作用，如去甲肾上腺素与血管平滑肌 α 受体结合。药理效应（pharmacological effect）则是药物作用引起的机体反应，如去甲肾上腺素与血管平滑肌 α 受体结合后所引起的血管收缩、血压升高。而在药理学实际应用中，两者常常相互通用，二者既有区别又有联系。

绝大部分药物作用是药物与机体大分子相互作用的结果，这种相互作用改变了机体的某些生物化学或生理学过程，使机体对药物产生特征性反应。

药物作用的基本表现类型是改变机体原有的功能水平，功能提高称为兴奋（excitation），功能降低称为抑制（inhibition）。肾上腺素升高血压、呋塞米增加尿量属于兴奋，阿司匹林退热、普萘洛尔减慢心率则属于抑制。

药物作用可以是药物对它所接触的器官、细胞产生的直接作用，也可以是通过机体反射机制或生理性调节产生的间接作用。例如，去甲肾上腺素直接作用于血管平滑肌细胞上的 α 受体，使血管收缩、血压升高；同时也可通过机体的血压反射机制间接地引起心率减慢。

药物作用具有选择性。选择性（selectivity）是指在治疗剂量时，药物吸收入血后只选择性地作用于某一个或几个器官、组织，而对其他器官、组织不发生作用。这是由于药物对这些器官、组织具有较大的亲和力。药物作用的选择性反映药物作用的范围。作用范围窄的药物选择性高，作用范围广的药物选择性低。青霉素抑制革兰氏阳性菌细胞壁的合成，其杀灭革兰氏阳性菌的作用有高度的选择性。阿托品能选择性地阻断 M 胆碱受体，但由于 M 胆碱受体分布广泛，因此在整体水平，该药对腺体、血管、心脏、其他内脏、神经系统等可产生广泛的药物作用，表现为低选择性。药物选择性的基础是：药物在机体内的分布不均匀、机体组织细胞结构不同、生化功能存在差异等。临床应用高选择性药物时针对性强，不良反应少。但增加剂量时，往往会因生理性反射、生化反应失衡等机制使药物作用变得广泛，而增强不良反应。通常选择性低、效应广泛的药物副作用较多，但此类药物在多病因或诊断未明时使用也有其方便之处，例如广谱抗生素、广谱抗心律失常药等。

药物作用的基本类型和选择性是药理学中药物分类的基础，也是临床选择药物和制订治疗方案的主要依据。

根据药物作用的范围不同，可将药物作用分为局部作用（local action）和全身作用

（systemic action）。局部作用是指药物在用药部位产生的作用。全身作用是指药物自用药部位吸收入血后分布到全身而产生的作用，也称吸收作用。如毛果芸香碱滴眼液的缩瞳作用即为局部作用，但该药经黏膜吸收后增加唾液分泌的作用则是全身作用。

二、药物的治疗作用和不良反应

药物的治疗作用（therapeutic effect），是指符合用药目的、有利于防治疾病的药物作用，也称疗效。根据治疗作用的效果，可分为对因治疗（etiological treatment）和对症治疗（symptomatic treatment）。对因治疗是消除原发致病因子的治疗。例如应用抗生素杀灭体内致病微生物的治疗。对症治疗是改善症状的治疗。例如高热时，应用阿司匹林降低发热患者的体温。在治疗作用中，对因治疗通常可以彻底治愈疾病。对症治疗虽然不能根除病因，但能减轻患者的痛苦，对某些危重急症如休克、心力衰竭、呼吸暂停、脑水肿、惊厥等，对症治疗可能比对因治疗的需求更为迫切。因此，进行药物治疗时，应根据患者的具体情况按照“急则治其标（对症），缓则治其本（对因），标本兼治”的原则，妥善处理对症治疗和对因治疗的关系。此外，体内营养或代谢物质不足时，给予补充的治疗称为替代疗法（replacement therapy），亦称补充疗法（supplementary therapy）。

药物不良反应（adverse drug reaction，ADR）是指药物在常规用法、用量下出现的与用药目的无关，并给患者带来痛苦或危害的反应。不良反应与治疗作用一样，是药物所固有的效应，在一般情况下可以预知，但不能避免。临床用药时，应根据需要权衡利弊，决定取舍，保证药物治疗的安全和有效。药物不良反应在一定条件下可以造成人体功能或组织结构损害，引起药源性疾病（drug induced disease）。药源性疾病可在药物常规用法、用量下出现，也可在超量或其他不正当使用情况下出现。

药物不良反应主要有以下类型：

1．副作用（side effect） 指药物在治疗剂量时出现的与治疗目的无关的作用。副作用对机体的影响比较轻微，是可逆的，停药后可以消失，而且采取一定措施可以减轻或避免。副作用多是药物固有的药理作用，它产生的基础是药物选择性低、作用广泛。如用麻黄碱防治支气管哮喘，同时出现中枢兴奋作用，引起失眠。每个药物的副作用和治疗作用不是固定不变的，可随着治疗目的改变而发生转换。如阿托品在治疗胃肠绞痛时，解除胃肠平滑肌痉挛为治疗作用，抑制腺体分泌等为副作用；而在全身麻醉前给予阿托品，抑制唾液腺和支气管腺体分泌即为治疗作用。

2．毒性反应（toxic effect） 指由于药物剂量过大或用药时间过长引起的严重不良反应。有时用药剂量不大，但机体对药物过于敏感也能出现毒性反应。毒性反应是药物对机体器官、组织产生的功能性或器质性损害，一般比较严重，有的可危及生命。如强心苷可引起心脏毒性反应，氯霉素能抑制骨髓造血功能，卡那霉素对肾有损害；某些药物甚至引起致畸等特殊毒性反应。用药时应避免毒性反应的发生。对于个别敏感性过高或有肝肾疾患而严重影响药物代谢、排泄的患者，常用量的药物即可引起毒性反应。根据出现的快慢，毒性反应可有急性和慢性之分。短期内大量用药引起的毒性反应称急性毒性（acute toxicity），多损害循环、呼吸及神经系统功能。长期用药时，由于药物在体内蓄积而逐渐发生的毒性反应称为慢性毒性（chronic toxicity），常损害肝、肾、造血器官及内分泌等的功能。药物的致癌（carcinogenesis）、致畸（teratogenesis）、致突变（mutagenesis）作用属于慢性毒性中的特殊毒性反应。

3．变态反应（allergic reaction） 是药物引起的免疫反应。反应的性质与药物剂量及原有效应无关，其临床表现包括各种类型的免疫反应。药物本身、药物的代谢产物以及制剂中的杂质或辅料都可以是致敏原。大分子多肽或蛋白质类药物具有抗原性，小分子药物也可以作为半抗原，通过与体内蛋白质结合形成抗原而刺激机体产生抗体。抗体的产生需 7 ～ 10 天的致敏过程。再次与抗原接触导致变态反应。因此，变态反应也称过敏反应（anaphylactic reaction）。与毒性反应不同，变态反应的发生和用药剂量无关，即使很小剂量也可以引起严重的过敏反应，难以预测。变态反应的临床表现可因药、因人而有所不同，反应的严重程度差异很大，轻者为皮疹、发热；重者表现为哮喘、造血系统和肝肾功能的损害及休克等。因此有用药过敏史者不要用易致敏的药物。对可引起过敏性休克的药物（如青霉素），给药前必须要做皮肤过敏试验，阳性者严禁使用。

4．后遗效应（residual effect） 指停药后血药浓度降到阈值以下时所残存的药理效应。其持续时间因药而异，有长有短。如夜间服用巴比妥类催眠药，次日清晨起床后还有短暂的头晕、乏力和嗜睡。

5．停药反应（withdrawal reaction） 指长期应用某种药物，突然停药时发生原有疾病加剧的现象，包括反跳现象和停药症状。反跳现象（rebound phenomenon）是指突然停药后使原有病症加重。如长期服用可乐定治疗高血压，突然停药可使去甲肾上腺素释放过多，出现短时交感神经亢进，血压突然增高。巴比妥类、苯二氮䓬类和糖皮质激素等突然停药时，除了反跳现象以外，还可出现原有疾病所没有的症状，如肌痛、肌强直、关节痛、疲乏无力、情绪消沉、发热等，称为停药症状（withdrawal symptom）。因此，在长期应用上述药物后，要避免突然停药；应逐渐减量，以避免发生严重的停药反应。

6．特异质反应（idiosyncratic reaction） 与变态反应不同，特异质反应是指少数患者由于遗传因素，对某些药物的反应性特别高，或出现与正常人不同性质的反应。药物代谢酶、药物受体、药物载体、细胞膜离子通道以及多药耐药蛋白的基因多态性等均能通过影响药物的体内过程、药理效应及毒性而导致特异质反应。例如，先天性葡萄糖 -6- 磷酸脱氢酶（glucose-6-phosphate dehydrogenase，G-6-PD）缺乏的患者服用伯氨喹（Primaquine）后，容易发生急性溶血性贫血和高铁血红蛋白血症。

7．继发反应（secondary reaction） 指药物治疗作用引起的不良后果。如长期应用广谱抗生素后，由于肠道内对药物敏感的细菌被抑制，耐药菌株（如白念珠菌或耐药葡萄球菌）大量繁殖再度引起的感染，即二重感染（superinfection）。

8．耐受性（tolerance） 指连续用药后出现机体对药物的反应性降低。若在很短时间内产生，则称为快速耐受性或急性耐受性（tachyphylaxis），停药后可以恢复，如麻黄碱、硝酸甘油、垂体后叶素等。反之，若在长期用药后产生，则称为慢性耐受性（bradyphylaxis）。苯巴比妥、胰岛素既可产生急性耐受性，又可产生慢性耐受性。按引起耐受性的机制可分为药效耐受性（pharmacodynamic tolerance）和代谢耐受性（metabolic tolerance）。前者是指由于受体数目减少、酶活性饱和、作用底物耗竭等使药物反应性降低；后者主要是肝药酶活性被诱导增强所致。苯巴比妥产生的耐受性与这两种机制均有关。病原体和肿瘤细胞在长期用药后产生的耐受性称为耐药性或抗药性（resistance）。

9．依赖性（dependence） 是药物长期应用后与机体相互作用所造成的一种状态，表现出要求连续或定期使用该药的行为或其他反应，其目的是感受药物的精神效应或避免由于停药造成的身体不适应。依赖性可分为生理依赖性（physical dependence）和精神依赖性（psychologic dependence，psychic dependence）。生理依赖性是指大多数具有依赖性的药物经过反复使用所造成的一种机体适应状态，用药者一旦停药，将发生一系列生理功能紊乱，称为戒断综合征（withdrawal syndrome）；精神依赖性是指使人产生一种对药物欣快感的渴求，这种精神上不能自制的强烈欲望驱使滥用者周期性或连续地用药。

第二节 药物的量效关系和构效关系

一、药物的量效关系

药物引起的药理效应依赖于药物的剂量（或浓度）。在一定范围内，药物剂量（或浓度）增加或减少时，药理效应随之增强或减弱。药物的这种剂量（或浓度）与效应之间的关系称为剂量 - 效应关系，简称量效关系（dose-effect relationship）。量效关系可用量效曲线（dose-effect curve）或浓度 - 效应曲线（concentration-effect curve）表示。量效曲线通常以药理效应的强度为纵坐标，药物剂量（或浓度）为横坐标。在离体器官或细胞实验，可以直接用药物浓度表示药量。在整体动物实验，由于药物浓度的检测很复杂，因此以给药剂量表示药量。

药理效应按性质可分为量反应（graded response）和质反应（qualitative response）。凡能用数量分级或最大效应百分率表示的药理效应称为量反应。量反应的强弱随药物剂量（或浓度）的增加或减少呈连续性量的变化，例如药物引起血压或平滑肌张力的变化。如果药理效应不随药物剂量（或浓度）的增减呈连续性量的变化，而表现为性质的改变，则称为质反应。质反应以发生或不发生（全或无）、阳性或阴性、有效和无效的方式来表示。

剂量即临床所用药物的分量，按所用剂量与药效的关系，可将剂量分为下列几种：①无效量（ineffective dose）：不引起药效的过小剂量；②阈剂量（threshold dose）：能引起药效的最小药物剂量，亦称最小有效量（minimal effective dose）；③治疗量（therapeutic dose）：大于阈剂量，能产生治疗效果又不引起毒性反应的剂量，亦称常用量；④极量（maximal dose）：较治疗量大，但低于最小中毒量的剂量；⑤中毒量（toxic dose）：超过极量而引起毒性反应的剂量，其中引起中毒的最小剂量称为最小中毒量（minimal toxic dose）；⑥致死量（lethal dose）：导致中毒而致死的剂量。

（一）量反应的量效曲线

以药物剂量为横坐标，量反应的效应为纵坐标作图所得的曲线称量反应量效曲线（quantitative response curve）。通常量反应的量效曲线为不对称曲线（图 2-1A）。若横坐标改用剂量对数表示，该曲线则呈对称的“S”形（图 2-1B）。

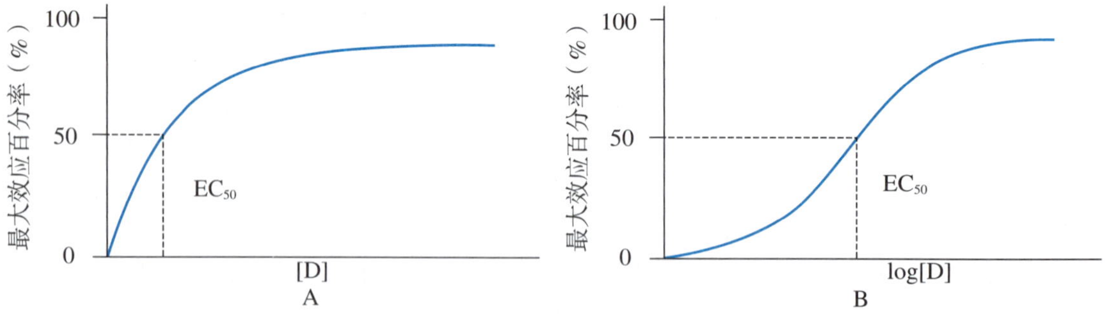

图 2-1 量反应量效关系图

A：横坐标为药物摩尔浓度，图中 50% 效应强度所对应之浓度为 50% 最大效应浓度（EC_{50}）。
B：横坐标为药物对数摩尔浓度，量效关系呈“S”形曲线

从量反应量效曲线可归纳出以下几个概念：

1．斜率（slop） 量效曲线的中段（曲线的 16% ～ 84% 区段）大致呈直线，该段直线与横坐标夹角的正切值为量效曲线的斜率。斜率大的药物在剂量微小变化时，即可出现药理效应的明显改变，提示药效较剧烈。斜率小提示药效较温和。

2．最小有效量（minimal effective dose）或最小有效浓度（minimal effective concentration）

是指引起药理效应的最小剂量或最低药物浓度，亦称阈剂量或阈浓度。

3．最大效应（maximal effect，E_{max}） 随着剂量（或浓度）的增加，药理效应也增加，当效应增加到一定程度后，继续增加剂量（或浓度）效应不再增强。这一药理效应的极限称为最大效应，又称效能（efficacy）。

4．50% 最大效应浓度（50% concentration of maximal effect，EC_{50}） 是指引起 50% 最大效应的药物浓度，亦称半效能浓度。

5．效价强度（potency） 用于作用性质相同的药物之间的等效剂量的比较，指达到同等效应时所用的剂量或浓度。效价强度大者，在引起相同药效时所需的剂量较小，反之所需剂量较大（图 2-2）。效能和效价强度反映药物的不同性质，二者具有不同的临床意义，常用于评价同类药物中不同品种的作用特点。例如，吗啡是强效镇痛药，可用于剧烈的疼痛，而阿司匹林只能缓解轻度至中度的疼痛，前者的效能强于后者。又如，在强效镇痛药中，吗啡的有效剂量为每次 10mg，而芬太尼是 0.1mg，后者的效价强度是前者的 100 倍。呋塞米属于强效利尿药，而氢氯噻嗪属于中效利尿药，呋塞米的效能高于氢氯噻嗪。氢氯噻嗪和环戊噻嗪都是中效利尿药，二者效能相同；氢氯噻嗪的有效剂量是 25mg，环戊噻嗪为 0.25mg，后者的效价强度是前者的 100 倍。药物的最大效应（效能）对选择药物有较大的实际意义。高效能药物作用较强，低效能药物对机体生理功能干扰小，应根据临床需要选用。效价强度用于确定用药剂量，低效价强度的药物须用更大的剂量才能得到和高效价强度药物同等的药理效应。因此不区分效能和效价强度而评价某药强于其他药若干倍易产生误解。

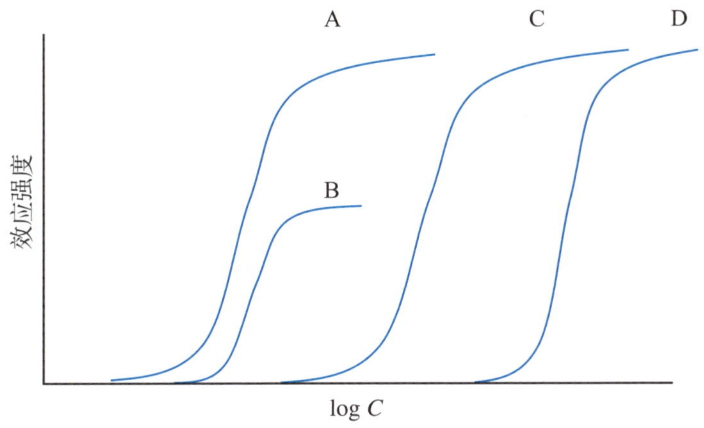

图 2-2　A、B、C、D 四种药物的效能与效价强度比较

效能比较：A = C = D > B；效价强度比较：A > B > C > D

6．个体差异（individual variability） 药理效应在不同个体间存在差异的现象称为个体差异。量效曲线上的任何一点都可以有 4 个方向的变异，即同一剂量可引起不同效应，而相同的效应又可由不同剂量引起。

（二）质反应的量效曲线

以药物剂量（或浓度）为横坐标，阳性反应频数为纵坐标作图得质反应的量效曲线（qualitative response curve）。如果纵坐标为累计阳性反应百分率，则可得到对称的“S”形曲线。如果按照药物浓度（或剂量）的区段出现阳性反应的频数作图，则可得到呈正态分布的曲线（图 2-3）。在这种量效曲线中，有一个特定的位点即半数效应剂量（或浓度），称为半数有效量（median effective dose，ED_{50}），即在质反应中引起 50% 实验对象出现阳性反应的药物剂量。如效应指标为死亡，则称为半数致死量（median lethal dose，LD_{50}）。常以药物的 LD_{50} 与 ED_{50} 的比值表示药物的安全性，称为治疗指数（therapeutic index，TI）。药物的安全性与

其 LD_{50} 的大小成正比，与 ED_{50} 成反比。但当药物的量效曲线与其剂量 - 毒性曲线不平行时，不能用 LD_{50} 与 ED_{50} 的比值表示药物的安全性。如图 2-4 所示，虽然 A、B 两药的治疗指数相同，但是同为 ED_{95} 和 ED_{99} 时，A 药没有导致动物死亡，而 B 药在这两个剂量下分别导致 10% 和 20% 动物死亡，故治疗指数并不能完全反映药物的安全性。因此，有人用可靠安全系数（certain safety factor，CSF）即 LD_1 与 ED_{99} 的比值，或以安全界限（safety margin）即 LD_5 与 ED_{95} 的比值来衡量药物的安全性。

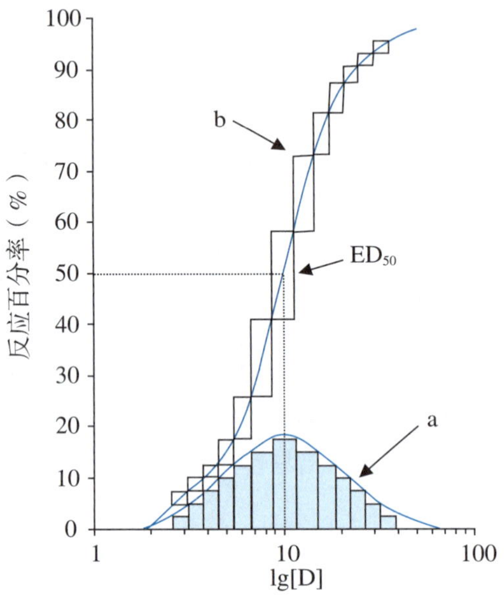

图 2-3　质反应量效关系图

曲线 a 为区段阳性反应百分率，曲线 b 为累计阳性反应百分率

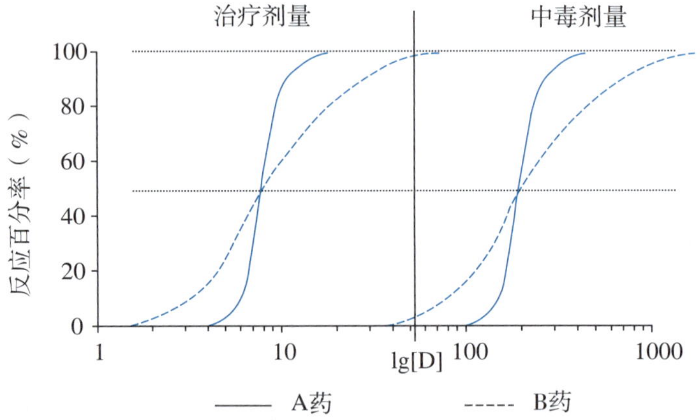

图 2-4　治疗指数与药物安全性评价

B 药 ED_{95}=LD_{10}

二、药物的构效关系

药物的化学结构与药理活性或毒性之间的关系称为构效关系（structure activity relationship，SAR），它是药物作用特异性的物质基础。化学结构相近的药物常可以通过同一机制发挥作用，引起相似的效应（称为拟似药）或相反的效应（称为拮抗药）。如卡巴胆碱和毒蕈碱都有拟胆碱作用，丙胺太林则为抗胆碱能药。药物结构的改变，包括其基本骨架、侧链

长短、立体异构（手性药物）、几何异构（顺式或反式）的改变均可影响药物的理化性质，进而影响药物的体内过程和药效，甚至引发毒性反应。化学结构完全相同的光学异构体，其作用也可能不同。多数药物的左旋体具有药理作用，如左旋多巴、左旋咪唑、左旋氯霉素等，而右旋体则无作用。了解药物的构效关系不仅有利于深入认识药物的作用，指导临床合理用药，而且在定向设计药物结构、研制新药方面都有重要意义。

第三节 药物的作用机制

药物的作用机制（mechanism of action）即药物的效应是如何产生的，亦称作用原理（principle of action）。主要包括以下两个方面：

1. 物理化学机制 如口服抗酸药碳酸氢钠、氢氧化铝等，在胃中通过酸碱中和反应，使胃液酸度降低。静脉滴注甘露醇使血浆处于高渗状态，产生组织脱水作用，可消除脑水肿，降低眼内压；也可产生渗透性利尿作用。消毒防腐药对蛋白质有变性作用；乙醇对细胞膜脂质结构产生干扰；抗肿瘤药中的烷化剂（氮芥、环磷酰胺）可非选择性地与 DNA、RNA 中的亲核基团起烷化反应，使 DNA 或 RNA 链断裂，造成 DNA 功能丧失，导致肿瘤细胞死亡等。

2. 药物通过与机体生物大分子物质相互作用引起生理生化功能改变 药物与机体生物大分子的结合部位称为药物作用的靶点。药物作用的靶点几乎涉及与生命活动过程相关的所有环节。已知药物的作用靶点涉及受体、酶、离子通道、核酸、转运体、免疫系统、基因等。

一、受体

受体（receptor）的概念是 19 世纪末由 J. N. Langley 提出的。Langley 在研究阿托品与毛果芸香碱、烟碱与箭毒的拮抗作用时提出药物可直接作用于细胞上的某些成分，这些成分为“接受物质”（receptive substance）。1908 年 P. Ehrlich 在研究化学制剂对锥虫的作用时发现药物的效应和毒性反应有高度特异性，他认为这是由于存在着能与不同分子特异结合的化学感受器（chemoreceptors）的缘故，由此提出受体的概念，指出受体应具有特异性识别可与之结合的配体（ligand）或药物的能力；药物 - 受体复合物可引起生物效应（受体理论见本章第四节）。

二、酶

酶（enzyme）是由细胞产生的具有催化活性的特殊蛋白质。酶能特异地识别其底物，加速底物的生化反应。药物可以通过其活性基团与酶结构中的靶点结合，改变酶的立体结构，使酶活性发生改变，产生抑制、诱导、激活、失活或复活等作用而引起药理效应。如肝药酶诱导剂苯巴比妥和肝药酶抑制药西咪替丁，胆碱酯酶失活药有机磷酸酯，胆碱酯酶活化药碘解磷定，血管紧张素转化酶抑制药卡托普利，以及磷酸二酯酶抑制药氨茶碱等。

三、离子通道

离子通道（ion channel）是由肽链经多次折返跨膜形成的细胞膜上的跨膜转运通道。重要的离子通道有 Ca^{2+}、Na^{+}、K^{+}、Cl^{-} 通道。无机离子的跨膜转运，受其相应的离子通道控制，这些离子通道就是药物的作用靶点。药物通过改变离子通道的构象，使通道开放或关闭而产生效应。如钙通道阻滞药硝苯地平通过阻滞血管平滑肌细胞的 Ca^{2+} 通道，使细胞内 Ca^{2+} 减少，血管舒张，血压下降。K^{+} 通道开放药促进 K^{+} 通道开放，K^{+} 外流增加，引起血管平滑肌细胞膜超极化，细胞外 Ca^{2+} 的内流受阻，血管平滑肌松弛，产生降压作用。苯二氮䓬类的中枢抑制作用则是通过增强 γ- 氨基丁酸的功能，增加 Cl^{-} 通道开放的频率，使 γ- 氨基丁酸能神经末梢突触后膜超极化，而产生突触后抑制效应。

四、转运体

转运体（transporter）是位于细胞膜上的一种蛋白质，能促进内源性递质或代谢产物的转运过程。有些药物可通过抑制某种转运体而产生效应。例如丙磺舒竞争性抑制肾小管对弱酸性代谢物的主动转运，抑制原尿中尿酸的重吸收，用于痛风的防治。再如，利尿药呋塞米及氯噻嗪抑制肾小管对 Na^+、K^+ 及 Cl^- 重吸收而发挥利尿作用，可卡因及三环类抗抑郁药抑制交感神经末梢对去甲肾上腺素再摄取而引起拟交感作用，都是通过转运体产生效应的。

五、免疫系统

正常免疫反应是机体清除入侵微生物和自身变异细胞的重要机制。某些药物本身就是免疫系统（immune system）中的抗体（如丙种球蛋白）或抗原（如疫苗）。免疫抑制药如环孢素（Cyclosporin），可用于抑制器官移植后的排斥反应，治疗自身免疫疾病及 Rh 阴性新生儿溶血病等。免疫增强药多作为辅助治疗药物用于免疫缺陷疾病如艾滋病、慢性感染及癌症等。

六、基因

基因（gene）是 DNA 分子上具有遗传效应的特定核苷酸序列的总称，是机体细胞遗传信息的组成单位。随着基因研究的深入、人类基因组计划的实施，某些疾病的相关基因陆续被发现。将不正常的基因予以纠正可以达到治愈疾病的目的。

20 世纪中叶以来，分子生物学特别是 DNA 重组技术的迅猛发展，推动了整个生物学和医学领域的进步，并出现了基因治疗（gene therapy）这一全新的医学治疗方法。迄今，世界上已有数百种基因治疗项目获准进行临床试验。例如囊性纤维化（cystic fibrosis，CF）是常染色体隐性遗传病，其基因定位在 7q22.3 ~ q23.1。患者受损细胞的氯离子转运异常，以肺部受累为多见。临床试验方案一般采用腺病毒和阳离子脂质体为载体，将编码 CF 跨膜传导调节因子（CF transmembrane conductance regulator，CFTR）的基因导入患者呼吸道上皮细胞，治疗后基因转移部位的氯离子转运缺陷可获得纠正。

与基因治疗不同，基因工程药物是指应用基因工程技术生产的药物。这类药物是将目的基因与载体分子组成重组 DNA 分子后，转移到新的宿主细胞系统，并使目的基因在新的宿主细胞系统内表达，然后对基因表达产物进行分离、纯化和鉴定，再大规模生产目的基因表达产物。已应用的基因工程药物有人胰岛素、人生长素、干扰素类、组织纤溶酶原激活剂、重组链激酶、白介素类、促红细胞生成素、乙肝疫苗、嗜血性流感嵌合疫苗等。

第四节　药物与受体

一、受体与配体

受体（receptor）是位于细胞膜或细胞内，具有识别、结合特异生物活性物质，产生相应生物效应的蛋白质。受体与生物活性物质结合后，通过一系列信息传递机制引起细胞的特异性生理、生化效应。能与受体特异性结合的生物活性物质称为配体（ligand）。配体与受体中的特殊部位结合，该部位仅占受体的一小部分，称为结合部位（binding site）或受点。配体可分为内源性和外源性两种。内源性配体由机体细胞产生，包括神经递质、激素、活性肽、代谢物等。外源性配体有药物及毒物。受体与配体结合后引发机体某一特定结构产生生物学效应，该特定结构称为效应器（effector）。许多药物是通过与受体结合而发挥作用的。

二、受体的特性

受体具有如下特性：①灵敏性（sensitivity）：受体只需与很低浓度的配体结合就能产生显著的效应。受体分子在细胞中的含量甚微，但是多数配体在极低的浓度（$1\times10^{-12}\sim1\times10^{-9}$ mol/L）下即可产生显著的效应。②特异性（specificity）：能引起某一类型受体兴奋的配体的化学结构非常相似；配体的不同光学异构体引起的效应可以完全不同；同一类型的激动药与同一受体结合后引起的效应类似。③饱和性（saturability）：受体数量有限，当配体与所有受体结合后，再增加配体并不能增加相应的效应。④可逆性（reversibility）：配体与受体结合后可以再分离。配体 - 受体复合物可解离而得到原来的配体和受体，而非新的物质。⑤多样性（multiple-variation）：分布于不同细胞的同一类型受体可以有多种亚型。⑥竞争性（competition）：结构相似的不同配体可以与同一受体发生竞争性结合。

三、受体类型与细胞内信号转导

受体识别药物或内源性配体并与之结合，再经过一系列复杂的信号转导过程，导致细胞特定的生理、生化功能改变引起效应。根据受体蛋白存在位置、分子结构、跨膜信息传递（transmembrane signaling）方式以及信号转导通路（signal transduction pathway）的不同特点，可将受体分为若干类型，如 G 蛋白偶联受体、配体门控离子通道受体、激酶偶联性受体、细胞内受体（转录因子）等，见图 2-5。

（一）G 蛋白偶联受体

现已发现 40 余种神经递质或激素受体通过鸟嘌呤核苷酸结合蛋白（guanine nucleotide binding protein，G 蛋白）偶联机制产生作用。配体与 G 蛋白偶联受体（G protein coupled receptor）结合，通过第二信使环腺苷酸（cyclic adenosine monophosphate，cAMP）、环鸟苷酸（cyclic guanosine monophosphate，cGMP）、肌醇三磷酸（inositol-1，4,5-triphosphate，IP_3）、二酰甘油（diacylglycerol，DAG）以及 Ca^{2+}，将信号传导至效应器，产生生物学效应。

G 蛋白偶联受体的结构非常相似：均是由 350 ～ 500 个氨基酸残基组成的单一肽链；分子量在 40 ～ 55kDa；都具有 7 个跨膜肽段，这些跨膜肽段均为 α 螺旋结构并由疏水氨基酸组成；在各跨膜区由细胞膜内侧及外侧的亲水肽环连接，其 N 末端位于膜外，具有糖基化位点，而 C 末端在细胞内，但这两段肽链氨基酸的组成在不同受体之间的差异很大，因此其识别的配体及转导的信号不同。受体的胞内部分有 G 蛋白结合区；位于胞内的受体 C 末端具有调节受体与 G 蛋白结合的能力（图 2-5A）。

G 蛋白存在于细胞内侧，目前已发现 20 多种。一种受体能激活多种 G 蛋白，而一种 G 蛋白能接受、转导多种受体的信号。G 蛋白是由 α、β、γ 三种亚基组成的三聚体，静息状态时与鸟苷二磷酸（guanosine diphosphate，GDP）结合。受体激活时 α 亚基结合的 GDP 被鸟苷三磷酸（guanosine triphosphate，GTP）置换，GTP-α 与 βγ 分离并激活效应器，同时配体与受体分离。α 亚基本身有 GTP 酶活性，使与 α 亚基结合的 GTP 水解，形成 GDP，恢复原来的 αβγ-GDP 三聚体静息状态。

G 蛋白有许多类型，常见的有：兴奋型 G 蛋白（stimulatory G protein，Gs），激活腺苷酸环化酶（adenylate cyclase，AC），增加 cAMP 的生成；抑制型 G 蛋白（inhibitory G protein，Gi），抑制 AC，减少 cAMP 的生成；磷脂酶 C 型 G 蛋白（PI-PLC G protein，Gp），激活特异的 PLC；转导素（transducin，Gt）及 Go。Go 参与 Ca^{2+} 和 K^+ 通道的调节。

属于 G 蛋白偶联受体家族的受体有 M 胆碱受体、α 和 β 肾上腺素受体、多巴胺受体、

GABA$_B$ 受体、阿片受体，以及除 5-HT$_3$ 受体亚型以外的 5-HT 受体等。

（二）配体门控离子通道受体

离子通道按生理功能分类，可分为配体门控离子通道及电压门控离子通道。配体门控离子通道受体（ligand gated ion channel receptor）由离子通道与受体两部分构成。药物或内源性配体与受体结合后，受体变构，使通道开放或关闭，改变离子跨膜转运，导致膜电位的变化而引起效应。N 胆碱受体由 5 个亚基在细胞膜内呈五边形地排列围成离子通道，当与乙酰胆碱结合时，膜通道开放，膜外的阳离子（以 Na^+ 为主）内流，引起突触后膜的电位变化。此外，受体偶联的离子通道也与 G 蛋白有关。属于配体门控离子通道受体家族的有 N 胆碱受体、甘氨酸受体、谷氨酸受体及天冬氨酸受体、GABA$_A$ 受体和 5-HT$_3$ 受体等（图 2-5B）。

（三）激酶偶联性受体

该受体位于细胞膜上，由受体部分和细胞膜内侧的蛋白激酶组成，受体被激活后可引起蛋白质磷酸化而产生效应。这类受体主要有酪氨酸激酶受体（tyrosine kinase receptor）（如胰岛素受体和表皮生长因子受体）和非酪氨酸激酶受体（如生长激素受体和干扰素受体）。

酪氨酸激酶受体是跨膜糖蛋白，胞外部分为与配体结合的结合区域，与之相连的是一段由 20 多个疏水氨基酸构成的跨膜结构，细胞内侧为酪氨酸激酶活性区域和可被磷酸化的酪氨酸残基。酪氨酸激酶受体在没有同配体结合时以单体存在，无活性；当配体与受体结合后，两个单体受体分子在膜上形成二聚体，两个受体的细胞内结构域的尾部相互接触，激活它们的蛋白激酶的功能，使其尾部的酪氨酸残基磷酸化；磷酸化的酪氨酸部位立即成为细胞内靶蛋白的结合位点；靶蛋白与受体尾部磷酸化部位结合后，其酪氨酸残基被磷酸化而激活，从而引起细胞

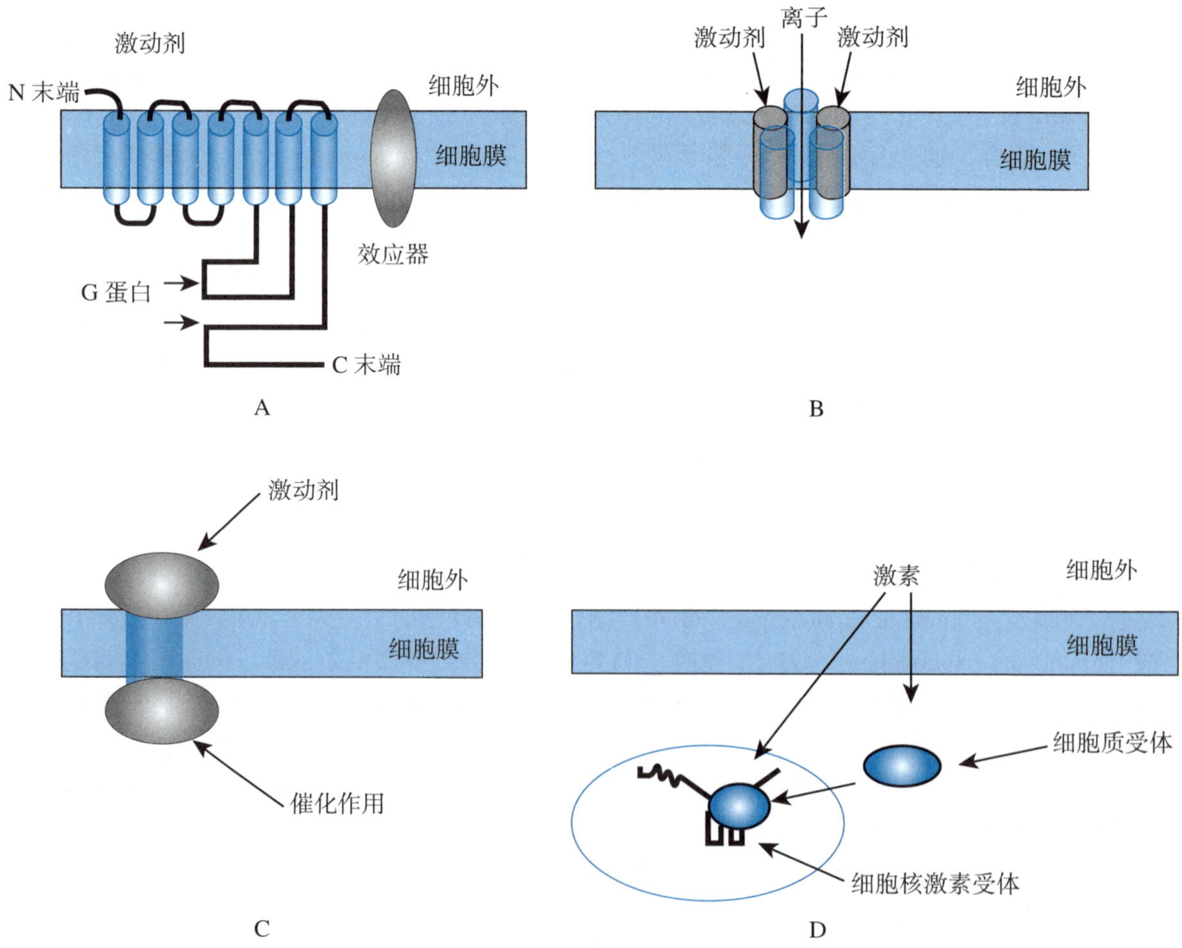

图 2-5 受体类型和细胞内信号转导示意图

内一系列的生理、生化效应（图 2-5C）。

（四）细胞内受体

类固醇激素（steroid hormone）、甲状腺激素（thyroid hormone）、视黄酸（retinoic acid）、维生素 A（vitamine A）、维生素 D（vitamine D）等在细胞质内或细胞核上有相应的受体。位于细胞核上的受体称为细胞核激素受体（nuclear hormone receptor），所形成的激素或药物 - 受体复合物，在细胞核中产生调控基因转录的作用。细胞核激素受体属于转录因子（transcription factors）大家族的一部分，激素或药物则是这种转录因子的调控物（图 2-5D）。

此外，还有其他类型的受体，如细胞因子受体、酶类受体等。

四、受体后的信号转导

多肽类激素、神经递质及细胞因子等细胞外信使物质称为“第一信使”。受体在识别相应的配体并与之结合后，需要细胞内的“第二信使”（second messenger）将其所获得的信息增强、分化、整合并传递给效应器才能发挥特定的生理功能或药理效应。第二信使为第一信使作用于靶细胞后在细胞质内产生的信号分子。主要的第二信使有：

1．环腺苷酸（cAMP）　为最先发现的细胞内第二信使，是 ATP 经 AC 作用的产物。β 受体、D_1 受体和 H_2 受体激动药通过 Gs 使 AC 活化，促进 ATP 水解生成 cAMP；而 α 受体、D_2 受体和 M_2 受体激动药则通过 Gi 抑制 AC，致使胞内 cAMP 减少。茶碱类药物通过抑制磷酸二酯酶，减少 cAMP 的水解，而使 cAMP 相应增加。cAMP 可激活蛋白激酶 A（protein kinase A，PKA），使胞内诸多蛋白酶磷酸化而被激活，产生能量；磷酸化的 Ca^{2+} 通道亦被激活，引发 Ca^{2+} 内流，使神经、心肌和平滑肌等兴奋。

2．环鸟苷酸（cGMP）　是在鸟苷酸环化酶（guanylate cyclase，GC）作用下由 GTP 生成的，最终也由磷酸二酯酶灭活。cGMP 可激活蛋白激酶 C（PKC），其作用与 cAMP 相反，可引起心脏抑制、血管舒张、肠腺分泌等各种效应。

3．磷脂酰肌醇（phosphatidylinositol）　细胞膜磷脂酰肌醇水解的产物，为另一类重要的受体信号转导系统。α_1、H_1、5-HT_2、M_1 和 M_3 等受体激动药与其相应的受体结合后，通过 G 蛋白介导激活磷脂酶 C（phospholipase C，PLC）；后者使 4,5- 二磷酸肌醇磷脂（phosphatidylinositol 4,5-bisphosphate，PIP_2）水解为 DAG 和 IP_3。DAG 在细胞膜上激活 PKC，使许多靶蛋白磷酸化而产生诸如腺体分泌、血小板聚集、中性粒细胞活化及细胞生长、代谢和分化等效应。IP_3 能促进胞内钙池释放 Ca^{2+} 而引起效应。

4．Ca^{2+}　细胞内 Ca^{2+} 浓度约为血浆 Ca^{2+} 浓度的 0.1%（< 1μmol/L），对许多细胞功能如肌肉收缩、腺体分泌、白细胞及血小板活化等有重要的调节作用。细胞外 Ca^{2+} 经细胞膜上的钙通道流入和胞内肌浆网等钙池释放两种途径导致细胞内 Ca^{2+} 浓度升高而引起效应。胞外 Ca^{2+} 内流受膜电位、受体、蛋白、G 蛋白和 PKA 等的调控；胞内 Ca^{2+} 释放受 IP_3 的调控。胞内 Ca^{2+} 升高能激活 PKC，与 DAG 有协同作用，共同促进其他信息传递蛋白及效应蛋白活化。许多药物通过影响胞内 Ca^{2+} 浓度而产生药理效应。

五、受体的调节

细胞膜上受体的数目或反应性可受周围生物活性物质或药物（激动药或阻断药）的影响而发生改变。受体数量减少或反应性减弱称为受体的向下调节（down-regulation）；受体数量增加或反应性增强称为受体的向上调节（up-regulation）。受体周围的生物活性物质浓度高、作用过强或长期受激动药作用时可使受体数量减少，引起向下调节，表现为该受体对激动药的敏感性降低，出现脱敏或耐受现象。如长期应用 β 肾上腺素受体激动药异丙肾上腺素治疗哮喘，患者出现耐受现象。受体长期受阻断药作用时其数目可以增加，引起向上调节，表现为该受体对该生物活性物质的敏感性增高，出现超敏或高敏性，产生戒断症状或反跳现象。如高血压患者长期应用 β 肾上腺素受体阻滞药普萘洛尔，突然停药可引起血压反跳现象。

六、药物与受体的相互作用

（一）药物与受体的结合

药物与受体的相互作用首先是药物与受体的结合（binding between drug and receptor），其结合力主要有共价键、离子键、偶极键、氢键以及范德华力等，其中离子键较常见。以此种形式结合是可逆的；而少数则以共价键结合，这种结合是难逆的。药物与受体之间可有多个结合部位。

（二）药物与受体的相互作用学说

药物与受体结合后可以产生效应，也可以不产生效应，据此提出以下学说：

1．占领学说（occupation theory） Clark 于 1926 年、Gaddum 于 1937 年先后提出占领学说。该学说认为，受体只有与药物结合才能被激活并产生效应；而效应的强度与被占领的受体数量成正比，全部受体被占领时出现最大效应。1954 年 Ariens 修正了占领学说，他把决定药物与受体结合时产生效应的能力称为内在活性（intrinsic activity）。药物与受体结合不仅需要亲和力，而且还需要有内在活性才能激动受体而产生效应。只有亲和力而没有内在活性的药物，虽可与受体结合，但不能激动受体，也不产生效应。

1956 年 Stephenson 提出，药物只占领小部分受体即可产生最大效应，未经占领的受体称为储备受体（spare receptor）。因此，当不可逆性结合或因其他原因而丧失一部分受体时，并不会立即影响最大效应。而且，内在活性不同的同类药物产生同等强度效应时，所占领受体的数目并不相等。激动药占领的受体数量必须达到一定阈值后才开始出现效应。当达到阈值后，被占领的受体数目增多时激动效应随之增强。阈值以下被占领的受体又称为沉默受体（silent receptor）。

占领学说提出，药物与受体结合后产生效应取决于亲和力和内在活性两个方面。亲和力（affinity）是指药物与受体结合的能力。内在活性是指药物与受体结合后产生效应的能力。药物与受体的结合按质量作用定律有如下反应式：

$$\mathrm{D} + \mathrm{R} \underset{K_2}{\overset{K_1}{\rightleftharpoons}} \mathrm{DR} \longrightarrow \mathrm{E} \tag{1}$$

式中 D 为药物，R 为游离受体，DR 为药物 - 受体复合物，E 为效应。反应平衡时，解离常数 K_D 等于：

$$K_D = \frac{K_1}{K_2} = \frac{[\mathrm{D}][\mathrm{R}]}{[\mathrm{DR}]} \tag{2}$$

设受体总数为［R_T］，应为游离受体［R］和结合受体［DR］之和，即［R_T］=［R］+［DR］。只有全部受体被结合时，即［DR］=［R_T］，才能产生最大效应（E_{max}）。代入上式后再整理，得：

$$\frac{\mathrm{E}}{\mathrm{E}_{max}} = \frac{[\mathrm{DR}]}{[\mathrm{R_T}]} = \frac{[\mathrm{D}]}{K_D + [\mathrm{D}]} \tag{3}$$

若 50% 受体被结合，上式则变成 K_D=［D］。K_D 为药物 - 受体复合物的解离常数。即 K_D 是引起 50% 最大效应时（即 50% 受体被占领）的药物剂量（或浓度）。K_D 的倒数，即 $1/K_D$，表示药物与受体的亲和力，单位为 mol/L。K_D 越大，表示药物浓度越大，说明亲和力越小，二者呈反比。K_D 的负对数即 p［D_2］，称为亲和力指数。p［D_2］=–log K_D，p［D_2］越大，说明亲和力越大，二者呈正比（图 2-6）。

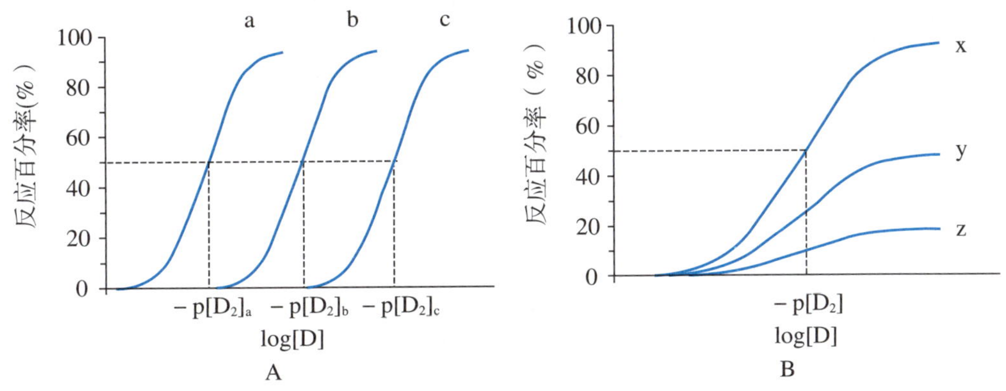

图 2-6　药物与受体的亲和力和内在活性

A：a、b、c 三种药物的比较，亲和力比较：a ＞ b ＞ c，内在活性比较：a = b = c；
B：x、y、z 三种药物的比较，亲和力比较：x = y = z，内在活性比较：x ＞ y ＞ z

药物与受体结合后产生效应的另一个参数是内在活性，以 α 表示，通常为 0 ≤ α ≤ 1。比较两药效应强弱，当亲和力相等时，药物的最大效应取决于内在活性的大小；当内在活性相等时，药物的效价强度取决于亲和力。

根据占领学说，可将药物与受体的相互作用分为激动药和拮抗药两种主要类型。

（1）激动药（agonist）：激动药是指既有亲和力又有内在活性的药物，能与受体结合并激动受体而产生效应。根据亲和力和内在活性的不同，激动药又分为完全激动药（full agonist）和部分激动药（partial agonist）。前者的亲和力和内在活性都较强（α=1）；后者有较强的亲和力，但内在活性不强（α ＜ 1）。完全激动药（如吗啡）可产生较强的效应；而部分激动药（如喷他佐辛）只引起较弱的效应，当与完全激动药合用时，还可以对抗激动药的部分效应，表现为部分阻断作用。

（2）拮抗药（antagonist）：拮抗药是指有较强的亲和力，而无内在活性（α=0）的药物。拮抗药能与受体结合，但不能激活受体，如纳洛酮、普萘洛尔分别是阿片受体和 β 肾上腺素受体的拮抗药。有些药物以拮抗作用为主，同时还兼具微弱的内在活性，并表现一定的激动受体的效应，称为部分拮抗药（partial antagonist），如氧烯洛尔是 β 肾上腺素受体的部分拮抗药。

根据拮抗药与受体结合是否有可逆性，将其分为竞争性拮抗药（competitive antagonist）和非竞争性拮抗药（noncompetitive antagonist）。竞争性拮抗药能与激动药竞争相同受体，其结合是可逆的。竞争性拮抗药能使激动药的量效曲线平行右移，但最大效应不变。例如，阿托品是乙酰胆碱的竞争性拮抗药，可使乙酰胆碱的量效曲线平行右移，但不影响后者的效能（图 2-7）。

竞争性拮抗药对相应激动药的拮抗作用强弱通常用拮抗参数 pA_2 表示。其含义是激动药在 2 倍浓度时所产生的效应恰好等于未加入拮抗药时激动药引起的效应，则所加入拮抗药的摩尔浓度［A_2］的负对数值为 pA_2，即 pA_2 =–log［A_2］。pA_2 的大小反映竞争性拮抗药与受体的亲和力。pA_2 值越大，拮抗作用越强。

非竞争性拮抗药多指拮抗药与受体的结合是相对不可逆的，或能引起受体构象的改变，从而干扰激动药与受体的正常结合，使激动药不能竞争性对抗这种干扰。因此，增大激动药的剂量也不能使量效曲线的最大作用强度达到原来的水平。随着此类拮抗药剂量的增加，激动药量

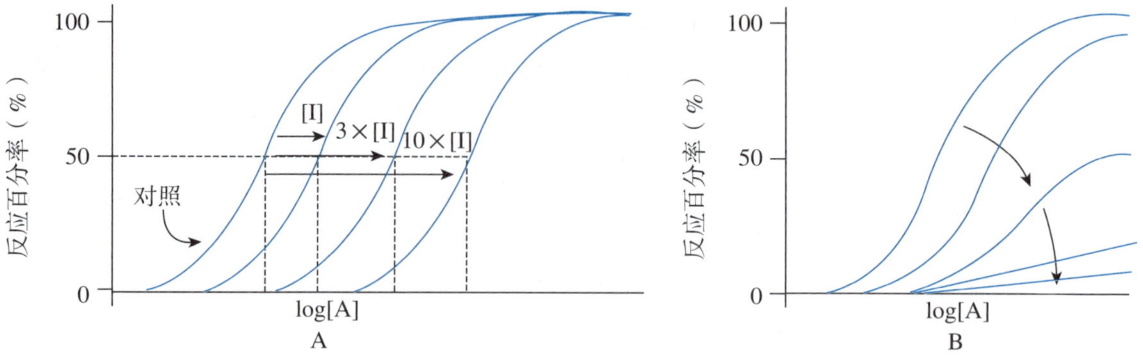

图 2-7 受体拮抗作用机制

A：竞争性拮抗作用，激动药的浓度 - 效应曲线在拮抗药的作用下呈浓度依赖性平行右移；
B：非竞争性拮抗作用，引起浓度 - 效应曲线右移，最大反应下降

效曲线的高度（E_{max}）逐渐下降。pA_2' 是非竞争性拮抗药的亲和力参数，又称减活指数，是指使激动药的最大效应降低一半时，非竞争性拮抗药摩尔浓度的负对数。

2．速率学说 Paton 于 1961 年提出速率学说（rate theory），认为药物发挥作用最重要的因素是药物分子与受体结合与分离的速率，即药物分子与受体碰撞的频率。药物作用的效应与其占有受体的速率成正比，效应的产生是药物分子与受体上的结合位点相碰撞时产生一定量的刺激，并传递到效应器的结果，而与其占有受体的数量无关。产生激动效应的药物解离速率大，部分激动药的解离速率较小，而拮抗药的解离速率最小。

3．二态模型学说 二态模型学说（two model theory）也称为变构学说（allosteric theory），认为受体的构象（conformation）分为活化状态（R^*）和失活状态（R）。R^* 与 R 处于动态平衡，可相互转变。药物可与 R^* 或 R 状态受体结合。激动药与 R^* 状态的受体亲和力大，结合后可产生效应；而拮抗药与 R 状态的受体亲和力大，结合后不产生效应。当激动药与拮抗药同时存在时，两者竞争受体，其效应取决于 R^*- 激动药复合物与 R- 拮抗药复合物的比例。如后者较多时，则激动药的作用被减弱或阻断。部分激动药对 R^* 与 R 状态受体均有不同程度的亲和力，因此它既可引起较弱的效应，也可阻断激动药的部分效应。个别药物（如苯二氮䓬）对 R 状态受体的亲和力大于对 R^* 状态受体的亲和力，结合后引起与激动药相反的效应，故称为超拮抗药（superantagonist）。

SUMMARY

Pharmacodynamics is the study of biochemical and physiological effects of drugs and their mechanisms of action. The objectives of pharmacodynamics are to describe the chemical and physiological interactions between drug and target cells and to characterize the full sequence and scope of drug actions. Pharmacodynamics provides the basis for both the rational therapeutic use of a drug and the design of a new and superior therapeutic agent. Furthermore, research in pharmacodynamics also provides fundamental insights into biochemical and physiological regulation.

There are two relationships between drug and its effects, which are dose-effect and structure-effect relationships. The dose-effect relationship can be described by graded response curve and qualitative response curve.

Most drugs given to patients have a direct or indirect effect on some special targets which are receptors, enzymes, ion channels, transporter molecules, or nucleic acid, and so on. Binding to the special receptor is the most important mechanism of drug effect. Drug and endogenous regulatory substances, e.g. hormones, neurotransmitters, are ligands to the receptors.

Drugs that bind to physiological receptors and mimic or potentiate the regulatory effects of the endogenous signal compounds are termed agonists. On the contrary, other drugs binding to receptors block the binding of the endogenous ligands, reduce or abolish the effects of the endogenous signal compounds or an agonist, which are termed antagonists. If a drug possesses partial or less intrinsic activity, it is called partial agonist. The antagonism type of antagonist can be either competitive or noncompetitive. Competitive antagonists compete with agonists in a reversible fashion for the same receptor. Noncompetitive antagonists bind irreversibly to the receptor site or to another site that inhibit the response of the agonists.

(陶　亮)

第3章 药动学

案例

患者，女，36岁，右小腿肿胀伴疼痛6日。右小腿B超检查发现深部静脉血栓形成。诊断：右小腿深部静脉血栓栓塞。给予口服双香豆素片剂，每次0.1g，一日2次。连续用药7日后，因受凉出现高热，联合应用保泰松片剂，每次0.2g，一日3次。2日后，患者皮下出血。检测患者血中游离型双香豆素浓度达中毒浓度。

问题与思考：

1. 该患者应用保泰松后引起香豆素中毒的机制是什么？
2. 影响药物分布的因素有哪些？

药物代谢动力学（pharmacokinetics），简称药代动力学、药动学，主要研究机体对药物的处置，也就是研究药物及其代谢物在体内吸收、分布、代谢和排泄过程中药物浓度随时间变化的规律及影响因素。

第一节　药物的跨膜转运

药物在机体内血液循环系统或作用部位的浓度取决于药物在机体内的吸收（absorption）、分布（distribution）、代谢（metabolism）和排泄（excretion）。药物被吸收后，其分布、代谢和排泄是机体处置的过程，代谢和排泄是机体消除（elimination）药物的方式，其相互关系见图3-1。

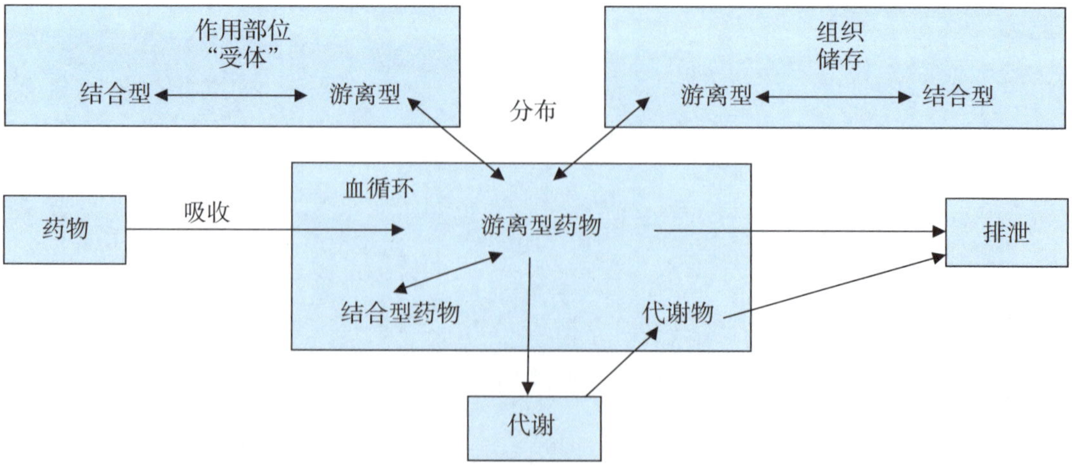

图3-1　药物的吸收、分布、代谢、排泄与作用部位的关系

药物在体内吸收、分布、代谢和排泄的过程，都必须通过多种生物膜，称为跨膜转运，简称转运（transportation）。例如毛细血管壁、胃肠道黏膜、肾小球和肾小管壁、血脑屏障及胎盘屏障等均由单层或多层细胞组成，其转运特性与细胞膜相似。高等动物的细胞除细胞外表的质膜（plasma membrane）外，胞内的线粒体膜、内质网膜、溶酶体膜及核膜等亚细胞膜，统称为生物膜。药物的转运方式和生物膜特性、药物的理化性质（如脂溶性、离子化）及分子大小有关。其转运方式可分为非载体转运（non-carrier-mediated transport）和载体转运（carrier-mediated transport）两大类型。

一、非载体转运

非载体转运指药物从高浓度侧经细胞膜向低浓度侧的转运过程，该过程不需要载体，不消耗能量，无饱和现象，也无竞争抑制。因此，非载体转运又称为顺流转运，可分为滤过和单纯扩散（简单扩散）。

1．滤过（filtration） 又称膜孔过滤。生物膜上存在水通道或蛋白质分子孔，称为膜孔，直径小于膜孔的水溶性的非极性药物，借助膜两侧的流体静力压或渗透压通过亲水孔道。各种细胞膜的孔径大小不同，如肾小球、毛细血管内皮的细胞膜孔径较大，可达 4nm，但大多数细胞膜孔径仅约 0.4nm，因此，分子量大于 100 ～ 200Da 的物质常不能通过，只有某些离子、水及水溶性小分子可通过。药物通过肾小球膜就是滤过的一个例子。

2．单纯扩散（simple diffusion） 又称被动扩散（passive diffusion）或脂溶扩散（lipid diffusion），是药物转运的一种最常见、最重要的形式。生物膜具有类脂质特性，脂溶性药物可溶于脂质而透过生物膜。药物的油 / 水分配系数越大，在脂质层的浓度越高，就越容易扩散。巴比妥类药物就是一个典型的例子。药物的扩散速度取决于膜两侧药物的浓度梯度、药物在膜内的溶解度及膜内的扩散速度。扩散速度公式：$R=D'A(C_1-C_2)/X$，D′ 为扩散常数，A 为膜面积，(C_1-C_2) 为浓度梯度，X 为膜厚度。单纯扩散受药物解离度的影响，而药物本身的酸碱度和周围体液的 pH 不同，其解离度也有差异。例如酸性和碱性很弱的药物，在生理 pH 变化范围内大多数是非解离型，扩散速度较快，与 pH 的关系不大；强酸或强碱性药物在生理 pH 变化范围内可全部解离，扩散速度很慢，pH 变化的影响也不大。而受 pH 变化影响较大的药物主要是 pK_a 为 3 ～ 7.5 的弱酸性药物，如阿司匹林、保泰松、甲苯磺丁脲等，以及 pK_a 为 7 ～ 11 的弱碱性药物，如苯妥英、茶碱及麻黄碱等。当环境 pH 改变时，这些药物的解离度将发生明显改变。它们之间的关系可用 Handerson-Hasselbalch 方程式表示。

由上式可见，当 $pH=pK_a$ 时，则 $[HA]=[A^-]$，$[B]=[BH^+]$，即 pK 是弱酸性或弱碱性药物在 50% 解离度时溶液的 pH。当 pH 与 pK_a 的差以算术值增减时，解离型药物与非解离型药物浓度的比值相应地以指数值变化。说明药物所处体液的 pH 的微小变化可显著改变药物的解离度，从而影响药物在体内的转运。

二、载体转运

载体转运又称特殊转运（specialized transport），这种转运由载体介导。生物膜的脂质双分子层中镶嵌的某些蛋白质具有载体作用，当它被催化时能与底物结合，产生构型改变，允许底物通过。载体转运的速率大大超过被动扩散。载体转运又可分为主动转运和易化扩散两种。

1．主动转运（active transport） 其特点是膜上载体对药物有特异选择性；药物可以逆浓度梯度或电化学梯度通过生物膜；需要消耗细胞能量，代谢抑制物能阻断此过程；同一载体转运两个化合物时，可出现竞争性抑制；转运过程有饱和现象。肠、肾小管及脉络丛的上皮细胞都有主动转运过程。

弱酸性药物：

$$\underset{\text{(非解离型)}}{HA} \underset{}{\overset{K_a}{\rightleftharpoons}} \underset{\text{(解离型)}}{H^+ + A^-}$$

$$K_a\text{(解离常数)} = \frac{[H^+][A^-]}{[HA]}$$

双侧取 –log：

$$-\log K_a = -\log[H^+] - \log\frac{[A^-]}{[HA]}$$

因为 $-\log K_a = pK_a$；$-\log[H^+] = pH$

所以 $pK_a = pH - \log\frac{[A^-]}{[HA]}$

$$pH - pK_a = \log\frac{[A^-]}{[HA]}$$

$$10^{pH-pK_a} = \frac{[A^-]}{[HA]} \quad \text{即} \quad \frac{[\text{解离型}]}{[\text{非解离型}]}$$

弱碱性药物：

$$\underset{\text{(解离型)}}{BH^+} \overset{K_a}{\rightleftharpoons} \underset{\text{(非解离型)}}{H^+ + B}$$

$$K_a = \frac{[H^+][B]}{[BH^+]}$$

双侧取 –log：

$$-\log K_a = -\lg[H^+] - \log\frac{[B]}{[BH^+]}$$

因为 $-\log K_a = pK_a$；$-\log[H^+] = pH$

所以 $pK_a = pH - \log\frac{[B]}{[BH^+]} = pH + \log\frac{[BH^+]}{[B]}$

$$pK_a - pH = \log\frac{[BH^+]}{[B]}$$

$$10^{pK_a-pH} = \frac{[BH^+]}{[B]} \quad \text{即} \quad \frac{[\text{解离型}]}{[\text{非解离型}]}$$

2．易化扩散（facilitated diffusion） 其特点是膜上载体对药物有特异选择性；药物的转运是顺浓度梯度进行的，不耗能；转运系统可被某些物质抑制，在药物浓度高时可出现饱和现象。维生素 B_{12} 通过胃肠黏膜的过程属易化扩散过程。

此外，还有一些物质可通过胞饮（pinocytosis），即根据生物膜流动的特点，从凹入部位吞没液滴和溶质，由水的空泡运走。药物中某些大分子物质、脂溶性维生素及重金属从肠道上皮细胞的吸收，就是以胞饮方式进行的。

第二节 药物的体内过程

药物的体内过程包括药物的吸收、分布、代谢、排泄。

一、药物的吸收

药物从给药部位进入血循环的过程称为吸收（absorption）。药物吸收的快慢和多少，影响药物起效的快慢和作用强弱。影响药物吸收的因素有如下几方面：

（一）药物方面

药物的吸收与药物的解离度和脂溶性密切相关，固体药物只有溶解后才被吸收；粉末药物粒子越小，表面积越大，溶解速度也越快，如灰黄霉素只有粒子在 5μm 以下时才能被吸收；药物不同晶型的吸收也有差异，例如 B 晶型棕榈氯霉素比 A 晶型棕榈氯霉素吸收好，血药浓度高。此外，药物的剂型、辅料、生产工艺不同，对药物的吸收产生明显的影响，导致相等剂量的药物不能达到相同的疗效。

（二）给药途径

给药途径影响药物吸收速度和程度。除血管内给药外，血管外给药途径都存在吸收过程。不同的给药途径其吸收特点不同。

1．口服给药 主要在小肠吸收。药物溶解速度、胃肠 pH、胃排空速度、食物、首过效应等因素影响药物吸收。小肠黏膜表面积比胃大得多（200 ∶ 1），且血流量丰富，为口服药物吸收的主要部位。延缓胃排空有利于碱性药物在胃中溶解，促进其在肠道吸收。某些药物则相反，如溴丙胺太林与对乙酰氨基酚合用时，溴丙胺太林延缓胃排空，使对乙酰氨基酚的吸收速度减慢，显效时间推迟；甲氧氯普胺能加快胃排空，使对乙酰氨基酚吸收速度加快，显效较早；如果药物在胃内被破坏（如左旋多巴、红霉素），胃排空缓慢亦使其吸收量减少。肠蠕动的强弱与快慢也影响药物的吸收，肠蠕动增强可促进固体制剂的崩解和溶解，并进一步帮助溶解的药物与肠黏膜表面接触，增加药物吸收；但对于溶解度小或主动转运吸收的药物，肠蠕动加快可缩短药物在肠内的停留时间，减少吸收。此外，胃肠内容物也影响药物吸收。某些药物口服后，在进入体循环前经过胃肠、肝时发生转化，使进入体循环的药量减少，这种现象称为首过效应（或称第一关卡效应）（first pass effect）。首过效应强的药物，不宜采用口服给药。例如异丙肾上腺素可在肠黏膜内与硫酸结合而出现首过效应，改为喷雾吸入，可明显提高治疗哮喘的效果。口服是最常用的给药途径，但不适用于对胃肠刺激大、首过效应大的药物（如硝酸甘油、利多卡因等），也不适用于昏迷者及婴儿。

2. 肌内注射及皮下注射 吸收迅速、完全。吸收速度取决于注射部位血循环及药物的剂型。水溶液吸收迅速；油剂、混悬液吸收慢，作用时间长。肌肉组织的血流量较皮下组织丰富，因此，肌内注射较皮下注射吸收快。

3. 吸入给药 肺泡表面积大，毛细血管丰富，气雾剂及挥发性药物（如全身麻醉药）吸入给药极易吸收。

4. 舌下给药 舌黏膜下血管丰富，舌下给药无首过效应，给药方便，吸收迅速，起效快，但吸收面积小，只用于脂溶性高、给药量小的药物，如硝酸甘油等。

5. 直肠给药 栓剂或溶液剂从肛门塞入或灌肠，药物从直肠黏膜吸收，起效快，可避免首过效应，但给药不方便，主要用于不能口服的患者。

6. 皮肤黏膜给药 皮肤有角质层，吸收能力差，多数药物不易吸收，少数脂溶性大分子药物可以缓慢吸收，新型贴膜制剂可经皮吸收。

二、药物的分布

药物吸收进入血循环后，向机体各组织转运，称为分布（distribution）。大多数药物在体内的分布是不均匀的。影响分布的因素有：

（一）组织血流量

药物进入血循环后，早期阶段主要分布在血流较丰富的组织，如肝、肾等处。之后药物随着各组织的血流量及膜的通透性进行再分布。如药物是脂溶性小分子，很容易通过细胞膜扩散，此时，血流量丰富的组织，如肺、肝、肾等的药物分布速率要比血流量少的组织（如皮肤、肌肉等）快。例如药物在肾达到与血药浓度平衡仅需 0.25min，肌肉为 40min，而脂肪则需 2.8 天。

（二）血浆蛋白结合

药物进入血循环后可不同程度地与血浆蛋白结合。酸性药物通常与白蛋白结合，碱性药物与 α_1 酸性糖蛋白或脂蛋白结合，人源性物质及维生素等主要与球蛋白结合。药物与血浆蛋白的结合是可逆的，血液中结合型药物与游离型药物呈动态平衡。

药物与血浆蛋白结合对药物的吸收、分布、消除和药物作用强度均产生影响。血液中结合型药物不能通过生物膜，只有游离型药物才能通过生物膜到达效应器官，产生药理效应。结合型药物越多，游离型药物越少，药效越低。反之，结合型药物越少，游离型药物就越多，药效越强，且易出现不良反应。一些血浆蛋白结合率高的药物，如香豆素类抗凝药与其他蛋白结合率高的药物联合应用时，可因竞争血浆蛋白而出现抗凝作用增强甚至引起出血。不论何种药物，只有游离型才能转运到肝及肾或其他排泄器官进行代谢或排泄，因此血浆蛋白结合率高的药物，其消除半衰期也较长。例如，在治疗浓度时，洋地黄毒苷的血浆蛋白结合率为95%，而地高辛为23%，所以洋地黄毒苷的消除半衰期比地高辛长。

当两种蛋白结合率高的药物联合应用时，可因竞争同一蛋白结合而发生置换现象，使其中一种药物的游离型药物浓度增高，药物作用增强而引起不良反应。如抗凝血药双香豆素的血浆蛋白结合率为99%，同时服用血浆蛋白结合率为98%的保泰松，可使结合型双香豆素被置换，导致血浆中游离型双香豆素浓度增高，抗凝作用增强，甚至引起出血。临床用药时应注意药物相互作用，必要时测定其游离型药物浓度，以免因仅测血药总浓度而导致错误的结论。

老年人血浆白蛋白水平随着年龄增加而下降，血浆中游离型药物比例增加；肝硬化、烧伤、肾病综合征、妊娠等血浆白蛋白浓度会减小，用药时均应注意。

（三）组织结合

药物与组织结合，是由于药物对某些细胞成分具有特殊亲和力。如药物的组织亲和力大于血浆亲和力，主要分布在组织中。例如，碘在甲状腺组织中的浓度不但比血浆中浓度高，而且比其他组织也高出1万倍，这种结合力的差异，使碘具有高度的选择性，故放射性碘适用于甲状腺功能诊断和治疗甲状腺功能亢进。

药物与组织的结合，也是药物的一种储存现象。例如静脉注射硫喷妥钠后有70%分布到脂肪组织，富含类脂的脑组织血流充沛，因此，硫喷妥钠很快进入脑组织，即刻产生麻醉作用。但当血药浓度下降时，硫喷妥钠迅速从脑内释放出来，并储存到身体脂肪中，故作用持续时间短。

有些药物在组织内结合是不可逆的，不能再游离分布到血循环。例如，四环素与骨组织的钙络合沉着于牙齿及骨骼中，可造成小儿骨骼生长缓慢及牙齿着色。这些不可逆的结合，往往和药物的不良反应有关。

（四）特殊屏障

有些组织的毛细血管壁非常致密，一般药物很难通过，通常称之为屏障。如血脑屏障（blood-brain barrier，BBB）和血眼屏障（blood-eye barrier）。一般来说，药物要穿过这些屏障主要取决于药物的分子量和脂溶性。为了提高脑内和眼内药物浓度，临床上通常采用蛛网膜下隙给药和滴眼给药。胎盘屏障（placental barrier）是指将母体与胎儿血液分开的胎盘。脂溶性药物能以简单扩散的方式经胎盘进入胎儿体内，而水溶性或高度解离的药物则不易通透。孕期用药时，药物可能通过胎盘屏障接触胎儿，有些药物对胎儿毒性较大，甚至可能导致畸胎，因此孕妇用药应特别审慎。

（五）P糖蛋白

转运体（transporter）是指存在于细胞膜上的一类能将药物从膜的一侧转运到另一侧的跨膜转运蛋白。药物转运体可分为两类。一类转运体可将药物由浓度高的一侧转运至浓度低的一侧，如有机阴离子转运多肽（organic anion transporting polypeptide，OATP）、有机阳离子转运体（organic cation transporter，OCT）、寡肽转运体等，多数情况下是将药物由细胞外转运至细胞内，与分布有关。另一类是依赖ATP分解释放的能量，将药物逆浓度梯度转运，又称主动转运。如P糖蛋白（P-glycoprotein，P-gp）、乳腺癌耐药蛋白（breast cancer resistance protein，BCRP）、肺耐药蛋白（lung resistance protein，LRP）、多药抗性相关蛋白（multidrug resistance-related protein，MRP）等，多数情况下是将药物由细胞内转运至细胞外，与抗药性有关。如P糖蛋白可使进入到细胞内的药物排出到细胞外，再回到血液中，发挥外排泵的作用。如长春新碱、环孢素、秋水仙碱等具有相当高的脂溶性，但被BBB上的P-gp主动外排，脑内浓度仍然很小，当给予P-gp单克隆抗体以及P-gp抑制药（维拉帕米、奎尼丁、氯丙嗪等）后，脑内浓度明显增加。

三、药物的代谢

药物进入机体后，经酶转化变成代谢物，这个过程称为代谢（metabolism）或生物转化（biotransformation）。大多数药物代谢后失去原来的药理活性（灭活）；也有不少药物是无活性的（称母体药），必须经过代谢才具有药理活性，这些母体药又称为前药（prodrug）；也有一些药物已具有药理活性，但代谢后产生的活性代谢物比原药活性更强，甚至具有新的毒性。绝大多数情况下，药物经体内代谢，其脂溶性降低、极性增加、易排出体外，达到消除的效果。

（一）药物代谢方式

药物代谢可分为两种类型，即Ⅰ相反应和Ⅱ相反应。Ⅰ相反应主要是通过氧化、还原、水解等反应，在药物分子上引入某些极性基团，如—OH、—COOH、$—NH_2$ 或—SH 等，增加其水溶性；Ⅱ相反应是结合反应，药物通过与葡糖醛酸、硫酸、甘氨酸、谷氨酰胺或谷胱甘肽结合，形成水溶性复合物，从尿和胆汁排出体外。表 3-1 和表 3-2 列出了经Ⅰ相或Ⅱ相反应代谢的一些药物。

表3-1　经Ⅰ相反应代谢的主要药物

反应类型		药物
氧化反应	*N*- 去烃基	丙米嗪、地西泮、可待因、红霉素、吗啡、茶碱、他莫昔芬
	O- 去烃基	可待因、吲哚美辛、右美沙芬
	羟化	甲苯磺丁脲、布洛芬、巴比妥、甲丙氨酯、咪达唑仑、环孢素
	芳香族羟化	苯妥英、苯巴比妥、普萘洛尔、保泰松、炔雌醇
	N- 氧化	氯苯那敏、氨苯砜、胍乙啶、奎尼丁、对乙酰氨基酚
	S- 氧化	西咪替丁、氯丙嗪、硫利达嗪
	脱氨氧化	地西泮、苯丙胺
还原反应		氯霉素、水合氯醛
水解反应		普鲁卡因、阿司匹林、氯贝丁酯、利多卡因、普鲁卡因胺、吲哚美辛

表3-2　经Ⅱ相反应代谢的主要药物

反应类型	药物	存在部位
葡糖醛酸结合	炔雌醇、丙米嗪、对乙酰氨基酚、萘普生、吗啡、奥沙西泮、可待因、非甾体类抗炎药、丙戊酸、普萘洛尔、劳拉西泮	肝（主要）、肾、小肠、皮肤、脑
硫酸化	异丙肾上腺素、雌激素类、对乙酰氨基酚	肝（主要）、肾、消化道
乙酰化	磺胺、异烟肼、氨苯砜、氯硝西泮	肝（库普弗细胞）、脾、肺、肠
甲基化	去甲肾上腺素、组胺、儿茶酚胺类、*N*- 乙酰 -5- 羟色胺	肝、肾、皮肤、肺、神经组织等

（二）药物代谢酶系

药物代谢酶（drug metabolic enzymes）是参与药物等外源性化合物（xenobiotics）和内源性化合物（endobiotics）代谢的酶类的总称，简称药酶。药酶可分为两类：一类是专一性酶，如胆碱酯酶、单胺氧化酶等分别转化乙酰胆碱和单胺类药物；另一类是非专一性酶，主要分布在肝，也分布在肾、皮肤、肺、血液和肠壁等器官或组织细胞的内质网、线粒体和细胞质中，简称肝药酶（hepatic drug enzymes）。对于一种药物来说，可以仅通过肝代谢，也可以在一个或多个（种）器官或组织代谢。肝药酶主要包括细胞色素 P450 酶系（cytochrome P450，P450 或 CYP）、含黄素单加氧酶系（flavin-containing monooxygenases，FMO）、环氧化物水解酶系（epoxide hydrolases，EH）和结合酶系（conjugating enzymes，CE）。

1．CYP 该酶含有一种性质特殊的血红蛋白，在还原状态下可与一氧化碳结合，在 λ= 450nm 处呈明显的吸收峰，所以又被称为细胞色素 P450。CYP 是一个基因超家族，根据基因编码氨基酸序列相似程度划分为不同的家族、亚家族和酶。在人类，主要有三大家族，即 CYP1、CYP2、CYP3；每一个家族又分为 A、B、C、D 及 E 五个亚家族，与药物代谢的密切相关程度依次为 CYP3A > CYP2D > CYP2C > CYP1A 及 CYP2E；在每个亚家族后再用阿拉伯数字来表明单个酶，例如 CYP3A4、CYP2D6 等。在人类肝中与药物代谢密切相关的酶主要有 CYP1A1、1A2、1B1、2A6、2B6、2C8、2C9、2C19、2D6、2E1、3A4 和 3A5， 共 12 种，它们占肝中 CYP 总含量的 75% 以上。其中 CYP3A4 和 3A5 是最常见的酶，它们作用的底物甚多，在临床上约有 60% 的药物经由这些酶代谢，因此，它们是药物相互作用中重要的酶。

（1）CYP 催化机制：在药物代谢过程中，该酶催化机制为将分子氧的一个氧原子还原成水，而将另一个原子掺入药物分子，故又称单氧化酶（monooxygenase），同时药物在代谢过程中需要分子氧和还原型辅酶Ⅱ（NADPH），故又称为混合功能氧化酶（mixed function oxidase）。药物的氧化过程可分为 6 个步骤：①首先与氧化型细胞色素（CYP^{3+}）结合成 CYP^{3+}- 药物复合物；②接受还原型辅酶Ⅱ提供的电子 e；③形成 CYP^{2+}- 药物复合物；④ CYP^{2+}- 药物复合物再结合 1 分子氧；⑤再接受一个电子 e，使 O_2 活化为氧离子；⑥活化的氧离子一方面氧化与 CYP 结合的药物，同时与 2 个质子生成水。此时 CYP^{2+} 失掉一个电子变成 CYP^{3+}，重新发挥其催化作用。

（2）CYP 的功能：内源性物质如类固醇激素、脂肪酸、维生素 D_3、前列腺素及儿茶酚胺类物质的代谢都有 CYP 酶的参与。例如皮质激素的合成过程中第一步 21 位碳的羟化反应及第二步 11β- 羟化反应等，类固醇激素在肝微粒体的灭活要由 CYP 酶完成；又如维生素 D_3 不具有生物活性，首先要经肝微粒体进行 25 位碳羟化反应，形成 25- 羟维生素 D_3，然后在肾线粒体进行 1 位碳羟化，形成 1,25- 二羟维生素 D_3 与 24,25- 二羟维生素 D_3，即维生素 D_3 的活性代谢物，这两步羟化过程都需 CYP 的参与。除内源性物质外，药物、食品添加剂、致癌剂、杀虫剂及环境污染物在许多组织特别是肝、肺及皮肤细胞微粒体内，经过氧化代谢转化为极性较大的代谢物，在大多数情况下，其生物活性下降，从而减低毒性，达到机体自身防御的目的。CYP 酶能催化许多底物的氧化或还原反应，常见的药物在肝微粒体内的氧化反应例子见表 3-1。

2．FMO 含黄素单加氧酶系是参与Ⅰ相药物氧化反应的另一个基因超家族，与 CYP 共同存在于肝内质网，且含量很高，主要参与水溶性药物的代谢反应。该酶系包括 6 个家族，其中 FMO_3 含量最丰。FMO_3 主要代谢烟碱、西咪替丁、雷尼替丁、氯氮平、伊托必利等，此酶有遗传缺陷时则不能将海产品中的 *N*- 氧化三甲胺（trimethylamine oxide，TMAO）代谢为三甲胺（trimethylamine，TMA），造成 TMAO 在体内堆积，出现一种难闻的鱼腥味，称为鱼腥味综合征（fish-odor syndrome）。

3．EH 环氧化物水解酶系分为两种，一种是存在于细胞内质网膜上的微粒体环氧化物水解酶（mEH），另一种是存在于细胞质中的可溶性环氧化物水解酶（sEH）。某些药物经 CYP 代谢后生成的环氧化物可以和细胞核中的蛋白质、DNA、RNA 结合，导致细胞结构改变并产生细胞毒作用。该酶系的作用是将此种环氧化物进一步水解变成无毒或毒性很弱的代谢物。

4．CE 在Ⅱ相药物结合反应中有许多结合酶的参与，如葡糖醛酸转移酶、硫酸转移酶、乙酰转移酶、甲基转移酶、谷胱甘肽 -*S*- 转移酶等。除了葡糖醛酸转移酶位于内质网外，其余的酶都位于细胞质中，以便快捷地将代谢物从尿液和胆汁排出。该酶系的反应速度通常快于参与Ⅰ相反应的酶系，故可迅速地终止代谢物的毒性。

（三）影响药物代谢的因素

1．遗传因素　遗传因素的影响主要表现为药物代谢的多态现象，即缺失（absence）、突变（mutation）、差异（variation）等现象，详见第四章。如异喹胍羟化多态性（遗传变异酶CYP2D6）、乙酰化多态性（细胞质*N*-乙酰转移酶，NAT2）等。近年发现CYP2C9的底物也存在氧化多态性等，且涉及的药物较多，如甲苯磺丁脲、华法林、苯妥英钠及非甾体类抗炎药等，已引起人们的重视。

2．药物相互作用　许多物质可以改变CYP活性，影响药物代谢速度，改变药物作用强度及作用维持时间等。能诱导肝微粒体酶活性的物质称为诱导剂；反之，能减弱肝微粒体酶活性的物质称为抑制剂。有些药物本身是CYP的底物，但也是酶诱导剂或抑制剂。因此，与这些药物合用时，常可导致药物相互作用，成为药物不良反应的重要原因。

3．其他因素　年龄因素、疾病因素等常是影响药物代谢的原因。例如，早产儿、新生儿肝内葡糖醛酸转移酶不足，故易产生核黄疸；应用氯霉素易产生灰婴综合征等；有心脏、肝及肾疾病时，都可能因血流量不足、功能受损而导致药物代谢及消除减慢。

四、药物的排泄

药物的原型或代谢物由排泄器官排出体外称为药物的排泄（excretion）。药物的排泄是药物体内消除的重要组成部分。肾排泄与胆汁排泄是最重要的途径。

（一）肾排泄

肾单位是由肾小球、近曲小管、髓袢（亨利袢）、远曲小管及集合管组成的，药物从尿排出是肾单位的滤过、分泌及重吸收的结果。

1．肾小球滤过　肾小球毛细血管壁有很多小孔，药物可以膜孔扩散方式滤过。如药物与血浆蛋白结合则不能滤过，所以经肾小球滤过后，尿中主要含游离的原型药物和代谢物，其浓度与血浆中浓度相等。在生理情况下，肾小球滤过率（glomerular filtration rate，GFR）约为125ml/min。如药物只经肾小球滤过，并全部从尿排出，则药物排泄率与肾小球滤过率相等。内源性物质肌酐及外源性物质菊粉的清除率与肾小球滤过率相近。因此，临床上常以单位时间肌酐清除率来代表肾小球滤过率。

2．肾小管分泌　药物经肾小管分泌主要发生在近曲小管，这种分泌具有主动转运特点，可以逆浓度梯度转运，由载体转运，耗能，有饱和现象等，而且有机酸及有机碱有各自的转运系统。例如青霉素属有机酸，经肾小管分泌，丙磺舒与其有竞争作用，能阻断青霉素在肾小管的分泌，可使青霉素的有效血药浓度维持的时间更久，延长了青霉素的抗菌作用时间。

3．肾小管重吸收　药物在肾小管的重吸收有两种转运方式。①主动重吸收（active reabsorption）：主要在近曲小管进行，重吸收的物质主要是身体必需的营养物质，如葡萄糖、氨基酸、维生素及某些电解质等；②被动重吸收（passive reabsorption）：主要在远曲小管进行，其重吸收方式为被动扩散。因此，药物能否在肾小管重吸收，取决于药物的理化性质，因为肾小管细胞膜的类脂特性与机体其他部位的生物膜相似，亲脂性分子易被重吸收。另外，尿流速度及尿pH也可以影响重吸收，因为尿液pH影响药物的解离度，从而影响药物的重吸收。临床上可用调整尿液pH的方法，作为解救药物中毒的有效措施之一。例如巴比妥类、水杨酸类等弱酸性药物中毒时，可服用碳酸氢钠碱化尿液加速药物排出。相反，氨茶碱、哌替啶及阿托品等弱碱性药物中毒时，酸化尿液可加速药物排泄。

肾排泄药物的速率是肾小球滤过率、肾小管分泌率及肾小管重吸收率的综合结果，见下式：

$$\text{药物肾排泄率} = (1-F_R)(\text{肾小球滤过率}+\text{肾小管分泌率})$$

式中 F_R 是肾小管重吸收比例分数。

（二）胆汁排泄

许多药物或其代谢物能从胆汁排泄，这是一个主动分泌过程。肝细胞主动分泌包括酸、碱及非电解质三个转运系统。药物从胆汁分泌时，属同一个转运系统的药物，相互间有竞争性抑制。

从胆汁排出的药物，先储存在胆囊中，然后释放进入十二指肠。有些药物可由小肠上皮细胞吸收，进入血循环，称为肝肠循环（hepatoenteral circulation）。肝肠循环的意义取决于药物随胆汁的排出量。药物在胆汁的排出量多时，肝肠循环能延长药物作用持续时间，如果阻断该药的肝肠循环，则能加速该药的排泄。如洋地黄毒苷中毒时，考来烯胺在肠中与洋地黄毒苷结合，阻断其重吸收而增加排泄。

胆汁中未被重吸收的药物通过粪便排出体外，其排泄率可用胆汁清除率来表示：

$$胆汁清除率=\frac{胆汁流量\times 胆汁药物浓度}{血浆药物浓度}$$

胆汁流量一般稳定在 0.5 ~ 0.8ml/min，如果药物的胆汁浓度等于或小于血浆浓度，则胆汁清除率低；如果胆汁药物浓度很高，其胆汁清除率也相对高，有些药物胆汁浓度达血浆浓度的 1000 倍或以上时，其胆汁清除率也可高达 500ml/min，甚至更高。从上式中也可看出：胆汁清除率与胆汁流量有关，因此也受肝血流量的影响。胆汁清除率高的药物在临床用药上有一定的意义。例如，氨苄西林、头孢哌酮、利福平、红霉素等主要在胆汁排泄，其胆汁浓度可达血药浓度的数倍至数十倍，故可用于治疗敏感菌引起的肝胆道感染，同时，在肾功能不全时，不必调整用量。

药物除上述主要排泄途径外，有些药物尚可通过汗液、唾液、泪液排泄或从肺呼出。有些药物还可以通过乳汁排泄，哺乳期妇女用药时应予注意。

第三节　药动学模型

一、房室模型

为了分析药物在体内转运和转化的动态规律，可用多种模型加以模拟，目前较多选用的是房室模型（compartment model）。即将机体视为一个系统，系统内部按动力学特点分为若干室。这是一个便于分析的抽象概念，房室是组成模型的基本单位。它是从实际数据中归纳出来的，代表着从动力学上把机体区分出来的几个药物“储存库”。只要体内某些部位接受药物及消除药物的速率常数相似，而不管这些部位的解剖位置与生理功能如何，都可归纳为一个单位或一个房室。房室的划分与器官组织的血流量、膜的通透性、药物与组织的亲和力等因素密切相关。所以，房室模型所指的房室不是解剖学上分隔体液的房室，而是按药物转运速度以数学方法划分的药动学概念。最简单的药动学模型为“一室模型”，稍复杂的是“二室模型”，另外还有其他多室模型。在这些模型中，一室和二室模型较为常用，因为这两种模型在数学处理上比较简单，而且实用性强。多室模型由于数学处理相当繁琐，因而应用受到一定的限制。所以从实用角度看，体内的主要房室数一般不宜多于 3 个。

1. 一室模型　一室模型（one-compartment model）是最简单的药动学模型。该模型假设静脉给药后药物能迅速地分布到全身的体液与组织中，并能立即完成转运，实现动态平衡，然后药物通过代谢或排泄而消除，即机体组织内药量与血浆内药量瞬时取得平衡。药物一室模型的血药浓度基本能够反映出各组织、器官的药物浓度的变化，而且药物在体内处置中基本上只有消除过程。

一室模型示意图（图 3-2）中，D 指药物，K_a 为吸收速率常数，K_e 为消除速率常数。药物若经静脉注射进入体内，无须吸收过程，其血药浓度 - 时间曲线（简称药 - 时曲线）为指数曲线（图 3-3A）。图中 C 为血药浓度，t 为时间。若转换成 $\log C$ 对时间 t 作图，则得一直线（图 3-3B）。

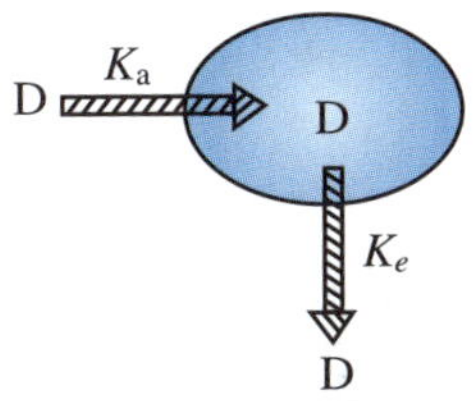

图 3-2　一室模型

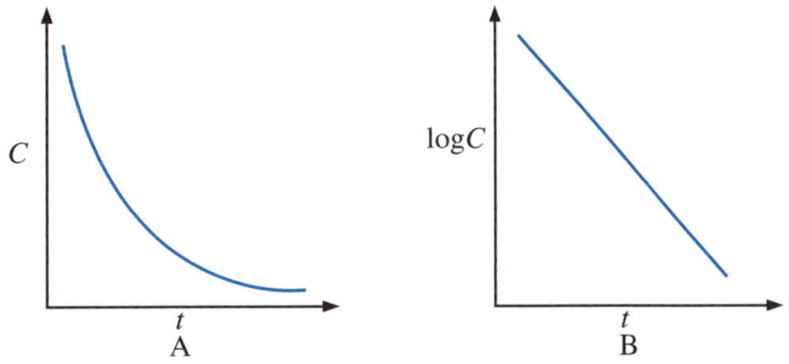

图 3-3　一室模型的药 - 时曲线（静脉给药）

一室模型一级速率过程的数学公式：

$$C = C_0 e^{-K_e t}$$

式中 C 为给药后任何时间的体内血药浓度，C_0 为 $t = 0$ 时的体内血药浓度。

2．二室模型　使药物与所有组织达到瞬间平衡，事实上是很难实现的，因为各组织器官的血流情况、与药物的亲和性和膜的通透性不同，药物与组织之间的分布平衡有各自不同的转运速率常数，因此可以把机体视为一个多房室的模型。药动学研究中，最有代表性和最常用的是把机体划分为一个中央室和一个周边室的二室模型（two-compartment model）。中央室：代表血液比较充沛、血流较快、易于达到瞬时平衡的组织（心、肝、肺、肾、内分泌系统等）。周边室：代表一般不易达到瞬间平衡的或血流较缓慢、供血欠丰的组织（如肌肉、脂肪、骨骼等），其表观分布容积较大。二室模型（图 3-4）中的 K_{12} 为药物从中央室（第 1 室）进入周边室（第 2 室）的速率常数，K_{21} 是从周边室进入中央室的速率常数，K_e（K_{10}）为自中央室向体外消除的速率常数。

在二室模型中，药物静脉注射后可由两段不同的直线构成药 - 时曲线（图 3-5），药物进入体内后迅速自中央室分布，称为分布相（α 相）；经过一段时间后，中央室和周边室达到动态平衡，血药浓度的下降主要反映该药从体内的消除，称为消除相（β 相）。

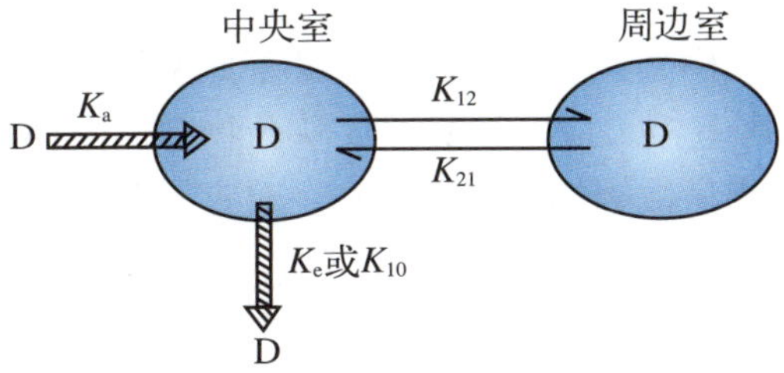

图 3-4　二室模型

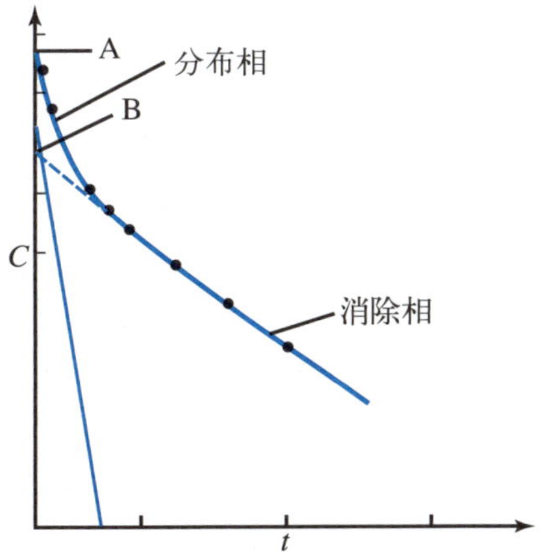

图 3-5　二室模型的药 - 时曲线（静脉给药）

二室模型的一级速率过程的数学公式：

$$C = \mathrm{A}e^{-\alpha t} + \mathrm{B}e^{-\beta t}$$

式中 A、B 称为经验常数，即图 3-5 中两直线分别与纵轴的截距；α 为分布速率常数，β 为消除速率常数。

将线性动力学一室、二室模型的药物，经不同途径给药后的药 - 时曲线及其表征血药浓度动态变化的表达式归纳于表 3-3。

在临床多次用药或口服给药时，许多药物的吸收相与分布相近似，吸收后的分布相不易觉察出，这类药物的药 - 时曲线显示出一室模型的特征。因一室模型计算简便，便于分析，所以按一室模型计算一般也可满足实用要求。

表3-3 一室与二室模型药物经不同途径给药后的药-时曲线及其血药浓度表达式

房室模型		房室图	C-t 作图	logC-t 作图	表达式
线性动力学模型	一室模型	静脉滴注 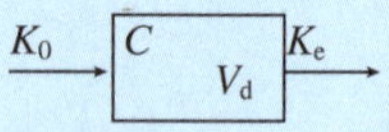	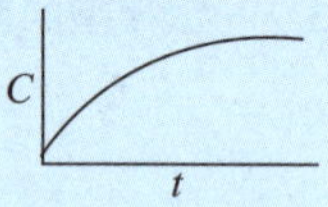	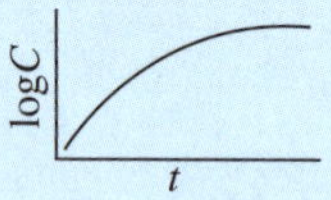	$C = \frac{K_0}{K_e V}(1 - e^{-K_e t})$
		静脉注射 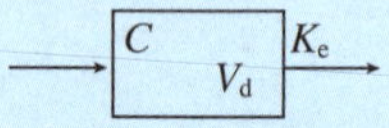	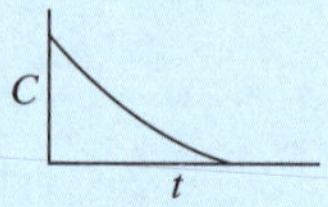	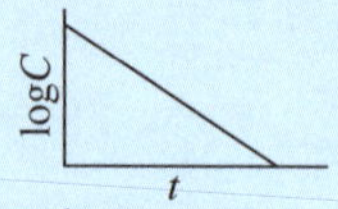	$C = C_0 e^{-K_e t}$
		血管外给药 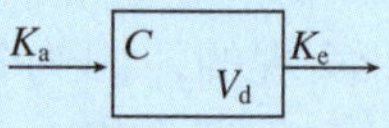	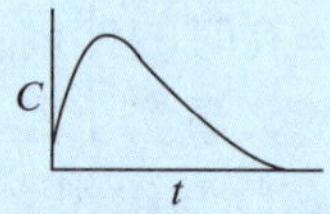	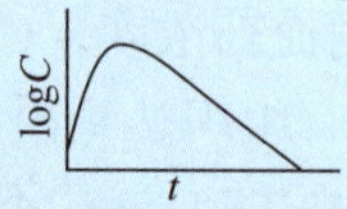	$C = \frac{K_0 F X_0}{(K_a - K_e)}(e^{-K_e t} - e^{-K_a t})$
	二室模型	静脉注射 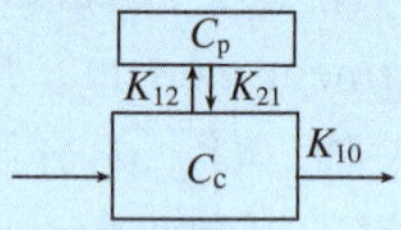	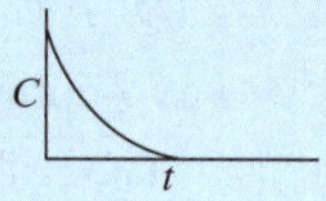	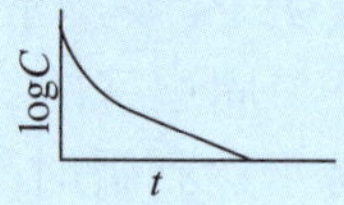	$C = \mathrm{A}e^{-\alpha t} + \mathrm{A}e^{-\beta t}$
		血管外给药 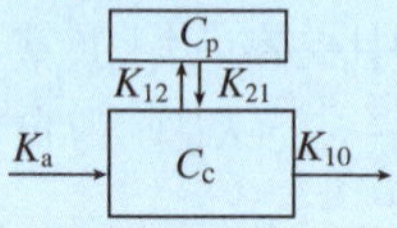	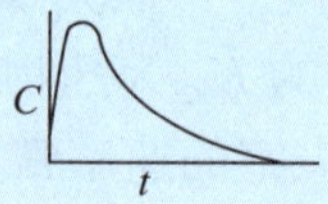	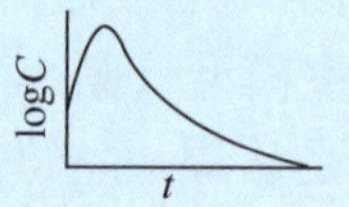	$C = \mathrm{N}e^{-K_a t} + \mathrm{L}e^{-\alpha t} + \mathrm{M}e^{-\beta t}$

3. 三室模型 某些药物如地高辛、双香豆素等的动力学特征可用三室模型（three-compartment model）推算出的三指数项函数来描述。三个房室包括一个相当于血液的中央室和两个具有不同摄入和释放速率的周边室。与中央室交换药物速率较快的周边室称为“浅室”（第 2 室），与中央室交换药物速率较慢的称为“深室”（第 3 室）。中央室的药物浓度 - 时间过程反映三个同时存在的过程的速率，即药物从中央室的消除及在周边室之间的分布。

房室模型的划分通常以实验结果为依据，利用计算机软件或 C-t 数据的半对数图的图解分析，在能充分描述实验数据的前提下，以选用尽可能少的房室数为宜。其中图解法是通过 log$C$-t 图中的最后几个数据点的回归拟合直线决定消除相的斜率，该线经反推后与纵轴相交，若无 log$C$-t 数据点处于此反推线的上方，则可视为一室模型；若峰浓度明显处于此反推曲线上方，则需设想为二室（图 3-5）或三室模型。理想的房室模型应能很好地反映药物在体内的吸收、分布和消除过程的规律，而且模型输出要与实际测量数据的吻合性较好，对指导药物临床合理应用有积极的意义。

二、其他模型

除了房室模型以外，还有其他一些模型，如非房室模型（non-compartment model）、统计矩（statistical moment）、生理药动学模型（physiological pharmacokinetic model）、药动学 - 药效学结合模型（pharmacokinetics-pharmacodynamics model，PK-PD 模型）等。

第四节　速率类型

药物从给药途径进入体内，进行吸收、分布和消除，在不同部位及不同时间发生数量的变化，必然会涉及速率过程。体内某一部位的药物减少（转运至其他部位或原位代谢）速度 dx/dt 与该部位药物浓度（C）的关系符合：

$$\frac{dC}{dt} = \pm KC^{N} \quad (N \geqslant 0)$$

该速率过程为 N 级速率过程，上式中 K 为比例常数，等号右侧的负号表示朝药物浓度减少的方向进行，正号表示朝药物浓度增加的方向进行。

一、一级速率过程

药动学的基本原理建立在药物分子通过各种体内屏障的基础上。药物通过生物膜的转运方式主要分为单纯扩散与特殊转运。单纯扩散过程主要取决于生物膜的通透性和膜两侧的药物浓度差，浓度差越大，转运速率越快。其转运速率可用下式表示：

$$\frac{dC}{dt} = -KC$$

积分后得到：

$$C = C_0 e^{-Kt}$$

写成对数方程式：

$$\ln C_t = \ln C_0 - Kt \quad 或 \quad \lg C_t = \log C_0 - \frac{K}{2.303}t$$

C_t 为给药后任何时候的血药浓度，C_0 为起始血药浓度。K 为一级速率常数（单位为 h^{-1}），表示体内药物浓度 C 的衰减，其特性为不随体内药物浓度的增大或减小而变化。这种在单位时间内药物的吸收或消除按比例进行的药物转运过程，称为一级速率过程（first-order rate process）。因为其药动学模型是线性的，故一级速率过程又称线性动力学。一级速率过程具有以下药动学特征：

1. 药物的转运或消除速率与当时药量或浓度的一次方成正比（恒比消除）。
2. C-t 图为指数衰减曲线，$\log C$-t 图为直线（图 3-6）。
3. 同一药物 $t_{1/2}$ 恒定，与剂量无关（$t_{1/2} = \frac{0.693}{K}$）。
4. 一次给药的药 - 时曲线下面积（AUC）与剂量（X_0）成正比（$AUC = \frac{X_0}{KV_d}$）。
5. 一次给药时，药物消除百分率取决于 $t_{1/2}$，经 4 ~ 6 个 $t_{1/2}$ 药物基本消除。

6．在体内药量较高时，消除速率较快，增加剂量不能相应延长药物作用的维持时间。

7．定时定量多次给药时，平均稳态血药浓度与剂量成正比。

8．定时定量多次给药到达稳态血药浓度某一百分数所需时间取决于 $t_{1/2}$，到达稳态浓度的时间为 4 ~ 6 个 $t_{1/2}$。

9．大多数药物在体内的吸收、分布或消除过程都属于一级速率过程。

二、零级速率过程

药物的主动转运和易化扩散都需要载体或酶的参与，故有饱和现象。此时药物浓度的变化速率将受到这种容量的限制，成为恒定值，其转运速率只取决于转运载体或酶的浓度，而与药物浓度无关，故称为零级速率过程（zero-order rate process）。其转运速率可用下式表示：

$$\frac{\mathrm{d}C}{\mathrm{d}t} = -K_0$$

将上式积分得：

$$C_t = C_0 - K_0 t$$

上式表明 C_t 对 t 作图为直线，$\log C$-t 图为曲线（图 3-6），故零级速率过程又称非线性动力学。随着时间的推移，药物浓度的变化方式为等差级数。在零级速率过程中，$t_{1/2}$ 与当时药量或浓度有关，并与之成正比（$t_{1/2} = \frac{C_0}{2K_0}$）。开始时血药浓度高，$t_{1/2}$ 较长，后来浓度下降，$t_{1/2}$ 随之缩短，故零级速率过程的半衰期为依赖剂量性半衰期。恒速静脉滴注药物是以零级速率过程给药的典型例子。长效制剂中，缓释部分的释放速率也为零级速率过程。药物在体内的其他过程则很少属于单纯的零级速率过程。有人认为乙醇的体内消除过程属于零级速率过程，但当药物浓度下降至远小于转运载体或酶的饱和浓度时，其转运过程可转为一级速率过程，故应属于 Michaelis-Menten 速率过程。

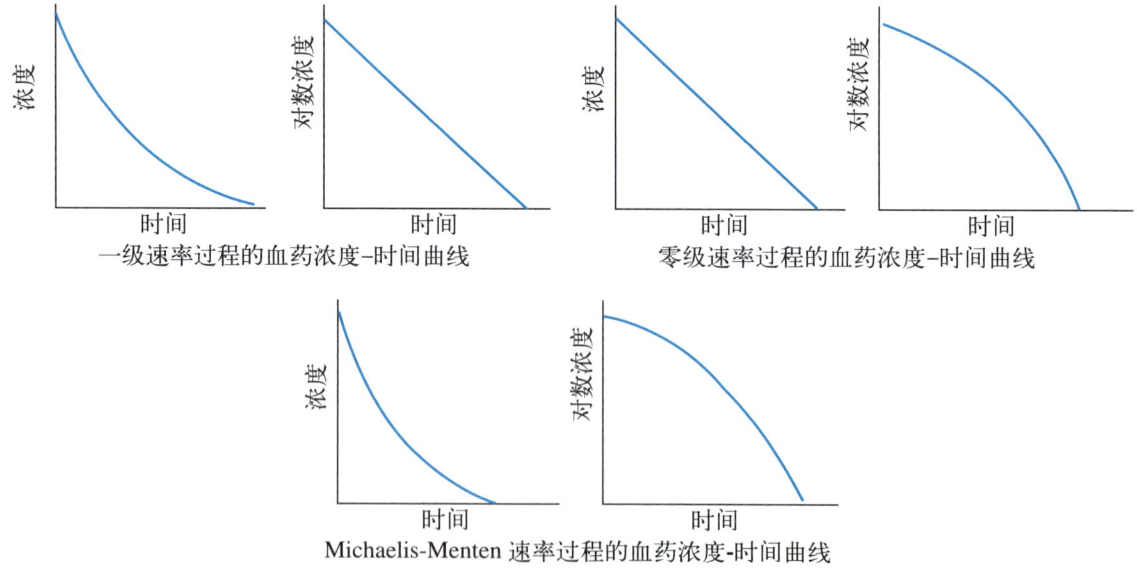

图 3-6 三种速率过程的药 - 时曲线

三、米 - 曼速率过程

某些药物在体内的转运速率受载体的限制，或降解速率受酶活力的限制，通常在高浓度时是零级速率过程，而在低浓度时是一级速率过程，称米 - 曼（Michaelis-Menten）速率过程。可用 Michaelis-Menten 方程来描述：

$$\frac{dC}{dt}=\frac{V_mC}{K_m+C}$$

式中 V_m 是表示该过程的最大消除速率常数。K_m 是 Michaelis 常数，是变化速率为最大速率一半时的浓度。

Michaelis-Menten 速率过程的特点：

1. 药物的消除速度随当时药量而不同。

2. 体内药物浓度的下降不是指数形式的。

3. 半衰期随药量增加而增加；AUC 与药量不成正比。

4. 血药浓度与剂量不成正比，多次给药的达稳时间延长，药物作用持续时间比一级速率过程的更依赖于剂量。

5. 易发生药酶诱导与抑制、药物相互作用（竞争性抑制），个体差异大。

苯妥英钠、高剂量的巴比妥类、硫喷妥钠、地高辛、水杨酸盐、双香豆素等都是 Michaelis-Menten 速率过程。

第五节 药动学基本参数

药动学参数（pharmacokinetic parameters）是指表示药物的药动学特征的指标。

一、半衰期

半衰期（half-life，$t_{1/2}$）包括生物半衰期和血浆半衰期。生物半衰期（biological half-time）是指药物效应下降一半的时间。血浆半衰期（plasma half-time）是指药物的血浆浓度下降一半所需的时间。药动学的计算中，一般是指血浆半衰期，某些药物也采用血清或全血半衰期，但此时应加以说明。消除半衰期（$t_{1/2}$）是指消除相中血浆药物浓度降低一半所需的时间，可以表示药物在体内的消除（包括代谢、排泄或其他途径的消除）速度。$t_{1/2}$ 大时消除慢，反之消除快。

血浆半衰期可用下式计算：

$$t_{1/2}=\frac{0.693}{K_e}$$

$$t_{1/2\beta}=\frac{0.693}{\beta}$$

上面两式中 K_e 为一室模型消除速率常数，β 为二室模型 β 相消除速率常数。可见一级速率过程的药物消除半衰期与其血药浓度水平无关，即在任何时间内，药物浓度降低一半的时间是一致的。

单次给药后，经过 4 ~ 6 个半衰期，体内药物基本消除（消除 96.9%），定时定量多次给药经 4 ~ 6 个 $t_{1/2}$ 到达稳态血药浓度。体内药量超过最低有效量时，每增加 1 倍药量，药效延长 1 个 $t_{1/2}$。$t_{1/2}$ 与临床给药方案密切相关，给药间隔时间与 $t_{1/2}$ 成正比，剂量随 $t_{1/2}$ 增加而减少。

半衰期可因用药剂量、年龄、蛋白结合率、联合用药、疾病等因素而改变，因此药物的消除半衰期对调整用药剂量和给药间隔时间有重要的指导意义。需要注意的是，多次给药和单次给药后的药物半衰期可能不同，这是因为多次给药可能诱导肝药酶或激发肾转运机制。某些组织可储存药物或有活性代谢物存在，生物半衰期可明显长于血浆半衰期，如多数β肾上腺素受体阻滞药血浆药物水平的下降要比其降压作用的下降快得多，因此尽管它们的血浆半衰期为4 ~ 6h，但每天只需给药1次。

二、表观分布容积

药物进入机体后，实际上是以不同浓度分布于各组织，在进行药动学计算时，可设想药物是均匀分布于各种组织与体液，且其浓度与血液中的相同，在这种假设条件下，药物分布所需的容积称为表观分布容积（apparent volume of distribution，V_d）（单位：L/kg）。因此，分布容积是一个数学概念，并不代表具体的生理空间，它是代表给药剂量或体内药物总量与血浆药物浓度相互关系的一个比例常数。一室模型中，体内任意时刻药量 X 与药物浓度 C 的比值均为 V_d，但以上数值难以确定，故用静脉推注药量 X_0 与药物初始浓度的比值表示：

$$V_d = \frac{X_0}{C_0}$$

V_d 的生理意义及应用：

1．用来估算血容量及体液量 某些药物仅限制在体液的某一部分，分布容积就等于体液的容积。例如，静脉注射伊文思蓝染料后，它不向身体任何脏器组织分布，全部集中在血浆内，故测定其 V_d 即可直接算得机体的血容量，一般为2.5L左右。而安替比林则分布到全身体液中去，因此，V_d 值可代表机体的全部体液（血浆、组织液与细胞内液）的总和，一般为36L左右。也就是说，一个药物的 V_d 值不会小于血浆容量值2.5L；当 V_d 值介于2.5 ~ 36L时，说明药物向组织有一定的分布，但分布能力较小；当 V_d 值等于36L时，药物可分布在血液与全身组织中；当 V_d 值可大于36L时，药物向组织分布能力很强，血药浓度很低。

2．反映药物分布的广泛性或与组织结合的程度 许多弱酸性药物，如青霉素等，因脂溶性小，不易进入组织，其 V_d 值常较小，为0.15 ~ 0.3L/kg，说明这类药物的分布能力小，药物较集中在血液，血药浓度相对较高；与此相反，弱碱性药物如苯丙胺、山莨菪碱等易被组织摄取，血中浓度较低，V_d 值常超过体液总量（60kg的正常人，体液约36L，即0.6L/kg）。地高辛的 V_d 达600L（10L/kg），说明该药在深部组织大量储存。因此，当药物具有大的分布容积时，其排出缓慢，且毒性要比 V_d 小的药物大。

3．根据药物分布容积调整剂量 不同患者应用同一制剂后，由于分布容积的不同而有不同的血药浓度，而一般认为药物分布容积与体表面积成正比，故用体表面积计算剂量最为合理，对小儿用药和某些药物（如抗肿瘤药物）尤为必要。

三、清除率

清除率（clearance，CL）是指单位时间内整个机体或某消除器官能消除相当多少毫升血液中所含的药物，即单位时间消除的药物的表观分布容积。清除率可以指总清除率或器官清除率，如无特殊说明，一般所指的清除率为总清除率。总清除率等于个别清除率的总和，如肝清除率（CL_H）、肾消除率（CL_R）和其他器官清除率之和。

四、血药浓度 - 时间曲线下面积

给药后，以血浆药物浓度（简称血药浓度）为纵坐标，时间为横坐标，绘出的曲线为血药

浓度 - 时间曲线（简称药 - 时曲线，图 3-6），横坐标和血药浓度 - 时间曲线之间所围成的面积称为血药浓度 - 时间曲线下面积，简称曲线下面积（area under curve，AUC）。对于同一种药物，它可用来比较被吸收到体内的总药量。

五、峰时间和峰浓度

药物的峰时间（peak time，t_{max}）是指用药后出现最大血药浓度的时间；药物的峰浓度（peak concentration，C_{max}）是指用药后血中药物浓度的最大值。

六、生物利用度

生物利用度（bioavailability，F）是评价药物制剂质量的重要指标，也是选择给药途径的重要参数之一。它是指药物吸收进入血循环的程度和速度。计算方法如下：

$$\text{生物利用度}（F）=\frac{\text{AUC}_{\text{血管外}}}{\text{AUC}_{\text{血管内}}}$$

此为绝对生物利用度，可用来衡量药物血管外给药后吸收进入血循环的比例。若比较两种剂型或同一剂型不同辅料或不同批号制剂的生物利用度，可计算其相对生物利用度：

$$\text{待测制剂生物利用度}=\frac{\text{待测剂型或制剂的 AUC}}{\text{已知最有效的剂型或制剂的 AUC}}$$

然而，生物利用度还应包括药物的吸收程度和吸收速率，对一次给药起效的药物，吸收速率更为重要。因为有些药物的不同制剂即使其曲线下面积的大小相等，但曲线形状也不同（图 3-7）。这主要反映在峰浓度（C_{max}）及峰时间（t_{max}）两个参数上，这两个参数的差异足以影响疗效，甚至毒性。如曲线 1 无效，曲线 3 出现毒性浓度，而曲线 2 能保持有效浓度时间最长，且不致引起毒性。

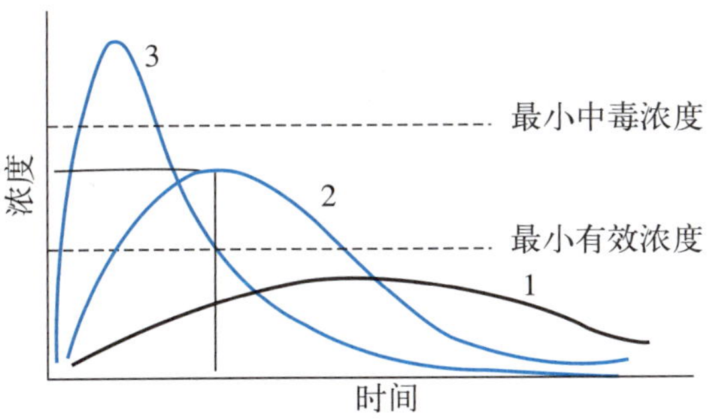

图 3-7 三种制剂不同的吸收速率和程度

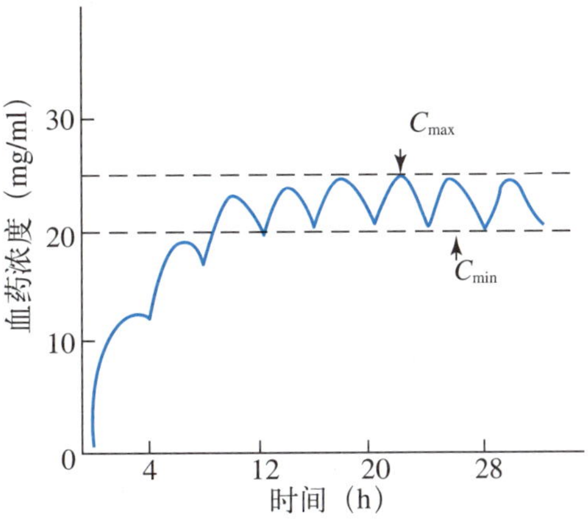

图 3-8 多次给药血药浓度达稳态的积累过程示意图

七、稳态血浆浓度

对于大多数疾病的治疗，往往需要多次给药。在恒定给药间隔时间重复给药时，可产生一个“篱笆”形的血浆药物浓度 - 时间曲线。如果给药间隔短于药物清除尽的时间，药物可在体内积累，随着给药次数的增加，药物在体内的积累越来越多，当一个给药间隔内的摄入药量等于排出量时，血药浓度达到稳态，称为稳态血药浓度（steady state plasma concentration，C_{ss}）（图 3-8）。此时，任一间隔内的药物的浓度 - 时间曲线都相同，但血药浓度会有波动。在每一次给药后都会出现最大血药浓度（峰浓度，peak concentration，C_{max}）和最低血药浓度（谷浓度，trough concentration，C_{min}），其峰浓度与谷浓度的大小与单位时间用药量有关（给药速率），即与给药间隔时间（τ）和给药剂量（维持剂量，D_m）有关。图 3-9 描述了不同给药方案的药 - 时曲线，由图中可见给药间隔越短，稳态血药浓度越高，波动越小；给药剂量越大，稳态血药浓度越高，但峰浓度与谷浓度的比值不变。

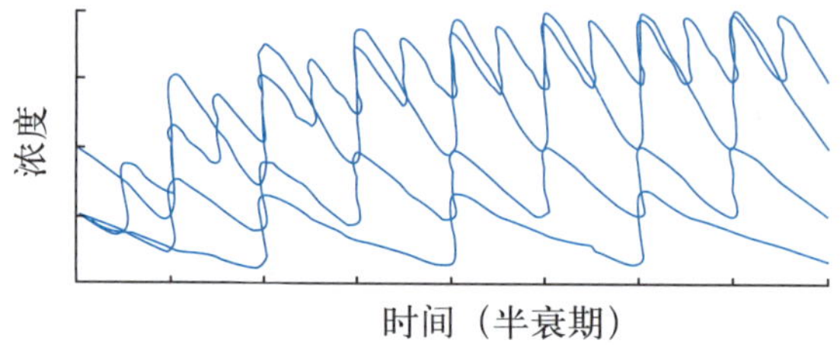

图 3-9 静脉多剂量给药后的药 - 时曲线

从图中还可见，恒定的给药间隔与给药剂量，经过 4 ~ 5 个半衰期后，药物血浆浓度水平趋近稳定状态，6 个半衰期后，达到稳态水平。因此，所有的药物到达稳态的时间只与药物本身的半衰期长短有关，一般给药后 4 ~ 6 个半衰期到达稳态。因此，对于那些半衰期长（如药物半衰期为 24h，则需要 4 ~ 6 天达到稳态）的药物来说，为了使药物浓度尽早达到稳态而发挥疗效，常常给予一个负荷剂量。

另外，有些药物的峰浓度值和谷浓度值与药物的治疗作用或毒性反应有明显关系。例如，庆大霉素血药浓度峰值＞ 5mg/L，对大多数细菌有效，而 12mg/L 时则可发生耳毒性；许多学者还证明了氨基糖苷类抗生素的谷浓度和持续时间与耳毒性明显相关。例如注射庆大霉素后 7h，血药浓度应＜ 2mg/L，如＞ 2mg/L，则有可能伴发耳毒性。因此，对于应用该类药物的剂量及间隔时间，最好采用稍大于革兰氏阴性杆菌的最低抑菌浓度（MIC）的稳态血药浓度来设计合理的给药方案。

八、维持剂量和负荷剂量

在临床上，为了维持稳态血药浓度在某一临床浓度范围内，要反复用药或连续输注给药。因此，必须计算适当的维持剂量（maintenance dose，D_m）。如确定了所希望的稳态血药浓度（C_{ss}），并且已知所用药物在患者的清除率和生物利用度，就可计算药物的维持剂量：

$$D_m = C_{ss,\text{期望}} CL\tau / F$$

临床上为了使药物尽快到达稳态从而尽早发挥疗效，常常给予一个负荷剂量。使首次剂量达到稳态水平的剂量则称为负荷剂量（loading dose，D_L）。

SUMMARY

Pharmacokinetics consists of the kinetics of drug absorption, distribution, metabolism and excretion, which is referred to as ADME system.

Drugs pass through membranes by either passive or active transport processes. In the former, the drug molecule penetrates by passive diffusion along a concentration gradient by virtue of its high solubility in the lipid bilayer. In the latter, active transport is characterized by a requirement for energy, movement against an electrochemical gradient, saturability, selectivity, and competitive inhibition by cotransported compounds.

Absorption is referred to the process that the drug traverses cell membrane into the blood circulation. Taken orally, the absorption of a drug from gastrointestinal tract is influenced by many factors.

Distribution, following absorption, is described as the process that drug distributes into the tissues and organs of whole body. Cardiac output, regional blood flow, plasma protein binding and tissue volume determine the rate of delivery and potential amount of drug distributed into tissues.

Metabolism, which is usually called biotransformation, is referred to the process that drugs undergo a change in chemical structure in the body. The metabolic conversion of drug is usually mediated by enzymes which are mainly localized in the liver and other organs such as the gastrointestinal tract, kidney, and lung. Cytochrome P450 isoforms, a group of enzymes, which are a superfamily of heme-thiolate proteins, are involved in the metabolism of both endogenous and exogenous compounds. The genetic, environmental, and disease-state factors can affect drug metabolism.

Excretion means that drugs are eliminated from the body either converted to metabolites or unchanged. The kidney is the most important organ for excreting drugs and their metabolites. The changes in overall renal function generally affect the excretion of drugs and their metabolites.

Drugs are in dynamic state within the body. A model is a hypothesis using mathematical terms to describe quantitatively kinetic processes. These mathematical models, including one-, two- and three-compartment models, enable the development of equations to describe drug concentrations in the body as a function of time. There are many pharmacokinetic parameters calculated from the equations of one-, two- and three-compartment models. Some of the most important parameters are elimination half-time, clearance, volume of distribution, bioavailability and steady state concentration which are very beneficial to the individualization of dosage regimen in patients.

（谭安雄）

第4章 影响药物效应的因素及合理用药原则

案例

患者，男，79岁，3周前因急性脑梗死入院，因意识丧失而行气管切开术，使用呼吸机。2天前出现高热，体温39～40℃，伴有咳嗽，胸痛，有黄色黏痰。体检见患者神志欠清，鼻翼扇动，呼吸急促，轻度发绀，肺部有湿啰音；血常规检查白细胞 20×10^9/L，中性粒细胞占80%；X线检查见肺部小片状炎性阴影。诊断为院内肺感染。处理包括：气道内分泌物培养加药敏试验，肝肾功能检查；加强气道管理，有效地清除气道分泌物，雾化吸入，静脉使用抗生素。

问题与思考：

1．一般情况下，这位患者的用药剂量为成人给药剂量的几分之几？

2．在导致肺感染的致病菌尚不明确的情况下，是否给予抗生素治疗？宜用哪些种类的抗生素？

药物的效应受到多方面因素的影响。包括：机体方面的因素，如患者的年龄、性别、精神因素、病理状态、遗传因素、人体对药物的反应性等；药物方面的因素，如药物的理化性质和化学结构、剂量和剂型、给药途径、联合用药等；生物节律和个人饮食、嗜好等也对药物的效应产生影响。因此，采用同样的药物进行治疗，疗效可能显著不同。临床医师应根据患者的具体情况制订合理的药物治疗方案，选择合适的药物及其制剂，采用适当的给药剂量、给药途径、用药的时机和疗程，达到安全和有效地防治疾病的目的。本章阐述各种因素对药物效应的影响，目的是为临床合理用药提供理论依据。

第一节　影响药物效应的因素

一、机体方面的因素

（一）年龄

不同年龄阶段的个体对某些药物的反应可有明显的差异，对药物的药动学和药效学均有明显的影响。主要表现在儿童和老年人对药物的敏感性及药物在体内处置方面的差异。

1．儿童　儿童不仅是体表面积和体重与成年人不同，其各种生理功能及调节机制也尚未发育完全，与成年人的差别较大，加之儿童对药物的反应比较敏感，因此儿童用药不能仅以成年人的用药剂量为标准进行简单的折算。儿童的肝、肾发育不完全，对肝灭活、肾排泄的药物不能及时代谢、清除，而产生不良反应或毒性。如新生儿应用氯霉素后，因在肝的生物转化缓慢，易导致中毒，出现循环衰竭，称为灰婴综合征。新生儿的肾小球滤过率和肾小管排泌功能较低，从而影响药物从肾排出体外。婴幼儿的血脑屏障功能不完善，对吗啡特别敏感，易引起呼吸抑制。处于生长发育期的儿童，常用中枢抑制药可影响智力的发育。儿童机体的组成与成人不同，体液占体重的比例较大，水、电解质代谢率较快，对影响水、电解质代谢和酸碱平衡的药物敏感，应用利尿药后易发生水和电解质紊乱。儿童血浆蛋白含量较少，与药物的结合率低。因此，对儿童用药必须考虑他们的生理特点。

2．老年人　随着年龄的增长，机体的生理、生化功能及组织形态学发生改变，调节机制逐渐减弱，因此老年人对药物的处置能力下降。老年人由于中枢神经功能减退，对中枢抑制药的反应性增加，可能出现严重的不良反应，如兴奋、烦躁甚至精神错乱。老年人对很多药物的反应性增加，即靶器官对药物的敏感性增加，如对抗凝血药敏感性增高，可引起持久的凝血障碍；对利尿药和降压药敏感性增加，可使其作用增强。老年人心脏和血管等组织上的 β 受体数目和密度均减少，与递质及相应的激动药的亲和力降低，加之某些酶如腺苷酸环化酶的活性低下，使老年人对外源性儿茶酚胺类药物的反应性减弱。老年人胃酸分泌较少，胃排空功能较弱，肠道黏膜萎缩，肠蠕动功能减退，口服药物自消化道的吸收减少，降低药物的生物利用度。老年人体内水分减少而体脂增加，使水溶性药物分布容积较小而脂溶性药物分布容积增大。血浆白蛋白水平降低，游离型药物增多，加之肝、肾功能降低，使对药物的代谢能力下降，清除率降低，$t_{1/2}$ 延长，易使药效增强或引起不良反应，应注意适当调整剂量。老年人的用药剂量应酌减，一般采用肌酐清除率作为评判肾功能的指标，并根据肾功能调整给药剂量，通常应为成人剂量的 3/4。另外，老年人用药的依从性较差，应督促其按医嘱服药。

（二）性别

除性激素外，性别对药物反应的差别不明显。但妇女体重较轻，脂肪占体重的百分率高于男性，而体液总量占体重的百分率较低，因而可影响药物的分布。女性的某些特殊生理时期如月经期、妊娠期、分娩期和哺乳期用药应特别注意。月经期慎用或禁用泻药、抗凝血药和刺激性药物，以免引起盆腔充血、月经过多。妊娠期用药要注意有些药物可通过胎盘进入胎儿体内，引起中毒或造成胎儿畸形，故妊娠期用药需特别慎重。分娩期使用镇痛药要掌握好用药时机，避免吗啡等镇痛药对新生儿呼吸产生抑制作用。哺乳期用药要考虑有些药物通过乳汁分泌，被乳儿摄入可影响发育或引起中毒。

（三）精神与心理因素

患者的精神状态和思想情绪与药物的疗效有密切的关系。如安慰剂（placebo）是不具有药理活性的物质，是使用赋形剂制成的与药物外形相似的制剂。安慰剂可使高血压、心绞痛、头痛、手术后疼痛、神经症等患者获得一定的疗效，这可能是由心理因素获得的。医护人员对患者主动关心，开导宽慰，帮助患者树立信心，使其正确对待疾病，有利于疾病的康复和痊愈。

（四）疾病因素

疾病对人体内环境和器官功能的影响，使药物的药效学和药动学发生一系列变化，药理效应增强或减弱。如严重肝功能不全者，肝的生物转化速率减慢，一些主要经肝代谢灭活的药物作用时间延长，而经肝活化的药物如可的松、泼尼松则作用减弱。肾功能不全可使经肾排泄的药物排出减慢，$t_{1/2}$ 延长，故肝、肾功能不良的患者连续用药时可适当延长给药间隔和（或）减少给药剂量，以防药物蓄积中毒。一些慢性疾病引起的低蛋白血症，可使药物的血浆蛋白结合率降低，血中游离型药物浓度增高，药效增强，甚至出现毒性反应。中枢神经系统受抑制时，如巴比妥类药物中毒时，可耐受较大剂量中枢兴奋药而不引起惊厥；而中枢兴奋时又可耐受较大剂量中枢抑制药。

（五）遗传因素

研究遗传因素对药物反应的影响的科学称为遗传药理学（pharmacogenetics）。遗传基因的多态性决定了药物代谢酶、药物转运蛋白、药物作用受体等蛋白的结构和活性的多样性，基因突变使得这些蛋白的氨基酸序列发生改变，结构和功能均出现差异。遗传因素是人体对药物反应产生差异的决定因素，所引起的差异包括种族差异和个体差异。遗传基因的多态性影响药物的药动学和药效学。

1．对药动学的影响 药物代谢的酶，如 *N*- 乙酰化转移酶、细胞色素 P450、单胺氧化酶等都有遗传多态性，这些酶对药动学的影响主要表现在催化代谢活性的差异，对药物的转化过程产生影响。*N*- 乙酰化转移酶是参与Ⅱ相乙酰化反应的药物代谢酶，是许多药物，如异烟肼、对氨基水杨酸、磺胺类药物的共同代谢酶，该酶的活性取决于遗传多态性。在人群中药物的代谢分为快代谢型和慢代谢型。当服用同样剂量的异烟肼后，快代谢者对药物的灭活较快，血药浓度较低，$t_{1/2}$ 较短；慢代谢者与之相反。基因遗传的多态性直接影响药物的疗效及其不良反应。遗传多态性还存在种族差异，黄种人多为快代谢者，白种人多为慢代谢者。

2．对药效学的影响 遗传因素可以在不影响血药浓度的条件下使机体对药物的反应异常，这主要是因受体部位异常、组织细胞代谢障碍。如葡萄糖 -6- 磷酸脱氢酶（glucose-6-phosphate dehydrogenase，G-6-PD）缺陷者，由于酶的缺乏，该个体在服用伯氨喹、阿司匹林及磺胺类药等药物时易引起溶血反应。对华法林耐受者是由于肝中华法林的受体部位变异，与华法林亲和力降低所致。

（六）机体对药物反应的变化

1．高敏性、低敏性和特异质 在基本情况相同的条件下，患者用药后的反应大多相似。但有少数患者对药物的反应有所不同，这种因人而异的药物反应称为个体差异（individual variation），表现为量或质的不同。量方面的差异表现为少数患者对某种药物特别敏感，等量的药物可引起与一般患者性质相似而强度更大的药理效应，称为高敏性（hypersensitivity）。与此相反，个别患者对药物的敏感性较小，称为低敏性（hyposensitivity）。质方面的差异表现为个别患者对药物的反应与一般人比较有本质的不同，表现为特异质（idiosyncrasy），是遗传缺陷造成的特殊反应。

2．耐受性 连续用药后产生药物效应的下降称为耐受性（tolerance）。快速耐受性（tachyphylaxis）是指短时间内反复用药所产生的药效递减直至消失。如麻黄碱在短时间内连续应用数次，可迅速发生耐受性。

3．耐药性 耐药性（resistance）是指应用化疗药物后病原体对药物敏感性降低的现象，又称抗药性。这是化学治疗中普遍存在的问题。

4．依赖性 依赖性（dependence）是指药物对机体造成的一种主观和客观需要连续用药的现象，表现为强迫性地连续或定期用药的行为和其他反应，目的是感受药物的精神效应，或是避免由于断药所引起的不适。药物依赖性分为下列两种类型：

（1）生理依赖性（physical dependence）：是中枢神经系统对长期使用依赖性药物所产生的一种适应状态。当机体在足量药物维持下可保持正常状态时，如突然停药，生理功能发生紊乱，出现一系列异常反应，称为戒断症状。

（2）精神依赖性（psychic dependence）：是指药物在中枢神经系统产生的一种特殊的精神效应，患者有一种强烈渴求用药的意念，使其不顾一切地去寻求药物以满足自己的欲望。它与生理依赖性不同的是，突然停药后无明显的戒断症状出现。

依赖性药物中，大部分同时兼有精神依赖性和生理依赖性，且大多有耐受性，反复用药后必须加大剂量才能获得原有的效应。药物滥用（drug abuse）是指反复、大量使用与医疗目的无关的依赖性药物或物质，是造成依赖性的重要原因，对用药者本人和社会都会造成严重的危害。被列为国际管制的依赖性药物包括麻醉性药品（阿片类、可卡因、大麻等）、精神药品（镇静催眠药、中枢兴奋剂、致幻剂等）及其他（烟草、酒精、挥发性有机溶剂等）。

（七）生物节律

生物体的各种功能活动，随着季节和时间的改变而呈现某种有规律性的反复变化，称为生物节律或生物周期。在这种周期性节律变化中，研究最多的是昼夜节律（circadian rhythm）。时辰药理学（chronopharmacology）是研究药物与机体相互作用规律中的时间节律的科学，是近年发展的药理学的分支学科。机体的生物活动如体温、血压、肾上腺皮质激素的分泌及尿钾的排泄等均有昼夜节律变化。如肾上腺皮质激素的自然分泌峰值在早晨 7：00—8：00，随后分泌逐渐减少，至午夜降为最低值。若采用早晨一次给药，对腺垂体促皮质激素释放的抑制程度最轻，可降低由于肾上腺皮质萎缩而引起的医源性肾上腺皮质功能减退症的发生。

药物作用受机体昼夜节律的影响。在一天的不同时间给药可使药物效应、毒副作用及体内过程表现出明显的差别。如早上口服茶碱类药物，其血药浓度高于其他给药时间；吲哚美辛早上服药的血药浓度比晚上服药高，达峰时间短；水杨酸类药物上午给药排泄慢，晚上给药排泄快。药物作用也受季节的影响。夏季维生素 D 的代谢物 25- 羟维生素 D 的水平高于冬季，这可能与夏天机体接受较多的阳光照射有关。

二、药物方面的因素

（一）剂量和剂型

《中华人民共和国药典临床用药须知》中对药物的治疗量或常用量有明确的规定。极量（最大治疗量）比治疗量大，比最小中毒量小，对大多数人并不引起毒性反应，个别患者使用极量可引起毒性反应。因此，除非特殊情况，一般不采用极量，更不应超过极量。

同一种药物可有不同的剂型，以满足不同给药途径的需要。常用剂型有溶液剂、糖浆剂、片剂、胶囊剂、颗粒剂、注射液、气雾剂、贴剂、膜剂、栓剂等。同一种药物的不同剂型，生物利用度常不同。口服给药时，液体制剂比固体制剂吸收快，肌内注射时不同剂型的吸收速度为水溶液＞混悬剂＞油剂。

缓释制剂和控释制剂在消化道内缓慢均匀地释放，逐步吸收，血药浓度逐渐上升达峰浓度，可维持较长时间的临床疗效。具有作用持续时间长效、作用稳定、避免因血药浓度过高引起不良反应的优点。

经皮给药的剂型如硝酸甘油膜剂，可贴在前胸，药物直接透皮缓慢吸收，达到预防心绞痛发作的目的，且作用持久，无首过消除现象。

脂质体靶向给药系统，是以免疫脂质体作为药物的载体，将药物大量带到靶细胞的新技术。由于免疫脂质体与细胞膜，尤其是与肿瘤细胞膜具有高亲和力，故可以增加药物在肿瘤细胞中的分布，减少在正常组织细胞中的分布，从而提高疗效，减轻毒副作用。

（二）给药途径

不同的给药途径，可因药物的吸收、分布、代谢、排泄的不同而使药物效应的强弱不同，个别药物甚至出现质的差异。如硫酸镁口服给药产生缓泻和利胆作用，肌内注射则产生抗惊厥和降压作用。临床上应根据患者的具体情况，选择恰当的给药途径，充分发挥药物的治疗作用，减少不良反应的发生。

常用给药途径及特点如下：

1．口服给药　是最常用的给药途径，简便、经济、安全，适用范围广。但吸收较慢且不规则，易受胃内容物的影响，危急和昏迷患者不宜应用。

2．舌下给药　药物经口腔黏膜吸收而发挥全身作用，无首过消除，不被胃肠道破坏。但只适用于少数用药量较小的药物，如硝酸甘油。

3．直肠给药　药物经直肠黏膜吸收到血循环，无首过消除。因用药不方便，比较少用。

4．注射给药　主要包括皮下注射、肌内注射、静脉注射和静脉滴注等。优点是剂量准确，吸收迅速而完全，疗效确切。适用于需快速产生药效的患者；处于昏迷状态的患者；呕吐不止的患者；容易在胃肠破坏或胃肠不易吸收的药物等。

5．吸入给药 挥发性药物经呼吸道黏膜吸收，产生局部作用或全身作用。如吸入性麻醉药，通过肺泡扩散进入血液，产生全身作用。沙丁胺醇气雾剂吸入给药可治疗哮喘。此外还有滴眼、滴鼻、喷喉、敷伤口、皮肤外搽等局部给药方法，发挥局部治疗作用。

（三）给药时间及疗程

每日用药次数及给药间隔时间，对于维持稳定的有效血药浓度甚为重要。主要根据药物的 $t_{1/2}$ 及患者的具体情况决定给药的间隔时间，防止血药浓度过高产生毒性反应或过低而不能产生疗效。疗程长短应根据疾病性质和病情特点而定，一般在症状消失后即可停药。但用抗菌药物治疗感染性疾病时，在症状消失后尚需用药一段时间，目的是巩固疗效和避免耐药性的产生。长期应用糖皮质激素、普萘洛尔等 β 受体阻滞药，如需停药则要逐渐减量，不宜突然停药，否则可导致使疾病恶化的反跳现象发生。

用药时间应根据药物性质及其吸收情况、对消化道的刺激、需要药物发生作用的时间等因素综合考虑。易受胃酸影响的药物宜饭前服，对胃肠有刺激的药物宜饭后服，催眠药宜临睡前服。糖尿病患者应用胰岛素，应根据不同制剂的特点选择合适的给药时间。

（四）联合用药及药物相互作用

临床上合用两种或两种以上的药物，由于药动学或药效学的原因，会改变它们单独应用时所产生的效应，可能出现药理作用增强，称为协同作用（synergism）；或作用减弱，甚至消失，称为拮抗作用（antagonism）。联合用药可引起疗效提高、毒性减弱或疗效减弱、毒性增加。因此，在合用两种以上药物时，利用药物间的相互作用以提高疗效和减少毒副作用，避免能导致疗效降低或出现意外的联合用药。

1．药动学方面的相互作用

（1）吸收：四环素、地高辛等药物与含二价或三价阳离子的药物如抗酸药合用，可以形成难溶的复合物而减少前者的吸收。抗胆碱能药阿托品、溴丙胺太林等可抑制胃肠运动，延缓药物的吸收；甲氧氯普胺可促进胃排空而加速药物的吸收。改变胃肠道 pH 的药物可影响其他药物的崩解度、解离度和稳定性而影响吸收。苯妥英钠和呋塞米合用，可影响消化道黏膜的完整性而影响后者的吸收。

（2）血浆蛋白结合：大多数药物在血中不同程度地与血浆蛋白结合。同时应用两种以上药物时，它们可发生与血浆蛋白结合的竞争作用，产生蛋白结合置换，改变血浆蛋白结合率，影响药物作用。如香豆素类口服抗凝血药可被水杨酸类药物置换，而使抗凝作用增强，甚至引起出血。

（3）代谢：某些药物可通过对药酶的作用而影响另一种药物。如肝药酶诱导药苯巴比妥、苯妥英、利福平等使肝药酶活性增加，加速其他在肝代谢药物的消除，而使这些药物的作用减弱；肝药酶抑制药氯霉素、氯丙嗪、异烟肼、西咪替丁等抑制肝药酶活性，使在肝转化的药物代谢消除减慢，增强和延长其药理作用。

（4）排泄：某些药物通过对尿液 pH 的影响，改变另外一些药物在尿液中的解离度，影响药物的排泄。如碱化尿液可促进弱酸性药物自肾的排泄，而减慢碱性药物排泄；相反，酸化尿液可促进碱性药物的排泄，而减少酸性药物的排泄。有些药物亦可通过影响另一种药物在肾小管的主动分泌而影响其排泄。

2．药效学方面的相互作用 由于药物相互作用而改变药物的药理作用的主要方式有：

（1）生理性协同或拮抗：同时合用药理作用相同或相似的药物，可能发生协同作用，表现为药效增强或毒副作用增加。例如服用镇静催眠药后饮酒可加速中枢抑制作用；抗凝血药华法林与抑制血小板功能的药物阿司匹林合用，可加强前者的抗凝作用，甚至诱发出血。作用相反的两种药物合用，可产生拮抗作用。如苯巴比妥和咖啡因合用，可减弱前者的催眠作用。

（2）受体水平的协同或拮抗：抗胆碱能药阿托品与具有抗胆碱能作用的氯丙嗪合用，可引起胆碱能神经功能过度低下的中毒症状，表现为中毒性精神病。β 受体激动药和阻滞药，在各脏器组织上的 β 受体部位产生相互作用，拮抗激动药的药理作用。

（3）干扰神经递质的转运：抗高血压药胍乙啶与三环类抗抑郁药丙米嗪合用时，后者抑制胍乙啶的再摄取，降低或消除胍乙啶的降压作用。

3．药物在体外的相互作用　两种或两种以上药物在体外相互混合时发生物理或化学的相互作用，从而改变药物的性质，而影响药物疗效或产生毒性反应，称为配伍禁忌（incompatibility）。如去甲肾上腺素和肾上腺素在碱性溶液中易氧化失效；青霉素不能加入氨基酸营养液中，因青霉素在此溶液中容易降解，可形成导致变态反应的复合物，造成严重的临床后果。临床上静脉滴注药物时，要遵守“常见药物配伍禁忌”的规定。

三、其他因素

吸烟，饮酒，饮食中的饮料、水果和蔬菜等均可对药物的药理作用产生影响。吸烟者应用咖啡因、氨茶碱时，药物的清除率明显高于不吸烟者。酒精与多种中枢神经系统药物如巴比妥类、苯二氮䓬类、水合氯醛等具有协同作用，增强后者的药理效应。葡萄柚汁中的 6′, 7′- 二羟基香柠檬亭和香柠檬亭抑制人体肝微粒体酶系统中的 CYP3A4，从而对主要通过该酶催化代谢的药物的药动学产生明显的影响，如常用的二氢吡啶类、苯二氮䓬类、HMG-CoA 还原酶抑制剂等。

第二节　合理用药原则

合理用药的原则是充分发挥药物的疗效，避免或减少不良反应，以安全、有效、方便、经济为基本要求。

1．明确诊断　对患者做出临床诊断时涉及生物化学、病原学、影像学、病理学等多方面的检查，后者为正确的诊断提供依据。对疾病的正确诊断是合理用药的基础。

2．根据患者个体情况以及药物的特点选药　根据药效学、药动学规律及患者的具体情况选药，力求达到给药方案个体化。严格掌握药物适应证和禁忌证，选择安全、有效的药物。避免不必要的联合用药。

3．排除能降低药物疗效的各种因素，以达到药物的预期疗效。

4．对因和对症治疗兼顾　在采用对因治疗的同时，注意发挥患者内在的抗病能力，给予必要的支持疗法。

精准药学

5．采用经济适用的药物　从药物经济学的观点出发，在临床需要、安全有效的前提下，尽量选用价格合理、使用方便的药物。优先考虑《国家基本药物目录》中的药物。

6．不断完善用药方案　在确定药物的剂型、给药途径、疗程后，随时评价药物的疗效，必要时实施血药浓度的监测，及时调整给药方案以达到预期目的。

SUMMARY

There are numerous factors that influence efficacy and toxicity of therapeutic drugs, including physiological, psychological and pathological states of patients, heritable variations, environmental changes, circadian rhythm, as well as lifestyles. The dose and frequency of administration require to be modified because of individual differences in pharmacokinetics and pharmacodynamics of drugs. Optimal drug regimen should be based on a corrective diagnosis of diseases, individualized drug administration, appropriate duration and lower cost in order to achieve the satisfactory effects and to avoid adverse drug reactions.

（刘艳霞）

第5章 传出神经系统药理学概论

第一节 传出神经系统分类

传出神经系统（efferent nervous system）包括自主神经系统（autonomic nervous system）和运动神经系统（motor nervous system）。根据形态结构和生理功能不同，自主神经系统又分为交感神经系统（sympathetic nervous system）和副交感神经系统（parasympathetic nervous system），这两部分神经共同构成心脏、血管、腺体、其他内脏器官和平滑肌的神经支配。交感神经和副交感神经从中枢发出后，要在神经节更换神经元，再到达效应器，因此有节前纤维和节后纤维之分。运动神经仅支配骨骼肌，自中枢发出后不更换神经元，故无节前和节后纤维之分。

根据传出神经末梢释放的神经递质不同，又可将传出神经分为胆碱能神经（cholinergic nerve）和肾上腺素能神经（adrenergic nerve）两类。胆碱能神经兴奋时，其末梢释放的递质是乙酰胆碱（acetylcholine，ACh），这类神经包括：①全部交感神经和副交感神经节前纤维；②全部副交感神经节后纤维；③少数交感神经节后纤维（如支配汗腺、骨骼肌血管的神经）；④运动神经。肾上腺素能神经兴奋时，其末梢释放的递质是去甲肾上腺素（norepinephrine，NE；noradrenaline，NA），大多数交感神经节后纤维属此类。自主神经系统的神经分布见图 5-1。

近年来，除交感和副交感神经外，肠神经系统（enteric nervous system）日益受到人们的关注。肠神经系统是由胃肠道壁内神经成分组成的独立整合系统，它在结构和功能上不同于交感和副交感神经系统，而与中枢神经系统类似，但属于自主神经系统的一个组成部分。胃肠道的运动功能主要受局部肠神经系统的调节，如肠神经系统缺乏或功能异常，则导致胃肠道功能紊乱。该系统涉及许多神经肽和神经递质，如 5- 羟色胺、一氧化氮、ACh、NE、P 物质和神经肽等。肠神经系统与经典的自主神经系统互相调控、共同协调管理胃肠道功能。

第二节 胆碱能神经传递

一、乙酰胆碱的合成、贮存、释放和灭活

神经末梢与次一级神经元或效应器的连接结构称为突触（synapse）。神经末梢与次一级神经元或效应器细胞之间存在 15 ～ 1000 nm 的间隙，称为突触间隙（synaptic cleft）。靠近突触间隙的神经末梢细胞膜称为突触前膜，靠近突触间隙的次一级神经元或效应器细胞膜称为突触后膜。突触前膜、突触间隙和突触后膜共同组成突触结构（图 5-2）。突触结构是信息传递的关键部位，递质（transmitter）则是信息传递的关键物质。

Ach 的主要合成部位是胆碱能神经末梢细胞质，由胆碱和乙酰辅酶 A 在胆碱乙酰化酶（choline acetyltransferase）催化下合成（图 5-2）。ACh 形成后，即进入囊泡（vesicle），与 ATP 和囊泡蛋白共同贮存于囊泡中。当神经冲动传导至胆碱能神经末梢时，神经末梢产生去

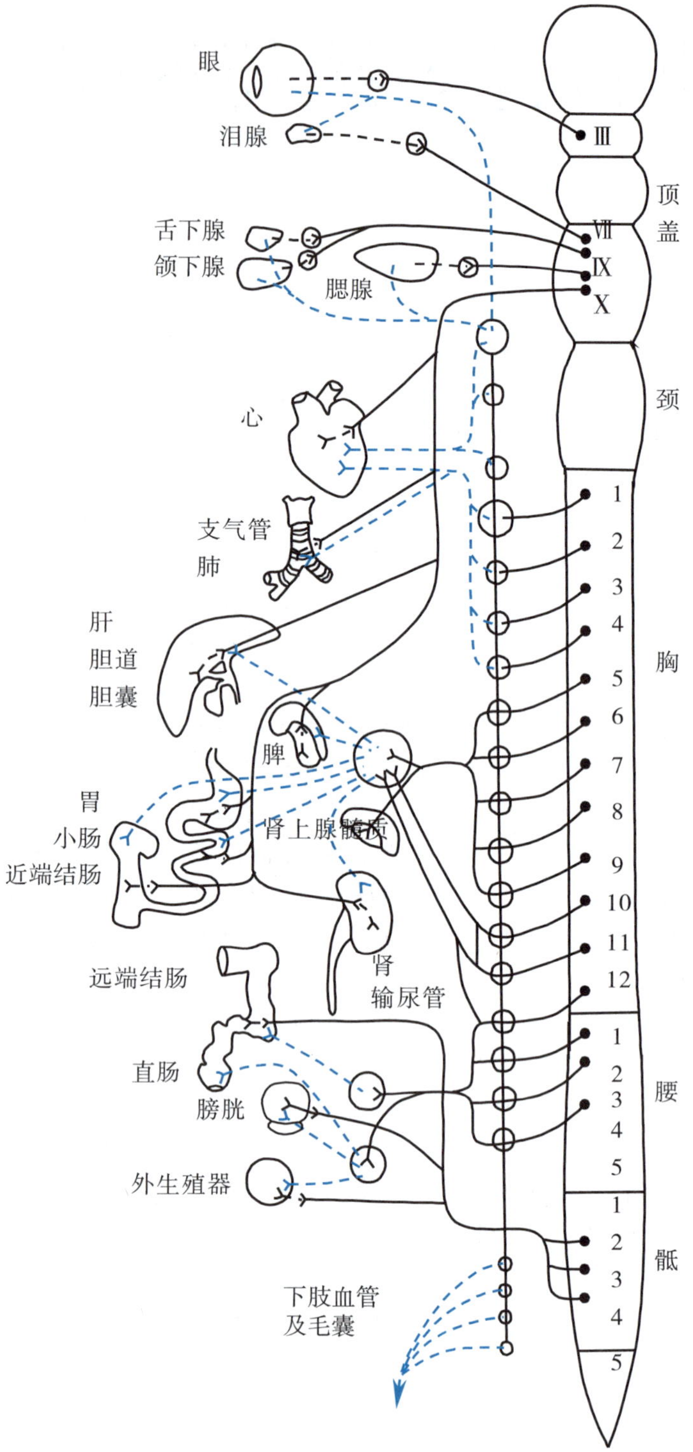

图 5-1　自主神经系统分布图

实线：节前纤维；虚线：节后纤维；黑线：胆碱能神经；蓝线：肾上腺素能神经

极化，细胞膜上的电压依赖性钙通道开放，Ca^{2+} 内流，细胞质内 Ca^{2+} 浓度升高，导致囊泡向突触前膜靠近并与突触前膜融合形成裂孔，囊泡中的递质及内容物释放入突触间隙，此过程称为胞裂外排或胞吐作用（exocytosis）。囊泡中 ACh 的释放呈量子式，每一个囊泡的 ACh 释放量就是一个量子。神经冲动所致的胞吐作用可有 200 ～ 300 个或以上囊泡同时释放 ACh。释放入突触间隙的 ACh 一方面作用于相应的胆碱受体，产生效应，另一方面被突触间隙中的乙

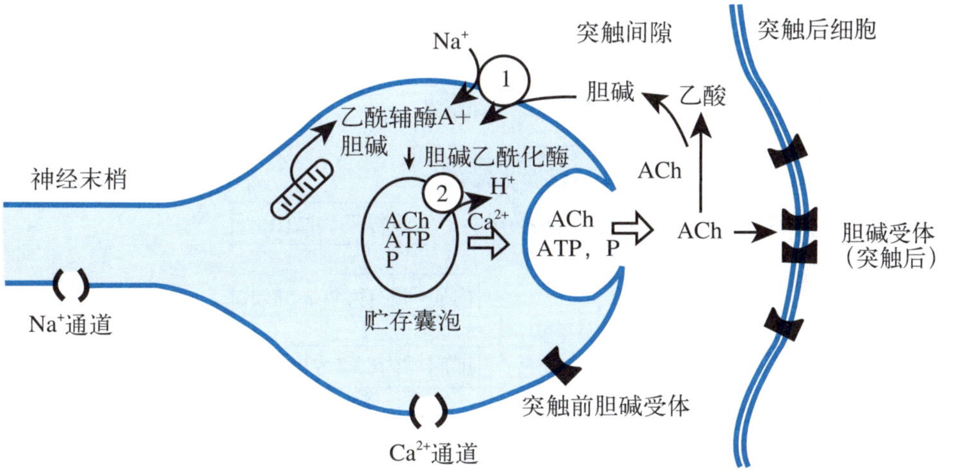

图 5-2　乙酰胆碱的合成、贮存、释放和消除过程示意图

①乙酰胆碱以 Na^+ 梯度为能量转入神经末梢；②乙酰胆碱通过以质子外流为能量的载体转入囊泡中贮存。ATP：腺苷三磷酸；P：多肽

酰胆碱酯酶（acetylcholinesterase，AChE）水解，形成乙酸和胆碱，失去其生物活性。部分胆碱（总量的 1/3 ～ 1/2）通过神经末梢的主动转运过程重新摄入细胞质，供 ACh 合成之用。

二、胆碱受体及其信号转导

胆碱受体分为两大类：M 型胆碱受体和 N 型胆碱受体。M 型胆碱受体（毒蕈碱型胆碱受体）以对毒蕈碱（muscarine）敏感而命名；N 型胆碱受体（烟碱型胆碱受体）以对烟碱（nicotine）敏感而命名。

（一）M 型胆碱受体

M 型胆碱受体，简称 M 受体，属于 G 蛋白偶联受体（G protein-coupled receptor），主要分布于胆碱能神经节后纤维所支配的效应器，如心脏、胃肠平滑肌、膀胱逼尿肌、瞳孔括约肌和各种腺体。M 受体家族可分为 5 种亚型，分别命名为 M_1、M_2、M_3、M_4 和 M_5 亚型。M_1 受体主要分布于胃壁细胞、神经节和中枢神经系统；M_2 受体主要分布于心脏、脑、自主神经节和平滑肌；M_3 受体主要分布于外分泌腺、平滑肌、血管内皮、脑和自主神经节；M_4 和 M_5 受体主要分布于中枢神经系统。其中 M_1、M_2、M_3 三种受体的信号转导机制见图 5-3。

（二）N 型胆碱受体

N 型胆碱受体，简称 N 受体，根据分布不同，分为 N_M（nicotinic muscle）受体（或称 N_2 受体）和 N_N（nicotinic neuronal）受体（或称 N_1 受体）。N_M 受体分布于神经肌肉接头（骨骼肌细胞膜），N_N 受体分布于神经节。N_M 受体和 N_N 受体均是配体门控阳离子通道型受体，当 ACh 与 N 受体结合后，N 受体的空间构象发生改变，通道开放，Na^+、Ca^{2+} 进入细胞，产生局部去极化。当去极化水平达到 Na^+ 通道开放阈值时，Na^+ 通道开放，引发动作电位。具有 N_M 受体的骨骼肌细胞表现为细胞外 Ca^{2+} 内流和细胞内 Ca^{2+} 释放，肌肉收缩；具有 N_N 受体的神经节次一级神经元表现为兴奋的继续传递。

肉毒杆菌毒素

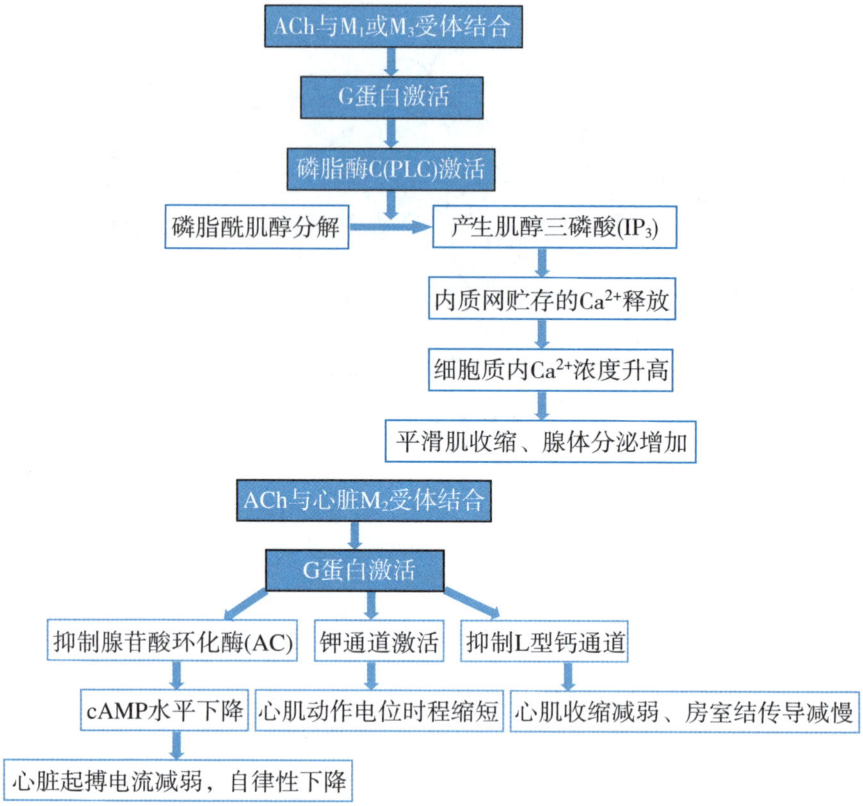

图 5-3 M 型胆碱受体的激动效应

第三节 肾上腺素能神经传递

一、去甲肾上腺素的合成、贮存、释放和灭活

NE 主要是在肾上腺素能神经末梢合成。其前体为酪氨酸，在酪氨酸羟化酶催化下生成多巴（dopa），多巴再经多巴脱羧酶催化生成多巴胺（dopamine，DA），上述步骤在细胞质中进行。随后 DA 进入囊泡，经多巴胺 β- 羟化酶（dopamine β-hydroxylase，DβH）催化，生成 NE（图 5-4）。在肾上腺髓质嗜铬细胞中，NE 在苯乙醇胺 -*N*- 甲基转移酶催化下，进一步生成肾上腺素（epinephrine，Epi）。酪氨酸羟化酶活性较低、催化反应速度较慢、底物要求专一性高，是儿茶酚胺类（catecholamines）递质生物合成过程中的限速酶。当细胞质中 DA 或游离的 NE 浓度增高时，对该酶有反馈性抑制作用；反之，当细胞质中 DA 或 NE 浓度降低时，对该酶抑制作用减弱，催化反应加速。NE 形成后，与 ATP 和嗜铬颗粒蛋白结合贮存于囊泡中。当神经冲动到达末梢时，Ca^{2+} 进入神经末梢，囊泡与突触前膜融合，囊泡内容物（NE、ATP、DA 和 DβH 等）一并排出至突触间隙。释放的递质即与突触后膜（或突触前膜）的受体结合，产生生物学效应。

NE 的失活主要依赖神经末梢再摄取并重新贮存。突触前膜通过耗能的胺泵（amine pump）将突触间隙的 NE 主动转运入神经末梢，使之作用消失，称为摄取 1（uptake 1），其摄取量为释放量的 75% ~ 95%。摄入神经末梢内的 NE 可进入囊泡贮存，以供再次释放。未进入囊泡的 NE 可被线粒体膜上的单胺氧化酶（monoamine oxidase，MAO）破坏。非神经组织如心肌、平滑肌等也能摄取 NE，称为摄取 2（uptake 2），摄入的 NE 被细胞内的儿茶酚氧位甲基转移酶（catechol-*O*-methyltransferase，COMT）和 MAO 所降解灭活。此外尚有少部分 NE 释放后从突触间隙扩散到血液中，被肝、肾等组织的 COMT 降解（图 5-4）。

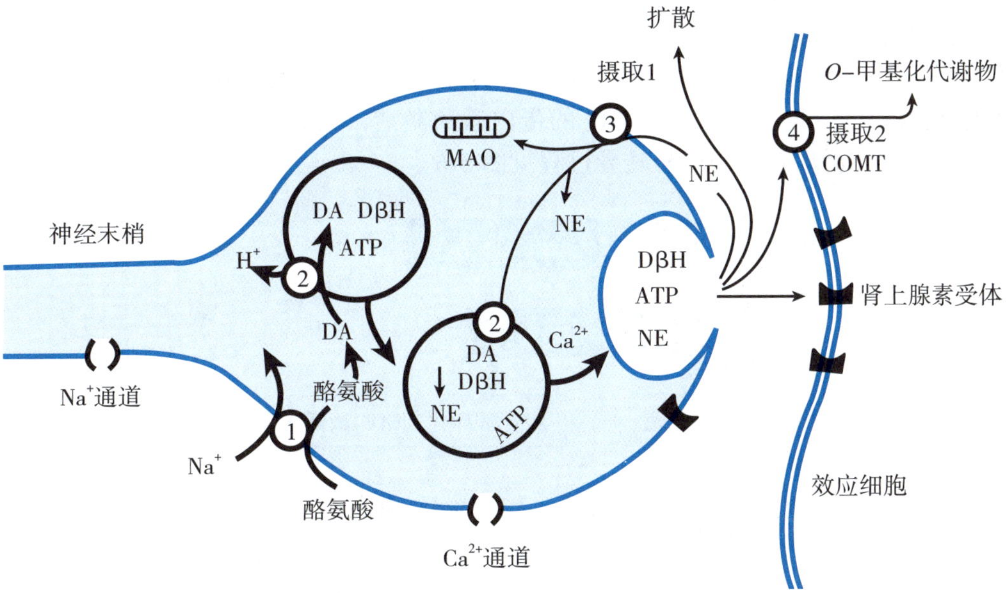

图 5-4　NE 的合成、贮存、释放和灭活过程示意图

①酪氨酸经 Na^+ 相关载体摄入膨体；②将 DA、NE 及其他胺类摄入囊泡的载体；③摄取 1；④摄取 2

二、肾上腺素受体及其信号转导

肾上腺素受体属于 G 蛋白偶联受体，分为 α 型肾上腺素受体和 β 型肾上腺素受体。

（一）α 型肾上腺素受体

根据 α 型肾上腺素受体（简称 α 受体）的作用特性与分布不同，其可分为两个亚型，即 α_1 和 α_2 型。α_1 受体又分为 α_{1A}、α_{1B} 和 α_{1D} 受体三种亚型，主要分布于血管平滑肌、瞳孔开大肌、心脏及肝，可被去氧肾上腺素或甲氧明激动，被哌唑嗪拮抗。α_2 受体又分为 α_{2A}、α_{2B}、α_{2C} 受体三种亚型，主要分布于血管平滑肌、血小板、脂肪细胞、肾上腺素能及胆碱能神经末梢，可被可乐定激动，被育亨宾拮抗。α_1 受体效应的信号转导过程见图 5-5。

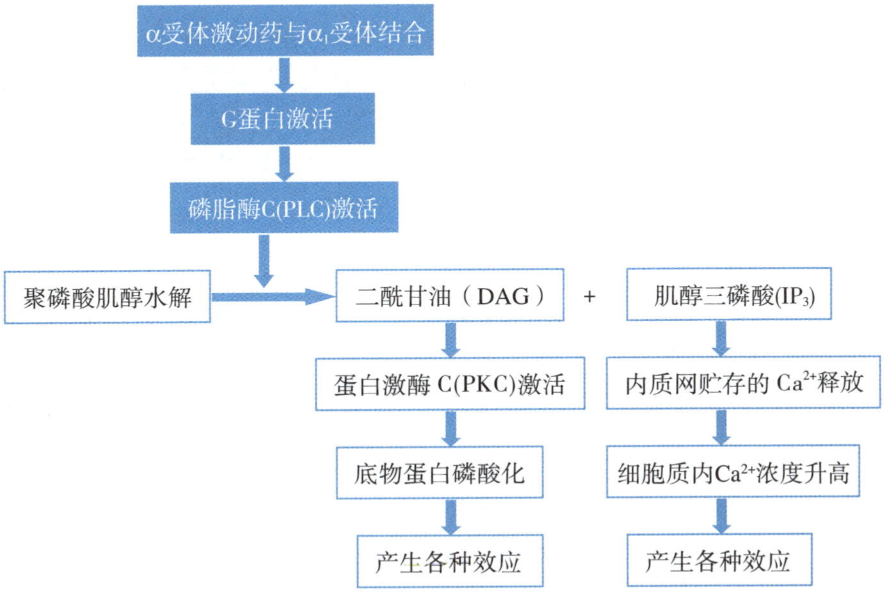

图 5-5　α_1 受体激动效应的信号转导过程

（二）β 型肾上腺素受体

β 型肾上腺素受体（简称 β 受体）分为 β_1、β_2、β_3 受体三种亚型。β_1 受体主要分布于心脏、肾小球旁系细胞；β_2 受体主要分布于平滑肌、骨骼肌和肝；β_3 受体主要分布于脂肪细胞。所有 β 受体亚型与激动药结合后，均能通过偶联的 G 蛋白兴奋腺苷酸环化酶（adenylate cyclase，AC），使细胞内 cAMP 增加，依赖 cAMP 的蛋白激酶激活，从而使不同蛋白底物磷酸化而产生不同效应。β 受体激动效应的信号转导过程见图 5-6。

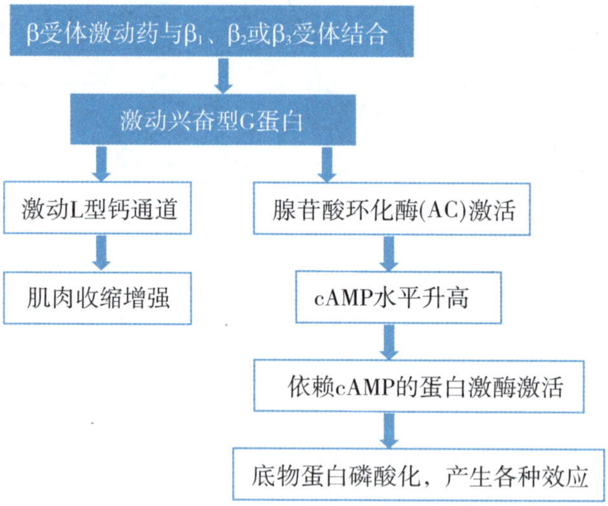

图 5-6 β 受体激动效应的信号转导过程

第四节 传出神经系统的功能及作用于传出神经系统的药物

机体大多数器官，如心脏、平滑肌、腺体等，均接受肾上腺素能神经和胆碱能神经双重支配。多数情况下，这两类神经兴奋时所产生的效应是互相拮抗的。然而正是由于它们对立统一的作用，才维持了机体功能的协调一致。传出神经系统的受体分布及激动效应见表 5-1。

表5-1 自主神经系统的受体分布及激动效应

效应器	肾上腺素能神经兴奋		胆碱能神经兴奋	
	受体	效应	受体	效应
眼睛				
瞳孔开大肌	α_1	收缩（散瞳）		
瞳孔括约肌			M（M_3）	收缩（缩瞳）
睫状肌	β_2	松弛（远视）	M（M_3）	收缩（近视）
心脏				
窦房结	β_1，β_2	心率加快	M（M_2）	自律性降低，心率减慢
房室结	β_1，β_2	自律性增高，传导加快	M（M_2）	传导减慢
希 - 浦传导系统	β_1，β_2	传导加快	M（M_2）	传导减慢
心肌	β_1，β_2	收缩增强，传导加快	M（M_2）	收缩减弱
血管平滑肌				

续表

效应器	肾上腺素能神经兴奋		胆碱能神经兴奋	
	受体	效应	受体	效应
皮肤、黏膜	α_1，α_2	收缩	M（M_2）	舒张
腹腔内脏	α_1；β_2	收缩；舒张	M（M_2）	舒张
冠状血管	α_1，α_2；β_2	收缩；舒张	M（M_2）	舒张
骨骼肌	α；β_2	收缩；舒张	M（M_2）	舒张
脑	α_1	收缩	M（M_2）	舒张
肾	α_1，α_2；β_1，β_2	收缩；舒张		
静脉	α_1，α_2；β_2	收缩；舒张		
肺				
支气管平滑肌	β_2	舒张	M（M_3）	收缩
支气管腺体	α_1；β_2	分泌减少；分泌增加	M（M_3）	分泌增加
唾液腺	α_1	K^+ 和水分泌	M（M_3）	K^+ 和水分泌
	β	淀粉酶分泌		
胃				
运动和张力	α_1，α_2；β_2	减弱	M（M_3）	增强
括约肌	α_2；β_2	收缩	M（M_3）	松弛
分泌			M（M_1）	增加
肠				
运动和张力	α_1，α_2；β_1，β_2	减弱	M（M_3）	增强
括约肌	α_1	收缩	M（M_3）	松弛
分泌	α_2	减少	M（M_3）	增加
胆囊与胆道	β_2	舒张	M	收缩
膀胱				
逼尿肌	β_2	松弛	M（M_2）	收缩
括约肌	α_1	收缩	M	松弛
子宫	α_1；β_2	妊娠：收缩（α_1）	M	未定
		松弛（β_2）		
		未妊娠：松弛（β_2）		
皮肤汗腺	α_1	局部分泌（手心、脚心）	M	分泌
代谢				
肝糖原异生	α_1；β_2	增加		
肝糖原分解	α_1；β_2	增加		
脂肪分解	β_3	增加		
肾上腺髓质			N_N（N_1）	分泌
骨骼肌	β_2	收缩	N_M（N_2）	收缩

作用于传出神经系统的药物可通过多环节发挥其作用，如影响递质的生物合成、贮存、释放以及再摄取，或者直接激动或拮抗受体。传出神经系统药物的主要作用见表 5-2。

表5-2 作用于自主神经系统的药物

作用机制	所作用的自主神经	药物	效应
干扰递质合成	胆碱能神经	胆碱乙酰化酶抑制剂	抑制 ACh 生成，使 ACh 耗竭
	肾上腺素能神经	α- 甲基酪氨酸	耗竭 NE
与递质前体的代谢通路相同	肾上腺素能神经	甲基多巴	形成伪递质，替代 NE
阻断神经末梢的转运系统	肾上腺素能神经	可卡因，丙米嗪	NE 在受体部位堆积
	胆碱能神经	密胆碱	阻断胆碱的摄取，使 ACh 耗竭
阻断囊泡膜转运系统	肾上腺素能神经	利血平	抑制囊泡摄取 NE，NE 被单胺氧化酶破坏，神经末梢递质耗竭
	胆碱能神经	vesamicol	抑制 ACh 贮存
促进神经末梢胞吐作用或替代神经末梢的递质	胆碱能神经	latrotoxins	先发挥拟胆碱作用，之后表现为抗胆碱能作用
	肾上腺素能神经	酪胺，苯丙胺	拟交感作用
抑制递质释放	胆碱能神经	肉毒杆菌毒素	抗胆碱能作用
	肾上腺素能神经	溴苄铵，胍那决尔	抗肾上腺素作用
拟似递质，激动受体	M 受体	毒蕈碱，醋甲胆碱	拟胆碱作用
	N 受体	尼古丁，地棘蛙素	拟胆碱作用
	α_1 受体	去氧肾上腺素	拟交感作用
	α_2 受体	可乐定	拟交感作用（外周），减少交感传出（中枢）
	β_1 和 β_2 受体	异丙肾上腺素	非选择性 β 受体激动作用
	β_1 受体	多巴酚丁胺	选择性兴奋心脏（也激动 α_1 受体）
	β_2 受体	特布他林	选择性抑制平滑肌收缩
阻断受体	M 受体	阿托品	M 受体拮抗
	N_M 受体	氯化筒箭毒碱	神经肌肉阻滞
	N_N 受体	曲美芬	神经节阻滞
	α 受体	酚苄明	α 肾上腺素能神经阻滞（不可逆）
		酚妥拉明	α 肾上腺素能神经阻滞（可逆）
	β_1 和 β_2 受体	普萘洛尔	β 肾上腺素能神经阻滞
	β_1 受体	美托洛尔	选择性肾上腺素能神经阻滞（心脏）
抑制递质的代谢酶	胆碱能神经	抗胆碱酯酶药	拟胆碱作用（M 受体）；去极化型阻滞作用（N 受体）
	肾上腺素能神经	单胺氧化酶抑制剂（帕吉林，反苯环丙胺）	增强酪胺作用，直接的交感兴奋作用弱

SUMMARY

The autonomic nervous system supplies all innervated structures of the body except skeletal muscles, which are served by somatic motor nerves. On the efferent side, the autonomic nervous system consists of two large divisions: i) the sympathetic outflow; ii) the parasympathetic outflow. The neurotransmitter of all preganglionic autonomic fibers, all postganglionic parasympathetic fibers and a few postganglionic sympathetic fibers is acetylcholine (ACh); the neurotransmitter of most postganglionic sympathetic fibers is norepinephrine (NE).

Adrenergic receptors include two types: α-adrenergic receptor and β-adrenergic receptor. Each type has its own subtypes. The activating responses of all the adrenergic receptors result from G protein-mediated effects on the generation of second messengers and on the activity of ion channels. Cholinergic receptors include muscarinic receptors and nicotinic receptors. Muscarinic receptors are coupled with G protein and nicotinic receptors are ligand-gated ion channels.

The biological processes of the synthesis, storage, release and metabolism of ACh or NE involve many steps and each step represents a potential point of therapeutic intervention. Besides, drugs acting on the autonomic nervous system primarily exert their effects by directly activating or blocking the receptors.

（李　琳）

第6章 胆碱受体激动药

案例

患者，男，60岁，近半年来出现左眼胀痛，伴视物模糊，时有头痛等症状。因视力不断下降就诊。经检查，视力：左眼 0.1，右眼 0.4；眼内压：左眼 35mmHg，右眼 18mmHg；角膜轻度水肿，左眼房角粘连，前房变浅，瞳孔对光反射迟钝，晶状体浑浊，视神经生理凹陷扩大。诊断为原发性闭角型青光眼。因患者暂不能接受手术治疗，遂给予 2% 毛果芸香碱控制眼压，对症治疗。

问题与思考：

毛果芸香碱为什么可以治疗青光眼？滴眼时应注意什么？

胆碱受体激动药（cholinoceptor agonists）是一类能直接激动胆碱受体，产生与胆碱能神经递质乙酰胆碱（acetylcholine，ACh）相似作用的药物。按其对胆碱受体亚型的选择性，分为：①毒蕈碱型胆碱受体（M 胆碱受体）激动药，如毛果芸香碱；②烟碱型胆碱受体（N 胆碱受体）激动药，如烟碱，因其作用广泛复杂，无临床应用价值，仅有毒理学意义。

第一节　M 胆碱受体激动药

M 胆碱受体激动药包括两大类：①胆碱酯类药物，如 ACh、醋甲胆碱和卡巴胆碱，既可激动副交感神经节后纤维所支配的效应器上的 M 受体，又可激动神经节上的 N_N 及和骨骼肌上的 N_M 受体，但以 M 受体兴奋作用为主；②天然形成的拟胆碱生物碱类药物，如毛果芸香碱，主要激动 M 受体。

一、胆碱酯类

胆碱酯类包括乙酰胆碱和合成的胆碱酯类，如醋甲胆碱、卡巴胆碱和贝胆碱。合成的 ACh 的衍生物提高了药物对受体作用的选择性及延长了作用时间。

乙酰胆碱

乙酰胆碱是胆碱能神经递质，化学性质不稳定，遇水易分解，脂溶性低，不易通过血脑屏障，在体内易被乙酰胆碱酯酶（acetylcholinesterase，AChE）迅速水解而失活，且作用十分广泛，选择性差，故无临床应用价值。目前仅作为药理学研究中的工具药，但 ACh 作为重要的内源性神经递质，熟悉其生理、药理作用是非常必要的。

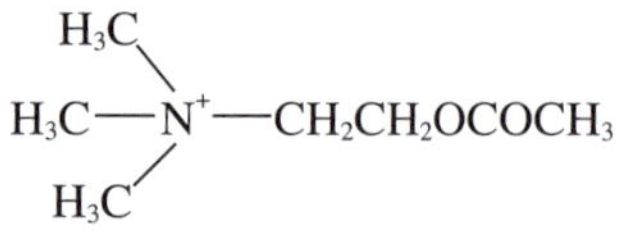

乙酰胆碱

【药理作用与作用机制】 ACh 可直接激动 M 受体和 N 受体，产生 M 样作用和 N 样作用。

1．毒蕈碱样作用（M 样作用）　静脉注射小剂量 ACh 即可激动 M 受体，产生与兴奋副交感神经节后纤维相似的效应。

（1）心血管系统：ACh 激动心脏 M_2 受体，产生负性肌力、负性频率和负性传导作用。在整体状态下，上述作用可因反射性交感神经兴奋而减弱。

静脉注射小剂量 ACh，可舒张血管，产生一过性血压下降，伴随反射性心动过速；大剂量可引起心率减慢和房室传导减慢。因心室较少有胆碱能神经支配，故 ACh 抑制心肌收缩，对心房肌的作用强于对心室肌的作用。ACh 的血管扩张作用主要是由于其激动血管内皮细胞的 M_3 亚型受体，导致内皮细胞一氧化氮（nitric oxide，NO，内皮依赖性舒张因子）释放，NO 扩散至邻近血管平滑肌细胞，引起血管平滑肌舒张、血管扩张。也可能通过压力感受器或化学感受器反射引起舒张血管作用。此外，ACh 通过激动去甲肾上腺素能神经末梢突触前膜 M_1 受体，抑制去甲肾上腺素能神经末梢释放去甲肾上腺素，间接参与了 ACh 的血管扩张和心脏抑制效应。

（2）胃肠道及泌尿道：ACh 对胃肠道、泌尿道、支气管和子宫等平滑肌均有兴奋作用，其作用强度与其对组织的敏感性和剂量有关。ACh 可使胃肠道平滑肌张力增高、收缩幅度和蠕动频率增加，大剂量可出现恶心、呕吐、腹痛、腹泻等症状；使泌尿道平滑肌兴奋，膀胱逼尿肌收缩，同时膀胱三角区和外括约肌舒张，促进膀胱排空。

（3）其他：ACh 可使副交感神经支配的腺体分泌增加，包括泪腺、汗腺、唾液腺、气管和支气管腺体、消化道腺体。在呼吸系统，ACh 除增加气管支气管腺体分泌外，还可收缩支气管。ACh 滴眼可引起瞳孔缩小和调节痉挛。

2．烟碱样作用（N 样作用）　大剂量 ACh 可激动神经节 N_N 受体，产生全部自主神经兴奋的效应，即节后胆碱能神经和去甲肾上腺素能神经的兴奋。许多器官同时接受胆碱能神经和去甲肾上腺素能神经的双重支配，常以一种神经支配占优势，效应由占支配地位的神经决定。例如，腺体、眼睛和平滑肌以胆碱能神经支配占优势，而心血管系统则以去甲肾上腺素能神经支配占优势。故大剂量 ACh 激动神经节 N_N 受体时，可表现出腺体分泌增加，胃肠道、膀胱等平滑肌收缩，心脏兴奋，血管收缩，血压升高等。ACh 兴奋肾上腺髓质嗜铬细胞的 N_N 受体，可引起肾上腺素释放。此外，ACh 还能激动神经肌肉接头处的 N_M 受体，引起骨骼肌收缩。

醋甲胆碱（Methacholine，乙酰甲胆碱）

醋甲胆碱被胆碱酯酶水解的速度较慢，作用时间较 ACh 长，具有选择性 M 样作用，N 样作用很弱。小剂量可产生明显的心血管作用，使血压下降、心率减慢。临床上仅用于口腔黏膜干燥症的治疗。禁用于支气管哮喘、甲状腺功能亢进、冠状动脉缺血和溃疡病患者。

卡巴胆碱（Carbachol，氨甲酰胆碱）

卡巴胆碱化学性质较稳定，不易被胆碱酯酶水解，故作用时间较长。本药作用与 ACh 相似，能直接激动 M、N 受体，产生 M 样作用和 N 样作用。本品不良反应较多，限制了其全身应用，仅限眼科局部用药。局部滴眼用于治疗青光眼，或对毛果芸香碱无效或过敏的患者。作为快速强效缩瞳剂，可眼部注射给药用于人工晶状体植入、白内障摘除、角膜移植等需要缩瞳的眼科手术。禁忌证同醋甲胆碱。

贝胆碱（Bethanechol）

贝胆碱化学性质较稳定，不易被胆碱酯酶水解，口服和注射均有效。对胃肠道和泌尿道平滑肌的兴奋作用强，临床可广泛用于术后腹气胀、尿潴留、胃张力缺乏症及胃潴留等的治疗。

二、天然拟胆碱生物碱类

天然拟胆碱生物碱有毛果芸香碱（Pilocarpine）、毒蕈碱（Muscarine）、槟榔碱（Arecoline），以及合成类似物震颤素（Oxotremorine）。几种合成的胆碱酯类药物和天然拟胆碱生物碱的主要药理学特征比较见表 6-1。

表6-1 胆碱酯类药物和天然拟胆碱生物碱的主要药理学特征

M 受体激动药	对乙酰胆碱酯酶的敏感性	M 样作用					N 样作用
		心血管	胃肠道	膀胱	眼（局部）	阿托品的拮抗作用	
ACh	+++	++	++	++	+	+++	++
醋甲胆碱	+	+++	++	++	+	+++	+
卡巴胆碱	−	+	+++	+++	++	+	+++
贝胆碱	−	±	+++	+++	++	+++	−
毛果芸香碱	−	+	+++	+++	++	+++	−
毒蕈碱	−	++	+++	+++	++	+++	−

毛果芸香碱（Pilocarpine，匹罗卡品）

毛果芸香碱是从毛果芸香属植物中提取的生物碱，为叔胺类化合物，水溶液稳定，现已人工合成。

【体内过程】 毛果芸香碱滴眼易透过角膜，缩瞳作用于用后 30 ~ 40 分钟达高峰，降低眼内压作用可维持 4 ~ 8 小时，调节痉挛作用可维持 2 小时。

【药理作用】 毛果芸香碱能直接兴奋副交感神经（包括支配汗腺的交感神经）节后纤维支配的效应器官的 M 受体，对眼和腺体的作用最强。

1．对眼的作用 滴眼后可引起缩瞳、降低眼内压和调节痉挛的作用。

（1）缩瞳：瞳孔的大小取决于虹膜内两种平滑肌的舒缩状态。一种为瞳孔括约肌，受动眼神经（胆碱能神经）支配，其上有 M 受体分布，兴奋时向中心收缩，可使瞳孔缩小；另一种为瞳孔开大肌，受去甲肾上腺素能神经支配，其上有 α 受体分布，兴奋时向外周收缩，可使瞳孔扩大。毛果芸香碱可激动瞳孔括约肌上的 M 受体，使瞳孔括约肌收缩，瞳孔缩小（图 6-1）。

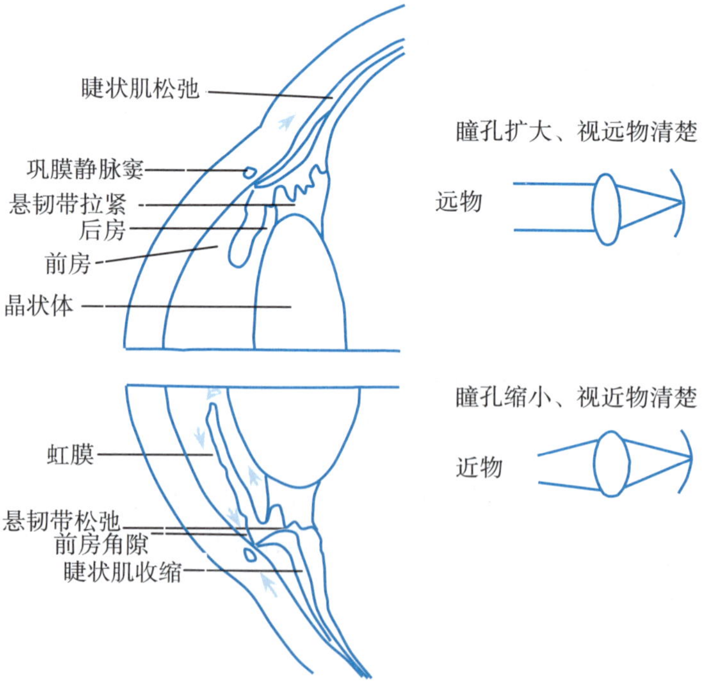

图 6-1 M 受体激动药和 M 受体阻滞药对眼的作用

上：M 受体阻滞药的作用；下：M 受体激动药的作用；箭头表示房水流动及睫状肌收缩或松弛的方向

（2）降低眼内压：眼内压的高低与房水的多少有关。房水是由睫状体上皮细胞分泌及周围血管渗出产生的，由后房经瞳孔流入前房，到达前房角间隙，再经小梁网（滤帘）流入巩膜静脉窦，最后进入血液循环。毛果芸香碱通过缩瞳作用，使虹膜向中心拉紧，虹膜根部变薄，从而使处在虹膜周围部分的前房角间隙扩大，房水易于通过巩膜静脉窦而进入血液循环，使眼内压降低；同时也对小梁网加压，使其小孔开放，促进房水流入巩膜静脉窦（图 6-2）。

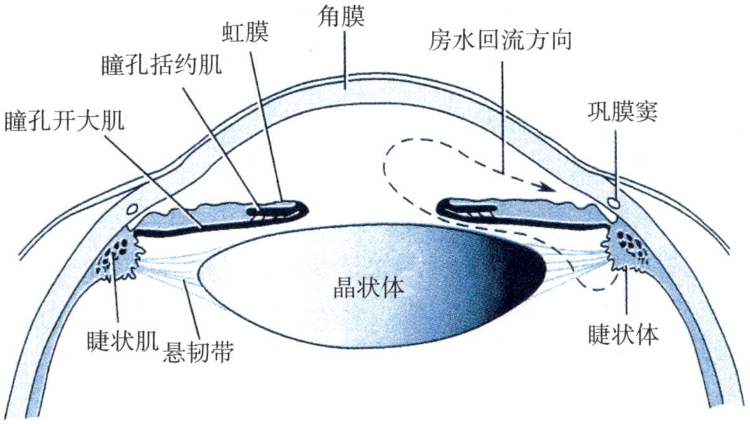

图 6-2　房水出路

（3）调节痉挛：使晶状体聚焦，物体成像于视网膜上，适于看清物体的过程称为调节。眼的调节主要取决于晶状体的曲度变化。晶状体囊富于弹性，有略呈球形的倾向，适于视近物；而悬韧带向外缘的牵拉使其维持于比较扁平的状态，适于视远物。悬韧带受睫状肌控制，睫状肌由环状和辐射状两种平滑肌组成，其中以动眼神经（胆碱能神经）支配的环状肌为主，其上有 M 受体分布。毛果芸香碱兴奋睫状肌上的 M 受体，使睫状肌的环形纤维向虹膜中心方向收缩，悬韧带松弛，晶状体变凸，屈光度增加，使远距离物体不能成像于视网膜上，而只能视近物，这一作用称为调节痉挛，也称调节近视（图 6-1）。

2．对腺体的作用　其激动腺体的 M 受体，使腺体分泌增加，以汗腺和唾液腺分泌增加最为明显，消化道和呼吸道腺体分泌也增加。

【临床应用】

1．青光眼　青光眼分为闭角型和开角型两种，表现为眼内压增高、头痛、视盘凹陷、视力减退等，严重时可致失明。闭角型青光眼患者前房角间隙狭窄，房水回流障碍，眼内压增高；开角型青光眼患者主要是由于小梁网及巩膜静脉窦发生变性或硬化，阻碍房水循环，引起眼内压增高而致。毛果芸香碱对闭角型青光眼疗效较好，用药后由于其缩瞳作用，使前房角间隙扩大，房水易于回流，眼内压迅速下降，从而缓解或消除青光眼的各种症状。毛果芸香碱对开角型青光眼也有一定疗效，可能是由于扩张巩膜静脉窦周围的小血管及收缩睫状肌后，使小梁网结构改变，房水易于回流而导致眼内压降低。

2．虹膜炎　本药与阿托品交替应用，使缩瞳和扩瞳交替发生，可防止虹膜与晶状体发生炎症粘连。

3．口腔干燥　毛果芸香碱口服可用于颈部放射治疗后的口腔干燥。但唾液分泌增加的同时，汗液分泌也明显增加。

4．M 胆碱受体阻滞药中毒　毛果芸香碱 1 ～ 2mg 皮下注射，可用于解救阿托品等 M 胆碱受体阻滞药过量导致的中毒。

青光眼

【不良反应】　局部应用不良反应较小，但滴眼时应注意压迫眼内眦，避免药液经鼻泪管流入鼻腔，经鼻黏膜吸收引起全身不良反应。全身给药或滴眼吸收入血后可引起 M 受体过度兴奋的症状，如汗腺分泌、流涎、哮喘、恶心、呕吐、视物模糊、头痛等，可用阿托品对抗，并采用对症治疗，如维持血压和人工呼吸等。

毒蕈碱（Muscarine）

毒蕈碱是从捕蝇蕈中分离提取的生物碱，可选择性激动 M 胆碱受体。本药不作为治疗性药物，但具有重要的药理学活性及毒理学意义。如食用含有毒蕈碱较多的丝盖伞菌属和杯伞菌属等野生菌，可在 30 ~ 60 分钟内出现一系列节后胆碱能神经兴奋的毒蕈碱中毒症状，与有机磷农药中毒相似，如出汗、流涎、流泪、头痛、视觉障碍、恶心、呕吐、腹部绞痛、腹泻、呼吸困难、心动过缓、血压下降、心力衰竭，甚至休克等，可用阿托品治疗。

第二节 N 胆碱受体激动药

烟碱（Nicotine，尼古丁）

烟碱由烟草中提取，脂溶性极强，可经皮肤吸收。可兴奋自主神经节和神经肌肉接头的 N_N 和 N_M 胆碱受体。其对神经节 N_N 受体的作用呈双相性，即开始使用时短暂兴奋，随后可持续抑制。烟碱对神经肌肉接头 N_M 受体作用与其对神经节 N_N 受体的作用类似，其阻断作用可迅速掩盖其激动作用而产生肌肉麻痹。由于烟碱作用广泛、复杂，因而无临床实用价值，仅具有毒理学意义。长期吸烟与许多疾病如癌症、呼吸道疾病、心血管疾病、溃疡病及中枢神经系统疾病的发病密切相关。此外，吸烟者的烟雾中也含有烟碱，被他人吸入，同样产生危害。烟碱可用于治疗尼古丁（烟碱）依赖，以减少因吸烟造成的健康问题，称为尼古丁替代疗法。

SUMMARY

Cholinoceptor agonists are divided into two groups: i) acetylcholine and several synthetic choline esters; ii) the naturally occurring cholinomimetic alkaloids and their synthetic congeners. Acetylcholine (ACh) has no therapeutic applications because its actions are diffuse and its hydrolysis is rapid. ACh has four primary effects on the cardiovascular system: vasodilation, a decrease in cardiac rate (the negative chronotropic effect), a decrease in the rate of conduction of sinoatrial and atrioventricular nodes (the negative dromotropic effect), and a decrease in the force of cardiac contraction (the negative inotropic effect). ACh increases in tone and amplitude of contractions, and peristaltic activity of the stomach and intestines. ACh stimulates secretion of lacrimal, tracheobronchial, salivary, digestive and exocrine sweat glands. The effects of ACh on the respiratory system include bronchoconstriction and stimulation of the chemoreceptors of the carotid and aortic bodies. When instilled into the eye, ACh produces miosis. Methacholine differs from ACh chiefly in its longer duration, slight nicotinic action and a predominant muscarinic action on the cardiovascular system. Carbachol and Bethanechol are resistant to hydrolysis by either AChE or nonspecific cholinesterases. Bethanechol shows some selectivity on gastrointestinal tract and urinary bladder motility. Carbachol retains substantial nicotinic activity on autonomic ganglia. Pilocarpine has a dominant muscarinic action on the sweat glands and its clinical use is restricted as a sialagogue and miotic agent.

（房春燕）

第7章 抗胆碱酯酶药和胆碱酯酶活化药

案例

患者，女，30岁，因与家人争吵，怒服农药1瓶，40分钟后，出现流涕、流口水、流汗、呕吐、腹痛等症状，呕吐物有大蒜样气味，送往医院途中出现口吐白沫、大汗淋漓、呼吸急促等症状，入院时，患者出现神志不清，呼吸困难，口唇青紫，瞳孔针尖样缩小，颈胸部、四肢内侧肌肉震颤，二便失禁等症状。实验室检查：两肺可闻及水泡音，血氧饱和度低，全血胆碱酯酶活性明显减弱，尿中有机磷代谢产物阳性。诊断：急性有机磷酸酯类农药中毒。

问题与思考：

1．急性有机磷中毒发生机制为何?

2．应选用哪些解救方法及解救药物进行处理?

抗胆碱酯酶药是一类通过抑制胆碱酯酶的活性，抑制胆碱能神经末梢突触间隙中的ACh水解，进而增加ACh在突触间隙中的浓度，延长其作用持续时间，从而发挥间接作用的拟胆碱药。根据其与胆碱酯酶结合复合物的水解速度及难易程度，抗胆碱酯酶药可分为可逆性抗胆碱酯酶药和非可逆性抗胆碱酯酶药两大类。胆碱酯酶活化药则是一类能恢复胆碱酯酶的活性，从而主要用于解救有机磷酸酯类中毒的药物。

第一节　胆碱酯酶

胆碱酯酶（cholinesterase，ChE）是一类能水解胆碱酯类的糖蛋白，以多种同工酶的形式存在于体内。胆碱酯酶可分为两种：①真性胆碱酯酶，也称乙酰胆碱酯酶（acetylcholinesterase，AChE），常简称为胆碱酯酶。其主要存在于胆碱能神经末梢突触间隙，特别是在运动神经终板突触后膜的皱褶中聚集较多，也存在于胆碱能神经元内和红细胞中。此酶对于生理浓度的ACh作用最强，特异性也较高。一个酶分子可在1分钟内水解6×10^5分子的ACh，是水解ACh所必需的酶。②假性胆碱酯酶，又称丁酰胆碱酯酶（butyrylcholinesterase，BChE），广泛存在于神经胶质细胞、血浆、肝、肾和肠中。假性胆碱酯酶对ACh的特异性较低，尚可水解其他胆碱酯类，如琥珀胆碱等。

AChE结构复杂，其基本单位为等量亚单位组成的四聚体，每个亚单位含有一个活性部位。活性部位有两个ACh结合位点，即带负电荷的阴离子部位和酯解部位。阴离子部位含有一个谷氨酸残基上的羧基，酯解部位含有一个由丝氨酸残基上的羟基构成的酸性作用点和一个由组氨酸残基上的咪唑基构成的碱性作用点，二者通过氢键结合，增强了丝氨酸羟基的亲核活性，使之易与 ACh 结合（图 7-1）。

胆碱酯酶水解 ACh 的过程可分为三个步骤：① ACh 分子结构中带正电荷的季铵阳离子头，以静电引力与 AChE 的阴离子部位相结合；同时 ACh 分子中的羰基碳与 AChE 酯解部位的丝氨酸的羟基以共价键形式结合，形成 ACh 和 AChE 的复合物。② ACh 与 AChE 复合物酯键断裂，形成胆碱和乙酰化胆碱酯酶。③乙酰化胆碱酯酶迅速水解，分离出乙酸，酶的活性恢复（图 7-1）。

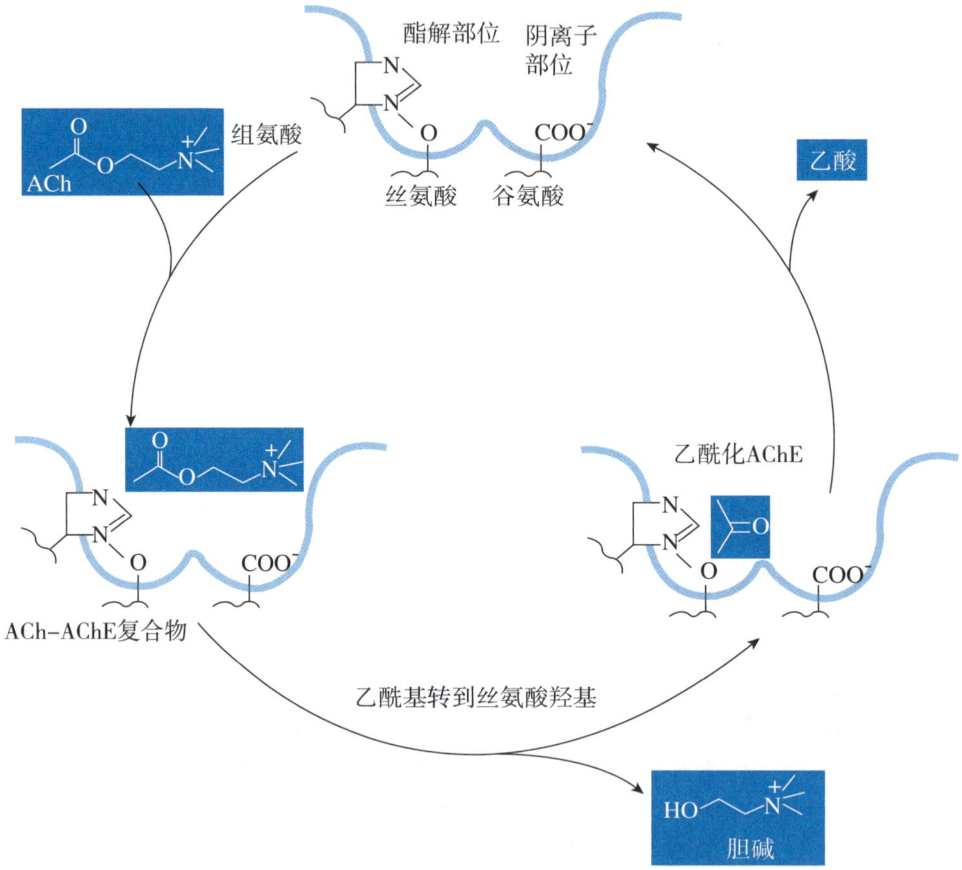

图 7-1 乙酰胆碱酯酶水解乙酰胆碱的过程

第二节 抗胆碱酯酶药

抗胆碱酯酶药（anticholinesterase agents）能与 AChE 结合，该结合较 ACh 牢固，且水解较慢，使 AChE 活性受抑制，从而导致胆碱能神经末梢释放的 ACh 水解减少而大量堆积，表现出 M 样和 N 样作用。

根据抗胆碱酯酶药与 AChE 结合后水解速度的快慢和难易程度，可将其分为两类：可逆性抗胆碱酯酶药（reversible anticholinesterase agents）和非可逆性抗胆碱酯酶药（irreversible anticholinesterase agents）。非可逆性抗胆碱酯酶药主要为有机磷酸酯类，仅具有毒理学意义。可逆性抗胆碱酯酶药多含季铵基团，该阳离子特性使其不易透过细胞膜，因此经胃肠道或皮肤吸收差，也不易透过血脑屏障，因此中枢作用较差。但这类药物对神经肌肉接头处作用较强，既能对抗 AChE，又可直接激动 N 受体。可逆性抗胆碱酯酶药中也包括脂溶性强的抗胆碱酯酶药，其口服易吸收，对外周和中枢的作用都很强。抗胆碱酯酶药的作用机制如图 7-2。

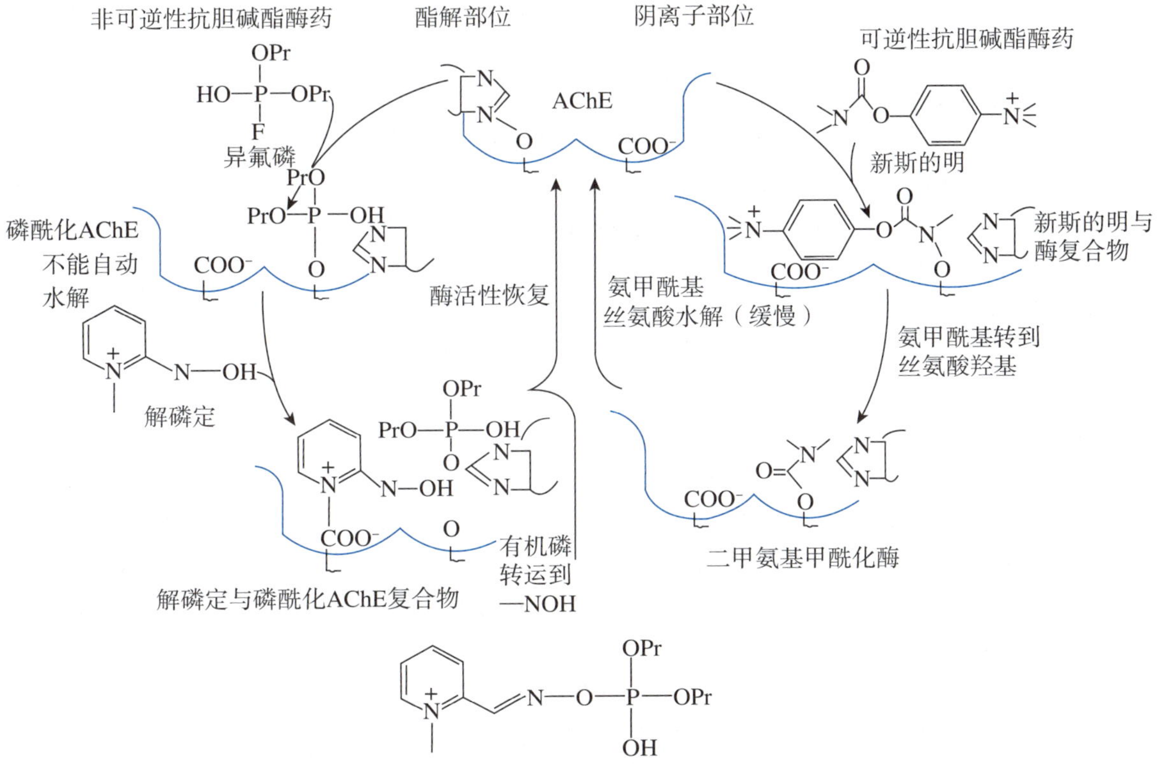

图 7-2　抗胆碱酯酶药的作用机制

一、可逆性抗胆碱酯酶药

新斯的明（Neostigmine）

新斯的明为人工合成的二甲氨基甲酸酯类化合物，化学结构中具有季铵基团。

【体内过程】 本品为季铵类化合物，脂溶性低，口服吸收少而不规则，生物利用度仅为 1% ~ 2%。一般口服剂量为皮下注射量的 10 倍以上。口服 30 分钟起效，作用维持 2 ~ 3 小时。皮下或肌内注射后 15 分钟起效，作用维持 2 ~ 4 小时。溶液滴眼时，不易透过角膜，故对眼的作用较弱。不易透过血脑屏障，故无明显的中枢作用。

【药理作用与作用机制】 新斯的明竞争性地与 AChE 结合，抑制 AChE 的活性，使胆碱能神经末梢释放的 ACh 水解减少，突触间隙中 ACh 聚积，表现出 ACh 兴奋时的 M 样和 N 样作用。其结构中的季铵阳离子头以静电引力与胆碱酯酶的阴离子部位结合，同时其分子中的羰基碳与酶的酯解部位丝氨酸羟基以共价键结合，生成胆碱酯酶和新斯的明复合物。该复合物进而裂解成二甲氨基甲酰化胆碱酯酶，其水解速度较乙酰化胆碱酯酶慢，故酶被抑制的时间较长。二甲氨基甲酰化胆碱酯酶水解后，形成二甲氨基甲酸和复活的胆碱酯酶，酶的活性才得以恢复，故新斯的明属于可逆性抗胆碱酯酶药。

新斯的明对心血管、腺体、眼和支气管平滑肌作用较弱，对胃肠道和膀胱平滑肌有较强的兴奋作用，能促进胃、小肠、大肠的蠕动；而对骨骼肌的兴奋作用最强，因为其除通过抑制胆碱酯酶发挥作用外，还能直接激动骨骼肌运动终板上的 N_M 受体以及促进运动神经末梢释放 ACh。

【临床应用】

1. 重症肌无力 重症肌无力是一种神经肌肉接头传递功能障碍的自身免疫性疾病，多数患者血清中存在抗 ACh N_M 受体的抗体，其终板电位的胆碱受体数量减少 70% ~ 90%。与 N_M

受体结合后，抑制 ACh 与受体的结合，因而发生神经肌肉接头传递功能障碍，出现骨骼肌进行性肌无力，表现为眼睑下垂、肢体无力、咀嚼和吞咽困难，严重者可致呼吸困难。其主要特征是肌肉经过短暂重复的活动后，出现肌无力症状。皮下或肌内注射新斯的明后，能迅速改善症状，除严重和紧急情况需注射给药外，一般多采用口服给药。本药过量中毒可致“胆碱能危象”，表现出 M 样和 N 样作用，并使肌无力症状加重，此时应立即停药。因其需长期给药，故应掌握好给药剂量，以免因过量转入抑制而加重症状。如疗效不够满意，可并用糖皮质激素制剂或硫唑嘌呤等免疫抑制药。

2. 腹气胀和尿潴留 新斯的明能兴奋胃肠道平滑肌及膀胱逼尿肌，促进排气和排尿，对手术后麻痹性腹气胀和尿潴留效果良好，加速胃肠道和膀胱功能的恢复。

3. 阵发性室上性心动过速 在压迫眼球或颈动脉窦等兴奋迷走神经措施无效时，可用新斯的明，其通过拟胆碱作用使心室率减慢。

4. 其他 可用于非去极化型骨骼肌松弛药如筒箭毒碱过量时的解救等。

【不良反应】 治疗量不良反应较少，过量可产生恶心、呕吐、腹痛、腹泻、肌肉颤动，甚至出现“胆碱能危象”，表现为出汗、二便失禁、瞳孔缩小、睫状肌痉挛、心动过缓，亦可见低血压、肌痉挛、肌无力、心悸、呼吸困难等，还可见共济失调、惊厥、昏迷、语言不清、焦虑不安、恐惧等中枢神经系统症状。

口服过量时，应立即停用新斯的明，并采取必要措施。应洗胃，早期维持呼吸。为迅速控制胆碱能症状，应立即静脉注射 M 受体阻滞剂阿托品，必要时可重复肌内注射阿托品，直至症状缓解。胆碱酯酶活化药解磷定能有效对抗其中毒症状。

【禁忌证】 禁用于机械性肠梗阻、尿路梗阻和支气管哮喘患者。

【药物相互作用】 本品治疗重症肌无力时，应避免同时应用氧化亚氮以外的吸入性麻醉药、各种肌肉松弛药、氯丙嗪、苯妥英钠、普萘洛尔、普鲁卡因胺、奎尼丁、氨基糖苷类抗生素、多黏菌素 B 等，以防加重病情，影响药物治疗。

溴吡斯的明（Pyridostigmine Bromide）

溴吡斯的明也为季铵类化合物，作用类似新斯的明，起效缓慢，作用弱而持久。由于其口服吸收较差，故所需剂量较大。主要用于治疗重症肌无力，用法与新斯的明相似，疗程通常不少于 8 周，亦可用于治疗麻痹性肠梗阻和术后尿潴留。

毒扁豆碱（Physostigmine）

毒扁豆碱又名依色林（Eserine），是从非洲西部产毒扁豆种子中提取的一种生物碱，现已可人工合成。其水溶液不稳定，见光易氧化成红色，导致刺激性增大，疗效减弱或丧失，故滴眼液应以 pH 4 ～ 5 缓冲液配制，保存在棕色瓶内。本品为叔胺类化合物，脂溶性较高，口服、注射和黏膜给药均易吸收，也易透过血脑屏障进入中枢神经系统。其作用与新斯的明相似，可逆性抑制胆碱酯酶的活性，吸收后在外周产生完全拟胆碱作用，兴奋胃肠道平滑肌，过量时可致腹痛、腹泻、支气管平滑肌兴奋；促进腺体分泌；心血管系统作用较复杂，可使心率先慢后快，血压先降后升；激动骨骼肌细胞上的 N_M 受体，引起肌束震颤；对中枢的作用表现为先兴奋后抑制，中毒时可引起呼吸麻痹。滴眼后出现瞳孔缩小、眼内压降低和调节痉挛的作用，类似于毛果芸香碱，但作用较强且持久。

毒扁豆碱在临床主要是局部应用治疗青光眼。滴眼后 5 分钟起效，一次用药可维持 1 ～ 2 天。由于此药对睫状肌收缩作用较强，用药后常引起睫状肌痉挛，可致头痛、眼痛和视物模糊等作用，患者常难以耐受。毒扁豆碱也常用于阿托品等抗胆碱能药中毒的解救及中药麻醉催醒。由于本药选择性低、毒性大，故除用于治疗阿托品类中毒外，一般不作为全身应用。滴眼时应压迫内眦，避免药液经鼻泪管流入鼻腔吸收而引起中毒，长期给药时患者不易耐受，可先用本品滴眼数次，后改用毛果芸香碱维持治疗。本品全身毒性反应较新斯的明严重，大剂量中毒时可致呼吸麻痹。

依酚氯铵（Edrophonium Chloride）

依酚氯铵又名腾喜龙（Tensilon），为超短效抗 AChE 药，对 AChE 作用明显减弱，但对骨骼肌 N_M 受体仍有较高选择性兴奋作用。本品给药显效较快，静脉给药 30s 即出现作用，作用持续 5 ～ 15min，因此不宜用于重症肌无力的常规治疗，常用于该病的诊断。重症肌无力的鉴别方法为：先快速静脉注射本品 2mg，如在 30s 内未见肌力增加，再静脉注射 8mg，如受试者肌肉短暂收缩改善，同时未见舌肌纤维收缩，则提示阳性。本药尚可用于重症肌无力的治疗过程中的胆碱能危象和肌无力危象的鉴别，如加用本品后，患者肌无力症状缓解，肌肉收缩增强，则说明新斯的明等治疗药物用药剂量不足；反之，如加用本品后，患者肌无力症状加重，出现肌力减退，则提示治疗药物剂量过大。本品也可用于非去极化型肌松药中毒解救。不良反应及注意事项类似新斯的明，支气管哮喘及心脏病患者禁用。

地美溴铵（Demecarium Bromide）

地美溴铵作用持续时间长（7 ～ 9 天），滴眼后 15 ～ 60min 有效，主要治疗开角型青光眼或对其他药物无效的患者。可引起睫状肌痉挛而眼痛、头痛、视物模糊等。长期用药对眼有损伤，不宜首选。

加兰他敏（Galanthamine）

加兰他敏是从石蒜属植物中提取的生物碱，已可人工合成。其抗胆碱酯酶活性较弱，为毒扁豆碱的 1/10，对骨骼肌运动终板上的 N_M 受体有直接激动作用，可用于重症肌无力和脊髓灰质炎（小儿麻痹症）后遗症的治疗。由于其易透过血脑屏障，亦可用于阿尔茨海默病（Alzheimer disease，AD）的治疗。不良反应同新斯的明，但较轻，可用阿托品对抗，偶见过敏反应。

他克林（Tacrine）

他克林脂溶性高，易透过血脑屏障，为第一代可逆性中枢抗 AChE 药。通过抑制 AChE 而增加 ACh 的含量，既可抑制血浆中的 AChE，又可抑制组织中的 AChE；还可直接激动 M 受体和 N 受体，对 M 受体的亲和力是 N 受体的 100 倍；促进 ACh 释放；促进脑组织对葡萄糖的利用，改善由药物、缺氧、老化等引起的实验动物学习、记忆能力的降低。因此，他克林对 AD 的治疗作用是多方面共同作用的结果，是美国 FDA 批准的第一个治疗 AD 的药物。临床主要用于 AD 的治疗，可使患者的认知能力改善，亦可改善定向力，提高患者的认知能力和自理能力。本药最常见和最严重的不良反应为肝毒性，约 50% 接受低剂量治疗的患者可出现转氨酶水平升高，应每周测定血清转氨酶水平，如丙氨酸转氨酶（ALT）水平为正常人的 3 倍以上时，则应停药。其他尚有胃肠道反应，如胃肠痉挛、厌食、恶心、呕吐、腹泻、消化不良等。

多奈哌齐（Donepezil）

多奈哌齐为第二代可逆性中枢抗 AChE 药物，对丁酰胆碱酯酶无效。与第一代他克林相比，其对中枢的选择性更高，$t_{1/2}$ 更长，约为 70h，能改善轻度及中度 AD 患者的认知能力和临床综合功能。具有剂量小、毒性低和价格相对较低的优点。肝毒性及外周抗胆碱能副作用较他克林轻。

二、非可逆性抗胆碱酯酶药

非可逆性抗胆碱酯酶药主要为有机磷酸酯类（organophosphate compounds），其与 AChE 结合后难以水解，使 AChE 不可逆抑制而出现 ACh 大量、持久堆积，产生强烈的毒性反应。主要包括杀虫剂甲拌磷、对硫磷、内吸磷、乐果、敌敌畏以及化学神经毒气塔崩、沙林、梭曼等。因毒性较大，现已少用。

【中毒机制】 有机磷酸酯类脂溶性高，易挥发，可通过皮肤、呼吸道及消化道等吸收而引起中毒。其进入人体后，亲电子性的磷原子与胆碱酯酶酯解部位丝氨酸羟基的亲核性氧原子形成共价键，可与 AChE 牢固结合，生成难以水解的磷酰化胆碱酯酶，从而抑制 AChE 活性，使其丧失水解 ACh 的能力，造成 ACh 在体内大量堆积，引起一系列中毒症状。如果抢救不及时，AChE 在几分钟或几小时内就因“老化”而失去重新活化的能力。“老化”过程是磷酰化胆碱酯酶的磷酸化基团上的一个烷氧基断裂，生成更稳定的单烷氧基磷酰化胆碱酯酶，从而使酶更难甚至不能再活化。此时即使用胆碱酯酶活化药，也难以恢复酶的活性，必须等待新生代胆碱酯酶出现。此恢复过程常需 15 ~ 30 天，因此一旦中毒必须迅速抢救，及时使用胆碱酯酶活化药，使胆碱酯酶在被“老化”前活化，而且要反复给药。

【急性中毒】 轻度中毒以 M 样症状为主；中度中毒时除 M 样症状加重外，还出现 N 样症状；严重中毒者除 M 样和 N 样症状外，还出现中枢神经系统症状。死亡原因主要是呼吸麻痹。

1. M 样症状

（1）眼：兴奋睫状肌、虹膜括约肌的 M 受体，引起睫状肌、虹膜括约肌收缩，导致瞳孔缩小、视物模糊、眼痛。

（2）腺体：腺体分泌增加，表现为流涎、流泪、出汗、呼吸道分泌物增加，重者大汗淋漓、口吐白沫。

（3）胃肠道：胃肠道平滑肌收缩，引起恶心、呕吐、腹痛、腹泻。

（4）呼吸系统：呼吸道平滑肌收缩，引起胸闷、气短、呼吸困难，严重时出现肺水肿。

（5）泌尿系统：膀胱括约肌松弛，严重时引起尿失禁。

（6）心血管系统：导致心脏抑制，心动过缓；血管扩张，血压下降等。

2. N 样症状

（1）神经节：兴奋交感神经节和副交感神经节的 N_N 受体，表现可因中毒程度不同而异。通常在消化系统、呼吸系统和泌尿系统表现为 M 受体兴奋的症状，在心血管系统则表现为肾上腺素能神经兴奋的症状。

（2）骨骼肌：激动骨骼肌 N_M 受体，出现肌肉震颤、抽搐、肌无力，甚至麻痹，可因呼吸麻痹而死亡。

3. 中枢神经系统症状 抑制脑内胆碱酯酶，使脑内 ACh 含量升高，从而影响神经冲动在中枢突触的传递，先出现兴奋、不安、谵语以及全身肌肉抽搐等症状，进而由过度兴奋转入抑制，出现昏迷、血管运动中枢抑制致血压下降以及呼吸麻痹致呼吸停止。

【慢性中毒】 可发生于长期接触农药的工人或农民。由于体内 AChE 长期受到抑制，血中胆碱酯酶活性显著而持久地下降，但下降程度与临床中毒症状不相平行。主要表现为头痛、头晕、失眠、乏力等神经衰弱症状和腹胀、多汗，偶有肌束震颤及瞳孔缩小。对于因职业接触而致慢性中毒者，一旦确诊，应及时脱离与有机磷酸酯类的接触，以免加重病情。

【中毒防治】

1. 预防 有机磷酸酯类大多有剧毒，须预防中毒。按照预防为主的方针，在生产和使用过程中要严格管理，加强生产人员及使用人员的劳动保护措施及安全知识教育。

2. 急性中毒的治疗

（1）迅速消除毒物以免继续吸收：发现中毒时，应立即将患者移出有毒场所。对经皮肤侵入的中毒者，应清洗皮肤，最好用温水和肥皂水彻底清洗。经口中毒时，应首先抽出胃液和毒物，并立即以微温的 2% 碳酸氢钠溶液或 1% 食盐水反复洗胃，直至洗出液不再有有机磷酸酯类农药的特殊气味为止。再给予硫酸镁导泻。美曲膦酯（敌百虫）口服中毒时不能用碱性溶液洗胃，因其在碱性溶液中可转化成敌敌畏而增加毒性。眼部染毒时，可用 2% 碳酸氢钠溶液或生理盐水冲洗数分钟。

（2）积极对症治疗并使用解毒药：除一般对症治疗如吸氧、人工呼吸、补液等处理外，还需及早、足量、反复地注射阿托品，以迅速解除有机磷酸酯类中毒时的 M 样症状，可缓解呼吸道和胃肠道平滑肌的兴奋性；也能解除一部分中枢神经系统中毒症状，使昏迷患者苏醒。阿托品给药剂量按病情轻重而定，对轻度中毒者可肌内注射 0.5 ～ 1.0mg，每日 2 ～ 3 次；对中度中毒者，可肌内注射或静脉注射，每次 1 ～ 2mg，每 0.5 ～ 2h 一次，待病情好转后，再酌情减量；对重度中毒者，一般可静脉注射 1 ～ 3mg，每 15 ～ 30min 一次，直至 M 样中毒症状缓解而出现轻度阿托品化，如瞳孔散大、颜面潮红、心率加快、口干、轻度躁动不安等。此外，大剂量阿托品还具阻滞神经节的作用，从而对抗有机磷酸酯类的兴奋神经节的作用。但阿托品对 N_M 受体无效，因此不能抑制骨骼肌震颤，对中毒晚期的呼吸麻痹也无效，也无活化胆碱酯酶作用，疗效不易巩固。因此须与胆碱酯酶活化药合用，以恢复胆碱酯酶的活性。对中度和重度中毒病例，更需如此。但当两药合用时，由于胆碱酯酶活化后，机体可恢复对阿托品的敏感性，易发生阿托品中毒。因此，两药合用时，应适当减少阿托品的剂量。

3．慢性中毒的治疗　对慢性中毒，目前尚无有效治疗方法，使用阿托品和解磷定类药物疗效并不理想。对生产工人或经常接触者，当血中胆碱酯酶活性下降到原 50% 以下时，应暂时脱离与有机磷酸酯类的接触，以免发生中毒。

第三节　胆碱酯酶活化药

胆碱酯酶活化药（cholinesterase reactivators）是一类能使已被有机磷酸酯类抑制的 AChE 恢复活性的药物，属于肟类化合物，一般在磷酰化 AChE“老化”之前使用。胆碱酯酶活化药含有肟基和季铵基两个功能基团，带正电荷的季铵阳离子能和磷酰化 AChE 的阴离子部位以静电引力相结合，肟基与磷酰化 AChE 的磷酰基团的磷原子以共价键结合，形成肟类 - 磷酰化 AChE 复合物。磷原子从磷酰化 AChE 转移至肟基，生成磷酰化肟类复合物，使 AChE 游离而恢复其水解 ACh 的活性，但对已经“老化”的酶效果较差。胆碱酯酶活化药也能与体内游离的有机磷酸酯类直接结合，形成无毒的磷酰化肟类，由尿排出，阻止有机磷酸酯类继续与 AChE 结合。常用药有碘解磷定、氯解磷定等。

碘解磷定（Pralidoxime Iodide）

碘解磷定简称派姆（PAM），为最早用于临床的 AChE 活化药，水溶性较小，且不稳定，在碱性溶液中易破坏，久置可释放出碘，故以其结晶封存于安瓿中备用。因碘刺激性大，故须静脉注射给药。

【体内过程】 静脉注射后在肝、肾、脾、心等组织的含量较高，血、骨骼肌、肺中次之，不易通过血脑屏障，仅有少量进入中枢神经系统。本药主要经肾排泄，$t_{1/2}$ 小于 1h，故需重复用药。

【药理作用与作用机制】 碘解磷定带正电荷的季铵氮与磷酰化 AChE 的阴离子部位以静电引力结合，进而其肟基（═N—OH）与磷酰化 AChE 的磷酰基形成共价键，生成磷酰化 AChE 和碘解磷定的复合物，后者进一步裂解成磷酰化碘解磷定并由尿排出，同时使 AChE 游离出来，恢复其活性。碘解磷定恢复胆碱酯酶活性的作用强而迅速。此外，碘解磷定还能与体内游离的有机磷酸酯类直接结合，形成无毒的磷酰化碘解磷定并经肾排泄，从而阻止游离有机磷酸酯类进一步与 AChE 结合，避免中毒继续发展。

碘解磷定可迅速阻止有机磷中毒所致的肌束震颤，但对 M 样症状作用较弱。对中枢神经系统的中毒症状有一定改善作用，可使昏迷患者迅速苏醒，停止抽搐。

【临床应用】 应尽量及早用药，对轻度有机磷酸酯类中毒患者，可采用本药 0.5 ～ 1g，缓慢静脉注射给药。对于中度中毒，缓慢静脉注射 1 ～ 2g，并可根据患者中毒情况反复给药。对于重度中毒，可缓慢静脉注射 2 ～ 3g，0.5 ～ 1h 后可酌情重复注射 1 ～ 1.5g 药物。由于碘解磷定不能直接对抗体内积聚的ACh的作用，故应与阿托品合用。另外，碘解磷定使酶活化的效果也因有机磷酸酯类不同而异，对内吸磷、马拉硫磷和对硫磷中毒的疗效较好，对美曲膦酯、敌敌畏中毒的疗效稍差，对乐果中毒则无效。因乐果中毒时所形成的磷酰化胆碱酯酶比较稳定，不可逆，故抢救时应以阿托品为主。

【不良反应】 治疗量时不良反应较少见，但如剂量超过2g或静脉注射速度过快（每分钟超过500mg），可产生轻度乏力、视物模糊、眩晕，有时出现恶心、呕吐和心动过速等症状。此外，由于本药含碘，可引起口苦、咽痛及其他碘反应。

氯解磷定（Pralidoxime Chloride，PAM-Cl）

氯解磷定的药理作用、临床应用与碘解磷定相似，但活化AChE的作用较强，约为碘解磷定的1.5倍。本药水溶性大，溶液较稳定，无刺激性，可肌内注射或静脉给药。肌内注射1～2min即可生效，特别适用于农村基层使用和初步急救。本药不良反应较碘解磷定小，偶见轻度头痛、头晕、恶心、呕吐和视物模糊。由于本药给药方便，不良反应较碘解磷定轻，且价格低廉，现已成为胆碱酯酶活化药中的首选药。

双复磷（Obidoxime Chloride）

双复磷的药理作用和临床应用与碘解磷定类似。由于其具有两个肟基，故作用强而持久，且较易透过血脑屏障，还兼具阿托品样作用，对有机磷酸酯类中毒所致的M样、N样和中枢中毒症状均有一定疗效。主要不良反应为口周、四肢及全身发麻，恶心，呕吐，颜面潮红，脉快及血压波动等，无需处理，数小时后即可消失。但剂量过大可出现神经肌肉传导阻滞，还可引起室性期前收缩和传导阻滞，甚至心室颤动。偶可引起中毒性黄疸，应予重视。

SUMMARY

Drugs that inhibit AChE are called anticholinesteraseagents (anti-ChE agents). Anti-ChE agents prolong the existence of ACh after it is released from cholinergic nerve terminals. These agents inhibit AChE, which is concentrated in synaptic regions and is responsible for the rapid catalysis of ACh. There are two groups of Anti-ChE agents: i) reversible Anti-ChE agents, thus the duration of their effects is short; ii) irreversible Anti-ChE agents, and therefore, their effects are long-lasting and of significance in toxicology. Anti-ChE agents have therapeutic utility in the treatment of glaucoma and other ophthalmologic conditions, and in the facilitation of gastrointestinal and bladder motility. Additionally, the agents are used in the treatment of myasthenia gravis by influencing activity at the neuromuscular junction of skeletal muscle to enhance muscle strength. Anti-ChE agents that across the blood-brain barrier have shown efficacy in the treatment of Alzheimer disease. Anti-ChE agents are also used as antidotal agents that inhibit acetylcholinesterase, the enzyme breaking down ACh, and allow ACh to accumulate and to overcome the competitive inhibition of antimuscarinic agents.

（李 琳）

第8章 胆碱受体阻滞药（Ⅰ）——M胆碱受体阻滞药

案例

患者，男，24岁。20min前口服敌敌畏15ml入院治疗。嗜睡状，大汗淋漓，呕吐数次。全身皮肤湿冷，无肌肉震颤。双侧瞳孔缩小（直径2～3mm），对光反射存在。体温、脉搏、呼吸及血压基本正常。双肺呼吸音粗。白细胞14.2×10^9/L，中性粒细胞93%。余未见异常。诊断为急性有机磷农药中毒。入院后，用2%碳酸氢钠水洗胃，静脉注射阿托品每次10mg，共3次。另静脉注射碘解磷定1g。瞳孔直径为5～6 mm，心率72次/分，律齐，皮肤干燥，颜面微红。不久痊愈出院。

问题与思考：

1．该患者如何正确使用阿托品？

2．为什么在使用M受体阻滞剂时，又给予碘解磷定进行治疗？

胆碱受体阻滞药是一类能与胆碱受体结合，本身不产生或极少产生拟胆碱作用，但可抑制ACh或胆碱受体激动药与胆碱受体结合，产生与ACh相反的作用。按其对M和N胆碱受体的选择性，分为M胆碱受体阻滞药和N胆碱受体阻滞药。

M胆碱受体阻滞药包含三类，即阿托品类天然生物碱、阿托品类生物碱的合成和半合成衍生物。阿托品类天然生物碱包括阿托品、东莨菪碱和山莨菪碱。为克服阿托品不良反应多的缺点，对其结构改造获得合成、半合成衍生物——合成扩瞳药、合成解痉药和合成的选择性M_1受体阻滞药（哌仑西平）。

第一节 阿托品类天然生物碱

阿托品（Atropine）

阿托品为托品酸和莨菪碱所成的酯，存在于植物中的天然生物碱是不稳定的左旋莨菪碱（*l*-hyoscyamine），经提取获得稳定的消旋莨菪碱（*dl*-hyoscyamine）即为阿托品。

【体内过程】 阿托品口服吸收迅速，1h达血药峰浓度，生物利用度为50%。吸收后体内分布广泛，可通过胎盘及血脑屏障。阿托品在体内迅速消除，约1/3以原型、其他以代谢物与葡糖醛酸结合的形式从尿中排泄。$t_{1/2}$约为4h，其作用可维持3～4h，但对虹膜及睫状肌的作用可长达72h或更久。

【药理作用】 阿托品竞争性阻断M受体，但对各种M受体亚型的选择性较低，对M_1、M_2、M_3受体都有作用。阿托品的作用广泛，不同器官对阿托品的敏感性不同，随剂量增加，可依次出现腺体分泌减少、扩瞳和调节麻痹、胃肠道及膀胱平滑肌抑制、心率加快等作用，大剂量时还可出现中枢不良反应。

1．腺体 阿托品通过阻断M胆碱受体抑制腺体分泌。唾液腺和汗腺对阿托品最敏感，小剂量（0.5mg）即可使其分泌减少，引起口干、皮肤干燥；剂量增大时抑制作用更为显著。由于阿托品抑制汗腺分泌，机体散热减少，大剂量时可使患者体温升高。阿托品也抑制泪腺及呼吸道腺体的分泌，但对胃酸分泌的影响较小，因为胃酸的分泌尚受组胺、促胃液素等体液因素的影响。阿托品对胰液、肠液分泌基本无影响。

2．眼 阿托品阻断M胆碱受体，使虹膜瞳孔括约肌和睫状肌松弛，产生扩瞳、升高眼内压和调节麻痹作用（图6-1）。

（1）扩瞳：阿托品阻断虹膜瞳孔括约肌的M受体，致瞳孔括约肌松弛，从而使去甲肾上腺素能神经支配的瞳孔开大肌功能占优势，瞳孔扩大。

（2）升高眼内压：由于瞳孔括约肌松弛，瞳孔扩大，虹膜退向外缘，使前房角间隙变窄，阻碍房水回流入巩膜静脉窦，导致眼内压升高。因此，青光眼患者禁用。

（3）调节麻痹：阿托品阻断睫状肌的M受体，致睫状肌松弛并退向四周外缘，悬韧带拉紧，晶状体变扁平，屈光度降低，近物不能清晰地成像于视网膜上，从而造成视近物模糊、视远物清楚。阿托品的这种作用称为调节麻痹。

3．平滑肌 阿托品能松弛多种内脏平滑肌，尤其对处于过度活动或痉挛的平滑肌松弛作用更为显著。阿托品可抑制胃肠平滑肌痉挛，降低蠕动的幅度和频率，从而缓解胃肠绞痛。阿托品也可降低尿道与膀胱逼尿肌的张力和收缩幅度，但对胆管、输尿管和支气管平滑肌的解痉作用较弱，对子宫平滑肌影响甚小。

4．心血管系统

（1）心脏：治疗量阿托品（0.4～0.6mg）阻断副交感神经节后纤维突触前膜的M_1受体，减弱突触中ACh对递质释放的负反馈抑制作用，从而引起ACh释放增加，使部分患者心率暂时减慢。较大剂量阿托品（1～2mg）则阻断窦房结的M_2受体，解除迷走神经对心脏的抑制作用，引起心率加快。心率加快程度取决于迷走神经张力的高低，迷走神经张力高的健康青壮年心率加快明显。阿托品阻断M_2受体还可拮抗迷走神经过度兴奋所致的心房和房室结传导阻滞，引起心房和房室结传导加快。

（2）血管与血压：大多数血管床缺少胆碱能神经支配，故治疗量阿托品对血管和血压无显著影响。较大剂量阿托品可扩张皮肤血管，出现皮肤潮红、温热，尤以面颈部为甚。当病理情况下微循环小血管痉挛时，大剂量阿托品则可明显解除微血管痉挛，改善微循环，恢复重要器官的血液供应，缓解组织缺氧。阿托品的扩张血管作用机制未明，可能是由于抑制汗腺分泌引起的代偿性散热反应，也可能是大剂量阿托品的直接扩血管作用。

5．中枢神经系统 治疗量阿托品对中枢神经系统的影响不明显。较大剂量阿托品（1～2mg）可轻度兴奋延髓和高位大脑中枢，使呼吸频率加快。剂量增加至2～5mg时，兴奋作用明显增强，可见烦躁不安、多言。中毒剂量（10mg以上）常产生幻觉、定向障碍、运动失调和惊厥等。严重中毒时，则由兴奋转入抑制，出现昏迷、呼吸麻痹而死亡。

【临床应用】

1．解除平滑肌痉挛 用于各种内脏绞痛，对胃肠绞痛及膀胱刺激症状如尿频、尿急等疗效较好。其松弛膀胱逼尿肌作用可用于治疗小儿遗尿症，还可用于胍乙啶等引起的胃肠运动增加及排便次数增多。对胆绞痛及肾绞痛的疗效较差，常需与阿片类镇痛药合用。阿托品虽较弱地扩张支气管平滑肌，但由于其抑制呼吸道腺体分泌，使呼吸道分泌物黏稠而难以清除，易引起继发感染，故不宜用于平喘。其合成衍生物异丙托溴铵气雾吸入对哮喘和喘息型支气管炎患者有显著的平喘作用，且不良反应少。

2．抑制腺体分泌 用于全身麻醉前给药，以减少呼吸道腺体及唾液腺分泌，防止分泌物阻塞呼吸道而发生吸入性肺炎。也可用于严重的盗汗（如肺结核）和流涎症（如重金属中毒和帕金森病）的治疗。常用量阿托品虽对胃酸分泌影响较小，但因其抑制胃肠平滑肌痉挛，故有助于缓解溃疡病的症状，可作为溃疡病的辅助用药。

3．眼科

（1）虹膜睫状体炎：可用 0.5% ~ 1% 阿托品溶液滴眼，松弛虹膜瞳孔括约肌和睫状肌，使之充分休息，有利于消炎和镇痛。尚可与缩瞳药毛果芸香碱交替使用预防虹膜与晶状体粘连。

（2）验光、眼底检查：阿托品滴眼可使睫状肌松弛，具有调节麻痹作用，此时晶状体固定，可准确测定晶状体的屈光度。亦可利用其扩瞳作用检查眼底。但阿托品的扩瞳作用可维持 1 ~ 2 周，调节麻痹作用可维持 2 ~ 3 天，视力恢复较慢，故已被作用时间较短的后马托品取代。但儿童验光时仍用阿托品，因儿童的睫状肌调节功能较强，只有阿托品才能使眼调节功能充分麻痹，从而正确检验屈光度的异常情况。

4．抗心律失常　阿托品可用于治疗迷走神经过度兴奋所致的窦性心动过缓、房室传导阻滞等缓慢型心律失常。但阿托品剂量需谨慎调节，剂量过低可致进一步的心动过缓，剂量过大则引起心率加快，心肌耗氧量增加，并有引发心室颤动的危险。

5．抗休克　阿托品可用于多种感染中毒性休克，如暴发型流行性脑脊髓膜炎、中毒性细菌性痢疾、中毒性肺炎等所致的感染中毒性休克。大剂量阿托品能解除微血管痉挛，扩张外周血管，改善微循环，增加重要器官组织的血流灌注量，使回心血量增加，血压升高，从而使休克好转。但对休克伴有高热或心率过快者，不宜用阿托品治疗。由于阿托品的不良反应较多，目前多用山莨菪碱取代之。

6．解救有机磷酸酯类中毒　见第 7 章。

【不良反应】阿托品药理作用广泛，不良反应较多。常见的不良反应有口干、扩瞳、视物模糊、心悸、皮肤干燥潮红、排尿困难、便秘等，停药后上述症状可消失，故无需特殊处理。随着剂量的增加，其不良反应逐渐加重，甚至出现高热、呼吸加快、烦躁不安、谵妄、幻觉、惊厥等中枢中毒症状。严重中毒时，中枢由兴奋转入抑制，出现昏迷和呼吸麻痹。

解救阿托品中毒主要为对症治疗。除洗胃、导泻等措施促进药物排出外，还可注射拟胆碱药如毒扁豆碱或毛果芸香碱，可迅速对抗阿托品中毒症状。如患者中枢兴奋症状明显，可适当使用地西泮，但剂量不宜过大，以免与阿托品的中枢抑制作用产生协同效应。不可使用吩噻嗪类药物，因这类药物具有 M 受体阻断作用而加重阿托品的外周中毒症状。青光眼及前列腺肥大患者禁用。

东莨菪碱（Scopolamine）

东莨菪碱是从茄科植物洋金花、莨菪和东莨菪中提取的一种左旋生物碱。该药对中枢神经系统具有较强抑制作用，表现为小剂量镇静，较大剂量催眠，更大剂量甚至引起意识消失，进入浅麻醉状态。该药尚能产生欣快感，易造成药物滥用。伴有严重疼痛者，大剂量东莨菪碱可产生激动、不安、幻觉或谵妄等类似阿托品的中枢兴奋症状，兴奋过后患者即进入睡眠状态。东莨菪碱外周作用与阿托品相似，仅在作用强度上略有差异，其中抑制腺体分泌作用较阿托品强，扩瞳与调节麻痹作用较阿托品迅速稍弱，对心血管系统及胃肠道、支气管平滑肌作用较弱。

东莨菪碱具有中枢抑制与减少唾液腺和支气管腺体分泌的作用，特别适用于麻醉前给药。东莨菪碱亦可用于治疗晕动病和帕金森病，其机制可能与抑制大脑皮质及前庭神经内耳功能有关，也可能与其中枢抗胆碱能作用及抑制胃肠道运动作用有关。治疗晕动病时可与苯海拉明合用以增强疗效。该药口服易吸收，可通过血脑屏障及胎盘屏障。常见不良反应为口干，偶见视物模糊。禁忌证同阿托品。

山莨菪碱（Anisodamine）

山莨菪碱是从茄科植物唐古特莨菪中提取的生物碱，为左旋品，简称 654；其人工合成消旋品称为 654-2。山莨菪碱的药理作用与阿托品相似，但抑制唾液分泌和扩瞳作用仅为阿托品的 1/20 ~ 1/10。不易通过血脑屏障，中枢兴奋作用较弱。对抗 ACh 所致平滑肌痉挛和心血管抑制的作用稍弱于阿托品，但解痉作用的选择性相对较高。因不良反应较阿托品少，故已代替阿托品用于胃肠绞痛及感染中毒性休克。不良反应和禁忌证与阿托品相似，但其毒性较低。

第二节 合成、半合成衍生物

一、合成扩瞳药

目前临床常用的合成扩瞳药有后马托品（Homatropine）、托吡卡胺（Tropicamide）、环喷托酯（Cyclopentolate）和尤卡托品（Eucatropine），均为短效 M 受体阻滞药。这些药物与阿托品相比，其扩瞳和调节麻痹的持续时间明显缩短，适用于扩瞳检查眼底和成年人验光。各药滴眼后作用比较见表 8-1。

表8-1 阿托品与合成扩瞳药滴眼作用的比较

药物	浓度（%）	扩瞳作用		调节麻痹作用	
		高峰（min）	恢复（d）	高峰（h）	恢复（d）
阿托品	1.0	30 ~ 40	7 ~ 10	1 ~ 3	7 ~ 12
后马托品	1.0	40 ~ 60	1 ~ 3	0.25	1 ~ 3
托吡卡胺	1.0	20 ~ 40	0.25	0.25	< 0.25
环喷托酯	0.5	30 ~ 50	1	1	0.25 ~ 1
尤卡托品	5.0	30	1/12 ~ 1/4	无作用	

二、合成解痉药

（一）季铵类解痉药

季铵类解痉药与阿托品类生物碱相比，特点如下：①脂溶性低，口服吸收差；②不易通过血脑屏障，故少有中枢神经系统的作用；③对胃肠道解痉作用较强；④具有神经节阻滞作用，可致直立性低血压、阳痿等不良反应；⑤中毒量可致神经肌肉阻滞，引起呼吸麻痹。常用季铵类解痉药有溴丙胺太林、奥芬溴铵（Oxyphenonium Bromide）、格隆溴铵（Glycopyrronium Bromide）、戊沙溴铵（Valethamate Bromide）、地泊溴铵（Diponium Bromide）和喷噻溴铵（Penthienate Bromide）等，它们均可用于缓解内脏平滑肌痉挛，可作为消化性溃疡的辅助用药。

异丙托溴铵（Ipratropium Bromide）可舒张支气管平滑肌，用于慢性阻塞性肺疾病及支气管哮喘的治疗。溴丙胺太林（Propantheline Bromide，普鲁本辛）具有与阿托品相似的 M 受体阻滞作用，且对胃肠道的 M 受体选择性较高。治疗量抑制胃肠道平滑肌的作用较强且维持时间久，明显延缓胃排空。较大剂量能不同程度地减少胃酸分泌，是临床常用的合成解痉药，主要用于胃、十二指肠溃疡，胃肠痉挛，泌尿道痉挛，妊娠呕吐及遗尿症。

（二）叔胺类解痉药

本类药含叔胺基团，有如下特点：①脂溶性高，口服易吸收；②具有阿托品样胃肠道解痉作用，还可抑制胃酸分泌；③易于通过血脑屏障，故有中枢作用。常用叔胺类解痉药有贝那替嗪（Benactyzine）、双环维林（Dicycloverine）、羟苄利明（Oxyphencyclimine）等，这些药物尚有非选择性直接松弛内脏平滑肌的作用。贝那替嗪（胃复康）口服较易吸收，能缓解平滑肌痉挛，抑制胃酸分泌，还有中枢安定作用，故适用于伴有焦虑症的溃疡病患者，亦可用于肠蠕动亢进及膀胱刺激征者。

（三）选择性 M 受体阻滞药

选择性 M 受体阻滞药对受体的特异性较高，副作用明显减少，有广泛的临床应用前景。此类药有哌仑西平（Pirenzepine）、替仑西平（Telenzepine）等，对 M_1 受体有选择性阻断作用。

哌仑西平，又名吡疡平，是选择性 M_1 受体阻滞药。可选择性阻断胃壁细胞上的 M_1 受体，抑制胃酸与胃蛋白酶的分泌。替仑西平为哌仑西平同类物，但对 M_1 受体的选择性阻断作用更强。两药主要用于胃和十二指肠溃疡的治疗。哌仑西平口服吸收差，生物利用度约为 26%，与食物同服可减少其吸收，故应在餐前服用。该药脂溶性较低而易通过血脑屏障，故无阿托品样中枢兴奋作用。青光眼及前列腺肥大患者慎用，妊娠期内禁用。

SUMMARY

Muscarinic receptor antagonists include: (1) the naturally occurring alkaloids, atropine and scopolamine; (2) semisynthetic derivatives of these alkaloids, which differ from the parent compounds in their disposition in the body or their duration of action; and (3) synthetic congeners, some of which show selectivity for particular subtypes of muscarinic receptors.

Muscarinic receptor antagonists prevent the effects of ACh by blocking its binding to muscarinic receptors at neuroeffector sites on smooth muscle, cardiac muscle, and gland cells; in peripheral ganglia; and in the central nervous system. In general, muscarinic receptor antagonists cause little blockade of the effects of ACh at nicotinic receptor sites. However, quaternary ammonium analogs of atropine and related drugs generally exhibit a greater degree of nicotinic blocking activity and are more likely to interfere with ganglionic or neuromuscular transmission.

Parasympathetic neuroeffector junctions in different organs are not equally sensitive to even the nonselective muscarinic receptor antagonists, i.e. atropine. The actions of many muscarinic receptor antagonists differ only quantitatively from those of atropine.

（郭紫芬）

第9章 胆碱受体阻滞药（Ⅱ）——N胆碱受体阻滞药

案例

患者，女，43岁，因上腹部不适1年来医院就诊，胃镜检查提示食道隆起性病变（考虑平滑肌瘤）而被收入院，拟在全麻状态下行食管STER术。患者术前生命体征正常，T 36.4℃，P 80次/分，R 20次/分，BP 115/80mmHg，SpO_2 97%。

问题与思考：

1．应选用何种药物辅助全麻？

2．该类药物的主要不良反应有哪些？

第一节　N_N胆碱受体阻滞药——神经节阻滞药

N_N胆碱受体阻滞药（N_N receptor blocking drugs），又称神经节阻滞药（ganglionic blocking drugs），能与ACh竞争神经节的N_N受体，使神经节前纤维末梢释放的ACh不能引起节后神经细胞去极化，从而阻断神经冲动在神经节的传递。神经节阻滞药有季铵类、非季铵类和硫化物，临床常用的有美加明（Mecamylamine）和樟磺咪芬（Trimetaphan Camsilate）。

【体内过程】季铵类与硫化物口服吸收不完全且不规则，药物吸收后，主要分布于细胞外液，以原型经肾排泄。非季铵类药物美加明口服易吸收，排泄慢，作用维持时间持久。

【药理作用】神经节阻滞药的选择性低，对交感神经节和副交感神经节都有阻滞作用，因此其综合效应视两类神经对该器官的支配以何者占优势而定。

1．心血管系统　交感神经对血管的支配占优势，故用药后对血管主要为扩张作用，可使小动脉扩张，外周阻力降低，静脉血管扩张，回心血量减少，结果使血压明显下降，直立时尤为显著。由于副交感神经对窦房结的支配占优势，用药后可使心率轻度加快。

2．眼　副交感神经对睫状肌和虹膜的控制占优势，用药后可有扩瞳和调节麻痹作用。

3．平滑肌和腺体　胃肠道、膀胱平滑肌及腺体以副交感神经占优势，故用药后可抑制胃肠道运动和腺体分泌，引起便秘、膀胱平滑肌松弛，导致尿潴留。抑制汗腺和唾液腺分泌，出现口干等症状。

【临床应用】曾用于抗高血压，但现在已被其他降压药取代。可用于麻醉时控制血压，以减少手术区出血。也可用于主动脉瘤手术，用以降压和控制因手术撕拉组织所造成的交感神经反射，使患者血压不至于明显升高。偶用于其他降压药无效的急进性高血压脑病和高血压危象患者。因本类药作用广泛、不良反应多，现除美加明和樟磺咪芬外，其他已不用。

第二节　N_M 胆碱受体阻滞药——骨骼肌松弛药

N_M 胆碱受体阻滞药（N_M receptor blocking drugs），又称骨骼肌松弛药（skeletal muscular relaxants），可与神经骨骼肌接头处骨骼肌细胞膜上的 N_M 受体结合，产生神经肌肉阻滞作用，导致骨骼肌松弛，故亦称为神经肌肉阻滞药（neuromuscular blocking drugs），为全麻用药的重要组成成分。根据作用机制不同，可将其分为去极化型肌肉松弛药（depolarizing muscular relaxants）和非去极化型肌肉松弛药（nondepolarizing muscular relaxants）两类。

一、去极化型肌肉松弛药

去极化型肌松药可与骨骼肌细胞膜上的 N_M 受体结合，产生与 ACh 相似但较持久的激动 N_M 受体的作用。此类药物不易被胆碱酯酶破坏，作用时间较长，使肌细胞膜持久去极化，从而对 ACh 不产生反应。去极化开始时骨骼肌可有短暂的肌束震颤，而后处于麻痹状态。去极化型肌肉松弛药的作用特点：①用药后可见短暂的肌束震颤；②连续用药可产生快速耐受性；③抗胆碱酯酶药不能拮抗其肌松作用，反能增强，过量时不能用新斯的明解救；④治疗量无神经节阻滞作用，反而有兴奋作用。

琥珀胆碱（Suxamethonium）

琥珀胆碱又称司可林（Scoline），由琥珀酸和两分子胆碱组成，是目前临床上常用的去极化型肌肉松弛药。

【体内过程】 琥珀胆碱进入体内后可迅速被血浆和肝中的丁酰胆碱酯酶水解为琥珀单胆碱，肌松作用显著减弱，然后可进一步水解为琥珀酸和胆碱，肌松作用完全消失。约 2% 的药物以原型经肾排泄，其余以代谢物的形式从尿中排出。新斯的明亦能抑制血浆丁酰胆碱酯酶活性，可加强和延长琥珀胆碱的作用。

【药理作用】 琥珀胆碱的肌肉松弛作用出现快，持续时间短，较易控制。静脉注射 10 ~ 30mg 即可见短暂的肌束震颤，1min 后转为肌肉松弛，2min 时肌肉松弛作用最强，5min 后作用消失。肌肉松弛作用以颈部及四肢肌肉的松弛最明显，而舌、咽喉及咀嚼肌次之，呼吸肌松弛作用最不明显。

【临床应用】 静脉注射给药适用于气管内插管及气管镜、食管镜和胃镜等操作和检查。成人短时间的外科手术，一般用氯化琥珀胆碱静脉注射。静脉滴注可维持较长时间的肌肉松弛作用，便于在浅麻醉下进行外科手术，以减少麻醉药用量，保证手术安全。由于此药个体差异较大，故剂量和给药速度均需个体化。

【不良反应与禁忌证】

1．窒息 过量应用可致呼吸麻痹，遗传性胆碱酯酶活性低下者可出现严重窒息，故在临床应用时需备有人工呼吸机。

2．肌束震颤 琥珀胆碱在产生肌松作用前有短暂肌束震颤，可能损伤肌梭，有 25% ~ 50% 的患者出现肩胛部、胸腹部肌肉疼痛，一般经 3 ~ 5 天可自愈。

3．血钾升高 由于骨骼肌细胞持久去极化，释放出大量 K^+，导致血钾升高，故血钾较高的患者如广泛软组织损伤、烧伤、恶性肿瘤、脑血管意外和肾功能不全等患者禁用本药，以免产生高血钾性心脏骤停。

4．心血管反应 琥珀胆碱可兴奋迷走神经及副交感神经节的胆碱受体，引发心动过缓等各种心律失常和低血压，严重者甚至发生心脏停搏。

5．恶性高热 与遗传有关，具有很高的死亡率（65%）。可以给予特效解救药丹曲林解救。

6．其他 升高眼内压、增加腺体分泌、促进组胺释放等。

遗传性血浆丁酰胆碱酯酶活性降低、严重肝功能不良、营养不良、电解质紊乱、青光眼和白内障晶体摘除术后、肾功能损害、烧伤、软组织大面积损伤等患者禁用本药。心肺疾患、神经肌肉障碍性疾病、有过敏史者慎用。

二、非去极化型肌肉松弛药

非去极化型肌肉松弛药能与 ACh 竞争结合骨骼肌细胞膜上的 N_M 受体，但无内在活性，不激动受体，却竞争性阻断 ACh 与 N_M 受体结合，从而产生骨骼肌松弛作用。本类药物的特点：①骨骼肌松弛前无肌肉兴奋现象；②肌肉松弛作用可被抗胆碱酯酶药所拮抗，过量时可用新斯的明解救；③吸入全麻药和氨基糖苷类抗生素能增强和延长本类药物的作用；④肌肉松弛作用可被同类药物所增强；⑤可有不同程度的神经节阻滞作用和促进组胺释放作用。

本类药物为天然生物碱及其类似物，按其化学结构可分苄基异喹啉类和类固醇铵类。苄基异喹啉类主要有筒箭毒碱、阿曲库铵（Atracurium）、多库铵（Doxacurium）和米库铵（Mivacurium）等药；类固醇铵类主要包括泮库铵（Pancuronium）、哌库铵（Pipecuronium）、罗库铵（Rocuronium）和维库铵（Vecuronium）等药。由于体内过程不同，它们在起效时间和药效维持时间上也存在着差异，见表 9-1。

表9-1 非去极化型肌肉松弛药的作用特点比较

药物	肌松作用	起效时间（min）	药效持续时间（min）
筒箭毒碱	长效	4 ~ 6	80 ~ 120
阿曲库铵	中效	2 ~ 4	30 ~ 60
多库铵	长效	4 ~ 6	90 ~ 120
米库铵	短效	2 ~ 4	12 ~ 18
泮库铵	长效	4 ~ 6	120 ~ 180
哌库铵	长效	2 ~ 4	80 ~ 120
罗库铵	中效	1 ~ 2	30 ~ 60
维库铵	中效	2 ~ 4	60 ~ 90

筒箭毒碱（Tubocurarine）

筒箭毒碱是从南美洲的马钱子科和防己科植物中提取出的生物碱，右旋体有活性。该药 1942 年首次用于临床，是临床应用最早的典型非去极化型肌肉松弛药。作用时间较长，用药后作用不易逆转，不良反应较多，临床上已较少应用。

【体内过程】 该药极性大，口服吸收差，静脉给药后在 4 ~ 6min 产生肌松作用，5min 达高峰，可维持 80 ~ 120min。作用消除的原因为体内再分布，故重复用药需减量以避免蓄积中毒。约 70% 药物以原型、其余以代谢物从肾排泄。

【药理作用】

1．肌肉松弛作用 筒箭毒碱与骨骼肌细胞膜上的 N_M 受体结合，竞争性阻断 ACh 的作用而使肌肉松弛。其肌肉松弛作用从眼和头面部开始，表现为眼睑下垂、斜视、失语、咀嚼和吞咽困难等，继之为颈部、躯干和四肢，最后是肋间肌松弛，可出现腹式呼吸，如剂量过大累及膈肌，可因呼吸肌麻痹导致死亡。

2．促进组胺释放作用 可出现支气管痉挛、低血压、组胺样疹块和唾液分泌等症状。

3．神经节阻滞作用 常用量可部分阻滞神经节及肾上腺髓质，引起血压下降、心率加快。

【临床应用】 可作为全麻辅助用药，适用于胸腹部手术及气管内插管等，以获满意的肌肉松弛效果，便于手术。

【不良反应与禁忌证】 本品常用量可引起心率加快、血压下降、支气管痉挛和唾液分泌过多等。大剂量可致呼吸肌麻痹，可用新斯的明解救并进行人工呼吸。该药禁用于重症肌无力、严重休克、呼吸肌功能不良或肺部疾患患者，有过敏史者慎用。

SUMMARY

Distinct subtypes of nicotinic receptors exist in the neuromuscular junction (N_M receptors)and the ganglia (N_N receptors). Neuromuscular blocking agents are distinguished by whether or not they cause depolarization of the motor end plate, and for this reason, are classified either as nondepolarizing agents, for example, Tubocurarine, or as depolarizing agents, such as Suxamethonium. The nondepolarizing and depolarizing agents are used widely to achieve muscle relaxation during anesthesia. Ganglionic blocking drugs act by blocking nicotinic receptors on the post-ganglionic neuron.

（郭紫芬）

第10章 肾上腺素受体激动药

案例

男，18岁，中午吃海鲜后1h，脸部、腰部和背部出现大片密集风团，皮肤瘙痒，腹痛，去医院路上突然晕倒，家人紧急送至医院急诊科。患者神志不清，口唇发绀，大汗淋漓。查体：T 36.7℃，P 100次/分，R 20次/分，BP 55/32mmHg。诊断：荨麻疹，过敏性休克。立即给予肾上腺素0.5mg肌内注射，并迅速建立静脉输液通道，给予地塞米松10mg静脉注射，肾上腺素0.5mg静脉注射，同时快速补液。约10min后，患者血压逐渐升高，口唇发绀减轻，风团慢慢消失。1h后，患者神志清醒，一般情况迅速好转。

问题与思考：

1．肾上腺素治疗过敏性休克的机制是什么？
2．肾上腺素的临床应用有哪些？

肾上腺素受体激动药（adrenoceptor agonists）是一类能与肾上腺素受体结合并激动受体，产生类似肾上腺素（adrenaline）和去甲肾上腺素（norepinephrine）作用的药物。由于这类药物的作用与交感神经兴奋的效应相似，且在化学结构上多属胺类，故又称拟交感胺（sympathomimetic amines），或拟肾上腺素药（adrenomimetics）。

第一节　化学结构、构效关系和分类

一、化学结构

肾上腺素受体激动药的基本化学结构是β-苯乙胺（β-phenylethylamine）。肾上腺素、去甲肾上腺素、异丙肾上腺素（Isoprenaline）和多巴胺（Dopamine）等在苯环3、4位上有羟基取代，由于具有两个邻位羟基的苯环称为儿茶酚（catechol），故这类药又称儿茶酚胺类（catecholamines）（图10-1）。

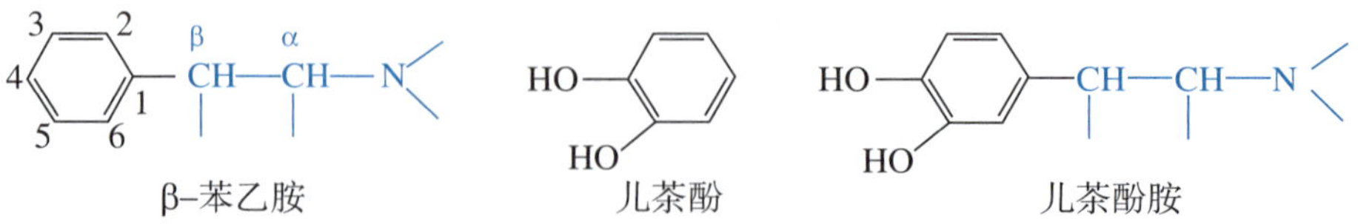

图10-1　β-苯乙胺、儿茶酚及儿茶酚胺的化学结构

二、构效关系

β- 苯乙胺由苯环、碳链和氨基三部分组成，这三部分的氢可被不同基团取代，从而衍生出许多化合物（表 10-1）。

表10-1　肾上腺素受体激动药的分类和化学结构

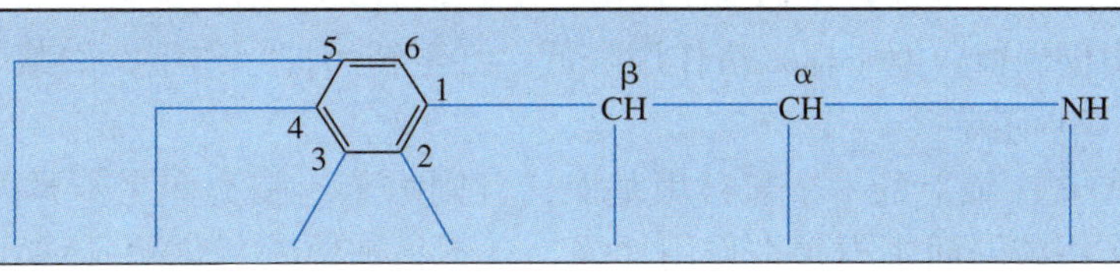

名称	5	4	3	2	β CH	α CH	NH
1．α_1、α_2 受体激动药							
去甲肾上腺素（Noradrenaline）	H	OH	OH	H	OH	H	H
间羟胺（Metaraminol）	H	H	OH	H	OH	CH_3	H
2．α_1 受体激动药							
去氧肾上腺素（Phenylephrine）	H	H	OH	H	OH	H	CH_3
甲氧明（Methoxamine）	OCH_3	H	H	OCH_3	OH	CH_3	H
3．α、β 受体激动药							
肾上腺素（Adrenline）	H	OH	OH	H	OH	H	CH_3
多巴胺（Dopamine）	H	OH	OH	H	H	H	H
麻黄碱（Ephedrine）	H	H	H	H	OH	CH_3	CH_3
美芬丁胺（Mephentermine）	H	H	H	H	H	$H_3C—C—CH_3$ ①	CH_3
4．β_1、β_2 受体激动药							
异丙肾上腺素（Isoprenaline）	H	OH	OH	H	OH	H	$CH—CH_3$ │ CH_3
5．β_1 受体激动药							
多巴酚丁胺（Dobutamine）	H	OH	OH	H	H	H	②
普瑞特罗（Prenalterol）	H	OH	H	H	OH ③	H	$CH—CH_3$ │ CH_3
6．β_2 受体激动药							
沙丁胺醇（Salbutamol）	H	OH	CH_2 │ OH	H	OH	H	CH_3 │ $C—CH_3$ │ CH_3
特布他林（Terbutaline）	OH	H	OH	H	OH	H	CH_3 │ $C—CH_3$ │ CH_3

注：①取代 α 碳；② 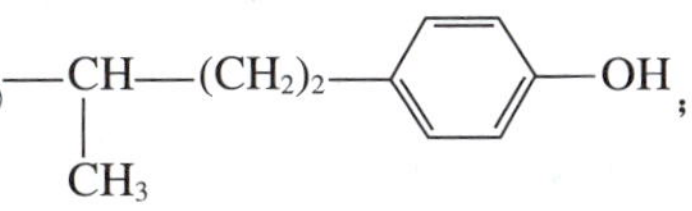

；③在苯环与 β 碳间插入—OCH_2—

（一）苯环

分子生物学研究显示，β 受体一级结构中 204 位和 207 位的丝氨酸残基可分别与儿茶酚胺的 3、4 位羟基形成氢键，故本类药物激动肾上腺素受体的活性可能与 3、4 位羟基有关。如把 3、4 位羟基除去，则失去了儿茶酚胺结构，作用强度减弱，但同时也不易受儿茶酚氧位甲基转移酶（COMT）破坏，故药物消除速度减慢，作用时间延长。例如麻黄碱的苯环没有羟基，其作用强度仅为肾上腺素的 1/300 ~ 1/100，但作用时间延长 7 ~ 10 倍。仅有一个羟基的去氧肾上腺素作用强度和作用时间则介于肾上腺素和麻黄碱之间。若两个羟基之间的立体距离加大，作用时间也延长，如沙丁胺醇。如以其他环状结构代替苯环，则其对外周肾上腺素受体激动作用仍保留，但中枢兴奋作用降低，甚至转为抑制作用，如萘甲唑啉和羟甲唑啉。

（二）碳链

如果 α 碳上的一个氢被甲基取代，则由苯乙胺类变为苯异丙胺类，其外周肾上腺素受体激动作用减弱而中枢兴奋作用加强，且不易被单胺氧化酶（MAO）破坏，故稳定性增加，作用时间延长，存在于肾上腺素能神经末梢内的时间也延长，易于发挥促去甲肾上腺素释放的作用，如麻黄碱和间羟胺。

（三）氨基

一般认为，药物对 α 和 β 受体的选择性与氨基氢原子的取代基团有关。取代基团从甲基到叔丁基，药物对 α 受体的激动作用逐渐减弱，而对 β 受体的激动作用逐渐加强。如去甲肾上腺素的一个氨基氢原子被甲基取代形成肾上腺素，其对 β 受体的激动作用就加强。异丙肾上腺素主要激动 β 受体，α 受体激动作用大为减弱。沙丁胺醇和特布他林则几无 α 受体激动作用，且进一步提高了对 β_2 受体的选择性。

（四）光学异构体

碳链上 α 碳和 β 碳上的氢如被其他基团取代，都可形成光学异构体。在 α 碳形成的右旋体，其中枢兴奋作用往往较其左旋体强，如右苯丙胺的中枢作用较左苯丙胺强。在 β 碳上形成的左旋体，其外周作用较强，如左旋去甲肾上腺素比右旋体强 10 倍以上。

三、分类

根据药物对肾上腺素受体亚型的选择性，肾上腺素受体激动药可分为以下三类：

1．α 受体激动药

（1）α_1、α_2 受体激动药：如去甲肾上腺素。

（2）α_1 受体激动药：如去氧肾上腺素。

（3）α_2 受体激动药：如羟甲唑啉。

2．α、β 受体激动药 如肾上腺素和麻黄碱。

3．β 受体激动药

（1）β_1、β_2 受体激动药：如异丙肾上腺素。

（2）β_1 受体激动药：如多巴酚丁胺。

（3）β_2 受体激动药：如沙丁胺醇。

第二节 α 受体激动药

一、α_1、α_2 受体激动药

去甲肾上腺素（Noradrenaline，NA；Norepinephrine，NE）

去甲肾上腺素是去甲肾上腺素能神经末梢释放的主要递质，肾上腺髓质仅少量分泌。药用去甲肾上腺素是人工合成的左旋体，化学性质不稳定，见光易失效；在中性，尤其是碱性溶液

中，易氧化变色失去活性，在微酸液中较稳定。注射剂含稳定剂，故可保存，如加入输液时稳定剂被稀释，极易失效。

【体内过程】 去甲肾上腺素口服易被碱性肠液破坏，经肠黏膜和肝时又通过结合与氧化反应而被破坏，故无效。皮下或肌内注射时因剧烈的局部血管收缩，吸收很少，且易发生局部组织缺血坏死，故去甲肾上腺素主要由静脉滴注给药。静脉注射后，去甲肾上腺素很快自血中消失，大部分被去甲肾上腺素能神经末梢摄取，进入囊泡贮存。去甲肾上腺素可通过胎盘进入胎儿血液中，但不易透过血脑屏障。少量被非神经细胞摄取的去甲肾上腺素，大多数在肝和其他组织被 COMT 和 MAO 催化形成间甲去甲肾上腺素和 3- 甲氧 -4- 羟扁桃酸（3-methoxy-4-hydroxymandelic acid，vanillylmandelic acid，VMA）等代谢物而失活（图 10-2）。正常人尿中儿茶酚胺的代谢物以 VMA 为主，约占儿茶酚胺代谢物总量的 90%；24h 尿中 VMA 的排泄量为 2 ~ 6.8mg。嗜铬细胞瘤患者尿中 VMA 的排泄量为 10 ~ 250mg/24h，故测定尿中 VMA 水平是此病的一种重要诊断方法。

【药理作用】 去甲肾上腺素直接激动 α 受体，对 α_1 和 α_2 受体无选择性。与肾上腺素比较，去甲肾上腺素的 β_1 受体激动作用弱，对 β_2 受体几无作用。主要作用部位在血管和心脏。

1. 血管 去甲肾上腺素激动血管 α_1 受体，使血管，特别是小动脉和小静脉收缩。对全身各部分血管收缩作用的程度与 α 受体的分布密度以及去甲肾上腺素的剂量有关；皮肤黏膜血管收缩最明显，其次是肾血管；对脑、肝、肠系膜，甚至骨骼肌血管都有收缩作用。但可使冠状动脉血流增加，这可能与血压升高以及心肌代谢产物（如腺苷）增加而致的冠状血管舒张有关。去甲肾上腺素激动去甲肾上腺素能神经末梢突触前膜 α_2 受体，抑制内源性去甲肾上腺素的释放，从而发挥负反馈调节作用，以调节外源性去甲肾上腺素过于剧烈的血管收缩作用。

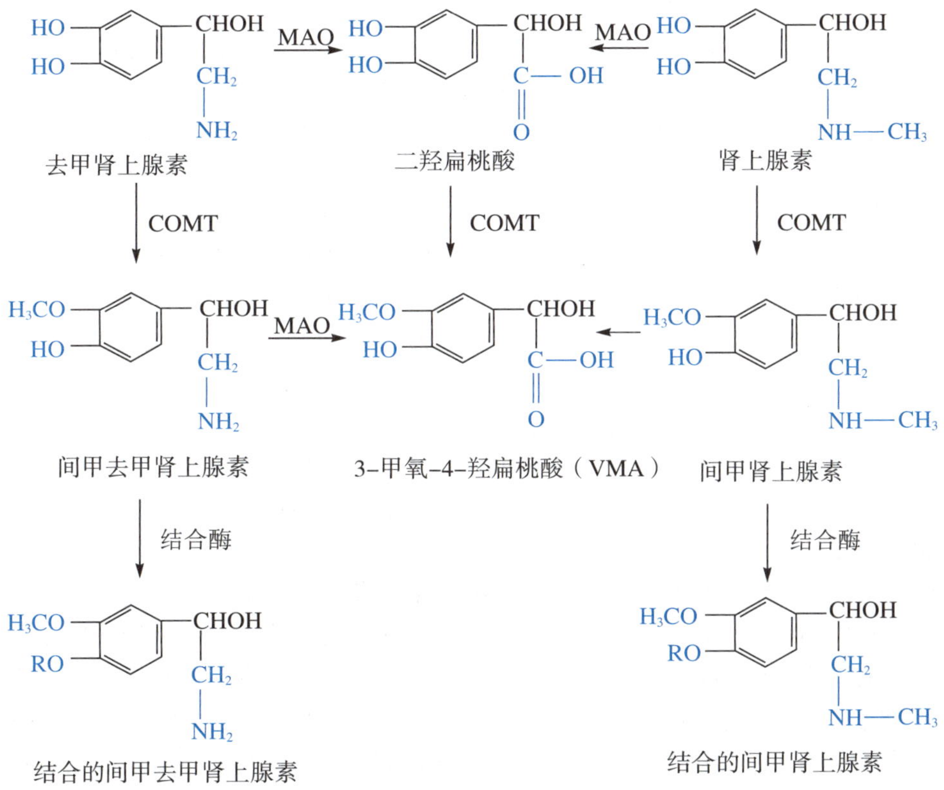

图 10-2　肾上腺素和去甲肾上腺素的生物转化

R：硫酸基或葡糖醛酸基

2．心脏 去甲肾上腺素激动心脏 β_1 受体，从而加强心肌收缩力、加速心率和加快传导，提高心肌的兴奋性，但其对心脏的兴奋效应较肾上腺素弱。在整体状态下，由于血压升高反射性兴奋迷走神经作用强过其直接加快心率作用，故心率减慢。又由于强烈的血管收缩作用，使外周阻力增高，从而增加心脏射血阻力，故心排血量并不明显增加，有时甚至有所下降。当剂量过大、静脉滴注过快时，可引起心律失常，但较肾上腺素为弱。

3．血压 去甲肾上腺素有较强的升压作用，静脉滴注小剂量 10μg/min 可使人外周血管收缩，心脏兴奋，收缩压和舒张压都升高，脉压略加大（图 10-3）。较大剂量时血管强烈收缩，外周阻力明显增高，故血压升高而脉压变小，肾、肝等组织的血液灌注量减少。

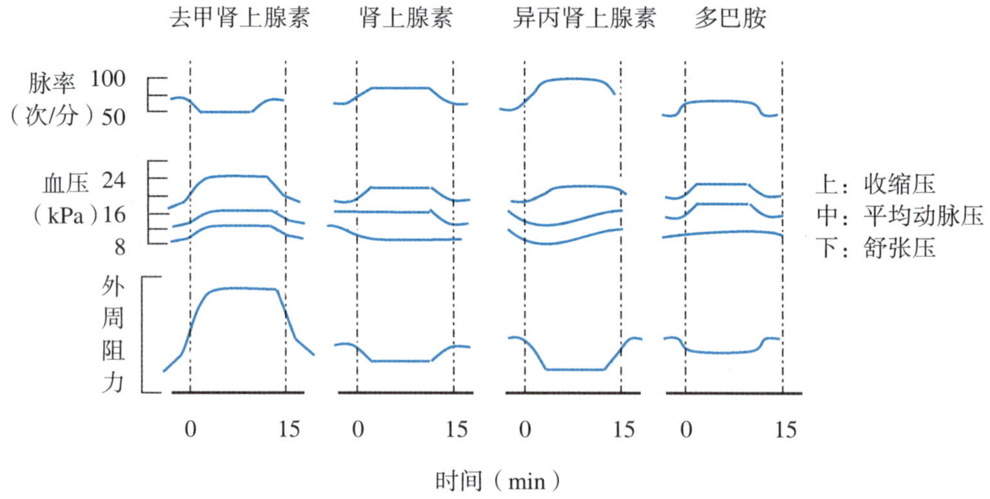

图 10-3 人静脉注射去甲肾上腺素、肾上腺素、异丙肾上腺素和多巴胺对心血管系统的影响

静脉滴注，多巴胺 500μg/min，其余均为 10μg/min

4．其他 对血管以外的平滑肌和代谢的作用均较弱，仅在大剂量时才出现血糖升高。其对中枢神经系统的作用也较弱。对于孕妇，可增加子宫收缩的频率。

【临床应用】 去甲肾上腺素在休克治疗中已不占重要地位，目前仅限于早期神经源性休克以及嗜铬细胞瘤切除后或药物中毒时的低血压。此外，稀释后口服可用于治疗上消化道出血。

【不良反应与禁忌证】

1．局部组织缺血坏死 静脉滴注时间过长、浓度过高或药液漏出血管外，可引起局部组织缺血坏死。如发现药液外漏或注射部位皮肤苍白，应停止注射或更换注射部位，局部进行热敷，必要时使用普鲁卡因或 α 受体阻滞药酚妥拉明做局部浸润注射以扩张血管。

2．急性肾衰竭 如剂量过大或滴注时间过长，尚可使肾血管剧烈收缩，引起少尿、无尿和肾实质损伤，故用药期间尿量应保持每小时 25ml 以上。

3．其他 长时间滴注如果骤然停药，可见血压突然下降，故应逐渐降低滴速而后停药。此外尚可使孕妇子宫收缩。禁用于高血压、动脉硬化症、器质性心脏病、无尿患者以及孕妇。

间羟胺（Metaraminol，阿拉明，Aramine）

间羟胺为 α_1、α_2 受体激动药，既可直接激动肾上腺素受体，也可通过促进去甲肾上腺素释放而发挥间接作用。主要作用是收缩血管、升高血压，升压作用较去甲肾上腺素弱、缓慢而持久。由于反射作用而使心率减慢，略增加心收缩力；对正常人的心排血量影响不明显，可增加休克患者的心排血量。较少引起心悸和心律失常。对肾血管的收缩作用也较去甲肾上腺素弱。短期内连续使用，可出现快速耐受性，作用逐渐减弱，可能与去甲肾上腺素能神经末梢囊泡中的去甲肾上腺素减少或耗竭有关。临床用于早期休克或其他低血压状态，也可用于阵发性房性心动过速，特别是伴有低血压的患者。

二、α_1 受体激动药

去氧肾上腺素（Phenylephrine，苯肾上腺素，新福林，Neosynephrine）

去氧肾上腺素为 α_1 受体激动药，其作用较去甲肾上腺素弱而持久，主要收缩血管，升高血压，使皮肤黏膜、内脏如肾和肺以及四肢的血流量均减少。由于血压升高，反射性地减慢心率，故可用于阵发性室上性心动过速。由于本品能明显减少肾血流量，现已少用于抗休克治疗。可用于蛛网膜下腔麻醉或全身麻醉以及吩噻嗪类所致的低血压。本品尚能激动瞳孔开大肌的 α_1 受体，使之收缩而扩瞳。与阿托品相比，本品的扩瞳起效快，作用弱，维持时间短，在眼科检查时可用作快速、短效的扩瞳药。

甲氧明（Methoxamine，甲氧胺，Methoxamedrine）

甲氧明为 α_1 受体激动药，对 β 受体几无激动作用。其作用与去氧肾上腺素相似，主要收缩血管而升高血压；除冠状血管外，其他血管包括肾血管几乎都呈收缩反应。由于血压升高，反射性地使心率减慢；此外本品尚能延长心肌不应期和减慢房室传导。可用于蛛网膜下腔麻醉或全身麻醉导致的低血压，也用于其他方法治疗无效的阵发性室上性心动过速。

三、α_2 受体激动药

外周 α_2 受体激动药有羟甲唑啉（Oxymetazoline，氧甲唑啉）和可乐定的衍生物阿可乐定（Apraclonidine）等。羟甲唑啉由于收缩局部血管，可滴鼻治疗鼻黏膜充血和鼻炎，常用浓度为 0.05%，作用在几分钟内发生，可持续数小时。偶见局部刺激症状，小儿用后可致中枢神经系统症状，2 岁以下儿童禁用。阿可乐定主要利用其降低眼内压的作用，用于青光眼的短期辅助治疗，特别在激光疗法之后，预防眼内压的回升。

中枢 α_2 受体激动药可乐定（Clonidine）及甲基多巴（Methyldopa）见第二十三章抗高血压药。

第三节　α、β 受体激动药

肾上腺素（Adrenaline，AD，Epinephrine）

肾上腺素是肾上腺髓质的主要激素，其生物合成主要是在髓质嗜铬细胞中首先形成去甲肾上腺素，然后进一步经苯乙胺 -*N*- 甲基转移酶（phenylethanolamine *N*-methyl transferase，PNMT）的作用，使去甲肾上腺素甲基化形成肾上腺素。药用肾上腺素是从家畜肾上腺提取或人工合成的。肾上腺素化学性质不稳定，见光易失效；在中性，尤其是碱性溶液中，易氧化变色而失去活性。

【体内过程】 口服在肠液被破坏，在肠黏膜和肝经结合与氧化反应而被代谢，故无效。皮下注射因局部血管收缩而延缓吸收，6 ～ 15min 起效，作用可维持 1h。肌内注射因对骨骼肌血管不产生收缩作用，故吸收远较皮下注射为快，但维持时间较短，为 30min。肾上腺素代谢的主要途径是先被肝和其他组织的 COMT 催化形成间甲肾上腺素，再被 MAO 催化形成 3- 甲氧 -4- 羟扁桃醛，最后再分别经醛脱氢酶和醛还原酶催化形成 VMA 和 3- 甲氧 -4- 羟苯乙二醇等，部分代谢物最后尚可与葡糖醛酸或硫酸结合而消除（图 10-2）。肾上腺素可通过胎盘屏障。

【药理作用】 肾上腺素为 α、β 受体激动药，作用广泛而复杂，并且取决于机体的生理病理状态、靶器官中肾上腺素受体亚型的分布、整体的反射作用和神经末梢突触间隙的反馈调节等因素。

1. 血管 肾上腺素主要收缩小动脉和毛细血管前括约肌，其次也收缩静脉和大动脉，因为小动脉和毛细血管前括约肌的 α 受体密度高，而静脉和大动脉的 α 受体密度低，故对后

者的收缩作用较弱。此外，肾上腺素对不同部位血管的作用还取决于各血管的α和β受体分布差异以及整体的调节因素。皮肤、黏膜血管以α受体占优势，故呈显著的收缩反应，注射肾上腺素可显著降低皮肤血流量，收缩支气管黏膜血管，消除黏膜水肿。骨骼肌血管以 β_2 受体为主，对肾上腺素呈舒张反应，人静脉滴注肾上腺素30μg/min，可显著增加骨骼肌血流量。肾血管以α受体占优势，肾上腺素在对血压无明显作用的剂量下即可增加肾血管阻力和减少肾血流量达40%，钠、钾及氯的排泄率下降。肾上腺素还可激动肾小球旁细胞（juxtaglomerular cells）的 β_1 受体而增加肾素的分泌。

肾上腺素增加冠状动脉血流，可能与下述三个因素有关：①兴奋冠状动脉 β_2 受体，血管舒张；②心脏的收缩期缩短，相对延长舒张期；③肾上腺素引起心肌收缩力加强和心肌耗氧量增加，心肌细胞代谢产物（腺苷等）增加。

肾上腺素对脑血流量的作用与全身血压有关。治疗量时，对脑部小动脉无显著的收缩作用，由于血压升高而使脑血流量增加，但这种增加在正常情况下受自身调节的限制。肾上腺素对肺血管具有双相作用，小剂量舒张而大剂量收缩。中毒量可产生致死性肺水肿，这可能由肺毛细血管渗透压增高所致。

2．心脏 心脏有 β_1、β_2 和α受体共存，其中以 β_1 受体为主。肾上腺素兴奋心脏作用主要是通过激动心肌、窦房结和传导系统的 β_1 受体，从而加强心肌收缩力、加速心率和加快传导，提高心肌的兴奋性。此外，另有报道人心肌的β受体中有40%为 β_2 受体，其激动效应主要在心率方面，肾上腺素的正性心率作用也有激动 β_2 受体因素的参与。在肾上腺素的作用下，由于心收缩力加强和心率加快，心脏的每搏输出量和每分排血量都增加。加之肾上腺素又能舒张冠状血管，改善心肌的血液供应，且作用出现快，这是作为强效心脏兴奋药的有利之处。其不利之处是提高心肌代谢率和兴奋性，心肌耗氧量增加，特别当剂量过大、静脉注射过快时，可引起心律失常，出现期前收缩，甚至引起心室颤动。

3．血压 肾上腺素对血管总外周阻力的影响与其剂量密切相关，小剂量和治疗量下肾上腺素使心收缩力增强，心率和心排血量增加，皮肤黏膜血管收缩，收缩压和舒张压均升高。但是，它同时能舒张骨骼肌血管，可以抵消或超过对皮肤黏膜血管的收缩作用，而使舒张压不变或下降，脉压增大，有利于血液向各组织器官的灌注。肾上腺素的典型血压改变往往是双相反应，即用药后迅速出现明显的升压作用，继而出现微弱的降压反应，后者作用持续时间较长。如事先给予α受体阻滞药，肾上腺素的升压作用可被翻转，呈现明显的降压反应，表现出肾上腺素对血管 β_2 受体的激动作用。大剂量肾上腺素除强烈兴奋心脏外，还可使血管平滑肌的 α_1 受体兴奋占优势，尤其是皮肤、黏膜、肾和肠系膜血管强烈收缩，使外周阻力显著增高，收缩压和舒张压均升高（图10-3）。

4．平滑肌 肾上腺素激动支气管平滑肌的 β_2 受体，从而引起支气管平滑肌舒张。当支气管哮喘发作时，其舒张作用更加明显。肾上腺素尚能激动支气管黏膜的α受体，使之收缩，从而消除哮喘时的黏膜水肿。此外，肾上腺素还可作用于支气管黏膜层和黏膜下层肥大细胞的 β_2 受体，抑制抗原引起的肥大细胞释放组胺和其他过敏性物质。肾上腺素对胃肠道平滑肌表现为胃松弛、肠张力下降和蠕动的频率及幅度下降，主要是激动α和β受体所致。一般情况下，肾上腺素增加幽门和回盲括约肌的张力，但当括约肌处于痉挛状态时则抑制之。肾上腺素对胃肠道括约肌的作用在不同种属和不同括约肌可表现为收缩或松弛，这可能与存在的α和β受体的比例不同有关。肾上腺素激动β受体可松弛膀胱逼尿肌，减缓排尿感；而激动α受体则使三角肌和括约肌收缩，由此可引起尿潴留或排尿困难。

5．代谢 肾上腺素可促进肝糖原分解和糖异生，升高血糖和乳酸水平，但极少出现糖尿。肾上腺素的升高血糖作用是通过激动肝的 β_2 和α受体而发挥的。此外，还可通过激动胰岛β细胞的 α_2 受体抑制胰岛素的分泌，通过激动胰岛α细胞的β受体促进胰高血糖素分泌，并且降低外周组织摄取葡萄糖等，这些可能都是肾上腺素升高血糖水平的作用机制。肾上腺素促进脂肪分解，使血中脂肪酸增加，这可能是由于三酰甘油酶的激活，使三酰甘油分解为游离脂肪酸和甘油。在一般剂量时，肾上腺素可使耗氧量增加 20% ~ 30%，这主要由于三酰甘油的分解，并伴有产热的增加。

6．中枢神经系统　由于肾上腺素不易透过血脑屏障，故仅在大剂量时才出现中枢兴奋症状，如激动、呕吐、肌强直，甚至惊厥等。治疗量时中枢兴奋作用一般不明显，有时出现不安、恐惧、头痛和震颤等，可能部分继发于肾上腺素对心血管系统、骨骼肌以及代谢的作用。

【临床应用】

1．心脏停搏　因溺水、麻醉和手术意外、中枢抑制药物中毒、急性传染病和心脏传导高度阻滞引起的心脏停搏，在采取心脏按压、人工呼吸和纠正酸中毒等措施的同时，用肾上腺素做静脉注射或气管内给药，具有起搏作用。治疗电击或卤素类全麻药（氟烷、甲氧氟烷等）意外引起心脏停搏时常伴有或诱发心室纤颤，故应配合使用除颤器或利多卡因等抗心律失常药物。

2．过敏性疾病

（1）过敏性休克：输液反应或药物过敏，如青霉素等引起的过敏性休克，表现为大量小血管床扩张和毛细血管通透性增高，发生全身循环血量降低、心收缩力减弱、血压降低以及支气管平滑肌痉挛引起的呼吸困难等症状。肾上腺素激动 α 受体，能明显收缩小动脉和毛细血管前括约肌，使毛细血管通透性降低；激动 β 受体，改善心脏功能，解除支气管平滑肌痉挛，减少过敏性物质的释放，扩张冠状动脉，从而迅速而有效地缓解过敏性休克的临床症状，挽救患者的生命，是治疗过敏性休克的首选药。抢救时，应迅速皮下注射或肌内注射肾上腺素，在危急病例亦可用生理盐水稀释 10 倍后缓慢静脉注射，但必须避免因过量或注射过速造成的血压剧升及心律失常等不良反应。

（2）血管神经性水肿和血清病：肾上腺素对血管神经性水肿、血清病、荨麻疹、花粉症等变态反应性疾病能迅速缓解症状。

3．支气管哮喘急性发作　肾上腺素除能解除哮喘时的支气管平滑肌痉挛外，尚可抑制组织和肥大细胞释放过敏性物质，以及通过对支气管黏膜血管的收缩作用，减轻气道水肿和渗出，从而使支气管哮喘急性发作得到迅速控制。

4．与局麻药配伍及局部止血　将微量肾上腺素加入局麻药液中，可使注射部位周围血管收缩，延缓局麻药的吸收，增强局麻效应，延长局麻作用时间，并减少局麻药吸收中毒的发生。但应注意用量，过量时仍可产生心悸和血压剧升等全身不良反应。亦可将浸有肾上腺素的纱布或棉球（0.1%）用于外伤表面，如鼻黏膜和齿龈，使微血管收缩而止血。

【不良反应与禁忌证】一般不良反应有心悸、不安、面色苍白、头痛、震颤等。如剂量过大，或静脉注射过快，或皮下、肌内注射误入血管，可致心律失常或血压骤升，有发生脑出血的危险。使用时应严格掌握剂量和注射方法，静脉注射须稀释后缓慢注入。注射液稀释后其 pH 升高，在空气及阳光下几小时内即变为淡红色，再久则呈棕色，颜色稍变即不可使用。本品禁用于器质性心脏病、高血压、冠状动脉病变、甲状腺功能亢进患者。慎用于老年人和糖尿病患者。由于肾上腺素能松弛子宫平滑肌，延长产程，故分娩时不宜用。

【药物相互作用】采用环戊烷、氟烷以及其他卤化物进行全身麻醉时，肾上腺素如过量或误入血管，则会增加心室颤动发生的可能性，须慎重。三环类抗抑郁药如丙米嗪可抑制肾上腺素被神经末梢摄取，增强其作用。与 β 受体阻滞药如普萘洛尔合用，则本品的 β 受体激动作用被拮抗，只余 α 受体激动作用，易出现血压急剧升高和脑出血，故属禁忌。

麻黄碱（Ephedrine）

麻黄碱是从中药麻黄（*Ephedra silica*）的干燥草质茎中提取的生物碱，现已可人工合成。从麻黄中尚提取出伪麻黄碱等生物碱和麻黄油。近 2000 年前的《神农本草经》即有麻黄能

“止咳逆上气”的记载。20 世纪 20 年代，陈克恢对麻黄碱进行了系统的药理研究，使其成为最早的肾上腺素受体激动药之一，奠定了肾上腺素受体激动药的研究基础。

【体内过程】 口服易吸收，皮下注射吸收比口服快。口服后 1h 血浆内药物即可达到峰浓度。可透过血脑屏障，也可分泌于乳汁中。仅少量被 MAO 代谢，60% ～ 70% 以原型经肾排出，消除缓慢，故作用维持时间较久，$t_{1/2}$ 为 3 ～ 6h，酸性尿可促进其排泄。

【药理作用】 麻黄碱为 α、β 受体激动药，与肾上腺素比较，其特点是：①化学性质稳定，可口服；②中枢兴奋作用较显著；③ α、β 受体激动作用较弱，因此收缩血管、兴奋心脏、升高血压和松弛支气管平滑肌作用都较肾上腺素弱而持久；④连续使用可发生快速耐受性。

1．中枢神经系统 麻黄碱能透过血脑屏障，中枢兴奋作用较强，较大剂量能兴奋大脑皮质和皮质下中枢，引起精神兴奋、失眠、不安和肌肉震颤等症状。对血管运动中枢和呼吸中枢也略有兴奋作用。

2．心血管系统 麻黄碱能兴奋心脏，使心肌收缩力加强，心率加速，心排血量增加，但较肾上腺素作用弱。在整体状态下，由于血压升高，反射性兴奋迷走神经，抵消了它的直接加速心率作用，故心率变化不大。过大剂量可产生心脏抑制作用。对皮肤、黏膜和内脏血管呈收缩作用，比肾上腺素弱而持久。升压作用缓慢而持久，可维持 3 ～ 6h；收缩压升高比舒张压显著，脉压增加。

3．平滑肌 麻黄碱对支气管平滑肌的松弛作用比肾上腺素起效慢，且弱而持久；也可抑制胃肠道平滑肌；此外尚具有松弛膀胱壁和逼尿肌以及收缩其括约肌的作用。

4．快速耐受性 麻黄碱在短期内反复应用，作用可持续减弱，停药后作用可恢复。每日用药如不超过 3 次，则快速耐受性一般不明显。

【作用机制】 麻黄碱是通过直接作用于肾上腺素受体和间接促进递质释放两种机制而发挥作用的。近年在离体和放射性配体结合实验中，均发现其对 α_1、α_2、β_1 和 β_2 受体都有直接激动作用；并且用氚［^{3}H］标记去甲肾上腺素释放实验证明，麻黄碱能促进标记的去甲肾上腺素释放。整体实验（麻醉大鼠）和放射性配体结合实验证明麻黄碱快速耐受性的形成可能归因于连续给药所致递质消耗和受体脱敏（desensitization）两种因素；后者又可能与受体和麻黄碱亲和力的下降有关。

【临床应用】

1．防治某些低血压状态 麻黄碱肌内注射或皮下注射作为蛛网膜下腔麻醉和硬膜外麻醉的辅助用药，可预防低血压。亦可用本品 10 ～ 30mg 静脉注射，治疗局部麻醉药中毒导致的低血压。

2．消除鼻黏膜充血和肿胀 鼻炎时的鼻塞症状可用本品 0.5% ～ 1% 溶液滴鼻。

3．防治轻度支气管哮喘，也常与止咳祛痰药配成复方用于痉挛性咳嗽。

4．缓解荨麻疹和血管神经性水肿等变态反应的皮肤黏膜症状。

【不良反应与禁忌证】 剂量过大或对其敏感者可引起震颤、焦虑、失眠、心悸、血压升高等；为了避免失眠，不要在晚饭后服用。连续滴鼻治疗过久，可产生反跳性鼻黏膜充血。前列腺肥大患者服用本品可增加排尿困难。由于本品可从乳汁分泌，哺乳期妇女避免服用。本品禁用于高血压、冠心病和甲状腺功能亢进患者。

多巴胺（Dopamine，DA）

多巴胺是合成去甲肾上腺素和肾上腺素的前体，存在于去甲肾上腺素能神经、多巴胺能神经、神经节和中枢神经系统的一些部位，药用多巴胺是人工合成品。

【体内过程】 与肾上腺素相似，口服经肠液、肠黏膜和肝时可被破坏，故无效；由于局部血管收缩作用，皮下、肌内注射也无法发挥作用，故主要通过静脉给药。静脉注射 5min 内起效，持续 5 ～ 10min。给健康人输注多巴胺后很快有约 75% 转化为代谢物，其余则作为前体合成去甲肾上腺素，再以后者的代谢物或其原型经肾排出。$t_{1/2}$ 约为 2min。本品不易透过血脑屏障，故外周给予多巴胺并不产生中枢作用。

【药理作用】在外周，多巴胺除激动多巴胺受体（D 受体）外，也激动 α 和 β 受体，故也属 α、β 受体激动药。对受体的激动作用与多巴胺的剂量或浓度有关，并且取决于靶器官中各受体的分布和对多巴胺的选择性。低剂量时（滴注速度约为每分钟 2μg/kg），主要激动血管的 D_1 受体。D_1 受体属于 G 蛋白偶联受体，激动时通过 Gs 蛋白促进细胞内 cAMP 的形成，cAMP 又通过蛋白激酶 A 而产生血管舒张效应，特别表现在肾、肠系膜和冠状血管，可增加肾小球滤过率、肾血流量和 Na^+ 的排泄，故多巴胺适用于低心排血量伴肾功能损害如心源性低血容量性休克。剂量略高时（滴注速度约为每分钟 10μg/kg），由于激动心肌 β_1 受体和促进去甲肾上腺素释放，表现为正性心力作用；但心率加速作用不如异丙肾上腺素显著。可使收缩压和脉压上升但不影响或略增加舒张压，总外周阻力常不变（图 10-3）。高浓度时则激动 α_1 受体的作用占优势，使血管收缩，肾血流量和尿量减少。

【临床应用】主要用于抗休克，对于伴有心收缩性减弱及尿量减少者较为适宜，同时应补充血容量，纠正酸中毒。多巴胺尚可与利尿药合用治疗急性肾衰竭。

【不良反应与注意事项】偶见恶心、呕吐。如剂量过大或滴注过快，可出现呼吸困难、心动过速、心律失常和肾血管收缩引起的肾功能下降等；一旦发生，应减慢滴注速度。由于本品 $t_{1/2}$ 较短，一般减慢滴速或停药后，反应可消失。如仍不消失，可用酚妥拉明拮抗。长时间滴注可出现手足疼痛或发冷，甚至局部坏死。嗜铬细胞瘤患者禁用。室性心律失常、闭塞性血管病、心肌梗死、动脉硬化和高血压患者慎用。多巴胺与全身麻醉药如环丙烷、氟烷和其他氯代有机物合用可引起室性心律失常。由于多巴胺经 MAO 代谢，故使用 MAO 抑制药的患者同时应用本药时必须减量。接受三环类抗抑郁药的患者加用本药会产生心血管方面的相互作用，应当慎用。

美芬丁胺（Mephentermine，恢压敏，Wyamine）

美芬丁胺为 α、β 受体激动药，药理作用与麻黄碱相似，通过直接作用于受体和间接促进递质释放两种机制发挥作用。本品能加强心收缩力，增加心排血量，稍增加外周血管阻力，使收缩压和舒张压升高。其兴奋心脏作用比异丙肾上腺素弱而持久。加快心率作用不明显，较少引起心律失常。与麻黄碱相似，也具有中枢兴奋作用。进入体内的美芬丁胺经甲基化和羟基化，最后以原型和代谢物经肾排出；在酸性尿中排泄较快。

主要用于蛛网膜下腔麻醉时预防血压下降；也可用于心源性休克或其他低血压状态，此外尚可用 0.5% 溶液滴鼻治疗鼻炎。本品可产生中枢兴奋症状，特别是当过量应用时，可出现焦虑、精神兴奋；也可致血压升高和心律失常等。甲状腺功能亢进患者禁用，失血性休克患者慎用。

伪麻黄碱（Pseudoephedrine）

伪麻黄碱为麻黄碱的立体异构物，作用与麻黄碱相似，但升压作用和中枢作用较弱。口服易吸收，不易被 MAO 代谢，大部分以原型自肾排泄，$t_{1/2}$ 为数小时。主要用于缓解鼻黏膜充血。不良反应见麻黄碱。

第四节　β 受体激动药

一、β_1、β_2 受体激动药

异丙肾上腺素（Isoprenaline，Isoproterenol）

异丙肾上腺素是人工合成品，药用其盐酸盐，是经典的 β 受体激动药。

【体内过程】 口服异丙肾上腺素在肠壁与硫酸基结合而失效，故口服作用很弱。舌下给药可经口腔黏膜吸收但不规则，一般 15 ～ 30min 起效，持续 1 ～ 2h；静脉注射 $t_{1/2}$ 仅为数分钟，持续时间不到 1h；吸入给药 2 ～ 5min 起效，维持 0.5 ～ 2h。吸收后异丙肾上腺素主要在肝和其他组织中被 COMT 代谢失效，最后以与硫酸基结合的甲基代谢物形式经肾排出。异丙肾上腺素不易被 MAO 代谢，也很少被去甲肾上腺素能神经摄取，故作用持续时间较去甲肾上腺素和肾上腺素长。

【药理作用】 为 β 受体激动药，对 β_1、β_2 受体的选择性很低，对 α 受体几无作用。

1．心脏 本品对于心脏具有典型的 β_1 受体激动作用，表现为正性肌力、正性频率、正性缩率以及加速传导等作用，同时心排血量增加，收缩期和舒张期缩短，兴奋性提高。与肾上腺素比较，异丙肾上腺素加速心率和加速传导的作用较强，对心脏正位起搏点的作用较强，而肾上腺素对正位和异位起搏点的作用均很强，因此本品引起心律失常的机会比肾上腺素少。

2．血管和血压 可激动 β_2 受体而舒张血管，主要是舒张骨骼肌血管，对肾血管和肠系膜血管的舒张作用较弱，对冠状动脉也有舒张作用。由于心脏兴奋和血管舒张，故收缩压升高或不变而舒张压略下降，脉压增大（图 10-3）。

3．平滑肌 除血管平滑肌外，异丙肾上腺素也激动其他平滑肌的 β_2 受体，特别对处于紧张状态的支气管、胃肠道等多种平滑肌都具有舒张作用，其对支气管平滑肌的舒张作用比肾上腺素强。

4．其他 具有抑制组胺及其他炎症介质释放的作用。升血糖作用较肾上腺素弱，可能由于其对胰岛细胞有较强的 β 受体激动作用。在增加游离脂肪酸和能量代谢方面，与肾上腺素作用相似。治疗量时中枢兴奋作用不明显，过量时易引起激动、不安、呕吐等。

【临床应用】

1．支气管哮喘急性发作 舌下或喷雾给药可迅速控制支气管哮喘急性发作，疗效快而强，但作用时间短暂，如反复应用，可因产生耐受性而使止喘疗效下降。

2．心脏停搏 可用于治疗各种原因，如溺水、电击、手术意外或药物中毒而造成的心脏停搏。由于对心肌自律性影响较小，故较少诱发心室颤动。

3．房室传导阻滞 舌下或静脉滴注给药可使房室传导阻滞明显改善。可在心电图监视下，将本品 0.2mg 溶于 500ml 葡萄糖注射液中，静脉滴注，并根据心率调整滴速。

4．心源性或感染性休克 在补足血容量的基础上，对中心静脉压高、心排血量较低、外周阻力较高的休克患者具有一定疗效。但异丙肾上腺素主要舒张骨骼肌血管，对内脏血管的舒张作用较弱，改善组织微循环障碍的作用不明显，同时又能显著地增加心肌耗氧量和加快心率，对休克不利，故目前临床已少用。

【不良反应与禁忌证】 常见不良反应有心悸、头痛、皮肤潮红等，少有心绞痛、恶心、震颤、头晕、出汗等。过量可致心律失常甚至心室颤动。用气雾剂治疗哮喘时，患者如不能正确掌握剂量而吸入过量或过频，则可致严重的心脏反应，应予注意。长期使用可产生耐受性，停药 7 ～ 10 天后，耐受性可消失。本品禁用于心绞痛、心肌梗死、甲状腺功能亢进、嗜铬细胞瘤患者。

二、β_1 受体激动药

多巴酚丁胺（Dobutamine）

【体内过程】 与多巴胺相似，口服无效，一般静脉滴注给药。静脉注射后 1 ～ 2min 起效，10min 达最大效应，$t_{1/2}$ 短于 3min。

【药理作用】 多巴酚丁胺是 *l*- 多巴酚丁胺和 *d*- 多巴酚丁胺的消旋体，其作用是二者的综

合效应。左旋体可激活 α_1 受体，引起明显的升压效应，而右旋体则拮抗 α_1 受体，阻断左旋体的效应。但两者均为 β 受体激动药，并且右旋体激动 β 受体的强度是左旋体的 10 倍。由于其对 β_1 受体的激动作用强于 β_2 受体，故多巴酚丁胺属 β_1 受体激动药。与异丙肾上腺素比较，本品的正性肌力作用比正性频率作用显著。这可能是外周阻力变化不大和心脏 β_1 受体激动时的正性肌力作用共同参与的结果。而外周阻力的稳定又可能是由 α_1 受体介导的血管收缩作用与 β_2 受体介导的血管舒张作用相抵消所致。

【临床应用】 主要用于治疗心肌梗死并发心力衰竭。多巴酚丁胺可增加心收缩力，增加心排血量和降低肺毛细血管楔压，并使左室充盈压明显降低，使心功能改善。还可继发性地增加尿量，促进排钠、排水，有利于消除水肿。

【不良反应与注意事项】 用药期间可出现血压升高、心悸、头痛、气短等不良反应，心律失常的发生率较异丙肾上腺素少；如出现收缩压升高、心率增快，应减慢滴注速度。由于本品 $t_{1/2}$ 较短，一般减慢滴速或停药后，反应可消失。梗阻型肥厚性心肌病患者禁用。心房颤动、室性心律失常、心肌梗死和高血压等患者慎用。多巴酚丁胺连用 3 天后可因 β 受体的下调而失效。

其他 β_1 受体激动药尚有普瑞特罗（Prenalterol）、扎莫特罗（Xamoterol）等，主要用于慢性心力衰竭。

三、β_2 受体激动药

β_2 受体激动药选择性地激动 β_2 受体，使支气管、子宫和骨骼肌、血管平滑肌松弛，对心脏 β_1 受体作用较弱。与异丙肾上腺素比较，本类药物具有强大的解除支气管平滑肌痉挛作用，而无明显的心脏兴奋作用。常用的药物有：沙丁胺醇（Salbutamol，羟甲叔丁肾上腺素）、特布他林（Terbutaline，间羟叔丁肾上腺素）、克仑特罗（Clenbuterol，双氯醇胺）、奥西那林（Orciprenaline，间羟异丙肾上腺素）、沙美特罗（Salmeterol）等，临床主要用于治疗支气管哮喘（详见第三十章）。

目前还开发出选择性 β_3 受体激动药，此类药物在结构上是含有羟基的化合物，主要分为 3 种类型，即芳香乙醇胺类、芳氧丙醇胺类及其他类如唑烷衍生物等，具有减肥、治疗糖尿病、解除胃肠道痉挛及抗炎等作用。

SUMMARY

Adrenoceptor agonists, also called sympathomimetic amines, mimic the effects of sympathetic adrenergic nerve stimulation. According to the selectivity of receptor subtypes, adrenoceptor agonists are classified into three groups: (1) α, βadrenoceptor agonists; (2) α adrenoceptor agonists; and (3) βadrenoceptor agonists. The noradrenergic transmitter noradrenaline and the adrenal medullary hormone adrenaline are also included under this broad heading. The adrenoceptor agonists are an important group of therapeutic agents that can be used to maintain blood pressure or to relieve a life-threatening attack of anaphylactic shock and acute bronchial asthma. They are also present in many over-the-counter cold preparations due to their ability to constrict mucosal blood vessels and thus relieving nasal congestion.

（王立祥　张岫美）

第11章 肾上腺素受体阻滞药

案例

男，65岁，高血压20多年，吸烟30多年，无明显症状，未规律用药，近日因头晕来诊。查体：意识清，神志可，T 36.5℃，P 85次/分，R 19次/分，BP 180/95mmHg。诊断：高血压3级。治疗方案：卡托普利25mg，一天2次；美托洛尔25mg，一天2次；氨氯地平5mg，一天1次。随诊3周后，血压基本平稳在135/80mmHg，心率65次/分。

问题与思考：

1．美托洛尔的临床应用有哪些？

2．美托洛尔治疗高血压的机制是什么？

肾上腺素受体阻滞药（adrenoceptor blockers，肾上腺素受体拮抗药，adrenoceptor antagonists）能阻断肾上腺素受体从而拮抗去甲肾上腺素能神经递质或肾上腺素受体激动药的作用。根据药物对α和β受体的选择性不同，可分为α受体阻滞药和β受体阻滞药。

第一节　α受体阻滞药

α受体阻滞药能选择性地与α受体结合，其本身不激动或较少激动肾上腺素受体，但阻断去甲肾上腺素能神经递质或肾上腺素受体激动药与α受体结合，从而拮抗它们对α受体的激动效应。α受体阻滞药能将肾上腺素的升压作用翻转为降压，这个现象称为“肾上腺素作用的翻转”（adrenaline reversal）。

一、α受体阻滞药的分类

根据α受体阻滞药对受体亚型的选择性不同，可将其分为三类：

1．α_1、α_2受体阻滞药

（1）短效类：如酚妥拉明。

（2）长效类：如酚苄明。

2．选择性α_1受体阻滞药　如哌唑嗪。

3．选择性α_2受体阻滞药　如育亨宾。

二、α受体阻滞药的药理作用

1．心血管系统作用

（1）α_1受体阻滞作用：阻断α_1受体可抑制内源性儿茶酚胺引起的缩血管作用，导致动、静脉扩张，外周阻力下降，血压下降。降低血压的作用强度取决于患者用药时的交感神经活性，对卧位时的作用较直立位时弱，降低血压的作用在低血容量时特别明显。阻断 α_1 受体引起的血压下降可反射性地引起心率加快、心排血量增加及水钠潴留等。

本类药物阻断 α_1 受体时亦可阻断外源性儿茶酚胺的缩血管、升压的作用，如可完全拮抗去氧肾上腺素所致的升压反应；部分拮抗去甲肾上腺素所致的升压反应；可翻转肾上腺素的升压反应。

（2）α_2 受体阻滞作用：α_2 受体在调节交感神经活性方面具有重要作用。α_2 受体阻滞药可通过阻断去甲肾上腺素能神经末梢突触前膜 α_2 受体，促进神经末梢释放去甲肾上腺素；亦可通过作用于中枢而增加外周交感神经活性，从而激动心脏的 β_1 受体和血管的 α_1 受体，升高血压。虽然某些血管床亦存在 α_2 受体，激动该受体可引起平滑肌收缩，但普遍认为主要是循环中的儿茶酚胺作用于此受体，而由神经末梢释放的去甲肾上腺素则兴奋 α_1 受体。在某些血管，α_2 受体还可通过增加血管内皮舒张因子的释放而促进血管舒张。

2．其他作用　α 受体阻滞药也可阻断非血管平滑肌的 α 受体，例如膀胱及前列腺的括约肌，降低括约肌张力，减少阻力。激动胰岛 α_2 受体可显著抑制胰岛素分泌，而阻断这些受体则可促进胰岛素的释放。

三、α_1、α_2 受体阻滞药

酚妥拉明（Phentolamine，立其丁，Regitine）

【体内过程】 生物利用度低，口服效果仅为注射给药的 20%。口服给药后 30min 血药浓度达峰值，作用维持 3 ~ 6h；肌内注射作用维持 30 ~ 50min。大多以无活性代谢物形式从尿中排泄。

【药理作用】 酚妥拉明为短效竞争性 α 受体阻滞药，对 α_1 和 α_2 受体无选择性。静脉注射能使血管扩张，肺动脉压和外周血管阻力降低，血压下降。酚妥拉明对血管有直接舒张作用，较大剂量阻断 α 受体，可翻转肾上腺素的升压作用。由于血管舒张、血压下降，反射性地兴奋心脏，加上该药可阻断去甲肾上腺素能神经末梢突触前膜 α_2 受体，促进去甲肾上腺素释放，故使心肌收缩力增强、心率加快及心排血量增加、心肌耗氧量增加，有时可致心律失常。

本品也能阻断 5-HT 受体，激动 M 受体和组胺 H_1、H_2 受体，还具有阻滞钾通道作用。其兴奋胃肠道平滑肌的作用可被阿托品所拮抗。

【临床应用】

1．外周血管痉挛性疾病　如雷诺综合征、血栓闭塞性脉管炎及冻伤后遗症等。

2．去甲肾上腺素滴注外漏　长期过量静脉滴注去甲肾上腺素或静脉滴注去甲肾上腺素外漏时，可致皮肤苍白和剧烈疼痛，甚至坏死，此时可用酚妥拉明 10mg 溶于 10 ~ 20ml 生理盐水中做局部浸润注射。

3．休克　在补足血容量基础上，酚妥拉明能舒张血管，降低外周阻力，增加心排血量，从而使机体的血液重新分布，改善内脏组织血流灌注和解除微循环障碍。特别是本药能明显降低肺血管阻力，对肺水肿具有较好疗效。目前主张将酚妥拉明和去甲肾上腺素合用以对抗去甲肾上腺素强大的 α_1 受体激动作用，使血管收缩作用不至过分剧烈，并保留对心脏 β_1 受体的激动作用，使心收缩力增加，脉压增大，提高其抗休克的疗效，减少毒性反应。一般用酚妥拉明 2 ~ 5mg 和去甲肾上腺素 1 ~ 2mg，加入 500ml 生理盐水中静脉滴注。主要用于感染中毒性、心源性和神经源性休克。

4．急性心肌梗死和顽固性心力衰竭　其作用机制是抑制心功能不全时小动脉和小静脉的反射性收缩，降低外周血管阻力，降低心脏前后负荷和左心室充盈压，增加心排血量，使心功能不全、肺水肿和全身性水肿得以改善。

5．嗜铬细胞瘤的鉴别诊断和防治 酚妥拉明可以控制嗜铬细胞瘤手术过程中突然发生的高血压危象，亦可用于突然停用可乐定或应用单胺氧化酶抑制药患者食用富含酪胺食物后出现的高血压危象。做鉴别诊断试验时可引起严重低血压，应特别慎重。

6．其他应用 阴茎海绵体内注射用于诊断或治疗阳痿。

【不良反应与注意事项】 大剂量酚妥拉明可引起直立性低血压，注射给药可产生心动过速、心律失常和诱发或加剧心绞痛。其他尚有腹痛、恶心、呕吐等消化道反应，可诱发或加剧消化性溃疡。冠心病、胃炎和胃十二指肠溃疡患者慎用。

妥拉唑林（Tolazoline）

妥拉唑林为短效 α 受体阻滞药，对 α_1 和 α_2 受体的阻断作用与酚妥拉明相似，但较弱。此外尚有拟胆碱、释放组胺和 5-HT 受体阻断作用。能舒张血管，兴奋心脏和胃肠道平滑肌，也增加胃肠道、唾液腺、泪腺和汗腺分泌。

临床主要用于外周血管痉挛性疾病、手足发绀、血栓闭塞性静脉炎。也用于嗜铬细胞瘤以控制症状。不良反应与酚妥拉明相似，但发生率较高。可诱发心肌梗死和消化性溃疡。

酚苄明（Phenoxybenzamine，苯苄胺，Dibenyline）

酚苄明为人工合成品，其化学结构属氯化烷基胺。

【体内过程】 口服吸收率为 20% ～ 30%。因局部刺激性强，不作肌内或皮下注射。静脉注射 1h 可达最大效应。本品脂溶性高，大剂量用药可积蓄于脂肪组织，然后缓慢释放，故作用持久，$t_{1/2}$ 约为 24h。在肝代谢，经尿和胆汁排泄。药物排泄缓慢，12h 排泄约 50%，24h 排泄约 80%，一次给药，作用可维持 3 ～ 4 日。

【药理作用与临床应用】 本品进入体内后分子中的氯乙胺基环化，形成乙撑亚胺基。后者与 α 受体以牢固的共价键结合，即使应用大剂量的去甲肾上腺素也难以完全拮抗其作用，须待药物从体内清除后，作用始能消失，故为长效的非竞争性 α 受体阻滞药，具有起效慢、作用强和作用持久的特点。阻断 α_1 和 α_2 受体，扩张血管，降低外周血管阻力，明显地降低血压，其作用强度与血管受去甲肾上腺素能神经控制的程度有关。对静卧和休息的正常人，酚苄明的血管扩张和降压作用往往不明显或表现为舒张压略下降；当交感神经张力高、血容量低或直立时，则可引起明显的降压和心率加快作用，后者系血压下降引起的反射作用及阻断突触前膜 α_2 受体和抑制去甲肾上腺素重摄取等综合作用的结果。此外，酚苄明尚有较弱的抗 5-HT 和抗组胺作用。临床主要用于治疗外周血管痉挛性疾病，亦可用于嗜铬细胞瘤、休克及良性前列腺增生的治疗。

【不良反应与注意事项】 主要不良反应是直立性低血压。常见心动过速、鼻塞、口干等。空腹大剂量口服时，易致恶心、呕吐等消化道刺激症状。尚有思睡、疲乏、全身软弱等中枢抑制症状。治疗休克时，必须先补充血容量，然后缓慢静脉注射酚苄明，并密切观察病情变化和纠正血压。

四、选择性 α_1 受体阻滞药

α_1 受体阻滞药对动脉和静脉上的 α_1 受体有较高的选择性阻断作用，对去甲肾上腺素能神经末梢突触前膜上的 α_2 受体作用极弱。因此在拮抗去甲肾上腺素和肾上腺素的升压作用的同时，不促进神经末梢释放去甲肾上腺素，即在扩张血管、降低外周阻力、降低血压的同时，不明显加快心率。

临床常用哌唑嗪（Prazosin）、特拉唑嗪（Terazosin）及多沙唑嗪（Doxazosin）等，主要用于高血压和顽固性心力衰竭的治疗（见第 23 章和 24 章），也可用于良性前列腺增生。

坦洛新（Tamsulosin）

此药为选择性 α_1 受体阻滞药，对 α_{1A} 受体亚型的亲和力明显高于 α_{1B} 受体。与其他 α_1 受

体阻滞药相比，坦洛新松弛前列腺平滑肌的作用明显强于血管舒张作用，说明 α_{1A} 受体亚型是引起前列腺平滑肌收缩的最重要的 α_1 受体亚型。因此坦洛新用于治疗良性前列腺增生，可明显改善排尿障碍，且对血压、心率无明显影响。

五、选择性 α_2 受体阻滞药

育亨宾（Yohimbine）

此药为选择性 α_2 受体阻滞药。α_2 受体在调节交感神经活性方面起重要作用，包括中枢与外周。育亨宾易进入中枢神经系统，阻断 α_2 受体，可促进去甲肾上腺素从神经末梢释放，增加交感神经张力，导致血压升高、心率加快。育亨宾也是 5-HT 受体阻滞药。主要用作实验研究的工具药，亦可用于治疗男性性功能障碍及糖尿病患者的神经病变。

第二节　β 受体阻滞药

β 受体阻滞药可选择性地和 β 受体结合，竞争性地阻断去甲肾上腺素能神经递质或肾上腺素受体激动药与 β 受体结合，从而拮抗 β 受体激动后所产生的一系列作用。

1957 年合成了第一个 β 受体阻滞药——二氯异丙肾上腺素（dichloroisoprenaline，DCI），由于 DCI 有较强的内在拟交感活性，随即又合成了内在拟交感活性较低的 DCI 衍生物——丙萘洛尔（Pronetalol），曾试用于心绞痛，后因其严重不良反应而被禁用。1964 年普萘洛尔（Propranolol）的问世及其在治疗心绞痛和高血压方面的临床价值，激发了人们对 β 受体阻滞药的研制兴趣。β 受体阻滞药的应用不但在治疗心血管疾病的药物研制理论与实践方面开辟了一个重要方向，而且也促进了对肾上腺素受体理论的研究，如肾上腺素受体的分型、放射性配体结合实验、肾上腺素受体的分离和结构研究、肾上腺素受体和第二信使等。

一、β 受体阻滞药的共性

【构效关系】 β 受体阻滞药的化学结构和 β 受体激动药异丙肾上腺素相近，其化学结构基本由三部分组成，并与药理效应密切相关（图 11-1）。

1．芳香环上的基团主要决定药物对 β 受体作用的性质，是激动作用抑或阻断作用。异丙肾上腺素的芳香环是儿茶酚，其乙胺基的胺基头上连一个异丙基；而 β 受体阻滞药的芳香环可能是苯环、萘环（如普萘洛尔）、其他芳香环或杂环。

2．α 碳原子侧链上的仲胺或叔胺与药物和受体的亲和力有关。

3．中间链的长度和—O—CH_2—与药物的阻断作用强度有关。

【分类】 见表 11-1。

1．1 类　β_1、β_2 受体阻滞药（非选择性 β 受体阻滞药）。

（1）1A 类：无内在拟交感活性的 β 受体阻滞药，如普萘洛尔、噻吗洛尔等。

（2）1B 类：有内在拟交感活性的 β 受体阻滞药，如吲哚洛尔等。

2．2 类　选择性 β_1 受体阻滞药（心脏选择性 β 受体阻滞药），由于此类药物对心脏 β_1 受体选择性较高，治疗量下对 β_2 受体阻断作用较弱，故支气管痉挛等不良反应较轻。

（1）2A 类：无内在拟交感活性的 β_1 受体阻滞药，如阿替洛尔、美托洛尔等。

（2）2B 类：有内在拟交感活性的 β_1 受体阻滞药，如醋丁洛尔、塞利洛尔等。

3．3 类　α、β 受体阻滞药，此类药物对 α 和 β 受体均有阻断作用，但对 β 受体的阻断作用强于对 α 受体的阻断作用，如拉贝洛尔等。

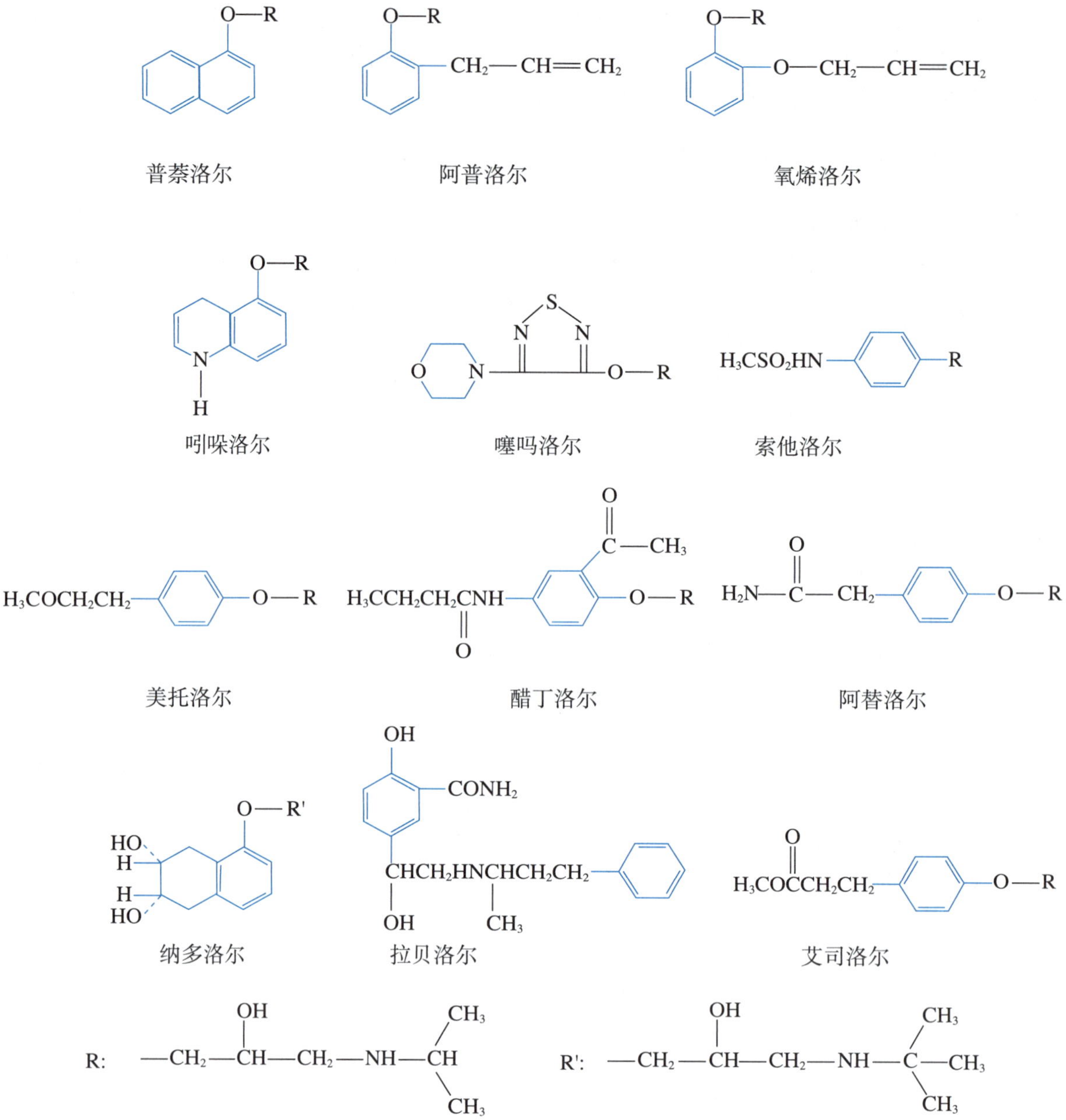

图 11-1　β 受体阻滞药的化学结构

表11-1　β受体阻滞药的分类和药效学特性的比较

类别和代表药	选择性	内在拟交感活性	作用强度①	膜稳定作用
1 类　β_1、β_2 受体阻滞药				
1A 类　无内在拟交感活性 β 受体阻滞药				
普萘洛尔（Propranolol，心得安）	–	–	1	+
噻吗洛尔（Timolol，噻吗心安）	–	–	6 ~ 100	–
纳多洛尔（Nadolol，羟萘心安）	–	–	2 ~ 4	–
索他洛尔（Sotalol，甲磺胺心安）	–	–	0.1 ~ 0.33	–
布拉洛尔（Bupranolol，氯甲苯心安）	–	–	1	+

续表

类别和代表药	选择性	内在拟交感活性	作用强度①	膜稳定作用
1B 类 有内在拟交感活性 β 受体阻滞药				
二氯异丙肾上腺素（Dichloroisoprenaline）	–	+++	0.1	+
吲哚洛尔（Pindolol，心得静）	–	++	6 ~ 15	+
氧烯洛尔（Oxprenolol，心得平）	–	+	2	+
阿普洛尔（Alprenolol，心得舒）	–	+	0.33	+
莫普洛尔（Moprolol，甲氧苯心安）	–	+	1	+
托利洛尔（Toliprolol，甲苯心安）	–	+	1	+
卡替洛尔（Carbeolol，喹诺酮心安）	–	+	10	+
硝苯洛尔（Nifenalol，硝苯心定）	–	+	0.04	–
2 类 选择性 β_1 受体阻滞药				
2A 类 无内在拟交感活性 β_1 受体阻滞药				
阿替洛尔（Atenolol，氨酰心安）	+	–	0.5 ~ 1	–
美托洛尔（Metoprolol，美多心安）	+	–	1	–
妥拉洛尔（Tolamolol，胺甲苯心安）	+	–	1	–
倍他洛尔（Betaxolol，倍他心安）	+	–	4（人）	±
2B 类 有内在拟交感活性 β_1 受体阻滞药				
普拉洛尔（Practolol，心得宁）	+	+	0.5	–
醋丁洛尔（Acebutolol，醋丁酰心安）	±	+	0.5	+
3 类 α、β 受体阻滞药				
拉贝洛尔（Labetalol，柳胺苄心定）	–	±	0.25	±

①在犬，与标准剂量异丙肾上腺素心率加速的拮抗作用的比较

【体内过程】 β 受体阻滞药的药动学特点与其脂溶性有关，常用 β 受体阻滞药的主要药动学参数见表 11-2。

1. 吸收 脂溶性高的药物如普萘洛尔、美托洛尔等口服易吸收，但首过消除明显，生物利用度低；而脂溶性低的药物如阿替洛尔，口服吸收差，但首过消除少，生物利用度较高。增加药物剂量，可使血药浓度升高，生物利用度提高。由于肝代谢功能的个体差异较大，故首过消除大的药物其血药浓度的个体差异也较大。食物可减少低脂溶性 β 受体阻滞药如阿替洛尔的吸收，但可提高高脂溶性 β 受体阻滞药如普萘洛尔、美托洛尔和拉贝洛尔的生物利用度。

2. 分布 进入血液循环的 β 受体阻滞药可分布到全身各组织，高脂溶性和低血浆蛋白结合率者，表观分布容积较大。如高脂溶性的普萘洛尔和中脂溶性的美托洛尔在脑脊液中的浓度与血浆浓度近似，而低脂溶性的阿替洛尔在脑脊液中的浓度则仅为血浆浓度的 1/10 ~ 1/5。人脑组织中的浓度，普萘洛尔可达约 2.5μg/g，美托洛尔约为 1.5μg/g，阿替洛尔约为 0.15μg/g。

3. 消除 脂溶性高的 β 受体阻滞药主要在肝内代谢，少量从尿中以原型排出，药物的 $t_{1/2}$ 为 2 ~ 5h。在肝疾病、肝血流量减少或肝药酶被抑制时，药物消除减慢，$t_{1/2}$ 延长。普萘洛尔和美托洛尔在肝经羟化代谢，在人群中存在快代谢者和慢代谢者。脂溶性低的 β 受体阻滞药如阿替洛尔和纳多洛尔，主要以原型药从肾排泄，肾功能正常时，药物的血浆浓度比较稳定，

但当患者肾功能不全时，则可能产生蓄积作用。

表11-2 常用β受体阻滞药的药动学参数

药物	脂溶性①	生物利用度（%）	首过消除（%）	血浆蛋白结合率（%）	$t_{1/2}$（h）		消除途径	血浆浓度个体差异（倍）
					iv	po		
普萘洛尔	3.65	～30	60～70	93	2.5	2～5	肝	20
阿普洛尔	3.27	10	90	85～95	0.3～3.1	2～3	肝	10～25
氧烯洛尔	0.43	40	40～70	80～90	1～2	1～4	肝	10
醋丁洛尔	1.9	～40	30	11～26		3～4	肝	6～24
吲哚洛尔	1.75	～75	10～20	57	3.6	2～5	肝、肾	4
美托洛尔	2.15	～40	25～60	12	3.2	3～4	肝	5～20
阿替洛尔	0.23	～50	0～10	5		6～9	肾	4
噻吗洛尔	2.1	～50	25～30	75		2～5	肝	2～7
纳多洛尔	0.7	～35	0	20～30	3.4～4.5	14～24	肾	5～7
拉贝洛尔	–	～20	60	50		4～6	肝	0
卡维地洛	–	22		95		6	肝、肾	

① 辛醇 / 水分配系数

【药理作用】 β 受体阻滞药的大部分药理作用与阻断 β 受体有关，但某些药物尚具有部分激动 β 受体的内在拟交感活性、膜稳定作用和抑制血小板聚集等作用。

1．β 受体阻滞作用 本类药物通过阻断多种脏器组织的 β 受体，拮抗或减弱去甲肾上腺素能神经递质或药物对 β 受体的激动作用，是 β 受体阻滞药的主要药理作用。实验证明，β 受体阻滞药明显阻断异丙肾上腺素的心脏兴奋作用，使异丙肾上腺素的量效曲线平行右移，当增加异丙肾上腺素剂量时，仍能产生兴奋心脏的最大效应，是典型的竞争性拮抗作用。

（1）心脏：β 受体阻滞药阻断心脏 β_1 受体，使心率减慢，心收缩力减弱，心排血量减少，心肌耗氧量下降，血压稍降低。实验显示，β 受体阻滞药可减慢窦性节律，减慢心房和房室结的传导，延长房室结的功能性不应期，这些作用都反映了心脏功能的减弱。此外，β 受体阻滞药对心脏的抑制作用也可能涉及对心脏 β_2 受体的阻断作用。β 受体阻滞药对心脏的作用与机体交感神经张力有关。交感神经张力较高（如激动、运动试验以及高血压、心绞痛）时，对心脏的作用比较显著。不具有内在拟交感活性的 β 受体阻滞药如普萘洛尔，可使处于安静状态的人心率减慢，心排血量和心收缩力降低，血压稍有下降。具有内在拟交感活性的 β 受体阻滞药如吲哚洛尔对静息心脏的作用较弱。

（2）血管与血压：短期应用 β 受体阻滞药，由于对血管 β_2 受体的阻断和代偿性交感神经反射，除脑血管外，肝、肾、骨骼肌以及冠状血管的血流量都有不同程度的下降；但长期应用总外周阻力可恢复至原来水平。具有内在拟交感活性的 β 受体阻滞药如吲哚洛尔，由于激动 β_2 受体，可使外周动脉血流量增加。

β 受体阻滞药对正常人血压影响不明显，而对原发性高血压患者则具有降压作用。本类药物用于治疗原发性高血压，疗效可靠，但其降压机制复杂，可能是药物对多种系统 β 受体阻断的结果。

（3）支气管平滑肌：β 受体阻滞药使支气管平滑肌收缩而增加气道阻力。这种作用对正常人较弱；但对支气管哮喘患者，有时可诱发或加重哮喘的急性发作，甚至危及生命。选择性

β_1 受体阻滞药此作用较弱。因此，支气管哮喘患者应禁用非选择性 β 受体阻滞药，且应用选择性 β_1 受体阻滞药时也须慎重。

（4）代谢：①糖代谢：人类肝糖原的分解与 α 和 β_2 受体有关，儿茶酚胺可增加肝糖原分解，在低血糖时动员葡萄糖。因此 β 受体阻滞药与 α 受体阻滞药合用时，可阻断肾上腺素的升高血糖作用。普萘洛尔不影响正常人的血糖水平，也不影响胰岛素的降低血糖作用，但能延缓用胰岛素后血糖水平的恢复，这可能是由于普萘洛尔拮抗了低血糖时儿茶酚胺释放所致的糖原分解作用。②脂肪代谢：一般认为脂肪的分解与 α_2 和 β 受体有关。近年对 β_3 受体研究较多，认为存在于脂肪细胞中的 β_3 受体介导脂肪分解。最近人类 β_3 受体已被克隆。β 受体阻滞药可减少游离脂肪酸自脂肪组织的释放，长期应用非选择性的 1A 类 β 受体阻滞药可中度升高血浆三酰甘油的浓度，而低密度脂蛋白浓度无变化。2 类 β_1 受体阻滞药和具有内在拟交感活性的 1B 类药对脂肪代谢作用较弱，其作用机制尚待研究。

（5）肾素：β_1 受体阻滞药能减少交感神经兴奋所致的肾素释放，其作用位点可能是肾小球旁细胞的 β 受体（在人为 β_1 受体）。在各种 β 受体阻滞药中，普萘洛尔降低肾素释放的作用最强，噻吗洛尔次之，吲哚洛尔和氧烯洛尔较弱。

2．膜稳定作用　某些 β 受体阻滞药具有局部麻醉作用，在心肌电生理研究中表现为奎尼丁样稳定心肌细胞膜电位作用。早期认为 β 受体阻滞药的膜稳定作用可能与其抗心律失常和抑制心肌作用有关，但在离体实验中发现，产生膜稳定作用的药物浓度远较其阻断心肌 β 受体的浓度为高，后来发现膜稳定作用与 β 受体阻滞药的治疗作用基本无关。其临床意义可能在于局部滴眼用以治疗青光眼时，局部麻醉作用成为副作用，而无膜稳定作用且 β 受体阻断作用较强的噻吗洛尔则为适宜的滴眼药。

3．内在拟交感活性（intrinsic sympathomimetic activity，ISA）　有些 β 受体阻滞药在与 β 受体结合时，除有阻断作用之外，对 β 受体尚产生部分激动效应，即 ISA。由于 β 受体阻滞药 ISA 的强度远较其阻断作用为弱，在整体动物，这种激动作用常被阻断作用所掩盖，只有在离体器官、利血平化动物或慢性自主神经功能不全患者才能表现出来。具有 ISA 的 β 受体阻滞药的特点有：①药物对心脏抑制作用和对支气管平滑肌收缩作用较弱；②增加药物剂量或体内儿茶酚胺处于低水平状态时，可产生心率加快和心排血量增加等作用。

【临床应用】

1．心律失常　β 受体阻滞药对多种原因引起的室上性和室性心律失常均有效，尤其对运动或情绪紧张、激动所致心律失常或心肌缺血、强心苷中毒引起的心律失常疗效好（见第 22 章抗心律失常药）。

2．原发性高血压　β 受体阻滞药是治疗原发性高血压的基础药物。普萘洛尔、阿替洛尔及美托洛尔等均可有效地控制原发性高血压，患者耐受良好，可单独使用。与利尿药、钙通道阻滞药、血管紧张素转化酶抑制药配伍使用，能提高疗效，并能减轻其他药物引起的心率加快、心排血量增加及水钠潴留等不良反应（见第 24 章抗高血压药）。

3．缺血性心脏病　β 受体阻滞药对心绞痛有良好的疗效，可减少心绞痛发作，改善患者的运动耐量。早期应用普萘洛尔、美托洛尔和噻吗洛尔等均可降低心肌梗死患者的死亡率，长期应用可以降低复发率和猝死率（见第 25 章抗心绞痛药）。

4．慢性心力衰竭　近年应用美托洛尔、卡维地洛等 β 受体阻滞药治疗扩张型心肌病或慢性心力衰竭，可明显改善心功能，抑制心肌重构，降低猝死率。其机制可能与以下几方面因素有关：①改善心脏舒张功能；②缓解由儿茶酚胺引起的心脏损害；③抑制前列腺素或肾素所产生的缩血管作用；④使 β 受体上调，恢复心肌对内源性儿茶酚胺的敏感性。目前已被推荐为慢性心力衰竭的常规用药。

5．其他　噻吗洛尔减少房水形成，降低眼内压，用于治疗原发性开角型青光眼。另外，普萘洛尔治疗甲状腺功能亢进、偏头痛、酒精中毒等有一定疗效。

【不良反应与注意事项】 常见不良反应有恶心、呕吐、腹泻等消化道症状，偶见过敏性皮疹和血小板减少等，应用不当可引起下列较严重的不良反应。

1. 诱发或加重支气管哮喘 非选择性 β 受体阻滞药可阻断支气管平滑肌上的 β_2 受体，使支气管收缩，因此禁用于伴有支气管哮喘的患者。选择性 β_1 受体阻滞药如美托洛尔以及具有 ISA 的吲哚洛尔等对支气管的收缩作用较弱，一般不诱发或加重哮喘，但这些药物的选择性往往是相对的，故对哮喘患者仍应慎用。

2. 抑制心脏功能 由于阻断心脏的 β_1 受体，使心功能全面抑制，特别是心功能不全、窦性心动过缓和房室传导阻滞的患者对药物敏感性增高，更易发生，甚至引起重度心功能不全、肺水肿、完全性房室传导阻滞或心脏停搏的严重后果。

3. 外周血管收缩和痉挛 由于阻断血管平滑肌的 β_2 受体，可引起间歇性跛行或雷诺综合征，表现为四肢发冷、皮肤苍白或发绀、两足剧痛，甚至产生脚趾溃烂和坏死。

4. 反跳现象 长期应用 β 受体阻滞药突然停药后，常使原来的病症加重，如血压上升、心律失常或心绞痛发作加剧，甚至产生急性心肌梗死或猝死，此种现象称为反跳现象。目前认为这是由于长期用药后 β 受体上调并对内源性儿茶酚胺敏感性增高的结果。因此，长期用药者在停药时应逐渐减量直至停药。

5. 其他 可引起疲乏、失眠和精神忧郁等症状，故精神抑郁患者慎用普萘洛尔。糖尿病患者应用胰岛素的同时应用 β 受体阻滞药可导致血糖降低，并可掩盖低血糖时出汗和心率加快等症状，从而造成严重后果。长期应用某些 β 受体阻滞药如普拉洛尔可产生自身免疫反应，产生皮肤黏膜眼综合征，应警惕。

二、常用 β 受体阻滞药

普萘洛尔（Propranolol，心得安）

【体内过程】 口服几乎全部吸收，空腹口服后 1 ~ 3h 即达血浆峰浓度，但首过消除明显，达 60% ~ 70%，生物利用度低。血浆蛋白结合率为 93%，可分布到肺、心、肝等脏器，脑脊液中浓度与血液中游离的药物浓度相近。大部分在肝被代谢，由于肝代谢功能的个体差异较大，故普萘洛尔血浆浓度的个体差异较大。一般口服后 $t_{1/2}$ 为 2 ~ 5h，静脉注射 $t_{1/2}$ 为 2.5h。

【药理作用】 普萘洛尔对 β_1 和 β_2 受体无选择性，无 ISA，具有膜稳定作用。

1. 心脏 阻断心脏 β 受体，使心率减慢，心肌收缩力减弱，自律性降低，心排血量和心肌耗氧量降低，当交感神经张力升高时，作用尤为明显。

2. 血管和血压 通过阻断血管平滑肌的 β_2 受体，使 α 受体的兴奋性相对增高，加之心功能抑制，心排血量减少反射性兴奋交感神经，可引起血管收缩，外周阻力增加，但此作用一般不明显。肾、肝和骨骼肌等血流量减少。对正常人血压影响不明显，而对高血压患者具有降低血压的作用。

3. 支气管平滑肌 通过阻断支气管平滑肌上的 β_2 受体，使支气管平滑肌收缩，张力增高，呼吸道阻力增大。对正常人，此种作用较弱，但对支气管哮喘患者，则可诱发或加剧支气管哮喘发作。

4. 代谢 普萘洛尔对正常人的血糖无明显影响，但可抑制肾上腺素引起的高血糖反应，抑制心肌和骨骼肌的糖原分解。对脂肪分解有抑制作用，使血清游离脂肪酸含量降低。

5. 其他 普萘洛尔有明显的膜稳定作用，此作用与其降低细胞膜对离子的通透性有关。本品尚有明显的抗血小板聚集的作用，可拮抗腺苷二磷酸、肾上腺素和胶原等物质诱导的血小板聚集作用，此作用可能与膜稳定作用有关。

【临床应用】 主要用于高血压、心律失常、心绞痛、心肌梗死、甲状腺功能亢进，试用于嗜铬细胞瘤、肥厚型心肌病、偏头痛、肌震颤及门静脉高压等。

嚔吗洛尔（Timolol，嚔吗心安）

【体内过程】 嚔吗洛尔口服吸收率达 90% 以上，也能经皮肤吸收。主要在肝代谢，代谢率约为 90%。有明显的首过消除，生物利用度约为 50%。口服血浆药物浓度个体差异为 2 ~ 4 倍。口服峰时间为 2 ~ 4h，$t_{1/2}$ 为 3 ~ 5h。主要分布在肝、肺及肾，能透过血脑屏障和胎盘。仅 20% 以原型自肾排出。眼局部用药约 50% 被吸收。

【药理作用】 嚔吗洛尔对 β_1 和 β_2 受体无选择性，无 ISA，亦无膜稳定作用。药理作用与普萘洛尔相似，阻断 β 受体的作用是普萘洛尔的 6 ~ 100 倍，其对心血管系统、支气管平滑肌、中枢神经系统及代谢的作用都与普萘洛尔相似；亦能降低血浆肾素活性。本品具降低眼内压的作用，其机制可能与减少房水的生成有关。

【临床应用】 主要治疗青光眼，如开角型青光眼、继发性青光眼和无晶状体青光眼等，是目前治疗青光眼、降低眼内压的主要药物。亦可用于高血压、心绞痛、心肌梗死、偏头痛等。

阿替洛尔（Atenolol，氨酰心安）

【体内过程】 口服吸收率为 46% ~ 62%，在肝中代谢极少，不易进入中枢，约有 90% 的药物以原型经肾排出，$t_{1/2}$ 为 6 ~ 9h。

【药理作用与临床应用】 阿替洛尔为选择性 β_1 受体阻滞药，无膜稳定作用，属 2A 类药物。对心脏的作用与普萘洛尔相似，可减慢心率，抑制心肌收缩力，降低自律性和延缓房室传导，对血管和支气管平滑肌的收缩作用较弱。临床主要用于高血压、心绞痛、心律失常、心肌梗死、甲状腺功能亢进和特发性震颤等。

美托洛尔（Metoprolol，美多心安）

【体内过程】 口服吸收率大于 90%，首过消除率为 25% ~ 60%，生物利用度仅为 40%，口服后，1.5h 达峰浓度，血浆峰浓度的个体差异可达 20 倍。可透过血脑屏障和胎盘，可从乳汁分泌，肝代谢率达 95%，$t_{1/2}$ 为 3 ~ 4h。

【药理作用、临床应用与不良反应】 美托洛尔为选择性 β_1 受体阻滞药，药理作用、临床应用及不良反应与阿替洛尔相似。此外尚有关节痛、腹膜腔纤维变性、耳聋和眼痛等不良反应。

拉贝洛尔（Labetalol，柳胺苄心定）

【体内过程】 口服吸收率可达 90%，首过消除率达 60%，生物利用度为 20% ~ 40%，食物可增加其生物利用度。口服后，1 ~ 2h 血浆浓度达峰值。主要在肝代谢，代谢率为 95%，约 4% 以原型经肾排出，$t_{1/2}$ 为 4 ~ 6h。

【药理作用、临床应用与不良反应】 拉贝洛尔对 α 和 β 受体皆有阻断作用，并具有较弱的 ISA 和膜稳定作用。对 β 受体的阻断强度为阻断 α 受体的 4 ~ 8 倍，阻断 β_1 受体的作用为普萘洛尔的 1/4，阻断 β_2 受体的作用为普萘洛尔的 1/17 ~ 1/11，其对 β_1 受体的阻断作用比对 β_2 受体的阻断作用略强。在治疗高血压时，拉贝洛尔对直立位和运动试验时的降压作用较普萘洛尔快而强。对心绞痛亦有较好疗效。在少数患者有肝损害，其他尚有胃肠道失调、头痛、乏力、肌肉挛缩、错觉和过敏反应等不良反应。

卡维地洛（Carvedilol，卡地洛尔）

【体内过程】 口服 1 ~ 2h 达血药浓度峰值，生物利用度为 22%，血浆蛋白结合率为 95%，$t_{1/2}$ 为 6h，食物不影响生物利用度、体内滞留时间及血药峰浓度，但可推迟达峰时间。卡维地洛大部分经肝代谢后被消除。极少部分（0.3%）以原型从肾排泄。60% 以上的代谢物由粪便排泄，16% 从肾排泄，长期服用未见蓄积现象。

【药理作用与作用机制】 卡维地洛是一种新型的选择性阻断 α_1 受体和非选择性阻断 β 受体并且无 ISA 的药物。对 α_1 受体的阻断作用明显低于对 β_1 和 β_2 受体的阻断作用，其阻断 α_1

和 β_1 受体的强度比为 1 ：（10 ～ 100），阻断 α_1 受体的作用为拉贝洛尔的 1/2。卡维地洛对心脏的抑制作用较拉贝洛尔强，并具有中等程度的血管扩张和轻度的膜稳定作用。此外，在大剂量时还有钙通道阻滞作用。

【临床应用与不良反应】 主要用于轻度、中度高血压，尤其适用于高血压伴缺血性心脏病患者。最常见的不良反应是头晕、头痛、嗜睡、疲劳、乏力、恶心等，一般较轻微，发生率低于 1%。

SUMMARY

Adrenoceptor antagonists have affinity to the adrenoceptors, but have only limited or no capacity to activate the receptors; thus, these drugs antagonize the effects produced by sympathetic nerve stimulation and exogenous adrenoceptor agonists. Adrenoceptor antagonists are classified into two groups according to the selectivity of adrenoceptor subtypes: α adrenoceptor antagonists and βadrenoceptor antagonists. α adrenoceptor antagonists are mainly used in the treatment of the peripheral vasospastic disorders, pheochromocytoma, shock, acute myocardial infarction and benign prostatic hyperplasia. βadrenoceptor antagonists are more important in the treatment of cardiovascular diseases such as arrhythmia, angina pectoris, myocardial infarction, hypertension, chronic heart failure, hyperthyroidism, glaucoma, and other conditions.

（王立祥　张岫美）

第12章

中枢神经系统药理学概论

中枢神经系统（central nervous system，CNS）具有对人体复杂而精细的生命活动过程进行控制和调节的功能，还可维持内环境稳定，并对外环境的变化做出即时反应。中枢神经系统的结构和功能远比外周神经系统复杂，含有大量不同类型的神经元和神经胶质细胞。中枢神经系统通过神经元之间、神经元与神经胶质细胞以及神经胶质细胞之间建立多种形式的突触联系，并由多种神经递质进行信息传递，通过激活相应的受体或细胞内信号转导途径来实现繁杂而精细的调节功能。作用于中枢神经系统的药物主要是通过影响突触传递的不同环节，即中枢不同部位的递质和受体而发挥作用的。因此，了解突触传递的过程、中枢神经递质和受体的分布及生理功能有助于理解和掌握中枢神经系统药物。

第一节　中枢神经系统的细胞学基础

中枢神经系统的基本组织是神经组织，主要由神经细胞（nerve cell）和神经胶质细胞（neuroglia cell）组成。

一、神经细胞

神经细胞又称为神经元（neuron），是中枢神经系统的基本结构和功能单位。人脑内的神经元总数有 10^{10} ~ 10^{12} 个。神经元是一类高度分化的有突起的细胞，其最主要的功能是接受刺激和传递信息。

典型的神经元主要由胞体、树突和轴突三部分组成。胞体内含有细胞核、细胞质和具有不同功能的细胞器如线粒体、高尔基复合体、粗面内质网、滑面内质网、中心体、溶酶体等。神经元细胞质中含致密小体和色素颗粒等内涵物，内涵物多出现于成年期，并随年龄增长而增加，参与神经退行性病变的形成。神经元的细胞骨架包括微管、微丝和神经细丝。这些细胞骨架可支持延长神经元突起、调节神经元的形状、参与神经元内物质的运输如轴浆运输。在病理状态如阿尔茨海默病（Alzheimer disease，AD）、慢性铝中毒性脑病，受累的神经元微管可出现异常磷酸化，这与神经纤维缠结的形成有关。

二、神经胶质细胞

神经胶质细胞也是一类有突起的细胞，数量是神经元的 10 ~ 50 倍，约占人全脑神经细胞的 90%。按形态主要分为星形胶质细胞（astrocyte）、少突胶质细胞（oligodendrocyte）和小胶质细胞（microglia）。神经胶质细胞几乎填充了中枢神经系统内神经元间的空隙，因此中枢神经系统内几乎不存在细胞间隙。神经胶质细胞的主要功能包括：支持和绝缘作用、维持神经组织内环境稳定作用、调节神经元物质代谢、参与神经元的正常发育与突触的形成、参与神经递质灭活的过程，另外，神经胶质细胞与一些神经精神性疾病（如胶质瘤、癫痫、帕金森病、脑卒中、精神分裂症、阿尔茨海默病、药物成瘾等）的发生、发展密切相关，已成为研制神经保护药物的重要靶标。

目前研究表明，神经胶质细胞可向突触间隙分泌不同的胶质递质（gliotransmitter），可参与神经元间、神经元与神经胶质细胞、神经胶质细胞间以及神经胶质细胞与微血管间的信息传递，这种信息传递被称为胶质传递（gliotransmission）。一个神经胶质细胞可与多个神经元连接，同时也能与脑内微血管紧密相连，三者共同参与中枢神经系统的信息处理，使中枢神经功能更复杂、更精细。这种神经元、神经胶质细胞和微血管之间的紧密结合称之为神经血管单元（neurovascular unit）。

三、神经环路

神经元参与神经调节活动主要是通过不同的神经元组成的各种神经环路（neuronal circuit）完成的，并通过这些神经环路对大量复杂的信息进行精细的处理与整合。在神经环路中能进行信息传递的中心部位是突触。一个神经元的树突或胞体能够接受多个轴突末梢的突触联系，这些轴突可以来自同一个神经元，也可以来自多个不同的神经元，这种多个信息影响同一个神经元的调节方式称为聚合；一个神经元可以同时与多个不同神经元建立突触联系，使信息放大或扩散，这种调节方式称为辐散。中枢神经系统中各种不同的神经环路均包含多次的聚合、辐散形式，从而使信息处理出现聚合或扩散、时空模式的叠加，进而构成复杂的神经网络，使信息加工、处理、整合更加精细，调节活动更加准确、协调。

中枢神经系统内还存有大量具有短轴突、较小胞体的中间神经元，人脑中间神经元数目很多，占神经元总数的 99%。这些中间神经元都能参与脑内各核团间或核团内局部神经环路的组成。中间神经元在中枢神经系统的作用显得越来越重要，中枢神经系统活动的复杂性主要是由神经环路的多样性决定的。

四、突触与信息传递

神经元的主要功能是传递信息。突触（synapses）是神经元之间或神经元与效应器之间实现信息传递的核心部位。根据突触传递的方式及结构特点的不同，突触可分为电突触、化学突触和混合突触。

电突触在哺乳动物神经系统中相对稀少。电突触产生在神经元之间的缝隙连接处、离子通道连接突触前膜细胞和突触后膜细胞的细胞质。在成年哺乳动物中枢神经系统，电突触存在于需要高度同步化的相邻细胞间，如下丘脑激素分泌神经元由电突触连接，因此它们几乎同时放电，阵发分泌激素至外周循环中。

化学突触是中枢神经系统中最重要的信息传递结构，哺乳动物中枢神经系统以化学突触传递信息为主。神经递质把信息从突触前神经元传递到突触后神经元。当突触前神经元兴奋时，神经冲动传递到突触前膜，引起前膜去极化，使电压依赖性钙通道开放，胞外 Ca^{2+} 内流，使胞内 Ca^{2+} 浓度升高。钙与钙调蛋白结合，激活了蛋白磷酸激酶 B，导致一些底物蛋白磷酸化，如突触蛋白 I 磷酸化，可使突触前膜内含有神经递质的囊泡移动并与突触前膜融合，经胞吐作用使突触囊泡的内涵物以量子形式释放。神经递质经弥散而作用于突触后膜上的受体，触发突触后神经元一系列的生化或膜电位变化，产生突触后效应，完成突触间的信息传递。

神经递质释放后需要迅速消除而终止其作用，以保证突触的传递效率；另一方面又需回收突触囊泡蛋白，通过神经末梢膜的再摄取合成新的囊泡，形成囊泡的再循环，准备进行新一轮的递质合成、贮存和释放。突触间隙递质的消除主要是通过突触前膜和神经胶质细胞的再摄取或酶解作用完成的，而突触前膜再摄取是最常见的递质回收机制。

过去认为突触传递是单向性的，信息只能从突触前传递到突触后。目前已有研究证实，中枢神经系统内存在交互突触，信息既可以从突触前传递到突触后，也可以从突触后传递到突触前。另外，越来越多的研究表明，腺苷、腺苷三磷酸、花生四烯酸、NO、血小板活化因子等均可成为逆行信使分子，作为突触后神经元对突触前传递信息的应答，逆行弥散至突触前神经元，进而调节突触前神经元活动和递质的合成与释放。

第二节　中枢神经递质及其受体

近年研究不断发现有神经活性的物质随突触前膜去极化而从神经末梢释放，其中包括经典的小分子神经递质如乙酰胆碱、多巴胺等，也包括日益增多的神经肽类物质如阿片肽类、P 物质等。

一、乙酰胆碱

乙酰胆碱是最早被发现的中枢神经递质。但由于缺乏灵敏的、特异的检测脑内 ACh 的方法，至今对脑内 ACh 的认识远落后于单胺类递质。中枢 ACh 的合成、贮存、释放、与受体相互作用及其灭活等突触传递过程与外周胆碱能神经元相同。

（一）中枢乙酰胆碱能通路

脑内有两种类型的胆碱能神经元分布。第一种是局部分布的中间神经元：这些中间神经元主要参与局部神经环路的组成。在纹状体、隔核、伏隔核、嗅结节等神经核团内均存有较多的胆碱能中间神经元，尤以纹状体最多。第二种是胆碱能投射神经元：这些神经元在脑内分布较集中，分别组成胆碱能基底前脑复合体及胆碱能脑桥 - 中脑 - 被盖复合体。基底前脑复合体胆碱能神经元明显丢失是阿尔茨海默病的典型的病理改变特征之一。

（二）中枢乙酰胆碱受体

中枢 ACh 受体也分为 M 受体和 N 受体，但绝大多数是 M 受体，N 受体仅占不到 10%。脑内的 M 和 N 受体的特性与外周胆碱受体相似。M 受体属于 G 蛋白偶联受体，目前已发现 5 种不同亚型的 M 受体（M_1、M_2、M_3、M_4、M_5 受体），脑内以 M_1 受体为主，占 M 受体总数的 50% ～ 80%。其中 M_1、M_3 和 M_5 受体亚型可通过 G 蛋白和磷脂酶 C 与膜磷脂酰肌醇水解偶联，产生第二信使分子 IP_3 和 DAG，引起生物学效应；M_2 和 M_4 受体亚型通过 G 蛋白抑制腺苷酸环化酶而降低胞内 cAMP 水平，或作用于离子通道。M 受体在脑内分布广泛，密度较高的脑区包括大脑皮质、海马、纹状体、隔核、伏隔核、脚间核、缰核、上丘、下丘和顶盖前区等。

有关中枢内 N 受体的特性和功能目前所知甚少。直至最近，采用基因克隆与重组等分子生物学技术，中枢 N 受体的研究才有了较大的进展。中枢 N 受体属于配体门控离子通道受体，受体被激动后可开放受体离子通道，增加 Na^+、K^+ 和 Ca^{2+} 的通透性，引起膜去极化，产生突触后兴奋效应。

（三）中枢乙酰胆碱的功能

中枢 ACh 的功能主要涉及觉醒、学习记忆、运动调节和内脏活动等。脑干的上行激动系统包含胆碱能神经纤维，该系统的激活对维持觉醒状态起着重要作用；基底核胆碱能神经元与学习、记忆功能相关。阿尔茨海默病早期，神经细胞凋亡导致梅奈特（Meynert）基底核胆碱能神经元明显减少、神经元丢失，神经元丢失的程度与学习记忆障碍的程度密切相关。而学习、记忆功能障碍是阿尔茨海默病的突出症状，目前临床使用的治疗阿尔茨海默病的药物大多是中枢拟胆碱药。纹状体是人类调节锥体外系运动的最高级中枢。纹状体 ACh 与多巴胺两系统功能间的平衡失调将导致严重的神经系统疾患，如多巴胺系统功能低下使 ACh 系统功能相对过强，可产生帕金森病的症状。相反，则出现亨廷顿病的症状。治疗前者可使用 M 受体阻滞药，而治疗后者可使用 M 受体激动药。

二、γ- 氨基丁酸

γ- 氨基丁酸（γ-aminobutyric acid，GABA）是中枢重要的抑制性神经递质，脑内 30% 左右的突触以 GABA 为神经递质。脑内广泛存在 GABA 能神经元，主要分布在大脑皮质、海马和小脑。目前仅发现两条长轴突投射的 GABA 能通路：一条是小脑 - 前庭外侧核通路；另一条通路是从纹状体投射到中脑黑质。脑内 GABA 浓度最高的脑区是黑质。

根据药理学特性，GABA 受体可分为 $GABA_A$、$GABA_B$ 和 $GABA_C$ 三种受体亚型。脑内 GABA 受体主要是 $GABA_A$ 受体，$GABA_B$ 受体较少，$GABA_C$ 受体目前仅存在于视网膜。

$GABA_A$ 受体与烟碱型受体相同，属于化学门控离子通道受体家族的成员；$GABA_B$ 受体则与毒蕈碱型受体一样，同属于 G 蛋白偶联受体家族。

（一）$GABA_A$ 受体

$GABA_A$ 受体是脑内主要的受体，也是镇静催眠药和一些抗癫痫药的作用靶点，由 5 个不同的多肽链亚基（α、β、γ、δ 和 ρ）组成，它们相互围绕组成完整的配体门控 Cl^- 通道。在 β 亚基上有 GABA 结合位点，在其他部位存在一些调节 Cl^- 通道的位点，包括苯二氮䓬类（benzodiazepines，BZ）、巴比妥类、印防己毒素和神经甾体化合物等特异结合位点，其中以 BZ 结合位点最引人注目。BZ 结合位点在 α 亚基上，与 BZ 激动药结合后可增强受体与 GABA 的亲和力，从而增加 Cl^- 通道的开放频率，增强 GABA 能神经元的传递作用，产生抗焦虑、镇静催眠、抗惊厥等作用。巴比妥类及印防己毒素等主要作用在 Cl^- 通道，分别延长开启或阻滞离子通道。

（二）$GABA_B$ 受体和 $GABA_C$ 受体

$GABA_B$ 受体激活后通过 G 蛋白及第二信使系统如 cAMP 或 IP_3 介导 K^+ 通道开放或 Ca^{2+} 通道关闭，但不影响 Cl^- 通道通透性。在突触后，K^+ 通道开放可诱导迟缓的抑制性突触后电位。$GABA_B$ 受体主要分布在突触前膜，通过关闭 Ca^{2+} 通道可负反馈调节神经递质的释放。因此，无论在突触前还是突触后的 $GABA_B$ 受体，均介导抑制性效应。$GABA_C$ 受体主要分布在视网膜，受体也是 GABA 门控的 Cl^- 通道，GABA 通过 $GABA_C$ 受体发挥抑制性递质的作用。

近年来的研究发现 GABA 在癫痫、帕金森病、阿尔茨海默病和亨廷顿病的发病机制中发挥重要的作用。此外，研究表明 GABA 也参与神经内分泌、疼痛和摄食行为的调节。

三、兴奋性氨基酸

兴奋性氨基酸（excitatory amino acid，EAA）是广泛存在于哺乳类动物中枢神经系统内的重要的兴奋性神经递质，参与突触兴奋传递，与学习记忆形成以及多种神经变性疾病有关。EAA 包括谷氨酸（glutamic acid，Glu）、天冬氨酸（aspartic acid，Asp）、*N*- 甲基 -D- 天冬氨酸（*N*-methyl-D-aspartate，NMDA）、亮氨酸等。其中以 Glu 和 Asp 为主。Glu 是中枢神经系统内主要的兴奋性神经递质，脑内 50% 以上的突触都是以 Glu 为递质的兴奋性突触，由大脑皮质投射到纹状体、丘脑、红核、黑质、楔束核、脊髓的纤维，以及从内嗅皮质到海马下脚及由海马投射到隔核、斜角带核、伏隔核、新纹状体等核团的投射纤维都是谷氨酸能纤维。

Glu 或 Asp 被释放后，与不同的 EAA 受体结合，诱发突触后神经元兴奋，产生兴奋性突触后电位（excitatory postsynaptic potential，EPSP）。Glu 受体分为配体门控离子通道受体和亲代谢型受体。前者按对不同激动剂的选择性又分为两类：一是 NMDA 能选择性激活的受体，称为 NMDA 受体；二是非 NMDA 受体，包括对 α- 氨基 -3- 羟基 -5- 甲基 -4- 异噁唑丙酸（alpha-amino-3-hydroxy-5-methyl-4-isoxazolepropionic acid，AMPA）有较高敏感性的受体称为 AMPA 受体，对红藻氨酸（kainic acid，KA）敏感的受体称为 KA 受体。后者与 G 蛋白偶联，被激活后影响磷脂酰肌醇的代谢或腺苷酸环化酶的活性，导致突触后第二信使如 cAMP、IP_3、DAG 浓度的变化，故称为亲代谢型谷氨酸受体（metabotropic glutamate receptors，mGluRs）。

（一）NMDA 受体

NMDA 受体是目前研究较为深入的 EAA 受体之一，在中枢神经系统内从大脑皮质到脊髓都有广泛分布，其中以大脑皮质和海马密度最高。NMDA 受体通道具有一种独特的门控方式，既受配体门控，又受电压门控。与非 NMDA 受体不同，NMDA 受体激动时，其偶联的阳离子通道开放，除允许 Na^+、K^+ 通过外，还允许 Ca^{2+} 通过。高钙电导是 NMDA 受体的特点之一，也是 NMDA 受体与 Glu 兴奋性神经毒性、触发突触长时程增强现象、学习记忆形成机制密切相关的原因。目前，NMDA 受体已经成为多种神经精神性疾病治疗药物研制的重要靶标。

（二）非 NMDA 受体

此类受体包括 AMPA 受体及 KA 受体，受体兴奋时离子通道开启，只允许 Na^+、K^+ 单价阳离子通过，胞外 Na^+ 内流引起突触后膜去极化，诱发快速的兴奋性突触后电位，参与兴奋性突触的传递。非 NMDA 受体与 NMDA 受体在突触传递及 Glu 的兴奋性神经毒性作用中有协同作用。AMPA 受体在脑内的分布与 NMDA 受体几乎平行，提示这两种受体在突触传递过程中有协同关系。

（三）亲代谢型谷氨酸受体

mGluRs 通过 G 蛋白与不同的第二信使系统偶联，改变胞内第二信使的浓度，从而触发较缓慢的生物学效应。目前已经克隆出 8 种不同亚型的 mGluRs（$mGluR_1$ ~ $mGluR_8$）。根据它们的一级结构、偶联的第二信使及药理学特性的不同，将 8 种不同的 mGluRs 亚型分为 3 组：第 1 组包括 $mGluR_1$ 和 $mGluR_5$，这组受体通过 G 蛋白激活磷脂酶 C，促进磷脂酰肌醇（PI）水解，使胞内 IP_3 及 DAG 水平升高，可导致 K^+ 通道关闭，使膜去极化，产生兴奋效应。它们与分布在同一神经元上的 NMDA 受体和非 NMDA 受体有协同作用。第 2 组包括 $mGluR_2$ 和 $mGluR_3$，这组受体激活后通过 Gi 蛋白偶联腺苷酸环化酶，使胞内 cAMP 下降而介导生物学效应。第 3 组包括 $mGluR_4$ 和 $mGluR_{6\sim8}$，这组受体也通过 Gi 蛋白与腺苷酸环化酶负偶联。第 2 组和第 3 组 mGluRs 可分布在谷氨酸能神经末梢上，作为自身受体，对神经递质释放产生负反馈调节作用。Glu 作为兴奋性递质，通过激活自身受体，产生抑制效应。mGluRs 的自身受体作用可拮抗 Glu 的兴奋性神经毒性，产生神经元保护作用。

兴奋性氨基酸是脑内半数以上突触的神经递质。通过上述受体的介导，不但参与快速的兴奋性突触传递，而且在学习、记忆、神经元的可塑性、神经系统发育及一些疾病（如缺血性脑病、低血糖脑损害、癫痫、脑外伤和老年性中枢退行性疾病等）发病机制中发挥重要作用。多亚型的 Glu 受体为寻找高效、安全的新药提供了有益的靶标，目前已成为神经科学研究的前沿领域。

四、去甲肾上腺素

中枢内去甲肾上腺素能突触传递的基本过程与外周神经系统相似。脑内 NA 能神经元胞体分布相对集中在脑桥及延髓，尤其在蓝斑核密集。由蓝斑核向前脑方向发出三束投射纤维，分别是中央被盖束、中央灰质背纵束及腹侧被盖 - 内侧前脑束。三束纤维主要同侧上行支配大脑皮质各区，边缘系统包括扣带回、杏仁核、海马、下丘脑和中脑被盖等核团、丘脑和上丘、下丘、蓝斑核，另外发出投射纤维到小脑，终止于小脑皮质和中央核群。蓝斑核下行 NA 能纤维投射到延髓及脊髓。除蓝斑核外，在脑桥延髓外侧大脑脚被盖网状结构中较松散地聚集着一些

NA 能神经元核团，它们发出的投射纤维混合在蓝斑核发出的投射纤维中，投射到不同脑区。

脑内 NA 在多种生理活动中发挥重要的作用，可能与睡眠、觉醒、学习记忆、摄食行为、心血管调节、镇痛和情绪状态等多种神经精神功能有关。脑内 NA 系统异常与情感性精神障碍密切相关，如 NA 系统功能低下与抑郁症有关，而 NA 系统功能过高则导致躁狂症。多数抗抑郁药均能升高突触间隙内 NA 的水平，而降低脑内 NA 水平的药物则可诱发抑郁。值得注意的是，脑内儿茶酚胺类递质和 5-HT 递质摄取转运体的研究日益受到重视。临床上一些药物如三环类抗抑郁药能抑制这些再摄取转运系统，间接增强了 NA、肾上腺素和多巴胺的功能。

五、多巴胺

多巴胺（dopamine，DA）是脑内重要的神经递质。DA 能神经元在中枢神经系统内的分布相对集中，投射通路清晰，支配范围较局限，在运动控制、情感思维和神经内分泌等方面发挥重要的生理作用，与精神分裂症、帕金森病、药物依赖与成瘾的病理密切相关。

（一）中枢多巴胺能神经系统及其生理功能

脑内 DA 主要分布于黑质、纹状体和苍白球。人类中枢神经系统主要有 4 条多巴胺通路：①黑质 - 纹状体通路：其胞体位于黑质致密区（A_9），主要支配纹状体，是锥体外系运动功能的高级中枢。如减弱该系统的 DA 功能，则可导致帕金森病。反之，该系统的功能亢进时，则出现多动症。②中脑 - 边缘系统通路：其胞体位于顶盖腹侧区（A_{10}），主要支配伏隔核和嗅结节，其主要功能是调控人类的精神活动，主要参与情绪反应的调控。③中脑 - 皮质通路：其胞体主要位于顶盖腹侧区，支配大脑皮质的一些区域，其主要功能也是调控人类的精神活动，主要参与认知、思想、感觉、理解和推理能力的调控。目前认为Ⅰ型精神分裂症主要与后两个 DA 通路功能亢进密切相关。④结节 - 漏斗通路：其胞体主要位于弓状核和室旁核，主要调控垂体激素的分泌，如抑制催乳素的分泌、促进促肾上腺皮质激素和生长激素的分泌等。

（二）多巴胺受体及其亚型

近年来，应用重组 DNA 克隆技术发现脑内存在 5 种 DA 受体亚型（D_1、D_2、D_3、D_4 和 D_5 受体），均为 G 蛋白偶联受体。其中 D_1 和 D_5 受体称为 D_1 样受体（D_1-like receptors），激活后可导致细胞内 cAMP 水平升高；而 D_2、D_3、D_4 受体被称为 D_2 样受体（D_2-like receptors），激活后降低细胞内 cAMP 水平。黑质 - 纹状体通路存在 D_1 样受体（D_1 和 D_5 受体亚型）和 D_2 样受体（D_2 和 D_3 受体亚型），其中 D_3 受体亚型主要是突触前 DA 受体，即 DA 自身受体，主要与 DA 能神经元自身功能的负反馈调控有关；中脑 - 边缘系统通路和中脑 - 皮质通路主要存在 D_2 样受体（D_2、D_3 和 D_4 受体亚型），而 D_4 受体亚型特异地存在于这两个 DA 通路中，研究已经证实 D_4 受体亚型与精神分裂症的发生、发展密切相关；结节 - 漏斗通路主要存在 D_2 样受体中的 D_2 受体亚型。

研究表明，DA 通路与抗精神疾病药物的药理作用及不良反应的发生密切相关。各种原因导致黑质 - 纹状体通路的 DA 功能低下均可引起帕金森病。目前，临床使用的抗帕金森病药的作用机制主要是补充 DA 的绝对不足或应用 DA 受体激动药；而中脑 - 边缘系统通路及中脑皮质通路 D_2 样受体功能亢进可导致精神分裂症，因此，目前临床主要使用 DA 受体阻滞药治疗精神分裂症。

六、5- 羟色胺

5- 羟色胺（5-hydroxytryptamine，5-HT）能神经元与 NA 能神经元在中枢的分布相似，主要集中在中缝核群，共组成 9 个 5-HT 能神经元核团，以中脑核群含量最高。神经纤维分布广泛，可投射到丘脑、下丘脑、纹状体、前脑及大脑皮质。脑内 5-HT 具有广泛的生理功能，参与心血管活动、觉醒 - 睡眠周期、痛觉、精神情感活动和神经内分泌活动的调节。5-HT 的突触前膜摄取转运体与 DA、NA、GABA 和甘氨酸的转运体属同一家族，5-HT 转运体是抗抑郁药的主要作用靶标，三环类抗抑郁药可阻断 5-HT、NA 和 DA 的再摄取。

脑内存在多种 5-HT 受体亚型，目前所知有 $5\text{-}HT_1$ ～ $5\text{-}HT_7$ 七种受体亚型，它们与不同的信号转导系统偶联。另外，受体亚型分布也存在不同的模式，可使单一的一种物质 5-HT 同时在不同的脑区产生不同的效应，体现了脑对信息处理的多样性和灵活性。

（一）$5\text{-}HT_1$ 受体

$5\text{-}HT_1$ 受体又分为多种亚型，重组 DNA 技术已克隆出 5 种亚型（$5\text{-}HT_{1A、1B、1D、1E、1F}$）。$5\text{-}HT_{1A}$ 受体主要分布在边缘系统和 5-HT 能神经元。$5\text{-}HT_{1B}$ 和 $5\text{-}HT_{1D}$ 受体主要分布在基底神经节和黑质，可作为突触前自身受体，负反馈调节递质释放。$5\text{-}HT_1$ 受体均通过 Gi/Go 蛋白抑制腺苷酸环化酶而导致 cAMP 水平下降，从而产生生物学效应。

（二）$5\text{-}HT_2$ 受体

$5\text{-}HT_2$ 受体又分为 $5\text{-}HT_{2A\sim2C}$ 三种亚型。$5\text{-}HT_{2A}$ 受体主要分布在大脑皮质。$5\text{-}HT_{2C}$ 受体的分子结构和药理特性均与 $5\text{-}HT_{2A}$ 受体相似，分布在边缘系统、基底节和黑质等脑区及脑脉络丛。激活 $5\text{-}HT_{2A}$ 受体可兴奋面神经核的运动神经元和脊髓运动神经元。$5\text{-}HT_{2B}$ 受体的分布与作用均不清楚。该类受体均通过 Gq 蛋白激活磷脂酶 C，促进磷脂酰肌醇代谢而引起生物学效应。

（三）$5\text{-}HT_3$ 受体

$5\text{-}HT_3$ 受体集中在延髓最后区和孤束核，大脑皮质、海马和内侧缰核也有分布。$5\text{-}HT_3$ 受体是 5-HT 受体中唯一的配体门控离子通道受体，激活 $5\text{-}HT_3$ 受体可引起快速的兴奋性突触后电位，易出现受体脱敏，但易恢复。$5\text{-}HT_3$ 受体通道可通过 Na^+ 和 K^+ 的跨膜转运而引起膜去极化。中枢 $5\text{-}HT_3$ 受体与痛觉传递、认知、焦虑、药物依赖等有关。

（四）$5\text{-}HT_{4\sim7}$ 受体

$5\text{-}HT_4$ 受体主要分布于海马、黑质、苍白球、嗅结节、四叠体、伏隔核和大脑皮质。$5\text{-}HT_4$ 受体可参与觉醒、情感、精神运动、视觉和学习记忆等活动。已克隆出 $5\text{-}HT_5$ 受体的 2 种受体亚型，即 $5\text{-}HT_{5A}$ 受体和 $5\text{-}HT_{5B}$ 受体，前者分布在大脑皮质、海马、嗅结节、缰核等脑区，后者仅局限于缰核和海马 CA_1 区，功能及信号转导系统还不清楚。$5\text{-}HT_6$ 受体主要位于嗅结节、纹状体、大脑皮质和海马等脑区。$5\text{-}HT_7$ 受体主要位于丘脑和海马 CA_3 区，功能还不清楚。除 $5\text{-}HT_5$ 受体外，$5\text{-}HT_4$、$5\text{-}HT_6$ 和 $5\text{-}HT_7$ 受体的信号转导系统均与 Gs 蛋白 / 腺苷酸环化酶偶联，增加胞内的 cAMP 水平而产生生物学效应。

七、组胺

组胺（histamine）能神经元主要集中于下丘脑结节乳头核和中脑的网状结构，发出上、下行纤维。脑内组胺的生理功能目前还不清楚，可能与饮水、摄食、体温调节、觉醒和激素分泌的调节有关。临床上影响脑内组胺作用的药物用途有限，其中枢作用往往是药物副作用的基础。

组胺受体分为三种：H_1、H_2 和 H_3 受体。H_1 和 H_2 受体是 G 蛋白偶联受体，前者通过 Gq 蛋白偶联磷脂酶 C，促进磷脂酰肌醇的代谢，增加 IP_3 和 DAG；后者与 Gs 蛋白结合偶联腺苷酸环化酶，升高 cAMP 水平。H_3 受体的信号转导途径仍不清楚。

H_1 受体阻滞药在临床上常产生镇静作用，脑内又存在组胺能网状结构上行投射纤维，提示 H_1 受体可能与觉醒有关。随着选择性 H_2 受体阻滞药西咪替丁治疗溃疡病的应用，目前已推出系列 H_2 受体阻滞药，但能进入中枢的 H_2 受体阻滞药只有佐兰替丁（Zolantidine）。H_3 受体是位于突触前膜的受体，激动 H_3 受体可减少组胺及其他单胺递质和神经肽的释放以及递质的合成。

八、神经肽

神经肽（neuropeptides）是泛指存在于神经组织并参与神经系统功能的内源性肽类活性物质，是一类特殊的信息物质。血管升压素和催产素是最早被确定的神经肽，目前在脑内已经发现了几十种神经肽。神经肽可作为神经激素发挥作用，还可参与突触信息传递，发挥神经递质或神经调质的作用。神经肽的特点是含量低、活性高、作用广泛而又复杂，在体内调节多种多样的生理功能，如痛觉、睡眠、情绪、学习与记忆，甚至神经系统本身的分化和发育都受神经肽的调节。神经肽的发现是近代神经生物学的重大突破之一，也是当今神经科学中异常活跃的研究领域。

神经肽与经典神经递质的合成有显著不同。神经肽不是由神经末梢合成的，而是先在核糖体内合成前体大分子，经翻译后加工形成。先合成神经肽的前体后被输入粗面内质网，经一系列酶的修饰加工成为神经肽原，再从神经肽原转化为有活性的神经肽。囊泡中同时贮存经典神经递质及神经肽，经典神经递质与神经肽共存于同一神经元是中枢较为普遍的现象。装有神经肽的大囊泡往往从突触外区释放，以旁分泌的形式起作用，影响范围比神经递质大，反应潜伏期较长。神经肽还可作为神经激素从神经元释放出来，作用于远处细胞而发挥激素作用，如神经垂体释放的血管升压素、催产素等。神经肽起效慢，降解也较慢，作用时间相对较长。但有些神经肽如血管紧张素原经酶解后成为活性更强的血管紧张素而发挥生理作用。

与经典神经递质相似，各种神经肽都有各自的受体及不同的受体亚型。几乎所有的神经肽受体都属于 G 蛋白偶联受体家族。阿片受体中的 μ、δ、κ 受体通过 Gi/Go 蛋白与腺苷酸环化酶或 Ca^{2+} 通道、K^+ 通道偶联，引起 cAMP 水平下降或膜对 Ca^{2+}、K^+ 通透性改变。

总之，经典神经递质比较容易合成，更新率快，释放后迅速灭活并被重新利用，效应潜伏期及作用持续时间较短，适合于完成快速而精确的神经活动；相反，神经肽合成复杂，更新慢，释放量一般较少，失活较缓慢，效应潜伏期与作用持续时间较长，效应较弥散，适宜调节缓慢而持久的神经活动。经典神经递质与神经肽的作用是相辅相成的，使信息加工更精细，调节活动更精确、协调。

第三节 中枢神经系统药理学特点

根据药物对中枢神经系统功能的影响，可分为两大类：中枢兴奋药和中枢抑制药。从整体水平来看，中枢神经兴奋时，主要表现为欣快、失眠、不安、幻觉、妄想、躁狂和惊厥等；中枢神经抑制时，主要表现为镇静、抑郁、睡眠和昏迷等。

多数药物可对中枢某种特殊功能产生选择性的作用，如抗精神病、镇痛、解热等作用。此类药物的作用方式多是通过影响突触化学传递的某一环节实现的，主要是影响神经递质和受体，从而引起相应的功能变化。凡是使抑制性神经递质释放增加或使抑制性受体激动的，均能引起抑制性效应，反之，则引起兴奋性效应；凡是使兴奋性神经递质释放增加或使兴奋性受体激动的，均可引起兴奋性效应，反之，则导致抑制性效应。因此，研究药物对神经递质和受体的影响是阐明中枢神经系统药物作用复杂性的关键环节，而对细胞内信使和离子通道及其基因调控的研究则可更进一步探索药物作用的本质。还有少数药物只一般地影响神经细胞的能量代谢或膜稳定性，这类药物无竞争性拮抗药或特效解毒药，如全麻药。

也可按药物对神经递质和受体的作用进行分类（表 12-1）。下表基本概括了本教材涉及的所有作用于中枢神经系统的药物的主要药理作用、作用靶点及机制。

表12-1 作用于中枢神经系统的药物

作用靶点	作用机制	代表药物	主要药理作用或临床应用
ACh 受体	激动 M_1 受体	呫诺美林	抗阿尔茨海默病
	阻断 M 受体	苯海索	中枢抑制、抗帕金森病
	激动 M_2 受体	6β- 乙酰氧基去甲托烷	中枢抑制
	阻断 M_2 受体	阿托品	中枢兴奋
	激动 N 受体	烟碱	惊厥
	抑制胆碱酯酶	多奈哌齐	催醒、抗阿尔茨海默病
GABA 受体	激动 GABA 受体	蝇蕈醇	精神紊乱、抑制兴奋
	阻断 GABA 受体	荷包牡丹碱	阵挛、抽搐
苯二氮䓬受体	激动苯二氮䓬受体，增强 GABA 作用	地西泮	抗焦虑、镇静催眠、抗惊厥
	阻断苯二氮䓬受体	氟马西尼	促进苏醒，解救苯二氮䓬类药物过量
	反向激动苯二氮䓬受体	β- 卡波林	焦虑、惊厥
Glu 受体	阻断 Glu 受体	士的宁	兴奋、强直性惊厥
NA 受体	促进 NA 释放	麻黄碱	中枢兴奋
	抑制 NA 释放	锂盐	抗躁狂
	抑制 NA 摄取	丙米嗪	欣快、抗抑郁
	抑制 NA 灭活	吗氯贝胺	抗抑郁
	耗竭 NA 贮存	利血平	安定、抑郁
	激动 α 受体	去甲肾上腺素	兴奋
	激动 $α_2$ 受体	可乐定	降血压、镇静
	阻断 β 受体	普萘洛尔	降血压、梦魇、幻觉
DA 受体	激动 DA 受体	阿扑吗啡	催吐
	阻断 DA 受体	氯丙嗪	安定、抗精神病、镇吐
	合成 DA	左旋多巴	抗帕金森病
5-HT 受体	激动 5-HT 受体	麦角酸二乙胺	精神紊乱、幻觉、欣快
	阻断 5-HT 受体	美西麦角	中枢抑制
H 受体	阻断 H_1 受体	苯海拉明	抑制、抗晕动、抗过敏
	阻断 H_2 受体	西咪替丁	精神紊乱
阿片受体	激动阿片受体	吗啡	镇痛、镇静、呼吸抑制
	阻断阿片受体	纳洛酮	解救吗啡中毒
细胞膜	稳定	乙醚	全身麻醉

SUMMARY

Drugs acting upon the central nervous system (CNS) influence people's life every day. They are valuable therapeutically as they can produce specific effects physiologically and psychologically.

CNS drugs mainly act on neurotransmitters and their receptors in the various regions of the brain. Approaches to the elucidation of the sites and mechanisms of the action of CNS drugs demand an understanding of the cellular biology of the brain. Although the knowledge of the anatomy, physiology, and chemistry of the nervous system is far from completion, the rapid development of the interdisciplinary researches on the CNS has led to remarkable progress.

This chapter introduces the guidelines and fundamental principles for the comprehensive analysis of the drugs that affect the CNS. Specific therapeutic approaches to neurological and psychiatric disorders are discussed in the related chapters that follow in this textbook.

（高东雁）

第13章

局部麻醉药

案例

患者，男，33岁。自诉右下后牙自发隐痛肿胀3天，伴张口受限1天。检查张口度1cm，右下第三磨牙周围软组织及牙龈红肿，牙龈糜烂，有脓性渗出，触痛明显。患者3年前被诊断为高血压，现遵照医嘱每日口服降压药，有酯类局麻药过敏史。诊断为右下第三磨牙阻生、冠周炎。处理：过氧化氢盐水冲洗，4天后局部注射利多卡因，传导麻醉下拔除阻生牙。

问题与思考：

1. 使用利多卡因的依据是什么？
2. 该患者使用利多卡因局麻时能不能合用肾上腺素？

第一节　概　述

局部麻醉药（local anesthetics）简称局麻药，是一类以适当的浓度局部应用于神经末梢或神经干周围，能暂时、完全和可逆地阻断神经冲动的产生和传导的药物。患者用药后在意识清醒的条件下局部痛觉及其他感觉暂时消失，局麻作用结束后，对神经纤维和其他各类组织均无损伤。

一、构效关系

常用的局麻药由芳香环、中间链和胺基三部分组成。中间链是两个以上碳原子组成的酯链（—COO—）或酰胺链（—CONH—），故常用局麻药可分为酯类或酰胺类两类。前者包括普鲁卡因（Procaine）、丁卡因（Tetracaine）等，后者包括利多卡因（Lidocaine）、布比卡因（Bupivacaine）、罗哌卡因（Ropivacaine）和依替卡因（Etidocaine）等。芳香环具有亲脂性，胺基有弱碱性，与氢离子结合后具有亲水性，因此，局麻药具有亲脂性和亲水性的双重特性。目前认为，局麻药的亲脂性有利于药物与Na^+通道受体的结合与分离，与药物产生作用直接相关。脂溶性越高的药物，与受体的亲和力越大，疗效和毒性亦增大，治疗指数下降。

二、体内过程

局麻药吸收的速度可受多种因素的影响。剂量大、药液浓度高、用药部位血管丰富及未加用血管收缩药则吸收快，反之则慢。局麻药可与血浆蛋白结合，酰胺类有55%～95%与血浆蛋白结合。酯类主要被血浆中的假性胆碱酯酶水解，故其$t_{1/2}$短。酰胺类如利多卡因在肝经脱烷基化代谢降解。肝病患者利多卡因的 $t_{1/2}$ 可从 1.8h 延长至 6h，因此，肝病患者应避免大量使用酰胺类局麻药。局麻药随尿排出的量受尿液 pH 的影响，尿液偏酸性时，局麻药排出较多。

三、局麻作用及作用机制

1．局麻作用　局麻药可使神经纤维兴奋阈升高、传导速度减慢、动作电位幅度降低或不应期延长，甚至使神经细胞丧失兴奋性及传导性。局麻药的作用与神经细胞或神经纤维的直径大小及神经组织的解剖特点有关。一般规律是：神经纤维末梢、神经节及中枢神经系统的突触部位对局麻药最为敏感；细神经纤维比粗神经纤维更易被阻滞；无髓鞘神经纤维（交感、副交感神经节后纤维）较有髓鞘神经纤维（感觉和运动神经纤维）更易被阻滞。对混合神经产生作用时，首先痛觉消失，继之依次为冷觉、温觉、触觉、压觉消失，最后是运动功能消失。经蛛网膜下腔麻醉时，首先阻滞自主神经，继之按上述顺序产生麻醉作用。局麻药作用结束后，神经冲动传导的恢复顺序则相反。

2．作用机制　动作电位是神经冲动产生和传导的基础，主要是由于神经细胞膜通透性改变而产生 Na^+ 内流和 K^+ 外流所致。通常认为局麻药通过阻止 Na^+ 内流发挥局麻作用，关于局麻药如何阻止 Na^+ 内流的学说很多，较为公认的学说认为：局麻药通过与神经细胞膜上电压门控 Na^+ 通道（voltage-gated Na^+ channel）受体结合，改变 Na^+ 通道蛋白构象，使 Na^+ 通道关闭而阻滞 Na^+ 内流，阻止动作电位和神经冲动的产生和传导，产生局麻作用。

实验证明，用 4 种局麻药给乌贼巨大神经轴索内灌流给药时，可产生传导阻滞，而轴索外灌流时则不引起明显的作用。通常，神经轴索由结缔组织髓鞘包裹，局麻药须通过髓鞘才能与神经轴索接触。因此，局麻药的亲脂性、非解离型（B）是透入神经髓鞘的必要条件，而透入髓鞘后需转变为解离型阳离子（BH^+）才能发挥作用。本类药物以其非解离型（B）进入神经细胞内，以解离型（BH^+）作用在神经细胞膜的内表面，与 Na^+ 通道的一种或多种特异性结合位点结合，产生 Na^+ 通道阻滞作用。不同局麻药的解离型 / 非解离型的比例各不相同，例如普鲁卡因只有 2.5% 为非解离型，而利多卡因则为 25%。所以局麻药的局麻作用与其解离速率、解离常数（pK_a）及体液 pH 密切相关。局麻药多为弱碱性药物，通常体液 pH 偏高时，非解离型较多，局麻作用较强；体液 pH 偏低时，非解离型较少，局麻作用较弱（图 13-1）。

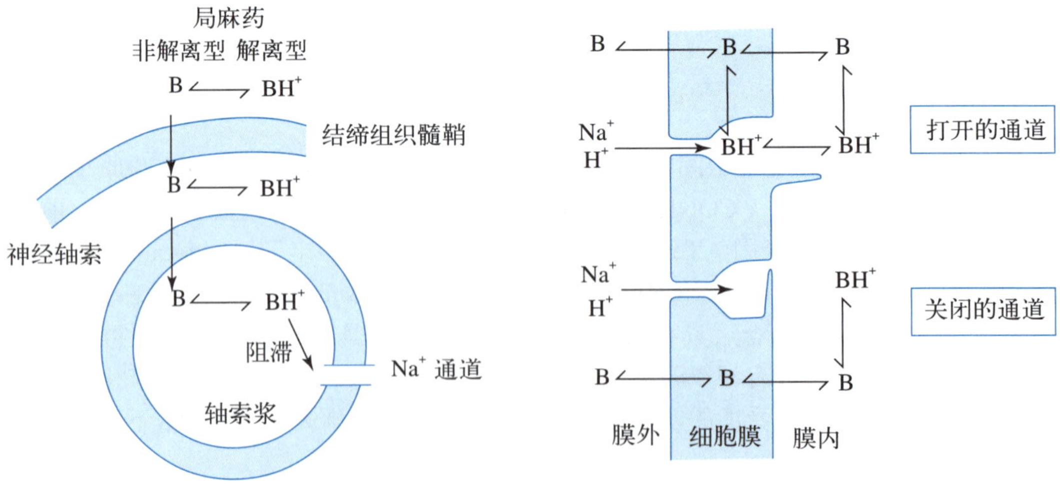

图 13-1　局麻药的作用及作用机制示意图

此外，局麻药的作用又具有频率和电压依赖性。频率依赖性即使用依赖性（use dependence），即开放的通道越多，受药物阻滞的通道也越多，效应也越大；电压依赖性是指膜内电位升高可使局麻药阻滞作用增强。这可能是由于细胞内解离型的局麻药只有在 Na^+ 通道处于开放状态时，才能进入其结合位点而产生 Na^+ 通道阻滞作用。因此，局麻药的作用与神经的功能状态有关，处于兴奋状态的神经对局麻药更敏感。

除阻滞 Na^+ 通道外，局麻药也能与细胞膜蛋白结合而阻滞 K^+ 通道，但产生这种作用常需高浓度，对静息膜电位无明显和持续性的影响。

四、不良反应

局麻药从给药部位吸收或误入血管后可引起全身作用，临床常规麻醉剂量一般对全身影响很小，吸收药量过大可引起不良反应。

1．中枢神经系统　小剂量局麻药吸收后可引起镇静、镇痛、头昏等。较大剂量的中毒表现是先兴奋后抑制，初期表现为眩晕、兴奋不安、震颤和焦虑，甚至发生神志错乱和阵挛性惊厥。先出现中枢兴奋作用是因为中枢抑制性神经元较中枢兴奋性神经元对局麻药更为敏感，局麻药首先抑制前者，引起中枢神经脱抑制而出现兴奋作用。静脉注射地西泮（Diazepam）可加强边缘系统 GABA 能神经元的抑制作用，防止惊厥发作。中枢过度兴奋后期可转为抑制，可因抑制呼吸中枢引起呼吸衰竭而死亡，所以中毒晚期维持呼吸很重要。普鲁卡因易影响中枢神经系统，因此常被利多卡因取代。

2．心血管系统　局麻药对心肌细胞膜具有膜稳定作用，吸收后可降低心肌兴奋性，使心肌收缩性减弱，传导减慢，不应期延长。多数局麻药剂量过高时可使小动脉扩张，血压下降。特别是药物误入血管内时更易发生，甚至会导致休克。多数局麻药对心血管的作用常发生在对中枢神经系统的作用之后，个别药物应用小剂量作浸润麻醉时即出现虚脱和死亡，可能是突发心室颤动所致。布比卡因较易发生室性心动过速和心室颤动，而利多卡因具有抗室性心律失常作用。

为了预防局麻药的吸收引起的不良反应，给药时应掌握好浓度和剂量，尽量采用分次小剂量注射的方法；也可根据需要在局麻药液中加少量肾上腺素（1 ∶ 200000），这可使局部血管收缩，减少出血，延长麻醉作用时间，减少局麻药的吸收和中毒反应。但应注意远端肢体如指、趾手术者局麻药中禁止加肾上腺素。

3．变态反应　较为少见，在少量用药后立即发生类似过量中毒的症状，出现荨麻疹、支气管痉挛及喉头水肿、低血压甚至休克等症状。酯类比酰胺类变态反应发生率高，对酯类过敏者，可改用酰胺类。

第二节　常用局部麻醉药

普鲁卡因（Procaine）

普鲁卡因又名奴佛卡因（Novocaine），属短效酯类局麻药，亲脂性低，对黏膜的穿透力弱，一般不用于表面麻醉。可用于浸润麻醉、传导麻醉、蛛网膜下腔麻醉和硬膜外麻醉。注射给药后 1 ~ 3min 起效，作用可维持 30 ~ 45min，加用肾上腺素后作用维持时间可达 1 ~ 2h。普鲁卡因在血浆中被酯酶水解，转变为对氨基苯甲酸和二乙氨基乙醇，前者能对抗磺胺类药物的抗菌作用，故应避免与磺胺类药物同时应用。本药也可用于组织损伤后的局部封闭。常用剂量的普鲁卡因毒性较小，过量应用可引起中枢神经系统和心血管反应。可引起过敏反应，用药前应做皮肤过敏试验，但部分皮试阴性者仍可发生过敏反应，对本药过敏者可用利多卡因代替。

丁卡因（Tetracaine）

丁卡因又名地卡因（Dicaine），属酯类局麻药，化学结构与普鲁卡因相似。其麻醉强度比普鲁卡因强 10 倍，毒性大 10 ~ 12 倍。本药对黏膜的穿透力强，常用于表面麻醉，眼科应用以 0.5% ～ 1% 溶液滴眼，无角膜损伤等不良反应。作用迅速，1 ～ 3min 起效，作用持续时间为 2 ～ 3h。本药也可用于传导麻醉、蛛网膜下腔麻醉和硬膜外麻醉，因毒性大，一般不用于浸润麻醉。

利多卡因（Lidocaine）

利多卡因又名塞罗卡因（Xylocaine），属酰胺类，是目前应用最多的局麻药。与相同浓度的普鲁卡因相比，利多卡因具有起效快、作用强而持久、穿透力强及安全范围较大的特点。利多卡因可用于各种形式的局部麻醉，有“全能麻醉药”之称。但因其扩散性强，麻醉平面难掌握，蛛网膜下腔麻醉慎用。本药肝代谢较缓慢，$t_{1/2}$ 为 90min，作用持续时间为 1 ～ 2h，单用此药在反复应用后可产生快速耐受性。因其吸收迅速，增加药物浓度可相应增加毒性反应，且本药易通过胎盘屏障，故产科应慎用。本药也可用于抗心律失常。

布比卡因（Bupivacaine）

布比卡因又名麻卡因（Marcaine），属酰胺类，化学结构与利多卡因相似，为左旋（*S*）和右旋（*R*）两种光学异构体等量混合的消旋体。局麻作用较利多卡因强 4 ～ 5 倍，作用持续时间长，可达 5 ～ 10h。本药主要用于浸润麻醉、传导麻醉和硬膜外麻醉。与等效剂量利多卡因相比，可产生严重的心脏毒性，并难以治疗，特别在酸中毒、低氧血症时尤为严重。

左布比卡因（Levobupivacaine）为新型的长效局麻药，是布比卡因的单一光学异构体。动物实验和临床应用发现，左布比卡因的麻醉效能与布比卡因相似，镇痛时间较长，但对中枢神经系统和心脏的毒性较小，不引起致命的心律失常。

罗哌卡因（Ropivacaine）

罗哌卡因的化学结构似布比卡因，为新型长效酰胺类局麻药。其阻滞感觉纤维作用较阻滞运动纤维作用强，对心肌的毒性比布比卡因小。有明显收缩血管作用，使用时无需加入肾上腺素，适用于硬膜外麻醉、传导麻醉和浸润麻醉。它对子宫胎盘血流无影响，故适用于产科手术麻醉。

罗哌卡因和左布比卡因作为新型的长效局麻药，大量资料证实了其临床应用的安全性和有效性。二者具有毒性低、时效长、作用确切等特征，使其成为目前局麻用药的重要选择，也是布比卡因较为理想的替代药物。几种常见局麻药的比较见表 13-1。

可卡因

表13-1　几种常用局麻药的比较

药物	化学结构			pK_a	相对强度及毒性（比值）	作用持续时间（h）	一次剂量（mg）	穿透力
	亲脂基团	中间链	亲水基团					
酯类								
普鲁卡因	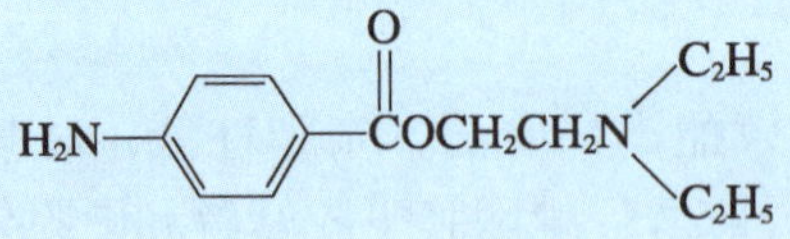			8.90	1	1	1000	弱
丁卡因	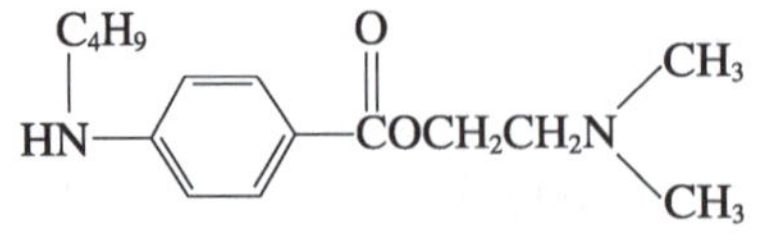			8.45	10.0	2 ～ 3	100	强
酰胺类								
利多卡因	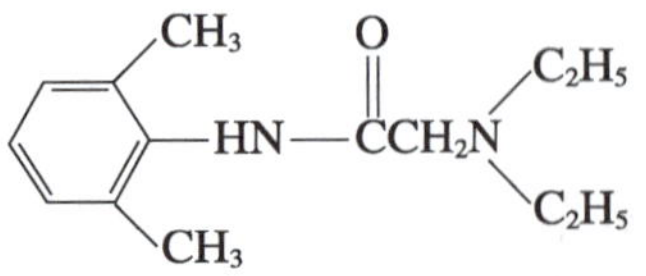			7.90	2.0	1 ～ 1.5	500	强

续表

药物	化学结构			pK_a	相对强度及毒性（比值）	作用持续时间（h）	一次剂量（mg）	穿透力
	亲脂基团	中间链	亲水基团					
布比卡因	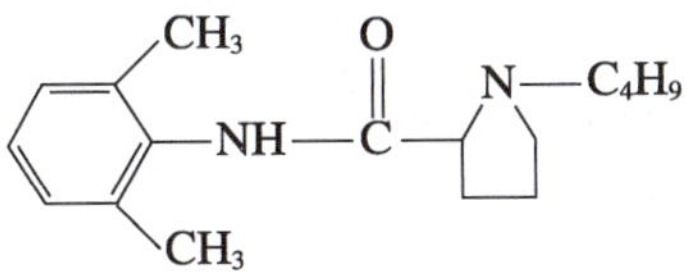			8.20	6.5	5 ~ 10	150	弱
罗哌卡因	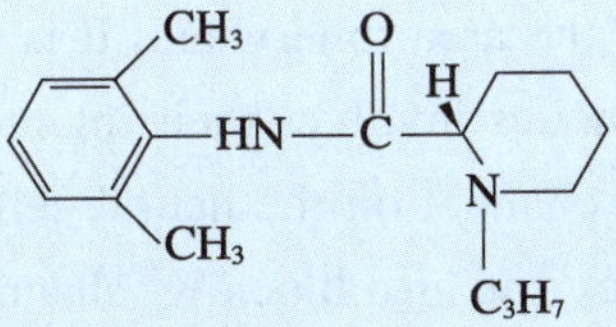			8.10	5.0	5 ~ 8	200	弱

第三节　局部麻醉方法

根据临床不同的麻醉目的，可以选择不同的局麻药和局麻方法，常见的局部麻醉方法有以下几种。

1．表面麻醉（**surface anesthesia**）是将穿透性强的局麻药根据需要涂于黏膜表面，使黏膜下神经末梢麻醉。常需分次给药，大面积应用时药液浓度不宜过高，以免吸收中毒。用于眼、鼻、口腔、咽喉、气管、食管和泌尿生殖道黏膜麻醉。常选用丁卡因或利多卡因。

2．浸润麻醉（**infiltration anesthesia**）是将局麻药溶液注入皮下或手术野附近的组织，使局部神经末梢麻醉。根据需要可在溶液中加少量肾上腺素（1 ∶ 200000），以使局麻药的局麻作用延长。浸润麻醉的优点是麻醉效果好，对机体的正常功能无影响。缺点是用量较大，麻醉区域较小，在做较大的手术时，因所需药量较大而易产生全身毒性反应。可选用利多卡因、普鲁卡因和布比卡因。

3．传导麻醉（**conduction anesthesia**）是将局麻药注射到外周神经干附近，阻滞神经冲动传导，使该神经所支配的区域麻醉。传导麻醉所需的局麻药浓度较浸润麻醉高，但用量较小，麻醉区域较大，可选用利多卡因、普鲁卡因和布比卡因。为加快麻醉作用、延长麻醉时间，也可将布比卡因与利多卡因合用。

4．蛛网膜下腔麻醉（**subarachnoid anesthesia**）又称脊髓麻醉或腰麻，是将麻醉药注入腰椎蛛网膜下腔，麻醉该部位的脊神经根，适用于腹部和下肢手术。首先被阻滞的是交感神经纤维，其次是感觉纤维，最后被麻醉的是运动纤维。常用药物为利多卡因、丁卡因和普鲁卡因。药物在脊髓管内的扩散与患者体位、药量和药液比重直接相关。为了控制药物扩散，通常将其配成高比重或低比重溶液。普鲁卡因溶液通常比脑脊液的比重大。如将放出的脑脊液溶解或在局麻药中加 10% 葡萄糖溶液，其比重则高于脑脊液；用蒸馏水配制溶液的比重可低于脑脊液。患者取坐位或头高位时，高比重溶液可扩散到硬膜腔的最低部位，相反，如采用低比重溶液则有扩散入颅腔的危险。腰麻时由于交感神经同时被阻滞，常伴有血压明显下降，可取轻度的头低位（10° ~ 15°）或事先应用麻黄碱预防。

5．硬膜外麻醉（**epidural anesthesia**）是将药液注入硬膜外腔，麻醉药沿着神经鞘扩散，穿过椎间孔而阻滞神经根。硬膜外腔终止于枕骨大孔，不与颅腔相通，药液不扩散至脑组织，不会麻痹呼吸中枢，无腰麻时的头痛或脑脊膜刺激现象。但硬膜外麻醉用药量较腰麻大 5 ~ 10 倍，如误入蛛网膜下腔，可引起严重的毒性反应。硬膜外麻醉也可使交感神经麻醉，引起外周血管扩张、血压下降及心脏抑制，可应用麻黄碱防治。临床最常用利多卡因，也可用丁卡因或普鲁卡因等。

SUMMARY

Local anesthetics are applied locally to reversibly block the action potentials responsible for nerve conduction. Their effect is followed by complete recovery in nerve function with no evidence of damage to nerve fibers or cells.They can act on any part of the nervous system and on every type of nerve fiber causing both sensory and motor paralysis in the area innervated. It is now generally accepted that the major mechanism of action of local anesthetics involves their interaction with one or more specific binding sites within the voltage-gated Na^+ channel on the neural cell membrane to prevent the generation and conduction of nerve impulse. They can also block K^+ channels when used with higher concentrations.

The structure of local anesthetics contains hydrophilic and hydrophobic moieties that are separated by an intermediate ester or amide linkage. The most widely used agents today are procaine, lidocaine, bupivacaine, and tetracaine. Procaine is a short duration of action amino ester. It usually uses in infiltration but does not use in surface anesthesia for its low potency. Lidocaine produces faster, more intense, longer-lasting and more extensive anesthesia than does an equal concentration of procaine. It has utility in almost any application where a local anesthetic of intermediate duration is needed. Tetracaine is an amino ester with high potency and long duration of action. It is incorporated into surface but not used in infiltration anesthesia for its obvious toxicity.

Following absorption, local anesthetics may cause some undesired effects including the stimulation and subsequent depression of CNS and the depression of the cardiovascular system.

（马月宏）

第14章 全身麻醉药

案例

患者，男，45岁，发作性右上腹疼痛半年，持续性疼痛伴呕吐2天入院。血常规：RBC 4.36×10^{12}/L，WBC 13.7×10^{9}/L。腹部B超显示胆囊内多个强回声光团。入院诊断为胆石症、慢性胆囊炎急性发作。肝胆外科常规护理，术前准备，头孢唑林钠1g静脉滴注，1次/天。3天后拟行胆囊摘除手术治疗，入手术室时血压135/80mmHg。给予丙泊酚100mg、芬太尼0.2mg静脉推注，丙泊酚以微量泵按3.5mg/min持续输注。给药15min后，血压于30s内急剧下降，最低至70/40mmHg。立即停止输注丙泊酚，给予盐酸麻黄碱10mg静脉推注，约10min后患者血压恢复稳定，维持在（120～130）/（50～60）mmHg。

问题与思考：

1．丙泊酚属于哪类麻醉药？

2．丙泊酚对心血管系统的主要影响是什么？

3．芬太尼在麻醉过程中有什么作用？

全身麻醉药（general anesthetics）简称全麻药，是一类可逆性地抑制中枢神经系统功能，引起意识、感觉、反射暂时消失及骨骼肌松弛的药物，以利于外科手术在无痛的条件下安全进行。

全麻药的作用机制比较复杂，学说很多，至今仍未能完全阐明。目前比较公认的全麻药的主要作用部位是在中枢神经系统的突触部位，作用机制可能包括两个方面：①非特异性地作用于通道蛋白周围的脂质，使突触膜的生理特性发生改变，间接影响膜蛋白的功能；②特异性地与突触膜上各类离子通道蛋白结构中的特殊位点结合，直接改变通道的功能。两种机制的最终作用均是导致离子通道功能受抑制，而影响神经冲动在突触部位的传导，导致全身麻醉。前者是脂质学说的观点，后者是蛋白学说的观点。

脂质学说的依据是全麻药的麻醉强度与其脂溶性成正比，即脂溶性越高，麻醉作用越强。认为全麻药通过溶入神经细胞膜的脂质层，使脂质分子排列紊乱，细胞膜的物理化学性质改变，进而引起膜蛋白及钠、钾通道发生构象和功能上的改变，全麻药也可进入细胞内，与细胞内的类脂质结合而产生物理化学反应，干扰整个神经细胞的功能，抑制神经细胞膜去极化或神经递质的释放，而广泛抑制神经冲动的传导，导致全身麻醉。

蛋白学说认为，全麻药可与神经细胞膜的受体及离子通道蛋白相互作用。实验研究表明，脑内主要抑制性神经递质是γ-氨基丁酸（GABA）和甘氨酸，兴奋性神经递质是谷氨酸和乙酰胆碱，相应的受体通道具有抑制性或兴奋性神经冲动传导功能。全麻药可增强$GABA_A$和甘氨酸受体通道的敏感性，引起神经细胞膜的超极化，产生中枢抑制作用。也可以抑制*N*-甲

基 -D- 门冬氨酸（NMDA）和 ACh 受体通道的功能而引起全麻作用。

全麻药按给药途径分为吸入麻醉药和静脉麻醉药。

第一节　吸入麻醉药

吸入麻醉药（inhalation anesthetics）是一类挥发性的液体或气体药物。前者如乙醚（Ether）、氯仿（Chloroform）、氟烷（Halothane）、异氟烷（Isoflurane）、恩氟烷（Enflurane）、七氟烷（Sevoflurane）及地氟烷（Desflurane）等，后者如氧化亚氮（Nitrous Oxide）。吸入麻醉药由呼吸道吸收进入体内，麻醉深度通过对吸入气体中的药物浓度（分压）的调节加以控制，并可连续维持，满足手术的需要。

一、吸入麻醉的分期

中枢神经系统各部位对吸入麻醉药的敏感性不同。先抑制大脑皮质及脊髓下段，随药量的增加，最后抑制延髓。麻醉剂量与麻醉深度有明显的量效关系，为了便于掌握临床麻醉的深度和避免危险，常以乙醚为例，人为地将麻醉过程分为四期。

第一期　镇痛期：指从麻醉给药开始到意识完全消失的一段时间。患者的感觉逐渐迟钝并消失（痛觉最先，触觉次之，听觉最后）。各种反射存在，肌张力正常。患者由于紧张及药物对呼吸道的刺激而出现挣扎、屏气，血压稍升高，脉搏略快。本期表现主要为大脑皮质和网状结构上行激活系统受到抑制。适用于小手术和分娩镇痛。

第二期　兴奋期：是指从意识丧失到眼睑反射消失和出现有规律的呼吸。此期患者可出现谵妄和躁动、血压升高、脉搏加快、呼吸不规则、瞳孔扩大、眼球转动、肌张力显著增加、各种反射亢进，也可出现咳嗽、呕吐和吞咽等动作。本期主要是大脑皮质功能进一步受到抑制，从而减弱了对皮质下中枢的控制和调节，造成皮质下中枢脱抑制现象。兴奋期最易发生意外事故，因此临床采用麻醉前给药或基础麻醉以消除或缩短兴奋期。本期不宜做任何手术和外科检查。第一、二期合称诱导期。

第三期　外科麻醉期：患者由兴奋转为安静，呼吸由不规则变为规则。随着麻醉进一步加深，皮质下中枢（间脑、中脑、脑桥）自上而下逐渐受到抑制，脊髓则由下而上被抑制，脉搏、血压平稳，反射活动减弱，骨骼肌逐渐松弛。此期根据呼吸和眼部变化，又可分为由浅至深四级：

一级　从眼睑反射消失到眼球固定。患者由兴奋转为安静，呼吸深而规则，血压、脉搏平稳，眼球活动逐渐减弱，瞳孔接近正常，眼睑反射消失，吞咽及呕吐反射消失，说明中脑、脑桥及延髓的呕吐中枢已开始受到抑制。此级骨骼肌尚未松弛，适用于不需肌肉松弛的手术。

二级　眼球固定为本级开始的标志。腹膜反射消失，说明脊髓抑制上升到腰段。呼吸平稳，血压、脉搏正常，提示延髓生命中枢未受影响。骨骼肌开始松弛。此级可进行大多数外科手术。

三级　腹式呼吸明显，说明脊髓抑制上升到胸段，肋间肌开始麻醉。脉搏正常或稍慢，血压正常或略低，说明延髓生命中枢开始受到抑制。瞳孔开始散大，对光反射迟钝。骨骼肌极度松弛。声门反射显著减弱，可进行气管内插管操作。此级是临床应用的最深麻醉程度，仅在必要时短时应用，不可再继续加深。

四级　腹式呼吸逐渐减弱，脉搏弱而快，血压明显下降，瞳孔极度散大，对光反射消失，肋间肌活动停止。说明脊髓胸段已被麻醉，同时延髓生命中枢也受到抑制。此级已进入中毒先兆，应立即减量或停药。

第四期　麻醉中毒期：呼吸肌完全麻痹到循环完全衰竭为止。延髓生命中枢被麻醉。呼吸停止，血压降至休克水平，可导致心搏停止而死亡。一旦出现，必须立即停止麻醉，并采取抢救措施。

临床上一般要求吸入性全麻水平维持在第三期的一、二级，手术完毕立即停药。停药后，恢复顺序与麻醉顺序相反。

二、体内过程

吸入麻醉药经肺泡扩散而吸收入血，然后分布转运至中枢神经系统，当中枢神经系统的麻醉药达到一定分压时，临床的全麻状态即会产生。吸入麻醉药的吸收速率与药物的脂溶性、肺通气量、肺血流量、吸入气体中的药物浓度、血 / 气分布系数等有关。吸入气体中全麻药浓度愈高，其吸收速率愈快。在一个大气压下，能使 50% 患者痛觉消失的肺泡气体中全麻药的浓度称为最小肺泡浓度（minimal alveolar concentration，MAC）。各药的麻醉 MAC 值越低，反映药物的麻醉作用越强。血 / 气分布系数是指血中药物浓度与吸入气中药物浓度达平衡时的比值，表示全麻药在血中的溶解程度。此系数较小的药物（如氟烷），血中溶解度小，其在血液中容量小，肺泡气、血中和脑内的药物分压上升较快，麻醉诱导期较短。提高吸入气中药物浓度可缩短诱导期。

吸入麻醉药的体内分布与各器官的血流及组织内类脂质含量有关。脑组织血流丰富且类脂质含量高，故有利于吸入麻醉药进入。药物由血液分布入脑组织中易受脑 / 血分布系数的影响。脑 / 血分布系数是指脑中药物浓度与血中药物浓度达到平衡时的比值。脑 / 血分布系数大的药物（如氟烷）较易进入脑组织，麻醉作用发挥得较快。

吸入麻醉药主要以原型经肺排出。脑 / 血和血 / 气分布系数较低的药物易被血液带走，苏醒快，相反则慢。常用吸入麻醉药的体内过程特性见表 14-1。

表14-1　吸入麻醉药的体内过程特性比较

药物	沸点（℃）	MAC（%）	血/气分布系数	脑/血分布系数	诱导用吸入气浓度（%）	维持用吸入气浓度（%）
氧化亚氮	−89.0	105.00	0.47	1.10	80.0	50.0 ～ 70.0
氟烷	50.2	0.75	2.30	2.90	1.0 ～ 4.0	0.5 ～ 2.0
异氟烷	48.5	1.20	1.41	2.60	1.5 ～ 3.0	1.0 ～ 1.5
恩氟烷	56.5	1.60	1.80	1.40	2.0 ～ 2.5	1.5 ～ 2.0
七氟烷	58.5	2.00	0.65	1.70	4.5	2.5 ～ 4.5
地氟烷	23.5	6.00	0.45	1.30	12.0 ～ 15.0	2.3 ～ 3.0
乙醚	34.6	1.92	12.10	1.14	10.0 ～ 30.0	4.0 ～ 5.0

三、常用药物

氟烷（Halothane）

氟烷为无色透明挥发性液体，有水果味，不燃不爆。本药的主要优点是麻醉作用迅速、强大，诱导期和苏醒期均短，对呼吸道刺激性小，不引起唾液和呼吸道黏液分泌增加，且有扩张支气管的作用。其主要缺点是安全范围小，肌肉松弛和镇痛作用较弱。麻醉加深时，对呼吸中枢、血管运动中枢和心肌有直接抑制作用，引起血压降低、心率减慢，故适用于浅麻醉。有肝毒性，偶致肝坏死，禁用于肝病患者。可使脑血管扩张，颅内压升高，而且明显抑制子宫收缩而导致产后出血，禁用于脑外科手术及剖宫产者。氟烷可增加心肌对儿茶酚胺的敏感性，不宜与肾上腺素合用。

恩氟烷（Enflurane）

恩氟烷，也称安氟醚，是无色挥发性液体，不燃不爆，化学性质稳定。麻醉诱导迅速平稳，苏醒亦快，肌肉松弛良好。本药心血管抑制作用较弱，但血压下降常作为判断麻醉过深的一项指标。对呼吸道无刺激，对肝、肾影响亦较小。恩氟烷是一种强烈的呼吸抑制药，全麻中须及时进行辅助或控制呼吸。适应证广泛，可用于身体各部位手术。严重心、肝、肾功能不全，颅内压升高及有癫痫病史者禁用，也不适用于产科麻醉。

异氟烷（Isoflurane）

异氟烷也称异氟醚，是恩氟烷的同分异构体，有乙醚样气味。单纯吸入时可使患者咳嗽和屏气。化学性质及作用与恩氟烷相似。但对呼吸抑制作用较轻，有支气管扩张作用，对中枢无兴奋作用。可降低外周血管阻力而使血压下降。对心脏抑制作用轻微，不影响心排血量。对肝、肾功能的影响也较恩氟烷轻。适用于各种手术麻醉。

七氟烷（Sevoflurane）和地氟烷（Desflurane）

七氟烷和地氟烷为新型吸入麻醉药。化学结构都与异氟烷相似，共同特点是血 / 气分布系数低，因此麻醉诱导和苏醒均较其他全麻药迅速，麻醉深度易于调节。适用于门诊手术。

氧化亚氮（Nitrous Oxide）

氧化亚氮又名笑气，为无色、味甜、无刺激性的液态气体，性质稳定，不燃不爆。本药镇痛作用强，患者用药后有愉快感觉，停药后苏醒较快，对呼吸和肝、肾功能无不良影响，但对心肌略有抑制作用。氧化亚氮的 MAC 值超过 100%，麻醉效力弱，即使采用不引起患者缺氧的最高可能浓度（80% N_2O + 20% O_2），也仅能达到第三期一级麻醉，需与其他全麻药配伍方可达到满意的麻醉效果。主要用于诱导麻醉或与其他全麻药配伍。为防止缺氧发生，可在全麻诱导前、后吸 5min 纯氧。

乙醚（Ether）

本药为无色澄明易挥发的液体，有特异臭味，易燃易爆，并易氧化生成过氧化物及乙醛，使毒性增加。其优点为安全范围大，外科麻醉浓度对呼吸几乎无影响，心、肝、肾的毒性较小。乙醚尚有箭毒样作用，故肌肉松弛作用强。但对呼吸道有强烈刺激，导致腺体分泌物增加，影响呼吸道通畅，可引起吸入性肺炎及窒息。诱导期和苏醒期较长，易发生麻醉意外，现已少用。

麻醉乙醚的发明

第二节 静脉麻醉药

本类药物通过缓慢静脉注射或静脉滴注而产生全身麻醉作用。与吸入麻醉药相比，其优点是无诱导期的各种不适，患者迅速进入麻醉状态；对呼吸道无刺激性；方法简便易行；无燃烧、爆炸危险。主要缺点是不如吸入麻醉药易于掌握麻醉深度；麻醉作用不完善，一般无肌松作用；药物排出较慢。常用的静脉麻醉药有硫喷妥钠、氯胺酮、丙泊酚及依托咪酯等。

硫喷妥钠（Thiopental Sodium）

硫喷妥钠为超短效巴比妥类药物。脂溶性高，静脉注射后几秒钟即可进入脑组织，麻醉作用迅速，无兴奋期。本药在体内迅速重新分布，从脑组织转运到肌肉和脂肪等组织，使脑内浓度迅速下降，作用短暂，一次注射仅维持数分钟。本药镇痛效果差，肌肉松弛不完全，临床主要用于诱导麻醉和基础麻醉及脓肿的切开引流、骨折及脱臼的闭合复位等短时手术。硫喷妥钠对呼吸中枢有明显抑制作用，新生儿、婴幼儿禁用。可诱发喉头和支气管痉挛，可用阿托品预防，支气管哮喘者禁用。

氯胺酮（Ketamine）

氯胺酮与其他全麻药有很大区别，对中枢神经系统既有抑制作用又有兴奋作用。能选择性阻断痛觉冲动向丘脑和大脑皮质的传导，同时又能兴奋脑干及边缘系统。患者痛觉消失，而意识并未完全消失，常有睁眼凝视呈木僵状、幻觉、肌张力增加、肢体无目的活动、眼球震颤等表现，此状态又称分离麻醉（dissociative anesthesia）。

氯胺酮起效快、镇痛效力强、维持时间短，但苏醒期较长，需 2 ～ 3h。麻醉时对体表的镇痛作用强于内脏。对呼吸影响轻微，对心血管具有明显兴奋作用，心率加快，血压升高，与兴奋交感神经中枢或抑制交感神经递质再摄取有关。适合于小手术或低血压患者的诱导麻醉。近年来，国内已广泛用氯胺酮、地西泮、普鲁卡因、肌松药进行复合麻醉，扩大了手术应用范围。禁用于高血压、颅内压升高及精神病患者。

丙泊酚（Propofol）

丙泊酚起效、苏醒迅速，作用时间短，无蓄积作用。能抑制咽喉反射，有利于插管，能降低颅内压和眼内压，减少脑耗氧量及脑血流量。镇痛作用微弱，对循环系统有抑制作用。可作为门诊短时小手术的辅助用药，也可作为全麻诱导、维持及镇静催眠辅助用药。

依托咪酯（Etomidate）

依托咪酯为快速催眠性全麻药，其催眠效应是硫喷妥钠的 12 倍，无明显镇痛作用。特点是起效快、维持时间短、苏醒迅速，可用于全麻诱导，常需加用镇痛药、肌松药或吸入麻醉药。可引起肌震颤，较大剂量引起呼吸抑制。

第三节 复合麻醉

复合麻醉是指同时或先后应用两种以上麻醉药物或其他辅助药物，以达到完善的手术中和术后镇痛的外科手术条件。常用方式有以下几种。

1．麻醉前用药（premedication） 即麻醉前应用其他药物以弥补全麻药的缺点。如手术前常用苯巴比妥或地西泮，使患者消除紧张情绪；注射阿片类镇痛药，以增强麻醉效果；注射阿托品以防止唾液及支气管分泌物所致的吸入性肺炎，也可对抗氟烷麻醉引起的心率减慢。

2．基础麻醉（basal anesthesia） 手术前给予大剂量催眠药，如硫喷妥钠等，使患者进入浅麻醉状态，在此基础上进行麻醉，可使药量减少，麻醉平稳，常用于小儿麻醉。

3．诱导麻醉（induction of anesthesia） 为了缩短全麻药诱导期，应用作用迅速的硫喷妥钠或氧化亚氮等，使患者迅速进入外科麻醉期，再改用其他药维持麻醉。

4．合用肌松药 根据手术对肌肉松弛的要求，在麻醉的同时注射琥珀胆碱或筒箭毒碱等骨骼肌松弛药。

5．低温麻醉（hypothermic anesthesia） 合用氯丙嗪使体温在物理降温配合下降至较低水平（28 ～ 30℃），使机体基础代谢率降低，重要器官的耗氧量降低，以便于截止血流，进行心脏直视手术。

6．控制性降压（controlled hypotension） 加用短时作用的血管扩张药硝普钠或钙通道阻滞药，使血压适度、适时下降，并抬高手术部位，以减少出血。常用于止血比较困难的颅脑手术。

7．神经安定镇痛术（neuroleptanalgesia，NLA） 是一种复合镇痛方法，常用氟哌利多及芬太尼按 50 ∶ 1 制成的合剂作静脉注射，使患者意识混浊，自主动作停止，痛觉消失，适用于外科小手术。在此基础上配合全麻药（如氧化亚氮）和肌松药（如琥珀胆碱）可达到满意的外科麻醉效果，这称为神经安定麻醉。

SUMMARY

General anesthetics are used to reversibly depress the central nervous system to a sufficient degree to permit the performance of surgery. They can bring on profound amnesia, unconsciousness, immobilization and attenuation of autonomic response to noxious stimulation. The molecular mechanisms by which general anesthetics produce their effects have remained one of the great mysteries of pharmacology. The anesthetics are soluble in olive oil. The correlation was interpreted as indicating the lipid bilayer as the likely target of anesthetic action. Current evidence supports the view that most of the general anesthetics act predominantly through $GABA_A$ receptors, and other ligand-gated ion channels including *N*-methyl-D-aspartate (NMDA) receptors, glycine receptors and neuronal nicotinic acetylcholine receptors.

General anesthetics can be divided into inhalational and intravenous anesthetics based on different administered routes. Inhalational anesthetics are gases or volatile liquids including anesthetic ether, halothane, isoflurane, enflurane, sevoflurane, desflurane and nitrous oxide.

Intravenous anesthetics are commonly used. Thiopental and propofol are the two most commonly used agents. Their lipophilicity coupled with the relatively high perfusion of the brain and spinal cord tissue results in a rapid onset and short duration after a single bolus dose. Ketamine can produce dissociative anesthesia, which is different from other anesthetics.

（马月宏）

第15章 镇静催眠药

案例

患者，女，52岁。2年前开始出现晚上难以入睡，后来发展到整夜难眠，慢慢地出现了强烈的睡眠恐惧症。长期失眠引起头痛、头晕、健忘、浑身无力等症状，已经严重影响日常工作。自行服药半年后就医。医生详细了解她的病情后，开具处方，并建议她在心理咨询门诊做心理减压治疗，消除导致失眠的诱因，并嘱1个月后复诊。

问题与思考：

1. 对该患者的失眠症应首选哪类药物进行治疗？
2. 长期应用催眠药会不会慢慢失效？用药期间应该定期检查哪些指标？

镇静催眠药（sedative-hypnotic drugs）是一类抑制中枢神经系统的药物，其特点是对中枢神经系统的抑制作用有明显的剂量依赖关系。该类药物小剂量使用可轻度抑制中枢神经系统，缓解烦躁不安的情绪，恢复安静，称镇静药（sedatives）；较大剂量使用可较深地抑制中枢神经系统，促进和维持近似生理睡眠，称催眠药（hypnotics）。二者合称为镇静催眠药。本类药物包括苯二氮䓬类（benzodiazepines）、巴比妥类（barbiturates）以及其他类镇静催眠药。

传统的镇静催眠药如巴比妥类等，对中枢神经系统的抑制作用随剂量逐渐增加而产生镇静、催眠、嗜睡、麻醉和昏迷，最终可导致中枢性呼吸、循环衰竭而死亡。曾认为这是镇静催眠药的一般作用规律，但是20世纪60年代开始应用的苯二氮䓬类并不符合上述规律，单用时即使很大剂量也不引起麻醉，且不易引起死亡。由于苯二氮䓬类有较好的选择性抗焦虑和镇静催眠作用，安全范围大，目前几乎完全取代了巴比妥类等传统镇静催眠药。近些年一些新型的苯二氮䓬受体激动药虽然不具有苯二氮䓬类药物的基本结构，但在作用机制上与苯二氮䓬类药物类似，而且反跳现象和依赖性更小一些，在焦虑和失眠症的治疗中可以替代苯二氮䓬类药物应用。

第一节　苯二氮䓬类

【构效关系】 苯二氮䓬类化学结构相似，多为1,4-苯并二氮䓬的衍生物。其基本结构上的1、2、3、4、5、7位的取代基与药物作用有密切关系（表15-1）。但不同衍生物之间的抗焦虑、镇静催眠、抗惊厥、中枢性肌肉松弛作用各有侧重。几乎所有重要的苯二氮䓬受体激动药都在5位由苯环、7位由—Cl或—NO_2等所取代，如地西泮（Diazepam，安定）、氟西泮（Flurazepam，氟安定）、氯氮䓬（Chlordiazepoxide）、奥沙西泮（Oxazepam，舒宁）和三唑仑

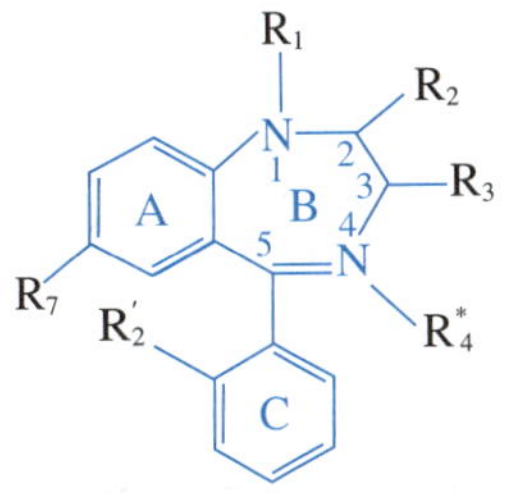

苯二氮䓬类

(Triazolam) 等。但是 5 位如由 ═O 及 4 位由—CH_3 取代，则具有苯二氮䓬受体阻滞药的特征，如氟马西尼 (Flumazenil)。除各种苯二氮䓬衍生物外，还有一些新型的苯二氮䓬受体激动药，如唑吡坦 (Zolpidem)、佐匹克隆 (Zopiclone)、扎来普隆 (Zaleplon)、右佐匹克隆 (Eszopiclone) 等，虽无苯二氮䓬环的基本结构，但作用和机制与苯二氮䓬类相似。

各种作用于苯二氮䓬受体结合位点的药物可分为：①激动药 (agonists)：与受体结合后可产生类似 GABA 的作用。根据各个药物（及其活性代谢物）的 $t_{1/2}$ 的长短，可分为三类（表 15-1）：长效类，$t_{1/2}$ > 24h，如地西泮和氟西泮等；中效类，$t_{1/2}$ 为 6 ~ 24h，包括阿普唑仑 (Alprazolam)、艾司唑仑 (Estazolam)、劳拉西泮 (Lorazepam) 等和新型苯二氮䓬受体激动药右佐匹克隆（$t_{1/2}$ 约 6h）等；短效类，$t_{1/2}$ < 6h，如三唑仑、咪达唑仑 (Midazolam) 和唑吡坦（$t_{1/2}$ 约为 2h）、佐匹克隆（$t_{1/2}$ 约为 1h）等。②反向激动药 (inverse agonists)：在没有阻滞药存在的条件下，能产生与地西泮等激动药相反的生物学作用，如 β- 卡波林 (β-carbolines) 等，目前尚未作药用，只作工具药使用。③阻滞药 (antagonists)：不仅对激动药，也对反向激动药的大多数作用具有翻转和阻断作用，如氟马西尼。

表15-1 苯二氮䓬类的化学结构及 $t_{1/2}$

药名	R_1	R_2	R_3	R_7	R_2'	$t_{1/2}$ (h)
长效类						
地西泮	—CH_3	═O	═O	—Cl	—H	43±1.3
氟西泮	—$(CH_2)_2N(C_2H_5)_2$	═O	—H	—Cl	—F	74±24
中效类						
阿普唑仑	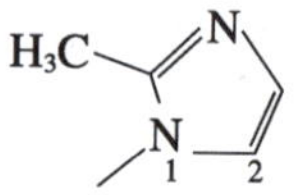		—H	—Cl	—H	12±2
氯氮䓬	—H	—$NHCH_3$	—H	—Cl	—H	10±3.4
艾司唑仑	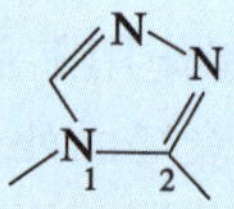		—H	—Cl	—H	10 ~ 24
劳拉西泮	—H	═O	—OH	—Cl	—Cl	14±5
氯硝西泮	—H	═O	—H	—NO_2	—Cl	23±5
短效类						
奥沙西泮	—H	═O	—OH	—Cl	—H	8.0±2.4
咪达唑仑	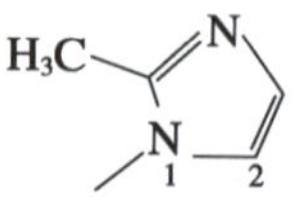		—H	—Cl	—F	1.9±0.6
三唑仑	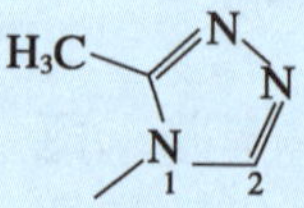		—H	—Cl	—Cl	2.9±1
苯二氮䓬受体阻滞药						
氟马西尼	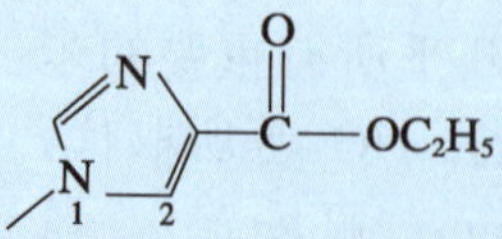		—H	—F	C-5 位 ═O	1

【体内过程】苯二氮䓬类属弱碱性化合物，在肠道 pH 较高的环境更易被吸收。地西泮口服吸收良好，约 1h 达血药峰浓度，奥沙西泮和氯氮䓬口服吸收较慢，三唑仑吸收最快。苯二氮䓬类肌内注射给药吸收慢而不规则，欲快速显效时，应静脉注射。

苯二氮䓬类的血浆蛋白结合率较高，其中地西泮的血浆蛋白结合率可高达 99%。苯二氮䓬类脂溶性高，静脉注射后能迅速向脑和其他血流丰富的组织和器官分布，脑脊液中浓度约与血清游离药物浓度相等，随后进行再分布，蓄积于脂肪和肌肉组织中。

本类药物在肝药酶作用下进行生物转化。多数药物的代谢产物仍具有与母体药物相似的作用，如地西泮，可转变为去甲地西泮（Nordazepam）及奥沙西泮，氯氮䓬可转变为地莫西泮（Desmoxepam），均为活性长效代谢产物，其 $t_{1/2}$ 比母体药物更长（图 15-1）。氟西泮的 $t_{1/2}$ 仅 2 ~ 3h，而其主要活性代谢产物 *N*- 去烷基氟西泮（*N*-desalkylflurazepam）的 $t_{1/2}$ 却在 50h 以上。因此，连续应用长效类药物时，应注意药物及其活性代谢物在体内蓄积。苯二氮䓬类及其代谢物最终均与葡糖醛酸结合而失活，经肾排出。本类药物在体内的氧化代谢过程可因肝功能障碍或同时饮酒而抑制，使 $t_{1/2}$ 延长。

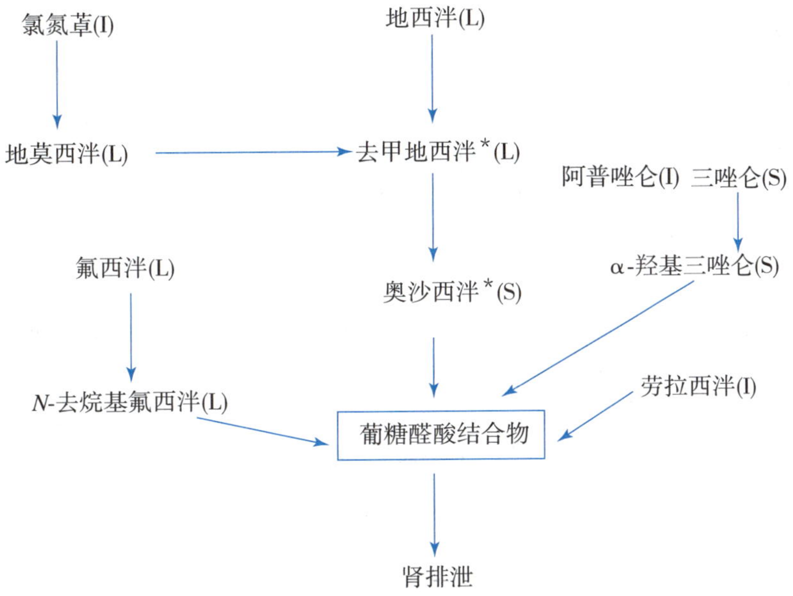

图 15-1　苯二氮䓬类的代谢

S：$t_{1/2}$ < 6h；I：$t_{1/2}$=6 ~ 24h；L：$t_{1/2}$ > 24h

【药理作用与临床应用】

1．抗焦虑作用　苯二氮䓬类在小于镇静剂量时有良好的抗焦虑作用，能显著改善紧张、焦虑、激动不安、恐惧等以及因焦虑而引起的胃肠功能紊乱或失眠等症状。动物焦虑模型实验证明，苯二氮䓬类在很低剂量时即能增强动物被周期性电击足部惩罚后所抑制的摄食饮水行为。而巴比妥类则需要达到减少自发活动或产生共济失调的剂量时才出现此作用。苯二氮䓬类可使与情绪有关的边缘系统、海马和杏仁核的放电活动明显减弱，与其抗焦虑作用的机制有关。苯二氮䓬类广泛用于焦虑症，对持续性焦虑状态宜选用长效类药物。对间断性焦虑患者宜选用中、短效类药物。阿普唑仑对恐怖症的选择性高于其他苯二氮䓬类。

2．镇静催眠作用　理想的催眠药应能依需要纠正各种类型的失眠（难入睡、易醒、早醒等），引起完全类似于生理性的睡眠。生理性睡眠包含快速眼动睡眠（rapid eye movement sleep，REM sleep）和非快速眼动睡眠（non-rapid eye movement sleep，NREM sleep）两个时相。整个睡眠过程二者交替出现 4 ~ 5 次。NREM 包括入睡期、浅睡期、中睡期和深睡期 4 个期。

REM 脑电图呈去同步化低幅快波，眼球快速运动，骨骼肌松弛等。梦境多发生在 REM。现有镇静催眠药物或多或少缩短 REM，停药后，由于 REM 相对延长，会不同程度地产生多梦、梦魇等反跳现象。

苯二氮䓬类能缩短入睡诱导时间，使患者更易于入睡。REM 时间相对被缩短，可减少梦惊及觉醒次数。也能缩短 NREM 的 4 期，减少梦游的发生。苯二氮䓬类对整个睡眠时间是延长的，因为能够明显延长 NREM 的 2 期（为 NREM 的主要阶段），新型苯二氮䓬受体激动药如唑吡坦、右佐匹克隆等对 REM 睡眠的抑制较苯二氮䓬类弱，反跳现象轻，这是它优于苯二氮䓬类之处。

苯二氮䓬类和新型催眠药几乎完全取代了巴比妥类用于镇静催眠，其优点在于：①安全范围大，即使过量也不会引起麻醉和中枢麻痹；②耐受性、成瘾性轻微；③对 REM 影响较小，停药后反跳现象轻；④嗜睡和运动失调等不良反应轻。

苯二氮䓬类常用于各种情绪紧张引起的失眠，但对躯体病理刺激引起失眠的作用较差。可引起暂时性记忆缺失，缓解患者对手术的恐惧情绪，用于麻醉前给药，减少麻醉药用量而增加其安全性。地西泮静脉注射也常用于心脏电击复律或内镜检查前给药。

3．抗惊厥作用 所有苯二氮䓬类药物都有抗惊厥作用，其中地西泮和三唑仑的作用尤为明显。实验证明，地西泮可抑制癫痫病灶异常放电的扩散，很小剂量即能有效地对抗戊四唑和印防己毒素引起的阵挛性惊厥，而对士的宁和电刺激引起的强直性惊厥则需较大剂量才能对抗。临床用于辅助治疗破伤风、子痫、小儿高热惊厥和药物中毒性惊厥。静脉注射地西泮首选用于癫痫持续状态。对于其他类型的癫痫发作则以硝西泮（Nitrazepam）和氯硝西泮（Clonazepam）的疗效较好。

4．中枢性肌肉松弛作用 地西泮在不影响其他行为的小剂量下即可缓解猫去大脑僵直及人脑损伤所致的肌肉僵直，这可能是抑制中枢多突触反射和神经元间冲动传递的结果。这种肌肉松弛作用有助于加强全麻药的效果。但单用本类药物达不到外科手术要求的肌肉松弛状态。

【作用机制】 电生理研究表明，苯二氮䓬类在大脑皮质、大脑边缘系统、中脑以及脑干和脊髓都能加强 GABA 的作用。GABA 受体可以分为 $GABA_A$ 和 $GABA_B$ 两个亚型。$GABA_A$ 受体由多个多肽链亚单位（α、β、γ、δ、ρ 等）组成，它们相互组装成为完整的配体门控性 Cl^- 通道（图 15-2）。在 Cl^- 通道周围形成 5 个特异结合位点，可与相应的递质或药物（GABA、苯二氮䓬类、巴比妥类、印防己毒素和神经甾体化合物）结合。抑制性神经递质 GABA 与 $GABA_A$ 受体结合，使 Cl^- 通道开放，Cl^- 大量进入细胞膜内引起膜超极化，产生突

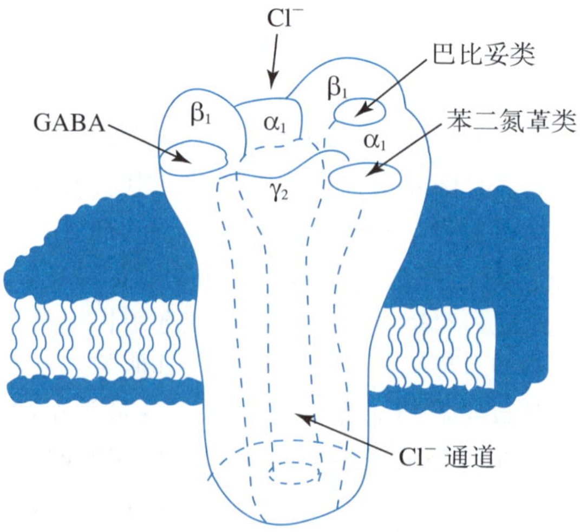

图 15-2 $GABA_A$ 受体结构示意图

触后抑制，使神经细胞兴奋性降低。苯二氮䓬类与其特异性结合位点结合后，$GABA_A$受体的构象发生改变，此时$GABA_A$受体更易与 GABA 相结合，引起 Cl^- 通道开放的频率增加，突触后抑制加强。苯二氮䓬类通过增强 GABA 的功能而发挥其镇静、催眠、抗惊厥、中枢性肌松作用。实验证明，苯二氮䓬类不能代替 GABA 的作用，在无 GABA 存在时，即使与苯二氮䓬结合位点结合也不能打开 Cl^- 通道。

苯二氮䓬类显著的安全性很可能是由于苯二氮䓬类只具有促进 GABA 与$GABA_A$受体结合的作用，不像巴比妥类那样能直接激动$GABA_A$受体，从而不会导致深度的 CNS 抑制。巴比妥类虽然也能促进 Cl^- 内流，但它是以延长 Cl^- 通道开放时间实现的。

【不良反应与注意事项】 苯二氮䓬类以治疗量连续用药可出现头昏、嗜睡、乏力等反应，长效类尤易发生。大剂量偶致共济失调。静脉注射对心血管有抑制作用。本类药物长期用药可产生耐药性，久用可发生依赖性和成瘾性。长期大剂量应用停药时可出现反跳和戒断症状（失眠、焦虑、激动、抑郁、躁狂、肌痛、震颤甚至惊厥等），因而停药时要逐渐减少药量。新型苯二氮䓬受体激动药如唑吡坦等没有表现出耐受性或依赖性，反跳也轻微。因可透过胎盘屏障和随乳汁分泌，孕妇和哺乳妇女忌用。

苯二氮䓬类单用很少产生严重后果，但与其他 CNS 抑制药如吗啡（Morphine）和乙醇（Alcohol）等合用毒性显著增强，引起急性中毒，导致昏迷和呼吸抑制。CNS 毒性常随年龄增长而增加。发生急性中毒时可采用苯二氮䓬受体拮抗药氟马西尼解救：初次静注 0.3mg，如在 60s 内未达到要求的清醒程度，可重复注射，直至患者清醒或总量已达 2mg，然后，可静滴 0.1 ～ 0.4mg/h 维持。氟马西尼亦可用于逆转苯二氮䓬类的中枢镇静作用。

第二节　巴比妥类

巴比妥类为巴比妥酸的衍生物，巴比妥酸本身无中枢作用，在 C-5 位上两个 H 被不同基团取代才具有中枢神经系统抑制作用。取代基越长且有分支（如异戊巴比妥）或双键（如司可巴比妥），则脂溶性越高，作用快、强而短。C-5 位以苯环取代（如苯巴比妥）则有较强的抗惊厥作用。C-2 位的 O 被 S 取代（如硫喷妥）时，脂溶性更高，作用更快、更短、更强。

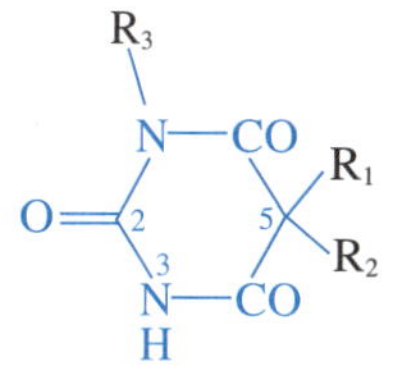

巴比妥类

【体内过程】 巴比妥类口服或注射给药吸收快而完全，分布广泛。脂溶性高的药如硫喷妥易于透过血脑屏障进入脑组织，起效快，因其迅速再分布到肌肉和脂肪组织中贮存，作用维持时间短。该类药物主要在肝代谢，苯巴比妥大部分以原型经肾排出。尿液的 pH 对巴比妥类的排泄影响较大，碱化尿液可大大促进巴比妥类的排泄。根据作用时间，可将本类药物分为长效、中效、短效、超短效四类（表 15-2）。

表15-2　巴比妥类作用与主要应用的比较

药物分类	药物	$t_{1/2}$（h）	显效时间（h）	作用维持时间（h）	主要应用
长效	苯巴比妥（Phenobarbital）	80 ～ 120	0.5 ～ 1	6 ～ 8	抗惊厥
中效	异戊巴比妥（Amobarbital）	10 ～ 40	0.25 ～ 0.5	3 ～ 6	抗惊厥、镇静催眠
短效	司可巴比妥（Secobarbital）	15 ～ 40	0.25	2 ～ 3	抗惊厥、镇静催眠
超短效	硫喷妥（Thiopental）	8 ～ 10	iv 立即	0.25	静脉麻醉

【药理作用与作用机制】 巴比妥类是普遍性中枢神经系统抑制药，随剂量由小到大，相继出现镇静催眠、抗惊厥和麻醉作用。本类药物约 10 倍催眠量时可抑制呼吸，甚至致死。

巴比妥类与 $GABA_A$ 受体上的特异位点结合，促进 GABA 与 $GABA_A$ 受体结合，通过延长 Cl^- 通道开放时间来增加 Cl^- 内流，使细胞膜超极化。并且，在无 GABA 时也能直接增加 Cl^- 内流，呈现拟 GABA 的作用。较高浓度时，则抑制 Ca^{2+} 依赖性动作电位。

【临床应用】 巴比妥类需要达到镇静剂量才能起到抗焦虑作用。由于本类药物的选择性低，治疗指数小，且较易发生依赖性，因此，目前已很少用于镇静和催眠。可用于麻醉前给药。苯巴比妥和异戊巴比妥静脉注射用于控制癫痫持续状态。苯巴比妥注射给药可用于惊厥的应急处理。硫喷妥偶用于小手术或内镜检查时作静脉麻醉。

【不良反应】 巴比妥类，特别是长效类，后遗效应较苯二氮䓬类明显。催眠剂量即可引起眩晕、困倦、精细运动不协调等“宿醉”现象。偶可致剥脱性皮炎等严重过敏反应；中等量即可轻度抑制呼吸中枢，严重肺功能不全和颅脑损伤致呼吸抑制者禁用。

巴比妥类有肝药酶诱导作用，使药物 $t_{1/2}$ 缩短，易发生耐受，影响药效。巴比妥类连续应用可引起成瘾。突然停药易发生反跳现象。

巴比妥类急性中毒主要表现为深度昏迷、呼吸抑制、反射减弱或消失、血压降低，甚至休克。抢救时应立即采取对症治疗，维持呼吸、循环功能。若口服中毒在 24h 以内，应洗胃和导泻，并采取强迫利尿和碱化尿液等措施加速药物排泄。

第三节　其他镇静催眠药

一、其他传统的镇静催眠药

传统的镇静催眠药也包括一些结构各异的有机化合物，作用和不良反应特点与巴比妥类相类似，包括水合氯醛（Chloral Hydrate）、甲丙氨酯（Meprobamate，眠尔通）、副醛（Paraldehyde）、格鲁米特（Glutethimide）和甲喹酮（Methaqualone）等，这些药物也都有镇静催眠作用，久用可成瘾，现已少用。急性中毒后产生呼吸抑制和血压下降，抢救措施与巴比妥类中毒的处理相似。

二、褪黑素受体激动剂

雷美替安（Ramelteon）

雷美替安口服吸收迅速而完全，口服后约 0.75h 达血药峰浓度，血浆蛋白结合率约为 82%，有明显的首过效应，生物利用度仅为 1.8%。原型药物半衰期短，$t_{1/2}$ 约为 2h，肝代谢的活性代谢产物 $t_{1/2}$ 可达 2 ~ 5h。代谢产物经肾排泄，轻、中度肝肾功能不良者的主要药动学参数无明显改变，且其主要药动学参数也无性别差异，严重肝功能不良者因代谢障碍，可致血药峰浓度明显升高和半衰期延长。

雷美替安是 2005 年在美国批准上市的首个褪黑素受体激动剂类新型口服催眠药，也是目前首个没有列为特殊管制的非成瘾的抗失眠症药物。近年来研究发现褪黑素（melatonin，MT）参与正常睡眠昼夜节律的调节过程。雷美替安对 MT_1 受体和 MT_2 受体有选择性激动作用，对 MT_3 受体无影响，其作用机制与以前所有的镇静催眠药均不同，对 GABA 受体、5-HT 受体等均无亲和力，故无明显的其他镇静催眠药的乏力、嗜睡等后遗效应，长期用药亦无成瘾性。雷美替安可用于治疗难以入睡型失眠症，对慢性失眠和短期失眠也有确切疗效。主要不良反应常见头晕、困倦、疲劳和内分泌变化等。

中枢兴奋药

SUMMARY

A wide variety of agents having the capacity to depress the function of central nervous system (CNS) can produce sedation and hypnosis. The barbiturates as older sedative-hypnotic drugs have a low degree of selectivity and therapeutic index. Barbiturates depress the CNS in a dose dependent fashion, producing sedition, sleep, anesthesia, coma, and, ultimately, fatal depression of respiration and cardiovascular regulation. Benzodiazepines have only a limited capacity to produce profound and potentially fatal CNS depression. Although coma may be produced at very high doses, benzodiazepines cannot induce a state of surgical anesthesia by themselves. Because of a higher degree of safety and selectivity, benzodiazepines and other newer analogs have largely replaced older agents for treatment of insomnia or anxiety.

Benzodiazepines and barbiturates act at $GABA_A$ receptors by binding directly to the specific sites. Unlike barbiturates, benzodiazepines do not directly activate $GABA_A$ receptor, but they can enhance the binding of the inhibitory neurotransmission GABA to the $GABA_A$ receptor/ chloride ion channel complex, reducing inhibitory postsynaptic currents.

Several drugs with novel chemical structures have been introduced more recently for use in sleep disorders. Zolpidem, Zaleplon, and Eszopiclone, although structurally unrelated to benzodiazepines, share a similar mechanism of action. Eszopiclone is the (*S*) enantiomer of Zopiclone. Ramelteon has been available outside the United States since 1989. Ramelteon is a melatonin receptor agonist, and a newer hypnotic drugs.

Many other drugs with diverse structures have been used for their sedative-hypnotic properties, including Chloral Hydrate, Meprobamate, Chlormezanone, Ethchlovynol, Glutethimide, and so on.

（马丽杰）

第16章 抗癫痫药及抗惊厥药

第一节 抗癫痫药

案例

患者，男，23岁，突然扑倒在地，全身抽搐，持续约3min，其间尿失禁。发作后被送进医院。查体：疲惫面容，意识混乱。患者2岁时曾发生过4次高热惊厥，曾服用苯妥英钠（开始治疗时间不详）预防癫痫发作，此后无发作，从4年前停药至今。近期无其他疾患或外伤，正在找工作，压力较大。实验室检查均正常。脑电图显示弥漫性慢波伴有左侧颞区局灶性癫痫样放电。诊断为复杂部分性癫痫发作继发全身性发作。

问题与思考：

1. 宜选用何种药物治疗？
2. 治疗期间应注意哪些与用药有关的事宜？

癫痫（epilepsy）是一种由大脑局部病灶神经元异常高频放电，并向周围神经元扩散所引发的大脑功能障碍的慢性疾病。癫痫发作（seizure）临床表现为不同的运动、感觉功能失调，意识障碍和精神失常等症状，并可伴有脑电图异常。癫痫在无明显诱因刺激下可反复、突发短暂地发作，非癫痫患者也可由于电休克刺激、药物（如中枢兴奋药戊四氮）刺激或者脑部创伤（如颅脑手术）等激发癫痫发作。根据临床症状，癫痫发作的类型如表16-1。

表16-1 癫痫发作的类型

发作类型	临床特征	常用药物
局限性发作		
1. 单纯局限性发作	局部肢体运动或感觉异常。每次发作持续20～60s	卡马西平、苯妥英钠、苯巴比妥、扑米酮、丙戊酸钠、奥卡西平、加巴喷丁、拉莫三嗪、左乙拉西坦、托吡酯
2. 复合局限性发作（精神运动性发作）	发作时以精神症状为主，有意识障碍，出现无意识的运动，如摇头、唇抽动等。每次发作持续0.5～2min	卡马西平、苯妥英钠、苯巴比妥、扑米酮、丙戊酸钠、奥卡西平、加巴喷丁、拉莫三嗪、左乙拉西坦、托吡酯
全身性发作		
1. 失神发作（小发作）	多见于儿童。表现为短暂的意识突然丧失，知觉丧失，动作和语言中断，不倒地，无抽搐。每次发作持续5～30s。脑电图呈现3Hz/s高幅左右对称的同步化棘波	乙琥胺、氯硝西泮、丙戊酸钠、三甲双酮、拉莫三嗪

续表

发作类型	临床特征	常用药物
2. 强直阵挛发作（大发作）	突然意识丧失，倒地，全身强直阵挛性抽搐，面色青紫，口吐白沫，继之为较长时间的中枢神经系统全面抑制。每次发作持续数分钟。脑电图呈现高幅慢棘波或棘波	卡马西平、苯妥英钠、苯巴比妥、丙戊酸钠、扑米酮、拉莫三嗪、左乙拉西坦、托吡酯、奥卡西平
3. 肌阵挛发作	依年龄可分为婴儿、儿童和青春期肌阵挛发作。表现为部分肌群发生短暂的（约 1s）休克样抽动，意识丧失。脑电图呈现特有的、短暂的、暴发性多棘波	糖皮质激素、丙戊酸钠、氯硝西泮、左乙拉西坦
4. 癫痫持续状态	大发作反复发作，发作期间意识不恢复	地西泮、苯妥英钠（iv）、苯巴比妥

癫痫的全球患病率在 5‰ ~ 10‰，我国癫痫患病率在 0.9‰ ~ 4.8‰。在我国，以全身强直阵挛发作居多。癫痫的病因复杂多样，包括遗传因素、脑部疾病、全身或系统性疾病等。癫痫的治疗可采取药物、手术、神经调控等手段，但仍以药物治疗为主。抗癫痫药（antiepileptic drugs）的作用方式有两种：一是作用于病灶神经元，抑制异常高频放电；二是作用于病灶周围神经元，阻止异常放电的扩散，从而达到减少或阻止发作的目的。可见，目前临床上应用的抗癫痫药主要是抑制癫痫发作，是否能预防和治愈癫痫的发生发展尚无定论。因此，癫痫的药物治疗通常是长期甚至是终生的。然而大多数药物均存在不良反应，长期应用患者难以承受，这是造成治疗中断以及病情复发的主要原因。

神经元活动的协调依赖于神经元上兴奋性神经递质谷氨酸与抑制性神经递质 γ- 氨基丁酸（GABA）活动的平衡。癫痫往往起源于大脑局部兴奋性神经递质功能的增强或抑制性神经递质功能的减弱。谷氨酸受体激活所导致的 Na^+、Ca^{2+} 内流能造成神经元去极化，而 GABA 受体激活所导致的 Cl^- 内流能造成神经元超极化。上述神经递质或离子通道调节的失衡会造成神经元复极化不完全，膜电位处于接近阈值的较高水平，形成不稳定状态，很容易发生动作电位的突然发放，通过强直后增强的反馈机制，此点动作电位的发放会多次重复发生，形成类似癫痫的状态。抗癫痫药的作用机制与增强 GABA 介导的抑制性突触传递功能和抑制电压依赖性 Na^+、Ca^{2+} 通道，降低细胞膜对 Na^+、Ca^{2+} 的通透性有关。

抗癫痫药的发展历史悠久而缓慢。于 1857 年发现的第一个溴化物有效药现已被淘汰。随后相继应用于临床的有苯巴比妥（Phenobarbital）、苯妥英钠（Phenytoin Sodium）、丙戊酸钠（Sodium Valproate）、卡马西平（Carbamazepine）、扑米酮（Primidone）和乙琥胺（Ethosuximide）等，被称为传统抗癫痫药，目前大部分仍是治疗癫痫的主要药物。20 世纪 90 年代后拉莫三嗪（Lamotrigine）、托吡酯（Topiramate）、加巴喷丁（Gabapentin）、左乙拉西坦（Levetiracetam）、奥卡西平（Oxcarbazepine）和氨己烯酸（Vigabatrin）等上市，被称为新型抗癫痫药，主要在不良反应与药物相互作用方面有所改善。

一、常用抗癫痫药

卡马西平（Carbamazepine）

卡马西平，又名酰胺咪嗪，结构类似丙米嗪。最初主要用于治疗三叉神经痛，20 世纪 70 年代开始用于治疗癫痫。

【体内过程】 卡马西平口服吸收缓慢而不规则，服药后 2 ~ 6h 血浆浓度达到峰值，有效血药浓度为 4 ~ 10μg/ml。血浆蛋白结合率约为 80%，在体内主要代谢为环氧化物，仍有抗癫痫作用。单次给药 $t_{1/2}$ 约 36h。卡马西平为肝药酶诱导剂，能加速自身代谢，故反复用药后 $t_{1/2}$

可缩短，一般在治疗最初的几周内，卡马西平的 $t_{1/2}$ 从 36h 减至 20h。西咪替丁和丙戊酸钠可抑制其代谢。

【药理作用与临床应用】

1. 抗癫痫 卡马西平是一种广谱抗癫痫药，对于各类型癫痫均有不同程度的疗效，临床作为局限性发作（包括单纯局限性及复合局限性发作）及大发作的首选药，对小发作（失神发作）也有对抗作用。由于易与其他抗癫痫药产生复杂的药物相互作用，卡马西平宜单独使用。与苯妥英钠相比，本药最大的优点是对认知功能的损害较轻。

2. 治疗中枢疼痛综合征 卡马西平对三叉神经痛的疗效优于苯妥英钠，对舌咽神经痛也有效。

3. 抗躁狂 可用于锂盐无效的躁狂症，其副作用比锂盐少而疗效好。

【作用机制】 卡马西平的作用机制目前尚未完全阐明，可能与阻滞 Na^+ 通道，降低神经细胞膜对 Na^+ 的通透性，从而降低神经元的兴奋性，以及增强 GABA 的突触后抑制作用有关。

【不良反应】 常见的不良反应主要表现为中枢神经系统症状，如可逆的视物模糊、复视、眩晕和恶心、呕吐、共济失调、手指震颤等。也可有皮疹、心血管反应和水钠潴留。上述症状通常 1 周左右可逐渐消退，因此无需中断治疗。少见的不良反应为骨髓抑制，如粒细胞缺乏、血小板减少和再生障碍性贫血，以及肝损害。

苯妥英钠（Phenytoin Sodium）

苯妥英钠，又名大仑丁（Dilantin），为二苯乙内酰脲的钠盐。

【体内过程】 苯妥英钠碱性较强（$pK_a = 10.4$），刺激性较大，故不宜肌内注射。口服吸收慢而不规则，连续用药须经 6 ~ 10 天才能达到有效血药浓度 10 ~ 20μg/ml。血浆蛋白结合率为 85% ~ 90%。主要被肝药酶羟化代谢为羟基苯妥英，再和葡糖醛酸结合并经肾排泄。消除速度与血药浓度有关，通常当其血药浓度低于 10μg/ml 时，按一级动力学方式消除，$t_{1/2}$ 约为 20h。若高于此浓度，则按零级动力学方式消除，$t_{1/2}$ 可延长至 60h，这可能与羟化反应的饱和性有关。由于羟化代谢的能力受遗传基因的影响，本药血浆浓度的个体差异较大，故临床应用时应注意剂量个体化，以保证治疗效果。一般苯妥英钠血药浓度为 10μg/ml 可控制癫痫发作，20μg/ml 则可出现轻度毒性反应。

【药理作用与临床应用】

1. 抗癫痫 苯妥英钠是治疗癫痫大发作和局限性发作的一线药。由于起效慢，故常先用苯巴比妥等作用较快的药物控制发作，在改用本药前，应逐步撤除先用的药物，不宜长期合用。对小发作无效。

苯妥英钠的抗癫痫作用机制较为复杂，实验证明它不能抑制癫痫病灶神经元的异常放电，但可阻止异常放电向周围正常组织扩散。这可能与其抑制突触传递的强直后增强（posttetanic potentiation，PTP）的形成有关。PTP 是指反复高频电刺激突触前神经纤维后，引起突触传递易化，使突触后神经纤维反应增强的现象。PTP 在癫痫病灶异常放电的扩散过程中也起易化作用。

苯妥英钠的药理作用基础是其对细胞膜具有稳定作用，降低细胞膜对 Na^+ 和 Ca^{2+} 的通透性，抑制 Na^+ 和 Ca^{2+} 的内流，从而降低了细胞膜的兴奋性，使动作电位不易产生。这种作用除与其抗癫痫作用有关外，也是其治疗三叉神经痛等多种疼痛和抗心律失常的药理作用基础。苯妥英钠细胞膜稳定作用的机制体现在以下三个方面：

（1）阻滞电压依赖性 Na^+ 通道：使 Na^+ 依赖性动作电位不能形成，这也是苯妥英钠抗惊厥的主要机制。

（2）阻滞电压依赖性 Ca^{2+} 通道：选择性阻滞 L 型、N 型 Ca^{2+} 通道，对哺乳动物丘脑神经元的 T 型 Ca^{2+} 通道无阻滞作用，这可能是其对小发作治疗无效的原因。

(3) 对钙调素激酶系统的影响：Ca^{2+}- 受体蛋白 - 钙调素及其偶联的激酶系统介导 Ca^{2+} 的第二信使作用。苯妥英钠通过抑制钙调素激酶的活性，影响突触的传递功能；通过抑制突触前膜的磷酸化过程，使 Ca^{2+} 依赖性释放过程减弱，减少兴奋性神经递质谷氨酸等的释放；抑制突触后膜的磷酸化，可以减少神经递质与受体结合后引起的去极化反应，与 Ca^{2+} 通道的阻滞作用一起，共同产生细胞膜稳定作用。

2．治疗中枢疼痛综合征 治疗三叉神经痛、舌咽神经痛和坐骨神经痛等。

3．抗心律失常（见第 22 章抗心律失常药）。

【不良反应】

1．局部反应 苯妥英钠碱性较强，对胃肠道有刺激性，口服易引起食欲缺乏、恶心、呕吐、腹痛等症状，宜饭后服用。静脉注射可发生静脉炎。

2．急性毒性反应 苯妥英钠静脉注射过快可引起心律失常、血压下降。口服剂量过大可导致小脑 - 前庭系统功能失调，表现为眼球震颤、复视、共济失调等。严重者可出现语言障碍、精神错乱，甚至昏睡、昏迷等。

3．慢性毒性反应 苯妥英钠长期应用可引起多方面的不良反应，包括：

(1) 齿龈增生：发生率约 20%，多见于儿童及青少年，这与部分药物从唾液排出刺激胶原组织而引起增生有关。程度较轻者一般不影响继续用药，停药 3 ~ 6 个月后可自行消退。服药期间应经常按摩齿龈，注意口腔卫生，以防止齿龈炎。

(2) 外周神经炎：发生率约 30%。

(3) 钙吸收障碍：因其诱导肝药酶，加速维生素 D 代谢，从而引起低钙血症。儿童患者可发生佝偻病样改变，少数成年患者可出现骨软化症。必要时应用维生素 D 预防。

(4) 巨幼细胞贫血：因其抑制二氢叶酸还原酶，从而抑制叶酸的吸收和代谢。用甲酰四氢叶酸治疗有效。

(5) 其他：偶见男性乳房增大、女性多毛、淋巴结肿大等。

4．过敏反应 少数患者可出现皮疹、瘙痒、粒细胞缺乏、血小板减少、再生障碍性贫血和肝坏死等。故长期用药者应定期检查血常规和肝功能，如有异常应及早停药。

5．致畸反应 妊娠早期用药，偶可致畸胎，如小头畸形、智能障碍、斜视、眼距过宽、腭裂等，称为胎儿妥因综合征（fetal hydantion syndrome），故孕妇慎用。

6．停药反应 久服骤停可使癫痫发作加剧，甚至诱发癫痫持续状态。

【药物相互作用】 苯妥英钠不仅可被肝药酶代谢，同时本身作为肝药酶诱导剂，又能加速其他药物，如皮质激素、奎尼丁、左旋多巴、环孢素、多西环素、茶碱、避孕药和口服抗凝血药等的代谢而减低疗效。水杨酸类、甲苯磺丁脲、磺胺类可促进本药灭活，使血药浓度降低。保泰松可竞争性地与血浆蛋白结合，从而增加本药的游离血药浓度。卡马西平、苯巴比妥与本药互相降低血药浓度。

苯巴比妥（Phenobarbital）

苯巴比妥，又名鲁米那（Luminal）。

【药理作用与临床应用】 除镇静、催眠作用外，苯巴比妥是巴比妥类中最有效的一种抗癫痫药物。具有起效快、疗效好、毒性低和价廉等优点。电生理研究证明，苯巴比妥既能降低病灶内细胞的兴奋性，从而抑制病灶的异常放电；还能提高病灶周围正常组织的兴奋阈值，从而限制异常放电的扩散。目前对其抗癫痫作用机制尚未完全阐明，可能与以下因素有关：①作用于突触后膜上的 GABA 受体，增加 Cl^- 的电导，导致膜超极化，降低其兴奋性；②作用于突触前膜，阻断前膜对 Ca^{2+} 的摄取，减少 Ca^{2+} 依赖性的神经递质（NA、ACh 和谷氨酸等）的释放。此外，巴比妥类也抑制电压依赖性 Na^+ 和 Ca^{2+} 的 L 型和 N 型通道。

苯巴比妥主要用于治疗癫痫大发作及癫痫持续状态。对单纯局限性发作及精神运动性发作亦有效，但对小发作、婴儿痉挛效果差。本药的突出缺点是中枢抑制作用明显，故不作为首选药应用。

【不良反应】 苯巴比妥在较大剂量可出现嗜睡、精神萎靡、共济失调等副作用，用药初期较明显，长期使用则产生耐受而自行消失。偶可发生巨幼细胞贫血、白细胞和血小板减少。此外，本药为肝药酶诱导剂，可加速其他药物的代谢。

扑米酮（Primidone）

扑米酮，又名去氧苯比妥或扑痫酮，与苯巴比妥化学结构类似。口服后吸收迅速而完全，3h 血药浓度达峰值，$t_{1/2}$ 为 7 ~ 14h。在体内被代谢为苯巴比妥和苯乙基丙二酰胺，仍有抗癫痫作用，且消除较慢，长期服用本药有蓄积作用。

扑米酮对大发作及局限性发作疗效较好，可作为精神运动性发作的辅助药。与苯妥英钠和卡马西平合用有协同作用。扑米酮与苯巴比妥相比并无特殊优点，故只用于其他药物不能控制的患者。不宜与苯巴比妥合用。

扑米酮的不良反应主要体现在中枢神经系统和血液系统，如可引起镇静、嗜睡、眩晕、共济失调、复视、眼球震颤，偶见粒细胞和血小板减少、巨幼细胞贫血，因此，用药期间应定期检查血象。严重肝、肾功能不全者禁用。

乙琥胺（Ethosuximide）

乙琥胺在临床对失神发作（小发作）有效，其疗效虽不及氯硝西泮，但副作用及耐受性的产生较后者少，故为防治小发作的首选药。对其他型癫痫无效。目前认为乙琥胺的作用机制与选择性抑制丘脑神经元 T 型 Ca^{2+} 通道有关。

乙琥胺口服吸收完全，长期用药时脑脊液内的药物浓度接近血浆浓度。儿童服药后需 4 ~ 6 日达到稳态血药浓度，成人需时更久。成人血浆 $t_{1/2}$ 为 40 ~ 50h，儿童约 30h。大约 25% 以原型从肾排出，其余被肝药酶代谢为羟乙基衍生物，再与葡糖醛酸结合后由尿排出。

乙琥胺常见副作用为胃肠道反应，如食欲缺乏、呃逆、恶心和呕吐等。其次为中枢神经系统反应，如头痛、头晕、困倦、嗜睡、欣快等。对有精神病史的患者可诱发精神失常。偶见嗜酸粒细胞增多或粒细胞缺乏，严重者发生再生障碍性贫血，故用药期间应勤查血象。此外，乙琥胺本身也可加重癫痫发作，可使部分失神发作患者转为大发作。

苯二氮䓬类（benzodiazepines，BZ）

苯二氮䓬类中用于治疗癫痫的药物多为能生成活性代谢物的长效类，如地西泮、硝西泮和氯硝西泮。

1．地西泮（Diazepam，安定） 静脉注射地西泮是治疗癫痫持续状态的首选药，起效快，且较其他药物安全。

2．硝西泮（Nitrazepam，硝基安定） 主要用于小发作，对肌阵挛发作及婴儿痉挛等也有效。

3．氯硝西泮（Clonazepam，氯硝安定） 是苯二氮䓬类中抗癫痫谱较广的抗癫痫药物。对小发作的疗效比地西泮好，缓慢静脉注射也可治疗癫痫持续状态。对肌阵挛发作、婴儿痉挛也有良效。其抗惊厥作用机制可能与其增强脑内 GABA 能神经元的抑制功能有关。此外，尚可提高 Ca^{2+} 依赖性 K^{+} 电导，这也有助于减弱神经元的兴奋性。本药不良反应一般较轻，常见中枢神经系统和消化系统症状，停药后可恢复。多数患者服药后 16 个月会产生耐受性。久用骤停可使癫痫发作加剧，甚至诱发癫痫持续状态。

丙戊酸钠（Sodium Valproate）

丙戊酸钠，为二丙基乙酸的钠盐，是一种广谱的抗癫痫药。丙戊酸钠早在 1882 年即被合成，一直用作有机溶媒，直到 1964 年用于治疗癫痫获得成功，目前成为治疗癫痫的常用药物之一。

【体内过程】 丙戊酸钠口服吸收迅速而完全，生物利用度在 80% 以上，血浆蛋白结合率约为 90%。服药后 1 ～ 4h 血药浓度达峰值，有效血药浓度为 30 ～ 100μg/ml，$t_{1/2}$ 为 13h。在体内主要被代谢为丙戊二酸，再与葡糖醛酸结合后由肾排泄。丙戊酸钠能提高苯妥英钠、苯巴比妥、氯硝西泮和乙琥胺的血药浓度和抗癫痫作用，而苯妥英钠、苯巴比妥、扑米酮和卡马西平则能降低丙戊酸钠的血药浓度和抗癫痫作用。

【药理作用与临床应用】 临床上对各类型癫痫都有一定疗效，对大发作的疗效不及卡马西平、苯妥英钠、苯巴比妥。但当上述药无效时，用本药仍有效。因其肝毒性，小发作一般不作首选用药。是大发作合并小发作的首选药。对精神运动性发作的疗效与卡马西平相似。

丙戊酸钠的抗癫痫作用与 GABA 有关，它能抑制脑内 GABA 转氨酶，减慢 GABA 的代谢；提高谷氨酸脱羧酶活性，使 GABA 形成增多，脑内 GABA 含量增高，并能提高突触后膜对于 GABA 的反应性，从而增强 GABA 能神经突触后抑制。它不抑制癫痫病灶神经元异常放电，但能阻止异常放电向周围正常组织扩散。此外，丙戊酸钠也能抑制 Na^+ 通道和 T 型 Ca^{2+} 通道，抑制起源于丘脑的异常放电。

【不良反应】 不良反应较轻。常见一过性胃肠道反应，如恶心、呕吐、食欲缺乏等，宜饭后服用或逐渐加量。少见中枢神经系统反应，如嗜睡、平衡失调、乏力、精神不集中、不安和震颤等，可随用量减少而消失。偶见重症肝炎，约有 40% 的患者服药数日后出现肝功能异常，尤其是在用药开始后前几个月常见，主要表现为天冬氨酸氨基转移酶水平升高，故在用药期间应定期检查肝功能。另有少数患者出现皮疹、脱发及血小板减少和血小板聚集障碍所致出血时间延长、急性胰腺炎和高氨血症等。孕妇慎用。

拉莫三嗪（**Lamotrigine**）

拉莫三嗪为苯基三嗪化合物，是一种新型抗癫痫药，对局限性发作和大发作有效。其作用机制与阻滞突触前膜电压依赖性 Na^+ 通道、抑制大脑兴奋性神经递质谷氨酸及天冬氨酸的病理性过量释放有关。

拉莫三嗪口服吸收迅速而完全，服药后 1.5 ～ 4h 血药浓度达峰值，主要经肝代谢，$t_{1/2}$ 为 15 ～ 60h。肝药酶诱导剂与抑制剂可分别缩短与延长其 $t_{1/2}$。本药不良反应较少，常见皮疹，严重者可出现中毒性表皮坏死松解症。

托吡酯（**Topiramate**）

托吡酯为单糖磺基衍生物，是 1995 年上市的新型广谱抗癫痫药物。主要用于局限性发作和大发作，尤其可治疗难治性癫痫。长期使用不易产生耐受性。托吡酯的抗癫痫作用机制包括：

1. 选择性阻滞电压依赖性 Na^+ 通道，以限制持续的反复放电。

2. 增加 $GABA_A$ 受体介导的 Cl^- 内流。

3. 拮抗兴奋性氨基酸谷氨酸的非 NMDA 受体，阻断其介导的兴奋性作用。

托吡酯口服易吸收，服药后 2h 血药浓度达到峰值，生物利用度为 80%，易通过血脑屏障。

不良反应表现为中枢神经系统症状，如共济失调、注意力不集中等。

奥卡西平（**Oxcarbazepine**）

奥卡西平是卡马西平的 10- 酮基类似物，口服生物利用度高，饮食对其吸收无影响。作为前体药物，口服经胃肠道吸收后经肝细胞质芳基酮还原酶还原成活性代谢产物 10- 羟基卡马西平，与卡马西平经 CYP450 代谢不同，这也可能是奥卡西平药物相互作用较卡马西平少的原因。

抗癫痫作用机制主要为阻断电压依赖性 Na^+ 通道，也可以阻断 N 型和 P 型 Ca^{2+} 通道，还可以使 K^+ 内流增加，从而稳定细胞膜，抑制放电。抗癫痫作用弱于卡马西平，但不良反应较卡马西平少，对肝药酶诱导作用弱，药物相互作用少。临床主要适用于癫痫局限性发作和强直阵挛性发作，也用于治疗三叉神经痛。常见不良反应为疲劳、嗜睡、复视、头晕、恶心和皮疹等，长期应用可能引起低钠血症。

加巴喷丁（Gabapentin）

加巴喷丁口服吸收迅速，依赖于氨基酸转运系统，具有饱和性，故口服过量时也相对安全。$t_{1/2}$ 较短（6 ~ 9h），维持有效血药浓度，需每天给药 3 次。主要以原型经肾排泄，很少与其他药物发生相互作用。

动物实验表明，加巴喷丁既能抑制最大电休克引起的后肢强直，也能抑制戊四氮所致的惊厥，对神经痛也有较强的抑制作用。加巴喷丁是 GABA 衍生物，但其不与 GABA 受体产生相互作用，体外研究发现，加巴喷丁在大鼠脑内的结合位点分布在新皮质和海马，其具体作用机制仍不清楚。目前临床主要用于成人及 5 岁以上儿童癫痫局灶性发作，以及部分局灶性发作继发的全身强直痉挛性发作的辅助治疗；也用于神经痛，例如偏头痛、疱疹感染后神经痛。不良反应少，常见嗜睡、眩晕、乏力等。

左乙拉西坦（Levetiracetam）

左乙拉西坦口服吸收迅速而完全，不与血浆蛋白结合，少量酰胺水解代谢物和大部分原型从肾排泄，对肝药酶无影响，药物相互作用少。其抗癫痫作用机制与传统抗癫痫药物作用机制不同，可能是左乙拉西坦与突触内囊泡糖蛋白 2A 结合，抑制癫痫放电。

与其他抗癫痫药合用于成人及 4 岁以上儿童癫痫局限性发作。常见不良反应有嗜睡、乏力、头晕，无剂量相关性，久用发生率和严重程度会随之降低。

二、应用抗癫痫药的注意事项

癫痫是一种慢性疾病，需长期用药，甚至终生用药。因此，要求抗癫痫药物应具备疗效高、毒性低、抗癫痫谱广及价格低廉等优点。应用时的注意事项包括：

1. 1 年内偶发 1 ~ 2 次者，一般不用药物预防。

2. 根据癫痫发作类型合理选择药物（表 16-1）。

3. 单纯性癫痫选用一种有效药即可，一般先从小剂量开始，逐渐增量，直至获得理想疗效再维持治疗。若单用一种药难于奏效或对于混合型癫痫患者，常需合并用药。

4. 在治疗过程中不宜随便更换药物，必须时，须采用过渡用药方法，即在原药基础上加用新药，待其发挥疗效后再逐渐撤掉原药。即使症状完全控制，也不可随意停药，至少维持 2 ~ 3 年，待脑电图正常，再逐渐停药，否则会导致复发。

5. 坚持随访，长期使用抗癫痫药时，需注意毒副作用，密切观察和定期进行血常规、肝功能等有关检查。

6. 孕妇服用抗癫痫药易引起胎儿畸形和死胎，应予以重视。抗癫痫药多数是碱性药物，有一定量的乳汁排泄，用药期间不建议哺乳。

第二节 抗惊厥药

惊厥（convulsion）是一种中枢神经系统过度兴奋的症状，表现为全身骨骼肌不自主地强烈收缩，呈强直性或阵挛性抽搐状态，常见于高热、子痫、破伤风、癫痫大发作及中枢兴奋药中毒等。常用药有巴比妥类、苯二氮䓬类、水合氯醛以及硫酸镁等。

硫酸镁（Magnesium Sulfate）

【药理作用与临床应用】 硫酸镁采取不同途径给药，能产生完全不同的药理作用，其中口服给药因不易吸收而产生利胆和泻下的局部作用（见第 31 章），50% 硫酸镁局部外敷可以改善浅表静脉的痉挛，消除局部水肿作用，注射给药则产生中枢性降压和肌肉松弛的全身作用。

在体内，Mg^{2+} 主要存在于细胞内液，细胞外液仅占5%。血液中的 Mg^{2+} 浓度为 2 ~ 3.5mg/100ml，低于此浓度时，神经及肌肉组织的兴奋性升高。Mg^{2+} 参与体内多种生物酶活性的调节，对神经冲动的传导和神经肌肉应激性产生重要影响。注射硫酸镁能抑制中枢和外周神经系统，使骨骼肌、心肌、血管平滑肌松弛，从而发挥降压和肌松作用。

当神经冲动到达神经末梢时，Ca^{2+} 通道开放，Ca^{2+} 内流，乙酰胆碱递质释放，引起骨骼肌收缩。Mg^{2+} 与 Ca^{2+} 化学性质相似，可以特异性竞争 Ca^{2+} 受点，从而干扰乙酰胆碱的释放，阻滞神经肌肉接头传递，产生箭毒样肌松作用。同理，当 Mg^{2+} 过量中毒时，也可以用 Ca^{2+} 来解救。

临床上常采取肌内注射或静脉滴注的给药途径，用于缓解子痫、破伤风等的惊厥，也可用于妊娠高血压及高血压危象的救治。

【不良反应】 血镁过高可引起呼吸抑制、血压剧降和心搏骤停而致死。通常腱反射消失是呼吸抑制的先兆，因此在连续用药期间应经常检查腱反射。中毒时应立即进行人工呼吸，并缓慢静脉注射氯化钙或葡萄糖酸钙予以紧急抢救。

SUMMARY

Epilepsy is a chronic disorder characterized by recurrent seizures. And seizures are finite episodes of dysfunction resulting from the abnormal discharge of cerebral neurons.

Antiepileptic (anticonvulsant) drugs inhibit the neuronal discharge or its spread by one of the following ways: (1) altering the cell membrane permeability to such ions as Na^{+}, Ca^{2+}; (2) enhancing the activity of natural inhibitory neurotransmitters such as gamma-aminobutyric acid (GABA); (3)blocking the sustained high-frequency repetitive firing of action potentials.

The drugs for partial and generalized tonic-clonic seizures are Phenytoin, Carbamazepine, benzodiazepines and barbiturates. The Diazepam given intravenously and Phenobarbital are available to recurrent tonic-clonic seizures. And the drugs for absence seizure (petit mal) are Clonazepam.

The effective treatment of seizures requires an awareness of the therapeutic levels and pharmacokinetic properties as well as the characteristic toxicities of each agent. Measurements of the antiepileptic drug plasma levels are extremely useful when combined with clinical observations and pharmacokinetic data. Therefore，the patient should keep a diary of seizures.

（高东雁）

第17章 治疗神经退行性疾病药

神经退行性疾病（neurodegenerative diseases）是一类慢性进行性神经疾病。虽然这类疾病的病变部位及病因各不相同，但神经细胞退行性改变是它们共同的特点。主要包括阿尔茨海默病（Alzheimer disease，AD）、帕金森病（Parkinson disease，PD）、亨廷顿病（Huntington disease，HD）、脊髓小脑共济失调（spinal cerebellar ataxias，SCA）、肌萎缩侧索硬化（amyotrophic lateral sclerosis，ALS）等。AD 和 PD 主要发生于中、老年人，随着人口老龄化，AD 和 PD 的发病日益增多。多年来，由于脑功能的复杂性，治疗这类疾病一直是较难突破的难题。近年随着分子生物学、神经生物学和行为学等各学科知识和研究技术的迅速发展，对神经退行性疾病的发病机制的研究有了许多新的发现，这些研究结果为寻找和发现相应的药物提供了新的思路和作用靶标。

P1w

神经退行性疾病思维导图

第一节 抗帕金森病药

案例

患者，男，74 岁。9 年前无明显诱因下出现行走困难，步伐变小变慢，转身及翻身困难，左手静止性震颤。体格检查：针刺觉两侧对称，快速轮替运动不协调，跟腱串联试验不能完成，平衡障碍，颈强直。呈进行性加重，伴有头昏，卧床坐立或站立后头昏明显，无视物旋转、恶心、呕吐等，服用多巴丝肼（美多芭）片后，行动迟缓及肢体不自主抖动好转，但头昏无明显好转，平素精神一般，有焦虑情绪，夜间睡眠可，近期体重无明显改变。诊断为帕金森病（PD）。

问题与思考：

1. 针对该患者的 PD 进行性加重，且伴有焦虑，可以加用普拉克索吗？为什么？
2. 这两类药物的不良反应有哪些？

帕金森病（PD）又称震颤麻痹，是锥体外系功能紊乱引起的一种慢性中枢神经系统退行性疾病，由英国人 James Parkinson 首次描述。该病的典型临床表现为静止震颤、肌肉僵直、运动迟缓和姿势反射受损，严重患者伴有记忆障碍和痴呆症状。如不进行及时有效的治疗，病情呈慢性进行性加重，晚期往往全身僵硬，不能活动，严重影响生活质量。我国医学专家自 1996 年起，经过长达 6 年的流行病学跟踪调查，结果显示，我国 65 岁以上 PD 的患病率男性为 1.7%、女性为 1.6%，高龄和高铁（患者大脑中有铁的沉积）是 PD 发病的首要危险因素。帕金森病在欧美国家发病率高达 5‰，随着社会老龄化的进展，PD 的发病率将会日趋增长。

T17-1w

药物治疗帕金森病

目前，对帕金森病的病因尚不明确，主要有多巴胺学说、兴奋性神经毒性学说、免疫炎症学说、氧化应激 - 自由基学说、线粒体功能障碍学说等，临床普遍认为 PD 的主要病变在大脑黑质及黑质 - 纹状体通路，晚期纹状体也可变性。纹状体内存在大量神经递质，其中多巴胺（dopamine，DA）对脊髓前角运动神经元发挥抑制作用，乙酰胆碱（ACh）则起兴奋作用。正常时两种神经递质处于动态平衡状态，共同参与调节机体的运动功能。人体衰老后，大脑内的氧自由基堆积在黑质部位，促进神经膜类脂的氧化，破坏多巴胺能神经细胞膜功能，从而可严重损害黑质而不能合成 DA，导致纹状体中神经末梢处 DA 不足，ACh 的功能则相对增强，而 DA 和 ACh 的功能平衡被破坏后就可引起疾病。帕金森病患者中胆碱能神经功能优势将导致其肌张力增高等症状。因此，对本病的治疗应包括抗 ACh 药或补充脑内 DA 药物，使两者的功能重获平衡。还有基于氧化应激 - 自由基病因学说，治疗方案中除应用上述两类药物外，可用司来吉兰通过抗氧化作用，以阻滞自由基的形成，同时该药物亦可抑制单胺氧化酶 B 以减少 DA 的代谢。

目前药物治疗并不能完全治愈该病，但若正确使用抗 PD 药，则可显著改善患者的症状，提高其生活质量。根据药理作用机制，将抗帕金森病药分为拟多巴胺药和中枢抗胆碱能药两大类，它们合用可增强疗效。这两类药物的治疗作用基础都在于恢复多巴胺能和乙酰胆碱能神经系统功能的平衡状态。其中有的药物（如司来吉兰、普拉克索）还能通过抗氧化、抗凋亡等发挥神经保护作用。

一、拟多巴胺药

（一）增加多巴胺递质的药物

左旋多巴（Levodopa，L-dopa）

左旋多巴是儿茶酚胺类神经递质酶促合成过程中的中间代谢物，也是多巴胺递质的前体物质，由酪氨酸羟化酶催化左旋酪氨酸生成。1962 年首次发现口服低剂量的左旋多巴能够治疗帕金森病，目前还是作为改善 PD 症状的主要药物。

【体内过程】 本药口服后主要在小肠经主动转运系统而迅速吸收，0.5 ~ 2h 达血浆峰浓度，$t_{1/2}$ 为 1 ~ 3h。本药的吸收与胃排空时间和胃液的 pH 有关，如胃排空延缓和胃内酸度增加，均可降低其生物利用度。由于 95% 以上的左旋多巴在外周被氨基酸脱羧酶脱羧生成多巴胺，再加上首过消除的影响，只有 1% 的原型药到达脑循环。多巴胺不易通过血脑屏障，不能发挥治疗作用，而引起外周副作用。外周脱羧酶抑制药可显著增加原型药通过血脑屏障进入脑内，两者合用可增强中枢疗效，减少外周副作用，减少左旋多巴用量 75%。左旋多巴在体内代谢后，大部分转变为多巴胺，其主要代谢物为 3,4- 二羟基苯乙酸和高香草酸，并迅速经尿排泄。

【药理作用与作用机制】 左旋多巴具有显著的抗帕金森病作用，起病初期用药疗效更为显著。应用左旋多巴后，患者感觉良好，抑郁和淡漠的症状改善，关心周围环境，思维清晰敏捷，听觉和口语学习能力也明显改进，生活质量显著提高。左旋多巴的作用具有以下特点：

①起效慢，用药 2 ~ 3 周后才出现体征的改善，1 ~ 6 个月后才获得最大疗效；②对轻症及年轻患者疗效较好，而对重症及年长患者效果较差。

左旋多巴治疗帕金森病的作用机制是其在脑内转变成多巴胺，补充纹状体中多巴胺的不足，从而恢复与胆碱能神经功能之间的平衡。多巴胺脂溶性较差而不易通过血脑屏障进入脑组织，因此直接服用多巴胺不具有治疗帕金森病的作用。而左旋多巴容易通过血脑屏障进入脑组织，在中枢脱羧酶的作用下生成多巴胺，发挥其药理作用。

【临床应用】

1．治疗各类型帕金森病　现主要与脱羧酶抑制剂联用，但对吩噻嗪类抗精神病药引起的锥体外系症状无效，因吩噻嗪类药物阻断中枢多巴胺受体，使多巴胺无法发挥作用。

运动障碍症状不明显者一般不用。服药后大多数患者均可获得理想的疗效，首先改善运动障碍和肌肉僵直，然后改善震颤；对步态不协调、面部无表情和流涎者也有效，使患者精神活力增强，情绪好转，减轻抑郁、淡漠；改善思维及表达能力，但对痴呆症状不易改善。应用左旋多巴治疗的数年内，疗效稳定，可达到近乎完全改善的程度。此阶段左旋多巴疗效时程超过血药浓度的时程，提示纹状体的多巴胺能神经末梢保留有一定贮存和释放多巴胺的缓冲能力。然而长期服药的效果有较大的个体差异。服药 6 年后，对约半数患者失效，只有 25% 的患者仍可获得良好效果。据流行病学调查，与未服左旋多巴的帕金森病患者比较，服用者生存时间明显延长，生活质量提高。

2．作为肝性脑病的辅助治疗，但不能改善肝功能。

【不良反应】 左旋多巴的不良反应大多是由其在外周生成的多巴胺所引起的。

1．胃肠道反应 治疗早期可出现食欲缺乏、恶心、呕吐或上腹部不适，这是由于多巴胺刺激延髓催吐化学感受区所致。随着继续治疗，由于产生了耐受性，胃肠道的不良反应可逐渐消失。偶见消化性溃疡出血和穿孔。与外周脱羧酶抑制药同服，胃肠道反应明显减少。

2．心血管反应 部分患者早期可出现轻度直立性低血压，通常无症状，但有些患者可感到头晕，偶见晕厥。继续用药可产生耐受，低血压症状减轻。此外，由于多巴胺可激动 β 受体，故可引起心律失常。若与 MAO 抑制剂、拟交感胺合用或剂量过大，可使血压升高。

3．不随意异常运动 约有 50% 的患者在治疗 2 ～ 4 个月内出现异常的不随意运动，包括面舌抽搐、怪相、摇头、四肢或躯干做各种各样的摇摆运动及过大的呼吸运动引起的不规则呼吸或换气过度。长期服用左旋多巴的患者可出现对该药的耐受，表现为“开关现象”（on-off phenomena），即患者突然多动不安（开），而后又出现肌强直运动不能（关），两种现象可交替出现，严重妨碍患者的日常活动。

4．精神障碍 引起幻觉、妄想、躁狂、失眠、焦虑、梦魇和情感抑郁等。

【药物相互作用】

1．维生素 B_6 是多巴脱羧酶的辅酶，可增强外周组织脱羧酶的活性，使多巴胺生成增多，与左旋多巴合用，使其疗效降低，副作用增加。

2．非选择性单胺氧化酶抑制药如异卡波肼，可阻碍多巴胺的失活，因而可加重左旋多巴胺的外周副作用，甚至引起高血压危象，故禁止与左旋多巴合用。

3．抗精神病药和利血平都可产生类似震颤麻痹的症状，前者阻断多巴胺受体，后者耗竭中枢多巴胺，它们都能使左旋多巴失效，因此不宜与之合用。

卡比多巴（Carbidopa）

卡比多巴是 α- 甲基多巴肼的左旋体，为外周脱羧酶抑制剂，是左旋多巴增效药。由于卡比多巴有较强的左旋芳香氨基酸脱羧酶抑制作用及不能通过血脑屏障入脑，故和左旋多巴合用时，可减少其在外周组织的脱羧作用，使更多的左旋多巴进入中枢黑质 - 纹状体而发挥作用，从而提高左旋多巴的疗效。两药合用的优点如下：①减少左旋多巴剂量；②明显减轻或防止左旋多巴对心脏及胃肠道等外周的不良反应；③在治疗开始时能更快地达到左旋多巴的有效剂量。临床上卡比多巴是左旋多巴治疗帕金森病的重要辅助药。苄丝肼（Benserazide）的作用与卡比多巴相似。

临床主要应用多巴胺复方制剂类——多巴丝肼（Madopar，美多芭），含左旋多巴 200mg 与苄丝肼 50mg（相当于盐酸苄丝肼 57mg）；息宁，含左旋多巴 200mg 和卡比多巴 50mg。活动性消化道溃疡者慎用，窄角型青光眼、精神病患者禁用。

（二）抑制多巴胺降解的药物

司来吉兰（Selegiline）

司来吉兰是选择性极高的单胺氧化酶 B（monoamine oxidase B，MAO-B）抑制药，抑制纹状体中的多巴胺的降解，其结果是基底神经节中保存了多巴胺，从而加强左旋多巴的疗效。本品又是抗氧化剂，阻滞左旋多巴氧化应激过程中 · OH 自由基的形成，从而保护黑质多巴胺能神经元，延缓帕金森病症状的发展。司来吉兰的主要治疗作用是增加左旋多巴的有效性，减少后者的剂量和副作用，减轻左旋多巴的“开关现象”。

司来吉兰还具有神经保护作用，主要表现为保护和挽救易受损害的黑质神经元，减缓或阻止疾病进程。其作用机制在于：①抑制 MAO-B，从而阻断氧化应激反应，自由基生成减少，减慢神经元变性速率；②司来吉兰的代谢产物去甲基司来吉兰具有抗凋亡作用和抗氧化作用；③增加帕金森病患者脑源性神经营养因子的表达。第二代单胺氧化酶抑制剂雷沙吉兰（Rasagiline）则是增加帕金森病患者的胶质细胞源性神经营养因子的表达，促进神经元细胞的存活。

托卡朋（Tolcapone）

托卡朋为高效、选择性、可逆性儿茶酚氧位甲基转移酶（catechol-*O*-methyltransferase，COMT）抑制剂，易通过血脑屏障，有效地抑制外周和脑内的 COMT 活性，减少左旋多巴的转化和中枢多巴胺的降解，增加左旋多巴的生物利用度并延长其半衰期。

与左旋多巴联合治疗帕金森病，可增强左旋多巴的治疗作用，同时也加重其不良反应。

（三）多巴胺受体激动药

普拉克索（Pramipexole）

普拉克索为合成的非麦角类 D_2、D_3 受体激动药，主要兴奋纹状体的多巴胺受体。口服 2h 达血药峰浓度，$t_{1/2}$ 为 8 ～ 12h，90% 以原型从肾排泄。临床单独或与左旋多巴合用治疗帕金森病，降低左旋多巴的量和减少其临床反应中的“剂末”或者“开关”波动。尤其适用于早发型帕金森病患者的病程初期。在维持治疗的患者中合用以改善患者的运动障碍，降低左旋多巴用量，保护多巴胺能神经元。

普拉克索的神经保护作用，其作用机制可能是：①减少了左旋多巴用量，使左旋多巴介导的氧化代谢降低到最小程度；②激动多巴胺自身受体（突触前膜 D_2 受体），减少了多巴胺的合成和代谢；③抗毒性作用和自由基清除作用；④提供了受体介导的抗凋亡作用；⑤恢复纹状体多巴胺能神经元功能，减少谷氨酸的过度活动及其兴奋性神经毒性。

溴隐亭（Bromocriptine）

溴隐亭为半合成的麦角生物碱，对多巴胺受体有直接激动作用。溴隐亭口服易吸收，但吸收不完全，$t_{1/2}$ 为 3 ～ 8h，主要在肝代谢，经胆汁排出。不良反应与左旋多巴相似且较多，可导致心脏瓣膜病变和肺胸膜纤维化，因此，目前临床已较少使用，仅适于不能耐受左旋多巴治疗的帕金森病患者。

（四）促多巴胺释放药

金刚烷胺（Amantadine）

金刚烷胺为抗病毒药，用于预防 A2 型流感，1972 年首次意外地发现它能缓解帕金森病患者的症状，对少动、强直、震颤均有改善作用。本药是具抗毒蕈碱活性的弱多巴胺激动剂，易从肠道吸收，作用时间较长，主要以原型由肾排出。其抗震颤麻痹的机制可能是促使患者黑质 - 纹状体内所保留的完整的多巴胺能神经末梢释放多巴胺以及减少神经元对多巴胺的再摄取，此外，还具有 NMDA 受体阻断作用。临床疗效不及左旋多巴，但与左旋多巴有协同作用。金刚烷胺的不良反应较轻，且是暂时和可逆的。因其抗毒蕈碱特性会使服用者出现视物模糊或警觉性降低，所以驾车或操作机器者慎用。长期应用金刚烷胺可出现双下肢网状青斑，可能是因为局部释放儿茶酚胺而引起血管收缩所致。与抗胆碱能药合用或患者原有精神病时可出现幻觉、精神错乱和梦魇。偶见失眠、眩晕和昏睡。肾功能不全、癫痫、严重胃溃疡、肝病患者慎用，哺乳期妇女禁用。

二、中枢抗胆碱能药

左旋多巴问世前，抗胆碱能药一直是治疗帕金森病最有效的药物。目前抗胆碱能药已经降至次要位置。然而，抗胆碱能药对轻症患者、由于副作用或禁忌证不能耐受左旋多巴者以及左旋多巴治疗无效的患者仍然有效。此外，抗胆碱能药与左旋多巴合用，可使半数以上的帕金森病患者的病情得到进一步改善。抗胆碱能药对抗精神病药引起的帕金森病有效。对≥ 60 岁的患者不推荐应用。窄角型青光眼及前列腺肥大患者禁用。

苯海索（Benzhexol）

苯海索又称安坦（Artane），口服易从胃肠道吸收，通过阻断胆碱受体而减弱黑质 - 纹状体通路中乙酰胆碱的作用，抗震颤效果好，也能改善运动障碍和肌肉强直。对僵直及运动迟缓的帕金森病患者疗效较差。其外周抗胆碱能作用为阿托品的 1/10 ～ 1/3，不良反应与阿托品相似，但较轻。主要适用于伴有震颤的患者，而对无震颤的患者不推荐应用。

苯扎托品（Benzatropine）

苯扎托品又称苄托品（Benztropine），除了具有抗胆碱作用外，还有抗组胺和局部麻醉作用，对大脑皮质运动神经元有抑制作用。用于治疗帕金森病和药物引起的帕金森样症状，外周副作用轻。

抗帕金森病药思维导图

丙环定（Procyclidine）

丙环定又称开马君，具有中枢抗胆碱作用，能直接松弛平滑肌。用于帕金森病和药物引起的帕金森样症状。常见不良反应与阿托品相似而较弱。

第二节　治疗阿尔茨海默病药

案例

患者，女，72 岁，因“头晕 2 年”就诊。当问及头晕的具体表现和发作频率时，患者语焉不详，不能够回答具体发作频率及最近一次发作时间。患者家属反映其记忆力下降已有 2 年，做事经常重复，有明确的物品置放障碍。既往无高血压、糖尿病、高脂血症。无特殊用药史和家族史。查体：血压 124/80 mmHg。MRI 显示：海马及顶叶进行性萎缩。神经系统检查：时间定向力明显减退，不能回忆早餐内容，简易智力量表、日常生活能力（ADL）及焦虑抑郁量表（HAD）评分均异常。综合认知功能评价证实，患者有明显记忆、执行功能和推理判断功能障碍，视空间功能轻度异常，绘画临摹能力相对好。诊断为阿尔茨海默病（AD）。给予多奈哌齐 5 mg/d 进行治疗。

问题与思考：

1．多奈哌齐的药理作用机制是什么？
2．目前临床上治疗 AD 的药物主要有哪几类？

随着人类平均寿命的增加，阿尔茨海默病（AD）已经成为威胁人类晚年生活质量的主要疾病之一，其发病率呈逐年上升的趋势。阿尔茨海默病是一种以进行性认知障碍和记忆力损害为主的中枢神经系统退行性疾病，以神经炎性斑、神经原纤维缠结、胆碱能神经元缺失与胶质增生等为主要病理特征。胆碱能神经功能加强药是临床治疗阿尔茨海默病的主要药物。这些药物可使部分患者痴呆症状得到改善，延缓疾病进展，但并不能预防及治愈 AD。

阿尔茨海默病的病因至今仍未得以阐明，可能与年龄老化、遗传、环境、氧化应激、炎症等因素有关，其中 β 淀粉样蛋白（Aβ）异常沉积与 tau 蛋白异常磷酸化是目前公认的 AD 主要分子机制。遗憾的是以减少 Aβ 和（或）降低 tau 蛋白聚集为靶点的药物研发近 10 年来都没有成功。

一、中枢乙酰胆碱酯酶抑制剂

他克林（Tacrine）

他克林是获美国食品和药品管理局批准的第一个用于治疗阿尔茨海默病的药物，是第一代中枢乙酰胆碱酯酶抑制药，为非选择性 AChE 抑制剂，不良反应大，如今临床已不用。

多奈哌齐（Donepezil）

多奈哌齐由卫材 / 辉瑞公司研制，于 1997 年 1 月和 4 月分别在美国和英国上市。

【药理作用与临床应用】 它是 AChE 的第二代可逆性抑制药，能明显抑制脑组织中的 AChE，使脑内 ACh 量增加，改善脑细胞功能。但对外周心脏（心肌）或小肠（平滑肌）无作用，对中枢神经毒性比他克林小。因此本品选择性更高，疗效更强，作用时间长，且无肝毒性。服用本品的绝大多数患者，红细胞 AChE 的抑制率大于 60%。临床研究显示本品的耐受性良好，首选于轻、中度阿尔茨海默病患者的治疗。

【药物不良反应】

1. 常见的不良反应有恶心、腹泻、疲劳和肌肉痉挛，这些反应轻微、短暂，连续服药 2 ～ 3 周后自行消失。

2. 由于 ACh 外周 M 受体有降低血压、减慢心率、增加腺体分泌等作用，病态窦房结综合征或严重房室传导阻滞、急性胃炎、胃溃疡、严重哮喘或慢性阻塞性肺疾病的患者应谨慎使用。

【体内过程】

口服后 3 ～ 4h 达血浆峰浓度，血浆浓度和药时曲线下面积与剂量成正比。消除半衰期约 70h，治疗开始后 3 周内将达到稳态。血浆蛋白结合率为 96%，主要以原型由尿排泄。

【药物相互作用】

1. 多奈哌齐的血浆蛋白结合率虽然高，但不影响茶碱、西咪替丁、华法林或地高辛的清除。

2. 与拟胆碱药和其他 AChE 抑制剂有协同作用，而与抗胆碱能药有拮抗作用。

利斯的明（Rivastigmine，Exelon）

此药为第二代 AChE 抑制药，1997 年底在瑞士上市，目前已获准在欧洲、亚洲以及南美洲的一些国家上市。利斯的明能选择性地抑制大脑皮质和海马中的 AChE 活性，而对纹状体、脑桥 / 髓质以及心脏中的 AChE 活性的抑制效应很弱。本药具有安全、耐受性好、几乎无毒性等优点，且对外周 AChE 抑制作用很小，对伴有心脏、肝以及肾等疾病的阿尔茨海默病患者具有独特的疗效。利斯的明改善记忆力、注意力和定向力等认知能力的效果显著。因此，本药是目前该类药中唯一对认知行为及自理能力有显著疗效的 AChE 抑制药。

不良反应较少且轻微，最常见的是恶心、呕吐、眩晕和腹泻等症状，服药 2 ～ 3 周后大多可自行消失。禁用于严重肝、肾损害患者及哺乳期妇女。

加兰他敏（Galanthamine）

加兰他敏也是第二代 AChE 抑制药，主要用于治疗轻、中度阿尔茨海默病，临床有效率为 60% 左右，其疗效与他克林相似，但没有肝毒性。加兰他敏对神经元的 AChE 有高度选择性，抑制神经元及红细胞 AChE 的能力要比抑制血液 AChE 的能力强 50 倍，是 AChE 的竞争性抑制药。在胆碱能高度不足的区域（如突触后区域）活性最大，不与蛋白结合，也不受进食和同时服药的影响。因此，本品目前在许多国家被推荐为治疗阿尔茨海默病的首选药物。

石杉碱甲（Huperzine A）

石杉碱甲也称哈伯因，是中国学者从天然植物中提取的一种生物碱，为一种高选择性胆碱酯酶抑制药，20 世纪 90 年代初被原卫生部批准为治疗早老性痴呆的新药。石杉碱甲具有显著的改善记忆和认知功能的作用。药理与临床研究均表明，它明显优于国外同类治疗药物，可用于各型阿尔茨海默病的治疗。

二、M 胆碱受体激动药

咕诺美林（Xanomeline）

咕诺美林是选择性 M_1 受体激动药，对 M_2、M_3、M_4、M_5 受体作用很弱。易透过血脑屏障，且皮质和纹状体的摄取率较高，是目前发现的选择性最高的 M_1 受体激动药之一。服用本品后，阿尔茨海默病患者的认知功能和动作行为有明显改善。但因胃肠不适以及心血管系统等不良反应，部分患者中断治疗。为此已有经皮给药的新剂型，不仅减少了肝代谢，也避免了高剂量用药引起的胃肠不适等不良反应。

米拉美林（Milameline）

米拉美林是非选择性 M 受体部分激动药，与其他 M 受体激动药相比，本品对 M_1 和 M_2 受体的亲和力几乎相同，且只对 M 受体有亲和力。临床剂量不引起外周胆碱能不良反应，能提高认知能力和中枢胆碱能活性。不良反应有出汗、流涎、恶心、腹泻、低血压、头痛以及尿频等。

三、谷氨酸受体阻滞药

美金刚（Memantine）

美金刚是一种特异性和非竞争性 *N*- 甲基 -D- 天冬氨酸（NMDA）受体激动药，抑制兴奋性氨基酸的神经毒性，从而保护胆碱能神经元，并且不干扰学习、记忆所需的短暂性谷氨酸生理性释放。可用于中晚期阿尔茨海默病患者，研究显示对中重度患者的整体转归、日常生活能力和行为有明显作用，其中妄想、激越或攻击性和易激惹是改善最明显的症状。美金刚的不良反应较少，包括幻觉、意识错乱、头晕、头痛等。

本药联合 AChE 抑制剂治疗比单独应用 AChE 抑制剂可让患者更有效获益，两者联合有相互增效的作用。临床使用美金刚与多奈哌齐复合制剂用于治疗中重度 AD，在睡前服用，无需考虑食物的影响。

四、神经细胞生长因子增强药

丙戊茶碱（Propentofylline）

丙戊茶碱是血管和神经保护药，Ⅲ期临床试验显示它具有确切的改善痴呆症状的作用且有良好的安全性。能抑制神经元腺苷重摄取以及抑制 cAMP 分解酶（磷酸二酯酶），对神经起保护作用，从而改善和延缓 AD 的进程。临床试验证实该药不仅对痴呆症状有短期改善作用，且有长期的神经保护作用。常见不良反应有头痛、恶心、腹泻，但持续时间短。

二苯美伦（Bifemelane）

二苯美伦具有激活脑能量代谢、改善神经传导和递质合成等作用。口服吸收良好，2 ～ 6h 血药浓度达峰值，$t_{1/2}$ 为 3h。临床用于阿尔茨海默病和脑血管疾病后遗的情绪智力障碍。

五、脑代谢激活药

吡拉西坦（Piracetam）

吡拉西坦是 GABA 的衍生物。大量的研究证据表明，吡拉西坦可直接作用于大脑皮质，具有激活、保护和修复神经细胞的作用，促进学习能力，推迟缺氧性记忆障碍的形成，提高大脑对葡萄糖的利用率和能量储备，改善大脑功能。临床报告该药能显著改善轻、中度阿尔茨海默病患者的认知能力，但对重度患者无效。也可用于治疗脑外伤所致记忆障碍。对于衰老、脑血管意外、一氧化氮中毒等原因所致的记忆、思维障碍及偏瘫等均有一定的疗效。

吡拉西坦对中枢作用选择性高，仅限于脑功能的改善，优点是精神兴奋作用弱、无精神药物的副作用、久用无依赖性。

口服后可分布到全身大部分组织器官，口服后 30 ~ 40min 血药浓度达峰值，蛋白结合率为 30% 左右，$t_{1/2}$ 为 4 ~ 6h，易透过血脑屏障。直接经肾清除，在 26 ~ 30h 内给药量的 90% ~ 98% 以原型随尿排出。

奥拉西坦（Oxiracetam）

奥拉西坦又称脑复智，为吡拉西坦的衍生物，刺激特异性中枢胆碱能神经通路，促进脑代谢，作用较吡拉西坦强。

吡硫醇（Pyritinol）

吡硫醇能促进大脑摄取葡萄糖和使紊乱的脑组织糖代谢恢复正常，增加脑血流量，改善脑电活动及脑功能。正常人服用本品后，脑电图显示中枢神经激活，注意力集中，记忆力明显提高。临床可用于治疗阿尔茨海默病以及脑功能障碍如脑损伤后意识障碍、儿童学习能力低下等。

甲磺酸阿米三嗪 / 萝巴新片（Almitrine Bismesylate Raubasine Tablets，都可喜，Duxil）

【药理作用与临床应用】 本品能增加大脑组织氧供，有抗缺氧及改善脑代谢和微循环的作用，可改善皮质电活动及精神运动表现和行为，增强脑细胞功能。临床用于老年人智能障碍（如记忆力丧失、智力低下、注意力及集中力减退）、精神行为障碍（如活动能力减弱、个性改变、情感不稳定），亦用于缺血性耳蜗前庭功能障碍。对脑缺血性头晕、老年性痴呆有一定疗效。

【不良反应与禁忌证】 本品偶可引起恶心、昏睡，大量可引起心动过速、低血压、呼吸急促等；孕妇忌用。

脑蛋白水解物（Cerebroprotein Hydrolysate，脑活素，Cerebrolysin）

【药理作用与临床应用】 脑蛋白水解物可直接通过血脑屏障进入脑神经细胞，促进神经细胞蛋白质合成，使已损伤但未变性的神经细胞恢复功能；同时可加速葡萄糖通过血脑屏障的转运速度，改善脑能量供应，增加腺苷酸环化酶的活性，有利于脑细胞记忆功能的恢复。临床用于脑动脉硬化、脑外伤后遗症、大脑发育不全、老年性痴呆、记忆力减退等。

【不良反应与注意事项】

1. 注射过快可有发热感。

2. 偶可引起过敏反应，表现为寒战、低热，有时可见胸闷不适、头痛、呼吸急促、呕吐及排便增加。过敏体质者须慎用。一旦出现过敏反应，立即停药治疗。

3. 严重肾功能障碍者忌用。

盐酸赖氨酸（Lysine Hydrochloride）

盐酸赖氨酸为盐酸 L- 赖氨酸的冲剂或干糖浆剂。L- 赖氨酸是人体 8 种必需氨基酸之一，能促进人体发育、增强免疫功能，并有提高中枢神经组织功能的作用。临床上多用于由于赖氨酸缺乏所致的发育不良、食欲缺乏、低蛋白血症、衰弱以及脑动脉硬化、老年性痴呆、记忆力减退、各种颅脑损伤等。高氯血症、酸中毒及肾功能不全者须慎用。

各指南未推荐此类药物常规使用，因其有效性和安全性还不确定，临床医生常用于有选择的患者或辅助性治疗。

抗阿尔茨海默病药思维导图

SUMMARY

Neurodegenerative disorders are characterized by progressive and irreversible loss of neurons from specific regions of the brain. In Parkinson disease (PD), there is a degenerative loss of nigrostriatal dopaminergic neurons and the symptoms of the disease are due to dopamine depletion. Two balanced systems are important in the extrapyramidal control of motor activity at the level of the corpus striatum and substantia nigra：cholinergic and dopaminergic systems. Effective agents act by counteracting deficiency of dopamine in basal ganglia or by blocking cholinergic receptors.

Alzheimer disease (AD), where the loss of hippocampal and cortical neurons leads to impairment of memory and cognitive ability. Loss of cholinergic neurons is believed to account for much of the learning and memory deficit in AD. Cholinesterase inhibitors and memantine are the main drugs approved for treating AD.

Currently available therapies for PD and AD do not cure but can，if properly，greatly improve the quality of life in these progressive diseases.

（翁稚颖）

第18章 抗精神失常药

案例

患者，男，33岁，2年前无明显诱因出现多疑，感觉周围同事在谈论自己，自己家电话也被别人监听。有时觉得身体不适，怀疑别人给自己食物中下毒。情绪不稳定，经常发脾气，已无法正常去单位工作，在家属陪同下来医院就诊。体格检查无明显异常。根据患者存在的幻听、妄想等症状，结合精神病症状量表的检查，诊断为单纯型精神分裂症。给予氯丙嗪进行治疗，由小剂量开始，当采用大剂量氯丙嗪治疗5天后，患者突然发热，体温高达39.5℃，全身大汗，四肢肌张力增高，呼吸急促，血压不稳，心率136次/分。

问题与思考：

1．使用氯丙嗪治疗的药理学依据是什么？

2．该患者发生的是哪种不良反应？如何纠正？

抗精神失常药是一类治疗由多种原因引起的精神活动障碍（包括精神分裂症、抑郁症、躁狂症和焦虑症）的药物。根据其临床用途分为抗精神病药（antipsychotic drugs）或神经安定药（neuroleptics）、抗躁狂药（antimanic drugs）、抗抑郁药（antidepressants）和抗焦虑药（anxiolytics）。

第一节　抗精神病药

精神分裂症（schizophrenia）是以思维、情感、行为之间不协调，精神活动与现实相脱离为主要特征的最常见的一类精神病。尽管精神分裂症并不完全等同于精神病，抗精神分裂症药物（antischizophrenic drugs）通常又称为抗精神病药或神经安定药。精神分裂症全球终生患病率为3.8%～8.4%，且依然呈逐年增加的趋势，40%以上的患者发病后终生受累。根据临床症状，精神分裂症可分为Ⅰ型和Ⅱ型，前者以阳性症状（幻觉、妄想、思维混乱）为主，后者则以阴性症状（情感淡漠、主动性缺乏等）为主。大多数抗精神病药物对Ⅰ型治疗效果好，而对Ⅱ型效果较差，甚至无效。除了主要用于治疗精神分裂症，抗精神病药物对其他精神病伴有的兴奋、躁动、紧张、幻觉和妄想等症状也有显著疗效。

根据化学结构及作用特点，抗精神病药主要可分为如下5类：

1．吩噻嗪类（phenothiazines） 如氯丙嗪、奋乃静、三氟拉嗪等。

2．硫杂蒽类（thioxanthenes） 如氯普噻吨、氟哌噻吨等。

3．丁酰苯类（butyrophenones） 如氟哌啶醇、氟哌利多等。

4．其他结构类药物 如五氟利多、舒必利等。

5．非典型抗精神病药（atypical antipsychotic drugs） 如氯氮平、奥氮平、利培酮等。

其中前 4 类药物亦称为典型抗精神病药物或第一代抗精神病药物，而非典型抗精神病药物又称为第二代抗精神病药物。第一代与第二代抗精神病药物对于 70% 精神分裂症阳性症状患者的治疗无明显区别，但第二代药物对阴性症状亦有效，且锥体外系不良反应发生风险较低。目前，国内外多推荐第二代药物作为精神分裂症治疗的一线药物。

抗精神病药的抗精神病作用机制：

1．阻断中脑 - 边缘通路和中脑 - 皮质通路多巴胺受体 对精神分裂症的病因曾先后提出过许多假说，目前最为广泛认可的学说为多巴胺（DA）假说。DA 是中枢神经系统内一种重要的神经递质，其通过与脑内 DA 受体结合而参与人类神经精神活动的调节，其功能亢进或减弱均可导致严重的神经精神疾病。DA 假说认为，精神分裂症是由于中枢 DA 系统功能亢进所致，其中中脑 - 边缘通路和中脑 - 皮质通路 DA 系统主要调控机体的精神活动，Ⅰ型精神分裂症主要与该通路功能亢进有关。

支持该假说的相关临床研究发现：促进 DA 释放的苯丙胺可致急性或慢性妄想型精神分裂症，加剧精神分裂症的症状；而减少 DA 的合成和储存能改善病情；未经治疗的Ⅰ型患者，死后病理检查发现其壳核和伏隔核 DA 受体（尤其是 D_2 样受体）数目显著增加。

因此，抗精神病药的主要作用机制为阻断中脑 - 边缘通路和中脑 - 皮质通路的 D_2 样受体（D_2 和 D_3 亚型）。目前临床使用的各种高效价抗精神病药均是强效 DA 受体阻滞药，且对Ⅰ型精神分裂症有较好的疗效。

值得指出的是，除了中脑 - 边缘通路和中脑 - 皮质通路之外，中枢尚有黑质 - 纹状体和漏斗 - 结节通路，而大多数抗精神病药在阻断 D_2 样受体，发挥疗效的同时，均不同程度地引起锥体外系副作用，这是由于这些药物非特异性阻断黑质 - 纹状体通路的 DA 受体所致，相同原因，部分药物亦可通过阻断漏斗 - 结节通路的 DA 受体，引起内分泌系统的异常。

2．阻断 5-HT 受体 精神分裂症的另一个假说为 5-HT 假说，该假说认为，精神分裂症与中枢 5-HT 功能异常有关。5-HT 对中枢 DA 通路具有一定的调控作用，而精神分裂症的阴性症状多与 5-HT_2 受体过度激活有关，一些非典型抗精神病药物如氯氮平、利培酮的抗精神病作用主要是通过阻断 5-HT_2 受体实现的。其中，氯氮平是选择性 D_4 受体亚型阻断药，对其他 DA 受体亚型几无亲和力，同时可阻断 5-HT_2 受体，对 5-HT 和 DA 系统的相互作用具有一定协调作用；利培酮阻断 5-HT_2 受体亚型的作用显著强于其阻断 D_2 受体亚型的作用。因此，即使长期应用氯氮平和利培酮也几无锥体外系反应发生。

一、吩噻嗪类

吩噻嗪是由硫、氮连接两个苯环的一种三环结构，其 2、10 位被不同基团取代则获得吩噻嗪类抗精神病药。

氯丙嗪是吩噻嗪类药物的典型代表，也是应用最广泛的抗精神病药。氯丙嗪于 1952 年在法国治疗兴奋性躁动患者获得成功。它不仅控制了患者的兴奋，而且对其他精神症状也有效，在精神分裂症临床治疗学上取得了重大突破，使精神分裂症患者脱离了传统的电休克治疗的痛苦。其后，又相继发现了对精神分裂症具有治疗作用的多个衍生物（表 18-1），这类药统称为吩噻嗪类抗精神病药。根据 C-10 侧链不同，这类药物又分为二甲胺类、哌嗪类和哌啶类。

氯丙嗪（Chlorpromazine）

氯丙嗪又名冬眠灵（Wintermine），为二甲胺类抗精神病药，阻断脑内中脑 - 边缘和中脑 - 皮质通路的 DA 受体，是其抗精神病作用的主要机制。氯丙嗪也能阻断 α 受体和 M 受体，这是其药理作用广泛，同时长期应用产生严重不良反应的药理学基础。多巴胺能神经元并不只存在于边缘系统，如 D_2 样受体也分布在黑质 - 纹状体系统（锥体外系）以及漏斗 - 结节通路

（调控垂体激素分泌部位）。因此多巴胺受体阻滞药氯丙嗪虽可改善精神分裂症，但长期应用也可导致锥体外系运动障碍和内分泌改变（如催乳素的释放）。同时，氯丙嗪也可以阻断与治疗作用有关的 5-HT 受体。尽管氯丙嗪选择性较低，但作为第一个神经安定药及抗精神病药，目前在临床治疗中仍发挥着主导作用。

【体内过程】口服氯丙嗪存在明显的首过效应，生物利用度为 25% ～ 35%，吸收慢而不规则，不同个体口服相同剂量的氯丙嗪后，血药浓度可差 10 倍以上，故给药剂量应个体化。口服后，达到血药峰浓度的时间为 2 ～ 4h。胃中食物、同时服用抗胆碱能药均能明显延缓其吸收。肌内注射吸收迅速。该药物具有较高的血浆蛋白结合率，到达血液后，90% 以上与血浆蛋白结合。氯丙嗪可广泛分布于全身，其中脑、肺、肝、脾、肾浓度较高，脑内浓度可达血浆浓度的 10 倍。主要在肝代谢，经肾排泄。因脂溶性高，易蓄积于脂肪组织，停药数周乃至半年后，尿中仍可检出其代谢物。氯丙嗪在体内的消除和代谢随年龄增加而递减，故老年患者须减量。

【药理作用与作用机制】

1．对中枢神经系统的作用

（1）抗精神病作用：氯丙嗪对中枢神经系统有较强的抑制作用，称为神经安定作用（neuroleptic effect）。氯丙嗪具有显著控制活动状态和躁狂状态而又不损伤感觉的能力，可导致动物自发活动明显减少，易诱导入睡，与巴比妥类催眠药不同，动物对刺激有良好的觉醒反应，加大剂量也不引起麻醉；氯丙嗪亦能减少动物的攻击行为，使之驯服，易于接近。正常人口服治疗量氯丙嗪后，可出现安静、活动减少、感情淡漠和注意力下降、对周围事物不感兴趣、答话缓滞等现象，而理智正常，在安静环境下易入睡，但易唤醒，醒后神志清楚，随后又易入睡。精神分裂症患者服用氯丙嗪后则显现良好的抗精神病作用，能迅速控制兴奋躁动状态，大剂量连续用药能消除患者的幻觉和妄想等症状，减轻思维障碍，使患者恢复理智，情绪安定，生活自理。对抑郁无效，甚至可以使之加剧。

该药物抗精神病作用主要机制在于阻断中脑 - 边缘通路和中脑 - 皮质通路的 D_2 样受体。但需要注意的是，药物在发挥疗效的同时，都不同程度地引起锥体外系副作用，这是由于阻断黑质 - 纹状体通路的 D_2 样受体所致。

（2）镇吐作用：氯丙嗪有较强的镇吐作用。小剂量可阻断延髓第四脑室底部的催吐化学感受区（chemoreceptor trigger zone，CTZ）的 D_2 受体，对抗 DA 受体激动药阿扑吗啡引起的呕吐反应。大剂量的氯丙嗪直接抑制延髓呕吐中枢。但是，氯丙嗪不能对抗前庭刺激引起的呕吐。氯丙嗪也可治疗顽固性呃逆，其机制是抑制位于延髓与催吐化学感受区旁的支配呃逆的中枢。

（3）对体温调节的作用：氯丙嗪对下丘脑体温调节中枢有很强的抑制作用，使其失去调节体温的作用，体温随环境温度变化而变化。与解热镇痛药仅降低发热体温特点不同，氯丙嗪对发热和正常体温均有影响，环境温度愈低其降温作用愈明显，与物理降温同时应用，则有协同降温作用；在炎热天气，氯丙嗪可使体温升高，这是氯丙嗪使体温调节中枢丧失了体温调节作用的结果。

2．对自主神经系统的作用　氯丙嗪能阻断 α 受体和 M 受体。阻断 α 受体可致血管扩张、血压下降，但由于连续用药可产生耐受性，且有较多副作用，故不适合于高血压的治疗；阻断 M 受体作用较弱，引起口干、便秘、视物模糊。

3．对内分泌系统的影响　激动漏斗 - 结节系统中的 D_2 受体可促使下丘脑分泌多种激素，如催乳素释放抑制因子（PIF）、促性腺激素释放激素（GnRH）和促皮质激素释放激素（CRF）等。氯丙嗪阻断 D_2 受体，增加催乳素的分泌，抑制促卵泡激素（FSH）、黄体生成素（LH）和糖皮质激素的分泌。氯丙嗪也可抑制垂体生长激素的分泌，可试用于巨人症的治疗。

【临床应用】

1．精神分裂症 氯丙嗪主要用于Ⅰ型精神分裂症（以精神运动性兴奋和幻觉、妄想为主）的治疗，尤其对急性患者效果显著，氯丙嗪能够显著缓解如兴奋、激动、焦虑、攻击、妄想、幻觉等阳性症状，但对冷漠等阴性症状效果不明显。

临床急诊或急性期治疗，可首先采用 25 ～ 50mg 氯丙嗪与等量异丙嗪（非那根）混合作深部肌内注射或静脉滴注，能快速有效地控制患者的兴奋和急性精神病性症状，但不能根治，需长期用药，甚至终生治疗；一旦患者的急性症状得到控制，即改为口服给药。因为精神分裂症具有复发倾向，目前临床学家主张首次发病后，维持治疗半年至 1 年；再次发病者需继续治疗 2 ～ 3 年；多次发病者宜长期服药以维持疗效。对慢性精神分裂症患者疗效较差，往往需要用药更长的时间方能见效。对Ⅱ型精神分裂症患者无效甚至加重病情。

氯丙嗪对其他精神病伴有的兴奋、躁动、紧张、幻觉和妄想等症状也有显著疗效；同时亦可治疗各种器质性精神病（如脑动脉硬化性精神病、感染中毒性精神病等）和症状性精神病的兴奋、幻觉和妄想症状，但剂量不能大，症状控制后须立即停药。

2．呕吐和顽固性呃逆 氯丙嗪对多种药物（如洋地黄、吗啡、四环素等）和疾病（如尿毒症和恶性肿瘤）引起的呕吐具有显著的镇吐作用。对顽固性呃逆也有显著疗效，但对晕动病无效。

3．低温麻醉（hypothermic anesthesia）与人工冬眠（artificial hibernation）

低温麻醉

（1）低温麻醉：物理降温（冰袋、冰浴）配合氯丙嗪可用于低温麻醉，使患者体温降至预定范围，降低重要器官（心、脑等）的耗氧量，该方法适用于心脏、脑、大血管手术的进行。

（2）人工冬眠：氯丙嗪与其他中枢抑制药（哌替啶、异丙嗪）合用（称之为冬眠合剂），则可使患者深睡，体温、基础代谢率及组织耗氧量均降低，增强患者对缺氧的耐受力，减轻机体对伤害性刺激的反应，并可使自主神经传导阻滞及中枢神经系统反应性降低。机体处于这种状态，称为人工冬眠，有利于机体度过危险的缺氧缺能阶段，为进行其他有效的对因治疗争得时间。人工冬眠多用于严重创伤、感染性休克、高热惊厥、中枢性高热及甲状腺危象等病症的辅助治疗。

【不良反应】 由于氯丙嗪的药理作用广泛，临床用药时间长，所以观察到的不良反应也较多。

1．一般不良反应 包括中枢抑制症状（嗜睡、淡漠、无力等）、M 受体阻断症状（视物模糊、口干、无汗、便秘、眼内压升高等）和 α 受体阻断症状（鼻塞、血压下降、直立性低血压及反射性心悸等）。本药局部刺激性较强，可用于深部肌内注射。静脉注射可致血栓性静脉炎，应以生理盐水或葡萄糖溶液稀释后缓慢注射。为防止直立性低血压，注射给药后立即卧床休息 2h 左右，然后缓慢起立。

2．锥体外系反应（extrapyramidal system reactions） 氯丙嗪应用早期可出现三种锥体外系反应：①帕金森综合征（Parkinson syndrome）：表现为肌张力增高、面容呆板、动作迟缓、肌肉震颤、流涎等，多见于中老年人用药数周至数月；②静坐不能（akathisia）：患者表现为坐立不安、反复徘徊，中青年患者多见，通常见于患者用药后数日至数周；③急性肌张力障碍（acute dystonia）：多出现在青少年患者用药后第 1 ～ 5 天，由于舌、面、颈及背部肌肉痉挛，患者可出现强迫性张口、伸舌、斜颈、呼吸运动障碍及吞咽困难。以上三种反应是由于氯丙嗪阻断了黑质 - 纹状体通路的 D_2 样受体，使纹状体中的 DA 功能减弱、ACh 的功能相对增强而引起的，可用减少药量、停药来减轻或消除，也可用抗胆碱能药缓解。

此外，长期服用氯丙嗪数月至数年后，对部分患者还可引起一种特殊而持久的运动障碍，称为迟发性运动障碍（tardive dyskinesia，TD），表现为口 - 面部不自主的刻板运动、广泛性舞蹈样手足徐动症，停药后仍长期不消失。其机制可能是 DA 受体长期被阻断、受体敏感性增加或反馈性促进突触前膜 DA 释放增加所致。精神分裂症患者服用氯丙嗪后约有 20% 出现 TD，病程长的患者则可高达 40%。尽管 TD 症状通常较轻，但该反应难以治疗，一旦发展为严重病例，很难逆转，患者的生活质量则进一步恶化。因此早期发现非常重要。不同于急性运动障碍，用抗胆碱能药反使症状加重，非典型抗精神病药如氯氮平引起 TD 的风险较小，但从氯丙嗪换为氯氮平可减轻 TD 症状的证据尚不充分。TD 尤易侵袭那些器质性脑疾病患者，因此，老年患者应尽量避免使用这类药物。

3. 药源性精神异常　氯丙嗪本身可以引起精神异常，如意识障碍、萎靡、淡漠、兴奋、躁动、消极、抑郁、幻觉、妄想等，应与原有疾病加以鉴别，一旦发生应立即减量或停药。

4. 惊厥与癫痫　少数患者在用药过程中出现局部或全身抽搐，脑电图有癫痫样放电，有惊厥或癫痫史者更易发生，应慎用，必要时加用抗癫痫药。

5. 过敏反应　常见症状有皮疹、接触性皮炎。少数患者出现肝损害、黄疸，也可出现粒细胞减少、溶血性贫血和再生障碍性贫血等。

6. 心血管和内分泌系统反应　主要表现有直立性低血压、持续性低血压休克、心电图异常、心律失常等，多见于同时患动脉硬化、高血压的老年患者。长期用药还会引起内分泌系统紊乱，如乳腺增大、泌乳、月经停止、抑制儿童生长等。主要是由于氯丙嗪阻断了 DA 介导的下丘脑催乳素释放抑制因子，引起高催乳素血症，导致溢乳、闭经及妊娠试验假阳性；正常的雄激素向雌激素转变受到影响时会导致性欲的增强，性功能障碍（阳痿、闭经）的出现可能会使患者不合作。

7. 急性中毒　一次吞服大剂量氯丙嗪后，可致急性中毒，患者出现昏睡、血压下降至休克水平，并出现心肌损害，如心动过速、心电图异常（PR 间期或 QT 间期延长，T 波低平或倒置），此时应立即对症治疗。

8. 神经安定药恶性综合征（neuroleptic malignant syndrome）　是一种非常罕见但致命的不良反应，主要见于对抗精神病药锥体外系反应较敏感的患者。最初症状为肌肉强直，肌酸磷酸激酶升高，提示有肌肉损伤。多伴有严重高热，自主神经功能紊乱、高血压、意识障碍，10% ～ 20% 的病例死于肾衰竭或心力衰竭。该综合征主要由突触后膜 DA 受体被快速、过度阻断所致。该疾病的治疗首先需停用抗精神病药物，可用抗帕金森病药（DA 受体激动药溴隐亭、促 DA 释放药金刚烷胺等）缓解。肌肉松弛剂可使用地西泮或丹曲林。如存在发热，可采用物理降温的方式。症状缓解后建议换用非典型抗精神病药。

【药物相互作用与禁忌证】 氯丙嗪可以增强其他一些药物，如乙醇、镇静催眠药、抗组胺药、镇痛药等的作用，联合使用时注意调整剂量。特别是当与吗啡、哌替啶等合用时要注意呼吸抑制和血压降低的问题。此类药物抑制 DA 受体激动药、左旋多巴的作用。氯丙嗪的去甲基代谢物可以拮抗胍乙啶的降压作用，可能是阻止后者被摄入神经末梢所致。某些肝药酶诱导剂如苯妥英钠、卡马西平等可加速氯丙嗪的代谢，应注意适当调整剂量。

氯丙嗪能降低惊厥阈，可诱发癫痫，故有癫痫及惊厥史者禁用；氯丙嗪能升高眼内压，青光眼患者禁用；乳腺增生症和乳腺癌患者禁用；对冠心病患者易致猝死，应慎用。

其他吩噻嗪类药物

吩噻嗪中侧链为哌嗪环者有奋乃静（Perphenazine）、氟奋乃静（Fluphenazine）及三氟拉嗪（Trifluoperazine）。奋乃静抗精神病作用较强，但镇静作用较氯丙嗪弱，对心血管系统、肝及造血系统的副作用较氯丙嗪轻，但锥体外系不良反应较明显。三氟拉嗪和氟奋乃静的中枢镇静作用较弱，且具有兴奋和激活作用。除有明显的抗幻觉、妄想作用外，两药对行为退缩、情感淡漠等症状有较好的疗效，适用于精神分裂症偏执型和慢性精神分裂症。硫利达嗪（Thioridazine，甲硫达嗪）的侧链为哌啶环，该药有明显的镇静作用，抗幻觉、妄想作用不如氯丙嗪，锥体外系副作用小，老年人易耐受，作用缓和为其优点。各药特点见表 18-1。

表18-1 吩噻嗪类抗精神病药作用比较

药物	抗精神病剂量（mg/d）	副作用		
		镇静作用	锥体外系反应	降压作用
氯丙嗪	200 ~ 600	+++	++	+++（肌内注射）；++（口服）
氟奋乃静	2.5 ~ 20	+	+++	+
三氟拉嗪	6 ~ 20	+	+++	+
奋乃静	8 ~ 32	++	+++	+
硫利达嗪	200 ~ 300	+++	+	++

+++ 强；++ 次强；+ 弱

二、硫杂蒽类

硫杂蒽类（噻吨类）的基本结构与吩噻嗪类相似，但吩噻嗪环上 10 位的氮原子被碳原子取代，所以此类药物的基本药理作用与吩噻嗪类也极为相似。

氯普噻吨（Chlorprothixene）

氯普噻吨又名氯丙硫蒽或泰尔登（Tardan），是本类药物的代表，其结构与三环类抗抑郁药相似，故有较弱的抗抑郁作用。其调整情绪、控制焦虑抑郁的作用较氯丙嗪强，但抗幻觉、妄想作用不如氯丙嗪。氯普噻吨适用于带有强迫状态或焦虑抑郁情绪的精神分裂症、焦虑性神经症以及更年期抑郁症。由于其抗肾上腺素能与抗胆碱能作用较弱，故不良反应较轻，锥体外系症状也较少。

氟哌噻吨（Flupentixol）

氟哌噻吨也称三氟噻吨，抗精神病作用与氯丙嗪相似，与后者不同的是有特殊的激动效应，禁用于躁狂症患者。该药低剂量具有一定的抗抑郁、焦虑的效果，可用于治疗焦虑和轻度抑郁，氟哌噻吨镇静作用弱，但锥体外系不良反应常见。偶有猝死的报道。长效制剂氟哌噻吨癸酸酯，可深部肌内注射，每 2 周给予 20 ~ 40mg，对改善慢性症状有效。

三、丁酰苯类

丁酰苯类的化学结构尽管与吩噻嗪类完全不同，但其药理作用和临床应用与吩噻嗪类相似，锥体外系反应重而常见，对外周自主神经无明显作用。

氟哌啶醇（Haloperidol）

氟哌啶醇是第一个合成的丁酰苯类药物，是这类药物的典型代表。与氯丙嗪相似，氟哌啶醇能选择性阻断 D_2 样受体，但有更强的抗精神病作用及镇吐作用，镇静作用较弱。与其他抗精神病药物比较，其首过消除较少，生物利用度约 65%，口服 2 ~ 6h 后血药浓度达峰值，作用可持续 3 天。氟哌啶醇不仅可显著控制各种精神运动性兴奋，同时对慢性症状也有较好疗效。其锥体外系副作用发生率高，达 80%，程度严重，但因其对心血管系统的副作用较轻，对肝功能影响小，临床仍保留应用。

氟哌利多（Droperidol）

氟哌利多也称氟哌啶。作用与氟哌啶醇基本相似，具有抗焦虑、抗妄想、抗幻觉及较好的镇痛、镇吐、抗休克的作用。该药体内代谢快，作用维持时间短，作用时间为 6h 左右，知觉的改变约 12h，临床上主要用于增强镇痛药的作用，如与芬太尼配合使用，则可使患者处于一种特殊的麻醉状态：使痛觉消失、精神恍惚、对环境淡漠，被称为神经安定镇痛术，可作为一种外科麻醉方法，用于小手术如烧伤清创、内镜检查、造影等，其特点是集镇痛、安定、镇吐、抗休克作用于一体。也用于控制精神病患者的攻击行为。与芬太尼合用时，因其作用时间比芬太尼长，故第二次重复给药一般只给芬太尼，以避免氟哌利多蓄积。

四、其他结构类抗精神病药

五氟利多（Penfluridol）

五氟利多属二苯基丁酰哌啶类，是较好的口服长效抗精神分裂症药，一次用药疗效可维持 1 周。其长效的原因可能与贮存于脂肪组织，从而缓慢释放入血有关。五氟利多能选择性阻断 D_2 受体及 Ca^{2+} 通道，有较强的抗精神病作用，亦可镇吐。对精神分裂症的疗效与氟哌啶醇相似，镇静作用较弱，适用于急、慢性精神分裂症，尤其适用于慢性患者，对幻觉、妄想、退缩均有较好疗效。五氟利多的副作用以锥体外系反应最常见，较易出现迟发性运动障碍。

五、非典型抗精神病药

氯氮平（Clozapine）

氯氮平属于苯二氮䓬类，为非典型抗精神病药的代表药。该药物可选择性地作用于 D_4 受体亚型，特异性地阻断中脑 - 边缘通路和中脑 - 皮质通路的 D_4 受体亚型，而对黑质 - 纹状体系统的 D_2 和 D_3 受体亚型几无亲和力，因此其优点在于锥体外系不良反应轻微，而且是一过性的。氯氮平也被称为 5-HT-DA 受体阻滞药（serotonin-dopamine antagonists，SDA），因为其可阻断 5-HT_{2A} 受体，协调 5-HT 与 DA 能系统的相互作用和平衡，因此氯氮平抗精神病作用强，对其他抗精神病药无效的精神分裂症的阴性和阳性症状都有治疗作用，能较快地控制兴奋躁动、焦虑不安、幻觉妄想、痴呆木僵等症状。目前，氯氮平主要用于其他抗精神病药无效或锥体外系不良反应过强的患者，也可用于长期给予氯丙嗪等抗精神病药引起的迟发性运动障碍，症状可明显改善，原有精神病也得到控制。

氯氮平尽管几乎无锥体外系不良反应，但具有抗胆碱能作用、抗组胺作用、抗 α 肾上腺素能作用、食欲及体重增加等不良反应，已有病例报道氯氮平可导致血糖、血脂代谢障碍。此外，尚可诱发癫痫和惊厥发作。最为严重的不良反应是粒细胞减少，其发生率约为其他抗精神病药物的 10 倍。因此，尽管氯氮平在国内应用比较广泛，考虑到其不良反应的发生（锥体外系不良反应除外）风险，建议谨慎作为首选应用。

奥氮平（Olanzapine）

奥氮平的结构和药理作用与氯氮平相似，是作用于多种受体系统进而显示出广泛药理学活性的新型抗精神病药。对 5-HT_{2A} 受体的阻断程度大于对 D_1 和 D_2 受体的阻断程度，与 D_4 受体有高度亲和力，与 $M_{1\sim5}$ 受体、α_1 受体、H_1 受体有一定亲和力。该药对阳性和阴性精神病性症状的控制均有效。由于主要选择性地作用于中脑 - 边缘系统的 DA 通路，对黑质 - 纹状体的 DA 系统尽管有轻微阻断作用，但锥体外系不良反应发生率低，锥体外系不良反应仅见于极少数非常敏感的患者。与氯氮平比较，基本上无粒细胞减少症这一不良反应，但仍有轻度镇静、直立性低血压、体重增加等不良反应。主要适用于精神分裂症和其他有严重阳性症状（如妄想、幻觉、思维障碍）或阴性症状（如情感淡漠、言语贫乏）的精神病的急性期和维持治疗。

利培酮（Risperidone）

利培酮对中枢 5-HT_{2A} 和 D_2 受体有很强的阻断作用，同时对 α 受体有一定的阻断作用，但对 β 受体及 M 受体亲和力较低。因此该药物对精神分裂症阳性症状如幻觉、妄想、思维障碍等以及阴性症状均有效。适于治疗首发急性和慢性患者。由于利培酮有效剂量小、用药方便、起效快、低剂量时锥体外系不良反应轻，且抗胆碱能作用及镇静作用弱，易被患者耐受，治疗依从性优于其他抗精神病药，已成为治疗精神分裂症的一线药物。

齐拉西酮（Ziprasidone）

齐拉西酮为 5-HT_{2A} 和 D_2 样受体阻滞药，能快速持久地控制患者的阳性和阴性症状。同时锥体外系不良反应较少，对 M 受体、H_1 受体亲和力较低，镇静和抗胆碱能作用不明显。曾有文献报道该药物可延长 QT 间期，可能与联合用药时齐拉西酮代谢受到抑制有关。为避免潜在的心律失常风险，使用该药时应进行常规心电图检查。

舒必利（Sulpiride）

舒必利属苯甲酰胺类，该药对中脑 - 边缘通路的 D_2 受体有高度亲和力，对纹状体的受体亲和力较低，因此可选择性地阻断中脑 - 边缘系统 D_2 受体，锥体外系不良反应较少。对紧张型精神分裂症疗效高，起效也较快，有药物电休克之称。除了对 DA 受体的阻断作用，该药物亦是 5-HT 受体阻滞药。该药有改善患者与周围的接触、活跃情绪、减轻幻觉和妄想的作用，对情绪低落、忧郁等症状也有治疗作用，对长期用其他药物无效的难治性病例也有一定疗效。

第二节 抗躁狂药

抗躁狂药（antimanic drugs）主要用于治疗躁狂症，该疾病的特征是情绪高涨、烦躁不安、活动过度、思维和言语不能自制。抗躁狂药又被称作情绪稳定药（mood stabilizing agents），因为该药物可用于双相情感障碍（bipolar disorder）的治疗。双相情感障碍也称为躁郁症，是一种既有躁狂发作又有抑郁发作的情感障碍。抗躁狂药物最早用于临床的有锂盐，上述抗精神病药也常用来治疗躁狂症，某些抗癫痫药如卡马西平和丙戊酸钠等对躁狂症也有肯定的疗效。以碳酸锂为代表加以介绍。

碳酸锂（Lithium Carbonate）

【体内过程】 碳酸锂口服吸收快且安全，血药浓度峰值出现于服药后 2 ～ 4h。锂离子先分布于细胞外液，然后逐渐蓄积于细胞内。不与血浆蛋白结合，$t_{1/2}$ 为 18 ～ 36h。锂虽吸收快，但通过血脑屏障进入脑组织和神经细胞需要一定时间，因此锂盐显效较慢。碳酸锂主要自肾排泄，约 80% 由肾小球滤过的锂在近曲小管与 Na^+ 竞争重吸收，故增加钠摄入可促进其排泄，而缺钠或肾小球滤过减少时，可导致体内锂潴留，引起中毒。

【药理作用】 碳酸锂主要是锂离子发挥药理作用，可控制躁狂症患者的兴奋、躁狂症状，治疗量对正常人的精神行为没有明显的影响。有关碳酸锂情绪安定作用的确切机制目前仍不清楚。目前可能的解释包括：①治疗浓度的锂离子抑制去极化以及 Ca^{2+} 依赖的去甲肾上腺素和多巴胺从神经末梢释放，而不影响或促进 5-HT 的释放；②促进摄取突触间隙中的儿茶酚胺，并增加其灭活；③通过抑制腺苷酸环化酶和磷酸肌醇循环，抑制第二信使系统；④置换细胞内 Na^+，抑制动作电位产生，降低细胞兴奋性。

【临床应用】 锂盐对躁狂症患者有显著疗效，特别是对急性躁狂症和轻度躁狂症疗效显著，有效率为 80%。该药物起效较慢，通常需要用药 5 ～ 7 天后才有作用。因此，控制急性躁狂症状通常需要先用起效较快的抗躁狂药物，如抗精神病药物、丙戊酸钠、卡马西平等，治疗观察期再给予碳酸锂。作为情绪稳定药，碳酸锂还可用于治疗躁狂抑郁症，长期重复使用碳酸锂不仅可以减少躁狂复发，对预防抑郁复发也有效。对于抑郁症患者，碳酸锂与抗抑郁药合用，亦可控制症状，降低转躁率。

【不良反应】 锂盐的不良反应较多，安全范围较窄，最适浓度为 0.8 ～ 1.5mmol/L。超过 2mmol/L 即出现中毒症状。治疗量时最常见的不良反应为细微的手部震颤，长期服用碳酸锂可引起继发性甲状腺肿大和功能减退。轻度的中毒症状包括恶心、呕吐、腹痛、腹泻和细微震颤。较严重的毒性反应涉及神经系统，包括精神紊乱、反射亢进、明显震颤、构音困难、惊厥，直至昏迷与死亡。由于该药治疗指数很低，测定血药浓度至关重要。当血药浓度升至

1.6mmol/L 时，应立即停药。

第三节　抗抑郁药

抑郁症是一种最常见的情感性精神障碍，其主要表现为情绪低落、易悲观、睡眠障碍，部分病例也可出现幻觉、妄想等精神病症状，10% ~ 15% 的严重抑郁症患者可出现自杀倾向。抗抑郁药（antidepressants）可使 70% 左右的抑郁症患者病情明显改善。维持治疗对反复发作的抑郁症患者可减少复发次数。同时抗抑郁药对焦虑性障碍和惊恐发作、强迫性障碍及恐怖症也有肯定的疗效。部分药物对于非情感性障碍如遗尿症、贪食症亦有效。

有关抑郁症的发病机制目前存在多种假说。其中单胺假说认为，抑郁症与中枢神经系统皮质和边缘系统单胺类物质如去甲肾上腺素（NA）、5-HT、DA 不足有关。目前多数抗抑郁药均是以单胺学说作为抑郁症发病机制，并在此基础上建立动物模型筛选出来的。

按照药物作用机制不同，可分为如下 6 类：

1．三环类抗抑郁药　如丙米嗪、阿米替林、氯米帕明、多塞平。

2．去甲肾上腺素再摄取抑制药　如地昔帕明、马普替林、去甲替林。

3．选择性 5-HT 再摄取抑制药　如氟西汀、帕罗西汀、舍曲林。

4．MAO 抑制剂　如吗氯贝胺。

5．5-HT 及 NA 再摄取抑制药　如文拉法辛。

6．NA 和特异性 5-HT 能抗抑郁药　如米氮平、米安色林。

上述药物在药理作用、临床应用和不良反应等方面有许多相似之处。就不良反应而论，因增加 5-HT 和阻断 α 受体而影响睡眠和血压，因阻断 M 受体而引起口干、便秘、视物模糊，去甲肾上腺素增加和 M 受体的阻断可致心律失常，中枢和外周自主神经功能的失衡也会诱发惊厥、性功能障碍和摄食及体重的改变等。

一、三环类抗抑郁药

此类药物结构中都有 2 个苯环和 1 个杂环，故统称为三环类抗抑郁药（tricyclic antidepressants，TCAs），在结构上与吩噻嗪类有一定相关性，但对精神分裂症作用较弱，而对抑郁具有明显改善作用。

本类药物属于非选择性单胺摄取抑制剂，主要阻断去甲肾上腺素和 5-HT 递质的再摄取，从而增加突触间隙这两种递质的浓度而发挥抗抑郁作用。大多数 TCAs 具有抗胆碱能作用，引起口干、便秘、排尿困难等副作用。此外 TCAs 还有 α_1 肾上腺素受体阻断作用，对组胺（H_1）受体的阻断可引起镇静作用。

丙米嗪（Imipramine）

【体内过程】 丙米嗪口服吸收良好，2 ~ 8h 血药浓度达峰值，血浆 $t_{1/2}$ 为 10 ~ 20h。在体内可广泛分布于各组织，以脑、肝、肾及心脏分布较多。丙米嗪主要在肝内经肝药酶代谢，通过氧化变成 2- 羟基代谢物，并与葡糖醛酸结合，经肾从尿排出。

【药理作用】

1．对中枢神经系统的作用　抑郁症患者服用丙米嗪后，可出现精神振奋现象，连续 2 ~ 3 周后疗效才显著，故不作应急治疗用药。

丙米嗪抗抑郁的作用机制主要是阻断去甲肾上腺素、5-HT 在神经末梢的再摄取，从而使突触间隙的递质浓度增高，促进突触传递功能而发挥抗抑郁作用。

与其他中枢兴奋药物不同，正常人服用丙米嗪后出现安静、思睡等作用。

2．对自主神经系统的作用　治疗量丙米嗪有明显的阻断 M 受体的作用，表现为视物模糊、口干、便秘和尿潴留等；具有一定的阻断 α_1 受体作用，可引起直立性低血压。

【临床应用】

1．抑郁症　用于各种原因引起的抑郁症，对内源性抑郁症、更年期抑郁症效果较好。对反应性抑郁症疗效次之，对精神病的抑郁症状效果较差。此外，抗抑郁药尚可用于强迫症、焦虑和恐怖症的治疗。

2．遗尿症　对于儿童遗尿症可试用丙米嗪治疗，睡前口服，疗程以 3 个月为限。

【不良反应】 丙米嗪具有阻断 H_1 受体、M 受体及 α_1 受体的作用，因此常见的不良反应包括口干、瞳孔扩大、视物模糊、眼压增高、便秘、排尿困难和心动过速等抗胆碱能作用，故前列腺肥大及青光眼患者禁用。还出现镇静、直立性低血压等不良反应。除引起低血压外，丙米嗪对心肌有奎尼丁样直接抑制效应，同时又具有一定的导致心律失常的作用（可能与该药阻断单胺类再摄取从而引起心肌中去甲肾上腺素浓度增高有关）。此外，尚可引起多汗、无力、皮疹、反射亢进、共济失调、肝功能异常、粒细胞缺乏症等不良反应。

由于其不良反应较多，目前此类药物已经作为抑郁症治疗的二线药物或三线药物。

【药物相互作用】 苯妥英钠、保泰松、阿司匹林、东莨菪碱和吩噻嗪类等可与三环类药物竞争血浆蛋白结合位点，使后者游离型血药浓度增加。如和单胺氧化酶抑制剂（MAO 抑制剂）合用，可引起血压明显升高、高热和惊厥。这是由于三环类抑制去甲肾上腺素再摄取，减少 MAO 抑制剂对去甲肾上腺素的灭活，最终使去甲肾上腺素浓度增高所致。三环类还能增强酒精、麻醉药等中枢抑制药的作用。此外，抗抑郁药还能对抗胍乙啶及可乐定的降压作用。

阿米替林（Amitriptyline）

阿米替林又名依拉维（Elavil），其药理学特性及临床应用与丙米嗪极为相似，与后者相比，阿米替林对 5-HT 再摄取的抑制作用明显强于对去甲肾上腺素再摄取的抑制作用；镇静作用和抗胆碱能作用也较明显。阿米替林的不良反应与丙米嗪相似，但比丙米嗪严重，偶有加重糖尿病症状的报道。禁忌证与丙米嗪相同。

氯米帕明（Clomipramine）

氯米帕明又名氯丙米嗪，药理作用和临床应用类似于丙米嗪，但对 5-HT 再摄取有较强的抑制作用，而其活性代谢物去甲氯米帕明对去甲肾上腺素再摄取则有相对强的抑制作用。临床上用于抑郁症、强迫症、恐怖症和发作性睡病引起的肌肉松弛。不良反应及注意事项与丙米嗪相同。

多塞平（Doxepin）

多塞平又名多虑平，作用与丙米嗪类似，抗抑郁作用比后者弱，抗焦虑作用强，镇静作用和对血压的影响也比丙米嗪大，但对心脏影响较小。对伴有焦虑症状的抑郁症疗效最佳，焦虑、紧张、情绪低落、行动迟缓等症状数日后即可缓解，显效需 2 ~ 3 周。也可用于治疗消化性溃疡。不良反应和注意事项与丙米嗪类似。一般不用于儿童和孕妇，老年患者应适当减量。

二、去甲肾上腺素再摄取抑制药

去甲肾上腺素再摄取抑制药（norepinephrine reuptake inhibitors，NARIs）在结构上与三环类药物相似，但可选择性地抑制去甲肾上腺素的再摄取，用于以脑内去甲肾上腺素缺乏为主的抑郁症，尤其适用于尿检 MHPG（NA 的代谢物）明显减少的患者。这类药物的特点是起效快，而镇静作用、抗胆碱能作用和降压作用均比 TCAs 弱。

地昔帕明（Desipramine，去甲丙米嗪）

【体内过程】 口服快速吸收，2 ~ 6h 达血药峰浓度，血浆蛋白结合率为 90%，在肝生成具有活性的代谢物，主要从尿中排泄，少量经胆汁排泄，其中原型占 5%。

【药理作用与临床应用】 该药物为强效 NA 再摄取抑制剂，效率为 5-HT 再摄取抑制作用的 100 倍以上。对 DA 的再摄取亦有一定的抑制作用。对 H_1 受体有强阻断作用。对 α 受体和 M 受体的阻断作用较弱。对轻、中度抑郁症疗效好。

【不良反应与注意事项】 与丙米嗪相比，不良反应较小，但对心脏的影响与丙米嗪相似。过量则导致血压降低、心律失常，可能是抑制去甲肾上腺素再摄取、阻断 α 受体的结果。亦可引起震颤、惊厥、口干、便秘等。有轻度镇静作用，缩短 REM 睡眠，但延长了深睡眠，可影响白天抗抑郁药物的使用或造成停药后反跳性 REM 延长。

【药物相互作用】 本品不应和拟交感胺类药物合用，因会明显增强后者的作用；同样，与 MAO 抑制剂合用也要慎重；与胍乙啶及作用于肾上腺素能神经末梢的降压药合用会明显降低降压效果，因为抑制了药物经胺泵摄取进入神经末梢。

去甲替林（Nortriptyline）

【药理作用与临床应用】 去甲替林为阿米替林的活性代谢产物，其药理作用与阿米替林相似，但抑制去甲肾上腺素再摄取的作用远强于对 5-HT 的再摄取。与母药阿米替林相比，其镇静、抗胆碱、阻断 α_1 受体降低血压作用及对心脏的影响和诱发惊厥作用均较弱。此药有助于抑郁症患者入睡，但缩短 REM 睡眠时间。

本药治疗内源性抑郁症效果优于反应性抑郁症，去甲替林比其他三环类抗抑郁药治疗显效快。

【不良反应与注意事项】 其镇静作用、抗胆碱能作用、降低血压作用、对心脏的影响等虽均比丙米嗪弱，但仍要注意过量引起的心律失常，尤其是对于心肌梗死的恢复期、传导阻滞或原有心律失常的患者，用药不慎会加重病情。对双相抑郁症患者可引起躁狂发作，应予以注意。本药同三环类抗抑郁药一样，可降低惊厥发作阈，癫痫患者应慎用。

马普替林（Maprotiline）

【药理作用与临床应用】 马普替林为选择性去甲肾上腺素再摄取抑制剂，对 5-HT 再摄取几无影响。抗胆碱能作用与丙米嗪类似，远比阿米替林弱。其镇静作用和对血压的影响与丙米嗪类似。与其他三环类抗抑郁药一样，用药 2 ~ 3 周后才充分发挥疗效。对睡眠的影响与丙米嗪不同，它延长 REM 睡眠时间。对心脏的影响也与三环类抗抑郁药一样，延长 QT 间期，增加心率。主要用于抑郁症的治疗。

【不良反应与注意事项】 治疗剂量可见口干、便秘、眩晕、头痛、心悸等。也有用药后出现皮炎和皮疹的报道。能增强拟交感胺类药物作用，减弱降压药物反应等。

三、选择性 5-HT 再摄取抑制药

选择性 5-HT 再摄取抑制药（selective serotonin reuptake inhibitors，SSRIs）与 TCAs 的结构迥然不同，但对 5-HT 再摄取的抑制作用选择性更强，对其他递质和受体作用甚微，既保留了与 TCAs 相似的疗效，也克服了 TCAs 的诸多不良反应。这一类药物多用于由于脑内 5-HT 减少所致的抑郁症，也可用于病因不清但其他药物疗效不佳或不能耐受其他药物的抑郁症患者。还具有抗抑郁和抗焦虑双重作用，其抗抑郁效果也需要 2 ~ 3 周才能显现出来。该类药物很少引起镇静作用，也不损害精神运动功能。对心血管和自主神经功能影响很小。临床常用的包括氟西汀、帕罗西汀、舍曲林等。

氟西汀（Fluoxetine，百忧解）

【体内过程】 口服吸收良好，达血药峰浓度时间为 6 ~ 8h，生物利用度接近 100%，吸收不受进食影响；血浆蛋白结合率为 80% ~ 95%；给予单剂量时血浆消除 $t_{1/2}$ 为 48 ~ 72h，在肝经 CYP2D6 代谢生成去甲基活性代谢物去甲氟西汀，其活性与母体药物相同，但 $t_{1/2}$ 较长。

【药理作用与临床应用】 氟西汀是一种强效选择性 5-HT 再摄取抑制药，比抑制去甲肾上

腺素再摄取作用强 200 倍。氟西汀对肾上腺素受体、组胺受体、$GABA_B$ 受体、M 受体、5-HT 受体几乎没有亲和力。可用于治疗各种抑郁症，对抑郁症的疗效与 TCAs 相当，耐受性与超量安全性优于 TCAs。此外对强迫症、神经性贪食症亦有疗效。

【不良反应与注意事项】 偶有恶心呕吐、头痛头晕、乏力失眠、食欲缺乏、体重下降、震颤、惊厥、性欲降低等。肝病者服用后 $t_{1/2}$ 延长，须慎用。肾功能不全者，长期用药须减量，延长服药间隔时间。氟西汀与 MAO 抑制剂合用时须警惕“5-HT 综合征”的发生，初期阶段主要表现为不安、激动、恶心、呕吐或腹泻，随后为高热、强直、肌阵挛或震颤、自主神经功能紊乱、心动过速、高血压、意识障碍，最后可引起痉挛和昏迷，严重者可致死，应引起临床重视。心血管疾病、糖尿病患者应慎用。

帕罗西汀（Paroxetine，赛洛特）

该药口服吸收良好，5 ~ 6h 达血药峰浓度，主要分布于中枢神经系统，消除 $t_{1/2}$ 为 21h。为强效 5-HT 再摄取抑制药，增加突触间隙递质浓度而发挥治疗抑郁症的作用。该药抗抑郁疗效与 TCAs 相当，而抗胆碱能作用、体重增加、对心脏的影响及镇静等副作用较 TCAs 轻。对其他三环类抗抑郁药无效者可能仍有效。

常见不良反应为性功能障碍，其他还有口干、便秘、视物模糊、震颤、头痛、恶心等。禁与 MAO 抑制剂联用，避免显著升高脑内 5-HT 水平而致“5-HT 综合征”。

舍曲林（Sertraline）

舍曲林又名郁乐复，选择性抑制 5-HT 再摄取，而对去甲肾上腺素和多巴胺的再摄取影响很小。临床可用于各类抑郁症的治疗，并对强迫症有效。主要不良反应为口干、恶心、腹泻、男性射精延迟、震颤、出汗等。该药与其他药物发生相互作用的临床报道不多，借鉴氟西汀的经验，禁与 MAO 抑制剂合用。

四、MAO 抑制剂

MAO 几乎在包括中枢神经系统、胃肠道等在内的所有组织器官均有分布，主要有两种亚型：MAO-A 及 MAO-B。MAO-A 主要代谢去甲肾上腺素、5- 羟色胺和多巴胺，而 MAO-B 主要选择性代谢多巴胺，MAO-A 及 MAO-B 均可代谢酪胺。按照对 MAO 的抑制程度以及选择性的差异，MAO 抑制剂可分为不可逆性 MAO 抑制剂和可逆性 MAO 抑制剂，以及选择性 MAO 抑制剂及非选择性 MAO 抑制剂。反苯环丙胺为不可逆非选择性 MAO 抑制剂，吗氯贝胺为可逆性选择性 MAO-A 抑制剂，与前者比较，吗氯贝胺目前相对更常用于抑郁症的治疗。

反苯环丙胺（Tranylcypromine）

【药理作用与临床应用】 反苯环丙胺非选择性地抑制 MAO 活性，对 MAO-A 及 MAO-B 均可产生不可逆性抑制作用，给药后几天之内酶抑制效应达到最大，增加各组织内去甲肾上腺素、肾上腺素、多巴胺、5-HT 水平。

主要用于治疗抑郁症，也用于焦虑症和强迫症。

【不良反应】 低血压为相对常见的不良反应，可能与外周神经末梢内蓄积的 DA 取代 NA 储存在囊泡，进而减少 NA 释放有关。中枢不良反应包括兴奋、心悸、不安、失眠甚至惊厥。阿托品样不良反应如口干、视物模糊、排尿困难等亦较常见，但发生率较三环类药物少。与其他 MAO 抑制剂比较，非选择性不可逆 MAO 抑制剂引起性功能障碍的风险较高。

食物、药物相互作用风险在 MAO 抑制剂应用中较常见且很严重。MAO 抑制剂治疗期间，服用富含酪胺的食品（陈年奶酪、豆制品、熏肉、火腿等）可能由于摄入的酪胺的代谢受到 MAO 抑制剂所阻断，导致大量酪胺转化为 NA，而引起急性高血压，严重者可致颅内出血，甚至死亡，称为酪胺样反应（tyramine reaction）。此外与间接拟肾上腺素类药物（麻黄碱）合用也可引起严重的高血压。其他抗抑郁药物如 TCAs、SSRIs 以及 5-HT 及 NA 再摄取抑制药也应避免和 MAO 抑制剂合用，防止出现 5-HT 综合征。

吗氯贝胺（Moclobemide）

吗氯贝胺是选择性 MAO-A 抑制剂，多不引起酪胺样反应，因为食物中的酪胺仍可以通过 MAO-B 代谢。该药物对 MAO-A 呈可逆性抑制，8 ~ 10h 后酶的活性恢复。因此具有起效快、作用持续时间短、无肝损害等特点。临床用于各类抑郁症。该药治疗抑郁症的疗效相当于丙米嗪，但其耐受性明显优于三环类药物。其不良反应明显低于其他 MAO 抑制剂。主要不良反应为恶心、头痛、头晕、失眠、便秘。

五、5-HT 及 NA 再摄取抑制药

与 TCAs 相似，5-HT 及 NA 再摄取抑制药（serotonin and norepinephrine reuptake inhibitors，SNRIs）可与 5-HT、NA 转运体结合，抑制其再摄取。但不同于 TCAs 的是，SNRIs 无明显的 H_1 受体、α 受体、M 受体阻断作用，因此不良反应相对较少。常用的 SNRIs 包括文拉法辛、去甲文拉法辛等。

文拉法辛（Venlafaxine）

文拉法辛属苯乙胺衍生物，可抑制 5-HT、去甲肾上腺素再摄取，其中对 5-HT 再摄取的抑制作用略强。该药物与其他受体无明显亲和力，因此不良反应较少。起效较快，临床主要用于治疗抑郁症，亦可治疗焦虑症。其代谢产物去甲基文拉法辛仍具有药理活性，目前也已作为抗抑郁药物上市。

主要不良反应为性功能减退、血压升高、头痛、失眠。常释剂型较高剂量应用时舒张期高血压发生率较高，而缓释剂型该不良反应较少。

六、NA 和特异性 5-HT 能抗抑郁药

NA 和特异性 5-HT 能抗抑郁药（noradrenergic and specific serotonergic antidepressants，NaSSA）的代表药为米氮平（Mirtazapine，REMERON，瑞美隆）。与前述抗抑郁药物不同，该药并不直接阻断 NA、5-HT 的再摄取或者其代谢，而是通过阻断突触前 α_2 受体而增加 NA、5-HT 的释放，同时，NA 释放增加可进一步激动 5-HT 能神经元的 α_1 受体，使 5-HT 释放进一步增加。此外，米氮平尚可阻断 5-HT_{2A}、5-HT_{2C}、5-HT_3 受体，因此可通过选择性激动 5-HT_1 受体发挥抗抑郁作用，而避免多数抗抑郁药物激动 5-HT 多个亚型受体所导致的不良反应（烦躁不安、胃肠道反应及性功能障碍）。该药物对 H_1 受体也具有较强的阻断作用，因此镇静作用较强。该药物起效较快，不良反应少，因此适用于各种抑郁症的治疗，尤其是伴有焦虑、失眠的抑郁症患者。主要不良反应为食欲增加及嗜睡。

米安色林（Mianserin）

米安色林为一种四环类抗抑郁药。与米氮平类似，该药也可阻断 α_2 受体，同时阻断 H_1、5-HT_{2A}、α_1 受体，该药物起效略慢。常见头晕、嗜睡等不良反应，较少见抗胆碱能副作用，长期用药可能导致骨髓抑制，需要定期检测血象变化。

曲唑酮（Trazodone）

曲唑酮与 SSRIs 作用机制类似，可抑制 5-HT 的再摄取，增加 NA、5-HT 的释放。该药物同时亦可阻断 5-HT_2 受体、H_1 受体及 α_1 受体，可引起镇静、低血压、心脏节律变化。该药物抗抑郁作用略弱于 SSRIs。小剂量曲唑酮（50 ~ 100mg/d）单独应用或与 SSRIs 或 SNRIs 合用广泛用于失眠的治疗。治疗抑郁症需增加剂量，抑郁症的治疗最大推荐剂量为 400 ~ 600mg/d。

第四节 抗焦虑药

焦虑症（anxiety disorder）或忧虑症是以反复并持续的伴有焦虑、恐惧、担忧、不安等症状和自主神经紊乱为表现的精神障碍。患者的情绪表现得非常不安与恐惧，常常对现实生活中的某些事情或将来的某些事情表现得过分担忧，有时也可以是无明确目标的担忧。这种担心往往是与现实极不相称的，使患者感到非常痛苦，伴有失眠、自主神经亢进、肌肉紧张等自主神经系统紊乱的症状。

目前病因尚不明确。研究表明，焦虑症与遗传因素、个性特点、不良事件、应激因素、躯体疾病等均有关系，这些因素会导致机体神经 - 内分泌系统出现紊乱，神经递质失衡，从而造成焦虑等症状的出现。焦虑症患者往往会有 5-HT、NA 等多种神经递质的失衡，而抗焦虑药可使失衡的神经递质趋向正常，从而使焦虑症状消失，情绪恢复正常。

治疗可以采取一些解释性的心理疗法，心理治疗对于治愈或缓解患者的焦虑症状是极其重要的。但是药物治疗也很重要。近年来，焦虑的治疗药物已经不仅仅局限于传统的镇静催眠药物（如苯二氮䓬类），同时还有治疗其他中枢疾病的药物（抗抑郁药、抗癫痫药、抗精神病药）、无催眠作用的 5-HT_{1A} 受体激动药（如丁螺环酮）及 β 受体阻滞药等。

一、苯二氮䓬类

常用的药物包括阿普唑仑、氯氮䓬、艾司唑仑、奥沙西泮等，与多数抗焦虑药物不同，苯二氮䓬类对于急性或慢性焦虑都有效，但长期应用引起依赖性、耐受性的风险以及对认知、记忆能力的负面影响限制其应用。

阿普唑仑（Alprazolam）抗焦虑作用较强，主要用于焦虑症患者，也可用于抑郁伴失眠和焦虑的患者。本品不宜长期和大剂量使用，避免成瘾性的发生，与其他中枢抑制药物具有协同作用。

艾司唑仑（Estazolam，忧虑定，Eurodin）主要用于失眠，也可用于焦虑、紧张、恐惧，还可用于抗癫痫和抗惊厥。本品可引起中枢神经系统不同部位的抑制，随着用量的加大，临床表现可自轻度的镇静到催眠甚至昏迷。有成瘾性，对少数患者可引起过敏。

二、抗抑郁药

多种抗抑郁药如 SSRIs、SNRIs、TCAs 以及 MAOIs 均可用于焦虑症的治疗，除了急性焦虑之外，SSRIs、SNRI 如文拉法辛可作为治疗多种类型慢性焦虑症的首选。

丙米嗪（Imipramine，米帕明）能够干扰或阻止 5-HT、多肽的再摄取，从而改善或消除抑郁状态并具有镇静的作用。临床上用于治疗迟缓性抑郁症及儿童遗尿症。也可用于抑郁伴焦虑患者。

帕罗西汀（Paroxetine，赛乐特）常用量下，对其他递质无明显影响。通过阻止 5-HT 的再摄取而提高神经突触间隙内 5-HT 的浓度，从而产生抗焦虑和抗抑郁作用。适合治疗伴有焦虑症的抑郁症患者，作用比三环类抗抑郁药快，而且疗效比丙米嗪好。

氟西汀（Fluoxetine，百忧解，Prozac）临床上用于成人抑郁症、强迫症和神经性贪食的治疗，还用于治疗焦虑症和惊恐症。

三、丁螺环酮

丁螺环酮（Buspirone）与苯二氮䓬类抗焦虑药不同，该药物没有镇静、中枢性肌肉松弛、抗惊厥作用。对 5-HT_{1A} 受体具有高亲和性，部分激动该受体而发挥抗焦虑作用；对大脑 D_2 受体也有中等活性，但对苯二氮䓬受体无显著亲和力，也不影响 GABA 的结合。临床适用于焦虑性激动、内心不安和紧张等急慢性焦虑状态，但与抗抑郁药相似，也需要连续用药。不良反应包括头晕、头痛、恶心、呕吐、口干、便秘、失眠、食欲缺乏等。

SUMMARY

Schizophrenia and antipsychotic drugs

Schizophrenia is associated with increased dopaminergic activity in the limbic structures of the brain. The dopamine hypothesis for schizophrenia is the basis for much of the rationale of neuroleptic drugs. Phenothiazines, butyrophenones, and thioxanthenes are competitiveantagonists of dopamine and a precursor of dopamine, Levodopa, predictably exacerbates symptoms of schizophrenia.

Dopamine receptors exist not only in the limbic system, but also in the nigrostriatal (extrapyramidal) system and elsewhere. Thus a dopamine antagonist, in one hand, is used to treat patients suffered from schizophrenia, in the other hand, it makes patients extrapyramidal symptoms, endocrine disorders, and other adverse reactions. The fact that several of the atypical antipsychotic drugs have much less effect on D_2 receptors and yet are effective in schizophrenia has redirected attention to the role of other dopamine receptors and to nondopamine receptors, especially serotonin receptor subtypes that may mediate synergistic effects or protect against the extrapyramidal consequences of D_2 antagonism. As a result of these considerations, the direction of research has changed to a greater focus on compounds that may act on several transmitter-receptor systems. The great hope is to develop drugs with greater efficacy and fewer adverse effects, especially extrapyramidal reactions.

Depression and antidepressants

Depression is one of the most common psychiatric disorders. The pathogenesis of depression may be associated with decreased functional amine-dependent synaptic transmission.This idea provides the basis for what has became known as the amine hypothesis of depression.Based on the amine hypothesis, almost the currently available antidepressants are classified as having their primary actions on the metabolism (MAO inhibition), reuptake (blocking reuptake of serotonin, norepinephrine, or both).

Tricyclic antidepressants (TCAs) block norepinephrine and serotonin reuptake into the neurons, which include Imipramine, Amitriptyline, Clomipramine, Doxepin. Serotonin-norepinephrine reuptake inhibitors (SNRIs) are termed as " second generation" to distinguish them from the older TCAs. They lack affinity for other receptors. Selective serotonin-reuptake inhibitors (SSRIs) are a new group of chemically unique antidepressants that specifically inhibit serotonin reuptake. Compared with tricyclic antidepressants, the SSRIs cause fewer anticholinergic effects and lower cardiotoxicity. However, the newer serotonin reuptake inhibitors should be used cautiously until their long-term effects have been evaluated. Noradrenergic and specific serotonergic antidepressants (NaSSA) are antagonist of presynaptic α_2 autoreceptor and 5-HT_2 receptors, which include mirtazapine and mianserin.

（温 克）

第19章 镇痛药

案例

患者，女，71岁。因原发性肝癌合并骨转移，疼痛加重，给予吗啡缓释片60mg口服，服药2h后患者出现口唇轻度发绀、胸闷、呼吸困难、呼吸深慢，4～6次/分，双侧瞳孔缩小（直径2～3mm）。立即给予人工呼吸，给氧，对症治疗，2h后呼吸逐渐恢复，发绀好转，瞳孔恢复正常，生命体征稳定。

问题与思考：

1. 患者出现呼吸困难的原因是什么？
2. 吗啡急性中毒的表现及解救措施有哪些？

疼痛是机体受到伤害性刺激时的一种保护性反应，但剧烈的疼痛可导致患者失眠、呼吸及心血管等生理功能紊乱，还能引起休克，甚至危及生命。因此，控制疼痛是医务工作者面临的重要任务。

疼痛可以大致分为3类：①刺痛，又称快痛。其特点是：感觉鲜明，定位明确，感觉迅速产生又迅速消失，引起较弱的情绪变化。②灼痛，又称慢痛。痛觉缓慢地加剧，呈烧灼感，定位较差，持续时间较久，感觉难以忍受，常伴有较强的情绪反应。③内脏痛和躯体深部痛，多半是酸痛、胀痛、绞痛等。有时很难描述，感觉定位模糊，可引起强烈的情绪变化和内脏、躯体反应，如恶心等。

镇痛药（analgesics）是一类通过激动中枢神经系统特定部位的阿片受体（opioid receptor）产生镇痛作用，并同时缓解疼痛引起的不愉快情绪的药物。此类药物因其镇痛作用与激动阿片受体有关，且易产生药物依赖性或成瘾性，易导致药物滥用及戒断症状，故又可称为阿片类镇痛药（opioid analgesics）或麻醉性镇痛药（narcotic analgesics）、成瘾性镇痛药（addictive analgesics）。目前临床常用的镇痛药有阿片生物碱类和人工合成阿片类镇痛药。

第一节　阿片生物碱类

阿片（opium）为希腊文“浆汁”的意思，是来源于罂粟科植物罂粟未成熟蒴果浆汁的干燥物，含20多种生物碱。这些生物碱按化学结构可分为菲类和异喹啉类：前者如吗啡和可待因，是阿片类镇痛药的主要镇痛成分；后者如罂粟碱，具有松弛平滑肌、舒张血管作用。

一、吗啡

吗啡（Morphine）是以希腊梦幻之神孟菲斯（Morphus）的名字而命名的，是阿片类中最主要的生物碱，其含量约为10%。

【构效关系】 吗啡的分子结构由4部分组成（图19-1）：

1. 基本骨架是以A、B、C、D环构成的氢化菲核。

2. 环B与环D稠合。这两部分组成吗啡的镇痛作用的基本化学结构——γ-苯基-*N*-甲基哌啶。

3. 具有连接环A与环C的氧桥。破坏此结构则形成阿扑吗啡，失去其镇痛效应而产生催吐作用。

4. 环A上有一个酚羟基，环C上有醇羟基。

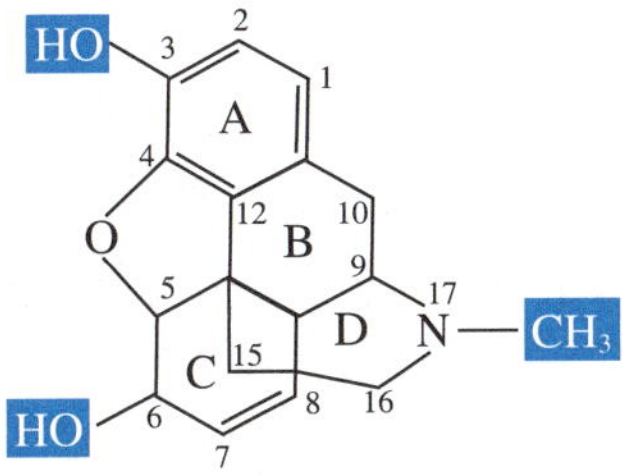

图19-1 吗啡的化学结构式

环A上酚羟基的氢原子被取代，如可待因（Codeine）和二醋吗啡（海洛因，Heroin），则镇痛作用下降，必须在体内代谢生成吗啡或乙酰吗啡而发挥作用。当17位侧链甲基被烯丙基取代时，则变成阿片受体激动药或阻滞药，如烯丙吗啡（Nalorphine）、纳洛酮（Naloxone）和纳曲酮（Naltrexone）（表19-1）。具有蒂巴因（Thebaine）结构的阿片生物碱经结构修饰后也可产生具有强大镇痛作用的药物，如埃托啡。

表19-1 吗啡及其衍生物的构效关系

药物	取代部位和取代基团					效应特点
	3位	6位	17位	14位	7位和8位	
吗啡	—OH	—OH	$—CH_3$	—	双键	激动药
可待因	$—OCH_3$	—OH	$—CH_3$	—	双键	激动药
二醋吗啡	$—OCOCH_3$	$—OCOCH_3$	$—CH_3$	—	双键	激动药
纳洛酮	—OH	═O	$—CH_2CH═CH_2$	—OH	单键	阻断药
烯丙吗啡	—OH	—OH	$—CH_2CH═CH_2$	—	单键	部分激动药

【体内过程】 吗啡可经胃肠道黏膜、鼻黏膜及肺部等部位吸收。胃肠道给药首过消除作用强，生物利用度低，仅为25%。皮下注射30min后吸收量可达60%，血浆蛋白结合率约30%，游离的吗啡迅速分布于全身各组织器官。但与二醋吗啡、可待因和美沙酮不同，仅有少量通过血脑屏障进入中枢神经系统，可通过胎盘到达胎儿体内。主要在肝生物转化，60%～70%与葡糖醛酸结合。10%脱甲基生成去甲吗啡，20%为游离型。主要代谢物吗啡-6-葡糖醛酸的生物活性比吗啡强，但也难以透过血脑屏障。吗啡血浆$t_{1/2}$为2.5～3.5h，吗啡-6-葡糖醛酸$t_{1/2}$稍长于吗啡。注射给药的吗啡大部分自肾排出，少量经乳汁及胆汁排出。

【药理作用】

1. 中枢神经系统

（1）镇痛：吗啡镇痛作用强大，选择性高，在不影响意识及其他感觉的条件下明显减轻或消除疼痛。皮下注射5～10mg吗啡即能显著地减轻或消除各种锐痛和钝痛。对持续性、慢性钝痛的效力大于间断性锐痛，镇痛的同时意识清楚，听觉、视觉及触觉等不受影响。主要与激动脊髓胶质区、丘脑内侧、脑室及导水管周围灰质的阿片受体有关。

（2）镇静：在镇痛的同时，可消除由疼痛引起的焦虑、紧张、恐惧等情绪反应，对疼痛的耐受力明显提高；可使患者沉醉于美好幻想之中，使喜孤静，并可引起飘飘欲仙的欣快感（euphoria）。这有利于提高患者对疼痛的耐受力和加强吗啡的镇痛效果。可能与激动边缘系统和蓝斑核的阿片受体，以及中脑边缘叶的中脑腹侧背盖区-伏隔核多巴胺能神经通路与阿片受体/肽系统的相互作用有关。

（3）呼吸抑制：治疗量的吗啡即可引起呼吸频率减慢，潮气量降低，肺通气量减少。随着剂量增加，抑制作用增强。急性中毒时呼吸频率可减至3～4次/分，呼吸抑制是吗啡急性中毒致死的主要原因。吗啡抑制呼吸与其作用于呼吸中枢的阿片受体有关，降低呼吸中枢对 CO_2 张力的敏感性，并抑制呼吸调节中枢。这种呼吸抑制作用易被中枢兴奋药拮抗。

（4）镇咳：抑制呼吸中枢，使咳嗽反射减轻或消失，与吗啡作用于延髓孤束核的阿片受体有关。吗啡对多种原因引起的咳嗽均有强大的抑制作用，但易成瘾，因此临床上多以可待因代替。

（5）其他中枢作用：吗啡与中枢盖前核的阿片受体相结合，兴奋动眼神经副神经核，可引起瞳孔缩小，常以针尖样瞳孔作为吗啡中毒的指征。吗啡也能兴奋延髓催吐化学感受区（chemoreceptor trigger zone，CTZ），引起恶心、呕吐；还能促进神经垂体释放血管升压素。

2．平滑肌

（1）胃肠道平滑肌：兴奋胃肠道平滑肌和括约肌，作用强而持久。吗啡提高胃窦部及十二指肠上部的肌张力，使胃排空时间延长；提高小肠及大肠的平滑肌张力，甚至引起痉挛，使推进性蠕动减弱，提高回盲瓣及肛门括约肌张力，使肠内容物通过延缓，同时抑制消化液的分泌，使食物消化延迟；而且吗啡抑制中枢，使便意迟钝，因而引起便秘。这可能与其作用于中枢及肠道的阿片受体有关。

（2）胆道平滑肌：皮下注射10mg的硫酸吗啡，15min内即可致胆道平滑肌痉挛，奥狄括约肌收缩，内压升高，这种作用可持续2h或更长时间，引起患者上腹部不适甚至诱发胆绞痛。对输尿管也有收缩作用，故胆绞痛和肾绞痛不宜单独使用吗啡。阿托品只能部分抑制吗啡引起的胆道痉挛，阿片受体阻滞药可以完全阻止或者缓解。

（3）其他平滑肌：治疗量吗啡还能增强膀胱括约肌张力，引起排尿困难、尿潴留。尽管治疗量的吗啡很少出现支气管收缩作用，但对支气管哮喘患者可诱发哮喘发作，故支气管哮喘患者忌用。能降低子宫张力、收缩频率和幅度，延长产妇分娩时程。

3．心血管系统 治疗量的吗啡对心率、心律和心肌收缩力无影响，但可使外周血管扩张，引起直立性低血压。静脉注射较大剂量时甚至使卧位患者的血压下降。更大剂量可出现心动过缓，这是由于吗啡可引起组胺释放和抑制血管运动中枢。由于抑制呼吸引起 CO_2 潴留，继发地使脑血管扩张，脑血流量增加，导致颅内压升高，因此，颅外伤及颅内占位性病变患者禁用。

4．免疫系统 对细胞免疫和体液免疫均有抑制作用，此作用主要与M受体激动作用有关，在停药后戒断症状出现最为明显，长期给药对免疫系统的抑制作用可出现耐受现象。

【作用机制】 脑内存在着具有镇痛功能的结构和内源性的镇痛物质。吗啡的镇痛作用可能是激活这些结构的结果。

1．作用部位与受体 1962年中国学者邹冈和张昌绍最先发现用微量吗啡（10μg）注入家兔第三脑室周围灰质，可明显消除疼痛反应，同样的剂量如作静脉注射则完全不能镇痛，因而提出了吗啡镇痛作用部位在第三脑室周围灰质。1973年Peter和Snyder利用激动药与受体结合的原理，采用放射自显影的方法，证实脑内广泛存在阿片受体。同年证实了阿片受体的特异性阻断药纳洛酮。1993年阿片受体分子克隆成功。

阿片受体分布广泛，脊髓胶质区、丘脑内侧、脑室及导水管周围灰质、边缘系统及蓝斑核为受体密度较高部位，中枢盖前核、延髓的孤束核、脑干极后区、迷走神经背核等均有阿片受体分布。阿片受体不仅存在于中枢，也存在于回肠及输精管等部位。

2．受体的分型及其效应 体内存在阿片受体的多种亚型，研究比较清楚的为μ、δ、κ、ε和σ受体亚型。吗啡类药物对不同亚型的阿片受体，亲和力和内在活性均不完全相同。吗啡的主要药理效应如镇痛、镇静、呼吸抑制、缩瞳、欣快和依赖性等主要由μ受体介导。各亚型的效应见表19-2。

表19-2 阿片受体亚型及其效应

受体亚型	效应					
	痛觉	呼吸	心率	血压	瞳孔	精神情绪
μ	↓↓	↓	—	—	↓	欣快，成瘾
κ	↓	±	±	±	↓	镇静
δ	↓	↓↓	±	↓		欣快
ε	↓	↑	↑	↑	↑	幻觉，谵妄
σ	↓	↓	↓	↓	↓	欣快

3．内源性配体 脑内阿片受体的存在意味着脑内有相应的内源性配体。1975 年，从猪脑内成功分离出两种与阿片类药物结合部位有亲和力和效应力的甲硫氨基脑啡肽（M-enkephalin）与亮氨酸脑啡肽（L-enkephalin），其后又从垂体分离出 β- 内啡肽、α- 内啡肽及 γ- 内啡肽等，再后又从脑内分离出强啡肽类，这些肽类总称为内源性阿片样肽（endogenous opioid peptides）。此内源性阿片样肽有一段共同的结构，N 端的 4 个氨基酸残基 Tyr-Gly-Gly-Phe 是与阿片受体结合的关键结构。脑啡肽对 δ 受体有较强的选择性，强啡肽对 κ 受体的选择性强，分别被认为是 δ 和 κ 受体的内源性配体。1995 年分离出与阿片功能几乎相反的含 17 个氨基酸序列的孤啡肽。

4．阿片类镇痛药作用机制 阿片受体和内源性阿片样肽共同组成了机体的“镇痛系统”。痛觉刺激使脊髓痛觉初级传入神经纤维末梢释放 P 物质、谷氨酸等兴奋性神经递质，递质与突触后膜的受体结合后，将痛觉传入脑内，引起疼痛。内源性阿片样肽由特定的神经元释放后，激动感觉神经突触前、后膜上的阿片受体，抑制腺苷酸环化酶，促进 K^+ 外流，减少 Ca^{2+} 内流，使突触前膜兴奋性神经递质释放减少、突触后膜超极化，从而干扰痛觉冲动传入中枢，起到镇痛作用（图 19-2）。

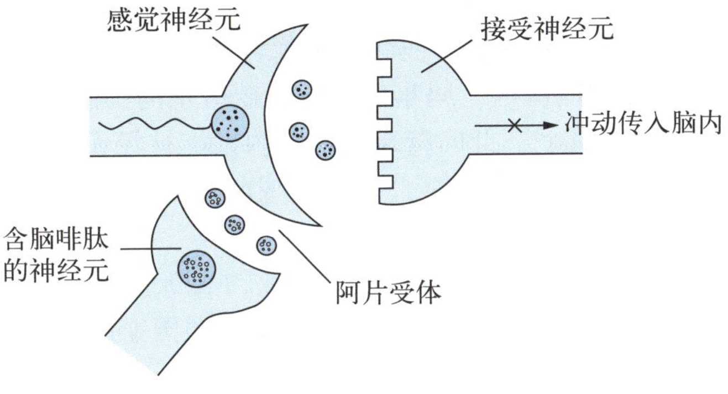

图 19-2 阿片类镇痛药作用机制示意图

外源性阿片类药物如吗啡，能与脊髓胶质区、丘脑内侧、脑室及导水管周围灰质的阿片受体相结合，模拟内源性阿片样肽的作用，激动阿片受体，激活脑内存在的镇痛系统，抑制 P 物质的释放，干扰痛觉冲动传入中枢而发挥镇痛作用。吗啡在镇痛的同时能缓解疼痛引起的紧张、焦虑等情绪，这与其致欣快的作用同其激活中脑 - 边缘通路和蓝斑核的阿片受体有关。

【临床应用】

1．镇痛 适用于其他镇痛药无效的急性锐痛，如严重创伤、晚期癌痛、战伤及烧伤痛等。心肌梗死引起的剧痛，如果血压正常，可用吗啡镇痛，而且吗啡可使患者镇静，消除焦虑不安情绪及扩张外周血管，减轻心脏负担。对内脏绞痛应与解痉药阿托品合用。癌症患者的镇痛应

恶性肿瘤所致疼痛的阶梯治疗

按照世界卫生组织推出的“癌症三级止痛阶梯治疗方案”进行。

2．心源性哮喘 是由于左心衰竭而突然发生急性肺水肿，使肺换气功能降低，体内缺氧，CO_2 潴留引起的呼吸困难。除注射速效的强心苷、氨茶碱、呋塞米及吸氧外，还需静脉注射小剂量吗啡，使呼吸急促和窒息感等症状得以迅速改善，促进肺水肿的吸收。其作用机制可能是：①扩张外周血管，降低外周阻力，减少回心血量，减轻心脏负担；②其镇静作用消除患者的紧张不安、恐惧情绪，减少耗氧量；③降低呼吸中枢对 CO_2 的敏感性，减弱了过度的反射性呼吸兴奋。但伴有昏迷、休克、严重肺部疾患或痰多的患者禁用。

3．止泻 常选用阿片酊或复方樟脑酊，用于急、慢性消耗性腹泻，可减轻症状。伴细菌感染者应合用抗菌药物。

【不良反应与注意事项】

1．副作用 治疗量的吗啡可引起眩晕、嗜睡、恶心、呕吐、便秘、尿潴留、胆道内压增高、直立性低血压和免疫抑制等。

2．耐受性、依赖性和成瘾性 吗啡按常规用量连续应用 2 ～ 3 周即可产生耐受性，剂量越大，给药间隔时间越短，耐受性发生越快。关于耐受性产生的原因，有报告认为可能与血脑屏障中一种 p 蛋白的表达增加，使吗啡难以通过血脑屏障，以及孤啡肽合成增加对抗了吗啡类药物的作用有关。

依赖性表现为精神依赖性和生理依赖性。精神依赖性是药物作用于中枢神经系统产生的一种精神活动，迫使患者不断渴求药物的一种病理心理状态。躯体依赖性是患者停药后出现戒断症状（withdrawal syndrome），如兴奋、失眠、流泪、流涕、呕吐、腹泻，甚至意识丧失，患者有明显的强迫性觅药行为，即出现成瘾性。

吗啡成瘾作用甚强，一般使用治疗量的吗啡，每日 3 次，连续 1 ～ 2 周即可成瘾，少数患者仅用 2 ～ 3 日亦可成瘾。成瘾产生的机制尚不完全清楚。在生理情况下，内源性阿片样肽与阿片受体作用，维持和调节正常痛阈。当反复应用吗啡类药物时，阿片受体承受内源性阿片样肽和外源性吗啡的双重作用。由于负反馈机制，内源性阿片样肽释放减少，必须应用较大剂量的吗啡进行补偿，故能耐受更多的吗啡，形成了依赖性，一旦停用外源性吗啡，内源性阿片类物质释放又很少，结果出现戒断症状。吗啡的成瘾性和戒断症状密切相关。阿片肽和吗啡都能抑制蓝斑核放电，当停用吗啡时，吗啡对成瘾者蓝斑核的抑制被解除，放电增加，从而出现一系列自主神经系统紊乱症状。此时蓝斑核肾上腺素能神经元的功能增强，使用 α_2 受体激动药可乐定可抑制蓝斑核放电，可缓解吗啡的许多戒断症状，但不能消除成瘾者对吗啡的渴求心理。

成瘾者为追求应用吗啡后的欣快感及避免停药所致的戒断症状的痛苦，常不择手段地获取吗啡，危害极大，因此对于吗啡等具有成瘾性的药物应按照国家颁布的《麻醉药品管理条例》严格管理，合理使用。

3．急性中毒 过量可引起急性中毒，表现为昏迷、瞳孔极度缩小（针尖样瞳孔）、呼吸高度抑制，还可出现血压降低甚至休克。呼吸麻痹是致死的主要原因。抢救措施为人工呼吸、适量给氧以及静脉注射阿片受体阻滞药纳洛酮。

【禁忌证】 吗啡能通过胎盘或乳汁抑制胎儿和婴儿的呼吸，若反复使用，胎儿和新生儿也会成瘾；还能对抗缩宫素对子宫的兴奋作用而延长产程，故禁用于分娩镇痛和哺乳期妇女镇痛。对支气管哮喘、肺源性心脏病、颅脑外伤及肝功能严重减退者禁用。

二、可待因

可待因（Codeine）又称甲基吗啡，在阿片中含量约占 0.5%。口服易吸收，吸收率可达 60%。吸收后约有 10% 在肝内脱去甲基而转变为吗啡。可待因本身对阿片受体的亲和力很低，其镇痛作用可能与在体内转变为吗啡有关。可待因的镇痛作用仅为吗啡的 1/12，镇咳作用为其 1/4。作用持续时间与吗啡相似；镇静作用不明显，欣快感及成瘾性弱于吗啡。在镇静剂量时，对呼吸中枢抑制作用较轻，无明显便秘、尿潴留及直立性低血压的不良反应。可待因的镇痛效果不及吗啡，用于中等程度疼痛。与解热镇痛药合用有协同作用，如氨酚待因片（对乙酰氨基酚 + 可待因）。也作为典型的中枢镇咳药用于镇咳（见第 30 章）。

第二节 人工合成的阿片类镇痛药

吗啡镇痛作用虽然很强，但成瘾性及呼吸抑制等不良反应也很强，因此，目前临床上多采用人工合成镇痛药。

哌替啶（Pethidine）

哌替啶又称度冷丁（Dolantin），是 1937 年人工合成的苯基哌啶衍生物，具有吗啡样作用，是目前临床上应用最广泛的人工合成镇痛药。

【体内过程】 哌替啶口服或注射给药均能吸收，但口服生物利用度仅为 52%，故一般采用注射给药。血浆蛋白结合率为 60%，$t_{1/2}$ 约为 3h。主要在肝代谢成哌替啶酸和去甲哌替啶，经肾排出。去甲哌替啶的 $t_{1/2}$ 为 15 ~ 20h，具有明显的中枢兴奋作用，是哌替啶过量中毒时出现惊厥的原因。

【药理作用】 哌替啶的药理作用与吗啡相似，也能结合并激动阿片受体（主要激动 μ 型阿片受体）。

1．中枢神经系统

（1）镇痛、镇静：皮下或肌内注射哌替啶后 10min 即出现镇痛、镇静作用，镇痛作用弱于吗啡，其效价强度相当于吗啡的 1/10 ~ 1/7，作用持续时间较短，为 2 ~ 4h。镇痛的同时可产生明显的镇静作用，可消除患者紧张烦躁的情绪，少数患者可出现欣快感。

（2）抑制呼吸：哌替啶的呼吸抑制作用较吗啡弱，作用维持时间短，对呼吸功能正常者无明显影响，但对肺功能不良及颅脑损伤者可危及生命。

（3）其他作用：哌替啶轻度抑制咳嗽中枢，并兴奋延髓 CTZ，增加前庭器的敏感性。

2．平滑肌 哌替啶能提高胃肠道平滑肌张力和减少推进性蠕动，但因作用较弱，无明显止泻和引起便秘的作用；治疗量哌替啶对支气管平滑肌无明显作用，大剂量可引起收缩。有轻微的子宫兴奋作用，但对妊娠末期子宫的正常节律性收缩无明显影响，也不对抗缩宫素的作用，故不延缓产程。

3．心血管系统 治疗量的哌替啶偶可引起直立性低血压。由于抑制呼吸，也使体内 CO_2 蓄积，继发脑血管扩张而致颅内压升高。

【临床应用】

1．镇痛 因成瘾性轻，代替吗啡用于各种剧烈疼痛，但对胆绞痛和肾绞痛等内脏绞痛需加用阿托品。用于分娩镇痛时，由于新生儿对哌替啶的呼吸抑制作用特别敏感，故产前 2 ~ 4h 不宜使用。

2．心源性哮喘 代替吗啡用于心源性哮喘的辅助治疗。

3．麻醉前给药 解除患者对手术的紧张和恐惧情绪，减少麻醉药用量。

4．人工冬眠 哌替啶与氯丙嗪、异丙嗪组成冬眠合剂，可降低需人工冬眠患者的基础代谢。

【不良反应】 治疗量可致眩晕、恶心、呕吐、口干、心动过速及直立性低血压等；剂量过大可致震颤、肌肉抽搐、反射亢进，甚至惊厥。长期反复应用也易产生耐受性和成瘾性。中毒解救用阿片受体特异性阻滞药纳洛酮，但其不能对抗哌替啶的中枢兴奋作用，需要配合应用巴比妥类药物。

芬太尼（Fentanyl）

芬太尼为短效镇痛药。作用起效快，维持时间短，静脉注射后1min起效，5min达高峰，维持约10min；肌内注射15min起效，维持1～2h。血浆蛋白结合率为84%，$t_{1/2}$为3.7h。作用与吗啡相似，镇痛效力为吗啡的100倍，也能产生明显的欣快感、呼吸抑制和成瘾性。主要用于各种原因引起的剧痛，或与麻醉药合用以减少麻醉药用量；也与氟哌啶醇合用于外科小手术或医疗检查。不良反应有轻度呼吸抑制、眩晕、恶心、呕吐及胆道平滑肌痉挛，大剂量能产生肌肉僵直，与抑制纹状体DA能神经功能有关，纳洛酮可对抗之。禁用于支气管哮喘、颅脑肿瘤或颅脑外伤引起昏迷的患者以及2岁以下儿童。

美沙酮（Methadone）

美沙酮为阿片μ受体激动药，其镇痛作用强度与吗啡相当，但镇静、抑制呼吸、缩瞳、致便秘及升高胆道内压等作用弱于吗啡。耐受性与成瘾性发生较慢，戒断症状略轻。口服生物利用度为92%，血浆蛋白结合率为89%，$t_{1/2}$为35h。主要经肝代谢并从肾排泄。临床用于各种剧痛，也用于吗啡和海洛因的脱毒治疗。不良反应与哌替啶相似。

喷他佐辛（Pentazocine）

喷他佐辛又名镇痛新，是阿片受体部分激动药，主要激动κ和σ受体，对μ受体有弱的拮抗作用。口服和注射给药均易吸收，生物利用度为55%，血浆蛋白结合率为65%，$t_{1/2}$为4.5h。主要经肝代谢并从肾排泄。

喷他佐辛的镇痛效力是吗啡的1/3，呼吸抑制作用是吗啡的1/2。大剂量（60～90mg）致烦躁、焦虑、幻觉等精神症状，可用纳洛酮拮抗。对心血管系统的影响与吗啡不同，大剂量可引起血压升高、心率加快，静脉注射可增加左室舒张期末压和平均动脉压。由于喷他佐辛轻度拮抗μ受体，故无明显欣快感和成瘾性，已被国家药品行政管理部门列为非麻醉品，临床主要用于慢性疼痛。

布托啡诺（Butorphanol）

布托啡诺为阿片受体部分激动药，激动κ受体，对μ受体有弱的竞争性拮抗作用。镇痛和呼吸抑制作用为吗啡的3.5～7倍，但药物剂量增加后呼吸抑制程度并不加重。对胃肠道平滑肌的兴奋作用较吗啡弱。本品可增加外周血管阻力和肺血管阻力，因而增加心脏做功。布托啡诺口服首过消除明显，生物利用度低于17%。肌内注射吸收迅速而完全，10min起效，作用持续4～6h，$t_{1/2}$为4～5h。血浆蛋白结合率为80%，主要经肝代谢、肾排泄。

曲马多（Tramadol）

曲马多为阿片受体激动药，镇痛效力与喷他佐辛相当；镇咳效力约为可待因的1/2，呼吸抑制作用弱，无明显扩血管和降压作用；耐受性和成瘾性较弱。曲马多口服吸收快而完全，生物利用度为90%，血浆蛋白结合率为20%，$t_{1/2}$约为5h。临床常用于外科、产科术后痛及癌症晚期疼痛。常见的不良反应为眩晕、恶心、呕吐和出汗等。

布桂嗪（Bucinnazine）

布桂嗪又名强痛定，镇痛效力约为吗啡的1/3。临床常用于偏头痛、三叉神经痛、炎症性及外伤性疼痛、关节痛、痛经、癌症等引起的疼痛，对内脏器官的镇痛作用较差。偶有恶心或头晕、困倦等，停药后即消失。个别病例曾出现成瘾性，应慎用。

罗通定（Rotundine）

罗通定又称左旋四氢帕马丁，是罂粟科植物延胡索等块茎中具有镇痛作用的生物碱消旋四氢帕马丁的左旋体。目前提取该药的主要来源是我国所产千金藤属植物块根。本品具有镇静、安定、镇痛和中枢性肌肉松弛作用，无明显成瘾性。其作用机制可能是阻断脑内多巴胺受体，增加与痛觉有关的特定脑区脑啡肽原和内啡肽原的mRNA表达，促进脑啡肽和内啡肽的释放。

临床主要口服用于一般性头痛、脑震荡后头痛以及其他慢性持续性钝痛和内脏痛。治疗量一般无不良反应，大剂量可抑制呼吸，偶见眩晕、乏力、恶心及其他锥体外系反应。

第三节　阿片受体阻滞药

纳洛酮（Naloxone）和纳曲酮（Naltrexone）

纳洛酮和纳曲酮是阿片受体阻滞药。二者的化学结构与吗啡相似，对 μ、δ 和 κ 受体有竞争性阻滞作用。生理情况下，两药无明显的药理效应，但能使长期应用阿片类药物的成瘾者立即出现戒断症状，能快速对抗阿片类药物过量中毒所致的呼吸抑制和血压下降等。近年来认为内啡肽是一种休克因子，作用于 μ 和 κ 受体，引起心血管抑制、血压下降。纳洛酮和纳曲酮可对抗内啡肽的作用，对多种原因引起的休克有明显的治疗作用。纳洛酮的生物利用度低于 2%，一般注射给药，$t_{1/2}$ 为 1.1h；纳曲酮的生物利用度约为 30%，$t_{1/2}$ 为 2.7h。两药主要用于阿片类药物过量时急性中毒的抢救，解除阿片类药物麻醉的术后呼吸抑制及其他中枢抑制症状。本品能诱发戒断症状，可用于阿片类药成瘾者的鉴别诊断。也适用于各种休克、卒中、乙醇中毒、新生儿窒息、脊髓和脑创伤等。

SUMMARY

An analgesic drug is one that effectively eliminates (or at least lessens) the sensation of pain.

Opioid analgesics are drugs that interact with specific opioid receptors to produce the pharmacological effect of analgesia. They work as agonists of opioid receptors. Opioid analgesics include naturally occurring, or chemically synthesized compounds. Opioids relieve all kinds of pain and anxiety, however, they can result in the obvious addiction or withdrawal syndrome. So opioids are only used to deal with moderate to severe pain, particularly postoperative or cancer related pain. They can also be used to treat the cardiogenic asthma.

The pharmacological effects of opioid compounds can be blocked by the Naloxone which is a nonselective antagonist of opioid receptors.

（林　宇）

第20章 解热镇痛抗炎药

案例

患者，女，62岁。1年前无诱因出现右手指间关节肿痛，未到医院就诊，1个月前自觉双手各关节疼痛加重，双手指间关节、掌指关节、双腕关节均受累，且伴有明显晨僵感，寒冷刺激时病情明显加重，今日来就诊。门诊以“类风湿关节炎”收入院。查体：双手及双腕部肿胀，关节处压痛明显，双侧近指间关节屈曲畸形，双手各指关节活动受限，双手皮肤无感觉麻木，远端血供良好。辅助检查：类风湿因子（RF）312 U/ml。

问题与思考：

1．应选用哪类药物进行治疗？其治疗类风湿关节炎的机制是什么？

2．在使用该类药物治疗时应指导患者注意哪些不良反应？

解热镇痛抗炎药是一类具有解热、镇痛，而且大多数还有较强的抗炎、抗风湿作用的药物。人类对该类药物的应用已有150余年历史，它是人类日常生活中不可缺少的重要药品，也是全球应用面最广、应用量最大的医药产品之一。本类药物的化学结构和抗炎作用机制与糖皮质激素（甾体激素）类药物有所不同，故也将这类药物称为非甾体抗炎药（nonsteroidal anti-inflammatory drugs，NSAIDs）。阿司匹林是本类药物的代表药，因此又将这类药物称为“阿司匹林类药物”。

解热镇痛抗炎药按化学结构的不同，可分为以下四类：水杨酸类（salicylates）、苯胺类（anilines）、吡唑酮类（pyrazolones）、其他有机酸类（other organic anti-inflammatory drugs）等。该类药物在化学结构上虽属不同类别，但均有共同的作用基础，即通过抑制体内环氧酶（cyclooxygenase，COX）活性而减少前列腺素（prostaglandin，PG）的生物合成。解热镇痛抗炎药按照其对COX抑制的选择性不同又可分为非选择性COX抑制药和选择性COX-2抑制药两类（表20-1）。

表20-1　解热镇痛抗炎药的分类及代表药

分类	代表药
非选择性COX抑制药	
水杨酸类	水杨酸钠、阿司匹林
苯胺类	对乙酰氨基酚
吡唑酮类	保泰松、羟布宗
其他有机酸类	

续表

分类	代表药
吲哚乙酸类	吲哚美辛、舒林酸
芳基乙酸类	双氯芬酸
芳基丙酸类	布洛芬、萘普生、芬布芬、奥沙普秦
烯醇酸类	吡罗昔康、美洛昔康
选择性 COX-2 抑制药	
二芳基吡唑类	塞来昔布
二芳基呋喃酮类	罗非昔布、尼美舒利

炎症反应是机体自身保护的正常防御反应，但过度的炎症反应对机体是有害的，会伤害机体自身的组织，严重时甚至会导致多器官衰竭、危及生命。细胞膜磷脂代谢的各种产物均参与细胞的炎症反应，抗炎药物通过抑制膜磷脂代谢的各个环节而发挥抗炎作用（图 20-1）。

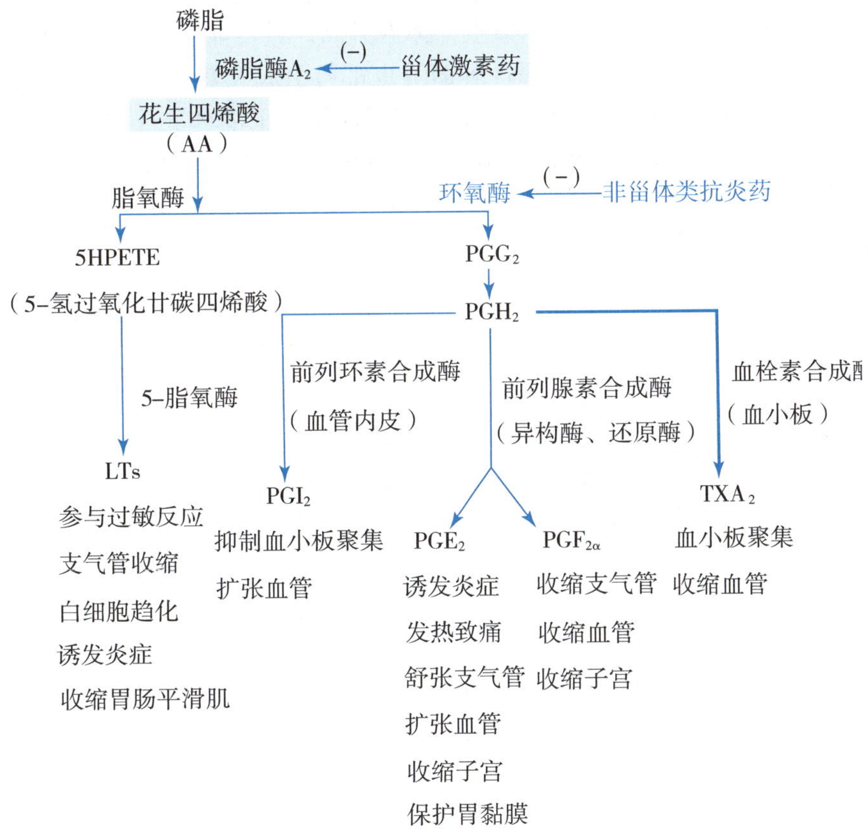

图 20-1　花生四烯酸主要代谢物的生理活性及抗炎药的作用部位

细胞膜磷脂中以酯化方式结合的花生四烯酸（arachidonic acid，AA），在磷脂酶 A_2（phospholipase A_2，PLA_2）的作用下可从磷脂中释放出来。游离的花生四烯酸转化途径有二：一是经细胞微粒体内前列腺素合成酶即环氧酶的催化生成各种前列腺素及血栓素（thromboxan A_2，TXA_2），另一代谢途径是经细胞质中的脂氧酶（lipoxygenase，LO）的催化生成白三烯类（leukotrienes，LTs）。前列腺素可以扩张血管、增加毛细血管的通透性；具有致痛作用，并能增加局部痛觉感受器对缓激肽等致痛物质的敏感性；调节血小板的聚集，促进炎细胞的趋化和游走；收缩支气管；同时作为重要的内源性致热原作用于下丘脑体温调节中枢，引起机体发热。

而生理量的前列腺素又发挥重要的生理作用，可以抑制胃酸分泌，保护胃黏膜；调节肾血流量，增加肾小球滤过率，促进 Na^+ 排出，调节外周血管的阻力，维持血压。白三烯类对嗜酸性粒细胞、中性粒细胞、单核细胞有极强的趋化作用；增加血管通透性；收缩支气管，从而参与机体包括炎症反应在内的多种病理过程。可见，膜磷脂的多种代谢产物参与了细胞的炎症反应、发热和疼痛反应的形成过程，药物则可以通过抑制膜磷脂的代谢，发挥解热、镇痛、抗炎作用。

解热镇痛抗炎药有以下五种共同作用：

一、解热作用

本类药物只能降低发热者的体温，而对正常体温几乎没有影响，这与氯丙嗪对体温的调节有所不同，后者在物理降温配合下，能使正常人的体温降低。

下丘脑体温调节中枢通过对产热和散热两个过程的精细调节，使体温维持在相对恒定水平（正常人为 37℃左右）。发热是指在发生细菌和病毒等感染时，病原体及其毒素刺激中性粒细胞，使之产生并释放内热原（IL-1、TNF、IL-6 等），后者进入中枢神经系统，使下丘脑视前区附近 PGE（其中 PGE_2 致热作用最强）合成、释放增多，通过 cAMP 触发体温调节中枢而增加产热，导致体温调定点提高至 37℃以上，体温升高。其他能引起内热原释放的各种因素，如组织损伤、炎症、抗原抗体反应和恶性肿瘤等也都可引起发热。现认为，解热镇痛药是通过抑制中枢 PG 合成，从而使异常升高的体温调定点恢复至正常水平（图 20-2）。实验依据是：①本类药物对内热原引起的发热有解热作用，但对直接将 PG 注入动物脑室引起的发热则无效；②对环氧酶活性抑制程度的大小与药理作用强弱相一致；③这类药物只能使发热者体温下降，而对正常体温没有影响。

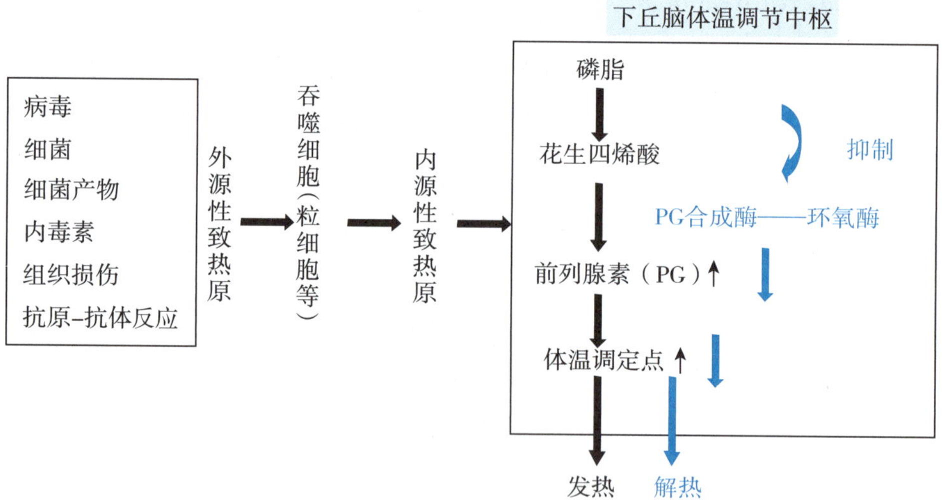

图 20-2 NSAIDs 解热作用机制示意图

新的研究证明，白介素 -1 不能穿透血脑屏障达到下丘脑，但仍能引起发热，因而提出终板血管器（organum vasculosum of lamina terminalis）也参与中枢体温调节的新观点。此外，PGE_2 并非唯一的发热介质，NSAIDs 可能还有其他的解热作用机制，有待进一步研究。

发热是机体的一种防御反应，热型还是诊断疾病的重要依据之一，故不宜见热就解。但体温过高或持久发热不仅消耗体力，并能引起头痛、失眠、谵妄及昏迷，小儿高热易致惊厥，严重者可危及生命。解热镇痛抗炎药的及时应用可以缓解这些症状。然而用药不可过量，尤其对婴幼儿及年老体弱者，体温骤降及出汗过多可导致虚脱。应用解热镇痛抗炎药解热只是对症疗法，故应着重病因治疗。

二、镇痛作用

解热镇痛抗炎药有中等程度的镇痛作用，对慢性钝痛如牙痛、头痛、神经痛、肌肉痛、关节痛及月经痛、产后疼痛等均有良好的镇痛效果。对轻度癌性疼痛也有较好的镇痛作用，是 WHO 和我国原卫生部推荐的“癌症三阶梯治疗方案”治疗轻度疼痛的主要药物。对创伤引起的剧痛和内脏平滑肌绞痛无效。长期应用一般不产生欣快感和成瘾，也不抑制呼吸，临床广泛应用于中等程度的疼痛。

本类药物镇痛作用部位主要在外周神经系统，当组织受损或炎症时，局部产生与释放某些致痛化学物质（也是致炎介质）如缓激肽（bradykinin）、组胺（histamine）等，同时产生与释放 PG。缓激肽作用于痛觉感受器，引起疼痛。PG（E_1、E_2 及 F_{2a}）本身虽有一定的致痛作用，但主要是能显著地提高痛觉感受器对缓激肽等致痛物质的敏感性，对炎性疼痛起到放大作用。解热镇痛药可防止炎症时 PG 的合成，因而有镇痛作用。由于尖锐的一过性刺痛是由直接刺激感觉神经末梢所引起的，所以解热镇痛抗炎药对其无效，而对持续性钝痛等炎性疼痛有效。其与阿片样物质联用可抑制术后疼痛，且可以减少阿片样物质的用量。

近年来研究发现它们也可以通过脊髓和其他皮质下中枢发挥镇痛作用。主要与其阻碍中枢神经系统 PGs 的合成或干扰伤害感受系统的介质和调质的产生与释放有关。

三、抗炎和抗风湿作用

除苯胺类药物外，NSAIDs 均有抗炎作用，对控制风湿性和类风湿关节炎的症状有肯定的疗效，明显缓解关节的红、肿、热、痛等炎症反应，但不能根除病因，也不能防止疾病发展和并发症的发生。

PG 是参与炎症反应的重要生物活性物质，将极微量（ng 水平）PGE_2 或 PGI_2 皮内、静脉或动脉注射均可引起强烈的炎症反应。在炎症组织中，包括类风湿关节炎均发现大量 PG，PG 与缓激肽等致炎物质有协同作用。本类药物抑制炎症反应时 PG 的合成，从而缓解炎症。

综上所述，本类药物的作用均与 PG 及其合成减少有关，即其作用机制在于抑制 PG 合成所需的环氧酶。目前已知环氧酶有多个同工酶，如 COX-1、COX-2 及 COX-3 等。COX-1 多参与机体的一些生理反应；COX-2 则与炎症等病理过程有关（表 20-2）；COX-3 即 COX-1b，有人认为某些 NSAIDs 药物，如对乙酰氨基酚等，可通过对 COX-3 的抑制发挥作用，这一观点尚有争议，有待进一步研究。

表20-2　COX-1和COX-2的特性比较

	COX-1	COX-2
生成	固有的	经诱导生成
来源	绝大多数组织	炎症反应细胞为主
功能	生理学：①保护胃肠 ②调节血小板聚集（TXA_2） ③调节外周血管阻力（PGI_2） ④调节肾血流分布（PGI、PGE）	生理学：妊娠时，PG 生成增加 病理学：生成蛋白酶、PG 及其他致炎介质，引起炎症

本类药物对 COX-2 的抑制作用为其治疗作用的基础，而对 COX-1 的作用则为其不良反应的原因。因此，对两型 COX 的选择性则成为对该类药物评价的一种主要因素（表 20-3）。

解热镇痛抗炎药中各类药物均具有解热、镇痛作用，但在抗炎作用方面则各具特点，如乙酰水杨酸和吲哚美辛的抗炎作用较强，某些有机酸的抗炎作用中等，而苯胺类几无抗炎作用。

表20-3 各种药物对COX-1和COX-2的IC_{50}（μmol/L）及COX-2/COX-1的IC_{50}比值

药物	COX-1	COX-2	COX-2/COX-1	药物	COX-1	COX-2	COX-2/COX-1
吡罗昔康	0.0015	0.906	600	美洛昔康	9.5	5.6	0.58
阿司匹林	1.6	277	173	双氯芬酸	1.57	1.1	0.7
吲哚美辛	0.028	1.68	60	萘普生	0.214	0.171	0.8
布洛芬	4.8	72.8	15.16	尼美舒利	< 10	0.07	> 0.007

四、治疗新生儿循环系统疾病

研究表明，PGs 维持动脉导管的开放，参与维持新生羔羊动脉导管开放的 COX 为 COX-1 和 COX-2 两种亚型，小鼠体内主要为 COX-2，而维持人类动脉导管开放的 COX 亚型尚无报道。临床上，吲哚美辛、布洛芬及其他 NSAIDs 可用于治疗新生儿动脉导管关闭不全。

五、预防恶性肿瘤

近年来，阿司匹林及其他 NSAIDs 药物预防恶性肿瘤的药理作用正在被广泛地研究。流行病学研究表明，经常服用阿司匹林可减少结肠癌 50% 的发生风险，其他 NSAIDs 药物在结肠癌或者其他恶性肿瘤上亦表现出相似的研究结果。NSAIDs 临床上用于治疗家族腺瘤性息肉病（familial adenomatous polyposis，FAP），这是发生于青春期的以多发性腺瘤性结肠息肉为特征的一种遗传性疾病，最终会不可避免地进展为结肠癌。

第一节 水杨酸类

水杨酸类药物包括阿司匹林和水杨酸钠（Sodium Salicylate），其中临床使用最为广泛和持久的是阿司匹林，也是评价和比较其他 NSAIDs 药物疗效的标准。水杨酸本身因刺激性强，只可外用作为抗真菌药和角质溶解药。

阿司匹林（Aspirin）

阿司匹林又称乙酰水杨酸（Acetylsalicylic Acid，ASA）。

【体内过程】 口服吸收迅速，小部分在胃、大部分在小肠上段吸收。一般片剂口服后 2 ~ 3h 血药浓度达峰值。在吸收过程中与吸收后，阿司匹林迅速被胃肠黏膜、血浆、肝及红细胞中的酯酶水解为乙酸及水杨酸，后者以水杨酸盐形式存在。因此，阿司匹林的血浆浓度甚低，$t_{1/2}$ 仅为 15min。阿司匹林本身与血浆蛋白结合较少，但水解后生成的水杨酸盐与血浆蛋白的结合率可达 80% ~ 90%。游离型的水杨酸盐在体内迅速分布到各组织包括关节腔、脑脊液和乳汁及胎盘。解热镇痛作用所需要的水杨酸的有效血药浓度一般为 20 ~ 100μg/ml，抗风湿者为 150 ~ 300μg/ml。水杨酸盐主要经肝药酶代谢，大部分与甘氨酸结合成水杨尿酸，少部分与葡糖醛酸结合，另有小部分氧化生成龙胆酸。

肝代谢水杨酸的能力有限。当口服小剂量阿司匹林时，其水解生成的水杨酸的量较少，按一级动力学消除，$t_{1/2}$ 为 2 ~ 3h，但当较大剂量（≥ 1g）时，由于水杨酸生成量大，甘氨酸、葡糖醛酸的结合反应已达饱和，则按零级动力学消除，$t_{1/2}$ 显著延长，甚至可达 15 ~ 30h。如剂量再增大，血中游离水杨酸浓度将急剧上升，可突然出现中毒症状。阿司匹林主要以代谢产物的形式从尿中排出，只有很少部分以水杨酸形式排出，随着给药剂量的增加，代谢物的排出百分率减少而水杨酸的排出百分率增加。尿液 pH 对水杨酸盐排泄量影响很大，当尿液碱化时，解离型的水杨酸盐增多，肾小管对其重吸收减少，可排出水杨酸盐的 85%，而酸化尿液仅可排出 5%。故当水杨酸盐急性中毒时，可用碳酸氢钠碱化尿液，从而加速水杨酸的排出，降低血药浓度。

【药理作用与临床应用】

1．解热镇痛及抗炎抗风湿　解热镇痛作用较强，常用于感冒发热及头痛、牙痛、肌肉痛、神经痛、月经痛和术后创口痛等慢性钝痛。其抗炎抗风湿作用也较强，急性风湿热患者用药后 24 ～ 48h 即可退热，关节红肿疼痛症状亦明显缓解，故可作为急性风湿热的鉴别诊断依据。阿司匹林抗风湿和抗炎有效血药浓度已接近轻度中毒水平，为了保证用药的安全与有效，应监测患者的血药浓度，尽量做到剂量个体化，使血药浓度维持在一个既高而又狭窄的范围内，可以提高疗效，防止中毒。

2．抑制血小板聚集　小剂量阿司匹林可抑制血小板 TXA_2 的合成，影响血小板聚集及抗血栓形成，可用于预防心肌梗死和脑血栓形成，减少缺血性心脏病发作和复发的危险，减少高危人群严重血管事件的发生率，也可使一过性脑缺血发作患者的脑卒中发生率和病死率降低。临床实验证明，小剂量（40 ～ 80mg）阿司匹林即可最大限度地抑制血小板聚集，作用持续 2 ～ 3 天。推荐剂量为 40mg/d，或 80mg 隔日一次。阿司匹林在作为抗血小板抗血栓药物使用时，不能与布洛芬或者萘普生合用，因后两者可使阿司匹林的抗血小板聚集作用消失。

应当强调的是，阿司匹林在大剂量时也能抑制血管壁内 PG 合成酶的活性而减少 PGI_2 的合成。PGI_2 是 TXA_2 的生理拮抗物，其合成减少可能促进凝血及血栓形成，应予重视。因此用阿司匹林防治血栓性疾病以小剂量为宜（图 20-3）。

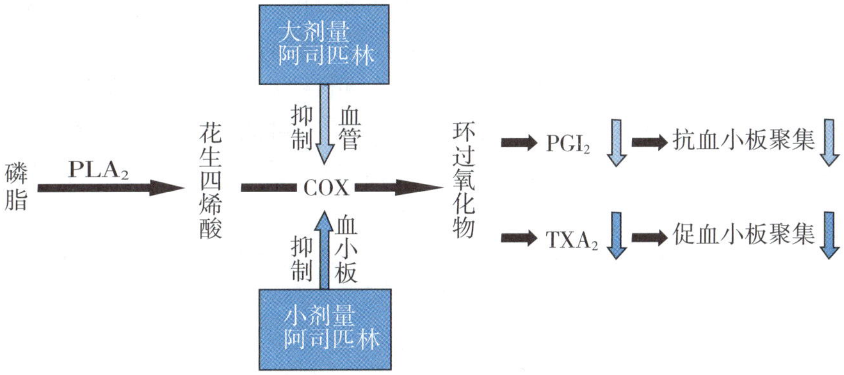

图 20-3　阿司匹林影响血小板聚集机制示意图

3．皮肤黏膜淋巴结综合征（川崎病）　用于减少该病的炎症反应和预防血管内血栓的形成。

4．全身性肥大细胞增多症　阿司匹林可减轻该疾病的血管扩张及低血压等症状，但由于阿司匹林等传统的 NSAIDs 能引起肥大细胞脱颗粒反应，在使用阿司匹林治疗全身性肥大细胞增多症之前需使用 H_1 及 H_2 受体阻滞药。

5．其他　流行病学研究结果表明，长期并规律性服用阿司匹林可降低结肠癌（直肠癌）的风险。初步研究资料显示，阿司匹林可能缓解阿尔茨海默病的发生。多个临床研究表明，睡前服用小剂量阿司匹林，可降低高血压患者的血压。此外，还可用于放射诱发的腹泻，以及驱除胆道蛔虫。

【不良反应与注意事项】

1．胃肠道反应　最为常见，口服对胃黏膜有直接刺激作用，引起恶心、呕吐、上腹部不适等，较大剂量时能兴奋延髓催吐化学感受区引起呕吐。长期服用阿司匹林可致不同程度的胃黏膜损伤如糜烂性胃炎、胃溃疡和出血，使原有溃疡病患者的症状加重，故胃溃疡患者禁用。阿司匹林对胃黏膜的损害与它抑制胃黏膜 PG 合成有关（表 20-2）。餐后服药或同服抗酸药或服用阿司匹林肠溶片可以减轻上述反应。

2．凝血障碍 出血倾向多见。正常人口服单剂量阿司匹林 325mg 出血时间可延长 1 倍，此作用可持续 4 ～ 7 天。严重肝损害、低凝血酶原血症、维生素 K 缺乏和血友病患者禁用。手术前 1 周的患者亦应停用，以防出血。产妇临产前不宜应用，以免延长产程和增加产后出血。若妊娠后期超剂量应用，可造成新生儿头颅血肿、紫癜和短暂的便血。

3．水杨酸反应 阿司匹林剂量过大（每日 5g 以上）可致中毒反应，表现为头痛、眩晕、恶心、呕吐、耳鸣，以及视力和听力减退等，总称为水杨酸反应，严重者可致过度换气、酸碱平衡障碍、高热、精神错乱、昏迷而危及生命，应立即停药，静脉滴注碳酸氢钠以碱化尿液，加速其自尿排出。

4．过敏反应 偶见皮疹、荨麻疹、血管神经性水肿和过敏性休克。有些哮喘患者服用阿司匹林或某些解热镇痛抗炎药后可诱发支气管哮喘，称为“阿司匹林哮喘”（aspirin-induced asthma，AIA）。它不是以抗原 - 抗体反应为基础的过敏反应，而与阿司匹林抑制 COX 有关。因 PG 合成受阻，而由花生四烯酸生成的白三烯及其他脂氧酶代谢物质增多，导致支气管强烈痉挛，诱发哮喘，肾上腺素治疗“阿司匹林哮喘”无效，临床治疗上强调避免使用包括 NSAIDs、脱敏治疗及糖皮质激素治疗在内的综合治疗。哮喘、鼻息肉及慢性荨麻疹患者禁用。

5．瑞夷综合征（Reye syndrome） 患病毒性感染（流感、水痘、麻疹等）伴有发热的儿童和青年人，如果服用阿司匹林有发生瑞夷综合征的危险，表现为肝功能不良合并脑病，可以致死。在我国甚为少见，故水痘或流行性感冒等病毒性感染者应慎用阿司匹林，可用对乙酰氨基酚等药代替。

6．阿司匹林抵抗（aspirin resistance） 任何形式的阿司匹林治疗失败通称为阿司匹林抵抗，确切机制的研究资料较少，可能与 COX-1 遗传性变型有关。

此外，阿司匹林在少数老年人，特别是伴有心、肝、肾功能损害的患者，即使用药前肾功能正常，也可引起水肿、多尿等肾小管功能受损的症状。可能是由于存在隐匿性肾损害或肾小球灌注不足，阿司匹林抑制前列腺素取消了前列腺素的代偿机制而引起，偶见间质性肾炎、肾病综合征，甚至肾衰竭。

【药物相互作用】 阿司匹林可通过与白蛋白竞争性结合而提高游离血药浓度，引起药物相互作用（图 20-4）。

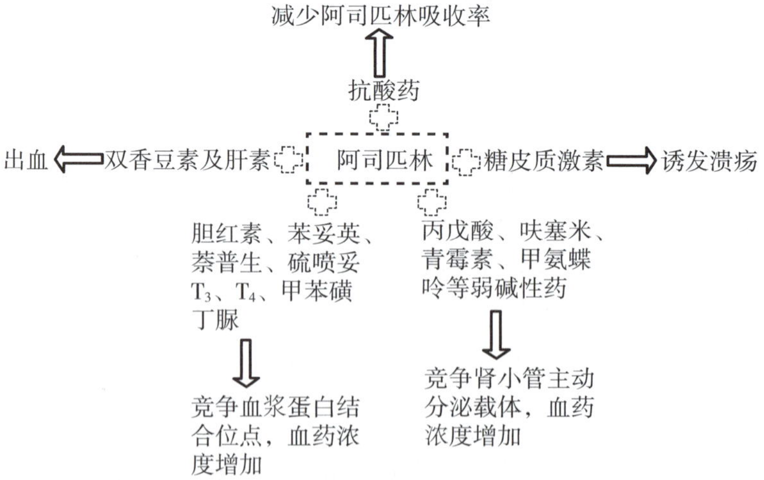

图 20-4 阿司匹林与各种药物相互作用示意图

阿司匹林抑制凝血酶原合成，合用肝素及双香豆素类抗凝药物可能引起出血；合用糖皮质激素可加重胃黏膜损伤，甚至引起溃疡；其较高的血浆蛋白结合率，可同胆红素等竞争血浆蛋白结合位点，导致血药浓度增加，从而产生毒性；和丙戊酸等药物竞争肾小管主动分泌载体，减少药物排出，增强药物疗效。

阿司匹林赖氨酸盐（Aspirin-DL-lysine）

阿司匹林赖氨酸盐又称赖氨匹林（dl-lysine acetylsalicylate），为阿司匹林与赖氨酸制成的复盐，0.9g 相当于 0.5g 的阿司匹林。其水溶性大，可制成注射剂。不仅起效快，作用强，而且避免了口服给药对胃肠道的直接刺激。静脉注射同等剂量比阿司匹林的镇痛效果强 4 ~ 5 倍，可用于治疗多种原因引起的发热和疼痛，如上呼吸道感染引起的发热、风湿痛、癌性疼痛、关节痛等。

第二节　苯 胺 类

对乙酰氨基酚（Acetaminophen）

对乙酰氨基酚又称扑热息痛（Paracetamol），是非那西丁（Phenacetin）的活性代谢产物，药理作用与非那西丁相同，但毒性显著小于后者，广泛用于临床。非那西丁曾广泛用于各种镇痛合剂中，因致肾损害已不单独使用。

【体内过程】 口服吸收快且完全，血药浓度在 30 ~ 60min 达峰值，主要在肝代谢，血浆蛋白结合率很低。该药在治疗量时约 60% 与葡糖醛酸结合，35% 与硫酸结合，3% 与半胱氨酸结合，经肾排出，仅极少部分经肝混合功能氧化酶（细胞色素 P450）氧化生成 *N*- 乙酰对位苯醌亚胺（*N*-acetyl-*p*-benzoquinone imine）。*N*- 乙酰对位苯醌亚胺是一个有毒的代谢中间体，可与谷胱甘肽（glutathione）结合而解毒（图 20-5）。长期用药或过量中毒，体内谷胱甘肽被耗

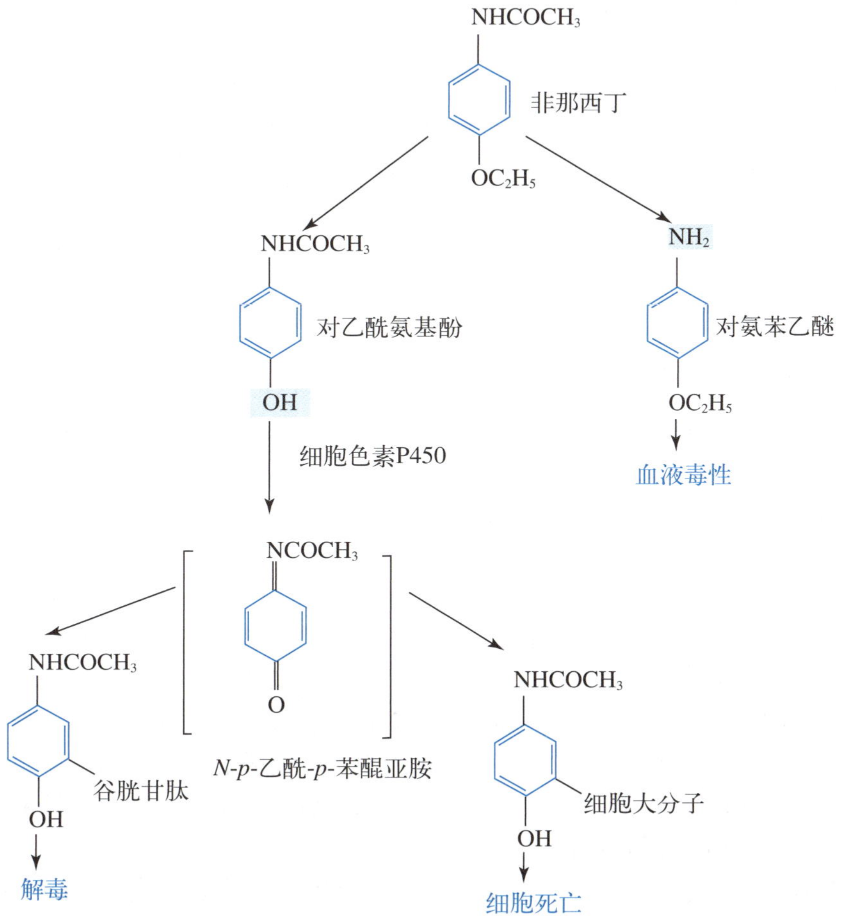

图 20-5　非那西丁和对乙酰氨基酚的毒性代谢物

竭时，毒性中间体与细胞大分子结合，引起肝细胞、肾小管细胞坏死。$t_{1/2}$ 为 2 ～ 3h，肝功能减退时可延长 1 ～ 2 倍。

【药理作用与临床应用】 本类药物解热镇痛作用与阿司匹林相似，但抗炎抗风湿作用很弱。新的研究发现，对乙酰氨基酚仅在过氧化物含量很低的环境中（如下丘脑）才能抑制 COX。这可以部分解释本药几无抗炎作用的原因，因为在炎症部位通常含有大量白细胞产生的过氧化物。新型抗风湿药贝诺酯（Benorilate）是对乙酰氨基酚与乙酰水杨酸结合形成的酯化物，弥补了上述不足。另有研究表明，对乙酰氨基酚的镇痛作用可被阿片受体阻滞药纳曲酮减弱，提示其可能存在其他作用机制。可用于感冒发热、神经痛、关节痛、肌肉痛及对阿司匹林不能耐受或过敏的患者。

【不良反应与注意事项】 治疗量时不良反应较少，无胃刺激性，不引起胃出血。偶可引起高铁血红蛋白血症而出现发绀、皮疹、荨麻疹、药热及粒细胞减少等过敏反应。过量（成人一次 10 ～ 15g）可引起急性中毒，导致严重肝损害，有些患者长期服用治疗量可引起慢性肝损害及肾功能损害。故不宜大剂量或长期服用，肝、肾疾病患者慎用。急性中毒时需洗胃、催吐，应用乙酰半胱氨酸或硫乙胺以补充谷胱甘肽的贮存。

有关非那西丁和新型抗风湿药贝诺酯的药理作用、临床应用及不良反应见表 20-4。

表20-4 苯胺类药物的作用、应用和不良反应

药物	药理作用	临床应用	不良反应
非那西丁	解热镇痛作用缓和持久；抗炎作用弱，无实际疗效；其作用是其本身和对乙酰氨基酚作用的总和	不单独使用；和其他解热镇痛药配成复方用于一般解热镇痛，如复方阿司匹林、复方扑尔敏等	偶见过敏，如皮疹、药热及黏膜损害； 高铁血红蛋白血症及溶血性贫血
贝诺酯（扑炎痛）	兼有阿司匹林和对乙酰氨基酚两种药物的作用	用于风湿性疾病和轻中度疼痛，如慢性风湿性关节炎、头痛、神经痛、术后疼痛等	轻度消化道反应，如恶心、上腹不适等；嗜睡、眩晕、耳鸣；肝、肾损害者慎用

第三节 吡唑酮类

吡唑酮类包括氨基比林（Aminopyrine）、保泰松（Phenylbutazone）及其代谢产物羟布宗（Oxyphenbutazone，羟基保泰松）。由于氨基比林可引起致命的粒细胞减少和过敏反应，临床已不单独使用，只作为某些复方解热镇痛药的成分之一。

保泰松（Phenylbutazone）

【体内过程】 口服吸收快而完全，2h 达血药峰值，血浆蛋白结合率 98%。主要由肝代谢，部分与葡糖醛酸结合，部分在其苯环羟化生成羟布宗，仍有显著的抗炎抗风湿活性。由于与血浆蛋白结合的保泰松可再缓慢地释出，故其消除缓慢，血浆 $t_{1/2}$ 长达 50 ～ 65h。

【药理作用与临床应用】 抗炎抗风湿作用强而解热镇痛作用较弱，主要用于风湿性及类风湿关节炎、强直性脊柱炎，尤以急性进展期疗效较好。较大剂量保泰松可减少肾小管对尿酸盐的再吸收，促进尿酸盐排泄，可用于治疗痛风。对于未能满意控制的高热如恶性肿瘤、顽固性结核和寄生虫病（急性丝虫病、急性血吸虫病）引起者有一定解热效果。但由于不良反应多且严重，只有其他药物无效时短期使用。

【不良反应与注意事项】 本药毒性大，10% ～ 45% 患者均有不同程度的不良反应，其中 10% ～ 15% 患者必须中断服药，故用药剂量不宜过大，用药时间不宜过长。

1．胃肠道反应　最常见者为胃肠道刺激引起恶心、上腹不适，甚至呕吐、腹泻。饭后服药可减轻。大剂量可引起胃、十二指肠出血、溃疡，与其抑制 PG 合成有关。溃疡病患者禁用。

2．水钠潴留　保泰松直接作用于肾小管，促进氯化钠和水的重吸收，引起水肿。使心功能不全者出现心力衰竭、肺水肿。故用本药时忌盐，高血压、心功能不全患者禁用。

3．过敏反应　出现皮疹，偶可致剥脱性皮炎、粒细胞缺乏、血小板减少及再生障碍性贫血。用药期间患者如发生咽痛（粒细胞缺乏症先兆）或粒细胞减少，应立即停药，用抗菌药防治感染。

4．肝、肾损害　偶可致肝炎（肝区不适、转氨酶高）及肾炎（蛋白尿、血尿）。肝、肾功能不良者禁用。

5．甲状腺肿大和黏液性水肿　主要由于保泰松能抑制甲状腺摄碘所致。

第四节　其他有机酸类

吲哚美辛（Indomethacin）

吲哚美辛又称消炎痛，为人工合成的吲哚衍生物。

【体内过程】 口服后吸收快而完全，1 ～ 2h 血药浓度达峰值。血浆蛋白结合率为 90%，$t_{1/2}$ 为 2.6 ～ 11.2h，个体差异大，故用药时应注意剂量个体化。主要经肝代谢，代谢物由尿、胆汁及粪便排出，也可从乳汁中排出，有 10% ～ 20% 以原型从尿中排泄。

【药理作用与临床应用】 吲哚美辛是最强的 PG 合成酶抑制剂之一，具有显著的抗炎抗风湿和解热镇痛作用。其抗炎镇痛效果明显强于阿司匹林，抗急性风湿病及类风湿关节炎的疗效与保泰松相似，约 2/3 患者能获明显改善。对强直性关节炎、骨关节炎和急性痛风性关节炎也有效。还可用于恶性肿瘤引起的发热及其他难以控制的发热。由于本药不良反应多，仅用于其他药物疗效不显著的病例，且剂量不宜过大，一日总量不超过 200mg。如果连用 2 ～ 4 周仍不见效，应改用其他药物。另外，吲哚美辛联合补钾、螺内酯可改善巴特综合征的生物化学紊乱。

【不良反应与注意事项】 应用治疗量的吲哚美辛后有 35% ～ 50% 的患者发生不良反应，约 20% 患者因不能耐受而被迫停药。大多数反应与剂量过大有关。

1．胃肠道反应　食欲减退、恶心、呕吐、腹痛、腹泻、诱发和加重溃疡，甚至造成出血或穿孔。

2．中枢神经系统　25% ～ 50% 的患者有头痛，眩晕的发生率也较高，偶有精神失常。

3．抑制造血系统　可发生粒细胞减少、血小板减少，偶有再生障碍性贫血。

4．过敏反应　常见为皮疹，严重者可发生“阿司匹林哮喘”、血管神经性水肿及休克。

本药禁用于孕妇、哺乳期妇女、儿童、机械操作人员以及哮喘、溃疡病、精神失常、癫痫、帕金森病和肾病患者。

舒林酸（Sulindac）

舒林酸的药理作用及临床应用均似吲哚美辛，但强度不及后者的一半。其特点为作用较持久，不良反应较少。

甲芬那酸（Mefenamic Acid）、氯芬那酸（Clofenamic Acid）和双氯芬酸（Diclofenac）

甲芬那酸、氯芬那酸和双氯芬酸均为邻氨苯甲酸的衍生物，具有解热、镇痛和抗炎作用，主要用于风湿性和类风湿关节炎。不良反应主要为胃肠道反应，包括溃疡和出血等，偶见眩晕、头痛、皮疹、溶血性贫血。溃疡、肝或肾功能损害者及孕妇慎用。氯芬那酸的不良反应较少，常见头晕及头痛。双氯芬酸的抗炎作用为芬酸类中最强者，副作用较小，偶见肝功能异常、白细胞减少。

布洛芬（Ibuprofen）

布洛芬又称芬必得（Fenbid），为苯丙酸的衍生物。口服吸收快且完全，血浆蛋白结合率为 99%，1 ~ 2h 血药浓度可达峰值，$t_{1/2}$ 约 2h。本药可缓慢透过滑膜腔，血药浓度降低后在关节腔内仍能保持较高的浓度。易透过胎盘和进入乳汁中，主要经肝代谢，代谢物自肾排出。

布洛芬有较强的抗炎抗风湿及解热镇痛作用，其效力近似阿司匹林，但抗炎作用更突出。主要用于风湿性及类风湿关节炎和骨关节炎，能消除晨僵及疼痛，改善握力和关节屈伸，也可用于一般解热镇痛如头痛、牙痛、痛经、肌肉痛等，也有报道用于治疗小儿发热。另外，研究表明布洛芬可以减少阿尔茨海默病的发生风险。

布洛芬的胃肠道反应较阿司匹林轻，患者易耐受，但长期服用可引起胃肠溃疡和出血。偶见头痛、眩晕和视物模糊，少见骨髓抑制、肾毒性及过敏反应等不良反应。活动性消化道溃疡、心力衰竭、肝硬化、利尿药导致的血容量降低或肾血流量不足时禁用布洛芬，以防止因抑制 PG 合成而加重溃疡和导致肾功能不良。此外，布洛芬不可与阿司匹林或其他解热镇痛抗炎药、双香豆素合用。患者出现视物模糊、色盲、弱视或胶原病时应立即停用。孕妇、哺乳期妇女及哮喘患者禁用。

萘普生（Naproxen）和酮洛芬（Ketoprofen）

萘普生的效价强度为阿司匹林的 20 倍，它和酮洛芬与布洛芬同属丙酸衍生物，作用及用途均相似，但二者的 $t_{1/2}$ 分别为 12 ~ 15h 和 2h。胃肠道不良反应较阿司匹林或吲哚美辛为轻，患者较易耐受，其他尚有眩晕、乏力，偶见过敏反应和黄疸，可诱发哮喘。

吡罗昔康（Piroxicam）和美洛昔康（Meloxicam）

吡罗昔康与美洛昔康同属烯醇酸类衍生物。

吡罗昔康又称炎痛喜康（Feldene），口服吸收完全，约 4h 血药浓度达峰值，血浆蛋白结合率为 99%，有肠肝循环。$t_{1/2}$ 为 35 ~ 45h，用药剂量小，每日一次，每次 20mg。体外抑制 PG 合成酶的效力与吲哚美辛相等。适用于治疗风湿性及类风湿关节炎、强直性脊柱炎及急性痛风等，疗效与阿司匹林、吲哚美辛相同，不良反应较少，患者易耐受。

美洛昔康对 COX-2 的选择性抑制作用比对 COX-1 高 10 倍，因此也有教材将其归类于选择性环氧酶抑制剂。抗炎作用强而副作用少，$t_{1/2}$ 约 20h，临床研究证明，每日口服 7.5 ~ 15mg 对风湿性关节炎、骨关节炎、类风湿关节炎、神经炎、软组织炎均有良好的抗炎镇痛作用，而对血小板聚集功能无明显影响。剂量过大或长期服用也可引起消化道出血、溃疡。

第五节 选择性环氧酶抑制药

由于非选择性 COX 抑制药不良反应较多，近年来选择性 COX-2 抑制药相继出现。然而随着基础研究和临床观察的不断深入，越来越多的证据证明这两种 COX 在生理、病理上的功能在很大程度上有交错重叠。COX-1 在发挥生理作用的同时也发挥病理作用；而 COX-2 也具有一定的生理作用。选择性 COX-2 抑制药在减少胃肠道反应、肾功能损害、消化道出血等不良反应的同时，也带来了心血管系统不良反应的发生风险。由于成熟血小板不表达 COX-2，选择性环氧酶抑制剂均不具有抗血小板聚集的作用。关于选择性 COX-2 抑制药临床应用的利弊还有待进一步的观察明确。

目前投入临床的制剂主要是塞来昔布（Celecoxib）、罗非昔布（Rofecoxib）、尼美舒利（Nimesulide）等。

塞来昔布（Celecoxib）

塞来昔布是全球第一个选择性 COX-2 抑制药，主要用于风湿性、类风湿关节炎和骨关节炎，也可用于术后镇痛、牙痛和痛经。空腹给药吸收良好，2 ~ 3h 达到血浆峰浓度，$t_{1/2}$

为 11h，在组织中的分布广泛，临床前研究表明本药可通过血脑屏障。通过细胞色素 P450-CYP2C9 代谢，最后经尿和粪便排出体外。不良反应如胃肠道反应发生率较低，长期使用心血管疾病发生的危险性增高。临床试验表明该药预防腺瘤复发和防治多发性结肠息肉有效。

罗非昔布（Rofecoxib）

罗非昔布是果糖衍生物，具有解热、镇痛、抗炎作用，但不抑制血小板聚集。用于骨关节炎的治疗，胃肠道不良反应轻微，但具有血管系统不良反应的风险，与阿司匹林合用可降低这种风险。

尼美舒利（Nimesulide）

尼美舒利是一新型解热镇痛抗炎药，对 COX-2 有较高的选择性，其抗炎作用强、副作用较少。口服吸收迅速、完全，血浆蛋白结合率为 99%，$t_{1/2}$ 为 2 ~ 3h。常用于类风湿关节炎和骨关节炎，呼吸道、耳鼻喉、软组织和口腔的炎症。偶有轻微而短暂的消化系统的不良反应，有研究表明尼美舒利存在潜在的严重肝损害的危险。

第六节　解热镇痛药的配伍应用

解热镇痛抗炎药常被配制成复方应用，以加强其解热镇痛效果，减少不良反应。其主要成分多为阿司匹林、非那西丁、氨基比林及安乃近等，复方中除含这些解热镇痛抗炎药外，还含有缓解感冒症状的药物如氯苯那敏（Chlorphenamine）、伪麻黄碱（Pseudoephedrine）、苯丙醇胺（Phenylpropanolamine，PPA）、咖啡因（Caffeine）或人工牛黄（artificial bezoar）等（表 20-5）。

据临床观察，某些复方并不优于单方。有报道并用两种药物时其胃肠道反应的发生率明显高于单一药物。复方中常用非那西丁和氨基比林，久用前者可形成依赖性并可致肾乳头坏死，也有可能引起肾盂癌，后者可致粒细胞减少。目前已淘汰了氨基比林及非那西丁单方制剂，但含有以上成分的复方制剂仍在使用。多数复方中尚含有中枢兴奋药咖啡因，长期使用也会对机体产生不利影响。此外，苯丙醇胺和伪麻黄碱常于复方中作为鼻黏膜减充血剂，苯丙醇胺主要通过促使去甲肾上腺素释放而间接发挥作用。由于鼻血管对肾上腺素能药物的敏感性并不比其他血管高，当口服剂量大到足以使鼻黏膜充血减轻时，其他血管床也会收缩，尤其是肾血管床。另外，由此造成的血流再分布可刺激心脏，导致心动过速、心律失常和高血压。由于中枢刺激作用，儿童长期大量服用易发生幻觉，因此，不宜长期大量服用含有苯丙醇胺或伪麻黄碱的复方药，6 岁以下儿童禁用。

表20-5　常用解热镇痛药复方制剂成分与各药的含量（克/片）

名称	阿司匹林	非那西丁	氨基比林	对乙酰氨基酚	咖啡因	氯苯那敏	人工牛黄	伪麻黄碱
复方阿司匹林片（解热止痛片，APC）	0.2268			0.162	0.035			
扑尔感冒片（复方扑尔敏片）	0.2268	0.162			0.0324	0.002		
速效感冒胶囊				0.25	0.015		0.01	
扑感敏片			0.1	0.15	0.03	0.002		
小儿速效感冒片				0.075			0.0045	
氯非咖片（使痛宁片，PPC）		0.15	0.1		0.03			

续表

名称	阿司匹林	非那西丁	氨基比林	对乙酰氨基酚	咖啡因	氯苯那敏	人工牛黄	伪麻黄碱
氨酚伪麻那敏片				0.5		0.002		0.03
复方对乙酰氨基酚片	0.23			0.126	0.03			
酚咖片				（1） 0.25 （2） 0.5	0.0325 0.065			
酚明伪麻片				0.55（日片） 0.5（夜片）		 0.025		0.03 0.03

第七节 治疗类风湿关节炎的药物

解热镇痛抗炎药的研究进展及展望

类风湿关节炎（rheumatoid arthritis，RA）为慢性进行性炎症，有滑膜、软骨与骨质的破坏，导致关节强直，在发病过程中，有免疫机制参与。前述解热镇痛抗炎药只能改善类风湿关节炎的症状，称为改善症状的抗风湿病药（symptom-modifying antirheumatic drugs），通常被称为治疗类风湿关节炎的一线药。而金制剂、氯喹、青霉胺、柳氮磺吡啶和免疫抑制剂等一些药物对改变关节炎的病理过程有一定作用，有的还可用来治疗其他慢性炎症性疾病，称之为改变病情的抗风湿病药（disease-modifying antirheumatic drugs），通常称为治疗类风湿关节炎的二线药。但这类药物能否停止关节炎症过程的进展仍有争议。它们治疗类风湿关节炎起效慢，故有人认为应称之为慢作用抗风湿药（slowing acting antirheumatic drugs）。类风湿关节炎的治疗一般是采用这两种药物的联合治疗。

金制剂（gold compounds）

金制剂对治疗类风湿关节炎的骨和关节损害有相当疗效，有效率为 70% ～ 80%。作用机制尚不清楚。实验研究证明它们能抑制促有丝分裂剂引起的淋巴细胞增殖，减少溶酶体酶释放并降低其活性，减少巨噬细胞毒性氧自由基的产生，抑制中性粒细胞趋化作用，减少肥大细胞介质的释放，减少 IL-1 的产生。

常用制剂有两种：硫代马来酸金钠（Sodium Aurothiomalate），供肌内注射用；金诺芬（Auranofin），供口服。它们聚集于关节的滑膜组织以及网状内皮系统，停药后仍在组织中停留很长时间。主要经肾排出，$t_{1/2}$ 约 1 周，故宜间歇给药。

早期的不良反应为皮炎和黏膜损害、蛋白尿等，严重毒性有白细胞减少、血小板减少，以及肝炎、中枢和外周神经损害，这与体内药物蓄积浓度有关。如不发生严重毒性，金制剂可持续用药数年。肾病、肝功能不全或有传染性肝炎病史、血液系统疾病、孕妇和哺乳期妇女等禁用。

青霉胺（Penicillamine）

青霉胺药用其右旋体，为金属解毒剂，用于治疗肝豆状核变性。它有明显的免疫抑制作用，已广泛用于类风湿关节炎、硬皮病等自身免疫性疾病，对大多数类风湿关节炎有效，且一般认为其疗效比金制剂高，但需 1 ～ 3 个月才能见效。其作用机制仍不清，可能是它与铜的复合体起超氧歧化酶的作用，防止巨噬细胞产生氧自由基，减少细胞损害，也可能与影响胶原交联有关。

约 40% 患者发生不良反应，有厌食、恶心、呕吐（常在继续用药后消失）、味觉减退（可能与锌结合有关）、皮疹、蛋白尿、肌无力等。严重者为骨髓抑制，需立刻停药。偶见血清转氨酶升高。孕妇大量用药可引起胎儿发育异常。

甲氨蝶呤（Methotrexate，MTX）

甲氨蝶呤为叶酸拮抗剂，有抗肿瘤和免疫抑制作用。在 20 世纪 50 年代曾用于治疗类风湿关节炎，用小剂量脉冲疗法既无细胞毒作用，也无免疫抑制作用，确切的作用机制尚待研究，目前一般认为是抗炎作用。由于本品见效快、服用方便、副作用轻、无远期致癌作用，被誉为和激素一样的“不需统计学证明”的有效抗炎药之一。

抗痛风药

SUMMARY

This chapter clarifies the pharmacology of nonsteroidal anti-inflammatory drugs (NSAIDs), which are used as antipyretic, analgesic, anti-inflammatory and anti-rheumatic drugs which are grouped in different classes, such as salicylates, aniline, pyrazolone and other organic anti-inflammatory drugs according to their chemical structures. The effects of NSAIDs result mainly from inhibiting the enzyme cyclooxygenase and thus inhibiting PG synthesis. Not all NSAIDs possess those three actions to exactly the same extent. In addition, aspirin in low dose has a pronounced effect on inhibiting platelet aggregation, due to reduced thromboxane synthesis. NSAIDs are widely used in treatment of musculoskeletal and joint diseases (stains, sprains, rheumatic problem, arthritis, gout etc.), analgesia for mild to moderate pain relief including headaches, symptomatic relief in fever. Pay attention to preventing the adverse effects of NSAIDs while they are used with a big dosage for a long time. The most frequent adverse effect is the gastrointestinal disorders mostly arising from the non-selective inhibition of COX-1 and COX-2 synthesis. Moreover NSAIDs should not be given to the complaints with gastrointestinal ulceration or bleeding, or a previous hypersensitivity to any NSAIDs.

A problem worthy to be pointed out is that salicylates and other similar agents applied to treat the rheumatic and rheumatoid diseases can only suppress the signs and symptoms of inflammation and there is not yet an drug which not only controls their symptoms but also interferes their progressions without any marked side effects. However, as a pharmacy researcher, there is also an important task to investigate and develop some new anti-rheumatic and anti-rheumatoid drugs.

（李 涛 王玉春）

第21章 离子通道概论及钙通道阻滞药

案例

患者，女，48岁，因突然心悸、头晕、胸闷及脉搏加快前来就诊，近2年来已经有5次相同症状发作，每次持续5～10min自愈。查体：血压90/60mmHg，心率180次/分，律齐，各瓣膜区未闻及病理性杂音。心电图诊断：窦性心律；阵发性室上性心动过速伴室内差异性传导（右束支阻滞型）。

问题与思考：

1. 该患者应选用何种钙通道阻滞药？
2. 能否选用二氢吡啶类钙通道阻滞药如硝苯地平？为什么？

离子通道是生命活动的基础，无论是动物或植物、单细胞生物还是多细胞生物的细胞膜上，都有离子通道存在。离子通道不仅是细胞生物电活动产生的基础，而且也直接或间接地参与细胞跨膜信号转导。影响离子通道的各种因素均会引起机体生理功能的变化，甚至导致病理改变。很多种疾病的发生与离子通道异常密切相关，因此作用于离子通道的药物成为一类重要的临床治疗药物。本章主要介绍与临床疾病治疗相关的离子通道及其相关药物，重点介绍L型钙通道及钙通道阻滞药。

第一节 钠通道及其作用药物

一、钠通道

钠通道对Na^+有选择性通透作用，受电压门控，故称为电压依赖性钠通道。根据对钠通道阻滞药的敏感性，可将其分为三类：①神经类：对河豚毒素（tetrodotoxin，TTX）敏感性高，而对芋螺毒素（conotoxin，CTX）敏感性低；②骨骼肌类：对TTX和CTX敏感性均高；③心肌类：对TTX和CTX敏感性均低。生物界也存在非电压依赖性钠通道，如上皮钠通道（epithelial sodium channel，ENaC）。ENaC参与肾远曲小管Na^+的重吸收，是低效利尿药的作用靶点。

二、作用于钠通道的药物

（一）作用于神经系统钠通道的药物

作用于神经系统钠通道的常用药物有局部麻醉药、抗癫痫药、抗惊厥药（参见第13章、16章）。

（二）作用于心血管系统钠通道的药物

作用于心血管系统钠通道的药物可分为两类：钠通道阻滞药和钠通道激活药。前者主要用于心律失常的治疗；后者具有正性肌力作用，可能成为治疗心力衰竭的药物。

1．钠通道阻滞药（参见第 22 章）。

2．钠通道激活药　增加细胞内 Na^+ 浓度，增加 Na^+-Ca^{2+} 交换体的活动，进而增加心肌收缩力。钠通道激活药分为两类：①天然钠通道激活药，以藜芦定和乌头碱为代表，可激活细胞膜钠通道，增加细胞内 Na^+ 浓度，此类药物由于具有明显的致心律失常作用，因而无临床意义；②合成的抑制钠通道失活的药物，包括 DPI201-106、BDF9148、BDF9198，这些药物的共同作用机制是抑制钠通道失活，使 Na^+ 内流增加，细胞内 Na^+ 浓度增加。钠通道激活药有致心律失常的潜在危险，其临床应用受到限制。

第二节　钾通道及其作用药物

一、钾通道

钾通道是目前发现的亚型最多、作用最复杂的一类离子通道。钾通道广泛存在于骨骼肌、神经、心脏、血管、胃肠道、内分泌系统和腺体等细胞。在可兴奋细胞上，钾通道参与复极、维持静息膜电位；在非兴奋性细胞上，钾通道参与维持细胞体积、细胞静息膜电位。钾通道的功能表现为产生钾电流，不同钾通道产生的钾电流特征不同，因此参与的功能各异。

（一）延迟整流钾电流

延迟整流钾电流（I_K，delayed rectifier K^+ currents）主要包括三种类型：缓慢激活（I_{Ks}）、快速激活（I_{Kr}）和超快速激活（I_{Kur}）的延迟整流钾电流。I_{Ks} 和 I_{Kr} 不同程度地存在于所有心脏组织中，而 I_{Kur} 仅存在于心房。I_{Ks} 和 I_{Kr} 是心肌细胞复极期 2、3 相的主要复极电流。I_{Ks} 激活缓慢，在除极期无明显失活；I_{Kr} 激活迅速，有失活过程，具有内向整流特性。I_{Kur} 是超快速激活、无失活的延迟整流钾电流，对心房肌复极有重要作用。

（二）瞬时外向钾电流

瞬时外向钾电流（I_{to}，transient outward K^+ currents）参与形成心肌细胞动作电位复极期的 1 相。I_{to} 包含两种单独成分：非钙依赖性的 I_{to1} 和钙依赖性的 I_{to2}，这两种电流通过两种不同的通道。I_{to1} 是经典的电压门控性 K^+ 电流，激活迅速，不依赖于细胞内钙浓度，对 K^+ 通道阻滞药 4- 氨基吡啶（4-aminopyridine，4-AP）敏感。I_{to2} 的激活依赖于细胞内钙浓度，对 4-AP 不敏感，一般认为是钙激活的氯电流。生理条件下，I_{to1} 是复极 1 相的主要参与电流；而当细胞钙超载时 I_{to2} 被激活，动作电位时程缩短，间接缩短钙内流的时程，导致钙内流减少。因此，细胞内钙激活 I_{to2} 可能是减少细胞内钙超载的一种负反馈机制。

（三）内向整流钾电流

内向整流钾电流（I_{K1}，inward rectifier K^+ currents）主要参与心肌细胞动作电位 3 相复极晚期及 4 相静息膜电位的维持。当静息膜电位接近钾平衡电位时，I_{K1} 电导最高，因此将静息膜电位控制在钾平衡电位。当膜除极远离钾平衡电位时，由于内向整流特性，I_{K1} 电导进行性下降。

（四）钙激活钾电流

钙激活钾电流（K_{Ca}，Ca^{2+}-activated K^+ currents）是一类对膜电压和钙离子敏感的通道，广泛分布于除心肌细胞以外的各种组织细胞。根据其电导值及药理学特征的差异，K_{Ca} 又分为三个亚类，即大电导 K_{Ca}、中电导 K_{Ca} 和小电导 K_{Ca}。

（五）ATP 敏感钾通道

因为该通道可被 ATP 抑制而命名为 ATP 敏感钾通道（K_{ATP}，ATP-sensitive K^+ channels）。

K_{ATP} 广泛参与机体的各种生理代谢活动。K_{ATP} 的开放剂和阻滞剂均具有药理学意义。

二、作用于钾通道的药物

（一）作用于延迟整流钾电流的药物

选择性作用于 I_{Kr} 的药物大部分为Ⅲ类抗心律失常药物，新型Ⅲ类钾通道阻滞药对 I_{Kr} 具有高度选择性。代表药物有胺碘酮（Amiodarone）、索他洛尔（Sotalol）等（参见第 22 章抗心律失常药）。

（二）作用于 ATP 敏感钾通道的药物

K_{ATP} 阻滞药有磺酰脲类口服降血糖药。K_{ATP} 开放剂有米诺地尔（Minoxidil）、二氮嗪（Diazoxide）、尼可地尔（Nicorandil）、吡那地尔（Pinacidil）、克罗卡林（Cromakalim）等，可舒张血管平滑肌，降低血压，用于高血压或心绞痛的治疗。

第三节　L 型钙通道及钙通道阻滞药

一、L 型钙通道

Ca^{2+} 参与机体众多的生理生化反应，是维持生命活动的重要阳离子。但是细胞质 Ca^{2+} 浓度处于持续的高水平状态却与许多疾病密切相关，如某些类型的心律失常、高血压、心肌肥厚、缺血再灌注损伤及动脉粥样硬化等。钙通道阻滞药通过降低细胞质 Ca^{2+} 浓度，对上述疾病有治疗作用。本节所介绍的钙通道阻滞药是指作用于 L 型钙通道的药物。目前已发现的电压依赖性钙通道有 L、N、T、P、Q、R 6 种亚型。在心血管系统中，主要为 L 型和 T 型，其中 L 型钙通道最为重要，是参与心肌、平滑肌收缩，窦房结起搏和房室结传导的主要离子通道。

（一）L 型钙通道的分子结构

L 型钙通道是一种跨膜蛋白质，由 α_1 亚基和 α_2、β、γ、δ 等辅助亚基组成，其中 α_1 亚基具有离子通道的三个关键特征：通透性、选择性和门控性。α_1 亚基包含 4 个同源区，每区含 6 个跨膜片段，由细胞质内连接肽链连接起来（图 21-1）。这 4 个同源区形成一个四聚体结构，成为有功能的钙通道，中间是离子流动通路。其中 S_5 和 S_6 片段区执行过滤功能。S_4 片段是电压感受器，该空间规则地分布 5 ~ 7 个正电荷，当细胞膜除极时，S_4 片段向细胞外方向移动，引起通道形态改变而开放，产生钙离子内流，此过程称为激活。随后，开放的通道进入稳定的非导通状态，称为失活。无论激活态还是失活态，都是通道蛋白空间构象变化中的一种状态。当细胞膜复极至静息水平时，失活状态的通道要经历一段空间构象的变化才能再次激活，此过程称为通道的复活。

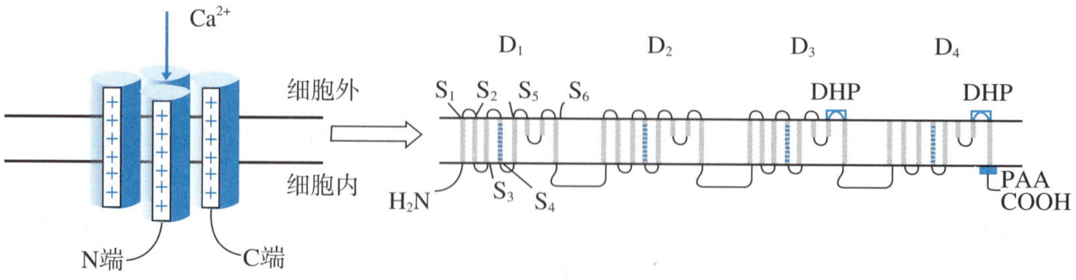

图 21-1　电压依赖性钙通道 α_1 亚基的结构

DHP：二氢吡啶类；PAA：苯烷基胺类

（二）L 型钙通道的功能

细胞兴奋时，跨膜电压的改变激活 L 型钙通道，产生内向钙电流，即 L 型钙电流（$I_{Ca(L)}$）（图 21-2）。经 $I_{Ca(L)}$ 进入细胞的钙离子量不足以引起细胞收缩，它在兴奋收缩耦联中起触发作用（图 21-3），即 $I_{Ca(L)}$ 的 Ca^{2+} 作用于肌浆网（sarcoplasmic reticulum，SR）上的 ryanodine 受体，引起 SR 贮存的 Ca^{2+} 大量释放，细胞质 Ca^{2+} 水平迅速升高，肌肉收缩，此过程称为钙介导的钙释放。之后细胞质的 Ca^{2+} 一方面被细胞膜上的 Na^+-Ca^{2+} 交换体和钙泵排出细胞，另一方面被 SR 上的钙泵摄入 SR，细胞质的 Ca^{2+} 水平下降，肌肉舒张。由图 21-3 可见，细胞内存在调节细胞质 Ca^{2+} 的多个环节，如 Na^+-Ca^{2+} 交换体、钙泵、ryanodine 受体等，但 $I_{Ca(L)}$ 在升高胞内 Ca^{2+} 过程中起着关键作用，抑制 $I_{Ca(L)}$ 可明显抑制细胞质 Ca^{2+} 持续升高。此外，$I_{Ca(L)}$ 又是窦房结和房室结细胞的主要除极电流。钙通道阻滞药通过抑制 $I_{Ca(L)}$ 而发挥药理作用。

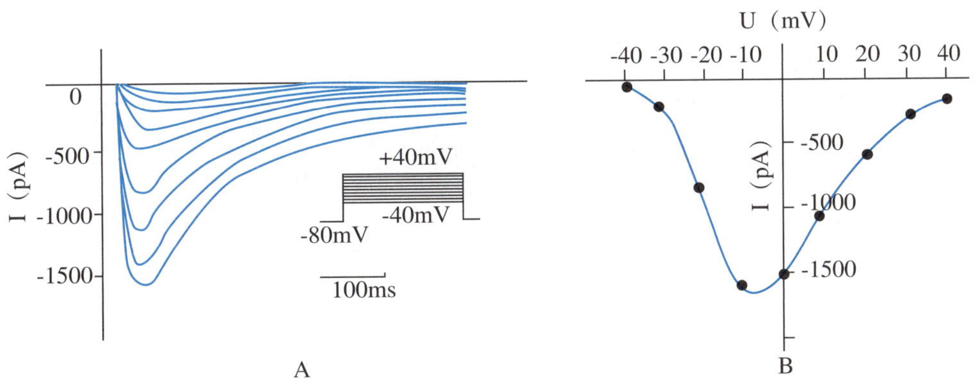

图 21-2　$I_{Ca(L)}$ 和 $I_{Ca(L)}$ 的电流 - 电压曲线

A：心室肌细胞的 $I_{Ca(L)}$；B：$I_{Ca(L)}$ 的电流 - 电压（I-V）曲线，从 I-V 曲线上可见 $I_{Ca(L)}$ 在动作电位平台期附近（0mV）最大

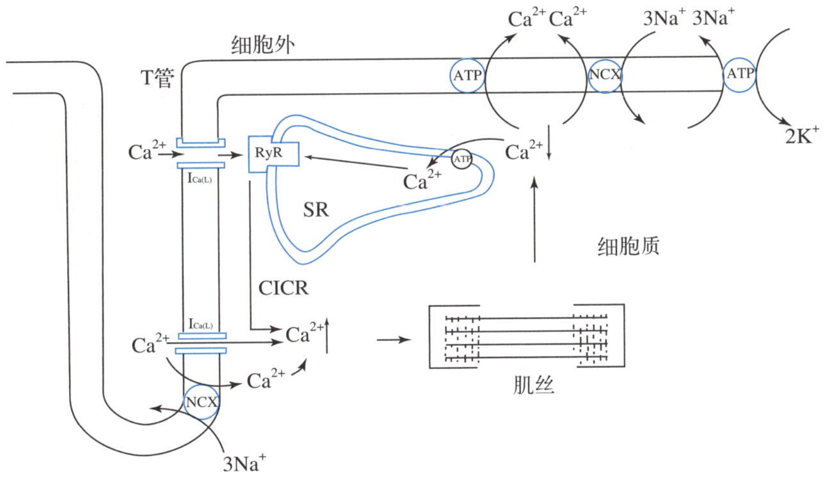

图 21-3　心肌细胞胞质内 Ca^{2+} 水平调节示意图

NCX：Na^+-Ca^{2+} 交换体；SR：肌浆网；CICR：calcium-induced calcium release，钙介导的钙释放

二、钙通道阻滞药的分类

钙通道阻滞药是指选择性作用于 L 型钙通道，抑制 Ca^{2+} 经 L 型钙通道进入细胞内的药物。1987 年世界卫生组织根据药物化学结构及其选择性，将钙通道阻滞药分为：

（一）选择性钙通道阻滞药

1．苯烷基胺类（phenylalkylamines，PAA）　维拉帕米（Verapamil）、加洛帕米（Gallopamil）。

2. 二氢吡啶类（dihydropyridines，DHP） 硝苯地平（Nifedipine）、尼卡地平（Nicardipine）、尼莫地平（Nimodipine）、尼群地平（Nitrendipine）、尼索地平（Nisoldipine）、非洛地平（Felodipine）、拉西地平（Lacidipine）、氨氯地平（Amlodipine）、伊拉地平（Isradipine）、尼伐地平（Nilvadipine）。

3. 苯并噻氮䓬类（benzothiazepines） 地尔硫䓬（Diltiazem）。

（二）非选择性钙通道阻滞药

1. 二苯哌嗪类（biphenyl piperazines） 氟桂利嗪（Flunarizine）、桂利嗪（Cinnarizine）。

2. 普尼拉明类 普尼拉明（Prenylamine）。

3. 其他类 哌克昔林（Perhexiline）。

近年 Toyo-Oka 和 Nayler 根据药物化学结构及药物对动脉和心脏的亲和力不同，将钙通道阻滞药分为三大亚类，每一亚类又根据药效学和药动学特征分为三代，见表 21-1。

表21-1 钙通道阻滞药的分类

化学结构	组织选择性	第一代	第二代		第三代
			新剂型Ⅱa	新化合物Ⅱb	
二氢吡啶类	动脉＞心脏	硝苯地平 尼卡地平	硝苯地平[a] 非洛地平[b]	贝尼地平 伊拉地平 尼卡地平[a] 尼伐地平、尼莫地平 尼索地平、尼群地平	氨氯地平 拉西地平 马尼地平
苯并噻氮䓬类	动脉＝心脏	地尔硫䓬	地尔硫䓬[a]		
苯烷基胺类	动脉≤心脏	维拉帕米	维拉帕米[a]	加洛帕米	

[a] 持续释放制剂；[b] 延时释放制剂

与第一代钙通道阻滞药相比，第二代具有作用时间延长、血管扩张所致的副作用少等优点，Ⅱb 类对房室传导影响小，负性肌力、负性传导作用弱。第三代优于前两代，作用时间明显延长。

三、钙通道阻滞药的药理学特征

（一）体内过程

钙通道阻滞药口服均能迅速而完全地被胃肠道吸收，但因首过消除效应，生物利用度都较低。在本类药物中，以氨氯地平生物利用度最高，其他依次为硝苯地平＞地尔硫䓬＞维拉帕米及其他新的第二代二氢吡啶类。几乎所有的钙通道阻滞药都在肝被氧化代谢成为无活性或活性明显降低的物质，然后经肾排出体外。因此，有肝功能障碍的患者应减少用量。硝苯地平、维拉帕米及地尔硫䓬的 $t_{1/2}$ 较短，约为 4h，但其缓释制剂比新的第二代二氢吡啶类药物如非洛地平、伊拉地平和尼伐地平的 $t_{1/2}$ 长，药效可保持 24h，因此，每日给药 1 次即可。不仅如此，缓释剂型或长效药物还能提高患者对药物的耐受能力，因其血药浓度上升平缓，可以减少颜面潮红、眩晕、头痛以及心动过缓等不良反应。

（二）药理作用

由于 Ca^{2+} 在体内参与广泛的生理生化过程，所以钙通道阻滞药的作用表现十分复杂，但主要以心血管系统作用为主。

1．对心脏的作用

（1）负性肌力作用：钙通道阻滞药能够降低心肌细胞内的游离 Ca^{2+} 浓度，从而使心肌的兴奋收缩发生脱耦联，心肌收缩力减弱，产生负性肌力作用，并降低心肌耗氧量。

二氢吡啶类药物扩张血管作用较强，引起外周阻力降低，血压明显下降，反射性引起交感神经兴奋，从而抵消直接的负性肌力作用，甚至可能出现心肌收缩力增强的现象。

（2）负性频率和负性传导作用：心脏慢反应细胞（如窦房结和房室结细胞）的除极依赖于 $I_{Ca\ (L)}$，所以对钙通道阻滞药的作用很敏感。钙通道阻滞药可使窦房结细胞 4 相自发除极速度和房室结细胞 0 相除极速度降低，降低窦房结自律性并抑制房室传导。此作用是钙通道阻滞药治疗室上性心动过速的基础。维拉帕米和地尔硫䓬的负性频率和负性传导作用最强。而硝苯地平对窦房结和房室结的作用弱，扩张血管作用强，还能反射性地加快心率。三类代表性钙通道阻滞药的心血管效应见表 21-2。

表21-2　硝苯地平、维拉帕米和地尔硫䓬的心血管效应比较

效应	硝苯地平	维拉帕米	地尔硫䓬
外周扩血管作用	+++	++	++
反射性交感兴奋作用	++	+	+
负性肌力作用	+	++	+
负性传导作用	0	++	+
房室传导减慢作用	0	+	+
房室结不应期延长作用	0	+	+

0：无作用；+：作用较弱；++：作用中等；+++：作用强

（3）对缺血心肌的保护作用：心肌缺血时，心肌细胞能量代谢障碍，细胞内钙积聚引起细胞凋亡或坏死，钙通道阻滞药能减轻心肌细胞钙超载而对缺血心肌细胞产生保护作用。

2．对血管平滑肌的作用　因血管平滑肌的肌浆网发育较差，血管收缩时所需要的 Ca^{2+} 主要来自细胞外，故血管平滑肌对钙通道阻滞药的作用很敏感。三种选择性钙通道阻滞药均可松弛血管平滑肌，以二氢吡啶类药物扩血管作用最强，其扩张血管作用有以下特点：

（1）对小动脉的扩张作用比静脉明显，降低外周阻力，以降低后负荷为主，由于对多数静脉血管影响小，故对前负荷无明显影响。

（2）对痉挛性收缩的血管扩张作用更强，硝苯地平治疗冠状动脉痉挛所引起的变异型心绞痛的效果好。

（3）对缺血区的冠状血管有扩张作用，因此，能增加冠状动脉血流量及心肌供氧。

钙通道阻滞药除能扩张血管外，还能抑制血管因长期受异常血流动力学的影响所引起的顺应性降低和血管重构。

3．对其他平滑肌的作用　钙通道阻滞药还能舒张呼吸道平滑肌。大剂量时对消化道、泌尿道以及子宫平滑肌等亦有一定的舒张作用。

4．改善组织血流　Ca^{2+} 在血小板的激活过程中起着重要作用。钙通道阻滞药可抑制血小板的激活反应；还可增加红细胞的变形能力，降低血液黏度。

5．其他作用

（1）抗动脉粥样硬化：近年来的研究证明，钙通道阻滞药如氨氯地平等具有抗动脉粥样硬化作用，能够延缓或防止动脉粥样硬化斑块的形成。

（2）抑制内分泌腺体的分泌：较大剂量的钙通道阻滞药具有抑制多种内分泌腺的功能，

如抑制神经垂体分泌催产素、血管升压素；抑制腺垂体分泌促甲状腺激素、促肾上腺皮质激素等；作用于胰岛β细胞，抑制胰岛素分泌。

（三）临床应用

1．防治心绞痛 钙通道阻滞药是防治心绞痛的有效药物，其治疗效果与心绞痛的类型和药物种类有关。硝苯地平对冠状动脉痉挛所引起的变异型心绞痛和有ST段抬高的不稳定型心绞痛的疗效最佳。对劳力性心绞痛，维拉帕米、地尔硫䓬和硝苯地平都能部分缓解或减少心绞痛的发作次数和强度，并改善患者对体力活动的耐受能力，与硝酸酯类药物如硝酸异山梨酯或β受体阻滞药普萘洛尔合用效果更好。对个别劳力性心绞痛患者，二氢吡啶类药物因其外周血管扩张作用强，继发交感神经活动增强而加重心绞痛的症状。硝苯地平与普萘洛尔合用可避免此缺点。

2．抗高血压 应用钙通道阻滞药治疗高血压已得到肯定的疗效。其中，二氢吡啶类药物如硝苯地平、尼卡地平、尼莫地平等扩张外周血管作用较强。维拉帕米和地尔硫䓬也有降压作用，可用于轻度及中度高血压。由于钙通道阻滞药各有其特点，临床应用时应根据具体病情选用适当的药物。如对伴有冠心病的患者，可选用硝苯地平；而伴有脑血管病的患者选用尼莫地平；对伴有快速型心律失常的患者最好选用维拉帕米。这些药物可单用，也可与其他药物合用，如硝苯地平与β受体阻滞药普萘洛尔合用，可消除硝苯地平因扩血管作用所产生的反射性心动过速；也可与利尿药合用以消除扩血管所致的水钠潴留，并加强其降压效果。

3．治疗心律失常 维拉帕米是治疗阵发性室上性心动过速的首选药物。强心苷引起的心律失常与钙超载导致的延迟后除极有关，因此维拉帕米对强心苷中毒所引起的心律失常有效。地尔硫䓬可用于治疗室上性心动过速，但作用较维拉帕米弱。

4．治疗肥厚型心肌病 肥厚型心肌病患者的心脏舒张功能下降，心肌细胞内钙超载。钙通道阻滞药抑制细胞内钙超载，可治疗肥厚型心肌病。

5．解除脑动脉痉挛 脑卒中脑动脉痉挛是蛛网膜下腔出血的主要并发症。这种脑动脉痉挛的原因尚不清楚，可能与细胞内游离钙浓度增加有关。钙通道阻滞药可降低细胞内钙离子浓度而发挥作用。在现有的钙通道阻滞药中，尼莫地平脂溶性较高，易通过血脑屏障，有较强的扩张脑血管的作用，既能缓解神经症状，也能降低病死率。

6．治疗外周血管痉挛性疾病 钙通道阻滞药可扩张外周阻力血管，增加组织器官的血流量，改善由血管痉挛所引起的缺血症状，可用于治疗间歇性跛行、雷诺病或雷诺综合征等疾病。

（四）不良反应

钙通道阻滞药相对比较安全，但由于这类药物作用广泛，选择性较低，故其副作用较多。钙通道阻滞药的不良反应与其扩张血管以及心肌抑制等作用有关。由钙通道阻滞药引起的常见不良反应有：颜面潮红、头痛、眩晕、恶心、便秘等。严重的不良反应有：低血压、心动过缓、房室传导阻滞、心功能抑制（只见于维拉帕米和地尔硫䓬）以及足部水肿。此外硝苯地平偶可诱发心绞痛。

四、代表性钙通道阻滞药

由于钙通道阻滞药的研究进展较快，尤其是二氢吡啶类钙通道阻滞药已有十几种之多，本章仅介绍维拉帕米、硝苯地平、地尔硫䓬三种代表性药物。

维拉帕米（Verapamil）

维拉帕米抑制 $I_{Ca\ (L)}$ 的作用具有频率依赖性，即通道开放次数越多，阻滞作用越强，这是该药降低窦性频率、减慢房室传导的机制。在离体实验中，维拉帕米可降低窦性频率；在整体实验中，此作用可被反射性交感神经兴奋部分抵消。维拉帕米也可抑制房室传导，终止房室结的折返激动，能够治疗室上性和房室结折返激动引起的心律失常，为首选药。维拉帕米能舒张冠状血管及外周血管，增加心肌冠状动脉血流量，降低血压，可用于心绞痛、高血压的治疗。本药口服吸收迅速、完全，口服后 30min 起效，2 ~ 3h 血药浓度达峰值，由于首过消除效应较强，生物利用度仅 20% ~ 35%，$t_{1/2}$ 为 6h。口服可出现便秘、腹胀、腹泻及头痛等，静脉注射可致低血压、房室传导阻滞、心肌收缩性下降。禁用于严重心力衰竭及中、重度传导阻滞患者。

硝苯地平（Nifedipine）

硝苯地平抑制 $I_{Ca(L)}$ 的作用无频率依赖性，对心脏影响小，但血管舒张作用强。硝苯地平能舒张冠状动脉，特别对痉挛的冠状动脉有较强的舒张作用。小剂量硝苯地平扩张冠状动脉时并不影响血压。硝苯地平也舒张外周小动脉，降低外周血管阻力，用于抗高血压时，没有一般血管扩张药常见的水钠潴留和水肿等不良反应。主要用于心绞痛、高血压、肺动脉高压的治疗。本药口服吸收完全，$t_{1/2}$ 为 4h，生物利用度为 45% ~ 70%，在肝中代谢为无活性产物，经肾排泄。常见不良反应有眩晕、头痛、心悸、低血压等，低血压患者慎用。

地尔硫䓬（Diltiazem）

地尔硫䓬对心脏的作用与维拉帕米相似，可抑制窦房结自律性，减慢房室传导，适用于阵发性室上性心动过速。其对血管的作用类似硝苯地平，可增加冠状动脉血流量，降低血压，适用于心绞痛、高血压的治疗。本药口服吸收迅速、完全，$t_{1/2}$ 为 3 ~ 4h，生物利用度为 40% ~ 65%。不良反应有皮疹、头痛、面部潮红、房室传导阻滞等。禁忌证同维拉帕米。

SUMMARY

Ca^{2+} channel blockers are drugs that block the L-type Ca^{2+} channels to inhibit the Ca^{2+} influx. There are mainly three classes of Ca^{2+} channel blockers: (1) phenylalkylamines (Verapamil); (2) dihydropyridines (Nifedipine); (3) benzothiazepines (Diltiazem).

Pharmacological effects of Ca^{2+} channel blockers: (1) actions in cardiac cells: negative inotropic effects, negative chronotropic effects, negative conduction effects, myocardial ischemia protection; (2) actions in vascular tissue: relaxation of smooth muscles in artery and respiratory tract; (3) improvement of tissue blood flow, antiatherogenic effect, inhibition of secretion from endocrine glands. Therapeutic uses of Ca^{2+} channel blockers: angina, hypertension, arrhythmias, hypertrophic cardiomyopathy, cerebrovascular spasm, stroke, peripheral vasospastic disease.

Phenylalkylamines bind to the activation state of L-type Ca^{2+} channels, exerting frequency-dependent blockade and slowing recovery of L-type Ca^{2+} channels. The representative drug Verapamil can produce negative inotropic effect, depress the rate of sinus node pacemaker and slow atrioventricular conduction in the heart. Therapeutic uses of Verapamil are paroxysmal supraventricular tachycardia, angina, and hypertension. Dihydropyridines bind to the inactivation state of L-type Ca^{2+} channels, showing little effect on the rate of sinus node pacemaker and atrioventricular conduction. These compounds relax arterial smooth muscle significantly. The representative drug Nifedipine decreases coronary and peripheral vascular resistance, increases coronary blood flow and lowers blood pressure. Therapeutic uses of Nifedipine are angina, hypertension. The cardiac effect of Diltiazem is similar to Verapamil and vascular effect similar to Nifedipine. Diltiazem is clinically used to treat angina，hypertension and arrhythmias.

（陶　亮）

第22章 抗心律失常药

案例

患者，女，33 岁，10 年前无明显诱因出现心悸，突然发作，骤然停止，每次持续数秒，也可长达数分钟。10 年来心悸反复发作，多可自行缓解，未进行过系统的检查和常规诊治。今因心悸发作持续 3h 不能缓解而就医。患者神志清醒。查体：血压 100/65mmHg；心电图检查见心律齐，心率 186 次 / 分。诊断为阵发性室上性心动过速。给予维拉帕米 5 mg，稀释于 20 ml 0.9% 的 NaCl 溶液中，5 ~ 10 min 内静脉缓慢注射。注射过程中患者恢复窦性心律，随即停药。

问题与思考：

1．试述维拉帕米终止此患者阵发性室上性心动过速的作用机制。

2．普罗帕酮、胺碘酮、腺苷可以治疗阵发性室上性心动过速吗？为什么？

心律失常（arrhythmias）即心动节律和频率异常。心律正常时心脏协调而有规律地收缩、舒张，顺利地完成泵血功能；心律失常时心脏泵血功能发生障碍，影响全身器官的供血。一般按心动频率将心律失常分为缓慢型和快速型两类。快速型的发病机制和治疗较缓慢型复杂。本章主要讲述治疗快速型心律失常的药物。

药物治疗对救治严重心律失常患者发挥了重要作用，但同时也应注意本类药物可伴有不同类型的严重不良反应，如致心律失常（proarrhythmias）作用。要做到正确、合理地应用抗心律失常药，必须掌握心脏电生理学知识、心律失常发生机制和药物作用机制。

第一节　心脏的电生理学基础

心脏正常功能的维持有赖于其正常的电活动，正常电活动的基础是组成心脏的每一次细胞动作电位（action potential）活动的整体协调平衡，而每一次动作电位又取决于细胞的各种跨膜电流。心脏细胞的动作电位特征不完全相同（图 22-1）。按动作电位特征可分为两大类：快反应细胞（fast-response cells）和慢反应细胞（slow-response cells）。两类细胞动作电位时程（action potential duration，APD）中参与的电流不同，但各类细胞都有各自的一般特征。

【快反应细胞】 快反应细胞包括心房肌细胞、心室肌细胞和浦肯野纤维。其动作电位 0 相除极由钠电流（sodium current，I_{Na}）介导，速度快，振幅大。快反应细胞的整个动作电位时程中有多种内向电流和外向电流的参与。浦肯野纤维动作电位时程中参与的电流见图 22-2。

【慢反应细胞】 慢反应细胞包括窦房结和房室结细胞，其动作电位 0 相除极由 $I_{Ca(L)}$ 介导，速度慢，振幅小。慢反应细胞无 I_{K1} 控制静息膜电位，动作电位是内向电流和外向电流相互消长的结果，静息膜电位不稳定，易除极，因此自律性高。慢反应细胞动作电位时程中参与

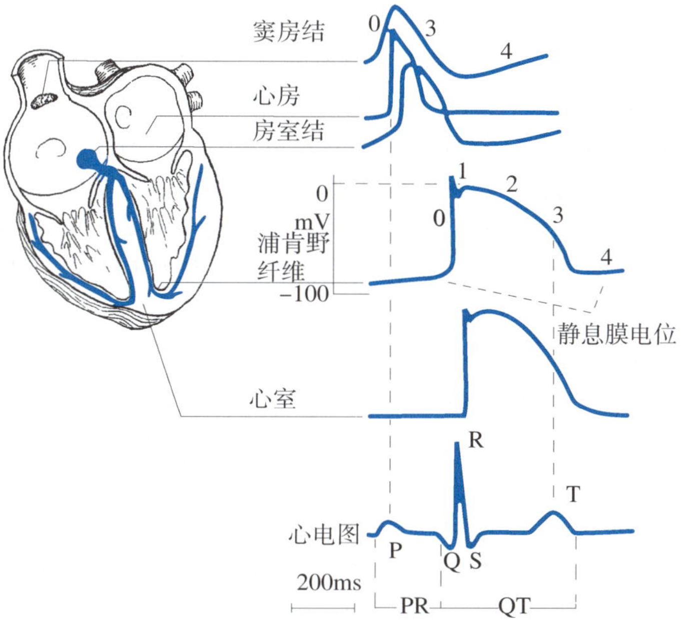

图 22-1 心脏不同部位细胞的动作电位特征及与心电图的关系

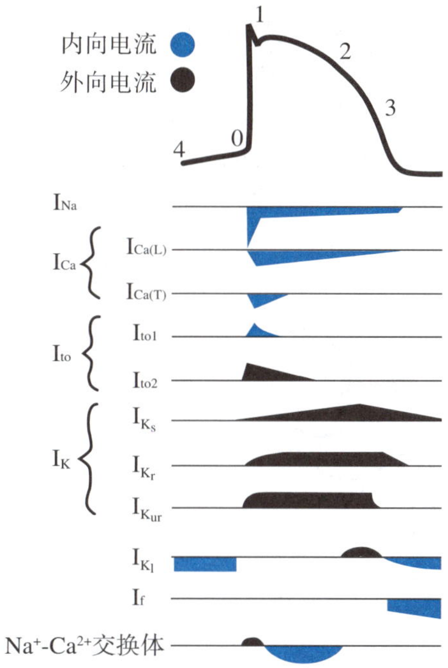

图 22-2 浦肯野纤维动作电位时程中的主要参与电流

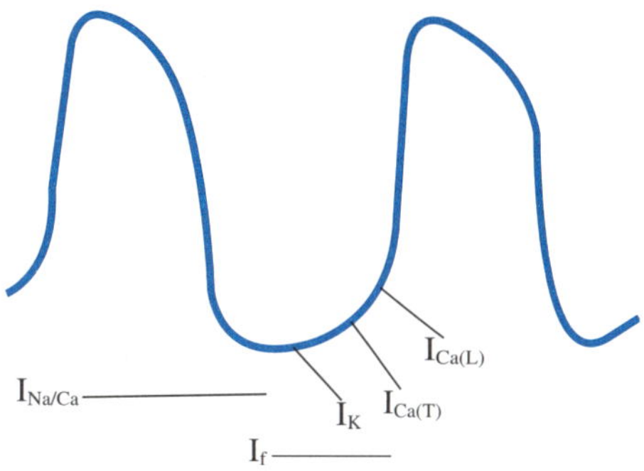

图 22-3 窦房结细胞舒张期除极参与电流

的电流见图 22-3。

复极过程中，内向 Na^+-Ca^{2+} 交换电流逐渐减小，平台期激活的 I_K 至舒张期也逐渐减小，而 I_f 激活，膜除极至 −50mV 时，$I_{Ca\ (T)}$ 激活，至舒张末期时 $I_{Ca\ (L)}$ 激活，进而引起动作电位。

尽管有多种电流参与心脏细胞动作电位，但与目前抗心律失常药物治疗作用相关的电流主要有 I_{Na}、$I_{Ca\ (L)}$、I_f、I_{Kr}、I_{Ks}、I_{Kur}、I_{to}，影响上述电流会导致动作电位特征的改变，也会改变与心律失常发生密切相关的心脏电生理特性——自律性、传导性和有效不应期。

【自律性】 心脏自律细胞能够在没有外来刺激的条件下，自动地发生节律性兴奋。心脏的自律细胞主要有浦肯野纤维、窦房结和房室结细胞。自律性（automaticity）的产生源于动作电位 4 相自动除极，快反应自律细胞 4 相自动除极主要由 I_f 决定；慢反应自律细胞 4 相自动除极是由 I_K 逐渐减小，而 I_f、$I_{Ca\ (T)}$、$I_{Ca\ (L)}$ 逐渐增强所致的。参见图 22-3。

【传导性】 心肌细胞膜的任何部位产生的兴奋不但可以沿整个细胞膜扩布，且可通过细胞间通道传到另一个心肌细胞。动作电位 0 相除极速率决定传导性（conductivity），因此 I_{Na}、$I_{Ca\ (L)}$ 对快反应细胞和慢反应细胞的传导性起决定作用，抑制 I_{Na}、$I_{Ca\ (L)}$ 都可抑制传导性。

【有效不应期】 钠通道（或 L 型钙通道）在动作电位 0 相开放后进入失活状态。必须有足够数目的钠通道（或 L 型钙通道）由失活状态恢复到可开放状态时，细胞才能接受刺激，再一次产生可扩布的动作电位，此过程称为复活（recovery）。从 0 相开始到能够接受刺激产生可扩布动作电位的时间称为有效不应期（effective refractory period，ERP），反映钠通道或 L 型钙通道的复活时间。抑制钠通道或 L 型钙通道的复活过程可延长快反应细胞或慢反应细胞的有效不应期。

第二节 心律失常发生机制

一、折返

折返（reentry）是指一次冲动下传后，又可顺着另一条环形通路折回，再次兴奋原已兴奋过的心肌，是引发快速型心律失常的重要机制之一，其形成过程见图 22-4。折返可分为解剖性折返和功能性折返两类。当心脏内两点间存在不止一条传导通路，而且这些通路具有不同的电生理特征时，容易发生解剖性折返。如预激综合征（preexcitation syndrome；Wolff-Parkinson-White syndrome，WPW syndrome）的发生是由于存在房室连接旁路，在心房、房室

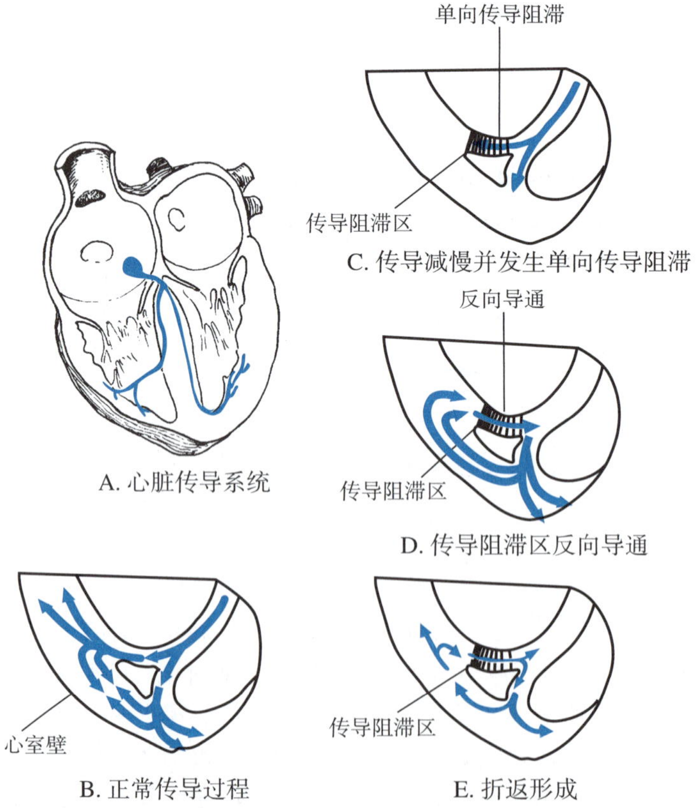

图 22-4 折返形成机制

结和心室间形成折返所致（图 22-5）。解剖性折返发生在房室结或房室间，表现为阵发性室上性心动过速；发生在心房内，表现为心房扑动或心房颤动。解剖性折返的发生有三个决定因素：①存在解剖学环路；②环路中各部位有效不应期不一致；③环路中有传导性下降的部位。而功能性折返在无明显解剖学环路时即可发生，如急性心肌梗死后细胞间偶联改变所导致的折返型室性心动过速。

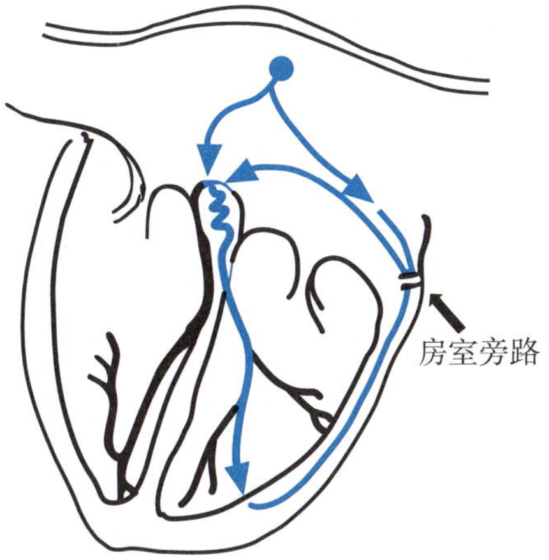

图 22-5　预激综合征中房室折返环路的形成

二、自律性升高

窦房结、房室结和浦肯野纤维都具有自律性，当交感神经活性增高、低钾、心肌细胞受到机械牵张时，动作电位 4 相斜率增加，自律性升高。非自律性心肌细胞，如心室肌细胞，在缺血、缺氧条件下也会出现异常自律性，这种异常自律性向周围组织扩布的情况也会导致发生心律失常。

三、后除极

某些情况下，心肌细胞在一个动作电位后产生一个提前的除极，称为后除极（after-depolarization），后除极的扩布即会触发异常节律，引发心律失常。后除极有两种类型：

1．早期后除极（early after-depolarization，EAD）　早期后除极是一种发生在完全复极之前的后除极，动作电位时程过度延长时易于发生（图 22-6A）。延长动作电位时程的因素如药物、细胞外低钾、平台期晚钠电流（late sodium current，$I_{Na\text{-}L}$）增强等都存在诱发早期后除极的危险。早期后除极所触发的心律失常以尖端扭转型室性心动过速（torsades de pointes）常见。

晚钠电流抑制剂——雷诺嗪

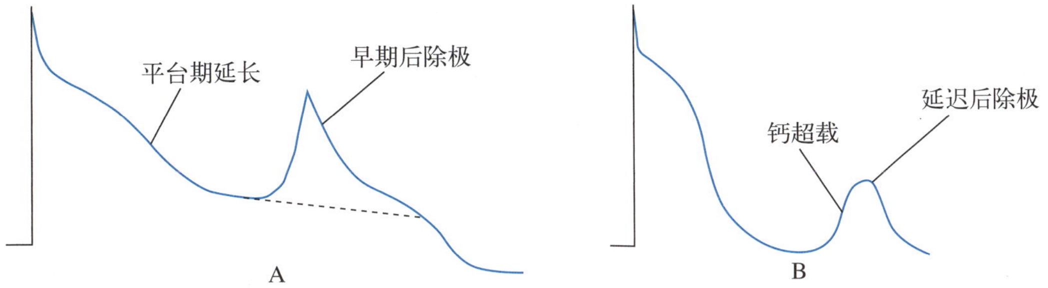

图 22-6　心肌细胞的早期后除极（A）和延迟后除极（B）

2．延迟后除极（delayed after-depolarization，DAD）　延迟后除极是细胞内钙超载情况下，发生在动作电位完全或接近完全复极时的一种短暂的振荡性除极（图 22-6B）。细胞内钙超载时，激活 Na^+-Ca^{2+} 交换体（Na^+-Ca^{2+} exchanger），产生一种内向电流，因为 Na^+-Ca^{2+} 交换电流有双向性，当细胞内钙升高时，泵出 1 个 Ca^{2+}，泵入 3 个 Na^+，表现为内向电流，引起膜除极，当达到钠通道激活电位时，引起动作电位。诱发延迟后除极的因素有强心苷中毒、心肌缺血、细胞外高钙等。

四、基因缺陷

QT 间期延长综合征（long Q-T syndrome，LQTS）是目前第一个被肯定的由基因缺陷引起的心肌复极异常疾病，表现为心电图 QT 间期延长，出现尖端扭转型室性心动过速并发生晕厥及猝死。现已鉴定出 LQTS 的 3 个突变基因：第 3 号染色体上的 *SCN5A* 基因，编码心肌钠通道；第 7 号染色体上的 *HERG* 基因，编码 I_{Kr}；第 11 号染色体上的 *KVLQT1* 基因，编码 I_{Ks}。由于以上基因突变造成通道功能异常，故心肌复极减慢，QT 间期延长。

第三节 抗心律失常药的基本作用机制和分类

一、抗心律失常药的基本作用机制

心脏细胞上各种跨膜电流保持正常平衡状态是心脏正常电生理活动的基础，各种致病因素打破了这种平衡即会导致心律失常，抗心律失常药的本质就是通过影响细胞膜上的各种跨膜电流来纠正电生理活动的失衡。目前的抗心律失常药大多是多通道作用，即影响多种电流，这种作用对疾病的治疗既有有利的一面，也可能存在不利的一面。例如，奎尼丁抑制心肌 I_{Na} 有利于抗心律失常，而其过度抑制 I_{Kr} 则可诱发尖端扭转型室性心动过速。因此继续研究心肌细胞各种电流间的相互关系和寻找抗心律失常药作用的最佳靶点仍是医药学家的重点研究内容。抗心律失常药的基本作用机制如下：

（一）降低自律性

抗心律失常药可通过降低动作电位 4 相斜率（β 受体阻滞药）、提高动作电位的发生阈值（钠通道或钙通道阻滞药）、提高最大舒张电位（腺苷和乙酰胆碱）、延长动作电位时程（钾通道阻滞药）等方式降低自律性（图 22-7）。

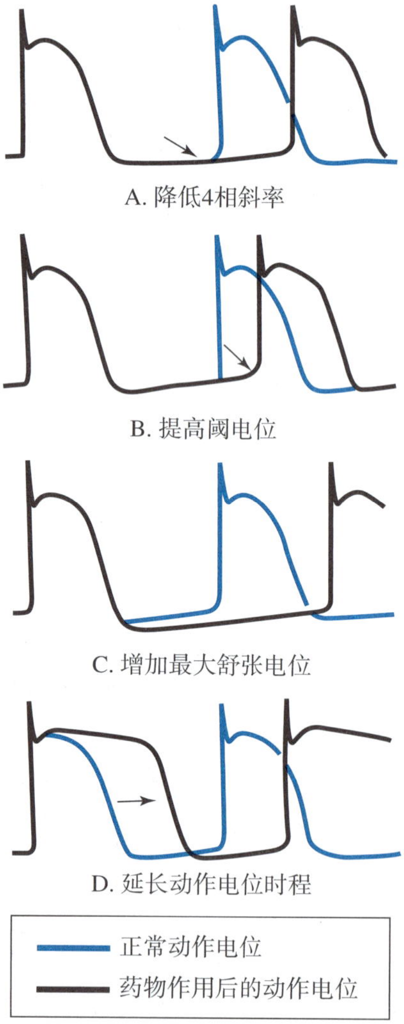

图 22-7 降低自律性的四种方式

（二）减少后除极

钠通道或钙通道阻滞药可减少延迟后除极的发生，缩短动作电位时程的药物可减少早期后除极的发生。

（三）消除折返

1．改变传导性 钙通道阻滞药、β 受体阻滞药可减慢房室结的传导而消除房室结折返所致的室上性心动过速。

2．延长有效不应期 钠通道阻滞药、钾通道阻滞药可延长快反应细胞的有效不应期，钙通道阻滞药可延长慢反应细胞的有效不应期。

二、抗心律失常药的分类

Vaughan Williams 分类法根据药物的主要作用通道和电生理特点，将众多化学结构不同的药物归纳成四大类：Ⅰ类，钠通道阻滞药；Ⅱ类，β 受体阻滞药；Ⅲ类，延长动作电位时程药；Ⅳ类，钙通道阻滞药。

（一）Ⅰ类——钠通道阻滞药

药物对通道产生阻滞作用到该作用解除的时间用复活时间常数（$\tau_{recovery}$）表示。$\tau_{recovery}$ 可反映钠通道阻滞药的作用强度。根据 $\tau_{recovery}$ 的长短，本类药物又分为三个亚类，即Ⅰa类、Ⅰb类和Ⅰc类。

1. Ⅰa类 $\tau_{recovery}$ 为 1 ~ 10s，适度阻滞钠通道，降低动作电位 0 相上升速率，不同程度地抑制心肌细胞膜 K^+、Ca^{2+} 通透性，延长复极过程，且以延长有效不应期更为显著。本类药有奎尼丁、普鲁卡因胺等。

2. Ⅰb类 $\tau_{recovery}$ < 1s，轻度阻滞钠通道，轻度降低动作电位 0 相上升速率，降低自律性，缩短或不影响动作电位时程。本类药有利多卡因、苯妥英钠等。

3. Ⅰc类 $\tau_{recovery}$ > 10s，明显阻滞钠通道，显著降低动作电位 0 相上升速率和幅度，减慢传导性的作用最为明显。本类药有普罗帕酮、氟卡尼等。

（二）Ⅱ类——β 受体阻滞药

β 受体阻滞药通过阻滞肾上腺素能神经对心肌 β 受体的效应，产生抑制 I_f、I_{Na}、$I_{Ca(L)}$ 的作用。表现为减慢 4 相舒张期除极速率而降低自律性，降低动作电位 0 相上升速率而减低传导性。本类药有普萘洛尔等。

（三）Ⅲ类——延长动作电位时程药

延长动作电位时程药抑制多种钾电流，延长动作电位时程和有效不应期，但对动作电位幅度和除极速率的影响很小。本类药有胺碘酮、索他洛尔等。

（四）Ⅳ类——钙通道阻滞药

钙通道阻滞药抑制 $I_{Ca(L)}$，降低窦房结自律性，减慢房室结传导。本类药物有维拉帕米、地尔硫䓬等。

第四节 常用抗心律失常药

一、Ⅰ类——钠通道阻滞药

（一）Ⅰa 类

奎尼丁（Quinidine）

【体内过程】 口服后几乎全部被胃肠道吸收，经 1 ~ 2h 血药浓度达峰值，生物利用度为 70% ~ 80%。血浆蛋白结合率约 80%，组织中药物浓度较血药浓度高 10 ~ 20 倍，心肌浓度尤高。$t_{1/2}$ 为 5 ~ 7h，主要经过肝 CYP 氧化代谢，其羟化代谢物仍有药理活性。

【药理作用】 奎尼丁低浓度时即可阻滞 I_{Na}、I_{Kr}，高浓度还具有阻滞 I_{Ks}、I_{K1}、I_{to} 及 $I_{Ca(L)}$ 的作用。此外，本药还具有明显的抗胆碱能作用和阻断外周血管 α 受体作用。奎尼丁的心脏作用表现为：①降低浦肯野纤维的自律性及心肌细胞的异常自律性，对正常窦房结影响较小；②减慢心房、心室肌细胞和浦肯野纤维的传导速度，其减慢传导作用能使单向传导阻滞变为双向传导阻滞，消除折返；③抑制 I_{Kr}，延长心房、心室肌细胞和浦肯野纤维的动作电位时程和有效不应期。心肌局部缺血时浦肯野纤维的不应期缩短或不均一，本药能延长有效不应期并使其均一化，从而消除折返引起的心律失常。心电图显示 QT 间期延长，此作用可诱发早期后除极而导致心律失常。此外，本药还可减少 Ca^{2+} 内流，具有负性肌力作用。

【临床应用】 奎尼丁为广谱抗心律失常药，适用于心房颤动、心房扑动、室上性和室性心动过速的转复和预防，以及频发室上性和室性期前收缩的治疗。对心房颤动、心房扑动目前虽多采用电复律法，但奎尼丁仍有应用价值，用于复律后防止复发。

【不良反应与药物相互作用】 用药初期，常见胃肠道反应，如恶心、呕吐、腹泻等。长时间用药，可出现"金鸡纳反应"（Cinchonism），表现为头痛、头晕、耳鸣、腹泻、恶心、视物模糊等症状。奎尼丁的心脏毒性较为严重，中毒浓度可致房室及室内传导阻滞。应用奎尼丁的患者中 2% ~ 8% 可出现 QT 间期延长和尖端扭转型室性心动过速。奎尼丁阻断 α 受体，扩张血管，可引起低血压。奎尼丁与地高辛合用，使后者肾清除率降低而提高其血药浓度；与双香豆素、华法林合用，竞争与血浆蛋白的结合，使后者抗凝血作用增强；肝药酶诱导剂苯巴比妥能加速奎尼丁在肝中的代谢。

普鲁卡因胺（Procainamide）

【体内过程】 口服吸收迅速而完全，1h 血药浓度达峰值；肌内注射后 0.5 ~ 1h、静脉注射后仅 4min 血药浓度即达峰值。生物利用度约 80%，$t_{1/2}$ 为 3 ~ 6h。本药在肝代谢为具有抗心律失常活性的 *N*- 乙酰普鲁卡因胺，但在电生理学特性方面与普鲁卡因胺不同，它几无 I 类药物的作用，而具有明显的Ⅲ类药物的作用。

【药理作用】 对心肌的直接作用与奎尼丁相似，但无明显阻断胆碱受体或 α 受体的作用。该药抑制浦肯野纤维的自律性，减慢传导，使单向传导阻滞变为双向传导阻滞而取消折返。延长心房、心室肌细胞和浦肯野纤维的动作电位时程和有效不应期。

【临床应用】 主要用于室性心动过速，作用比奎尼丁快，静脉注射或静脉滴注用于抢救危急病例。对室上性心律失常也有效，但不作为首选药物。

【不良反应】 口服可有胃肠道反应，静脉给药可引起低血压，大剂量有心脏抑制作用。过敏反应较常见，出现皮疹、药热、白细胞减少、肌痛等。中枢不良反应为幻觉、精神失常等。长期应用，少数患者出现红斑狼疮样症状，停药后症状可消失。

（二）Ⅰb 类

利多卡因（Lidocaine）

【体内过程】 静脉注射给药，作用迅速，仅维持 20min 左右。本药在血液中有 70% 与血浆蛋白结合，体内分布广泛。本药几乎全部在肝中代谢，$t_{1/2}$ 为 2h。

【药理作用】 利多卡因主要作用于希 - 浦系统和心室肌，减小动作电位 4 相除极斜率，提高兴奋阈值，降低心肌自律性。利多卡因主要对缺血、强心苷中毒所致除极化心肌组织的自律性有较强的抑制作用。利多卡因抑制参与动作电位复极 2 相的少量钠内流，缩短浦肯野纤维和心室肌细胞的动作电位时程。在细胞外低钾或心肌组织被牵张使心肌部分去极化时，利多卡因可以促进 3 期 K^+ 外流，引起超极化，改善传导，消除折返。

【临床应用】 主要用于室性心律失常，如急性心肌梗死或强心苷中毒所致室性心动过速或心室颤动。本药对室上性心律失常效果差。

【不良反应与注意事项】 肝功能不良患者静脉注射过快，可出现头昏、嗜睡或激动不安、感觉异常等，剂量过大可引起心率减慢、房室传导阻滞和低血压，Ⅱ、Ⅲ度房室传导阻滞患者禁用。心力衰竭、肝功能不全者长期滴注后可产生药物蓄积，儿童或老年人应适当减量。西咪替丁和普萘洛尔可增加利多卡因的血药浓度。

苯妥英钠（Phenytoin Sodium）

苯妥英钠降低正常及部分除极的浦肯野纤维 4 相自发除极速率，降低其自律性。苯妥英钠与强心苷竞争 Na^+-K^+-ATP 酶，抑制强心苷中毒所致的延迟后除极。本药主要用于治疗室性心律失常，特别对强心苷中毒引起的室性心律失常有效。苯妥英钠亦可用于心肌梗死、心脏手术、心导管插入术等所引发的室性心律失常。苯妥英钠快速静脉注射容易引起低血压，高浓度可引起心动过缓。常见的中枢不良反应有头昏、眩晕、震颤、共济失调等，严重者出现呼吸抑制。低血压或心肌抑制时慎用；窦性心动过缓，Ⅱ、Ⅲ度房室传导阻滞者禁用。肝药酶抑制剂异烟肼、氯霉素、西咪替丁可抑制苯妥英钠代谢，提高其血药浓度。而肝药酶诱导剂抗癫痫药卡马西平可加快苯妥英钠的代谢。

美西律（Mexiletine）

美西律的电生理作用与苯妥英钠相似。本药口服吸收迅速而完全，口服后 3h 血药浓度达峰值，作用维持 8h，生物利用度为 90%，$t_{1/2}$ 约 12h。用于室性心律失常，特别对心肌梗死后急性室性心律失常有效。不良反应与剂量相关，可出现胃肠道不适，长期口服有神经症状如震颤、共济失调、复视、精神失常等。房室传导阻滞、窦房结功能不全、心室内传导阻滞、有癫痫史、低血压或肝病者慎用。

（三）Ⅰc 类

普罗帕酮（Propafenone）

普罗帕酮减慢心房、心室肌细胞和浦肯野纤维的传导，延长动作电位时程和有效不应期，但对复极过程的影响弱于奎尼丁。本药还有轻度的肾上腺素 β 受体阻断作用和钙通道阻滞作用。口服吸收良好，2 ~ 3h 作用达高峰。本药给药初期，肝首过消除效应强，生物利用度低；长期给药后，首过消除效应减弱，生物利用度几乎达 100%。适用于室上性和室性期前收缩、室上性和室性心动过速、伴发心动过速和心房颤动的预激综合征。消化道不良反应常见恶心、呕吐、味觉改变等。心血管系统不良反应常见房室传导阻滞，加重心力衰竭，还可引起直立性低血压，其减慢传导作用易致折返，引发心律失常。肝、肾功能不全时应减量；心电图 QRS 延长超过 20% 以上或 QT 间期明显延长者，宜减量或停药。本药一般不宜与其他抗心律失常药合用，以避免心脏抑制。

氟卡尼（Flecainide）

氟卡尼抑制钠通道及最大除极速度（V_{max}）的作用强于Ⅰa、Ⅰb 类药物，明显减慢心肌细胞 0 相最大上升速率并降低幅度，减慢心脏传导。本药对 I_{Kr}、I_{Ks} 有明显抑制作用，使心房、心室肌细胞的动作电位时程明显延长。本药口服吸收良好，生物利用度达 90%，主要在肝代谢，成年健康人 $t_{1/2}$ 为 14h，肾功能不全者 $t_{1/2}$ 超过 20h。本药属广谱抗快速型心律失常药，用于室上性和室性心律失常。本药致心律失常发生率较高，包括室性心动过速或心室颤动、房室传导阻滞、诱发折返性心律失常和 QT 间期延长综合征，其致心律失常作用主要与抑制 I_{Na} 及 I_{Kr} 过强有关。不良反应有头晕、乏力、恶心、震颤等。

二、Ⅱ类——β 受体阻滞药

普萘洛尔（Propranolol）

【体内过程】 口服吸收完全，首过消除效应强，生物利用度为 30%，口服后 2h 血药浓度达峰值，但个体差异大。血浆蛋白结合率达 93%。本药主要在肝代谢，$t_{1/2}$ 为 3 ~ 4h，肝功能受损时明显延长。90% 以上的代谢产物经肾排泄，尿中原型药不到 1%。

【药理作用】 普萘洛尔降低窦房结、心房和浦肯野纤维自律性，在运动及情绪激动时作用明显。本药能减少儿茶酚胺所致的延迟后除极，减慢房室结传导，延长房室结有效不应期。

【临床应用】 主要用于室上性心律失常。对于交感神经兴奋性过高、甲状腺功能亢进及嗜铬细胞瘤等引起的窦性心动过速效果良好。与强心苷或地尔硫䓬合用，控制心房扑动、心房颤动及阵发性室上性心动过速时的室性频率过快效果较好。心肌梗死患者应用本品，可减少心律失常的发生，缩小心肌梗死范围，降低死亡率。普萘洛尔还可用于运动或情绪变动所引发的室性心律失常，减少肥厚型心肌病所致的心律失常。

【不良反应与注意事项】 本药可致窦性心动过缓、房室传导阻滞，并可能诱发心力衰竭和哮喘、低血压、精神压抑、记忆力减退等。本药长期应用对脂质代谢和糖代谢有不良影响，故高脂血症、糖尿病患者应慎用。突然停药可产生反跳现象。西咪替丁使普萘洛尔的清除率显著降低，易导致毒性反应。

三、Ⅲ类——延长动作电位时程药

胺碘酮（Amiodarone）

【体内过程】 口服、静脉注射给药均可。口服给药吸收缓慢，生物利用度约 40%。静脉注射 10min 起效，吸收后药物迅速分布到各组织器官中。本药主要在肝代谢，$t_{1/2}$ 长达数周，血浆蛋白结合率为 95%，停药后作用可持续 4 ~ 6 周。

【药理作用】 胺碘酮对多种通道有抑制作用，如 I_{Na}、$I_{Ca\ (L)}$、I_{Kr}、I_{Ks}、I_{to}、I_{K1} 等，降低心房、窦房结、浦肯野纤维的自律性和传导性，明显延长动作电位时程和有效不应期。此外，胺碘酮尚有非竞争性阻断 α、β 受体作用和扩张血管平滑肌作用，扩张冠状动脉，增加冠状动脉血流量，减少心肌耗氧量。

【临床应用】 治疗心房扑动、心房颤动和室上性心动过速效果好，对预激综合征引起者效果更佳。适用于对传统药物治疗无效的室上性心律失常，对室性心动过速、室性期前收缩亦有效。

【不良反应与注意事项】 常见心血管反应如窦性心动过缓、房室传导阻滞及 QT 间期延长，偶见尖端扭转型室性心动过速。有房室传导阻滞及 QT 间期延长者忌用本品。本品长期应用可见角膜褐色微粒沉着，不影响视力，停药后微粒可逐渐消失。少数患者发生甲状腺功能亢进或减退。个别患者出现间质性肺炎或肺纤维化，长期应用必须测肺功能，进行肺部 X 线检查和定期监测血清 T_3、T_4。

索他洛尔（Sotalol）

索他洛尔阻断 β 受体，降低自律性，减慢房室结传导；阻滞 I_K，延长心房、心室及浦肯野纤维的动作电位时程和有效不应期。索他洛尔口服吸收快，无首过消除效应，生物利用度达 90% ~ 100%。本药与血浆蛋白结合少，在心、肝、肾浓度高。在体内不被代谢，几乎全部以原型经肾排出，$t_{1/2}$ 为 12 ~ 15h，老年人、肾功能不全者 $t_{1/2}$ 明显延长。临床用于各种严重室性心律失常，也可治疗阵发性室上性心动过速及心房颤动。不良反应较少，少数 QT 间期延长者偶可出现尖端扭转型室性心动过速。

四、Ⅳ类——钙通道阻滞药

维拉帕米（Verapamil）

【体内过程】 口服吸收迅速而完全。口服后 2 ~ 3h 血药浓度达峰值。由于首过消除效应，生物利用度仅 10% ~ 30%。在肝代谢，其代谢物去甲维拉帕米仍有活性，$t_{1/2}$ 为 3 ~ 7h。

【药理作用】 维拉帕米抑制 $I_{Ca\ (L)}$、I_{Kr}，表现为：①降低窦房结自律性：降低缺血时心房、心室和浦肯野纤维的异常自律性，减少或取消后除极所引发的触发激动；②减慢窦房结、房室结传导：此作用除可终止房室结折返，尚能防止心房扑动、心房颤动引起的心室率加快；③延长窦房结、房室结的有效不应期：大剂量可延长浦肯野纤维的动作电位时程和有效不应期。

【临床应用】 治疗室上性和房室结折返引起的心律失常效果好，对急性心肌梗死、心肌缺血及洋地黄中毒引起的室性期前收缩有效。为阵发性室上性心动过速的首选药。

【不良反应与注意事项】 口服安全，可出现便秘、腹胀、腹泻、头痛、瘙痒等。静脉给药可引起血压降低、暂时窦性停搏。Ⅱ、Ⅲ度房室传导阻滞，心功能不全，心源性休克患者禁用此药。老年人、肾功能低下者慎用。

五、其他类

腺苷（Adenosine）

腺苷为内源性嘌呤核苷酸，作用于 G 蛋白偶联的腺苷受体，激活心房、房室结、心室的乙酰胆碱敏感 K^+ 通道，缩短动作电位时程，降低自律性。腺苷也抑制 $I_{Ca\ (L)}$，此作用可延长房室结有效不应期，抑制交感神经兴奋所致的延迟后除极。静脉注射腺苷后迅速起效，$t_{1/2}$ 约 10s。本药可被体内大多数组织细胞摄取，并被腺苷脱氨酶灭活，使用时需快速静脉注射，否则在药物到达心脏前即被灭活。临床主要用于迅速终止折返性室上性心律失常。静脉注射速度过快可致短暂心脏停搏。治疗剂量时，多数患者会出现胸闷、呼吸困难。

常用抗心律失常药的作用和临床药理特征比较分别见表 22-1、表 22-2。

表22-1　常用抗心律失常药的作用

药物	钠通道阻滞作用		有效不应期		钙通道阻滞作用	异位起搏活动	抗交感作用
	正常细胞	除极细胞	正常细胞	除极细胞			
奎尼丁	+	++	↑	↑↑	+	↓↓	+
普鲁卡因胺	+	+++	↑	↑↑↑	0	↓	+
利多卡因	0	+++	↓	↑↑	0	↓↓	0
普罗帕酮	+	++	↑	↑↑	+	↓↓	+
氟卡尼	+	+++	0	↑	0	↓↓	0
普萘洛尔	0	+	↓	↑↑	0*	↓↓	+++
胺碘酮	+	+++	↑↑	↑↑	+	↓↓	+
索他洛尔	0	0	↑↑	↑↑↑	0	↓↓	++
维拉帕米	0	+	0	↑	+++	↓↓	+
腺苷	0	0	0	0	0	0	+

* 普萘洛尔无直接阻滞钙通道的作用，但抑制交感神经兴奋所致的钙电流增加

表22-2　常用抗心律失常药的临床药理特征

药物	窦房结自律性	房室结有效不应期	PR 间期	QRS 时程	QT 间期	心律失常的治疗	
						室上性	室性
奎尼丁	↑↓①②	↑↓②	↑↓②	↑↑	↑↑	+	+++
普鲁卡因胺	↓①	↑↓②	↑↓②	↑↑	↑↑	+	+++
利多卡因	无①	无	0	0	0	0③	+++
普罗帕酮	0	↑	↑	↑↑↑	0	+	+++
氟卡尼	0	↑	↑	↑↑↑	0	+④	++++
普萘洛尔	↓↓	↑↑	↑↑	0	0	+	+
胺碘酮	↓↓①	↑	可变	↑	↑↑↑↑	+++	+++
索他洛尔	↓↓	↑↑	↑↑	0	↑↑↑	+++	+++
维拉帕米	↓↓	↑↑	↑↑	0	0	+++	0
腺苷	↑↓	↑↑↑	↑↑↑	0	0	++++	未定

① 抑制病态窦房结综合征；② 抗胆碱能作用和直接抑制作用；③ 对地高辛引起的房性心律失常有作用；④ 预激综合征

SUMMARY

Normal cardiac electrophysiology is mainly based on the action potential of individual cardiac cell. The properties of each action potential are determined by the function of ion channels on the surface of individual cell. Thus, each heart beat is the result of the highly integrated behavior of multiple ion channels on the multiple cardiac cells. Antiarrhythmic drugs generally suppress arrhythmias by blocking currents through specific ion channels or by altering automatic function. All arrhythmias result from: (1) disturbances of impulse formation: increased automaticity and after-depolarization; (2) disturbances of impulse conduction：simple blockade and reentry; (3) both of above.

The aim of antiarrhythmic therapy is to reduce ectopic pacemaker activity and modify conduction or refractoriness in reentry circuit to disable circus movement. The major mechanisms currently available for these goals are: (1) Na^+ channel blockade; (2) blockade of sympathetic autonomic effects in the heart; (3) prolongation of the effective refractory period; (4) Ca^{2+} channel blockade.

The antiarrhythmic agents have traditionally been divided into four distinct classes on the basis of their dominant mechanisms of action. Class Ⅰ is Na^+ channel blockers. Class Ⅰ agents are subdivided into Ⅰa, Ⅰb and Ⅰc according to their effects on the kinetics of interactions with Na^+ channels and on the action potential duration. Class Ⅱ is β-adrenergic receptor blockers, which reduce heart rate, decrease intracellular Ca^{2+} overload, inhibit after-depolarization mediated automaticity. Class Ⅲ is K^+ channel blockers, which increase action potential duration and reduce normal automaticity. Most available K^+ channel blockers interact with multiple channels. Class Ⅳ is Ca^{2+} channel blockers, whose antiarrhythmic effects have been mentioned in the chapter 21.

（刘艳霞）

第23章 抗高血压药

案例

患者，男，60岁。10年前因头晕就诊于当地诊所，测血压175/110mmHg，给予口服降压药，血压控制在140/80mmHg左右。5年前自行停药，通过喝降压茶治疗，但头晕症状间断出现。1日前患者倒水时再次出现头晕，伴出汗、恶心、呕吐，无胸闷、气短等症状，就诊于当地医院。查体：T 36.2℃，P 80次/分，R 19次/分，BP 180/80mmHg；TC 8.27mmol/L，TG1.78mmol/L，HDL-C 0.83mmol/L，LDL-C 5.35mmol/L。头颅CT示多发性脑梗死。余检查未见异常。诊断：原发性高血压3级、高脂血症、多发性脑梗死。

问题与思考：

1．针对该患者，可选用的最佳降压治疗方案是什么？

2．该方案中每种抗高血压药的降压机制是什么？

凡能降低血压而用于治疗高血压的药物称为抗高血压药（antihypertensive agent）。正常人血压应低于140/90mmHg。高于上述标准，即为高血压。绝大部分高血压病因不明，称为原发性高血压或高血压病，占高血压人群的90%～95%；少数高血压有因可查，是某些疾病（如嗜铬细胞瘤、肾小球肾炎等）的一个临床表现，称为继发性高血压或症状性高血压，占高血压人群的5%～10%。高血压的直接并发症有脑血管意外、肾衰竭和心力衰竭等。大量证据表明，高血压患者也容易并发冠心病。

原发性高血压发病机制不明，目前已知体内有许多神经-体液因素参与血压调节，其中最主要的有交感神经-肾上腺素能系统及肾素-血管紧张素-醛固酮系统（renin-angiotensin-aldosterone system，RAAS）。此外，血管舒缓肽-激肽-前列腺素系统、血管内皮舒张因子-收缩因子系统等均参与血压调节。抗高血压药可通过作用于上述不同环节，引起血压降低。根据各种药物的作用部位和作用机制可将抗高血压药分为下列几类：

1．利尿药　如氢氯噻嗪等。

2．交感神经抑制药　①中枢性降压药：如可乐定、莫索尼定等；②神经节阻滞药：如樟磺咪芬等；③肾上腺素能神经末梢阻滞药：如利血平、胍乙啶等；④肾上腺素受体阻滞药：如哌唑嗪、普萘洛尔等。

3．肾素-血管紧张素系统抑制药　①血管紧张素转化酶抑制药：如卡托普利、依那普利等；②血管紧张素Ⅱ受体阻滞药：如氯沙坦等；③肾素抑制药：如瑞米吉仑（雷米克林）等。

4．钙通道阻滞药　如硝苯地平、氨氯地平等。

5．血管扩张药　如肼屈嗪和硝普钠等。

第一节 常用抗高血压药

一、利尿药

限制钠盐的摄入是治疗早期高血压的手段之一。随着 20 世纪 50 年代噻嗪类（thiazides）利尿药的问世，采用药物改变体内 Na^+ 平衡成为治疗高血压的主要方法之一。各类利尿药单用即有降压作用，并可增强其他降压药的作用。

【药理作用与作用机制】 用药初期，利尿药可减少细胞外液容量及心排血量。长期使用可降低血管阻力，但该作用并非直接作用，因为利尿药在体外对血管平滑肌无作用，在肾切除患者及动物中使用利尿药也不能发挥降压作用。利尿药降低血管阻力最可能的机制是持续地降低体内 Na^+ 浓度及降低细胞外液容量。平滑肌细胞内 Na^+ 浓度降低可能导致细胞内 Ca^{2+} 浓度降低，从而使血管平滑肌对缩血管物质的反应性减弱。

长期给药后心排血量可逐渐恢复至给药前水平，但此时细胞外液容量仍有一定程度减少，体内 Na^+ 也持续减少，并伴有血浆肾素水平持续升高。

【临床应用】 噻嗪类利尿药是利尿降压药中最常用的一类。大规模临床试验表明噻嗪类利尿药可降低高血压并发症（如脑卒中和心力衰竭）的发生率和病死率。单独使用噻嗪类利尿药降压时，剂量应尽量小。研究发现许多患者使用小至 12.5mg 的氢氯噻嗪（Hydrochlorothiazide）或氯酞酮（Chlortalidone）即有降压作用，超过 25mg 时降压作用并不一定增强，而且可使不良反应发生率增加。因此建议单用利尿药降压时的剂量不宜超过 25mg，若 25mg 仍不能有效地控制血压，则应合用或换用其他类型抗高血压药。

单用噻嗪类利尿药降压治疗，尤其是长期使用时应合用留钾利尿药，合用血管紧张素转化酶抑制药亦可减少 K^+ 的排出。长期大量使用噻嗪类利尿药除引起电解质改变外，尚对脂质代谢和糖代谢产生不良影响。对合并有氮质血症或尿毒症的患者可选用高效利尿药呋塞米。

吲达帕胺（Indapamide）不良反应少，不引起血脂改变，故伴有高脂血症的患者可用吲达帕胺代替噻嗪类利尿药进行利尿降压。

二、钙通道阻滞药

血管平滑肌细胞的收缩有赖于细胞内游离 Ca^{2+}，若抑制了 Ca^{2+} 跨膜转运，则可使细胞内游离 Ca^{2+} 浓度下降。因此钙通道阻滞药可通过减少细胞内 Ca^{2+} 含量而松弛血管平滑肌，进而降低血压。钙通道阻滞药品种繁杂，结构各异。从化学结构上可将其分为二氢吡啶类和非二氢吡啶类。前者对血管平滑肌具有选择性，较少影响心脏，作为抗高血压药常用的有硝苯地平、尼群地平和尼卡地平等。非二氢吡啶类包括维拉帕米等，对心脏和血管均有作用。

硝苯地平（Nifedipine）

【体内过程】 口服易吸收且完全，但首过效应强，生物利用度为 45% ～ 70%，$t_{1/2}$ 为 2.5h。主要在肝代谢，少量以原型从肾排出。普通片剂口服后 20 ～ 30min 内产生降压作用，最大降压作用在 1 ～ 2h 后出现，作用持续 6 ～ 8h。目前临床常用硝苯地平缓释或控释片剂，作用维持时间长，一日用药 1 次即可，可防止普通片剂由于起效快、作用强、维持时间短而发生的重要组织器官如心、脑、肾的缺血再灌注损伤。

【药理作用】 硝苯地平作用于细胞膜 L 型钙通道，通过抑制 Ca^{2+} 从细胞外进入细胞内，从而使细胞内 Ca^{2+} 浓度降低，导致小动脉扩张，总外周血管阻力下降而降低血压。由于外周血管扩张，可引起交感神经活性反射性增强而加快心率。

【临床应用】 硝苯地平对轻、中、重度高血压均有降压作用，亦适用于合并有变异型心绞痛或肾疾病、糖尿病、哮喘、高脂血症及恶性高血压的患者。目前多推荐使用缓释片剂，以减轻迅速降压造成的反射性交感神经活性增加。

【不良反应】 主要不良反应为血管过度扩张引起的症状，如心率加快、面部潮红、眩晕、头痛、踝部水肿（系毛细血管扩张而非水钠潴留所致）。缓释制剂亦有上述不良反应。长期使用可引起齿龈增生。

其他钙通道阻滞药

尼群地平（Nitrendipine）为中效钙通道阻滞药，作用与硝苯地平相似，但扩血管作用较硝苯地平强，降压作用温和而持久，适用于各型高血压。每日口服 1 ~ 2 次。不良反应与硝苯地平相似，肝功能不良者宜慎用或减量。可提高地高辛血药浓度。

拉西地平（Lacidipine）对血管选择性强，不易引起反射性心动过速和每搏输出量增加，用于轻、中度高血压。降压作用起效慢，持续时间长，每日口服 1 次。具有抗动脉粥样硬化作用。不良反应有心悸、头痛、面部潮红、水肿等。

氨氯地平（Amlodipine）作用与硝苯地平相似，但降压作用较硝苯地平平缓，持续时间较硝苯地平明显延长。每日口服 1 次。不良反应同拉西地平。

三、β 受体阻滞药

不同的 β 受体阻滞药在许多方面如脂溶性、对 β_1 受体的选择性、内在拟交感活性及膜稳定性等方面都有所不同，但均可广泛用于各种程度的高血压。长期应用一般不引起水钠潴留，亦无明显的耐受性。不具有内在拟交感活性的 β 受体阻滞药可增加血浆三酰甘油浓度，降低高密度脂蛋白胆固醇水平，而具有内在拟交感活性者对血脂的影响很小或无影响。

普萘洛尔（Propranolol，心得安）

【体内过程】 为高度亲脂性化合物，口服吸收完全。1 ~ 1.5h 血药浓度达峰值，但首过消除显著，生物利用度约为 25%，且个体差异较大。$t_{1/2}$ 为 2 ~ 5h，主要经肾排泄，但降压作用持续时间较长，1 ~ 2 次 / 日。

【药理作用】 为非选择性 β 受体阻滞药，对 β_1 和 β_2 受体具有相同的亲和力，缺乏内在拟交感活性。可通过多种机制产生降压作用，包括减少心排血量、抑制肾素释放、在不同水平（中枢部位、压力感受器反射及外周神经水平）抑制交感神经系统活性和增加前列环素合成等。

【临床应用】 用于各种程度的原发性高血压，治疗中、重度高血压可与其他抗高血压药合用。对伴有心排血量增加、肾素活性偏高、心绞痛、偏头痛、焦虑症等的高血压患者较为合适。

【不良反应】 普萘洛尔可升高血浆三酰甘油水平，使高密度脂蛋白胆固醇水平降低，其机制不十分明确。高血压合并糖尿病的患者若发生低血糖反应，普萘洛尔不仅掩盖低血糖症状，也可延缓血糖水平恢复的速度，应避免使用。高血压患者长期应用 β 受体阻滞药，骤然停药，可使血压反跳性升高甚至超过给药前水平，心绞痛加剧甚至诱发急性心肌梗死，因此，高血压患者停药时必须逐渐减量（减药过程 10 ~ 14 天）。普萘洛尔可降低肾血流量及肾小球滤过率，故高血压伴肾病及老年患者应适当减少剂量，并注意监测血肌酐及尿素氮水平。

禁用于哮喘、病态窦房结综合征及房室传导阻滞患者。

其他 β 受体阻滞药

阿替洛尔（Atenolol）对心脏 β_1 受体有较高的选择性，较大剂量时也可作用于血管及支气管的 β_2 受体，其降压机制与普萘洛尔相同。无膜稳定作用，无内在拟交感活性。口服用于治疗各种程度高血压。降压作用持续时间较长。每日服用 1 次。

拉贝洛尔（Labetalol）在阻断 β 受体的同时也阻断 α 受体。其中阻断 β_1 和 β_2 受体的作用强度相似，对 α_1 受体作用较弱，对 α_2 受体则无作用。本品适用于各种程度的高血压及高血压急症、妊娠高血压、嗜铬细胞瘤、麻醉或手术时高血压。合用利尿药可增强其降压效果。大剂量可致直立性低血压，少数患者用药后可引起疲乏、眩晕、上腹部不适等症状。

卡维地洛（Carvedilol）为 α、β 受体阻滞药，阻断 β 受体的同时具有舒张血管作用。口服首过效应显著，生物利用度为 22%，作用可维持 24h。不良反应与普萘洛尔相似，但不影响血脂代谢。用于治疗轻度及中度高血压，或伴有肾功能不全、糖尿病的高血压患者。

四、血管紧张素转化酶抑制药

血管紧张素转化酶（angiotensin Ⅰ converting enzyme，ACE）抑制药的应用，是高血压治疗学上的一大进步。从 1981 年第一个口服有效的 ACE 抑制药卡托普利被批准应用以来，ACE 抑制药的发展很快，现已被批准上市的 ACE 抑制药有近 20 种。不同的 ACE 抑制药有共同的药理学作用，通过抑制 ACE 活性，使血管紧张素Ⅱ（Ang Ⅱ）的生成减少以及缓激肽的降解减少，扩张血管，降低血压。由于化学结构的差异，其在体内过程、临床应用与作用效能方面有所不同。

1．化学结构与构效关系 ACE 的活性部位有 2 个结合位点，其中含 Zn^{2+} 的结合位点是 ACE 抑制药官能团的必需结合位点，一旦结合，ACE 的活性即可消失。现有的 ACE 抑制药与 Zn^{2+} 结合的基团有三类：①含有巯基（—SH）：如卡托普利；②含有羧基（—COOH）：如依那普利、雷米普利、培哚普利、贝那普利、赖诺普利等；③含有磷酸基（POO—）：如福辛普利。

ACE 抑制药与 Zn^{2+} 结合的亲和力及与"附加结合点"结合的数目决定了 ACE 抑制药的作用强度和作用持续时间。一般来说，含羧基的 ACE 抑制药比其他两类与 Zn^{2+} 结合得更牢固，故作用也更强、更久。

活性药与前药：许多 ACE 抑制药为前药（prodrug），如依那普利等含有—$COOC_2H_5$，必须在体内转化为—COOH，成为依那普利拉（enalaprilat），才能与 Zn^{2+} 结合起作用。同理，福辛普利的—POOR 必须转化为含—POOH 的福辛普利拉（fosinoprilat）才能起作用。故利用 ACE 抑制药进行体外实验须用其活性型。

2．基本药理作用

（1）阻止 Ang Ⅱ生成：ACE 抑制药阻止 Ang Ⅱ的生成，从而取消 Ang Ⅱ收缩血管、促进醛固酮和 NA 释放、增加血容量、升高血压与促心血管肥大增生等作用，有利于高血压、心力衰竭与心血管重构的防治。

（2）减少缓激肽降解：ACE 抑制药在阻止 Ang Ⅱ生成的同时也抑制了缓激肽的降解。目前认为缓激肽可激动激肽 B_2 受体，使 NO 和 PGI_2 生成增加，从而产生舒张血管、降低血压、抑制血小板聚集、抑制心血管细胞肥大增生及防止心血管重构的作用。

（3）保护血管内皮细胞：ACE 抑制药有保护血管内皮细胞的作用，能逆转高血压、心力衰竭、动脉硬化与高血脂引起的内皮细胞功能损伤，恢复内皮细胞依赖型的血管舒张作用。

（4）抗心肌缺血与心肌保护：此心肌保护作用可能与激肽 B_2 受体、PKC 等有关。

（5）增敏胰岛素受体：卡托普利及其他多种 ACE 抑制药能增加糖尿病与高血压患者对胰岛素的敏感性。此作用在高血压患者中似与阻滞 Ang Ⅱ生成无关，因氯沙坦与依普沙坦无此作用，故推测可能是由缓激肽介导的。

3．临床应用

（1）高血压：ACE 抑制药治疗高血压疗效好。轻、中度高血压患者单用 ACE 抑制药常可控制血压。联合应用利尿药，可增强降压效果。肾血管性高血压因其肾素水平高，ACE 抑制药对其特别有效，对心、肾、脑等器官有保护作用，且能减轻心肌肥厚，阻止或逆转心血管重构。对伴有心力衰竭或糖尿病、肾病的高血压患者，ACE 抑制药为首选药。

（2）心力衰竭与心肌梗死：ACE 抑制药能降低心力衰竭患者的死亡率，改善心力衰竭患者的预后，延长寿命，其效果优于其他血管扩张药和强心药（参见第 24 章）。ACE 抑制药可通过改善血流动力学和组织器官灌流，降低心肌梗死并发心力衰竭的病死率。

（3）糖尿病肾病和其他肾病：因肾小球囊内压升高可导致肾小球与肾功能损伤，糖尿病患者常并发肾病变。ACE 抑制药对 1 型和 2 型糖尿病，无论有无高血压，均能改善或阻止肾功能的恶化。除多囊肾外，对其他原因如高血压、肾小球病变、间质性肾炎等引起的肾功能障碍也有一定疗效，且能减轻蛋白尿。其肾保护作用与降压作用无关，而是舒张肾出球小动脉的结果。但对肾动脉阻塞或肾动脉硬化造成的双侧肾血管病，ACE 抑制药能加重肾功能损伤。

4．不良反应　轻微，患者一般耐受良好。除偶有恶心、腹泻等消化道反应或头昏、头痛、疲倦等中枢神经系统反应外，主要的不良反应如下：

（1）首剂低血压：主要见于口服吸收快、生物利用度高的 ACE 抑制药，如卡托普利，约 3.3% 患者首次服用 5mg 后平均动脉压降低 30% 以上，可通过采用小剂量开始来避免首剂低血压。而口服吸收慢、生物利用度低的 ACE 抑制药如赖诺普利，此反应较少见。

（2）咳嗽：无痰干咳是 ACE 抑制药较常见的不良反应，西方报道其发生率为 6% ~ 12%。东方女性不吸烟者与老年人发生率更高，是被迫停药的主要原因。偶尔有支气管痉挛性呼吸困难，可不伴有咳嗽，吸入色甘酸钠可以缓解。咳嗽与支气管痉挛的原因可能是 ACE 抑制药使缓激肽和（或）前列腺素、P 物质在肺内蓄积，不同 ACE 抑制药引起咳嗽有交叉性，但发生率稍有不同。依那普利与赖诺普利引起咳嗽的发生率高于卡托普利，而福辛普利则较低。

（3）高血钾：由于 ACE 抑制药能减少 Ang Ⅱ生成，使依赖 Ang Ⅱ的醛固酮生成减少，保钠排钾作用减弱而发生高血钾。多见于肾功能障碍与同时服用留钾利尿药的患者。

（4）低血糖：如卡托普利、依那普利能增强机体对胰岛素的敏感性，引起血糖降低。在 1 型与 2 型糖尿病患者中均可有此作用。

（5）肾功能损伤：在肾动脉阻塞或肾动脉硬化造成的双侧肾血管病患者，ACE 抑制药能加重肾功能损伤，升高血浆肌酐浓度，甚至发生氮质血症。这是因为 Ang Ⅱ可通过收缩出球小动脉维持肾灌注压，而 ACE 抑制药可舒张出球小动脉，降低肾灌注压，导致肾小球滤过率与肾功能降低，停药后常可恢复。偶有不可逆性肾功能减退发展为持续性肾衰竭者，应予以注意。

（6）对妊娠期与哺乳期的影响：ACE 抑制药用于妊娠中、晚期时，可引起胎儿畸形、发育不良甚至死胎。在妊娠早期内虽尚无损伤胎儿的报道，但仍建议一旦妊娠，应立即停药。亲脂性强的 ACE 抑制药如雷米普利与福辛普利可从乳汁中分泌排泄，故哺乳期妇女禁用。

（7）血管神经性水肿：可发生于嘴唇、舌头、口腔、鼻部与面部其他部位。偶可发生于喉头，引起窒息。其发生机制与缓激肽或其代谢物有关。多发于用药的第 1 个月，一旦发生应停药。

（8）含—SH 的 ACE 抑制药的不良反应：含有—SH 的卡托普利可产生味觉障碍、皮疹与白细胞缺乏等，服用卡托普利后皮疹发生率比其他 ACE 抑制药要高，且不交叉发生。皮疹多为瘙痒性丘疹，常发生于用药几周内，继续服药常可自行消退。白细胞缺乏症仅见于肾功能障碍患者，特别是伴有免疫障碍或服用免疫抑制药的患者。

卡托普利（Captopril）

【体内过程】　口服吸收迅速，约 15min 起效，1h 血药浓度达峰值，分布广泛，可透过胎盘，并可进入乳汁。生物利用度 75%，血浆蛋白结合率约 30%，$t_{1/2}$ 为 4h，作用维持 6 ~ 8h。在肝内代谢，代谢物和原型药从肾排泄。

【药理作用】　卡托普利具有轻至中等强度的降压作用，可降低外周血管阻力，增加肾血流量，不伴反射性心率加快。降压效果与患者的 RAS 活动状态有关，高肾素、低盐饮食、服用利尿药者，降压维持时间可延长到 8 ～ 12h。含有的—SH 具有清除氧自由基的作用，故对自由基有关的心血管损伤如心肌缺血再灌损伤有防治作用。

【临床应用】 适用于各型高血压。目前为抗高血压治疗的一线药物之一。60% ～ 70% 患者单用本品能使血压控制在理想水平，加用利尿药则对 95% 患者有效。尤其适用于合并有糖尿病及胰岛素抵抗、左心室肥厚、心力衰竭、急性心肌梗死后的高血压患者，可明显改善生活质量。无耐受性，连续用药 1 年以上疗效不会明显下降，而且不引起停药反跳症状。卡托普利与利尿药或 β 受体阻滞药合用于重度或顽固性高血压，疗效较好。

【不良反应】 不良反应较少，主要为长期用药后出现的频繁干咳。偶见一过性的皮疹、瘙痒、嗜酸性粒细胞增多、味觉缺失等。重度心力衰竭、重度高血压患者在应用大量利尿药基础上首次应用卡托普利可使血压骤降，应注意。双侧肾动脉狭窄者应用卡托普利后可使肾小球滤过率下降，故禁用。孕妇禁用。

【药物相互作用】 抗酸药可降低本品的生物利用度。辣椒碱（Capsaicin）可加重咳嗽。非甾体抗炎药能抑制前列腺素合成，故合用能减弱其降压作用。补钾及合用留钾利尿药可诱发高血钾。本品可增加地高辛血药浓度，增加别嘌醇（Allopurinol）的过敏反应。

依那普利（Enalapril）

【药理作用】 为不含—SH 的长效、高效 ACE 抑制剂。为前药，在体内被肝酯酶水解转化为依那普利拉（Enalaprilat，苯丁羟脯酸），后者能与 ACE 持久结合而发挥降压作用，抑制 ACE 的作用较卡托普利强 10 倍。能降低总外周血管阻力，增加肾血流量。降压作用强而持久。口服后最大降压作用出现在服药后 4 ～ 6h，降压作用可维持 24h 以上，每日给药 1 次即可。剂量超过 10mg 后，增加剂量只延长作用持续时间。

【临床应用】 与卡托普利相似，用于高血压的治疗。有报道对心功能的有益影响优于卡托普利。不良反应、药物相互作用与卡托普利相似。但因为其不含—SH，故无典型的青霉胺样反应（皮疹、嗜酸性粒细胞增多等）。因作用强，引起咳嗽较多，合并有心力衰竭时低血压亦较多见，应适当控制剂量。

其他 ACE 抑制药

其他 ACE 抑制药还有赖诺普利（Lisinopril）、贝那普利（Benazepril）、福辛普利（Fosinopril）、喹那普利（Quinapril）、雷米普利（Ramipril）、培哚普利（Perindopril）和西拉普利（Cilazapril）等。其共同特点是长效，每日只需服用 1 次。除赖诺普利外，其余均为前药。药理作用及临床应用同依那普利。

五、AT_1 受体阻滞药

血管紧张素Ⅱ受体分两型，即 AT_1 受体和 AT_2 受体。Ang Ⅱ的经典作用均是由 AT_1 受体介导的，包括收缩血管、促细胞生长、水钠潴留等。AT_2 受体的功能与之相反，具有扩张血管、利尿排钠、促进细胞凋亡等作用。目前发现的 Ang Ⅱ受体阻滞药主要为选择性 AT_1 受体阻滞药，能够阻断 AT_1 受体介导的所有作用。AT_1 受体阻滞药具有良好的降压作用，但由于缺乏 ACE 抑制药的缓激肽 -NO 途径的作用，所以没有 ACE 抑制药的血管神经性水肿、咳嗽等不良反应，同时也没有增敏胰岛素和降低血浆纤维蛋白原的作用。

氯沙坦（Losartan）

【药理作用】 为第一个用于临床的非肽类 Ang Ⅱ受体阻滞药。在体内转化成 5- 羧基酸性代谢物，后者有非竞争性 Ang Ⅱ受体阻断作用。两者均能与 AT_1 受体选择性结合，对抗 Ang Ⅱ的绝大多数效应，从而产生降压作用。

【临床应用】 可用于各型高血压，若 3 ～ 6 周后血压下降仍不理想，可加用利尿药。

【不良反应】与 ACE 抑制药不同，使用本品不会出现咳嗽、血管神经性水肿。由于抑制了 Ang Ⅱ的作用，与 ACE 抑制药一样，氯沙坦也可引起低血压、肾功能障碍、高血钾等。高血钾一般仅发生于肾功能不全、摄入过多钾及同时合用留钾利尿药的情况。其他不良反应如胃肠不适、头痛、头昏等亦有报道。本品不宜用于妊娠中、晚期，早期妊娠一旦确诊应尽早停止使用。本品在动物的乳汁中含量很高，故哺乳者不宜使用。

其他沙坦类药物

这类药物尚有缬沙坦（Valsartan）、厄贝沙坦（Irbesartan）、坎地沙坦（Candesartan）和替米沙坦（Telmisartan）等。其中坎地沙坦作用强度大、应用剂量小、维持时间长、谷峰比值高（> 80%），是目前这类药物之最优者。

第二节　其他经典抗高血压药

一、中枢性降压药

中枢性降压药包括可乐定、甲基多巴、胍法辛、胍那苄、莫索尼定和利美尼定等。以往认为可乐定的降压机制主要是作用于孤束核 α_2 受体，后来发现其降压机制还与咪唑啉受体有关。这两个核团的两种受体之间有协同作用，可乐定的降压作用是以上两种受体共同作用的结果。而莫索尼定等主要作用于咪唑啉受体，甲基多巴则作用于孤束核 α_2 受体（图 23-1）。

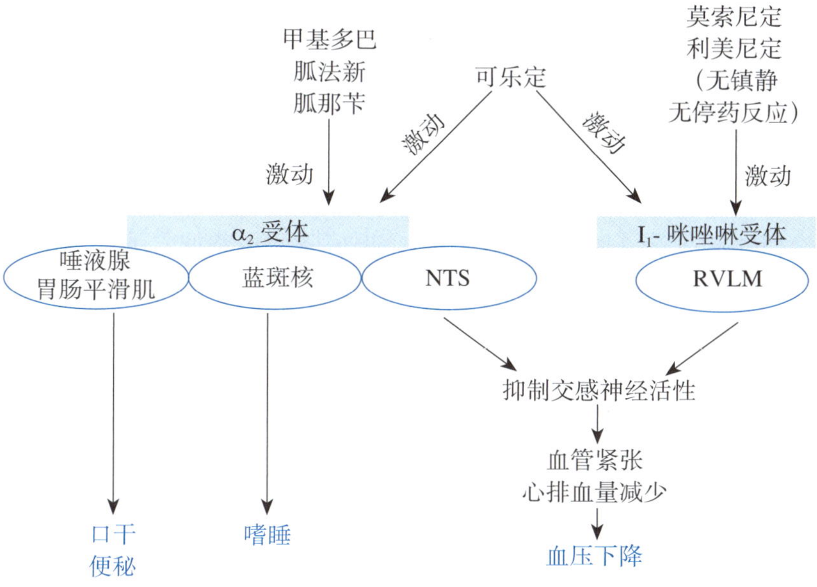

图 23-1　中枢性降压药作用机制示意图

NTS：孤束核；RVLM：延髓嘴端腹外侧区

可乐定（Clonidine）

【体内过程】本品口服易吸收，服后 1.5 ～ 3h 血药浓度达峰值，口服后 $t_{1/2}$ 为 5.2 ～ 13h，口服生物利用度为 71% ～ 82%。血浆蛋白结合率为 20%，约 50% 以原型药从尿中排出，能透过血脑屏障。

【药理作用】降压作用中等偏强，并可抑制胃肠分泌及运动，对中枢神经系统有明显的抑制作用。降压机制主要是通过兴奋延髓背侧孤束核突触后膜的 α_2 受体以及延髓嘴端腹外侧区（rostral ventrolateral medulla oblongata，RVLM）的 I_1- 咪唑啉受体（I_1 受体，I_1-imidazoline receptor），使交感神经张力下降，心排血量减少，外周血管阻力降低，从而产生降压作用。过大剂量的可乐定也可兴奋外周血管平滑肌上的 α_2 受体，引起血管收缩，使降压作用减弱。

【临床应用】 适于治疗中度高血压，常用于其他药物无效时。不显著影响肾血流量和肾小球滤过率，可用于高血压的长期治疗。与利尿药合用有协同作用，用于重度高血压。口服也用于预防偏头痛，或作为治疗吗啡类镇痛药成瘾者的戒毒药。其溶液剂滴眼用于治疗开角型青光眼。

【不良反应】 常见的不良反应是口干和便秘。其他不良反应有嗜睡、抑郁、眩晕、血管性水肿、腮腺肿痛、恶心、心动过缓、食欲缺乏等。不宜用于高空作业或驾驶机动车辆的人员，以免因精力不集中、嗜睡而导致事故发生。

【药物相互作用】 可乐定能加强其他中枢神经系统抑制药的作用，合用时应慎重。三环类化合物如丙米嗪等药物在中枢能与可乐定发生竞争性拮抗，取消可乐定的降压作用，不宜合用。

莫索尼定（Moxonidine）

莫索尼定为第二代中枢性降压药，作用与可乐定相似，但对 I_1- 咪唑啉受体的选择性比可乐定高。降压效能略低于可乐定，这与其对 α_2 受体作用较弱有关。由于选择性较高，莫索尼定不良反应少，无显著的镇静作用，亦无停药反跳现象。长期用药有良好的降压效果，并能逆转高血压患者的心肌肥厚。

二、血管扩张药

血管扩张药通过直接扩张血管而产生降压作用。由于直接扩张血管平滑肌的药物不良反应较多，一般不单独用于治疗高血压，仅在利尿药、β 受体阻滞药或其他降压药无效时才加用该类药物。米诺地尔、二氮嗪以往亦归属于血管扩张药，后来发现其作用机制与钾通道开放有关，故归入钾通道开放药。

肼屈嗪（Hydralazine）

主要扩张小动脉，对容量血管无明显作用，小动脉的扩张使外周血管阻力下降而降低血压。同时通过压力感受器反射性兴奋交感神经，引起心率加快、心肌收缩力加强、心排血量增加，不仅部分减弱了降压效果，也诱发了心悸、心绞痛等不良反应。同时反射性增加醛固酮分泌，导致水钠潴留，并可能增加高血压患者的心肌肥厚程度。

硝普钠（Sodium Nitroprusside）

【体内过程】 口服不吸收，静脉滴注给药起效快。以每分钟 1 ～ 100μg/kg 给药能降低收缩压和舒张压，停药后 5min 内血压回升，故可通过调整滴注速度维持血压于所需水平。本品在体内产生的 CN^- 可被肝转化成 SCN^-，后者经肾排泄。

【药理作用】 该药可直接松弛小动脉和静脉平滑肌，属硝基类血管扩张药，在血管平滑肌内代谢产生一氧化氮（NO），NO 具有强大的舒张血管平滑肌作用。近年发现 NO 与内皮衍生的松弛因子（endothelium derived relaxing factor，EDRF）在许多性能上相似，认为 EDRF 与 NO 是同一类物质，是一种内源性血管舒张物质。NO 可激活鸟苷酸环化酶，促进 cGMP 的形成，从而产生血管扩张作用。本品属于非选择性血管扩张药，很少影响局部血流分布。一般不降低冠状动脉血流量、肾血流量及肾小球滤过率。

【临床应用】 适用于高血压急症的治疗和手术麻醉时的控制性降压。也可用于高血压合并心力衰竭、嗜铬细胞瘤发作引起血压升高时的治疗。

【不良反应】 静脉滴注时可出现恶心、呕吐、精神不安、肌肉痉挛、头痛、皮疹、出汗、发热等。大剂量或连续使用（特别在肝、肾功能损害者），可引起血浆氰化物或硫氰化物浓度升高而中毒，导致甲状腺功能减退。用药时须严密监测血浆氰化物浓度。

三、α_1 受体阻滞药

本类药物对动脉和静脉的 α_1 受体具有较高的选择性阻断作用，可降低动脉血管阻力，增加静脉容量，但由于对去甲肾上腺素能神经末梢突触前膜 α_2 受体没有明显作用，故不易引起反射性心率加快。许多患者用药后出现水钠潴留。该药最大的优点是对代谢没有明显的不良影响，并对血脂代谢有良好作用。可用于各种程度的高血压治疗，但其对轻、中度高血压有明确疗效，与利尿药及 β 受体阻滞药合用可增强其降压作用。其主要不良反应为首剂现象（低血压），一般服用数次后这种首剂现象即可消失，可通过减少首剂剂量、睡前服药避免。本类药物有哌唑嗪（Prazosin）、特拉唑嗪（Terazosin）、多沙唑嗪（Doxazosin）。

四、去甲肾上腺素能神经末梢阻滞药

去甲肾上腺素能神经末梢阻滞药主要通过影响儿茶酚胺的贮存及释放产生降压作用。如利血平（Reserpine）及胍乙啶（Guanethidine）。利血平作用较弱，不良反应多，目前已不单独应用。胍乙啶较易引起脑、肾血流量减少及水钠潴留，主要用于重症高血压。尚有一些人工合成的胍乙啶类似物，如倍他尼定（Betanidine）、胍那决尔（Guanadrel）等，作用与胍乙啶相似，可作为胍乙啶的替代品，但较少用。

五、神经节阻滞药

神经节阻滞药对交感神经节和副交感神经节均有阻滞作用，对效应器的具体效应则视两类神经对该器官的支配以何者占优势而定。由于交感神经对血管的支配占优势，应用神经节阻滞药后，可使小动脉扩张，总外周阻力下降；静脉扩张，回心血量和心排血量减少，导致血压显著下降。又因肠道、眼、膀胱等平滑肌和腺体以副交感神经占优势，因此用药后常出现便秘、瞳孔散大、口干、尿潴留等。

本类药物曾广泛用于高血压的治疗，但由于副作用较多，降压作用过强、过快，现仅限于一些特殊情况，如高血压危象、主动脉夹层动脉瘤、外科手术中的控制性降压等。本类药物有樟磺咪芬（Trimetaphan Camsilate）、美卡拉明（Mecamylamine）、六甲溴铵（Hexamethonium Bromide）等。

六、钾通道开放药

钾通道开放药（钾外流促进药）有吡那地尔（Pinacidil）、尼可地尔（Nicorandil）和米诺地尔（Minoxidil）等。能特异性地促进钾通道开放，K^+ 外流增多，细胞膜超极化，膜兴奋性降低，Ca^{2+} 内流减少，血管平滑肌舒张，血压下降。该类药物可选择性地扩张冠状动脉、胃肠道血管和脑血管，而不扩张肾和皮肤血管。在降压时常伴有反射性心动过速和心排血量增加。若与利尿药和（或）β 受体阻滞药合用，则可纠正其水钠潴留和（或）反射性心动过速的副作用。

七、其他

作用机制与上述药物不同的新型抗高血压药有：前列环素合成促进剂西氯他宁（Cicletanine，沙克太宁）、肾素抑制药阿利吉仑（Aliskiren）、5-HT_{2A} 受体阻滞药酮色林（Ketanserin）、内皮素受体阻滞药波生坦（Bosentan）等。这些药物目前尚较少应用，但有可能在将来的抗高血压治疗中起重要作用。

第三节 高血压药物治疗的新概念

一、有效治疗与终生治疗

确实有效的降压治疗可以大幅度地减小并发症的发生率。一般认为，所有高血压患者一旦确立诊断，建议在生活方式（限盐减重多运动，戒烟限酒心态平）干预的同时立即启动药物治疗。对于收缩压＜160mmHg且舒张压＜100mmHg，且未合并冠心病、心力衰竭、脑卒中、外周动脉粥样硬化病、肾病或糖尿病的高血压患者，可根据病情及患者意愿暂缓给药，采用单纯生活方式干预最多3个月，若仍未达标，再启动药物治疗。降压目标为：一般高血压患者，血压降至140/90mmHg以下；合并糖尿病或慢性肾病的患者可在140/90mmHg基础上再适当降低；年龄在65～80岁患者血压降至150/90mmHg以下，如能耐受，可进一步降至140/90mmHg以下；80岁以上患者降至150/90mmHg以下。

原发性高血压病因不明，无法根治，需要终生治疗，患者不可自行停药。

二、保护靶器官

高血压的靶器官损伤包括心肌肥厚、肾小球硬化和脑卒中等。在抗高血压治疗中必须考虑逆转或阻止靶器官损伤。一般而言，降低血压即能减少靶器官损伤。但并非所有的药物均如此，如肼屈嗪虽能降压，但对靶器官损伤无保护作用。目前对靶器官的保护作用比较好的药物有ACE抑制药、AT_1受体阻滞药和长效钙通道阻滞药。除了血流动力学的效应之外，抑制细胞增生等非血流动力学作用也在其中产生重要作用。其他药物对靶器官损伤也有一定的保护作用，但较弱。

三、平稳降压

血压在24h内存在自发性波动，这种自发性波动被称为血压波动性（blood pressure variability，BPV）。血压不稳定可导致器官损伤，在血压水平相同的高血压患者中，BPV高者，靶器官损伤严重。降压药通常分成长效和短效两种，每天服用1次的属于长效降压药，而需要每天服用2～3次的属于短效降压药。使用短效降压药常使血压波动增大，故应优先选用24h有效的长效降压药。24h平稳降压的标志是给药24h后仍保持50%以上的最大降压效果。

四、联合用药

抗高血压药的联合应用是有效控制血压、降低不良反应的有效途径。抗高血压药联合用药的基本原则是：①选择药动学和药效学可以互补的药物；②避免联合应用降压机制相近的药物；③联合治疗应较单药治疗提高疗效，加强对靶器官的保护作用；④减少或抵消不良反应；⑤简化治疗方法，尽可能降低费用。目前临床上常将ACE抑制药或AT_1受体阻滞药联用利尿药，ACE抑制药或AT_1受体阻滞药联用二氢吡啶类钙通道阻滞药，β受体阻滞药联用二氢吡啶类钙通道阻滞药，效果较好。此外，固定配比复方制剂也是常用的一组高血压联合治疗药物，其通常由不同作用机制的两种小剂量降压药组成，也称为单片固定复方制剂。与分别处方的降压药联合治疗相比，其优点是使用方便，可改善治疗的依从性，是联合治疗的新趋势。

SUMMARY

Hypertension is the most common cardiovascular disease. It is the principal cause of stroke, leads to disease of the coronary arteries with angina pectoris or myocardial infarction, and is a major contributor to cardiac failure, renal insufficiency， and dissecting aneurysm of the aorta.

Diuretics, calcium channel blockers, β-adrenergic receptor antagonists, and ACE inhibitors are considered as the first class of antihypertensive drugs. Recently, AT_1 receptor blockers have been widely studied. As these drugs possess obvious organ protective effects, they will become the new drugs among the first class.

Antihypertensive treatment is a life-long therapy. Reversing or preventing hypertensive target organ damage should be taken into account. Lowering blood pressure, decreasing blood press variability and blocking renin-angiotensin system may be most important for organ protection in hypertension. Concurrent use of drugs from different classes is a common strategy for achieving effective control of blood pressure while minimizing dose-related adverse effects.

（宋丽华）

第24章 治疗心力衰竭药

案例

患者，男，75岁，于14天前无明显诱因出现咳嗽，咯白色泡沫样痰，伴喘促，呼吸困难，夜间时有憋醒，坐起后可略缓解。近2日乏力、心悸、呼吸困难加重，尿少，周身水肿，意识模糊而入院。高血压病史20年，平时口服硝苯地平片治疗，血压控制不理想。查体：T 37.2℃，R 27次/分，BP 170/105mmHg，HR 100次/分，心音弱。颈静脉怒张，双肺底闻及少许湿啰音。实验室检查：血尿素氮25.4mmol/L；肌酐259μmol/L。心脏彩超：左房、左室增大；二尖瓣中度反流。诊断：高血压（中度）；心力衰竭（心功能Ⅲ级）；肾衰竭。

问题与思考：

1．针对该患者的心力衰竭，请给出合理的药物治疗方案。

2．简述该治疗方案中各种药物的作用及其机制。

心力衰竭（heart failure，HF）又称为心功能不全（cardiac insufficiency），是指在适当的静脉回流下，心排血量绝对或相对减少，不能满足机体组织需要的一种病理状态。HF是多种原因所致的超负荷心肌病（cardiomyopathy of overload），此时心肌收缩和（或）舒张功能出现障碍，导致动脉系统供血不足、静脉系统淤血等症状。表现为呼吸困难、下肢水肿和疲乏等HF典型症状以及颈静脉高压、肺部细湿啰音、心尖搏动移位等体征的临床综合征。HF是心血管疾病的终末期表现和最主要的死因。HF的严重程度通常采用美国纽约心脏病学会（New York Heart Association，NYHA）的心功能分级方法。该方法将HF分为四级：①Ⅰ级：活动不受限制，日常体力活动不引起明显的气促、心悸和疲乏等症状；②Ⅱ级：活动轻度受限，休息时无症状，日常活动可引起明显的气促、疲乏或心悸等症状；③Ⅲ级：活动明显受限，休息时可无症状，轻于日常活动即引起显著气促、疲乏或心悸等症状；④Ⅳ级：休息时也有症状，稍有体力活性症状即加重，任何体力活动均可引起不适，如无需静脉给药，可在室内或床边活动者为Ⅳa级，不能下床并需静脉给药治疗者为Ⅳb。HF的严重程度还可以采用6min步行试验评价，即要求患者在平直走廊里尽快行走，测定6min的步行距离，根据US Carvedilol研究设定的标准，6min步行距离＜150 m为重度心力衰竭，150～450 m为中度心力衰竭，＞450 m为轻度心力衰竭。

第一节　心力衰竭的病理生理学及治疗药物的分类

HF可表现为左心衰竭、右心衰竭或全心功能障碍。多数患者以心室射血分数降低的HF为主，对正性肌力药反应良好；少数患者为心室射血分数正常的HF，对正性肌力药疗效差；极少数患者如贫血、甲亢等导致的心力衰竭可表现为高输出量 HF，对本章讨论的药物难于奏效。

心室射血分数降低的 HF 患者的心排血量减少致使心室内残存血液较多，心前负荷增加，心室舒张期末压明显升高，并导致肺循环和（或）体循环淤血；心排血量减少致使交感神经兴奋，血管收缩，心脏后负荷增加，心排血量进一步减少，心脏负担加重。伴随上述变化，心肌耗氧量增加，心脏功能降低。

【HF 主要病理生理机制】

1．神经内分泌系统的改变

（1）交感神经兴奋性增强：HF 时神经激素的异常及交感神经系统反射性活性增高，在 HF 早期具有一定的代偿作用。但交感神经长期过度兴奋则对心脏功能产生不利的影响：①增加心肌耗氧量，心率加快，舒张期缩短而减少冠状动脉灌流；②引起全身血管广泛收缩，增加心脏前后负荷；③过量儿茶酚胺使心肌细胞膜离子转运异常，易诱发心律失常；④激活肾素 - 血管紧张素 - 醛固酮系统，引起水钠潴留，增加心脏负荷；⑤持续增高的去甲肾上腺素与血管紧张素Ⅱ协同作用，引起心肌重构。因此交感神经系统持续过度兴奋是促进心功能障碍进行性发展的重要因素之一。此外，在 HF 时，血循环中儿茶酚胺水平明显提高，可引起心肌 β_1 受体下调，与 G 蛋白脱偶联，从而导致对 β 受体激动药及内源性儿茶酚胺的敏感性下降，使心肌收缩力进一步下降。

（2）肾素 - 血管紧张素 - 醛固酮系统（RAAS）激活：血管紧张素生成增多，使心脏及外周的血管收缩，引起水钠潴留，促进交感神经末梢释放 NA，促进心肌细胞增生并激活多种生物活性物质等。虽然这些变化对改善心功能具有一定的代偿意义，但同时对心脏产生不利的影响：①促进交感神经末梢释放去甲肾上腺素，增加心脏负荷，增加心肌耗氧量；②引起冠状血管收缩，促进血管壁增生及纤维化；③促进心肌细胞肥大、心肌间质纤维化，激活心肌重构机制，最终导致心功能障碍加重。

2．体液因子的改变

（1）精氨酸加压素（arginin vasopressin，AVP）分泌增多：精氨酸加压素又称为血管加压素或抗利尿激素，由下丘脑的视上核和室旁核细胞产生，贮存于神经垂体，具有抗利尿和促进周围血管收缩作用。HF 时心房感受器敏感性下降，经迷走神经传至下丘脑的信号减少，对 AVP 释放的抑制作用减弱而使血浆 AVP 水平升高。AVP 可致全身血管收缩并致水钠潴留增加，同时增加心脏前后负荷。

（2）内皮素（endothelin，ET）生成增多：HF 时多种刺激因素如低氧、氧自由基、Ang Ⅱ等都能促使心内膜下心肌以自分泌和旁分泌方式产生内皮素，产生强烈收缩血管作用及正性肌力作用。

（3）利钠肽生成增多：利钠肽主要包括心钠肽（atrial natriuretic peptide，ANP）、脑钠肽（brain natriuretic peptide，BNP）和 C 型利钠肽（C-type natriuretic peptide，CNP）。ANP 在心房压力升高时释放增多，其作用为扩张血管和利尿排钠，具有对抗水钠潴留的效应。BNP 作用与 ANP 相似，但较弱。CNP 可能参与或协同 RAAS 的调节作用。HF 时，ANP 及 BNP 分泌明显增加，其增加的程度与心力衰竭的严重程度呈正相关，可作为评定心力衰竭进程和判断预后的指标。

【治疗 HF 药物的分类】

目前治疗 HF 主要在于改善心脏功能及干预心肌重构，主要用于临床的药物包括：

1．肾素 - 血管紧张素系统抑制药

（1）血管紧张素Ⅰ（angiotensin Ⅰ，Ang Ⅰ）转化酶抑制药：卡托普利等。

（2）血管紧张素Ⅱ受体阻滞药：氯沙坦等。

2．利尿药 氢氯噻嗪、呋塞米、螺内酯等。

3．β 受体阻滞药 卡维地洛、美托洛尔等。

4．强心苷类正性肌力药 地高辛等。

5．其他抗 HF 药

（1）非强心苷类药：①磷酸二酯酶Ⅲ抑制药：米力农、维司力农等。②β 受体激动药：多巴酚丁胺等。

（2）扩血管药：硝普钠、硝酸异山梨酯、肼屈嗪、哌唑嗪等。

（3）钙通道阻滞药及钙增敏药：钙通道阻滞药，氨氯地平等；钙增敏药，左西孟旦等。

（4）单纯减慢心率药：伊伐雷定。

第二节 血管紧张素转化酶抑制药及血管紧张素Ⅱ受体阻滞药

自 20 世纪 80 年代初开始，血管紧张素 I 转化酶（angiotensin converting enzyme，ACE）抑制药用于高血压的治疗。近 10 多年来，发现 ACE 抑制药除具有扩张血管作用外，还可逆转心肌肥厚、心肌重构及抑制心肌纤维化，不仅可以缓解 HF 症状，还能改善预后，降低 HF 的病死率，是目前治疗 HF 中阻断神经内分泌系统及心肌重构的关键药物之一。

一、血管紧张素转化酶抑制药

卡托普利（Captopril）

【药理作用与作用机制】

1．对 HF 时神经激素的影响 卡托普利的基本作用是与血管紧张素转化酶结合并抑制其活性，使血液循环及局部组织中 Ang Ⅰ向 Ang Ⅱ转化受阻，血浆及组织（心脏、血管及血管内皮）中的 Ang Ⅱ生成减少。

（1）局部组织中的 Ang Ⅱ促进 NA 释放，卡托普利抑制 Ang Ⅱ生成，直接降低儿茶酚胺的浓度，并抑制循环中 Ang Ⅱ生成，使血管张力下降；抑制交感活性，同时减少血管升压素、内皮素的释放；有利于恢复 $β_1$ 受体的功能。

（2）卡托普利使缓激肽降解减少：缓激肽能激活激肽 B_2 受体，进一步激活磷脂酶 C（PLC），产生 IP_3，促进细胞内 Ca^{2+} 释放，不仅激活 NO 合酶，产生 NO，同时也激活细胞膜上的磷脂酶 A_2（PLA_2），产生 PGI_2。NO 与 PGI_2 都有舒张血管与抗心肌及血管壁细胞肥大增生重构的作用。

（3）减少醛固酮生成：HF 时，醛固酮分泌增多，通过水钠潴留及排 K^+、排 Mg^{2+} 作用，引起水肿、心室充盈压增高、诱发心律失常以及增加心脏性猝死的危险；促进心肌纤维化、成纤维细胞增生而引起心肌血管重构。卡托普利抑制 Ang Ⅱ的生成，进而引起醛固酮释放减少，不仅减轻水钠潴留，而且可对抗长期应用利尿药及洋地黄所致的 RAAS 激活、醛固酮分泌增加产生的一系列可能使 HF 恶化的因素。

2．对血流动力学的影响

（1）降低外周血管阻力：卡托普利降低血管张力，使平均动脉压、肺动脉压下降，从而降低外周血管阻力。

（2）扩张冠状动脉，改善心功能：卡托普利具有扩张冠状血管的作用，增加冠状动脉血流量，保护缺血心肌，减轻缺血再灌注损伤，同时可减少心律失常的发生。卡托普利可降低左心室充盈压及心室壁张力，改善心脏舒张功能。

（3）增加肾血流量和肾小球滤过率：卡托普利降低肾血管阻力，增加肾血流量及肾小球滤过率，增加尿量，以达到缓解 HF 症状的目的。

3．对抗心肌肥厚及心肌重构的作用　卡托普利逆转心肌肥厚和心肌重构的机制在于抑制 Ang Ⅱ生成，终止 Ang Ⅱ的致肥厚、促生长及诱导相关原癌基因的表达的作用。另外卡托普利增加缓激肽含量及减少醛固酮的分泌均有助于心肌肥厚及重构的逆转作用。

HF 是一种超负荷的心肌病，在发病的早期就开始出现心肌肥厚和心肌重构。心室肥厚是心室对压力负荷过重或缺氧的一种适应性反应，心肌细胞、间质细胞及血管发生不均一性增加，此代偿反应在 HF 的晚期可进一步恶化。HF 具体表现为心肌细胞持续肥大，伴有细胞凋亡、成纤维细胞增殖、胶原增加、心肌间质纤维化、细胞内线粒体减少和血管壁细胞增殖。心肌肥厚和心肌纤维化使心脏的泵血功能减退，加剧心脏收缩和舒张障碍，是 HF 病程中的危险因素。ACE 抑制药可有效阻止和逆转心肌肥厚、心肌纤维化及冠状动脉输送血管壁的增厚。

Ang Ⅱ的作用与 Ang Ⅱ受体有关。研究证明，在人类心肌中，Ang Ⅱ受体有两种亚型，即 AT_1 和 AT_2 受体。在 HF 患者中两种受体的表达增强。Ang Ⅱ作用于 AT_1 受体，通过 PLC-IP_3、DAG-PKC 信号转导通路，诱导原癌基因 *c-fos*、*c-myc* 转录表达，增加心肌细胞内 DNA、RNA 的含量，增加蛋白质的合成，诱发心肌细胞增殖及心肌重构。Ang Ⅱ作用于受体的信号转导通路还包括经酪氨酸蛋白激酶通路及丝裂原激活的蛋白激酶通路，这些通路被激活后，均可调节和促进细胞的生长、增殖。已知的 Ang Ⅱ促心肌纤维化的作用机制表明，信号转导机制包括信号转导子和转录激活子（signal transducers and activators of transcription，STAT）家族。STAT 是心肌细胞、心肌成纤维细胞和血管平滑肌细胞的转录因子。Ang Ⅱ促进心肌纤维化与相关原癌基因 *c-fos*、*c-jun*、*Egr-1* 以及纤维连接蛋白的基因表达有关。ACE 抑制药通过减少 Ang Ⅱ的生成而发挥上述逆转作用。

【临床应用】 卡托普利可抑制 Ang Ⅱ生成，逆转心肌肥厚及心肌重构；血管张力下降，心排血量增加，改善体循环及肺循环淤血；醛固酮生成减少，缓解由醛固酮增多引起的水肿及心肌增生肥厚；缓激肽降解减少，促进 NO 和 PGI_2 的生成，进一步舒张血管及抗心肌、血管平滑肌细胞肥大增生及心肌重构。从多方面缓解 HF 的症状和体征，降低 HF 的病死率，延长寿命，提高生活质量。

二、血管紧张素Ⅱ受体阻滞药

氯沙坦（Losartan）

对血循环、心肌自分泌及旁分泌部位的 AT_1 受体具有高度选择性阻断作用，而对 AT_2 受体的阻断作用很弱。由于氯沙坦对缓激肽途径无影响，故使用后不引起咳嗽、血管神经性水肿等不良反应。

【药理作用与作用机制】 氯沙坦拮抗 Ang Ⅱ对心血管系统的作用，产生以下功效：①逆转心肌肥厚、心肌重构及心肌纤维化；②血管张力下降，可降低左心室舒张期末压及左心室舒张期末容积，改善血流动力学，减轻心脏的后负荷；③醛固酮分泌减少，避免水钠潴留及钾、镁的丢失。

【临床应用】 氯沙坦除可用于高血压治疗外，主要用于 HF 的治疗。适用于血浆肾素活性高、Ang Ⅱ增多导致的血管壁和心肌肥厚及纤维化的 HF。

第三节　β 受体阻滞药

HF 时应用 β 受体阻滞药虽有抑制心肌收缩力、加重心功能障碍的可能，但自从 1975 年 Wagstein 最先报道 β 受体阻滞药对 HF 和左心室功能不全者具有治疗作用后，对卡维地洛（Carvedilol）、比索洛尔（Bisoprolol）和美托洛尔（Metoprolol）的临床试验证明，长期应用可以改善HF的症状，提高射血分数，改善患者的生活质量，降低病死率。目前已被推荐为治疗慢性HF的常规用药。

【药理作用与作用机制】

1．保护心肌细胞 在HF的进程中，交感神经系统被缓慢激活，高浓度的NA可直接损伤心肌。

体外试验表明：①NA刺激心肌细胞肥大和胚胎基因的再表达；②NA通过β_1受体使心肌细胞凋亡；③NA作用于β受体，刺激成纤维细胞DNA和蛋白质的合成；④过度表达人体β_1受体、Gas蛋白的转基因小鼠模型中，产生显著的心肌病表型，最终心腔扩大，收缩功能障碍；⑤Gas蛋白过度表达的模型还使心肌细胞凋亡增加；⑥过度表达人体β_2受体的转基因小鼠与其他心肌病遗传模型交配的交叉模型中，HF和心肌重构加速。阻断β受体可防止心肌病的发展。上述资料表明缓慢发生的肾上腺素能神经系统的激活可介导心肌重构，这是应用β受体阻滞药治疗慢性HF的理论基础。此外，长期应用β受体阻滞药可致β受体数目上调也是其作用机制之一。

2．抑制RAAS 抑制肾素分泌，进而使AngⅡ、醛固酮生成减少，使血管扩张，减少水钠潴留，降低心脏的前、后负荷，减少心肌耗氧量，从而改善心肌缺血。

3．降低交感神经的兴奋性 减慢心率，延长左心室充盈时间，增加心肌血流灌注，减少心肌的耗氧量，减少HF时心律失常的发生，可改善预后，降低HF猝死的发生率。

4．其他 卡维地洛等兼有阻断α受体、抗生长及抗氧自由基等作用，卡维地洛长期应用可降低病死率，提高生存率。

【临床应用】 适用于心功能比较稳定的Ⅱ、Ⅲ级，LVEF $<$ 40%的HF患者。应尽早在ACE抑制药和利尿药的基础上加用β受体阻滞药。β受体阻滞药是作用较强的负性肌力药，治疗初期对心功能有抑制作用，但长期治疗（≥3个月）则改善心功能，使LVEF增加。因此，β受体阻滞药只适用于HF的长期治疗。

β受体阻滞药治疗前和治疗期间患者体重稳定，无明显体液潴留。应从最小剂量开始，在严密观察下逐渐增加剂量。避免突然停药。

【不良反应与注意事项】 在用药初期出现不良反应，一般不需停药。低血压常发生于同时应用兼有阻断α受体作用的药物制剂，通过减少ACE抑制药的用量来缓解低血压。在增加剂量过程中可能会出现心动过缓和房室传导阻滞，心动过缓（心率< 55次/分）、Ⅱ度及Ⅱ度以上房室传导阻滞患者禁用。禁用于支气管哮喘及外周血管痉挛性疾病。

第四节 利 尿 药

【药理作用与作用机制】 利尿药在心力衰竭的治疗中起着重要的作用，目前仍作为一线药物广泛用于各种HF的治疗。

1．促进钠、水排泄 利尿药通过其利尿作用促进钠、水排出，减少血容量，主要减轻心脏的前负荷，缓解体循环充血及肺淤血。

2．降低心脏后负荷 利尿药的促Na^+排出作用，减少血管平滑肌细胞Na^+-Ca^{2+}交换，使细胞内Ca^{2+}减少，进而导致血管壁的张力下降，外周阻力降低，降低心脏的后负荷，增加心排血量，减轻心功能不全的症状。

3．防止心肌重构 HF时醛固酮水平的升高可引起低镁、低钾、激活交感神经、抑制副交感神经，醛固酮可与AngⅡ协同促进心肌重构，进而促进HF的发展。利尿药螺内酯可拮抗醛固酮，逆转上述作用。

【临床应用】 利尿药适用于轻、中、重度心功能不全的患者，尤其是左、右心室充盈量偏高并伴有水肿或有明显的充血和淤血的患者。

1. 噻嗪类利尿药（thiazides diuretics） 对于轻、中度的 HF 可选用噻嗪类利尿药，常用氢氯噻嗪（Hydrochlorothiazide），可间断应用，每周 2 ～ 4 次。

2. 袢利尿药（loop diuretics） 对中度的 HF，可口服袢利尿药，如呋塞米（Furosemide）、布美他尼（Bumetanide）等。对严重的 HF，尤其是急性左心功能不全、肾小球滤过率小于 30ml/min，以及利尿药抵抗（diuretics resistance）时可选用呋塞米、布美他尼等静脉注射。

3. 醛固酮拮抗药（aldosterone antagonist） 严重的 HF 患者因伴有高醛固酮血症，应选用具有抗醛固酮作用的留钾利尿药，是辅助治疗严重 HF 常用的药物。在 ACEI 长期治疗中，循环和组织中的醛固酮经历一段时间的短暂降低后，又恢复甚至或超过原来水平，这种现象称为醛固酮逃逸。醛固酮拮抗药适用于已接受 ACEI/ARB 及 β 受体阻滞药治疗而仍然存在症状（NYHA Ⅱ～Ⅳ级）、EF ≤ 35% 的所有 HF 患者。起始剂量为螺内酯（Spironolactone）25mg/d 或依普利酮 25mg/d，靶剂量为螺内酯 25 ～ 50mg/d 或依普利酮 50mg/d。

螺内酯不仅能减少 K^+ 的排出，还可减少心肌 K^+ 的外流，对预防强心苷中毒引起的心律失常有一定的意义。与其他排钾利尿药合用增强利尿作用，并保持体内 K^+ 的平衡。

第五节　强心苷类

强心苷类是一类具有强心作用的苷类化合物，本类药物有地高辛（Digoxin）、洋地黄毒苷（Digitoxin）、毛花苷 C（Lanatoside C）、毒毛花苷 K（Strophanthin K）等。常用于治疗 HF 的药物是地高辛。

【构效关系】 强心苷类由糖和苷元两部分组成（图 24-1）。糖的部分由葡萄糖或洋地黄毒糖等组成，对强心苷类的正性肌力作用无根本性影响，但可增加药物的极性。苷元由甾核和不饱和内酯环两部分组成。甾核具有三个重要的取代基：C3 位具有 β 构型的羟基，如改为 α 构型，则苷元失去强心作用。C14 位需有一个 β 构型的羟基，无此羟基或差向异构为 α 位，则苷元失去强心作用。C17 位连接有 β 构型的内酯环，此环必须为不饱和环，不能打开，否则会影响作用的强度或使之失去正性肌力作用。近年拟对强心苷类进行化学结构的改造，旨在增大安全范围，减少毒性反应。

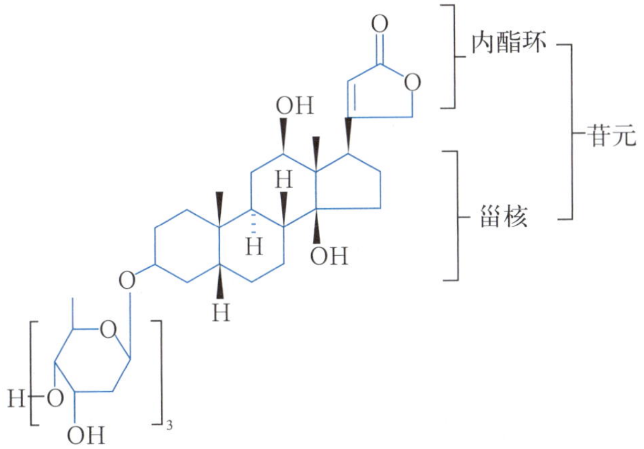

图 24-1　强心苷（地高辛）的化学结构

【体内过程】 强心苷类的体内过程取决于药物的极性，而极性的高低因糖链数目而定。常用药物体内过程的比较见表 24-1。

表24-1 四种强心苷类药物的药动学参数

药动学参数	洋地黄毒苷	地高辛	毛花苷C	毒毛花苷K
口服吸收率（%）	90 ~ 100	20 ~ 80	20 ~ 30	2 ~ 5
血浆蛋白结合率（%）	97	25	< 20	3 ~ 10
肠肝循环（%）	27	7	少	少
代谢转化（%）	70	20	少	0
以原型经肾排出（%）	10	60 ~ 90	90 ~ 100	100
分布容积（L/kg）	0.6	5.1 ~ 8.1	4.4	—
半衰期（h）	5 ~ 7d	36	23	12 ~ 19
治疗血药浓度（ng/ml）	10 ~ 35	0.5 ~ 2.0	—	—
给药途径	口服	口服	静脉注射	静脉注射
起效时间（h）	2	1 ~ 2	10 ~ 30min	5 ~ 10min
t_{max}（h）	8 ~ 12	4 ~ 8	1 ~ 2	0.5 ~ 2
毒性消失时间（d）	3 ~ 10	1 ~ 2	1 ~ 1.5	6h
作用完全消失时间（d）	2 ~ 3 周	5 ~ 7	4 ~ 5	1 ~ 3
负荷量（mg）	0.8 ~ 1.2	0.7 ~ 1.2	1 ~ 1.2	0.25 ~ 0.5
维持量（mg）	0.05 ~ 0.3	0.7 ~ 1.2	—	—

长效类的洋地黄毒苷口服吸收率近 100%，经肝、胆管排入肠道而被重吸收，形成肠肝循环，作用时间延长。中效类的地高辛生物利用度个体差异大，临床应用时应注意调整剂量。短效类的毒毛花苷 K 口服不吸收，需静脉用药，几乎全部以原型经肾排泄，肾功能不全者易中毒，因其显效快，作用时间短。

【药理作用】

1．对心脏的作用

（1）正性肌力作用（positive inotropic action）：对心脏具有直接的选择性作用，可增强心肌收缩力。强心苷的正性肌力作用有以下特点：①缩短心脏收缩期：加快心肌纤维缩短速度，使心肌收缩敏捷而有力，使舒张期相对延长。②增加衰竭心脏的心排血量：因强心苷类还具有收缩血管而增加外周阻力的作用，限制了心排血量的增加，对正常人并不增加心排血量。而在 HF 状态下，地高辛可通过间接反射性作用，抑制处于兴奋状态的交感神经活性，从而使外周阻力并不增加，以保证心排血量增加。③降低衰竭心脏的耗氧量：虽然强心苷类可使 HF 的心肌收缩力增强，心肌耗氧量增多，但基于正性肌力作用、射血时间缩短、心室内残余血量减少、心室容积缩小、室壁张力下降以及负性频率的综合作用，心肌总耗氧量并不增加，甚至有所降低。这是强心苷类区别于儿茶酚胺类药物的显著特点。

（2）负性频率作用（negative chronotropic action）：这一作用继发于地高辛的正性肌力作用。由于心排血量增多，作用于颈动脉窦、主动脉弓的压力感受器，反射性兴奋迷走神经，使心率减慢。此外，还可增敏窦弓感受器，直接兴奋迷走神经及结状神经节。在 HF 时，交感神经活性增高，压力感受器反射的敏感性明显下降，其原因与该部位的 Na^+-K^+-ATP 酶的活性有关，由于交感激活时该酶活性增高，压力感受器细胞内 K^+ 增多，膜电位负值增大，呈超极化，兴奋性被阻抑，敏感性下降。强心苷类抑制 Na^+-K^+-ATP 酶，翻转上述作用，从而恢复压力感受器的正常敏感性和反射机制，从另一个角度参与了 HF 的治疗作用。

负性频率作用有利于解除心功能不全的症状，因心率减慢可使舒张期延长，静脉回心血量增多，得以保证心排血量增加，与此同时冠状动脉血液灌注改善，从而有益于心肌的营养供应。

强心苷类的负性频率作用并非评价疗效的必要条件。临床应用发现，在心率减慢之前或在心率未见明显减慢的情况下，HF 的一些症状，如呼吸急促、水肿等已有所改善。

（3）对心肌电生理特性的影响：HF 的病因不同，病变部位各异，心肌电生理特点不尽一致，特别是强心苷类用药剂量的改变也会直接或间接影响其电生理特性。在治疗量下可降低窦房结的自律性，减慢房室传导速度及缩短心房有效不应期。此作用与强心苷类增加迷走神经的兴奋性有关。迷走神经兴奋可促进 K^+ 外流，最大舒张电位负值增加（绝对值增大），与阈电位距离加大，从而降低窦房结的自律性。加速 K^+ 外流使心房的有效不应期缩短。迷走神经兴奋作用可减慢房室传导。提高浦肯野纤维自律性及缩短有效不应期。此作用与强心苷类直接抑制心肌细胞膜 Na^+-K^+-ATP 酶有关。由于对该酶的抑制作用，使细胞内缺钾，最大舒张电位负值减小（绝对值减小），与阈电位距离接近，从而提高自律性。由于最大舒张电位减小，故除极化速率降低，动作电位振幅缩小，有效不应期缩短。

（4）对心电图的影响：治疗量强心苷类最早引起 T 波幅度减小、低平或倒置。ST 段呈鱼钩状，与动作电位 2 相缩短有关，是临床判断是否应用强心苷类的依据。PR 间期延长，反映房室传导速度减慢；QT 间期缩短，反映浦肯野纤维和心室肌动作电位时程缩短；PP 间期延长，反映心率减慢。中毒剂量可出现各种类型的心律失常，心电图检查可发现其相应的改变。

2．对神经系统及神经内分泌的作用

（1）对神经系统的作用：在 HF 时交感神经兴奋性明显提高，血浆中儿茶酚胺含量显著增加，可直接产生心脏毒性，是促进 HF 病情发展的危险因素，NA 的水平变化是判定预后的重要指标。强心苷类除通过正性肌力作用间接抑制交感神经活性外，还具有直接抑制作用。

有研究表明强心苷类抑制非心肌组织 Na^+-K^+-ATP 酶亦是治疗 HF 的作用机制之一。副交感传入神经的 Na^+-K^+-ATP 酶受抑制，提高了位于左心室、左心房和右心房入口处及主动脉弓和颈动脉窦的压力感受器的敏感性，抑制性传入冲动的数量增加，使中枢神经系统下达的交感神经兴奋性减弱。

长期应用强心苷类，降低循环中 NA 的浓度，改善 HF 的预后，但中毒剂量可通过中枢及外周作用，提高交感神经活性，应注意用量。治疗量强心苷类对中枢神经系统无明显影响，中毒剂量可兴奋延髓化学催吐感受区（CTZ），引起呕吐，此作用由多巴胺 D_2 受体所介导。过量中毒也引起中枢兴奋症状。

（2）对神经内分泌的影响：近年研究发现，HF 的发生与发展和神经激素失调（neurohormonal disorders）具有重要关系。强心苷类抑制肾素 - 血管紧张素 - 醛固酮系统（RAAS），降低血浆肾素的活性，从而减少 Ang Ⅱ及醛固酮的分泌，产生对心脏的保护作用。促进心房钠尿肽（atrial natriuretic peptide，ANP）的分泌，恢复 ANP 受体的敏感性，可对抗 RAAS，产生利尿作用。

3．对血管及肾的作用

（1）对血管的作用：收缩血管平滑肌，使下肢血管、肠系膜血管及冠状血管收缩，外周阻力增加，局部血流减少。在 HF 时，强心苷类直接或间接抑制交感神经活性，超过其缩血管效应，故外周阻力有所下降，局部血流增加。

（2）对肾的作用：在 HF 时，强心苷类通过加强心肌收缩力，使心排血量增多，肾血流量增加，间接产生利尿作用；抑制肾小管细胞 Na^+-K^+-ATP 酶，减少肾小管对 Na^+ 的重吸收，产生直接利尿作用。

【正性肌力作用机制】 强心苷类对心肌收缩过程的作用与收缩蛋白及其调节蛋白无关，

也不影响心肌能量供应，但能增加兴奋时心肌细胞内 Ca^{2+} 含量，这是强心苷类正性肌力作用的基本机制。

强心苷类选择性地与心肌细胞膜上 Na^{+}-K^{+}-ATP 酶结合并抑制其活性。治疗量强心苷类能抑制 Na^{+}-K^{+}-ATP 酶约 20% 的活性，结果是细胞内 Na^{+} 增多、K^{+} 减少。当细胞内 Na^{+} 增多时，激活 Na^{+}-Ca^{2+} 交换机制，使 Na^{+} 内流减少，Ca^{2+} 外流减少，或者是使 Na^{+} 外流增加的同时，Ca^{2+} 内流增加。其结果是细胞内 Ca^{2+} 量增加，肌浆网摄取 Ca^{2+} 也增加，储存增多。此外，细胞内 Ca^{2+} 少量增加时，可使动作电位 2 相内流的 Ca^{2+} 增多，进而促使肌浆网的钙释放。这样，在强心苷类作用下，心肌细胞内可利用的 Ca^{2+} 增加，使心肌收缩力增强（图 24-2）。

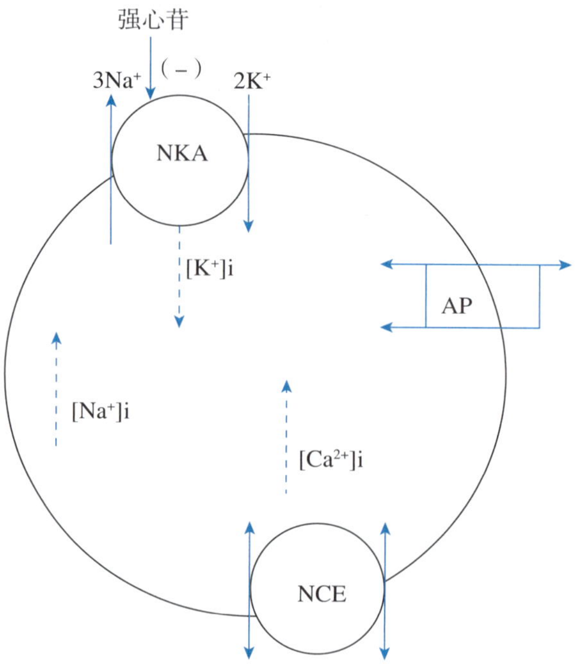

图 24-2 强心苷类作用机制示意图

NKA=Na^{+}-K^{+}-ATP 酶；AP= 动作电位；NCE= 钠钙双向交换

在多种条件下，强心苷类的正性肌力作用与对 Na^{+}-K^{+}-ATP 酶的抑制之间显示了一定的相关性。但是当 Na^{+}-K^{+}-ATP 酶活性抑制作用大于 30% 时，可能出现毒性反应，当达到或超过 60% ～ 80% 时可产生明显的毒性反应。其特点是心肌细胞内的钙超载，心肌松弛作用不足而加重心功能不全。另外心肌细胞内明显低钾，使心肌细胞的自律性提高，产生各种心律失常。

【临床应用】

1．治疗慢性心功能不全 强心苷类可用于多种原因所致的心功能不全。其缺点为缺乏心肌松弛作用，不能纠正舒张功能障碍，对供氧及能量代谢无影响。对心房颤动伴心室率快的 HF 疗效最好；对高血压、风湿性心脏病、先天性心脏病所致低排血量的 HF 疗效良好；对贫血、甲状腺功能亢进及维生素 B_1 缺乏所致能量产生障碍的 HF 疗效较差。对肺源性心脏病、心肌炎或风湿活动期的 HF 疗效差，且易中毒。对受心肌外机械因素影响所致的 HF，如缩窄性心包炎及严重二尖瓣狭窄者疗效很差或无效。

2．抗心律失常

（1）心房颤动：心房率为 400 ～ 600 次 / 分，此时可有过多的冲动下传到心室，引起心室率过快（100 ～ 200 次 / 分），影响心脏排出足够的血液，导致严重的循环障碍。强心苷类抑制房室传导，使较多的冲动不能穿透房室结到达心室而隐匿在房室结中，减慢心室率。

（2）心房扑动：心房率达 300 ～ 360 次 / 分，与心房颤动相比，心房的异位节律相对较规则，但冲动穿透力强，容易传入心室，使心室率过快而难以控制。强心苷类可缩短心房的有效不应期，使心房扑动转为颤动，继之减慢心室率，是治疗心房扑动的常用药物。停药后，其缩短有效不应期的作用消除，相对地延长了有效不应期而停止折返，有可能恢复窦性节律。

（3）阵发性室上性心动过速：可通过提高迷走神经活性而终止，在采用压迫颈动脉窦等方法无效时，可用强心苷类。

【用法与用量】

1．负荷量法 首先在短期内给予较大剂量以达全效量（“洋地黄化量”），即出现最大疗效，再逐日给予维持量以补充每日消除的剂量。例如首次口服给予地高辛 0.25 ～ 0.5mg，以后每 6 ～ 8h 给予 0.25mg 至全效量，而后每日给予 0.125 ～ 0.5mg 维持。此种给药方式可根据病情分为速给法和缓给法，现已少用。

2．维持量法 目前已广泛采用此给药方法，可明显降低毒性反应的发生率。按一级消除动力学的规律每日给予维持量，经 4 ～ 5 个 $t_{1/2}$，能使血药浓度达到稳态而发挥疗效。地高辛的维持量为 0.125 ～ 0.25mg，老年人及肾功能不良者宜用小剂量（0.125mg），每日或隔日 1 次。

【不良反应】

1．胃肠道反应 可见食欲缺乏、恶心、呕吐及腹泻等。剧烈呕吐是最常见的早期中毒症状，应减量或停药。

2．中枢神经系统反应 可见眩晕、头痛、失眠、疲倦及谵妄等症状。可见定向障碍、黄视症、绿视症及视力减退等症状。色觉障碍属中毒先兆，是停药指征之一。

3．心脏反应 可出现各种不同程度的心律失常，是最严重的中毒反应。①快速型心律失常：强心苷类中毒可引起室性期前收缩、二联律，出现较早而常见（33%），是停药的指征之一。也可出现房性、房室结性、室性心动过速，甚至发生心室颤动。②房室传导阻滞：强心苷类中毒可引起各种程度的房室传导阻滞。③窦性心动过缓：强心苷类降低窦房结的自律性，心率低于 60 次 / 分，亦属中毒先兆，是停药指征之一。

【中毒的防治】 一旦发现中毒先兆，应及时停药，同时可适当补钾，监测血药浓度有助于及早发现。

1．快速型心律失常 与抑制 Na^+-K^+-ATP 酶引起异位起搏点的自律性提高有关。氯化钾是治疗快速型心律失常的有效药物。氯化钾可与强心苷竞争 Na^+-K^+-ATP 酶，减少强心苷与酶的结合，从而减轻或阻止毒性的发生和发展。但需注意补钾只能阻止强心苷继续与心肌细胞的结合，而不能将已与心肌细胞结合的强心苷置换出来，故防止低血钾比治疗补钾更重要。补钾不可过量；对并发传导阻滞的强心苷中毒不可补钾，以防发生心脏停搏。对心律失常严重者如室性心动过速及心室颤动，还应使用苯妥英钠。对极严重的地高辛中毒者，可用地高辛抗体 Fab 片段静脉注射，作用强、起效快，每 80mg Fab 片段能拮抗 1mg 地高辛。

2．缓慢型心律失常 窦性心动过缓和房室传导阻滞可选用阿托品治疗。

【药物相互作用】 强心苷类与排钾利尿药合用时，应根据患者的肾功能状态适当补钾。地高辛与维拉帕米、普罗帕酮、胺碘酮、奎尼丁、普鲁卡因胺、丙吡胺等药物合用时，地高辛血药浓度增加，应减少地高辛用量。

第六节 其他治疗心力衰竭药

一、非苷类正性肌力药

（一）磷酸二酯酶Ⅲ抑制药

磷酸二酯酶Ⅲ抑制药（phosphodiesterase- Ⅲ inhibitors）通过抑制 PDE- Ⅲ的活性，减少

cAMP 的灭活，使心肌细胞内的 cAMP 含量增加而产生正性肌力作用，同时对血管平滑肌具有松弛作用，可使血管扩张。兼具两种作用的药物称为正性肌力扩血管药（inodilator）。从作用机制看，本类药物应为较理想的抗 HF 药物，但大量的临床研究表明，短期内应用可获得一定的疗效，长期应用时不良反应多，可增加病死率，甚至缩短生存时间。对本类药物的研究尚有待进一步深化，常用的药物有米力农（Milrinone）及维司力农（Vesnarinone）等。

（二）β 受体激动药

HF 在发生、发展过程中，交感神经系统被激活，RAAS 等也处于相当高的水平。同时心脏的 β_1 受体下调，β 受体激动药的作用难以奏效，反而可因心率加快、心肌耗氧量增多而对 HF 不利，不宜使用 β 受体激动药。

β_1 受体的选择性激动药多巴酚丁胺（Dobutamine）能明显增强心肌收缩性，降低外周血管阻力，增加心排血量，主要用于强心苷反应不佳的严重左心衰竭和心肌梗死后的心力衰竭。可增加 HF 的病死率，不宜作常规治疗 HF 之用。

多巴胺（Dopamine）及异波帕胺（Ibopamine）可激动 D_1、D_2、β 和 α_1 受体，能加强心肌收缩性，降低外周血管阻力，增加心排血量，有显著的利尿、改善肾功能的作用。前者多用于急性心力衰竭，常作静脉滴注；后者早期应用可减缓病情恶化，可口服给药。

二、血管扩张药

用于 HF 的血管扩张药除本章介绍的 ACE 抑制药、钙通道阻滞药外，还有硝普钠、肼屈嗪、硝酸酯类及 α_1 受体阻滞药哌唑嗪等。血管扩张药在 HF 的治疗中已取得一些进展，某些血管扩张药不仅能改善 HF 的症状，还能降低病死率，提高患者的生活质量。

血管扩张药治疗 HF 是一种辅助疗法，一般用于正性肌力药和利尿药治疗无效的 HF 或顽固性 HF。药物的选择应根据病因、病情而定，一般肺静脉压明显升高、肺淤血症状明显者应选用以扩张静脉为主的药物，如硝酸酯类；对心排血量低而肺静脉压高者，应选用硝普钠，或合并使用肼屈嗪和硝酸酯类；对心排血量明显减少而外周阻力升高者，宜选用扩张小动脉的药物，如肼屈嗪、哌唑嗪等。

血管扩张药在应用时应注意调整剂量，不宜使动脉血压过度下降，一般下降不超过 9.75 ~ 15mmHg，否则会因动脉压下降，使冠状动脉的灌注压降低，心肌供血减少。另外，在左心室充盈压并无异常增加时，也不要过度降低前负荷，否则会使左心室充盈不足，影响体循环及冠状动脉的供血。血管扩张药在 HF 的治疗中，本身具有正性肌力作用，或与具有正性肌力作用的药物联合应用，可提高疗效。

血管扩张药可导致体液潴留，由此可产生耐受性，因此应合用利尿药。由于血管扩张药种类较多，作用机制不同，对心血管的效应又各异，所以应适当改换药物或联合用药。

三、钙通道阻滞药及钙增敏药

（一）钙通道阻滞药

钙通道阻滞药具有较广泛的药理作用。临床观察发现，硝苯地平、地尔硫䓬、维拉帕米等可使 HF 恶化，可增加 HF 的病死率。负性肌力作用被认为是钙通道阻滞药加重 HF 的主要原因。硝苯地平、地尔硫䓬等可能使交感神经、RAAS 及血管升压素等神经内分泌系统不同程度地激活，因而可能成为加重 HF 的原因之一。

氨氯地平（Amlodipine）和非洛地平（Felodipine）是 20 世纪 90 年代开发的新一代二氢吡啶类钙通道阻滞药，无明显上述缺点，可用于 HF 的治疗。长期用药较安全，对生存率无影响。氨氯地平的作用出现缓慢，维持时间较长，同时还具有抗动脉粥样硬化、抗 TNF-α 及白介素的作用。长期应用可治疗左室功能障碍伴有心绞痛、高血压的患者，也可降低非缺血者的病死率。

钙通道阻滞药的最佳适应证是继发于冠心病、高血压以及舒张功能障碍的 HF，尤其是其他药物无效的病例。但对于 HF 伴有低血压、房室传导阻滞及有严重收缩功能障碍的患者，不宜使用本类药物。

（二）钙增敏药

钙增敏剂（calcium sensitizers）为近年研究发现的新一代治疗 HF 的药物，作用于收缩蛋白，增加肌钙蛋白 C（troponin C，TnC）对 Ca^{2+} 的亲和力，在不增加细胞内 Ca^{2+} 浓度的条件下，增强心肌收缩力，同时可避免细胞内 Ca^{2+} 浓度过高所引起的损伤，也可节约部分供 Ca^{2+} 转运所消耗的能量，是开发正性肌力药物的新方向。

【作用机制】

1．调节肌丝对 Ca^{2+} 的反应　①作用于 TnC 水平，增加 Ca^{2+} 与 TnC 的结合，以增加肌丝对 Ca^{2+} 的反应，如匹莫苯旦（Pimobendan）对肌丝的 Ca^{2+} 敏感性具有立体选择性的作用。②改变钙结合信息传递的机制，左西孟旦（Levosimendan）的作用在于停靠在 TnC 的氨基末端接近调节钙结合的区域，该区域是 TnC 与肌钙蛋白Ⅰ（troponin Ⅰ，TnⅠ）以钙依赖方式起反应的区域。左西孟旦占领该区域与钙结合的构型稳定性相关，此位点的稳定性被认为能增加细肌丝激活的水平。此钙增敏作用相当于信息的传递。③作用于肌动蛋白 - 肌球蛋白之间的机制，噻唑嗪酮（Thiadizinone）直接促进肌动蛋白 - 肌球蛋白之间的反应，增加肌丝对 Ca^{2+} 的敏感性与细肌丝横桥钙依赖的激活有关。

2．减轻心脏负荷，降低心肌耗氧量　钙增敏药激活 ATP 敏感的钾通道，使血管扩张，改善心脏的供血供氧，减轻心脏负荷，降低心肌耗氧量，在 HF 的治疗中具有正性肌力作用和血管扩张作用，可增加 HF 患者的运动耐受量并改善 HF 症状。

【不良反应】　该药物可降低 HF 患者的生存率。该药物缺乏心肌舒张期的松弛作用，其作用机制尚有待进一步探讨，疗效有待于大规模的临床研究。

四、单纯减慢心率药

伊伐雷定（Ivabradine）

伊伐雷定是目前唯一的应用于临床的超极化激活的环核苷酸门控通道（hyperpolarization-activated cyclic nucleotide-gated channels，HCN）选择性抑制剂。

【体内过程】　伊伐雷定口服给药后，吸收迅速、完全，1h 后能达到血药峰浓度，血浆蛋白结合率约为 70%，表观分布容积在稳态下接近 100L/kg。在肝和消化道通过 CYP3A4 氧化代谢，主要的活性代谢物为 *N*- 去甲基衍生物。血浆消除半衰期为 2h，生物半衰期为 11h。总清除率为 400ml/min，肾清除率为 70ml/min。伊伐雷定与强效 CYP3A4 抑制药（酮康唑、交沙霉素等）联合使用时，会导致心率过度降低。

【药理作用】　静息状态下，细胞处于超极化状态，窦房结起搏细胞能够自发地产生缓慢的舒张期除极，使膜电位趋向于阈电位。自发舒张期除极由 4 个离子通道协同产生：I_K、I_f、$I_{Ca(T)}$、$I_{Ca(L)}$。I_f（控制窦房结内的自发舒张除极化和调节心率）是由超极化激活的内向钠、钾离子流组成的，它决定舒张期除极曲线趋向于阈电位的斜率，因此它控制着连续动作电位的间隔。本品在 HCN 开放状态下从细胞内侧进入，与通道内的位点结合抑制 I_f，从而达到减慢心率的作用，而对心脏内传导、心肌收缩或心室复极化无作用。

【临床应用】

1．HF　作为特异性窦房结 I_f 抑制药，伊伐雷定可减慢窦性心率。对于心功能 NYHA Ⅱ～Ⅳ级、EF ≤ 35% 的 HF 患者，在充分的 β 受体阻滞药、ACEI/ARB、醛固酮拮抗剂治疗的基础上，HF 症状若持续存在，心率≥ 70 次 / 分，建议加用伊伐雷定，以减少 HF 患者再住院风险，显著提高 HF 患者的生活质量。

2．稳定型心绞痛 有效降低心率和心绞痛发作频率，且具有良好的安全性和耐受性。用于禁用或不耐受 β 受体阻滞药、窦性心律正常的慢性稳定型心绞痛患者。与 β 受体阻滞药不同，伊伐雷定不引起呼吸道收缩或痉挛及停药反跳等不良反应。

【用法与用量】 每次 5mg，2 次 / 日。用药 3 ～ 4 周后，根据治疗效果，增加至每次 7.5mg，2 次 / 日。在治疗期间，如果休息时心率减少持续低于 50 次 / 分，或患者体验涉及心搏缓慢的症状，如头昏、疲劳或者血压过低，剂量必须向下调整，包括可能剂量每次 2.5mg，2 次 / 日。必须每日 2 次口服，例如早餐和晚餐时服用。如果心率低于 50 次 / 分，或心动过缓症状持续，则应停止用药。老年患者用药：对伊伐雷定在少数 75 岁或以上老年患者中的研究表明，患者应采用较低的起始剂量，根据需要增加剂量。

【不良反应】 常见的不良反应有视物模糊、室性期外收缩、头痛、头昏，偶有心悸、恶心、便秘、腹泻、眩晕、呼吸困难等。不良反应与剂量相关。14.5% 的患者出现光幻症；3.3% 的患者在接受治疗的 2 ～ 3 个月内出现心动过缓，0.5% 的患者出现严重心动过缓（窦性心率≤ 40 次 / 分）。肝功能不全者应慎用或禁用本品。

SUMMARY

Diuretics act to reduce fluid retention by inhibiting the reabsorption of Na^+ and Cl^- ions in specific sites of renal tubule, decrease pulmonary venous congestion by reducing intravascular volume and ameliorate heart function by reducing preload. Diuretics are the only class of agents which can most effectively control fluid retention in heart failure.

There are two major mechanisms by which ACE inhibitors work in heart failure, one is by inhibition of the renin-angiotensin-aldosterone system, the other is by inhibiting kininase Ⅱ which degrades bradykinin and increases the level of bradykinin. The rennin-angiotensin-aldosterone system in myocardial tissues plays an important role in remodeling of the myocardium. Bradykinin stimulates production of vasoactive prostaglandin which results in vasodilation and opposes the effects of angiotensin Ⅱ on vascular- and myocardial-cell growth.

The cardiac glycosides elevate the levels of intracellular Na^+ by inhibiting Na^+-K^+- ATPase of cell membranes, the increase of intracellular Na^+ promotes the Na^+-Ca^{2+} exchange, resulting in the increased Ca^{2+} concentration that leads to the positive inotropic effect. dissimilar to ACE inhibitors, angiotensin Ⅱ receptor antagonists binding to angiotensin Ⅱ receptor suppress the effect of angiotensin Ⅱ produced by ACE and non-ACE dependent pathways.

Amlodipine and Felodipine among the Ca^{2+} channel antagonists show their long-term safety in clinical experiments and the results of study do not suggest a survival disadvantage with Amlodipine.

（董淑英）

第25章 抗心绞痛药

案例

患者，男，56岁。无高血压、糖尿病史。5天前活动后出现胸骨中下段后压榨性疼痛，伴胸闷、出汗、恶心、呕吐、气促、上肢放射，无颈背困，休息数分钟后缓解。今晨发作频繁，间隔数分钟发作1次，胸闷、胸痛剧烈，持续3～4min，活动后加重，休息数分钟缓解，未用药。查体：T 36℃，P 74次/分，R 20次/分，BP 128/82mmHg。心电图示窦性心律。心肌三项正常。冠状动脉造影示前降支近中段60%～80%节段性狭窄，回旋支发育细小。余检查未见异常。诊断：冠状动脉粥样硬化性心脏病，不稳定型心绞痛。

问题与思考：

1．针对该患者，可选用的药物治疗方案和各药治疗目的是什么？

2．该方案中每种药物的作用机制是什么？

心绞痛（angina pectoris）是冠状动脉供血不足引起的心肌急剧的、暂时的缺血与缺氧所引发的临床综合征，其临床典型表现为阵发性胸骨后压榨性疼痛，可放射至心前区或左上肢。心绞痛的主要病理生理机制是心肌需氧与供氧的平衡失调，导致心肌暂时性缺血和缺氧（图25-1），代谢物（乳酸、丙酮酸、组胺或类似激肽的多肽类物质、钾离子等）聚积于心肌组织，刺激心肌自主神经传入神经纤维末梢而引起疼痛。心绞痛可分为三种类型：①劳累性心绞痛（angina pectoris of effort），由劳累、情绪波动或其他增加心肌耗氧量的因素所诱发，休息或舌下含服硝酸甘油可缓解。②自发型心绞痛（angina pectoris at rest），心绞痛发作与心肌耗氧量无明显关系，多发生于安静状态。发作时症状重，持续时间长，且不易被硝酸甘油缓解。③混

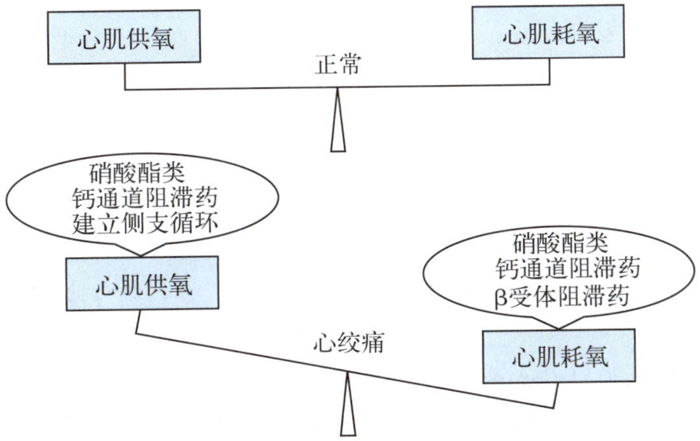

图25-1 心绞痛时心肌氧的供需失衡及治疗对策

合性心绞痛（mixed angina pectoris），其特点为在心肌耗氧量增加或无明显增加时都可能发生。

心肌的氧供取决于冠状动脉的血流量及氧含量。正常情况下，心肌细胞摄取血液氧含量为 65% ~ 75%，已接近最大量，因而，增加氧供应主要依靠增加冠状动脉血流量。冠状动脉循环有很大的储备能力，在运动和缺氧时冠状动脉均可适度扩张，血流量可增加至休息时的数倍。冠状动脉粥样硬化引起血管狭窄或部分分支闭塞时，冠状动脉扩张性减弱，冠状动脉循环的储备能力下降，血流量减少，因而冠状动脉粥样硬化性心脏病依靠增加冠状动脉血流量来增加氧供应是有一定限度的，因此降低心肌组织对氧的需求量即成为治疗心绞痛的另一个主要措施。冠状动脉粥样硬化斑块变化、血小板聚集和血栓形成是诱发不稳定型心绞痛的重要因素，故临床应用抗血小板药、抗凝血药以及溶栓药的治疗有助于心绞痛的缓解。

决定心肌耗氧量的主要因素为心室壁张力（ventricular wall tension）、心率（heart rate）和心室收缩力（ventricular contractility）（图 25-2）。心室壁张力越大，维持肌张力所需的能量越多，心肌耗氧量越大。心室壁张力与左心室压力和心室容积成正比，与心室壁厚度成反比。心率与心肌耗氧量成正比。每分射血时间（ejection time）等于心率与心室每搏射血时间的乘积，射血时心室壁张力增高，所以，每搏射血时间愈长，心肌耗氧量愈多。心肌收缩力增强与收缩速度加快，均可使心肌机械做功增加而增加心肌耗氧量。临床上将影响耗氧量的主要因素简化为“三项乘积”（收缩压 × 心率 × 左心室射血时间）或“二项乘积”（收缩压 × 心率），作为估算心肌耗氧量的指标。

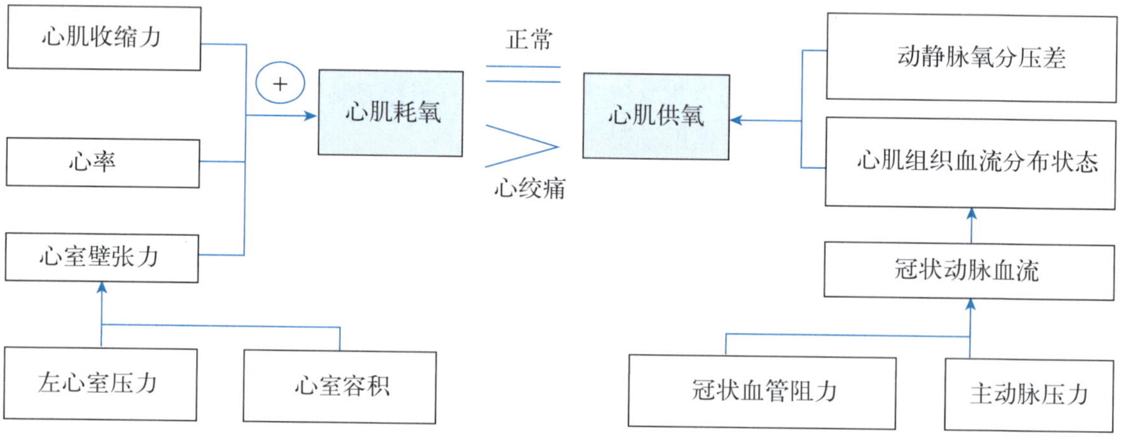

图 25-2　影响心肌耗氧量及供氧量的因素

综上所述，心肌组织氧的供需失衡和血栓形成是心绞痛发生的重要病理生理学基础，因此，治疗心绞痛的主要策略是缓解心肌的血氧供需矛盾及抗血栓（图 25-1）。治疗心绞痛的药物主要通过以下三个环节发挥疗效：①舒张静脉，减少回心血量，降低心脏前负荷和（或）舒张外周小动脉，降低外周阻力，减轻心脏后负荷以降低心室壁张力，减慢心率，减弱心肌收缩力从而降低心肌耗氧量；②舒张冠状动脉，解除冠状动脉痉挛或促进侧支循环的形成而增加冠状动脉供血；③抑制血小板黏附和聚集，防止血栓形成。目前，临床常用抗心绞痛药分为：硝酸酯类及亚硝酸酯类、钙通道阻滞药、β 受体阻滞药及其他类。

第一节　硝酸酯类及亚硝酸酯类

硝酸酯类及亚硝酸酯类（nitrates and nitrites）药物均有硝酸多元酯结构，脂溶性高，分子中的—O—NO_2 是发挥疗效的关键结构。本类药物中以硝酸甘油最为常用，此外，还有硝酸异山梨酯、单硝酸异山梨酯和戊四硝酯等。

硝酸甘油（Nitroglycerin）

硝酸甘油用于治疗心绞痛已有百余年历史，具有起效快、疗效肯定、使用方便、经济等优点，是防治心绞痛的常用药物。

【体内过程】 口服硝酸甘油首过效应明显，生物利用度仅为 8%，故临床上常采用舌下含服。舌下含服因其脂溶性高，极易通过口腔黏膜吸收，血药浓度很快达峰值，含服后 1 ~ 2min 即可起效，疗效持续 20 ~ 30min，$t_{1/2}$ 为 2 ~ 4min。硝酸甘油也可经皮肤吸收，用 2% 硝酸甘油软膏或膜剂睡前涂抹在前臂皮肤或贴在胸部皮肤，可持续较长时间的有效血药浓度，以预防夜间心绞痛的发生。硝酸甘油在肝内经谷胱甘肽 - 有机硝酸酯还原酶还原成水溶性较高的二硝酸代谢物（具有较弱的舒张血管作用，仅为硝酸甘油的 1/10），少量为一硝酸代谢物及无机亚硝酸盐，最后与葡糖醛酸结合，由肾排出。

【药理作用】 硝酸甘油的基本作用是松弛平滑肌，但对不同组织器官的选择性有差异，以对血管平滑肌的作用最显著。通过对体循环血管及冠状血管的扩张，可产生如下抗心绞痛效应：

1．降低心肌耗氧量 硝酸甘油可明显扩张静脉血管，特别是较大的静脉血管，从而减少回心血量，降低心脏前负荷，使心室容积缩小，心室压力减小，心室壁张力降低，射血时间缩短，心肌耗氧量减少。硝酸甘油也可舒张动脉血管，特别是较大的动脉血管，降低心脏射血阻力，使左心室压力和心室壁张力减小，心肌耗氧量减少。

2．增加缺血区血液灌注 硝酸甘油选择性扩张较大的心外膜血管、输送血管及侧支血管，尤其在冠状动脉痉挛时舒张作用更为明显；而对阻力血管的舒张作用较弱。当冠状动脉因粥样硬化或痉挛而发生狭窄时，缺血区的阻力血管因缺氧、代谢物堆积而处于舒张状态，由此导致非缺血区血管阻力大于缺血区血管阻力，用药后血液将顺压力差从输送血管和扩张的侧支血管流向缺血区，从而增加缺血区的血液供应（图 25-3）。

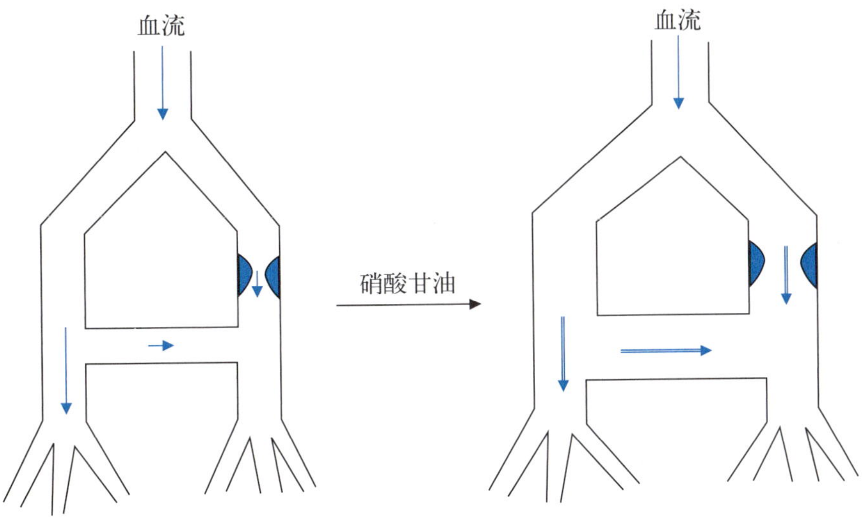

图 25-3　硝酸甘油对冠状动脉血流分布的影响

血液从阻力较大的非缺血区经扩张的侧支血管流向阻力较小的缺血区

3．降低左心室充盈压，增加心内膜供血，改善左心室顺应性 冠状动脉从心外膜呈直角分支，贯穿心室壁，成网状分布于心内膜。因此，心内膜下血流易受心室壁张力及心室压力的影响。当心绞痛发作时，因心肌组织缺血缺氧、左心室舒张期末压增高，降低了心外膜血流与心内膜血流的压力差，使心内膜下区域缺血更为严重。硝酸甘油扩张静脉血管，减少回心血量，降低心室压力；扩张动脉血管，降低心室壁张力，从而增加了心外膜向心内膜的有效灌注压，有利于血液从心外膜流向心内膜缺血区。

4．保护缺血的心肌细胞 硝酸甘油释放一氧化氮（nitric oxide，NO），促进内源性前列环素、降钙素基因相关肽等物质的生成与释放，产生对心肌细胞的保护作用。

【作用机制】 硝酸甘油为 NO 供体，在平滑肌细胞内由谷胱甘肽转移酶催化而释放出 NO，为内源性内皮依赖性舒张因子（EDRF）。EDRF 由血管内皮细胞的 L- 精氨酸 -NO 合成途径产生，并从内皮细胞弥散到血管平滑肌细胞，在平滑肌细胞内能与 NO 受体可溶性鸟苷酸环化酶活性部位的 Fe^{2+} 结合，激活鸟苷酸环化酶（guanylate cyclase，GC），增加细胞第二信使 cGMP 的含量，进而激活 cGMP 依赖性蛋白激酶（cGMP dependent protein kinase），减少细胞内 Ca^{2+} 释放或外 Ca^{2+} 内流，使肌球蛋白轻链去磷酸化而松弛血管平滑肌。硝酸甘油通过与 EDRF 相同的作用机制松弛平滑肌而又不依赖于血管内皮细胞，因此对内皮有病变的血管仍可发挥作用（图 25-4）。

此外，硝酸甘油通过产生 NO 而抑制血小板聚集、黏附，也有利于冠心病的治疗。

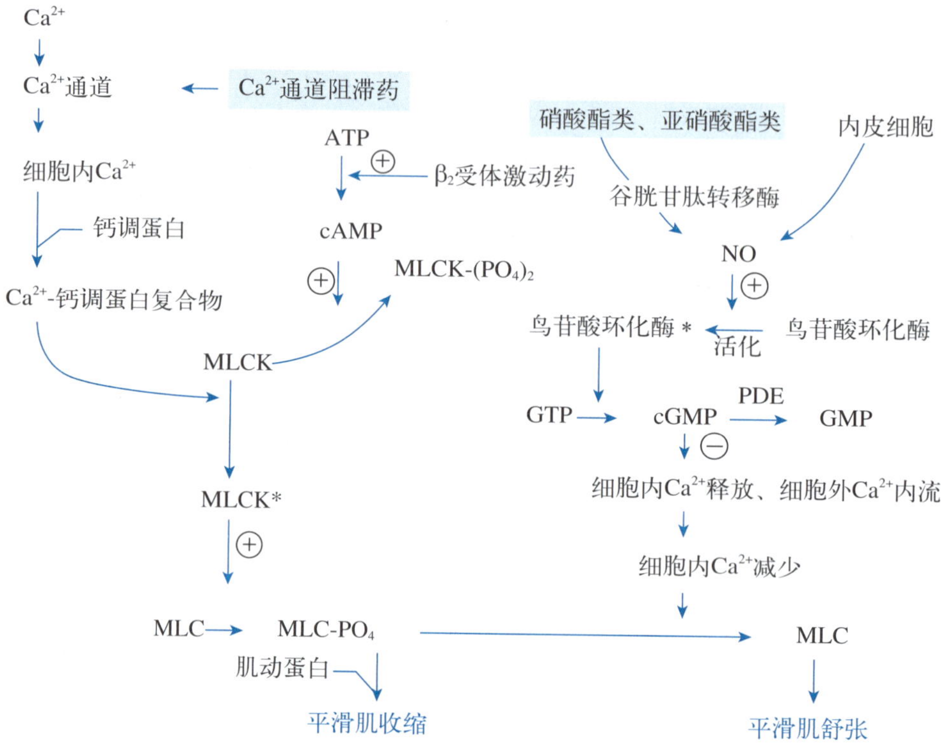

图 25-4 血管平滑肌舒缩的调节机制及硝酸酯类和钙通道阻滞药作用机制示意图

* 表示活性，MLCK 为肌球蛋白轻链激酶，PDE 为磷酸二酯酶，蓝色箭头示引起血管平滑肌松弛的相关环节

【临床应用】 舌下含服硝酸甘油能迅速缓解各种类型心绞痛，可作为发作前用药，也可用于预防发作。对急性心肌梗死者不仅能降低心肌耗氧量，增加缺血区供血，还可抑制血小板聚集和黏附，从而缩小梗死面积。反复使用要限制剂量，以免血压过度降低，导致心、脑等重要器官灌注压过低，反而加重缺血。此外，由于硝酸甘油可降低心脏前、后负荷，也可用于心力衰竭的治疗。

【不良反应与注意事项】 多数不良反应是由其血管舒张作用所致。如头、面、颈、皮肤血管扩张引起暂时性面颊部皮肤潮红，脑膜血管舒张引起搏动性头痛，眼内血管舒张可升高眼内压等。大剂量可出现直立性低血压及晕厥。剂量过大可使血压过度下降，冠状动脉灌注压过低，并可反射性兴奋交感神经、加快心率、加强心肌收缩力，反而使耗氧量增加而加重心绞痛的发作。超剂量时还会引起高铁血红蛋白血症，表现为呕吐、发绀等。

硝酸甘油连续应用 2 周左右可出现耐受性，且在用药剂量大或反复应用过频时易产生耐受性。不同硝酸酯类之间存在交叉耐受性，停药 1 ～ 2 周后耐受性可消失。耐受性轻者可增加药物剂量，但同时会加重不良反应；重者即使增加用量也无法达到满意疗效。产生耐受性的机制可能有：①血管耐受：细胞生成 NO 过程中需要—SH 参与，在持续应用硝酸甘油时血管组织的—SH 逐渐消耗，导致硝酸甘油转化为 NO 发生障碍；②非血管机制：也称为“伪耐受”，可能与硝酸酯类使血管内压力迅速下降，机体通过代偿增强交感活性，释放去甲肾上腺素，激活肾素 - 血管紧张素系统，使水钠潴留，血容量及体重增加，血液稀释，红细胞比容降低等有关；③耐受性的产生可能与神经内分泌改变、自由基生成等有关。

硝酸异山梨酯（Isosorbide Dinitrate）和单硝酸异山梨酯（Isosorbide Mononitrate）

硝酸异山梨酯（又名消心痛），其作用及机制与硝酸甘油相似，但起效较慢，作用较弱，维持时间较长。本品经肝代谢生成异山梨醇 -2- 单硝酸酯和异山梨醇 -5- 单硝酸酯，仍具有扩张血管及抗心绞痛作用。此外，本品在剂量范围内个体差异较大，剂量大时易致头痛及低血压等副作用，缓释制剂可减少不良反应。主要口服用于心绞痛的预防和心肌梗死后心力衰竭的长期治疗。

单硝酸异山梨酯的作用及应用与硝酸异山梨酯相似。

第二节　钙通道阻滞药

钙通道阻滞药（calcium channel blockers）是临床用于预防和治疗心绞痛的常用药。本类药物尽管种类较多，化学结构不同，但都具有阻滞心肌细胞和平滑肌细胞，尤其是血管平滑肌细胞的电压依赖性 L 型钙通道，抑制 Ca^{2+} 内流的作用，因而具有广泛的药理作用及临床应用（详见第 21 章），本节就其抗心绞痛作用做进一步介绍。

【药理作用与作用机制】 钙通道阻滞药通过阻滞 Ca^{2+} 通道，抑制 Ca^{2+} 内流而产生以下作用：

1. 降低心肌耗氧量　钙通道阻滞药能使心肌收缩力减弱，心率减慢，血管平滑肌松弛，血压下降，心脏后负荷减轻，从而使心肌耗氧量减少。

2. 舒张冠状动脉　本类药物对冠状动脉较大的输送血管及小阻力血管有扩张作用，特别是对处于痉挛状态的血管有显著的解除痉挛作用，从而增加缺血区的血液灌注。此外还可改善侧支循环，增加缺血区的供血和供氧。

3. 保护缺血心肌细胞　心肌缺血时，可增加细胞膜对 Ca^{2+} 的通透性，增加外 Ca^{2+} 内流或干扰细胞内 Ca^{2+} 向细胞外转运，使胞内 Ca^{2+} 积聚，特别使线粒体内 Ca^{2+} 超负荷，从而失去氧化磷酸化的能力，促使细胞死亡。钙通道阻滞药通过抑制外 Ca^{2+} 内流，减轻缺血心肌细胞的 Ca^{2+} 超负荷而保护心肌细胞。对急性心肌梗死者，能缩小心肌梗死范围。有报道，钙通道阻滞药还有促进血管内皮细胞产生及释放内源性 NO 的作用。

【临床应用】 常用于抗心绞痛的钙通道阻滞药有硝苯地平（Nifedipine，心痛定）、维拉帕米（Verapamil，异博定）、地尔硫䓬（Diltiazem，硫氮酮）、哌克昔林（Perhexiline，双环己哌啶）及普尼拉明（Prenylamine，心可定）等。

硝苯地平扩张冠状动脉和外周小动脉作用强，抑制血管痉挛效果显著，对变异型心绞痛疗效佳，对伴高血压的患者尤为适用。对稳定型心绞痛也有效，对急性心肌梗死患者能促进侧支循环，缩小梗死区范围。可与 β 受体阻滞药合用，增加疗效。近年有报道称，极少数患者特别是严重冠脉狭窄患者，在服用硝苯地平或加量期间，降压后出现反射性交感神经兴奋而使心率加快，导致心绞痛或心肌梗死的发生率增加，应引起重视。

维拉帕米扩张冠状动脉的作用较弱，对变异型心绞痛多不单独应用本药。对稳定型心绞痛有效，疗效近似普萘洛尔，与 β 受体阻滞药合用具有协同作用，但需注意两药合用可显著抑制心肌收缩力及传导系统，故合用要慎重。因其抑制心肌收缩力、抑制窦房结和房室结的传导，故对伴心力衰竭、窦房结或明显房室传导阻滞的心绞痛患者应禁用。

地尔硫䓬对变异型、稳定型和不稳定型心绞痛都可应用，其作用强度介于上述两药之间。扩张冠状动脉作用较强，对周围血管扩张作用较弱，降压作用小，对伴房室传导阻滞或窦性心动过缓者应慎用，又因其抑制心肌收缩力，对心力衰竭患者也应慎用。

钙通道阻滞药与 β 受体阻滞药合用对降低心肌耗氧量起协同作用，β 受体阻滞药可消除钙通道阻滞药引起的反射性心动过速，钙通道阻滞药可抵消 β 受体阻滞药的血管收缩作用。

第三节 β 受体阻滞药

β 受体阻滞药（β-adrenoceptor blockers）可使心绞痛发作次数减少，增加患者运动耐量，减少心肌耗氧量，改善缺血区代谢，缩小心肌梗死范围。

【药理作用与作用机制】

1．降低心肌耗氧量 心绞痛发作时，心肌局部和血中儿茶酚胺含量均显著增加，激动 β 受体，使心肌收缩力增强，心率加快，激动外周血管 α 受体，使血管收缩，左心室后负荷增加，导致心肌耗氧量增加。同时因心率加快，心室舒张时间相对缩短，使冠状动脉血流量减少，因而加重心肌缺血缺氧。β 受体阻滞药通过阻断 β 受体而使心肌收缩力减弱，心肌纤维缩短速度减慢，心率减慢及血压降低，可明显减少心肌耗氧量。但对心肌收缩力的抑制可增加心室容积，同时因收缩力减弱，心室射血时间延长，可导致心肌耗氧量增加，但总效应是减少心肌耗氧量。临床观察显示，用药后心率缓慢、舒张期延长和收缩力减弱明显的患者疗效好。用心房起搏方法加快心率，普萘洛尔则失去抗心绞痛作用，说明其抗心绞痛作用与减慢心率有关。

2．改善心肌缺血区供血 本类药首先能降低心肌耗氧量，使非缺血区血管阻力增高，促使血液流向已代偿性扩张的缺血区，从而增加缺血区血流量。其次，由于心率减慢，舒张期相对延长，有利于血液从心外膜区流向易缺血的心内膜区。此外，可增加缺血区侧支循环，而增加缺血区血液灌注量。

3．改善心肌代谢 阻断 β 受体，抑制脂肪分解酶活性，减少心肌游离脂肪酸含量；改善心肌缺血区对葡萄糖的摄取和利用，改善糖代谢；促进氧合血红蛋白结合氧的解离而增加组织供氧。

【临床应用】 普萘洛尔（Propranolol）、吲哚洛尔（Pindolol）、噻吗洛尔（Timolol）及选择性 β_1 受体阻滞药阿替洛尔（Atenolol）、美托洛尔（Metoprolol）、醋丁洛尔（Acebutolol）等均可用于心绞痛。尤其用于对硝酸酯类不敏感或疗效差的稳定型心绞痛，可使发作次数减少，对伴有心律失常及高血压者尤为适用。由于 β 受体被阻断，α 受体相对占优势，易致冠状动脉收缩，故对冠状动脉痉挛诱发的变异型心绞痛不宜应用。对心肌梗死也有效，能缩小梗死区范围，但因抑制心肌收缩力，应慎用。

现主张硝酸酯类与 β 受体阻滞药联合应用，其优势互补，在疗效上发挥协同作用，宜选用作用时间相近的药物，通常以普萘洛尔与硝酸异山梨酯合用。两药能协同降低耗氧量，同时 β 受体阻滞药能对抗硝酸酯类所引起的反射性心率加快，硝酸酯类可缩小 β 受体阻滞药所致的心室容积增大和心室射血时间延长，两药合用可相互取长补短（表 25-1）。合用时用量减少，副作用减少，但需注意两药均可降压，如血压下降过多，冠状动脉血流量减少，反而对心绞痛不利。一般宜口服给药，剂量个体差异大，应从小量开始逐渐增加剂量。停用 β 受体阻滞药时应逐渐减量，如突然停用可导致心绞痛加剧和（或）诱发心肌梗死。对心功能不全、支气管哮喘、有哮喘既往史及心动过缓者不宜应用。长期应用后对血脂也有影响，本类药物禁用于血脂异常的患者。

表25-1　硝酸酯类、β受体阻滞药及钙通道阻滞药对影响心肌耗氧量因素的作用

影响心肌耗氧量因素	硝酸酯类	β受体阻滞药	钙通道阻滞药（硝苯地平）
心室壁张力	↓	±	↓
心室容积	↓	↑	↑
心室压力	↓	↓	↓
心率	↑（反射性）	↓	↑（反射性）
收缩力	↑（反射性）	↓	↑（反射性）

第四节　其他抗心绞痛药

卡维地洛（Carvedilol）

卡维地洛是近年研制开发的一种肾上腺素受体阻滞药。因其既能阻断 β_1、β_2 和 α 受体，又具有一定的抗氧化作用，故可用于心绞痛、心功能不全和高血压的治疗。

尼可地尔（Nicorandil）

尼可地尔是一种新型血管扩张药，既有释放 NO、增加血管平滑肌细胞内 cGMP 生成的作用，又可激活血管平滑肌细胞膜 K^+ 通道，促进 K^+ 外流，使细胞膜超极化，抑制 Ca^{2+} 内流。上述两种作用可使血管平滑肌松弛，冠状动脉供血增加，减轻 Ca^{2+} 超负荷对缺血心肌细胞的损害。主要适用于变异型心绞痛，且不易产生耐受性。

吗多明（Molsidomine）

吗多明的代谢物作为 NO 的供体，释放 NO，通过与硝酸酯类相似的作用机制，扩张容量血管及阻力血管，降低心肌耗氧量，改善侧支循环和心肌供血。舌下含服或喷雾吸入用于稳定型心绞痛或心肌梗死伴高充盈压者疗效较好。

丹参酮Ⅱ A（Tanshinon Ⅱ A）

近年研究表明，活血化瘀中药丹参有良好的抗心脑血管缺血的作用。丹参酮Ⅱ A 是从丹参中提取的脂溶性抗心肌缺血有效成分，制成丹参酮Ⅱ A 磺酸钠后为水溶性，可供注射使用。实验证明，其具有抗心脑血管缺血作用，能缩小梗死范围，改善缺血心肌的乳酸代谢，抑制血小板聚集，抑制血栓形成。临床应用可缓解胸闷及心绞痛症状。其抗缺血作用机制尚待进一步研究。临床应用丹参酮Ⅱ A 磺酸钠或总丹参酮治疗冠心病、心绞痛及急性心肌梗死。少数患者用后可出现胃肠道不适、血清谷丙转氨酶升高、皮疹等不良反应。

SUMMARY

The angina pectoris refers to a strangling or pressure-like pain, and is usually located in sternum but sometimes perceived in the neck, shoulder, or epigastrium. The defect that causes anginal pain is inadequate coronary oxygen delivery relative to the myocardial oxygen requirement. This defect can be corrected in two ways: by increasing oxygen delivery or/and by reducing oxygen requirement. A major determinant of myocardial oxygen requirement is myocardial fiber tension, ie, the higher the tension, the greater the oxygen requirement. Several variables contribute to the fiber tension: preload, afterload, heart rate, cardiac contractility. Pharmacological treatment of angina pectoris includes the nitrates, the calcium channel blockers, and the beta-adrenoceptor blockers.

Denitration of the nitrates within smooth muscle cells releases nitric oxide (NO), which stimulates guanylate cyclase, causes an increase of the second messenger cGMP, and leads to smooth muscle relaxation. Smooth muscle relaxation results in peripheral venous and arteriolar dilation. These changes contribute to an overall reduction in myocardial fiber tension, oxygen consumption, and the double product. Thus, the primary mechanism of therapeutic benefit of nitrates in angina pectoris is reduction of the oxygen requirement. A secondary mechanism, namely an increase in coronary flow via collateral vessels in ischemic areas， has also been proposed.

Calcium channel blockers reduce intracellular calcium concentration and muscle contractility by blocking L-type voltage-gated calcium channels. All calcium channel blockers reduce blood pressure and the doublet product in patients with angina. Calcium channel blockers are effective as prophylactic therapy in both rest and effort angina. In atherosclerotic angina, these drugs are particularly valuable when combined with nitrates.

All beta-adrenoceptor blockers are effective in the prophylaxis of atherosclerotic angina attacks. Actions include both beneficial effects (decreased heart rate, cardiac contractile force, and blood pressure) and detrimental effects (increased heart size and longer ejection time). Like the nitrates and the calcium channel blockers, the beta-adrenoceptor blockers reduce the double product. They are effective in preventing exercise-induced angina but are ineffective against the vasospastic form. The combination of beta-adrenoceptor blockers with nitrates is useful because the adverse effects evoked by the nitrates (tachycardia and increased cardiac contractile force) are prevented or reduced by the beta-adrenoceptor blockers.

（宋丽华）

第26章 调血脂药与抗动脉粥样硬化药

案例

患者，男，36岁。头晕数分钟自行缓解，无黑矇，无眩晕。曾数次类似发作。20天前突发胸骨后压榨性疼痛，坐位舌下含服硝酸甘油后即缓解，无再发。查体：T 36.5℃，P 90次/分，R 23次/分，BP 138/88mmHg。神清，体态自如。血脂：TC 6.08 mmol/L，TG 1.69 mmol/L，HDL-C 0.91 mmol/L，LDL-C 4.02 mmol/L，Lp（a）120 mmol/L，VLDL和肝肾功能在正常范围。ECG正常，无陈旧性心肌梗死的改变。X线片：未见颈椎骨质增生。初步诊断：Ⅱa型高脂血症（家族性高脂蛋白血症）；初发型心绞痛。

问题与思考：

1．该患者是否适宜口服他汀类调血脂药？其中哪几个药物更为合适？

2．他汀类药物虽偶见却严重的不良反应是什么？

心及脑血管病是当前危害人体健康和生命的严重病症。动脉粥样硬化（atherosclerosis，AS）是一种常见的血管硬化性疾病。其病理变化主要累及大、中动脉血管的内膜、内膜下中层。病变部位有脂质积聚，并侵入细胞内或是内膜下细胞间隙，导致平滑肌细胞和结缔组织增生、出血、血栓形成和钙质沉着。由于细胞内外脂质积聚明显，逐渐在动脉内膜积聚的脂质外观呈黄色粥样，因此称为动脉粥样硬化。发生粥样硬化的动脉管壁增厚变硬，弹性减弱，管腔缩小，以致所支配器官可发生缺血性病变。因此动脉粥样硬化是心及脑血管病的主要病理学基础。防治动脉粥样硬化则是防治心脑血管病的重要措施。

动脉粥样硬化常常发生在冠状动脉、脑动脉和主动脉，但发病机制尚不确切，有诸多因素参与该病的发生。近年越来越多的资料证明，动脉粥样硬化是一种炎性反应，它是多种遗传基因和环境危险因子相互关联的结果。脂代谢紊乱、高血压、糖尿病、吸烟、肥胖等多种危险因素，有形或无形地损伤血管内皮，导致以单核细胞为主的白细胞沿血管壁滚动，并黏附于血管内皮，移向内皮下间隙，转化为巨噬细胞，无限制地摄取脂质，特别是氧化型低密度脂蛋白，成为泡沫细胞；在受损内皮细胞释放某些活性因子的影响下，血管平滑肌细胞增殖和向内皮迁移，并摄取氧化型低密度脂蛋白，成为泡沫细胞。泡沫细胞的脂质逐渐累积形成脂质条纹。这种反应持续发生和发展，终成动脉粥样硬化斑块。斑块自内膜突向血管腔而阻塞血流，导致靶器官供血不足，如果斑块破裂和血栓形成，则呈现急性的临床事件。近年大量研究发现，急性心肌梗死的发生与动脉粥样硬化斑块的破裂有关，稳定斑块可减少心血管事件的发生。长期应用调血脂药与抗动脉粥样硬化药治疗可能通过下列机制使斑块稳定：①减少斑块内的脂质，特别是胆固醇的水平；②抗炎作用，调血脂药可降低炎性细胞的活性，减少巨噬细胞来源的泡沫细胞数量；③抑制血小板活性，减少炎性细胞表达组织因子和（或）改善内源性纤维蛋白溶解，抑制血栓形成；④改善内皮细胞功能。用于防治动脉粥样硬化的药物称为调血脂药（lipid-modulating drugs）和抗动脉粥样硬化药（antiatherosclerotic drugs），主要包括血管扩张药、抗血小板药及本章主要介绍的调血脂药、抗氧化剂、多烯脂肪酸类、黏多糖及多糖类等。

第一节 调血脂药

血脂是血浆或血清中所含脂类的总称，包括胆固醇（cholesterol，Ch）、三酰甘油（triglyceride，TG）、磷脂（phospholipid，PL）和游离脂肪酸（free fatty acid，FFA）等。Ch 又分为胆固醇酯（cholesteryl ester，CE）和游离胆固醇（free cholesterol，FC），两者相加为总胆固醇（total cholesterol，TC）。血脂与载脂蛋白（apoprotein，apo）结合形成脂蛋白（lipoprotein，Lp）后始能溶于血浆，并进行转运和代谢。脂蛋白呈微小颗粒状，由于所含脂类和蛋白的不同，应用超速离心或电泳的方法，可将 Lp 分为乳糜微粒（chylomicron，CM）、极低密度脂蛋白（very low density lipoprotein，VLDL）、低密度脂蛋白（low density lipoprotein，LDL）和高密度脂蛋白（high density lipoprotein，HDL）（表 26-1）。此外还有中密度脂蛋白（intermediate density lipoprotein，IDL），是 VLDL 在血浆的代谢物，密度为 1.006 ～ 1.019g/ml。

apo 主要有 A、B、C、D、E 五类，又各分为若干亚组分，不同的 Lp 含不同的 apo，它们的主要功能是结合和转运脂质。此外尚各有其特殊的功能，如 apo A Ⅰ激活卵磷脂胆固醇酰基转移酶（lecithin cholesterol acyl transferase,LCAT），识别 HDL 受体。apo A Ⅱ稳定 HDL 结构，激活肝脂肪酶（hepatic lipase，HL），促进 HDL 的成熟及 Ch 逆向转运。apo B100 能识别 LDL 受体。apo C Ⅱ是脂蛋白脂酶（lipoprotein lipase，LPL）的激活剂，促进 CM 和 VLDL 的分解。apo C Ⅲ则抑制 LPL 的活性，并抑制肝细胞 apo E 受体。apo E 参与 LDL 受体的识别。apo D 促进 Ch 及 TG 在 VLDL、LDL 与 HDL 间的转运。

表26-1 脂蛋白的种类、组成及功能

脂蛋白	CM	VLDL	LDL	HDL
密度（g/ml）	＜ 0.95	0.951 ～ 1.006	1.006 ～ 1.063	1.063 ～ 1.210
电泳（%）	原点	前 β	β	α
蛋白质	0.5 ～ 2	5 ～ 10	20 ～ 25	50
脂类	98 ～ 99	90 ～ 95	75 ～ 80	50
三酰甘油	80 ～ 95	50 ～ 70	10	5
组成（%）				
磷脂	5 ～ 7	15	20	25
总胆固醇	1 ～ 4	15	45 ～ 50	20
游离胆固醇	1 ～ 2	5 ～ 7	8	5
胆固醇酯	3	10 ～ 12	40 ～ 42	15 ～ 17
A Ⅰ	7	＜ 1	–	65 ～ 70
A Ⅱ	5	–	–	20 ～ 25
B100	–	20 ～ 60	95	–
B48	9	–	–	–
apo组成（%）				

续表

脂蛋白	CM	VLDL	LDL	HDL
C Ⅰ	11	3	－	6
C Ⅱ	15	6	微量　微量	1
C Ⅲ	41	40	－	4
E	微量	7 ~ 15	< 5	2
合成部位	小肠黏膜细胞	肝细胞	血浆	肝、肠
功能	转运外源 TG 及 Ch	转运内源 TG 及 Ch	转运内源 Ch	逆向转运 Ch

各种脂蛋白在血浆中有基本恒定的浓度以维持相互间的平衡，如果比例失调，则为脂代谢失常。某些血脂或脂蛋白高出正常范围则称为高脂血症，又称高脂蛋白血症。根据病因不同分为原发性和继发性两类。前者发病原因尚不十分清楚，可能与调控脂蛋白的基因突变有关；后者多由其他疾病引起，如高血压、糖尿病、慢性肾衰竭、肾病综合征、甲状腺功能减退、酒精中毒和阻塞性肝病等。世界卫生组织（WHO）将高脂血症分为五型六类，各型的特点和药物治疗见表 26-2。

表26-2　高脂血症的分型和药物治疗

分型	脂蛋白变化	脂质变化	AS风险程度	临床名称	药物治疗
Ⅰ	CM ↑	TC ↑，TG ↑ ↑ ↑	不升高	无	无
Ⅱa	LDL ↑	TC ↑ ↑	高度	家族性高胆固醇血症	他汀类（± 树脂类）
Ⅱb	VLDL、LDL↑	TC ↑ ↑，TG ↑ ↑	高度	复合性高胆固醇血症	贝特类，他汀类，烟酸
Ⅲ	IDL ↑	TC ↑ ↑，TG ↑ ↑	中度	家族性高脂血症	贝特类
Ⅳ	VLDL ↑	TG ↑ ↑	中度	家族性高三酰甘油血症	贝特类（± 鱼油）
Ⅴ	CM、VLDL ↑	TC ↑，TG ↑ ↑ ↑	不升高	混合型高三酰甘油血症	贝特类，烟酸，鱼油，他汀类混合应用

血浆脂蛋白的代谢分为外源性和内源性两条代谢途径。外源性代谢途径是将饮食中摄取的 TC、TG 在血浆中合成 CM，并以 CM 的形式转运至肌肉和脂肪组织。TG 经组织表面结合的脂蛋白脂酶（LPL）水解，生成游离脂肪酸被组织摄入利用，而 TC 则由 CM 转运至肝，与肝细胞上的脂蛋白受体结合，形成的复合物随胞吞进入肝细胞。TC 在肝细胞中释放、贮存或被氧化为胆汁酸，或以原型分泌入胆汁，或以在肝内合成的 VLDL 的形式参与内源性代谢途径。内源性代谢途径是将肝合成的 TC、TG 以 VLDL 的形式转运到肌肉和脂肪组织中。TG 在这些组织中被脂蛋白脂酶水解为脂肪酸后被组织摄取。脂蛋白经过此过程进一步变小并生成 IDL，随后再经 IDL 转变为 LDL，为构成细胞膜、合成胆汁酸和类固醇提供原料。约 2/3 的 LDL 经 LDL 受体途径代谢，即 LDL 与组织的 LDL 受体（LDL-R）结合，复合物颗粒被胞饮进溶酶体，水解为氨基酸、游离脂肪酸和 FC，而 LDL-R 可循环再利用。其余的 1/3 的 LDL 通过巨噬细胞等非受体途径清除。但在病理情况下，LDL 可形成氧化型 LDL（oxidized LDL，ox-LDL），ox-LDL 既能抑制 LDL 与受体结合和巨噬细胞的游走，使得 LDL 不能被清除而大量沉积在动脉内膜下，又能引起内皮细胞受损和促进细胞因子产生，使单核细胞、血小板与内皮细胞黏附，进而导致泡沫细胞形成和平滑肌细胞增殖，最终发展成为动脉粥样硬化斑块。由肝和小肠合成的 HDL 可将组织中过多的胆固醇转运至肝，最终代谢成胆汁酸而被排出，因此，

HDL 又被称为抗动脉粥样硬化性脂蛋白。

一般认为，血脂代谢紊乱或高脂血症是动脉粥样硬化病变形成和发展的重要危险因素。血浆脂蛋白的水平与动脉粥样硬化的形成密切相关。TC、极低密度脂蛋白胆固醇（very low density lipoprotein cholesterol，VLDL-C）、低密度脂蛋白胆固醇（low density lipoprotein cholesterol，LDL-C）的升高，ox-LDL 的形成，低密度脂蛋白受体（LDL-R）活性的降低或含量的减少，均可引发 AS。但是血脂代谢紊乱的含义，除上述高脂血症外，还应包括 HDL 降低和脂蛋白（a）升高等，它们也是动脉粥样硬化的危险因素。此外，血浆中 TG 的增多可通过升高 LDL 和降低 HDL 水平以及抑制纤溶系统的功能间接促进 AS 的形成和发展。

对于 AS 的防治，要重视生活方式的调节，应首先注意饮食控制，提倡食用低胆固醇、低饱和度动物脂肪和比例较高的不饱和植物油，限制高热量摄入；纠正促进 AS 发生、发展的危险因素，如大量饮酒、吸烟；合理安排工作、生活，适当运动；积极治疗相关疾病，如高血压、糖尿病等。如血脂水平仍不正常，或有动脉粥样硬化等症状，则可采用调整血浆脂质或脂蛋白紊乱的方法治疗高脂血症。抗 AS 的药物根据其作用机制的不同主要分为：调血脂药、抗氧化剂、多烯脂肪酸类、黏多糖及多糖类。调血脂药是抗动脉粥样硬化药的主要组成部分，已有多项大规模试验证明，调血脂药作为心脑血管病的一级或二级预防和治疗，均能显著降低其发病率和死亡率，改善介入性治疗的预后。

一、主要降低总胆固醇和低密度脂蛋白的药物

（一）他汀类

人体内的 Ch 大约 1/3 来自饮食，其他大部分靠肝合成。羟甲基戊二酰辅酶 A（3-hydroxy-3-methylglutaryl CoA，HMG-CoA）还原酶是肝细胞合成 Ch 过程中的限速酶，能催化 HMG-CoA 生成甲羟戊酸（mevalonic acid，MVA），MVA 是内源性 Ch 合成的关键物质，抑制 HMG-CoA 还原酶则阻碍内源性 Ch 的合成（图 26-1）。1976 年从桔青霉菌（*Penicillium citricum*）培养液中发现 compactin 有抑制 HMG-CoA 还原酶的作用，因其不良作用而未被应用。1979 年从红曲霉菌（*Monascus ruber*）中发现 monacolin K；1980 年从土曲霉菌（*Aspergillus terreus*）中发现 mevinolin，后证明两者为同一物质，即洛伐他汀（Lovastatin），具有良好的调血脂作用，1987 年在美国上市。辛伐他汀（Simvastatin）是洛伐他汀的甲基化衍生物，调血脂作用更强。同时发现 compactin 的活性代谢物普伐他汀（Pravastatin）也有很好的应用价值。阿托伐他汀（Atorvastatin）、氟伐他汀（Fluvastatin）及瑞舒伐他汀（Rosuvastatin）是人工合成品。HMG-CoA 还原酶抑制剂统称他汀类（statins），具有二羟基庚酸结构，或为内酯环，或为开环羟基酸，是抑制 HMG-CoA 还原酶所必需的基团，但是内酯环必须转化成相应的开环羟基酸形式才能呈现药理活性。一般具内酯环的洛伐他汀和辛伐他汀亲脂性较强，具开环羟基酸形式的普伐他汀亲水性较强，氟伐他汀则介于两者之间。

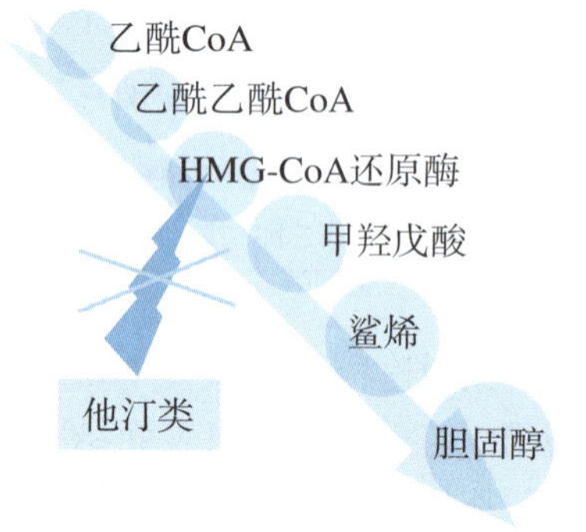

图 26-1 他汀类药物作用机制示意图

【体内过程】 他汀类药物一般以开环羟基酸型吸收较好，洛伐他汀和辛伐他汀是无活性的内酯环型前药，必须吸收后在肝内水解成有活性的开环羟基酸型才能发挥药理作用。很少进入外周组织，大部分在肝代谢，经胆汁由肠道排出，少部分由肾排出。各药的药动学参数见表 26-3。

表26-3　HMG-CoA 还原酶抑制剂药动学特点

特点	洛伐他汀	辛伐他汀	普伐他汀	氟伐他汀	阿托伐他汀	瑞舒伐他汀
口服吸收率（%）	30	60 ~ 85	35	> 98		
t_{max}（h）	2 ~ 4	1.2 ~ 2.4	1 ~ 1.5	0.6	1 ~ 2	3
血浆蛋白结合率（%）	≥ 95	> 95	50	≥ 98	≥ 98	88
肝 CYP	3A4	3A4	–	2C9	3A4	2C9，2C19
肝摄取率（%）	≥ 70	≥ 80	45	≥ 70		
排泄途径						
尿（%）	< 10	13	20	5	< 2	10
粪（%）	85	60	70	> 90	> 95	90
$t_{1/2}$（h）	3	1.9	1.5 ~ 2	1.2	14	20
剂量范围（mg/d）	10 ~ 80	5 ~ 40	10 ~ 40	20 ~ 40	10 ~ 80	5 ~ 40
食物对生物利用度的影响（%）	+50	0	–30	0	–13	–20

【药理作用与作用机制】

1．调血脂作用及作用机制　大量动物及临床研究证明他汀类药物有明显的调血脂作用，在治疗量下，降低 LDL-C 的作用最强，降 TC 次之，降 TG 作用很小，而 HDL-C 略有升高。呈剂量依赖性，约 2 周出现明显疗效，4 ~ 6 周达高峰，长期应用可保持疗效。他汀类药物调血脂的一般作用强度见表 26-4。

表26-4　常用其他汀类药物对血脂的影响

药物及剂量（mg/d）	血脂及脂蛋白变化（%）			
	TC	LDL-C	HDL-C	TG
洛伐他汀（10）	–30.0	–37.9	+3.0	–20.1
氟伐他汀（40）	–21.4	–30.1	+11.2	–7.3
普伐他汀（20）	–23.7	–31.5	+3.1	–12.0
辛伐他汀（10）	–27.4	–35.5	+4.2	–18.3
阿托伐他汀（20）	–34.5	–44.3	+12.1	–33.2
瑞舒伐他汀（10）	–40	–65	+8	–28

人体内 Ch 主要由肝合成，在 Ch 合成过程中，HMG-CoA 还原酶使 HMG-CoA 转化为中间产物 MVA。他汀类具有与 HMG-CoA 相似的结构，且和 HMG-CoA 还原酶的亲和力高出 HMG-CoA 数千倍，对该酶产生竞争性抑制，使 Ch 合成受阻。除使血浆 Ch 浓度降低外，还通过负反馈调节导致肝细胞表面 LDL 受体代偿性增加及活性增强，致使血浆 LDL 降低，继而导致 VLDL 代谢加快，再加上肝合成及释放 VLDL 减少，也导致 VLDL 及 TG 相应下降。HDL 的升高，可能是 VLDL 减少的间接结果。由于各种他汀类药物与 HMG-CoA 还原酶亲和力的不同，所以调血脂的效应各异。

2．多效性作用　近年的研究证明，他汀类在抗动脉粥样硬化的血管性疾病的一级和二级预防以及预防心血管事件的发生中都显示了很好的作用，这些作用不能仅用调血脂作用解释，提示他汀类的几种非调血脂作用可能更多地参与了其抗动脉粥样硬化的作用机制，这些作用称作他汀类的多效性作用（pleiotropic effects），包括：①改善血管内皮功能，提高血管内皮对扩血管物质的反应性；②抑制血管平滑肌细胞（vascular smooth muscle cells，VSMCs）的增殖和迁移，促进 VSMCs 凋亡；③减少动脉壁巨噬细胞及泡沫细胞的形成，使动脉粥样硬化斑块稳定和缩小；④降低血浆 C 反应蛋白水平，减轻动脉粥样硬化过程的炎性反应；⑤抑制单核巨噬细胞的黏附和分泌功能；⑥抑制血小板聚集和提高纤溶活性，抗血栓形成等。

【临床应用】

1．调血脂 适用于杂合子家族性和非家族性Ⅱ a 型高脂蛋白血症，Ⅱ b 和Ⅲ型高脂蛋白血症亦可应用；也可用于 2 型糖尿病和肾病综合征引起的高 Ch 血症。对病情较严重者可与胆汁酸结合树脂配伍使用。

2．改善肾病综合征 对肾有一定的保护和改善作用。此作用除与调血脂有关外，还可能与他汀类抑制肾小球膜细胞的增殖、延缓肾动脉硬化有关。

3．预防血管成形术后再狭窄 一般认为血管成形术后再狭窄的发生与动脉粥样硬化病变有类似性，他汀类对再狭窄有一定的预防效应。

4．预防心脑血管急性事件 他汀类能增加动脉粥样硬化斑块的稳定性或使斑块缩小，而减少脑卒中或心肌梗死的发生。

5．此外，还可用于缓解器官移植后的排斥反应和治疗骨质疏松症。

【不良反应与注意事项】 他汀类药物不良反应较小而轻，上市后监测中有高血糖反应、糖耐量异常、糖化血红蛋白水平升高、新发糖尿病、血糖控制恶化的报告，部分他汀类药品亦有低血糖反应的报告。此外，有罕见的认知障碍的报道，表现为记忆力丧失、记忆力下降、思维混乱等，多为非严重、可逆性反应，一般停药后即可恢复。大剂量应用时有 2% ～ 9% 的患者出现胃肠反应、肌痛、皮肤潮红、头痛等暂时性反应，1% ～ 2% 的患者有无症状性转氨酶升高，偶有（< 0.1%）肌酸磷酸激酶（creatine phosphokinase，CPK）升高，停药后即恢复正常；偶有横纹肌溶解症（rhabdomyolysis），以辛伐他汀和西立伐他汀引起肌病的发病率最高，分别为 1.1% ～ 3.3% 和 6% ～ 9.4%，氟伐他汀的发病率最低。绝大多数是肌病，极少数发展成为横纹肌溶解症。动物实验中可见超大剂量引起犬的白内障，为此，用药期间应定期监测肝功能，有肌痛者应监测 CPK，必要时停药。孕妇及有活动性肝病（或转氨酶持续升高）者禁用。原有肝病史者慎用。

可能与他汀类产生相互作用的药物包括：HIV 蛋白酶抑制剂（如洛匹那韦、达芦那韦、利托那韦）、唑类抗真菌药（如伊曲康唑、酮康唑）、大环内酯类抗感染药（如红霉素、克拉霉素、泰利霉素）、贝特类调血脂药（如吉非贝特、苯扎贝特）、烟酸、奈法唑酮、环孢素、胺碘酮、地尔硫䓬等。其中，他汀类与胆汁酸结合树脂类联合应用，可增强降低血清 TC 及 LDL-C 的效应。若与贝特类或烟酸联合应用，则可增强降低 TG 的效应，但也能提高肌病的发生率（2% ～ 5%）。若与免疫抑制剂环孢素或大环内酯类抗生素红霉素等配伍使用，也能增加肌病的危险性。若与香豆素类抗凝血药同时应用，有可能使凝血酶原时间延长，应注意监测凝血酶原时间，及时调整抗凝血药的剂量。

洛伐他汀（Lovastatin）

洛伐他汀为无活性的内酯环型，口服后吸收率为 30%，水解成开环羟基酸型呈现活性。对肝有高度选择性。80% ～ 85% 经首过消除，经 2 ～ 4h 达血药峰浓度。$t_{1/2}$ 为 3h，2 ～ 3 天达稳态血药浓度。约 85% 经胆汁和粪便排泄，10% 经肾排出。调血脂作用稳定可靠，一般用药 2 周呈现明显效应，4 ～ 6 周可达最佳治疗效果。呈剂量依赖性，对中度高 Ch 血症患者给予 20mg/d 和 40mg/d，经 48 周后两剂量组分别平均降低 TC 17% 和 29%，LDL-C 降低 24% 和 44%，TG 降低 10% 和 19%，HDL-C 升高 7% 和 10%，apo B 相应降低，而 apo AⅠ有所提高。

辛伐他汀（Simvastatin）

辛伐他汀为洛伐他汀的甲基衍化物，是无活性的内酯。口服吸收率为 60% ～ 85%，首过消除高于 80%，5% 以活性形式入血循环，t_{max} 为 1.2 ～ 2.4h，60% 经胆汁和粪便排出，13% 由尿排出。$t_{1/2}$ 为 1.9h。调血脂作用与洛伐他汀相似，但洛伐他汀强约 1 倍。升高 HDL 和 apo A Ⅰ的作用强于阿托伐他汀。临床试验证明，长期应用辛伐他汀在有效调血脂的同时，显著延缓 AS 病变进展和病情恶化，减少心脏事件和不稳定型心绞痛的发生。

普伐他汀（Pravastatin）

普伐他汀为开环活性结构，口服后吸收迅速，吸收率为 35%，1 ～ 1.5h 达血药峰浓度。血浆蛋白结合率为 50%，亲水性较强，不通过血脑屏障，对中枢神经系统无影响，对肝有高度选择性。70% 由粪便排出，20% 经尿排出，$t_{1/2}$ 为 1.5 ～ 2h。若与胆汁酸结合树脂合用，两者不能同时服，一般应在胆汁酸结合树脂前 1h 或后 4h 服用。此药除降血脂作用外，尚能抑制单核巨噬细胞向内皮的黏附和聚集，具有抗炎作用。表明能通过抗炎作用减少心血管疾病的发生率。研究证实，急性冠脉综合征早期应用普伐他汀能迅速改善内皮功能，减少冠状动脉再狭窄和心血管事件的发生。

氟伐他汀（Fluvastatin）

氟伐他汀是人工全合成的他汀类药，是结构中具有一个氟苯吲哚环的甲羟内酯衍生物，吲哚环模拟 HMG-CoA 还原酶的底物，MVA 内酯模拟产物甲羟戊酸，所以氟伐他汀能同时阻断 HMG-CoA 还原酶的底物和产物，进而抑制由 MVA 生成 Ch 而发挥调血脂作用。口服吸收迅速而完全，不受饮食的影响，首过消除明显，循环中的浓度很低，98% 以上与血浆蛋白结合，吸收量的 90% 以上从胆道经粪便排出，仅 5% 由尿排出。$t_{1/2}$ 为 0.5h。并且氟伐他汀在产生调血脂作用的同时，能抑制血小板聚集和改善胰岛素抵抗。

阿托伐他汀（Atorvastatin）

阿托伐他汀口服吸收迅速，不受饮食影响，t_{max} 为 1 ～ 2h，绝对生物利用度为 12%。经肝代谢，而活性代谢物的作用占总抑制作用的 70%。原药血浆 $t_{1/2}$ 约 14h，而活性代谢物对 HMG-CoA 还原酶的抑制 $t_{1/2}$ 却长达 20 ～ 30h。老年人 $t_{1/2}$ 较长，女性较男性为短。此药与氟伐他汀有相似的作用特性和适应证。但是降 TG 作用较强，大剂量对纯合子家族性高 Ch 血症也有效。

瑞舒伐他汀（Rosuvastatin）

瑞舒伐他汀是 2003 年上市的新型全合成他汀类药物。可明显降低 LDL-C，且效果优于其他他汀类药物。能显著增加 HDL 和降低 TC、TG。药物 $t_{1/2}$ 长，药物相互作用少，被誉为“超级他汀”。对杂合子家族性或非家族性高胆固醇血症和 Fredrickson Ⅱ a、Ⅱ b 型混合脂质代谢异常疗效好。易耐受，不良反应较轻，最常见的不良反应是咽炎、腹痛和头痛，无肝毒性和肾毒性。

（二）抑制胆固醇吸收药

1．胆汁酸结合树脂

该类药又称胆汁酸螯合剂或胆汁酸隔置剂。胆汁酸是 Ch 的代谢产物，通常 Ch 在肝中不断转化为胆汁酸，随胆汁排入肠内，参与脂肪的消化吸收。随后约 95% 胆汁酸再经小肠重吸收，形成肠肝循环而重复利用。胆汁酸结合树脂分子量较大，此类药物进入肠道后不被吸收，与胆汁酸牢固结合，阻滞胆汁酸的肠肝循环和反复利用，从而大量消耗 Ch，使血浆 TC 和 LDL-C 水平降低。

考来烯胺（Colestyramine，消胆胺）

考来烯胺为苯乙烯型强碱性阴离子交换树脂类，其氯化物呈白色或淡黄色球状颗粒或粉末，无臭或有氨臭。氯能与其他阴离子交换，1.6g 考来烯胺能结合胆盐 100mg。

【药理作用】 本药能降低 TC 和 LDL-C，其强度与剂量有关，在一般剂量下能分别降低 20% ~ 25% 和 25% ~ 45%，apo B 也相应降低，HDL 几无改变。对 TG 和 VLDL 的影响轻微而不恒定，用药初期可能有所升高，然后逐渐恢复。

【作用机制】 考来烯胺在肠道通过离子交换与胆汁酸结合而发生下列作用：①被结合的胆汁酸失去活性，减少食物中脂类（包括 Ch）的吸收；②阻滞胆汁酸在肠道的重吸收；③由于大量胆汁酸丢失，肝内 Ch 经 7α- 羟化酶的作用转化为胆汁酸；④由于肝细胞中 Ch 减少，导致肝细胞表面 LDL 受体增加和活性增强；⑤大量含 Ch 的 LDL 经受体进入肝细胞，使血浆 TC 和 LDL 水平降低；⑥此过程中的 HMG-CoA 还原酶可继发活性增加，使 Ch 的合成增多，若与他汀类联合应用，有协同作用。

【临床应用】 适用于Ⅱ a 及Ⅱ b 型高脂蛋白血症、杂合子家族性高脂蛋白血症，多在用药后 4 ~ 7 日见效，2 周内呈最大效应。对纯合子家族性高 Ch 血症无效。对Ⅱ b 型高脂蛋白血症者，应与降 TG 和 VLDL 的药物配合应用。

【不良反应与注意事项】 由于本药的剂量较大，又有特殊的臭味和一定的刺激性，少数人用后可能有便秘、腹胀、嗳气和食欲缺乏等，大部分在 2 周后可逐渐消失；若便秘过久，应该停药。还有可能出现短时的转氨酶升高、高氯酸血症或脂肪泻等。考来烯胺在肠腔内与他汀类、氯噻嗪、保泰松、苯巴比妥、洋地黄毒苷、甲状腺素、口服抗凝血药、脂溶性维生素（维生素 A、D、E、K）、叶酸及铁剂等结合，影响这些药物的吸收，应尽量避免配伍使用，必要时可在服此药 1h 前或 4h 后服上述药物。

考来替泊（Colestipol，降胆宁）

考来替泊为二乙基五胺环氧氯丙烷的聚合物，是弱碱性阴离子交换树脂，呈淡黄色，无臭无味，有亲水性，含水分约 50%，但是不溶于水。其药理作用、临床应用和不良反应与考来烯胺基本相同。适用于Ⅱ a 型高脂蛋白血症。

考来维仑（Colesevelam）

考来维仑是近年推出的胆汁酸螯合剂，属于强碱性阴离子交换树脂类，是一种经过修饰的聚丙烯胺。

【药理作用】 考来维仑能降低总胆固醇含量和 LDL 水平，提高 HDL 水平，每天服用 3 ~ 3.75 g，可降低 LDL 水平 9% ~ 19%，降低总胆固醇 7 % ~ 10 %，提高 HDL 3%。考来维仑与他汀类药物联合使用，可以进一步降低胆固醇水平。目前认为考来维仑不能降低三酰甘油水平。

【作用机制】 考来维仑是一种只在消化道中发挥作用的非吸收型降脂聚合物，可以结合胆酸，抑制脂类重吸收。当消化道胆汁酸减少时，肝胆固醇 7α- 羟化酶表达上调，促进胆固醇向胆汁酸转化。此时，肝需要更大量的胆固醇，胆固醇合成相关酶 HMG-CoA 还原酶的表达增加、活性增强，肝 LDL 受体表达增加，促进 LDL 从血液中清除，使得血浆 LDL 水平降低。而血浆三酰甘油水平可能增加或保持不变。

【临床应用】 考来维仑被指定为饮食和运动的辅助物，可以用于治疗原发性高脂血症，降低 LDL 水平；此外，也用于治疗 2 型糖尿病，降低血糖水平。对于高三酰甘油患者（基础值＞ 250 mg/dl），服用考来维仑可以降低 LDL 水平，但每 1 ~ 2 周要对三酰甘油水平进行监测，确保三酰甘油水平稳定。

【不良反应与注意事项】 考来维仑与脂溶性维生素、地高辛、洛伐他汀、华法林、美托洛尔、奎尼丁和丙戊酸无明显结合。但建议在口服考来维仑 1h 之前或者 3 ~ 4h 之后使用。考来维仑所需剂量较小（每日剂量最多 4g，而考来烯胺高达 36 g），但价格相对昂贵。相比考来烯胺和考来替泊，考来维仑不易引起消化不良、便秘和腹胀。可制成硬胶囊，具有亲水性，但不溶于水，吸收水分后变成柔软的凝胶状，可以减少胃肠道刺激。因此，考来维仑可代替考来烯胺，从而避免胆汁盐吸收不良引起的慢性腹泻，但在儿童和孕妇中的药效和安全性有待考证。

2．依折麦布（Ezetimibe）

依折麦布又称依泽替米贝，属于单环 β- 内酰胺类，是第一个被批准的通过选择性抑制小肠黏膜上皮细胞胆固醇吸收而降低 TC 以及 LDL-C 的药物。

【药理作用】 该药能使肠道对胆固醇的吸收减少 50% 以上，但不影响 TG 和脂溶性维生素 A、D 的吸收。此药在肠内进行葡糖醛酸化，其活性代谢物葡糖醛酸苷被吸收，由肝排泄到胆汁。因其几乎不经过 CYP 酶系代谢，所以很少与其他药物产生相互影响。由于它的肝肠循环，活性代谢物在人体内的 $t_{1/2}$ 为 22h。它具有选择性抑制 TC 吸收的作用机制，可使血浆 TC、LDL-C 水平降低，HDL 水平升高。

【作用机制】 该药的作用机制主要是通过影响小肠刷状缘摄取和转运胆固醇微胶粒的载体活性，抑制食物和胆汁中的胆固醇和植物胆固醇在小肠刷状缘的吸收，减少肠道胆固醇向肝的转运，减少肝中胆固醇的储存，增加血液中胆固醇的清除，从而降低血浆中胆固醇的含量并加快 TC 的降解，在一定程度上也能够降低 LDL，但降低 TG 和升高 HDL 的作用不明显。

【临床应用】 临床上依折麦布单用或常与他汀类、贝特类调血脂药联合应用治疗非单纯 TC 升高的血脂异常。

【不良反应与注意事项】 患者对其耐受性好，不良反应较少，主要表现为腹痛、腹泻、乏力、关节和背部疼痛等。

（三）酰基辅酶 A 胆固醇酰基转移酶抑制药

酰基辅酶 A 胆固醇酰基转移酶（acyl-coenzyme A cholesterol acyltransferase，ACAT）有促进细胞内 Ch 转化为 CE 的功能。这种转化在肝细胞促进 VLDL 的组成和释放，在血管壁促进 Ch 的蓄积，在小肠促进 Ch 的吸收，在巨噬细胞则促进泡沫细胞的形成，对 Ch 的吸收、蓄积和泡沫细胞的形成等动脉粥样硬化病变过程都有促进作用。因此，对 ACAT 有抑制作用的药物可发挥调血脂和抗动脉粥样硬化的效应，是一类有潜力和发展前途的调血脂药，其中亚油甲苄胺已在临床应用。

亚油甲苄胺（Melinamide，甲亚油酰胺）

亚油甲苄胺能阻滞细胞内 Ch 向 CE 的转化，从而减少外源性 Ch 的吸收，阻滞 Ch 在肝形成 VLDL，阻滞外周组织 CE 的蓄积和泡沫细胞的形成，并有利于 Ch 的逆向转运，使血浆及组织 Ch 降低。适用于Ⅱ型高脂蛋白血症。服后约 50% 经门静脉吸收，在体内分布很广而且均匀，最后大部分分解，约 7% 自胆汁排出。不良反应轻微，可有食欲缺乏或腹泻等。

二、主要降低三酰甘油及极低密度脂蛋白的药物

（一）贝特类

20 世纪 60 年代上市的贝特类（fibrates，亦称苯氧酸类）药物氯贝丁酯（Clofibrate，安妥明）有降低 TG 及 VLDL 的作用，曾广泛应用。后经大规模和长期临床试验发现不良反应，特别是肝胆系统并发症较多，且不能降低冠心病的死亡率，已少用。目前应用的新型贝特类，调血脂作用增强而不良反应减少。

【体内过程】 一般口服吸收快而完全，在血液中与血浆蛋白结合，不易分布到外周组织。最后大部分在肝与葡糖醛酸结合，少量以原型经肾排出。因化学结构各异，代谢亦不同。吉非贝齐和苯扎贝特具活性酸形式，吸收后发挥作用快，持续时间短，$t_{1/2}$ 仅 1 ~ 2h；氯贝丁酯和非诺贝特需先水解成活性酸形式才开始发挥作用，t_{max} 为 4 ~ 5h，$t_{1/2}$ 为 13 ~ 20h。

【药理作用】 贝特类既有调血脂作用也有非调血脂作用。能降低血浆 TG 20% ~ 60%、VLDL-C 63%、TC 6% ~ 25%、LDL-C 26%；能升高 HDL-C 10% ~ 30%。但是各种贝特类的

作用强度不同，吉非贝齐、非诺贝特和苯扎贝特的较强。非调血脂作用有抗凝血、抗血栓和抗炎作用等，共同发挥抗动脉粥样硬化效应。

【作用机制】 贝特类能激活类固醇激素受体类的核受体——过氧化物酶体增殖激活受体α（peroxisome proliferator activated receptor-α，PPAR-α），激活脂肪酸氧化、增加 LPL 的合成和减少 apo C Ⅲ的表达而降低 TG。肝 apo C Ⅲ的产生减少，可以增加 VLDL 的清除。贝特类亦可通过 PPAR-α 刺激 apo A Ⅰ和 apo A Ⅱ的表达，进而提高 HDL-C 的水平（图 26-2）。贝特类具有抗凝血和降低血浆黏度、加强纤维蛋白溶解过程等作用，可能与降低某些凝血因子的活性、减少纤溶酶原激活抑制物 1（plasminogen activator inhibitor-1，PAI-1）的产生有关。

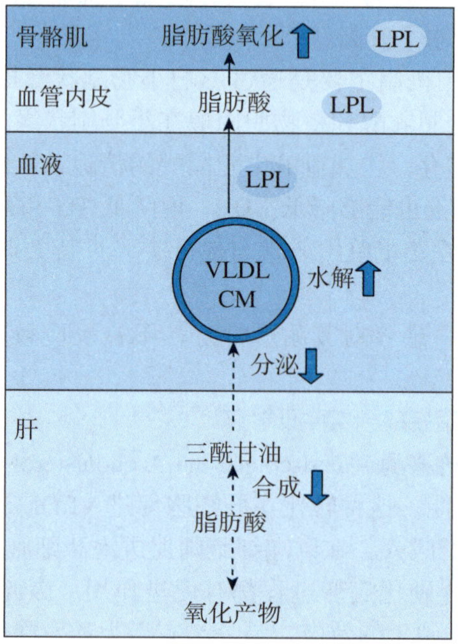

图 26-2 贝特类在肝和周围组织中的作用

【临床应用】 主要用于原发性高 TG 血症，对Ⅲ型高脂蛋白血症和混合型高脂蛋白血症也有较好的疗效，也可用于伴有 2 型糖尿病的高脂血症。

【不良反应与注意事项】 一般耐受良好，不良反应发生率为 5% ~ 10%。主要为消化道反应，如食欲缺乏、恶心、腹胀等。其次为乏力、头痛、失眠、皮疹、阳痿等。偶有肌痛、尿素氮增加、转氨酶升高，停药后可恢复。各药的不良反应不尽相同，氯贝丁酯不良反应较多且严重，可致心律失常、胆囊炎、胆石症、胃肠道肿瘤的发病率增加。肝胆疾病者、孕妇、儿童、肾功不全者禁用。贝特类与口服抗凝血药同用，可使抗凝血活性增强，常需减少抗凝血药的剂量。与他汀类药联合应用，有增加肌病发生的可能。

吉非贝齐（Gemfibrozil）

吉非贝齐口服吸收迅速而完全，t_{max} 为 1 ~ 2h，2 ~ 3 天即达稳态血药浓度，平均 C_{max} 为 15 ~ 25mg/L，$t_{1/2}$ 为 1.5 ~ 2h，66% 经尿排出，6% 由粪便排出。降低血浆 TG 和 VLDL-TG 的作用起效快、稳定，对血浆 TG 明显增高和伴有 HDL 降低或 LDL 升高类型的高脂血症疗效最好。长期应用可明显降低冠心病的死亡率。最近报道，此药给 LDL-C 及 TG 正常而 HDL 水平低的患者，可使 HDL 升高 6%，TG 降低 31%，LDL-C 无明显变化，冠心病死亡率减少 22%。

非诺贝特（Fenofibrate）

非诺贝特口服吸收快，50% ~ 75% 被吸收，t_{max} 为 4h，血浆蛋白结合率为 99%，在肠道或肝转化为活性物质，$t_{1/2}$ 为 22h，约 66% 随尿排泄，肾功能不全者慎用。除有调血脂作用外，还能明显地降低血浆纤维蛋白原和血尿酸水平，降低血浆黏稠度，改善血流动力学，冠脉造影证明能阻止冠状动脉腔的缩小。

苯扎贝特（Benzafibrate）

苯扎贝特口服易吸收，t_{max} 为 21h，排泄较快，48h 后 94.6% 经尿排出，3% 由粪便排出，无蓄积性，肾功能不全者应慎用。作用及应用同吉非贝齐，也用于伴有血脂升高的 2 型糖尿病，除调血脂外还可使空腹血糖降低 10%。并降低血浆 FFA、纤维蛋白原和糖化血红蛋白，抑制血小板聚集。长期应用可使血浆脂蛋白（a）[lipoprotein（a），Lp（a）] 水平降低，2 年后降低 36%。

（二）烟酸类

烟酸（Nicotinic Acid，尼克酸）

烟酸为 B 族维生素之一，早年发现大剂量烟酸能降低血清 TG，预防实验性动脉粥样硬化，并证明其抗动脉粥样硬化作用与在体内转化为烟酰胺的作用无关，如将烟酸与其他物质结合成酯，服后在体内释放出的烟酸仍然有效。

【体内过程】 口服吸收迅速而完全，生物利用度为 95%，t_{max} 为 30 ～ 60min。若服用 1g，1h 内血浆浓度可达 15 ～ 30μg/ml。很少与血浆蛋白结合，迅速被肝、肾和脂肪组织摄取，代谢物及原型经肾排出，$t_{1/2}$ 为 20 ～ 45min。

【药理作用】 大剂量能降低血浆 TG 和 VLDL，服后 1 ～ 4h 生效，使 TG 降低 20% ～ 60%，作用强度与剂量因高脂血症类型不同而异。降低 LDL 作用慢而弱，用药 5 ～ 7 日起效，3 ～ 5 周达 E_{max}，降低 LDL 10% ～ 15%，若与胆汁酸结合树脂配伍使用，能降低 40% ～ 60%。若再加他汀类作用，还可加强。能升高血浆 HDL 15% ～ 35%。最近确认烟酸为少有的降低 Lp（a）药物。

【作用机制】 烟酸的调血脂作用可能通过多种途径起效：①降低 cAMP 的水平，使脂肪酶的活性降低，脂肪组织中的 TG 不易分解释放出 FFA，肝合成 TG 的原料不足；②在肝通过影响脂肪酸的酯化及增加 apo B 的降解，减少 TG 的合成，进而减少 VLDL 的合成和释放，继而使 LDL 来源减少；③由于使 TG 浓度降低导致 HDL 分解代谢减少，HDL 升高，HDL 的增加有利于 Ch 的逆向转运，阻滞动脉粥样硬化病变的发展；④抑制 TXA_2 的生成，增加 PGI_2 的生成，发挥抑制血小板聚集和扩张血管的作用。

【临床应用】 对多种高脂血症均有一定效应，为广谱调血脂药，对Ⅱ b 和Ⅳ型最好。适用于混合型高脂血症、高 TG 血症、低 HDL 血症及高 Lp（a）血症。若与他汀类或贝特类配伍使用，可提高疗效。

【不良反应与注意事项】 由于用量较大，开始数周常有皮肤潮红及瘙痒等，故应从小剂量开始，逐渐增加剂量。若与阿司匹林配伍使用，可使反应减轻。试验证明阿司匹林不仅能缓解烟酸所致的皮肤血管扩张，还能延长其 $t_{1/2}$，并防止烟酸所致的尿酸浓度升高。另外，烟酸刺激胃黏膜，产生消化道症状，加重或引起消化性溃疡，餐时或餐后服用可以减轻。长期应用可致皮肤干燥、色素沉着或棘层肥厚（棘皮症）。个别患者可有肝功能异常、血尿酸增多、糖耐量减低等，停药后可以恢复。溃疡病、2 型糖尿病、痛风、妊娠及肝功能异常者禁用。

阿昔莫司（Acipimox，氧甲吡嗪）

阿昔莫司的化学结构类似烟酸。口服吸收快而完全，t_{max} 约 2h，不与血浆蛋白结合，以原型由尿排出，$t_{1/2}$ 约 2h。药理作用类似烟酸，可使血浆 TG 明显降低，HDL 升高，与胆汁酸结合树脂配伍使用可加强其降 LDL-C 作用，作用较强而持久，不良反应较少、较轻。除用于Ⅱ b、Ⅲ和Ⅳ型高脂血症外，也适用高 Lp（a）血症及 2 型糖尿病伴有高脂血症患者。此外，尚能降低血浆纤维蛋白水平和全血黏度。

维生素 E 烟酸酯（Vitamin E Nicotinicate）

维生素 E 烟酸酯是人工合成的烟酸衍生物，由维生素 E 和烟酸缩合而成。该药可有效抑制胆固醇的合成，促进胆固醇的代谢，减少胆固醇在血管壁上的沉积，有效保护血管内膜的完整性。维生素 E 烟酸酯还可扩张周围血管，促进中枢神经系统、皮肤及肌肉的血液循环，增加血流量，是新型的微循环活化剂。作为调血脂药的二线用药，作用效果好，相对温和，缓慢持久。不良反应较少，可有颈、面部感觉温热，皮肤发红，头痛等反应，亦可出现严重皮肤潮红、瘙痒、胃肠道不适。不与降糖药发生相互作用，不引起尿酸代谢的改变，可以用于高尿酸血症患者。

三、降低脂蛋白（a）的药物

脂蛋白（a）[Lp（a）] 是血浆中一种特殊的脂蛋白，其理化性质和组成与 LDL 有很大的共同性，而 Lp（a）中除含有 apo B 外，尚含有 apo（a），并含有较多的糖类。流行病学调查证明，血浆 Lp（a）升高是动脉粥样硬化的独立危险因素，也是经皮腔内冠状动脉成形术（percutaneous transluminal coronary angioplasty，PTCA）后再狭窄的危险因素。其原因可能一方面是 apo（a）与纤溶酶原有高度的相似性，竞争性地抑制纤溶酶原活化，促进血栓形成；另一方面是增进单核细胞向内皮的黏附，参与泡沫细胞的形成。降低血浆 Lp（a）水平，已经成为防治动脉粥样硬化研究的热点。现将有一定疗效的药物列于表 26-5。

表26-5 降低血浆Lp（a）的药物

药物	剂量（g/d）	降Lp（a）率（%）
烟酸	4.0	33.3
戊四烟酯	1.5	22.6
维生素 E 烟酸酯	0.6	30.4
阿昔莫司	0.75	32.3
新霉素	2.0	24.0
多沙唑嗪	1.0mg/d	8.3
雌激素＋黄体酮		50.0
司坦唑醇	6.0mg/d	65.0
乙酰半胱氨酸	0.3	35.8

第二节 抗氧化剂

氧自由基（oxygen free radical）在动脉粥样硬化发生和发展中的作用已经引起了人们的注意。氧自由基是体内氧代谢的产物，有极强的氧化性，当血管内皮及白细胞等受刺激或损伤时可产生大量氧自由基，进一步损伤生物膜，导致细胞功能障碍，同时氧化修饰脂蛋白，促进动脉粥样硬化病变的发展。

20 世纪 80 年代，Steinberg 等提出的氧化型 LDL（ox-LDL）引起动脉粥样硬化的学说受到广泛的重视。根据“损伤应答”学说，在动脉粥样硬化发生过程中，内皮细胞损伤可释放氧自由基，氧自由基使 LDL 氧化成 ox-LDL，ox-LDL 被认为是最重要的致动脉粥样硬化因子。已经证明，ox-LDL 影响动脉粥样硬化病变发生和发展的多个过程，如：①损伤血管内皮，促进单核细胞向内皮黏附并向内皮下转移；②阻滞进入内皮下的单核细胞所转化的巨噬细胞返回血流；③巨噬细胞无限制地摄取 ox-LDL 而成为泡沫细胞；④促进内皮细胞释放血小板衍生生长因子（platelet derived growth factor，PDGF）等，导致 VSMCs 增殖和迁移，亦摄取 ox-LDL 成为泡沫细胞；⑤泡沫细胞的脂质积累形成脂质条纹和斑块；⑥被损伤的内皮细胞还可导致血小板聚集和血栓形成。最近研究表明，Lp（a）和 VLDL 也可被氧化，增强致动脉粥样硬化作用；本来具有抗动脉粥样硬化效应的 HDL 也可被氧化，转化为致动脉粥样硬化因素。因此，防止氧自由基的产生和脂蛋白的氧化修饰，已成为阻止动脉粥样硬化发生和发展的重要措施。

普罗布考（Probucol）

1977 年，普罗布考作为调血脂药用于临床，有明显的降血浆 TC 和 LDL-C 作用，因有较强的降 HDL-C 作用而未受重视。后经动物实验及长期临床试验证明，能使动脉粥样硬化病变明显减轻，冠心病发病率明显减少，特别是能有效地消除纯合子家族性高 Ch 血症患者的皮肤和肌腱的黄色瘤，其效应与其抗氧化作用密切相关，从而引起重新评价和应用。

【体内过程】 口服吸收率低于 10%，且不规则，饭后服可增加吸收。吸收后主要蓄积于脂肪组织和肾上腺。血清中浓度较低，服药后 t_{max} 为 24h，长期服用 3 ~ 4 个月达 C_{ss}，停药 1.5 和 6 个月后血药浓度分别降低 60% 和 80%。在血清中 95% 分布于脂蛋白的疏水核，在 LDL、VLDL 和 HDL 中分别占 44.4%、38.2% 和 13%。服后 4 天内粪便排出 90%，仅有 2% 从尿中排出。健康者单剂量口服 3g，$t_{1/2\beta}$ 约为 23 天，患者服用 1g/d，12 周的 $t_{1/2\beta}$ 为 47 天。

【药理作用】 普罗布考为疏水性抗氧化剂，抗氧化作用是 α 生育酚（α 维生素 E）的 5 ~ 6 倍。进入体内后分布于各脂蛋白，它本身被氧化为普罗布考自由基，阻断脂质过氧化，减少脂质过氧化物（lipoperoxide，LPO）的产生，阻滞动脉粥样硬化病变的一系列过程。同时普罗布考能抑制 HMG-CoA 还原酶，使 Ch 合成减少，并能通过受体及非受体途径增加 LDL 的清除，降低血浆 LDL-C 水平。对 HDL 可能是提高 CE 转移蛋白和 apo E 的血浆浓度，使 HDL 颗粒中 Ch 减少（HDL_2 减少、HDL_3 增加），HDL 颗粒变小，而数量和活性提高，增加了 HDL 的转运效率，使 Ch 逆向转运清除加快。自由基化的普罗布考可被维生素 C 等还原而恢复活性。

【作用机制】 普罗布考的抗动脉粥样硬化作用可能是抗氧化和调血脂作用的综合结果。

1．抗氧化作用 能抑制 ox-LDL 的生成及其引起的一系列病变过程，如内皮细胞损伤、单核细胞向内皮下游走、清道夫受体摄取 ox-LDL 成为泡沫细胞、VSMCs 增殖及迁移等。

2．调血脂作用 可使血浆 TC 下降 10% ~ 20%，LDL-C 下降 5% ~ 15%；而 HDL-C 及 apo A_1 同时明显下降，对血浆 TG 和 VLDL 一般无影响。若与他汀类或胆汁酸结合树脂配伍使用，可增强调血脂作用。

3．对动脉粥样硬化病变的影响 较长期应用可使冠心病发病率降低，已形成的动脉粥样硬化病变停止发展或消退，肌腱黄色瘤明显缩小或消除。

【临床应用】 用于各型高 Ch 血症，包括纯合子和杂合子家族性高 Ch 血症，若与其他降 Ch 药配伍使用，可使效果加强。较长期服用可使肌腱黄色瘤消退，阻止动脉粥样硬化病变发展，降低冠心病发病率。对继发于肾病综合征或糖尿病的Ⅱ型高脂蛋白血症也有效。有报道普罗布考可预防 PTCA 后的再狭窄。

【不良反应与注意事项】 不良反应少而轻，以胃肠道反应为主，如腹泻、腹胀、腹痛、恶心等，偶有嗜酸性细胞增多、肝功能异常、高尿酸血症、高血糖、血小板减少、肌病、感觉异常等。临床曾发现使 QT 间期延长者，但未见心律失常。为安全计，用药期间应注意心电图的变化，QT 间期延长者慎用。不宜与延长 QT 间期的药物同用。近期有心肌损伤者禁用。孕妇及儿童禁用。

第三节 多烯脂肪酸类

多烯脂肪酸类（polyenoic fatty acids）又称多不饱和脂肪酸类（polyunsaturated fatty acids，PUFAs），用于防治心脑血管病已有 50 多年的历史。PUFAs 可根据不饱和键在脂肪酸链中开始出现位置的不同，分为 n-3（或 ω-3）型及 n-6（或 ω-6）型。

一、n-3 型多烯脂肪酸

二十碳五烯酸（Eicosapentaenoic Acid，EPA）和二十二碳六烯酸（Docosahexaenoic Acid，DHA）

二十碳五烯酸（EPA）和二十二碳六烯酸（DHA）主要是来自海洋生物的油脂，20 世纪 70 年代流行病学调查发现，格陵兰爱斯基摩人很少发生心血管病，后经证实主要与其食用海鱼等海生动物有关，这些动物的油脂中富含 n-3 PUFAs，有调血脂及抗动脉粥样硬化的效应。

【药理作用与作用机制】

1. 调血脂作用 EPA 和 DHA 有明显的调血脂作用，降低 TG 及 VLDL-TG 的作用较强，能分别下降 20% ～ 28% 和 42% ～ 52%；升高 HDL-C（9% ～ 10%），HDL_2 的升高较明显，可达 32% ～ 34%；apo AⅠ/apo AⅡ比值明显加大。LDL-C 和 apo B 一般无改变，甚至轻度升高，这可能与制剂中 EPA 和 DHA 的比例不同有关。有报道 DHA 能降低 TC 和 LDL-C，而 EPA 无效或使其略有升高。EPA 和 DHA 的调血脂作用机制可能与抑制肝 TG 和 apo B 合成，并提高 LPL 活性，促进 VLDL 分解有关。

2. 非调血脂作用 由于 EPA 和 DHA 较广泛地分布于细胞膜磷脂，可取代花生四烯酸（arachidonic acid，AA），作为三烯前列腺素和五系白三烯的前体，产生相应的活性物质，呈现多方面的作用：①在血小板取代 AA 形成 TXA_3，TXA_2 形成减少，因而促血小板聚集和收缩血管作用减弱；在血管壁取代 AA 形成 PGI_3，仍有 PGI_2 的扩张血管和抗血小板聚集作用。所以呈现较强的抗血小板聚集、抗血栓形成和扩张血管的作用。②由于抗血小板，抑制了血小板衍生生长因子（PDGF）的释放，可抑制 VSMCs 的增殖和迁移。③红细胞膜的 EPA 和 DHA 增加红细胞的可塑性，改善微循环。④ EPA 在白细胞可转化为五系白三烯的 LTB_5 等，而减弱了四系白三烯 LTB_4 的促白细胞向血管内皮的黏附和趋化性，同时也发现 EPA 能使血中 IL-1β 和 TNF 浓度降低，抑制黏附分子的活性；EPA 和 DHA 对动脉粥样硬化早期的白细胞 - 内皮细胞炎性反应的多种细胞因子表达呈明显的抑制作用。

【临床应用】 适用于高 TG 性高脂血症。每日服 EPA+DHA 乙酯 1 ～ 7g，2 周内可使 TG 下降 25% ～ 30%，并升高 HDL-C 水平。一般剂量就可降低餐后 TG 水平，大剂量（> 750mg/ 100ml）可使严重高 TG 血症患者 TG 下降 50%。近期心肌梗死患者用 EPA+DHA 乙酯 850mg/d，与维生素 E 相比，3.5 年后总死亡率减少 20%，心血管病死亡率减少 30%，猝死率减少 45%；并对心肌梗死患者的预后有明显改善。如果与他汀类合用，可增强疗效。亦适用于糖尿病并发高脂血症等。

【不良反应与注意事项】 n-3 PUFAs 为人体的必需脂肪酸，一般无不良反应，但是若长期或大剂量应用，可能使出血时间延长、免疫反应降低。PUFAs 制剂易被氧化，产生过氧化物及氧自由基，使毒性增加，因此制剂中应加适量维生素 E 以防氧化。

二、n-6 型多烯脂肪酸

n-6 型多烯脂肪酸（n-6 polyenoic fatty acids，n-6 PUFAs）主要来源于植物油，有亚油酸（Linoleic Acid，LA）和亚麻酸（Linolenic Acid，LNA）。常用月见草油（Evening Primrose

Oil）和亚油酸。月见草油是从月见草子中提取的油脂，其中含亚油酸约 70%，亚麻酸 6% ～ 9%。制剂中的亚油酸和亚麻酸本身有较弱的调血脂作用，后者在体内有可能转化为二高 -γ- 亚麻酸（dihomo-γ-linolenic acid，DGLA），经第 1 系列前列腺素代谢产生 PGE_1，呈现调血脂、抗血小板聚集等抗动脉粥样硬化效应，用于防治冠心病、心肌梗死。但是作用较弱，再加上它仍有转化为 AA 而参与第 2 系列前列腺素代谢的可能，故作用复杂，临床效果不一，需深入研究。亚油酸来源于植物油，进入体内后能转化为系列 n-6 PUFAs，发挥调血脂和抗动脉粥样硬化作用，常将其做成胶丸，或与其他调血脂药和抗氧化剂配合制成多种复方制剂应用。

第四节　黏多糖和多糖类

黏多糖是由氨基已糖或其衍生物与糖醛酸构成的二糖单位多次重复组成的长链，其典型代表为肝素。肝素对动脉粥样硬化具有如下作用：①降低 TC、LDL、TG、VLDL，升高 HDL 的调血脂作用；②对动脉内皮有高度亲和性，中和多种血管活性物质，保护动脉内皮；③抑制白细胞向血管内皮黏附及其向内皮下转移的抗炎反应；④阻滞 VSMCs 的增殖和迁移；⑤加强酸性成纤维细胞生长因子（acid fibroblast growth factor，aFGF）的促微血管生成；⑥抗血栓形成等。从多方面发挥抗动脉粥样硬化效应。唯因抗凝血作用很强，且口服无效，不便应用。为此人们研究有类似肝素的抗动脉粥样硬化作用又无不利于抗动脉粥样硬化时副作用的低分子量肝素和类肝素（heparinoids）。

低分子量肝素（Low Molecular Weight Heparin，LMWH）

LMWH 是由肝素解聚而成的，平均分子量为 4 ～ 6kDa。由于分子量低，生物利用度较高，与血浆、血小板、血管壁蛋白结合的亲和力较低，抗凝血因子Ⅹa 的活力大于抗凝血因子Ⅱa 的活力，而抗凝血作用较弱，抗血栓形成作用强。国外已有那屈肝素、依诺肝素、达肝素、低分子量肝素钠、Ardeparin、Logiparin、Innohep、瑞肝素、Bioparin、Miniparin 等 10 多种产品。主要用于不稳定型心绞痛、急性心肌梗死、PTCA 后再狭窄等。

天然类肝素（natural heparinoids）

天然类肝素是存在于生物体内的类似肝素结构的一类物质，如硫酸乙酰肝素（heparan sulfate）、硫酸皮肤素（dermatan sulfate）、硫酸软骨素（chondroitin sulfate）及肠多糖（冠心舒）等。肠多糖是从猪肠黏膜提取的含硫酸乙酰肝素、硫酸皮肤素和硫酸软骨素的复合物。它们有抗凝血因子Ⅱa 作用弱、抗凝血因子Ⅹa 作用强和 $t_{1/2}$ 更长的特点。研究证明冠心舒有调血脂、降低心肌耗氧量、抗血小板、保护血管内皮和阻滞动脉粥样硬化斑块形成等作用，用于心及脑缺血性病症，最近又证明冠心舒具有与肝素相同强度的抑制血管平滑肌细胞增殖的作用，而抗凝血作用仅为肝素的 1/47，且口服有效，表明天然类肝素可能是有较好前景的抗动脉粥样硬化药。另外，海洋酸性糖酯类如右旋糖酐硫酸酯钠（Dextran Sulfate Sodium）、藻酸双酯钠（Alginic Sodium Diester）等也具有肝素样的药理特性，能调血脂、抗血栓形成、保护动脉内皮及阻滞动脉粥样硬化病变的发展等。临床用于缺血性心脑血管疾病。

第五节　治疗高血脂的新型药物

微粒体三酰甘油转移蛋白（microsomal triglyceride transfer protein，MTP）的主要作用是加快膜间三酰甘油、胆固醇和磷脂的转运，对含有 apo B 的脂蛋白（如 VLDL 和乳糜颗粒）的组装和分泌起限速作用。洛美他派（Lomitapide）是 MTP 抑制剂，可降低 LDL-C 和 TC，但可引起肝转氨酶水平升高。洛美他派可用于治疗纯合子性家族高脂血症，口服剂量为 5 ～ 60 mg，目前仅限于在特定患者中使用。

SUMMARY

The primary pathological process responsible for ischemia heart disease is the development of atherosclerosis, a condition characterized by lipid deposition and smooth muscle proliferation in vascular system. Drug that reduce the concentration of plasma lipoproteins generally decrease the levels of cholesterol and triglyceride, which affect either the circulating levels of LDL or VLDL. The commonly used drugs for reduction of plasma TC and LDL are statins including many drugs such as Lovastatin, bile acid binding resins such as Cholestyramine. And mainly used drugs for reduction of plasma triglycerides and VLDL are fibrates such as Gemfibrozil and niacins. Other drugs used in the prevention and treatment of atherosclerosis are antioxidants such as Probucol, n-3 PUFA, n-6 PUFA, mucopolysaccharides and polysaccharides.

（张　健　方步武　余　鹰）

第27章

利尿药和脱水药

案例

患者，女，57岁，体胖，绝经2年，最近常感头痛，余无其他不适。查体血压升高，为160/110mmHg，门诊给予氯沙坦50mg，1次/日，口服。服药后血压仍未降至正常，每日血压波动较大。门诊医生决定加用氢氯噻嗪25mg，2次/日，口服。随后数日内患者血压稳定降低，维持在125/80 mmHg。

问题与思考：

1．此患者服用氯沙坦的药理依据是什么？其作用机制为何？

2．门诊医生为何决定加用氢氯噻嗪？它的作用和作用机制是什么？

3．噻嗪类的不良反应有哪些？长期使用需要注意什么？

第一节　利　尿　药

利尿药（diuretic drugs）是作用于肾，增加电解质和水的排出，使尿量增多的药物。临床上主要用于治疗各种原因引起的水肿，也可用于某些非水肿性疾病，如高血压、肾结石、高钙血症等的治疗。虽然很早就认识到水肿性疾病的危害，但是直到1937年发现了碳酸酐酶抑制剂，1957年发现了更有应用价值和作用更强的利尿剂如氯噻嗪，利尿剂才得到广泛的应用。

常用利尿药可以按它们的作用部位、化学结构或作用机制分类，本章按它们利尿作用的部位分为以下四类：

1．碳酸酐酶抑制药（carbonic anhydrase inhibitors） 主要作用于近曲小管，抑制碳酸酐酶活性，利尿作用弱，本类代表药为乙酰唑胺。

2．袢利尿药（loop diuretics） 又称为高效能利尿药（high efficacy diuretics）或Na^+-K^+-$2Cl^-$同向转运子抑制药。主要作用于髓袢升支粗段，利尿作用强，代表药为呋塞米。

3．噻嗪类及类噻嗪类利尿药（thiazide and thiazide-like diuretics） 又称为中效能利尿药（moderate efficacy diuretics）或Na^+-Cl^-同向转运子抑制药，主要作用于远曲小管近端，如噻嗪类等。

4．留钾利尿药（保钾利尿药，potassium-sparing diuretics） 又称为低效能利尿药（low efficacy diuretics）。主要作用于远曲小管远端和集合管，利尿作用弱，能减少K^+排出，如螺内酯、氨苯蝶啶等。

一、利尿药作用的生理学和药理学基础

尿液的生成是通过肾小球滤过、肾小管和集合管的重吸收及分泌实现的，利尿药通过作用

于肾单位的不同部位而产生利尿作用（图 27-1）。

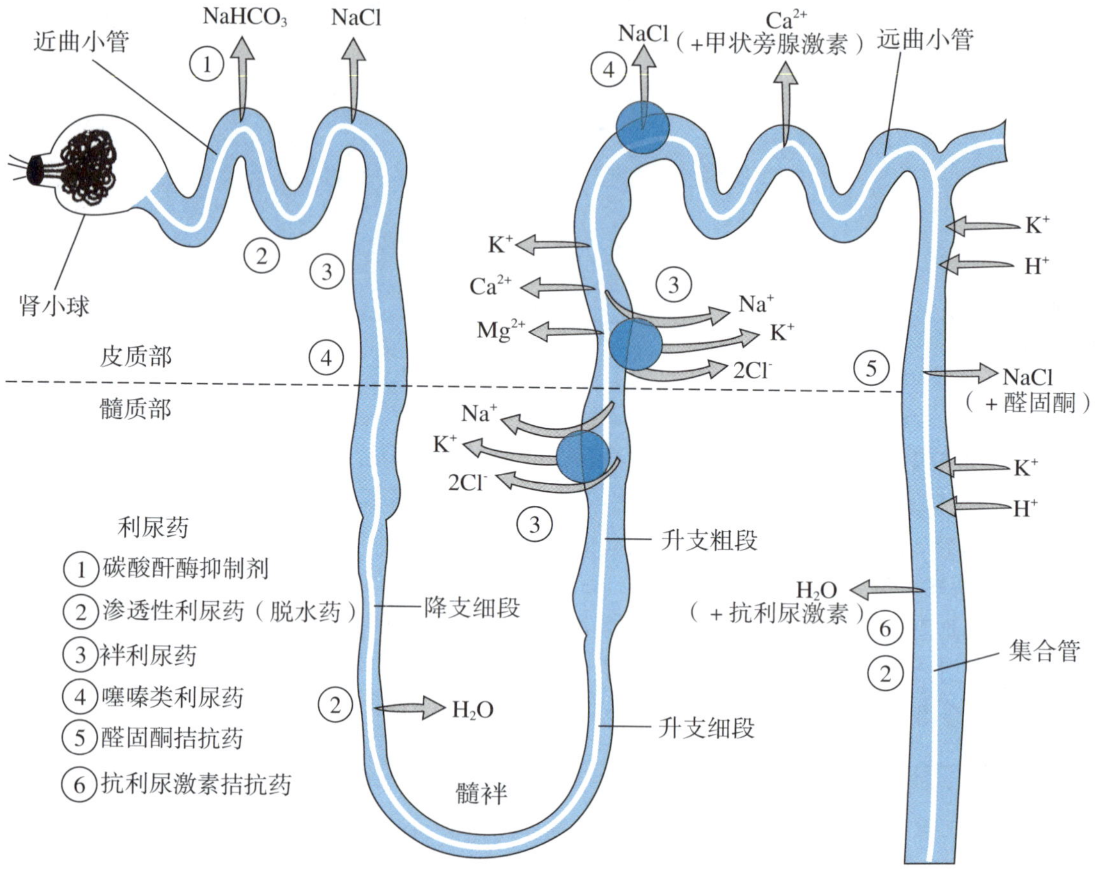

图 27-1 肾小管转运系统及利尿药和脱水药的作用部位

（一）肾小球滤过

血液中的成分除蛋白质和血细胞外，均可经肾小球滤过而形成原尿。原尿量的多少取决于肾血流量及有效滤过压。正常人每日原尿量可达 180L，但排出的终尿仅为 1 ~ 2L，说明约 99% 的原尿在肾小管被重吸收。有些药物可以作用于肾小球，如强心苷、氨茶碱、多巴胺等，可以通过加强心肌收缩力、扩张肾血管、增加肾血流量和肾小球滤过率，使原尿生成量增加。但由于肾存在球 - 管平衡的调节机制，终尿量并不能明显增多，利尿作用很弱。因此，目前常用的利尿药不是作用于肾小球，而是直接作用于肾小管，通过减少对水、电解质的重吸收而发挥利尿作用。

（二）肾小管重吸收

1. 近曲小管 原尿中约 85% 的 $NaHCO_3$、40% 的 NaCl、65% 的 K^+，以及葡萄糖、氨基酸和其他所有可滤过的有机溶质通过近曲小管特定的转运系统被重吸收，60% 的水被动重吸收以维持近曲小管液体渗透压的稳定。与利尿药作用最相关的是 $NaHCO_3$、NaCl 的重吸收。在目前应用的利尿药中，只有碳酸酐酶抑制药主要在近曲小管中起作用。

近曲小管重吸收 $NaHCO_3$ 是由近曲小管顶侧质膜（管腔面）的 Na^+-H^+ 交换子（Na^+-H^+ exchanger）所触发的。该转运系统促进管腔的 Na^+ 进入细胞，以 1 ∶ 1 的比例交换细胞内的 H^+。基侧质膜的 Na^+-K^+-ATP 酶将吸收进入细胞内的 Na^+ 泵出细胞，进入间质，使细胞内的 Na^+ 保持在一个较低的水平。H^+ 分泌进入管腔与 HCO_3^- 形成 H_2CO_3。H_2CO_3 与 HCO_3^- 都不会被近曲小管直接转运，而是脱水成为 CO_2 和 H_2O，迅速跨越细胞膜（CO_2 则通过简单扩散的形式），在细胞内再水化成为 H_2CO_3。H_2CO_3 分解后，H^+ 用于 Na^+-H^+ 交换，CO_2 经一种特殊的转运子转运通过基侧质膜入血。管腔内的脱水反应和细胞内的再水化反应均由碳酸酐酶（carbonic anhydrase，CA）催化（图 27-2）。CA 的活性可以被碳酸酐酶抑制药所抑制。

在近曲小管远端，HCO_3^- 和有机溶质被管腔液带走，此时小管液中主要含有 NaCl，Na^+ 被持续重吸收，但 Na^+-H^+ 交换子驱动的 H^+ 的分泌则不再继续，导致管腔 pH 降低，激活 Cl^-- 碱交换子（Cl^--base exchanger，尚未确定），最终净吸收 NaCl。目前尚无利尿药影响该过程。

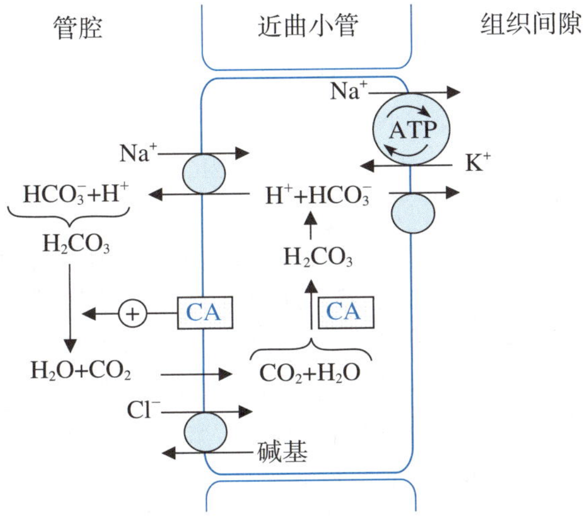

图 27-2　近曲小管上皮细胞的 Na^+-H^+ 交换和 HCO_3^- 的重吸收

Na^+-K^+-ATP 酶存在于基侧质膜，以维持细胞内的 Na^+ 与 K^+ 的正常水平

由于近曲小管对水有高度通透性，管腔液的渗透压和 Na^+ 浓度在整个近曲小管液保持恒定。

2. 髓袢降支细段　髓袢降支细段只重吸收水。由于此段髓质高渗，水被渗透压驱动而 Na^+-K^+-ATP 酶存在于基侧质膜，以维持细胞内的 Na^+ 与 K^+ 的正常水平。

近曲小管、髓袢降支细段和集合管的上皮细胞膜上存在水通道（water channel）蛋白或称水孔蛋白（aquaporin，AQP），因此对水的通透性大。水孔蛋白是特异通透水分子的孔道，现在认为水依赖渗透压的被动转运主要是通过水通道。第一个水通道分子（AQP1）的克隆是由 Peter Agre 及其同事 1991 年完成的，Agre 教授因此获得 2003 年诺贝尔化学奖。

3. 髓袢升支粗段髓质和皮质部　原尿中约 35% 的 Na^+ 在此段被重吸收。髓袢升支粗段对 NaCl 的重吸收依赖于管腔膜上的 Na^+-K^+-$2Cl^-$ 共转运子（Na^+-K^+-$2Cl^-$ cotransporter），袢利尿药选择性地阻断该转运子，作用在该部位的袢利尿药因利尿作用强大，因而也被称为高效能利尿药，如呋塞米等。进入细胞内的 Na^+ 由基侧质膜上的 Na^+-K^+-ATP 酶主动转运至组织间隙，在细胞内蓄积的 K^+，扩散返回管腔，形成 K^+ 的再循环，造成管腔内正电位，驱动 Mg^{2+} 和 Ca^{2+} 的重吸收（图 27-3）。因此，抑制髓袢升支粗段的利尿药，不仅增加 NaCl 的排出，也增加 Ca^{2+}、Mg^{2+} 的排出。

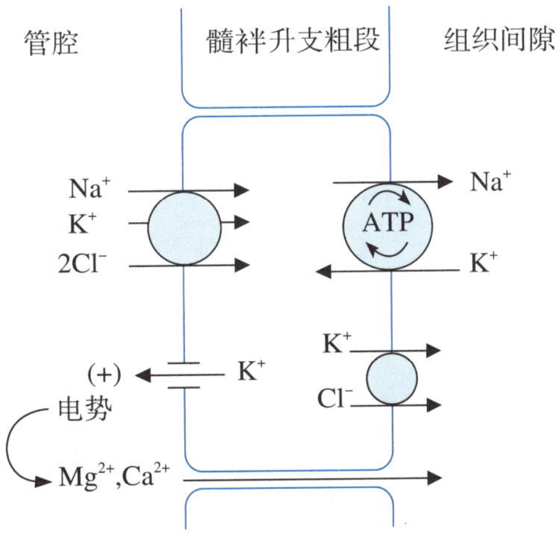

图 27-3　髓袢升支粗段的离子转运

此段不通透水，故该段在尿液的稀释和浓缩机制中具有重要意义。不仅稀释了管腔液，而且吸收 Na^+，与尿素一起维持此段髓质的高渗。当尿液流经集合管时，在血管升压素（vasopressin，

抗利尿激素，antidiuretic hormone，ADH）调节下，大量的水被重吸收，使尿液浓缩。

高效能利尿药抑制 NaCl 的重吸收，一方面降低了肾的稀释功能，另一方面由于髓质高渗无法维持而降低了肾的浓缩功能，排出大量低渗尿液，产生强大的利尿作用。

4．远曲小管 滤液中约 10% 的 NaCl 在远曲小管被重吸收，主要通过 Na^+-Cl^- 共转运子（Na^+-Cl^- cotransporter）。与髓袢升支粗段一样，远曲小管相对不通透水，NaCl 的重吸收进一步稀释了小管液。噻嗪类利尿药通过阻断 Na^+-Cl^- 共转运子而产生作用。另外，Ca^{2+} 通过顶侧质膜上的 Ca^{2+} 通道和基侧质膜上的 Na^+-Ca^{2+} 交换子（Na^+-Ca^{2+} exchanger）而被重吸收，甲状旁腺激素可以调节这个过程。

5．集合管 集合管重吸收原尿中 2% ~ 5% 的 NaCl，重吸收的机制与其他节段不同，主细胞顶侧质膜通过分离的通道转运 Na^+ 和排出 K^+，进入主细胞内的 Na^+ 通过基侧质膜的 Na^+-K^+-ATP 酶转运进入血液循环。由于 Na^+ 进入细胞的驱动力超过 K^+ 的分泌，因而 Na^+ 的重吸收要超过 K^+ 的分泌，可产生显著的管腔负电位。该负电位驱动 Cl^- 通过旁细胞途径吸收入血。由于集合管管腔 Na^+ 的浓度与 K^+ 的分泌有密切的联系，作用于集合管上游的利尿药如果增加 Na^+ 的排出，则将促进集合管 K^+ 的分泌。而且如果 Na^+ 的排出是与离子结合的方式，如与 HCO_3^- 结合，Cl^- 则不容易在集合管被重吸收，导致管腔的负电位增加，进一步促进 K^+ 的分泌。

醛固酮（Aldosterone）通过对基因转录的影响，增加顶侧质膜 Na^+ 和 K^+ 通道的活性，以及 Na^+-K^+-ATP 酶的活性，促进 Na^+ 的重吸收以及 K^+ 的分泌。醛固酮拮抗药螺内酯以及氨苯蝶啶等药作用于此部位，它们又称留钾利尿药。

影响尿浓缩的最后关键因素是血管升压素。在无血管升压素存在的情况下，集合管不通透水。现在已经阐明血管升压素对水重吸收的调节是通过 AQP2 的所谓“穿梭机制”（图 27-4）。血管升压素激动 V2 受体，cAMP 水平升高，通过胞吐作用（exocytosis），促使细胞内含有 AQP2 的囊泡向顶侧质膜移动并融合，水通过 AQP2 转运进入肾小管上皮细胞，然后再通过基侧质膜上的 AQP3 和 AQP4 将水吸收入间质液。当 cAMP 水平降低时，则胞吞作用恢复，AQP2 从顶侧质膜转运至囊泡。

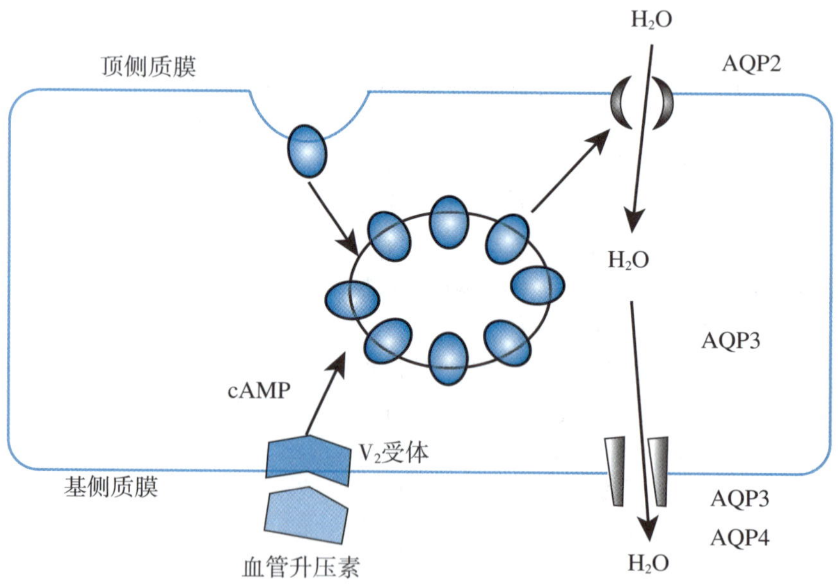

图 27-4 集合管上皮细胞中的水通过 AQPs 的转运机制

二、常用利尿药

下面按利尿药的作用强度一一介绍。

（一）袢利尿药

袢利尿药是目前最有效的利尿药，故又称高效能利尿药。本类药物的主要作用部位在髓袢升支粗段，选择性地抑制 NaCl 的重吸收。本段肾小管对 NaCl 的重吸收具有强大的能力，而且本类药物不易导致酸中毒。常用药物有呋塞米（Furosemide，呋喃苯胺酸，速尿）、依他尼酸（Etacrynic Acid，利尿酸）、布美他尼（Bumetanide）。三种药物的化学结构各不相同，依他尼酸是一个苯氧基乙酸衍生物，呋塞米和布美他尼与碳酸酐酶抑制药一样是磺胺的衍生物，临床上应用的另一个类似药物托拉塞米（Torasemide）是其活性代谢物，其 $t_{1/2}$ 比它的原型药长。有机汞利尿药也可以抑制髓袢升支粗段 Na^+ 的重吸收，由于毒性大，临床上已停止使用。临床使用的剂量见表 27-1。

表27-1　常用的袢利尿药及剂量

药物	每日口服剂量（mg）
呋塞米	20 ～ 80
布美他尼	0.5 ～ 2
依他尼酸	50 ～ 100
托拉塞米	2.5 ～ 20

【体内过程】本类利尿药吸收迅速，呋塞米在口服 30min 内，静脉注射 5min 后生效，维持 2 ～ 3h。主要通过肾近曲小管有机酸分泌机制排泌或肾小球滤过，随尿以原型排出。$t_{1/2}$ 的长短受肾功能影响，正常为 1h 左右，肾功能不全时可延长到 10h。由于非甾体类抗炎药（NSAIDs）和丙磺舒（Probenecid）与袢利尿药相互竞争近曲小管有机酸分泌途径，因此若与袢利尿药同时使用，则影响后者的排泄和作用。由于袢利尿药作用于肾小管的管腔侧，其作用的发挥也与它们在尿中的排泄量有一定关系。

【药理作用】袢利尿药能使肾小管对 Na^+ 的重吸收由原来的 99.4% 下降为 70% ～ 80%，利尿作用强大。

其利尿作用的分子机制是特异性地抑制分布在髓袢升支的管腔膜侧的 Na^+-K^+-$2Cl^-$ 共转运子，因而抑制 NaCl 的重吸收，降低肾的稀释与浓缩功能，排出大量接近于等渗的尿液。同时由于 K^+ 重吸收减少，也可以降低由于 K^+ 的再循环导致的管腔正电位（图 27-3）。而管腔膜正电位降低，减小了 Ca^{2+}、Mg^{2+} 重吸收的驱动力，使它们的排泄也增加。长期应用可使某些患者产生明显的低镁血症。但由于 Ca^{2+} 在远曲小管可被主动重吸收，故一般不引起低钙血症。输送到远曲小管和集合管的 Na^+ 增加又促使 Na^+-K^+ 交换增加，从而使 K^+ 的排泄进一步增加。综上所述，袢利尿药可以使尿中 Na^+、K^+、Cl^-、Mg^{2+}、Ca^{2+} 排出增多，大剂量呋塞米也可以抑制近曲小管的碳酸酐酶活性，使 HCO_3^- 排出增加。

袢利尿药促进肾前列腺素（prostaglandin）的合成。非甾体类抗炎药，如吲哚美辛，通过抑制环氧酶而减少肾前列腺素的合成，干扰利尿药的作用，特别是对于肾病综合征和肝硬化的患者，这种干扰作用更为明显。

袢利尿药通过对血管床的直接作用影响血流动力学。呋塞米和依他尼酸对心力衰竭的患者，能迅速增加全身静脉容量，降低左心室充盈压，减轻肺淤血。呋塞米还能增加肾血流量，改变肾皮质内血流分布。作用机制可能与其降低血管对血管收缩因子（如血管紧张素Ⅱ和去甲肾上腺素）的反应性、增加引起血管舒张的前列腺素类的生成，以及对动脉阻力血管产生钾离子通道开放的作用等有关。

【临床应用】祥利尿药主要应用于肺水肿和其他水肿，以及急性高血钙等。

1．急性肺水肿和脑水肿 静脉注射能迅速扩张容量血管，使回心血量减少，在利尿作用发生之前即可缓解急性肺水肿，是急性肺水肿的迅速、有效的治疗手段之一。同时由于利尿，使血液浓缩，血浆渗透压增高，也有利于消除脑水肿，对脑水肿合并心力衰竭者尤为适用。

2．其他严重水肿 可治疗心、肝、肾等各类水肿。主要用于其他利尿药无效的严重水肿患者。

3．急慢性肾衰竭 急性肾衰竭时，袢利尿药可增加尿量和 K^+ 的排出，冲洗肾小管，减少肾小管的萎缩和坏死，但不延缓肾衰竭的进程。大剂量可以治疗慢性肾衰竭，增加尿量，在其他药物无效时，仍然能产生作用。其扩张肾血管，增加肾血流量和肾小球滤过率，对肾衰竭也有一定的好处。

4．高钙血症 本类药可以抑制 Ca^{2+} 的重吸收，降低血钙。通过联合应用袢利尿药和静脉输注生理盐水而大大增加 Ca^{2+} 的排泄，这对迅速控制高钙血症有一定的临床意义。

5．加速某些毒物的排泄 应用本类药物，结合输液，可使尿量增加，在一天内达到 5L 以上。主要用于那些经肾排泄的药物中毒的抢救，如长效巴比妥类、水杨酸类、溴剂、氟化物、碘化物等。可以一次服用或分多次服用。

【不良反应】

1．水与电解质紊乱 常为过度利尿所引起，表现为低血容量、低血钾、低血钠、低钾性碱血症，长期应用还可引起低血镁。低钾性碱血症是由于该类药增加电解质和水的排泄，因而加强集合管对 K^+ 和 H^+ 的分泌所致。低血钾可增强强心苷对心脏的毒性，对肝硬化的患者可能诱发肝性脑病。故应注意及时补充钾盐或加服留钾利尿药。低血镁是由于 Na^+-K^+-ATP 酶的激活需要 Mg^{2+}，当低血钾和低血镁同时存在时，如不纠正低血镁，即使补充 K^+ 也不易纠正低钾血症。

2．耳毒性 表现为耳鸣、听力减退或暂时性耳聋，呈剂量依赖性。耳毒性的发生机制可能与药物引起内耳淋巴液电解质成分改变有关。肾功能不全或同时使用其他耳毒性药物，如合用氨基糖苷类抗生素时较易发生耳毒性。依他尼酸最易引起，且可能发生永久性耳聋。布美他尼的耳毒性最小，为呋塞米的 1/6，对听力有缺陷及急性肾衰竭者宜选用布美他尼。

3．高尿酸血症 袢利尿药可能造成高尿酸血症，并诱发痛风。与利尿后血容量降低，细胞外液容积减少，导致尿酸经近曲小管的重吸收增加有关。另外，本类药和尿酸竞争有机酸分泌途径也是原因之一。长期用药时多数患者可出现高尿酸血症，但临床痛风的发生率较低。

4．其他 可引起高血糖（但很少促成糖尿病）、升高 LDL-C 和三酰甘油、降低 HDL-C。该药也可引起恶心、呕吐，大剂量时尚可出现胃肠出血。少数患者可发生白细胞、血小板减少。亦可发生过敏反应，表现为皮疹、嗜酸性粒细胞增多，偶有间质性肾炎等，停药后可以迅速恢复，主要由于有磺胺结构，对磺胺过敏的人对呋塞米、布美他尼和托拉塞米可发生交叉过敏反应，而非磺胺衍生物的依他尼酸则较少引起过敏反应。

（二）噻嗪类及类噻嗪类

噻嗪类及类噻嗪类利尿药又称为中效能利尿药。人们在研究和发展更有效的碳酸酐酶抑制药时，发现了噻嗪类，后来明确噻嗪类抑制 NaCl 的转运不依赖于抑制碳酸酐酶的活性，而且其作用部位在远曲小管。尽管它们中的一些药物仍然保留了明显的抑制碳酸酐酶活性的作用，但这不是它们产生利尿作用的主要机制。

噻嗪类是临床广泛应用的一类口服利尿药和降压药。该类药是由杂环苯并噻二嗪与一个磺胺基组成的。本类药物作用相似，仅所用剂量不同，但均能达到同样效果。氢氯噻嗪（Hydrochlorothiazide）是本类药物的原型药，常用的噻嗪类尚有氯噻嗪（Chlorothiazide）。其他类似噻嗪类的利尿药，如吲达帕胺（Indapamide）、氯噻酮（Chlortalidone，氯酞酮）、美托拉宗（Metolazone）、喹乙宗（Quinethazone），虽无噻嗪环，但有磺胺结构，其利尿作用与噻嗪类相似（表 27-2）。

表27-2　常用的中效能利尿药的剂量和药理特性比较

药物	每日口服剂量（mg）	药理特性（与氢氯噻嗪比较）
氢氯噻嗪	25 ～ 100	—
吲达帕胺	2.5 ～ 10	利尿强度相等，对碳酸酐酶的抑制作用强
氯噻酮	50 ～ 100	利尿作用相等，作用持久，对 K^+ 的影响小
美托拉宗	2.5 ～ 10	利尿作用强，作用持久
喹乙宗	50 ～ 100	与美托拉宗相同

【体内过程】　本类药脂溶性较高，口服吸收迅速而完全，口服后 1 ～ 2h 起效，4 ～ 6h 血药浓度达峰值。所有的噻嗪类均以有机酸的形式从肾小管分泌，因而与尿酸的分泌产生竞争，可使尿酸的分泌速率降低。一般于 3 ～ 6h 排出体外。氯噻嗪脂溶性相对小，因此常采用相对大的剂量。氯噻嗪吸收缓慢，且作用时间较长。吲达帕胺主要经过胆汁排泄，但仍有足够的活性形式经过肾清除，从而发挥它在远曲小管的利尿作用。

【药理作用】

1．利尿作用　噻嗪类增强 NaCl 和水的排出，产生温和、持久的利尿作用。其作用机制是抑制远曲小管近端 Na^+-Cl^- 共转运子，抑制 NaCl 的重吸收。由于转运至远曲小管的 Na^+ 增加，促进了 Na^+-K^+ 交换。尿中除排出 Na^+、Cl^- 外，K^+ 的排泄也增多，长期服用可引起低血钾。本类药对碳酸酐酶有一定的抑制作用，故略增加 HCO_3^- 的排泄。

与袢利尿药一样，噻嗪类的作用依赖于前列腺素的产生，而且也能被非甾体类抗炎药所抑制。此外，与袢利尿药相反，本类药物还促进远曲小管由甲状旁腺激素调节的 Ca^{2+} 的重吸收过程，而减少尿 Ca^{2+} 含量，减少 Ca^{2+} 在管腔中的沉积。这可能是由于 Na^+ 重吸收减少，肾小管上皮细胞内 Na^+ 降低，促进基侧质膜的 Na^+-Ca^{2+} 交换所致。

2．抗利尿作用　噻嗪类利尿药能明显减少尿崩症患者的尿量及口渴症状，主要因排 Na^+，使血浆渗透压降低，而减轻口渴感。其抗利尿作用机制不明。

3．降压作用　噻嗪类利尿药是常用的降压药，用药早期通过利尿、减少血容量而降压，长期用药则通过扩张外周血管而产生降压作用（见第 23 章）。

【临床应用】

1．水肿　可用于各种原因引起的水肿。对轻、中度心源性水肿疗效较好，是慢性心功能不全的主要治疗措施之一（见第 24 章）。对肾性水肿的疗效与肾功能损害程度有关，受损较轻者效果较好；应用于肝性水肿时，要注意防止低血钾诱发的肝性脑病。

2．高血压　本类药是治疗高血压的基础用药之一，多与其他降压药合用，可减少后者的剂量，减少副作用。

3．其他　可用于肾性尿崩症及加压素无效的垂体性尿崩症，以及高尿钙伴有肾结石者，抑制高尿钙引起的肾结石的形成。

【不良反应】

1．电解质紊乱　如低血钾、低血钠、低血镁、低氯血症、代谢性碱血症等，合用留钾利尿药可防治。

2．高尿酸血症　痛风者慎用。

3．代谢变化　可导致高血糖、高脂血症。可使糖尿病患者以及糖耐量中度异常的患者的血糖升高，可能是因其抑制了胰岛素的分泌以及减少组织利用葡萄糖。纠正低血钾后可部分翻转高血糖效应。本类药可使血清胆固醇水平增加 5% ～ 15%，并增加低密度脂蛋白水平。糖尿病、高血脂患者慎用。

4. 过敏反应 本类药物为磺胺类药物，与磺胺类有交叉过敏反应。可见皮疹、皮炎（包括光敏性皮炎）等，偶见严重的过敏反应如溶血性贫血、血小板减少、坏死性胰腺炎等。

（三）留钾利尿药

留钾利尿药（potassium-sparing diuretics）也称为低效能利尿药。本类药主要作用在集合管和远曲小管，它们或者通过直接阻断醛固酮受体，如螺内酯（Spironolactone）、依普利酮（Eplerenone）、坎利酮（Canrenone）和坎利酸钾（Potassium Canrenoate），或者通过抑制管腔膜上的 Na^+ 通道，如氨苯蝶啶（Triamterene）、阿米洛利（Amiloride），而发挥利尿作用。使用排钾利尿药如噻嗪类利尿剂或袢利尿剂，可使钾的排出增加，此外由于排钾利尿药因造成血容量剧烈减少可能引起继发性醛固酮增多症，故两类药物合用将产生益处。

螺内酯（Spironolactone）

螺内酯又称安体舒通（Antisterone），是人工合成的甾体化合物，其化学结构与醛固酮相似。

【药理作用与作用机制】 螺内酯是醛固酮的竞争性拮抗药。醛固酮从肾上腺皮质释放后，进入远曲小管细胞，并与细胞质内盐皮质激素的细胞质受体结合成醛固酮 - 受体复合物，然后转位进入细胞核，诱导特异 DNA 转录、翻译，产生醛固酮诱导蛋白，进而调控 Na^+、K^+ 转运。螺内酯结合到细胞质中的盐皮质激素受体，阻止醛固酮 - 受体复合物的核转位，而产生拮抗醛固酮的作用。

另外，该药也能干扰细胞内醛固酮活性代谢物的形成，影响醛固酮作用的充分发挥，表现出排 Na^+ 留 K^+ 的作用。

【临床应用】 螺内酯的利尿作用弱，起效缓慢而持久，服药后 1 天起效，2 ～ 4 天达最大效应。其利尿作用与体内醛固酮的浓度有关，仅在体内有醛固酮存在时才发挥作用。对切除肾上腺的动物则无利尿作用。

1. 与醛固酮升高有关的顽固性水肿 对肝硬化和肾病综合征水肿患者较为有效。

2. 心力衰竭 近年来认识到醛固酮在心力衰竭的发生、发展中起重要作用，因而螺内酯用于心力衰竭的治疗已经不仅限于通过排 Na^+、利尿消除水肿，而且通过抑制心肌纤维化等多方面的作用改善患者的状况（见第 24 章）。

【不良反应】 其不良反应较轻，少数患者可出现头痛、困倦与精神紊乱等。久用可引起高血钾，尤其当肾功能不良时，故肾功能不全者禁用。此外，还有性激素样副作用，可引起男子乳房女性化和性功能障碍、妇女多毛症等，停药后可以消失。

依普利酮（Eplerenone）

依普利酮是选择性醛固酮受体阻滞药，于 2002 年 9 月获美国食品与药品管理局批准。依普利酮口服给药后约经 1.5h 达到血药峰浓度，半衰期为 4 ～ 6h，吸收不受食物的影响。其副作用较小，对高血压、心力衰竭等的疗效较好，具有广阔的临床使用前景。

已经发现，低剂量的依普利酮（25 ～ 50mg/d）可以抑制醛固酮致纤维化和炎症的作用，减缓糖尿病患者蛋白尿的发展。更为重要的是，依普利酮可以减少心肌梗死后心肌的再灌注损伤，已在一项临床研究中证实依普利酮可使心肌梗死后轻中度心力衰竭患者的死亡率降低 15%。依普利酮抗醛固酮受体的活性约为螺内酯的 2 倍，对醛固酮受体具有高度选择性，而对肾上腺糖皮质激素、黄体酮和雄激素受体的亲和性较低，从而克服了螺内酯的促孕和抗雄激素等副作用。

氨苯蝶啶（Triamterene）和阿米洛利（Amiloride）

氨苯蝶啶和阿米洛利化学结构虽然不同，但却有相似的药理作用。

【体内过程】 氨苯蝶啶在肝代谢，但其活性形式及代谢物也从肾排泄。阿米洛利则主要以原型经肾排泄。由于氨苯蝶啶消除途径广泛，因此 $t_{1/2}$ 比阿米洛利的短，前者为 4.2h，后者为 21h，而且氨苯蝶啶还需频繁用药。

【药理作用与作用机制】 它们均作用于远曲小管末段和集合管，通过阻滞管腔膜 Na^+ 通道而减少 Na^+ 的重吸收，同时由于 Na^+ 的重吸收减少使管腔的负电位降低，导致驱动 K^+ 分泌的动力减少，抑制了 K^+ 分泌，因而产生排 Na^+ 留 K^+、利尿的作用。两药的作用并非竞争性拮抗醛固酮，它们对肾上腺切除的动物仍有留钾利尿作用。阿米洛利在高浓度时，阻滞 Na^+-H^+ 和 Na^+-Ca^{2+} 反向转运子（antiporters），可能抑制 H^+ 和 Ca^{2+} 的排泄。

【临床应用】 它们在临床上常与排钾利尿药合用治疗顽固性水肿。

【不良反应】 不良反应较少。长期服用可致高钾血症，严重肝肾功能不全者、有高钾血症倾向者禁用。偶见嗜睡以及恶心、呕吐、腹泻等消化道症状。另外，有报道氨苯蝶啶和吲哚美辛合用可引起急性肾衰竭。

（四）碳酸酐酶抑制药

乙酰唑胺（Acetazolamide）

乙酰唑胺又称醋唑磺胺（Diamox），是碳酸酐酶抑制药的原型药。碳酸酐酶抑制药是现代利尿药发展的先驱，是磺胺的衍生物，在应用磺胺类药抗菌时，发现它能造成碱利尿和高氯性酸中毒，进而开发出碳酸酐酶抑制药。但其利尿作用轻微，也归类为弱效能利尿药。乙酰唑胺的化学结构中有磺胺基，是其活性的必需基团。

【药理作用与作用机制】 乙酰唑胺通过抑制碳酸酐酶的活性而抑制碳酸氢盐（bicarbonate，HCO_3^-）的重吸收，治疗量时乙酰唑胺抑制近曲小管约 85% 的 HCO_3^- 的重吸收。由于 Na^+ 在近曲小管可与 HCO_3^- 结合排出，集合管 Na^+ 重吸收会大大增加，使 K^+ 的分泌相应增多（Na^+-K^+ 交换增多）。因而碳酸酐酶抑制药主要造成尿中 HCO_3^-、K^+ 和水的排出增多。由于碳酸酐酶还参与集合管酸的分泌，因此集合管也是这类药物利尿的另一个次要部位。

乙酰唑胺还抑制肾以外部位碳酸酐酶依赖的 HCO_3^- 的转运。如眼睫状体向房水中分泌 HCO_3^- 与肾近曲小管重吸收 HCO_3^- 相似，但 HCO_3^- 的转运方向相反。在近曲小管是将 HCO_3^- 转运入血，而在睫状体是从血液向外转运。同样在脉络丛，也是向脑脊液分泌 HCO_3^-。虽然这些过程中 HCO_3^- 的转移方向与在近曲小管中相反，但都可以被碳酸酐酶抑制药所抑制，并改变液体的生成量和 pH。

【临床应用】 由于新型利尿药的不断涌现，加之其利尿作用较弱，本类药物现在很少作为利尿药使用。但它们仍有几种特殊的用途。

1. 青光眼　减少房水的生成，降低眼内压，对多种类型的青光眼有效，是乙酰唑胺应用最广的适应证。多佐胺和布林佐胺是两个新的碳酸酐酶抑制药，眼局部应用能够降低眼内压。

2. 急性高山病　登山者在急速登上海拔 3000 米以上高山时会出现无力、头昏、头疼和失眠等症状。这些一般较轻，几天后可自然缓解。但严重时，会出现肺水肿或脑水肿而危及生命。乙酰唑胺可减少脑脊液的生成和脑脊液及脑组织的 pH，减轻症状，改善机体功能。在开始攀登前 24h 口服乙酰唑胺可起到预防作用。该药使脑脊液 pH 降低的作用也可用于治疗睡眠呼吸暂停。

3. 碱化尿液　通过采用乙酰唑胺碱化尿液，可促进尿酸、胱氨酸和弱酸性物质（如阿司匹林）的排泄。但只在使用初期有效，长时间服用乙酰唑胺要注意补充碳酸氢盐。

4. 代谢性碱中毒　持续性代谢性碱中毒多数是因为体内 K^+ 和血容量减少，或是因为体内盐皮质激素水平过高。因此，一般针对这些病因治疗而不用乙酰唑胺。但当心力衰竭的患者在使用过多利尿药造成代谢性碱中毒时可使用乙酰唑胺，因为补盐可能会增加心脏充盈压。此外，在纠正碱中毒的同时，其微弱的利尿作用也对心力衰竭有益。乙酰唑胺还可用于快速纠正呼吸性酸中毒继发的代谢性碱中毒。

5．其他 乙酰唑胺可用作癫痫的辅助治疗；伴有低钾血症的周期性瘫痪；严重高磷酸盐血症，增加磷酸盐的尿排泄。

【不良反应】 严重不良反应少见。

1．作为磺胺的衍生物，可能会造成骨髓抑制、皮肤毒性、磺胺样肾损害，对磺胺过敏的患者易对本药产生过敏反应。

2．代谢性酸中毒 长期用药后，体内贮存的 HCO_3^- 减少可导致高氯性酸中毒。酸中毒和 HCO_3^- 耗竭会引起其他肾小管节段对 Na^+ 重吸收增加，因此乙酰唑胺在使用一段时间之后，其利尿作用会显著降低，一般仅维持有效利尿作用 2 ～ 3 天。

3．尿结石 其减少 HCO_3^- 的作用会导致磷酸盐尿和高钙尿症。长期用药也会引起肾排泄可溶性物质（如枸橼酸盐）的能力下降，而且钙盐在碱性 pH 条件下相对难溶，易形成肾结石。

4．失钾 同时给予 KCl 可以纠正。

5．其他毒性 较大剂量常引起嗜睡和感觉异常；肾衰竭患者使用该类药物可引起蓄积效应，造成中枢神经系统毒性。

第二节 脱 水 药

脱水药又称渗透性利尿药（osmotic diuretics），包括甘露醇、山梨醇、高渗葡萄糖、尿素等。渗透性利尿药静脉注射给药后，可以提高血浆渗透压，产生组织脱水作用。当这些药物通过肾时，不易被重吸收，产生渗透性利尿作用，使水在髓袢升支和近曲小管的重吸收也减少，肾排水增加。

该类药一般具备如下特点：①静脉注射后不易通过毛细血管进入组织；②易经肾小球滤过；③不易被肾小管重吸收。渗透性利尿药可以用来降低颅内压，促进肾毒素的排出。原型渗透利尿药是甘露醇，高渗葡萄糖在临床上不常用作利尿剂，但经常引起高血糖患者的渗透性利尿（糖尿）。

甘露醇（Mannitol）

甘露醇为己六醇结构，临床主要用 20% 的高渗溶液静脉注射或静脉滴注。

【药理作用与临床应用】

1．脱水作用 静脉注射后，该药不易从毛细血管渗入组织，能迅速提高血浆渗透压，使组织间液向血浆转移而产生组织脱水作用，可降低颅内压和眼内压。甘露醇口服用药，则造成渗透性腹泻，可用于从胃肠道消除毒性物质。

甘露醇是治疗脑水肿、降低颅内压安全而有效的首选药物。也可用于青光眼患者的急性发作和术前应用以降低眼内压。

2．利尿作用 静脉注射甘露醇后，血浆渗透压升高，血容量增加，血液黏度降低；并通过稀释血液而增加循环血量及肾小球滤过率；甘露醇在肾小球滤过后不易被重吸收，使水在近曲小管和髓袢升支的重吸收减少，以上导致肾排水增加。

另外，由于排尿速率的增加，减少了尿液与肾小管上皮细胞接触的时间，使电解质的重吸收也减少。如抑制髓袢升支对 Na^+ 的重吸收，可以降低髓质高渗区的渗透压，进而抑制集合管对水的重吸收。一般在 10 ～ 20min 起效，2 ～ 3h 达高峰，持续 6 ～ 8h。

可用于预防急性肾衰竭。在少尿时，若及时应用甘露醇，可通过脱水作用，减轻肾间质水肿。同时渗透性利尿效应可维持足够的尿量，稀释肾小管内有害物质，保护肾小管免于坏死。

另外，还能改善急性肾衰竭早期的血流动力学变化，对肾衰竭伴有低血压者效果较好。

【不良反应】少见，注射过快时可引起一过性头痛、眩晕、畏寒和视物模糊。慢性心功能不全者禁用，因可增加循环血量而增加心脏负荷。另外，活动性颅内出血者禁用。

山梨醇（Sorbitol）

山梨醇是甘露醇的同分异构体，药理作用与临床应用与甘露醇相似，进入体内大部分在肝内转化为果糖，故作用较弱。易溶于水，价廉，一般可制成 25% 的高渗溶液使用。

高渗葡萄糖（Hypertonic Glucose）

50% 的高渗葡萄糖也有脱水及渗透性利尿作用，但因其可部分从血管弥散进入组织中，且易被代谢，故作用弱而不持久。停药后，可出现颅内压回升而引起反跳现象。临床上主要用于脑水肿和急性肺水肿，一般与甘露醇合用。

SUMMARY

The volume and composition of urine are controlled by the kidney. Abnormalities in fluid volume and electrolyte are common and an important problem that become life-threatening if untreated. Drugs that block the transport functions of the renal tubules are important clinical tools in the treatment of these disorders.

In 1957, with the synthesis of Chlorothiazide, the diuretics became available for widespread use. According to their efficacy, the diuretics can be divided into three categories: high efficacy diuretics (loop diuretics), moderate efficacy diuretics (thiazides and related compounds) and low efficacy diuretics (Amiloride, Triamterene and carbonic anhydrase inhibitor). Many diuretics (loop diuretics, thiazides, Amiloride, and Triamterene) exert their effects on specific membrane transport proteins at the luminal surface of renal tubular epithelial cells. Others inhibit enzymes (Acetazolamide), or interfere with hormone receptors in renal epithelial cells (Spironolactone). Dehydrant agents, or called osmotic diuretics, exert osmotic effects that prevent water reabsorption in the water-permeable segments of the nephron (Mannitol, Sorbitol, Hypertonic Glucose).

The most important indication of diuretics is for reduction of peripheral or pulmonary edema that has accumulated as a result of diseases of the heart，kidney, vasculature, or abnormalities in the blood oncotic pressure. Other optimized clinical uses include congestive heart failure, certain forms of renal disease, hypertension, etc., except osmotic diuretic whose optimized use is to reduce intra-cranial pressure in neurologic conditions and to reduce intra-ocular pressure before ophthalmologic procedures.

The common toxicity of diuretics is to cause predictable electrolyte imbalances to a certain extent except osmotic diuretics. Other toxicities are variant based on their chemical structures, mechanisms of action and sites of action, etc.

（李学军）

第28章 作用于血液及造血器官的药物

案例

患者，女性，50岁。脸色苍白、乏力、头晕、眼花2个月。查体：皮肤黏膜苍白，无黄染，肝脾不大，指甲扁平。既往子宫肌瘤病史，月经量大且经期长。血常规：血红蛋白56g/L，平均红细胞体积（MCV）低于80fl，平均红细胞血红蛋白含量（MCH）小于27pg，平均红细胞血红蛋白浓度（MCHC）小于0.32。血片中可见红细胞体小，细胞中心淡染区扩大。网织红细胞计数、白细胞计数及血小板计数均正常。铁蛋白＜3.3；血清铁：2.10。骨髓象：红系造血呈中度活跃，以中晚幼红细胞增生为主，幼红细胞体积小，粒细胞系和巨幼细胞系无显著改变。骨髓铁染色：细胞内外铁均减少。诊断为缺铁性贫血。

问题与思考：

1．该患者在积极根除病因治疗的同时，主要的对症治疗措施是什么？

2．治疗所采用药物常见的不良反应是什么？

正常生理情况下，血液在血管内正常循环依赖血液凝固与抗凝、纤溶与抗纤溶两对系统的动态平衡。平衡破坏时，可出现血栓、栓塞、血管内凝血或出血性疾病。抗凝血药和促凝血药，以及纤维蛋白溶解药和纤维蛋白溶解抑制药，可通过影响血液凝固或纤维蛋白溶解过程，调节凝血与抗凝及纤溶与抗纤溶之间的平衡，使血液恢复正常的流动状态。

作用于血液及造血系统的药物主要有抗凝血药（anticoagulants）、促凝血药（coagulants）、纤维蛋白溶解药（fibrinolytics）、纤维蛋白溶解抑制药（antifibrinolytic drugs）、抗血小板药（antiplatelet drugs）、抗贫血药（antianemic drugs）、血容量扩充药（plasma volume expander）等。

抗血栓药（antithrombotics）包括抗凝血药、纤维蛋白溶解药和抗血小板药，这些药物主要用于动脉血栓栓塞性疾病。

第一节　纠正血液凝固异常的药物——抗凝血药及促凝血药

一、血液凝固

T28-1a

血液凝固异常与疾病

血液凝固是由一系列凝血因子参与的复杂的蛋白质水解活化过程，最终使可溶性的纤维蛋白原变成稳定、难溶的纤维蛋白，网罗血细胞而成血凝块。参与的凝血因子包括以罗马数字编号的13个凝血因子和前激肽释放酶（prekallikrein，Pre-K）、激肽释放酶（kallikrein，Ka）、高分子激肽原（high molecular weight kininogen，HMWK）、血小板磷脂（PL或PF_3）等（表

28-1)。凝血因子Ⅹ被激活成Ⅹa 是使凝血酶原（prothrombin）活化的关键步骤。激活凝血因子Ⅹ有内源性凝血和外源性凝血两条途径（图 28-1）。

表28-1　血液凝固的主要因子

因子	英文名	中文名	因子	英文名	中文名
Ⅰ	fibrinogen	纤维蛋白原	Ⅸ	plasma thromboplastin component（PTC）	血浆促凝血酶原激酶成分
Ⅱ	prothrombin	凝血酶原	Ⅹ	Stuart-Prower factor	斯图亚特因子
Ⅲ	tissue thromboplastin	组织凝血致活酶	Ⅺ	plasma thromboplastin antecedent（PTA）	血浆凝血活酶前体
Ⅳ	calcium	钙离子	Ⅻ	hageman factor	哈格曼因子
Ⅴ	proaccelerin	促凝血球蛋白原	ⅩⅢ	fibrin-stabilizing factor	纤维蛋白稳定因子
Ⅶ	proconvertin	血清凝血酶原转变加速因子前体	Pre-K	prekallikrein	前激肽释放酶
Ⅷ	antihemophilic globulin（AHG）	抗血友病球蛋白	HMWK	high molecular weight prokinin	高分子量激肽原

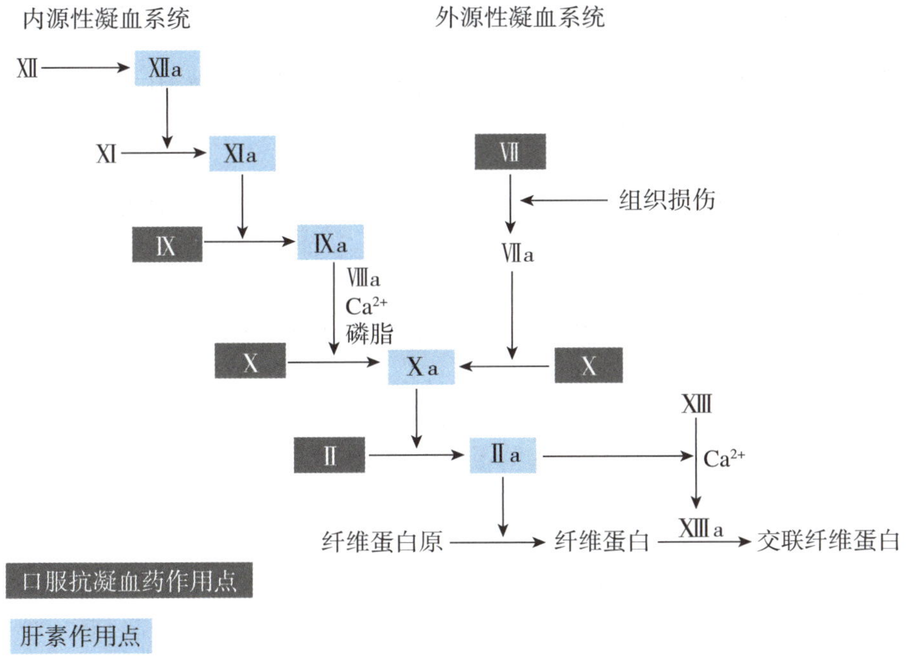

图 28-1　凝血过程及抗凝药作用靶点

二、抗凝血药

抗凝血药（anticoagulants）是通过影响凝血因子，阻止血液凝固过程的药物。临床主要用于血栓性疾病的预防和治疗。

肝素（Heparin）

【来源和化学】 肝素是存在于肥大细胞分泌颗粒的氨基葡聚糖，因最初在肝内发现而得名，现证实肺和肠黏膜含量最高。药用肝素主要从猪小肠黏膜或牛肺提取，分子量为 5 ~ 30kD，是 D- 葡萄糖胺、L- 艾杜糖醛酸和 D- 葡糖醛酸交替组成的黏多糖硫酸酯。肝素呈强酸性，带有的大量负电荷与其抗凝作用有关。

【体内过程】肝素在肠道被破坏失活，口服无效，皮下注射吸收缓慢而不规则，常用静脉给药。静注后迅速起效，大部分被网状内皮系统降解清除。由肾排出，极少以原型从尿排出。肝素抗凝活性 $t_{1/2}$ 与给药剂量有关，静脉注射 100、400 和 800 U/kg，抗凝活性 $t_{1/2}$ 分别为 1、2.5 和 5h。肺气肿、肺栓塞及肝肾功能障碍患者，$t_{1/2}$ 明显延长。

【药理作用】

1．抗凝作用 肝素在体内、体外均有强大抗凝作用。静脉注射后，抗凝作用立即发生，可使多种凝血因子灭活。肝素的生物活性主要依赖于抗凝血酶Ⅲ（antithrombin Ⅲ，AT-Ⅲ）。AT-Ⅲ是分子量为 58kD 的糖基化多肽，能够等摩尔浓度灭活凝血酶（Ⅱa）及因子Ⅻa、Ⅺa、Ⅸa、Ⅹa 等含丝氨酸残基的蛋白酶，它与凝血酶通过精氨酸-丝氨酸肽键相结合，形成 AT-Ⅲ-凝血酶复合物而使酶灭活。肝素能与 AT-Ⅲ赖氨酸结合，使 AT-Ⅲ活性中心的精氨酸暴露，更易与凝血因子结合，可使灭活凝血因子的反应加速 1000 倍以上，发挥抗凝作用。肝素激活 AT-Ⅲ后迅速解离，可循环利用，而 AT-Ⅲ可由于长期使用而耗竭。肝素可使血液凝固时间、凝血时间及凝血酶原时间延长。

2．其他作用 除抗凝作用外，肝素还发挥如下作用：① 促进血管内皮释放脂蛋白脂酶，水解血中乳糜微粒和 VLDL 发挥调血脂作用；② 抑制炎症介质活性和炎症细胞活动，呈现抗炎作用；③ 抑制血管平滑肌增殖，抗血管内膜增生；④ 抑制血小板聚集（可能通过抑制凝血酶）等。

【临床应用】

1．血栓栓塞性疾病 主要用于防治血栓形成和扩大，临床主要用于心肌梗死、肺栓塞、脑血管栓塞、外周静脉血栓和心血管手术时栓塞等。对于急性动静脉血栓形成，肝素可产生快速抗凝作用。

2．弥散性血管内凝血（disseminated intravascular coagulation，DIC） DIC 早期以凝血为主，因纤维蛋白原及其他凝血因子耗竭而发生继发性凝血，早期静脉注射肝素可防止凝血因子的消耗。DIC 低凝期禁用，以免加重出血。

3．体外抗凝 用于输血、心导管检查、体外循环、血液透析等。

【不良反应与注意事项】

1．出血 过量易致自发性出血，应严格控制剂量，严密监测凝血时间。一旦出血立即停药，用硫酸鱼精蛋白对抗，每 1.0mg 的鱼精蛋白可使 100U 的肝素失活。

2．其他 肝素还可引起血小板减少、过敏反应以及肝功能异常等。

【禁忌证】

禁用于对肝素过敏、有出血倾向、血友病、血小板功能不全和血小板减少症、紫癜、严重高血压、细菌性心内膜炎、肝肾功能不全、溃疡病、颅内出血、活动性肺结核、孕妇、先兆流产、产后、内脏肿瘤、外伤及术后等。不能与碱性药物合用。

低分子量肝素（Low Molecular Weight Heparin，LMWH）

低分子量肝素是常规肝素分子的一个片段，分子量较小，低于 6.5kD，可由普通肝素直接分离而得，或由普通肝素降解后再分离而得。其作用特性是具有选择性抗凝血因子Ⅹa 活性，而对凝血酶及其他凝血因子影响较小。低分子量肝素同常规肝素相比，具有如下优点：

1．抗血栓作用比较强，而抗凝血作用比较弱。

2．与肝素相比，低分子量肝素抗凝血因子Ⅹa 活性的 $t_{1/2}$ 长，生物利用度较大，因而静脉注射活性可维持 12h，皮下注射每日 1 次即可。

3．对血小板的亲和力比较低，对血小板的功能影响比较小。

4．比较安全，不必为防治出血经常进行剂量监测。

临床应用的低分子量肝素制剂有：依诺肝素（Enoxaparin），替地肝素（Tedelparin），弗希肝素（Fraxiparin），洛吉肝素（Logiparin），洛莫肝素（Lomoparin）等。

香豆素类（Coumarin）

香豆素类是一类含有 4- 羟基香豆素基本结构的物质，口服有效，故称口服抗凝药。有双香豆素（Dicoumarol）、华法林（Warfarin，苄丙酮香豆素）和醋硝香豆素（Acenocoumarol，新抗凝）等。

【体内过程】 华法林口服后吸收快而完全，其钠盐的生物利用度几乎为 100%。血浆蛋白结合率 99% 以上，分布容积很小。给药后 2 ~ 8h 内血浆中药物浓度可达峰值。可通过胎盘屏障。由肝代谢，肾排泄，$t_{1/2}$ 约为 40h。

【药理作用与作用机制】 香豆素类是维生素 K 的拮抗剂，抑制维生素 K 在肝内由环氧化物向氢醌型转化，从而阻止了维生素 K 的反复利用。维生素 K 是谷氨酸残基 γ- 羧化酶的辅酶。其循环受阻则影响含有谷氨酸残基的凝血因子Ⅱ、Ⅶ、Ⅸ、Ⅹ、抗凝血蛋白 C 和抗凝血蛋白 S 的前体谷氨酸残基 γ- 羧化，使这些因子停留于无凝血活性的前体阶段，产生抗凝血作用。香豆素类抗凝药对已经羧化的凝血因子无影响，故香豆素类体外无效。体内须耗竭已有的凝血因子后才发挥抗凝作用，因此起效慢。香豆素类口服后至少需经 12 ~ 24h 才出现作用，1 ~ 3 天达高峰，维持 3 ~ 4 天。停药后因各凝血因子的形成尚需一定的时间，故作用时间长。

【临床应用】 临床应用与肝素相似，主要用于防治血栓栓塞性疾病。其优点是口服有效。缺点是显效慢，作用过于持久，不易控制。防治静脉血栓和肺栓塞一般采用先用肝素后用香豆素类药物维持治疗的序贯疗法。与抗血小板药合用，可减少外科大手术、风湿性心脏病、人工瓣膜置换术后的静脉血栓发生率。

【不良反应】 应用过量易致自发性出血，最严重者为颅内出血，应严密观察。华法林能通过胎盘屏障，可引起出血性疾病；且华法林可影响胎儿骨骼和血液蛋白质的 γ- 羧化作用，影响胎儿骨骼正常发育。如用量过大引起出血时，应立即停药并缓慢静脉注射大量维生素 K 或输新鲜血。

【药物相互作用】

1．阿司匹林、保泰松、水合氯醛、甲苯磺丁脲、奎尼丁等可置换血浆蛋白，与香豆素类药物合用可增强香豆素类抗凝作用。

2．肝药酶诱导剂苯巴比妥、苯妥英钠、利福平等能加速香豆素类药物代谢，降低其抗凝作用。水杨酸盐、甲硝唑、西咪替丁等可抑制肝药酶，使其药物作用加强。

枸橼酸钠（Sodium Citrate）

枸橼酸钠仅在体外有抗凝作用。枸橼酸钠的酸根与 Ca^{2+} 可形成难解离的可溶性络合物，导致血中 Ca^{2+} 浓度降低，而有抗凝作用。在体内无抗凝作用。如输血时每 100ml 全血中加入 2.5% 枸橼酸钠 10ml 可保持血液不凝固。若输入枸橼酸钠抗凝的血液过快或过量，可引起低血钙，导致手足抽搐。

三、促凝血药

（一）维生素 K（Vitamine K）

维生素 K 广泛存在于自然界，基本结构为甲萘醌。植物性食物如苜蓿中所含的是维生素 K_1（Phytomenadione），由腐败鱼粉所得及肠道细菌所产生者为维生素 K_2（Menaquinone），二者均为脂溶性，需胆汁协助吸收。维生素 K_3（Menadione Sodium Bisulfite）、维生素 K_4（Menadiol Diacetate）为人工合成品，二者皆为水溶性，不需胆汁协助吸收。

【药理作用】 氢醌型维生素 K 是谷氨酸残基 γ- 羧化酶的辅酶，参与肝合成凝血因子Ⅱ、Ⅶ、Ⅸ、Ⅹ、抗凝血蛋白 C 和抗凝血蛋白 S 等因子的谷氨酸残基 γ- 羧化作用，使前体转变为活化的凝血因子。

氢醌型维生素 K 转化为氧化型维生素 K，后者在维生素 K 环氧化物还原酶的作用下，还原为氢醌型维生素 K 而循环利用。维生素 K 摄取障碍，或维生素 K 环氧化物还原酶被抑制，可使相关凝血因子合成减少，导致凝血酶原时间延长并引起出血。

【临床应用】

1．维生素 K 缺乏症 维生素 K_3 主要用于维生素 K 缺乏引起的出血者，如梗阻性黄疸、胆瘘、慢性腹泻、早产儿、新生儿出血等患者及香豆素类、水杨酸类药物或其他原因导致凝血酶原过低所引起的出血，亦可用于预防长期应用广谱抗菌药继发的维生素 K 缺乏症。维生素 K_1 作用快，持续时间长，常采用肌内注射，严重出血时可静脉注射。一般病例口服维生素 K_3、维生素 K_4，吸收不良者可肌内注射维生素 K_3。

2．抗凝血药过量的解毒 对于双香豆素类或水杨酸过量引起的出血，维生素 K 可竞争性拮抗其抗凝作用。

【不良反应】 维生素 K 毒性低，静脉注射维生素 K_1 速度快时，可产生面部潮红、出汗、血压下降，甚至发生虚脱。故一般以肌内注射为宜。维生素 K_3 和维生素 K_4 常致胃肠道反应，引起恶心、呕吐等，较大剂量可致新生儿、早产儿溶血性贫血、高胆红素血症及黄疸，对红细胞缺乏葡萄糖 -6- 磷酸脱氢酶（G6PD）的特异质者也可诱发急性溶血性贫血。肝功能不良者应慎用，或选用维生素 K_1 而不用维生素 K_3。

（二）凝血因子制剂

凝血酶（Thrombin）

凝血酶是从猪、牛血提取精制而成的凝血酶无菌制剂。可直接作用于血液中纤维蛋白原，使其转变为纤维蛋白，发挥止血作用。此外，还有促进上皮细胞的有丝分裂、加速创伤愈合作用。用于通常止血困难的小血管、毛细血管以及实质性脏器出血的止血，也用于创面、口腔、泌尿道以及消化道等部位的止血，还可缩短穿刺部位出血的时间。局部止血时，用灭菌生理盐水溶解成 50 ～ 1000U/ml 溶液喷雾或敷于创面。

凝血酶原复合物（Prothrombin Complex）

该药是从健康人新鲜血浆分离而得，为含有凝血因子Ⅱ、Ⅶ、Ⅸ、Ⅹ及少量其他血浆蛋白的混合制剂，$t_{1/2}$ 18 ～ 32h。主要用于先天性凝血因子Ⅸ缺乏的乙型血友病、肝病、香豆素类抗凝血药过量及维生素 K 依赖凝血因子Ⅱ、Ⅶ、Ⅸ、Ⅹ缺乏所致的出血。不良反应有过敏反应，可产生血栓，肝病患者易引起弥散性血管内凝血（DIC），应慎用。

人凝血因子Ⅷ（Human Coagulation Factor Ⅷ）

人凝血因子Ⅷ又名抗血友病球蛋白（antihemophilic globulin）、抗甲种血友病因子。主要用于甲型血友病、溶血性血友病、抗凝血药因子Ⅷ抗体所致严重出血的治疗。输注过快可引起头痛、发热、荨麻疹等。

鱼精蛋白（Protamine）

鱼精蛋白具有强碱性基团，在体内可与强酸性的肝素结合，形成稳定的复合物。这种直接拮抗作用使肝素失去抗凝活性。用于因注射肝素过量所引起的出血。

酚磺乙胺（Etamsylate，止血敏）

酚磺乙胺能够降低毛细血管通透性，使血管收缩，出血时间缩短。还可增强血小板的聚集和黏附，促进血小板释放凝血活性物质，缩短出血时间，从而发挥止血作用。可用于防治手术前后出血，对各种内脏和皮肤出血也有效。

第二节　纤维蛋白溶解药与纤维蛋白溶解抑制药

血液凝固和血栓形成必须限定在适当范围内，以使外伤或外科手术所致的出血能尽快止血而又不至血栓无限制地扩大。纤维蛋白形成和纤维蛋白溶解系统调节和限定这个过程。该系统功能异常可导致血栓或出血性疾病（图 28-2）。

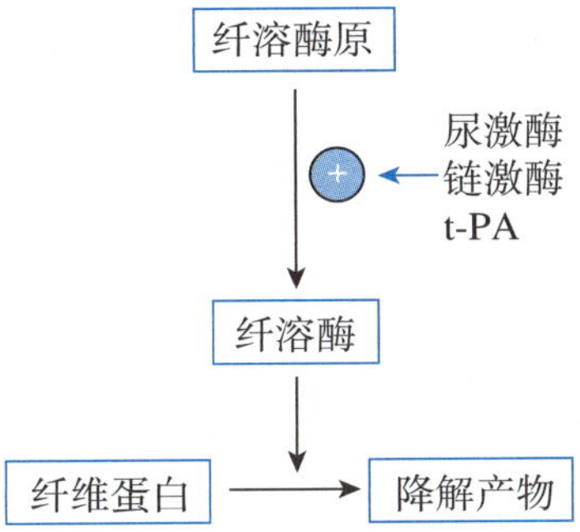

图 28-2　纤维蛋白溶解药激活纤溶酶原

t-PA：组织型纤溶酶原激活剂（tissue-type plasminogen activator）

一、纤维蛋白溶解药

纤维蛋白溶解药（fibrinolytics）可使纤维蛋白溶酶原（plasminogen，又称纤溶酶原）转变为纤维蛋白溶酶（plasmin，又称纤溶酶）。纤溶酶通过降解纤维蛋白和纤维蛋白原而限制血栓增多和溶解血栓（图 28-2），故又称血栓溶解药（thrombolytics）。

链激酶（Streptokinase）

链激酶是由 β- 溶血性链球菌产生的一种蛋白质，分子量约为 47kDa。链激酶与内源性纤维蛋白溶酶原结合成复合物，使纤维蛋白溶酶原转变为纤溶酶。纤溶酶迅速水解血栓中的纤维蛋白，溶解血栓。链激酶主要用于治疗血栓栓塞性疾病。静脉注射治疗动静脉内新鲜血栓形成和栓塞，如急性肺栓塞和深部静脉血栓。其严重不良反应是易引起出血。注射局部可出现血肿，一般不需治疗。如严重出血可注射对羧基苄胺对抗，更严重者可补充纤维蛋白原或全血。

出血性疾病、新近创伤、消化道溃疡、伤口愈合中、严重高血压者禁用。也可见皮疹、药热等过敏反应，静脉注射过快可致低血压。

组织型纤溶酶原激活剂（tissue plasminogen activator，t-PA）

组织型纤溶酶原激活剂于 1984 年用 DNA 重组技术合成获得成功，含有 527 个氨基酸。t-PA 的溶栓机制是激活内源性纤溶酶原转变为纤溶酶。t-PA 在靠近纤维蛋白 - 纤维蛋白溶酶原相结合的部位，通过其赖氨酸残基与纤维蛋白结合，并激活与纤维蛋白结合的纤维蛋白溶酶原转变为纤溶酶。这种作用比激活循环中游离型纤溶酶快数百倍，因而不产生应用链激酶时常见的出血并发症。t-PA 主要在肝中代谢，$t_{1/2}$ 约 5min。现已试用于治疗肺栓塞和急性心肌梗死。用后的阻塞血管再通率比链激酶高，且副作用小，是较好的第二代溶栓药。阿替普酶、西替普酶和那替普酶等同属第二代溶栓药。其他常用纤维蛋白溶解药及特点见表 28-2。

表28-2 其他常用纤维蛋白溶解药及特点

药物	来源	机制	$t_{1/2}$	临床应用	不良反应
尿激酶（Urokinase）	尿	激活纤溶酶原	15 ～ 20min	同链激酶	无抗原性
葡萄球菌激酶（Staphylokinase）	金黄色葡萄球菌	激活纤溶酶原	70min	急性心肌梗死	
阿尼普酶（Anistreplase）	基因重组的组织型纤溶酶原激活剂	第二代溶栓药，激活纤溶酶原	90 ～ 105min	心肌梗死	出血、过敏、血压下降
瑞替普酶（Reteplase）	改良基因重组的组织型纤溶酶原激活剂	第三代溶栓药，激活纤溶酶原	12 ～ 16min	心肌梗死	出血、过敏
蚓激酶（Lumbrokinase）	蚯蚓	水解纤维蛋白、激活纤溶酶原	1.5 ～ 2.5h	脑缺血发作、糖尿病血管并发症、眼底静脉血栓	

二、纤维蛋白溶解抑制药

氨甲苯酸（Aminomethylbenzoic Acid，PAMBA）

氨甲苯酸又称对羧基苄胺，能竞争性抑制纤维蛋白溶酶原激活因子，导致纤维蛋白溶酶原不能转变为纤溶酶，从而抑制纤维蛋白的溶解，产生止血效果。氨甲苯酸的生物利用度为70%。$t_{1/2}$ 为 60min。主要用于纤维蛋白溶解症所致的出血，如肺、肝、胰、前列腺、甲状腺、肾上腺等手术所致的出血，产后出血，前列腺肥大出血，上消化道出血等，因这些脏器内存有较大量纤维蛋白溶酶原激活因子。对癌症出血、创伤出血及非纤维蛋白溶解引起的出血无止血效果。

氨甲苯酸不良反应少，但应用过量可致血栓，并可能诱发心肌梗死。

氨甲环酸（Tranexamic Acid，AMCHA）

氨甲环酸又称凝血酸，其止血原理与氨甲苯酸相同，但作用较强。用于各种出血性疾病、手术时异常出血等。

第三节 抗血小板药

血小板的黏附、聚集和释放是血栓形成的重要过程。抗血小板药又称血小板抑制药，即抑制血小板黏附、聚集以及释放等功能。根据作用机制可把这类药物分为：①抑制血小板代谢的药物，如阿司匹林、磺唑酮、达唑氧苯（Dazoxiben，UK-37248）、蒎血栓素 A_2（Pinane TXA_2）等；②阻碍 ADP 介导的血小板活化的药物；③凝血酶抑制剂；④ $GPII_b/III_a$ 受体阻滞药。

一、抑制血小板代谢的药物

血小板膜磷脂在磷脂酶 A_2 的作用下，释放出花生四烯酸（arachidonic acid，AA）。花生四烯酸经环氧酶作用生成 PGG_2、PGH_2，后两者在有 TXA_2 合成酶时，合成具有强烈聚集血小板作用的 TXA_2（$t_{1/2}$ 为 2min）。因此，抑制磷脂酶 A_2、抑制环氧酶以及抑制 TXA_2 合成酶的药物，都将直接或间接地减少 TXA_2 合成，对 TXA_2 合成过多所引起的疾病有治疗作用。甾体抗炎药对磷脂酶 A_2 抑制的特异性较差。非甾体抗炎药，如吲哚美辛、保泰松、布洛芬等是目前常用的环氧酶抑制剂型抗血小板药，抑制 TXA_2 合成酶特异性更强，减少 TXA_2 的生成。

（一）环氧酶抑制剂

环氧酶抑制剂代表药物阿司匹林（Aspirin），在小剂量时使血小板 COX-1 乙酰化，持久抑制 COX-1，减少 TXA_2 的生成。主要用于防止心脑血管血栓形成。

（二）TXA2 合成酶抑制剂和 TXA2 受体阻滞剂

TXA_2 合成酶抑制剂可抑制 TXA_2 的形成，导致环内过氧化物（PGG_2、PGH_2）蓄积，从而促进 PGI_2 生成。从药理学角度，具有阻断 TXA_2 受体和抑制 TXA_2 合成酶双重作用的制剂会有更高的疗效。

利多格雷（Ridogrel）

利多格雷是强大的 TXA_2 合成酶抑制剂和中度的 TXA_2 受体阻滞剂。动物实验证实其对血小板血栓和冠状动脉血栓的作用比水蛭素及阿司匹林更为有效。临床研究发现，利多格雷对急性心肌梗死患者的血管梗死率、复灌率及增强链激酶的纤溶作用等与阿司匹林相当。但利多格雷对降低再栓塞、反复心绞痛及缺血性脑卒中等的发生率比阿司匹林作用强，证明利多格雷对防止新的缺血病变比阿司匹林更有效。本品不良反应一般较轻，如轻度胃肠道反应，易耐受，未发现有出血性脑卒中等并发症。同类药物尚有吡考他胺（Picotamide），其作用比利多格雷弱，不良反应轻。

（三）增加血小板内 cAMP 的药物

双嘧达莫（Dipyridamole）

双嘧达莫又称潘生丁（Persantin），原为血管扩张药，在体内、体外均有抗血栓作用。其作用机制是：①抑制磷酸二酯酶活性，使 cAMP 破坏减少，cAMP 含量增加；②激活腺苷酸环化酶活性，使 cAMP 产生增多；③增强 PGI_2 活性；④轻度抑制血小板的环氧酶，使 TXA_2 合成减少。

双嘧达莫用于血栓栓塞性疾病。用于人工心脏瓣膜置换术后患者，抑制血小板在损伤血管内膜和人工瓣膜表面黏附，防止血小板血栓形成。与华法林合用抑制修复心脏瓣膜时血栓形成。与阿司匹林合用，延长血栓栓塞性疾病的血小板生存时间，增强阿司匹林的抗血小板聚集作用。

二、阻碍腺苷二磷酸介导的血小板活化的药物

噻氯匹定（Ticlopidine）

噻氯匹定又称氯苄噻唑啶、抵克立得（Ticlid），能选择性及特异性地干扰 ADP 介导的血小板活化，从而具有抗血小板聚集和黏附作用。ADP 是天然的血小板激活剂。当血管内皮损伤时，局部 ADP 酶活性减弱，造成 ADP 在损伤局部浓度过高，血小板激活，噻氯匹定能特异性地阻碍 ADP 介导的血小板活化，不可逆地抑制血小板聚集。与阿司匹林不同，噻氯匹定抑制 ADP 诱导的 α- 颗粒分泌（α- 颗粒含有粘连蛋白、纤溶酶原、有丝分裂因子等物质），噻氯匹定还有抑制 ADP 诱导的血小板膜 $GPⅡ_b/Ⅲ_a$ 受体复合物与纤溶酶原结合位点的暴露，因而抑制血小板聚集。所以噻氯匹定是血小板活化、黏附和 α- 颗粒分泌的抑制剂。

噻氯匹定用于预防脑卒中、心肌梗死及外周动脉血栓性疾病的复发，250mg/ 次，一日 2 次，疗效优于阿司匹林。常见不良反应为恶心、腹泻、嗜中性粒细胞减少等。与其同类的药物氯吡格雷（Clopidogrel）的作用与噻氯匹定相似。

三、凝血酶抑制剂

凝血酶是最强的血小板激活剂。根据药物对凝血酶的作用位点可分为：①双功能凝血酶抑制剂（bifunctional antithrombins），如水蛭素可与凝血酶的催化位点和阴离子外位点结合；②

阴离子外位点凝血酶抑制剂，仅能通过催化位点或阴离子外位点与凝血酶结合，发挥抗凝血酶作用。

阿加曲班（Argatroban）

阿加曲班为精氨酸衍生物。阿加曲班与凝血酶的催化部位结合，抑制了凝血酶的蛋白水解作用，结果阻碍了纤维蛋白原的裂解和纤维蛋白凝块的形成，某些凝血因子不活化，抑制了凝血酶诱导的血小板聚集及分泌作用；最终抑制了纤维蛋白交联，并促使纤维蛋白溶解。本品 $t_{1/2}$ 极短，治疗安全范围狭窄，且过量无对抗剂，需监测 APTT（部分凝血活酶时间），使之保持在 55 ～ 85s，本品与阿司匹林合用于临床，采用使 APTT 平均延长 1.6 倍的剂量并不延长出血时间，此剂量易耐受，无不良反应，但还需继续观察。本品还可局部应用于移植物以防血栓形成。

水蛭素（Hirudin）

水蛭素是水蛭唾液中的抗凝成分，含 65 个氨基酸残基，分子量约为 7kD。是强效、特异的凝血酶抑制剂。它以 1 ∶ 1 分子比直接与凝血酶的催化位点和阴离子外位点结合抑制凝血酶活性，使凝血酶的蛋白水解功能受到抑制，这就抑制了纤维蛋白的生成，也抑制了凝血酶引起的血小板聚集和分泌，从而抑制血栓形成。

水蛭素主要用于预防经皮冠状动脉形成术后冠状动脉再阻塞。水蛭素的主要副作用是出血和血压降低。由于水蛭素的提取过程十分复杂，现已开发基因重组水蛭素（Lepirudin）。

四、血小板膜糖蛋白 $Ⅱ_b$/ $Ⅲ_a$ 受体阻滞剂

ADP、凝血酶、TXA_2 等血小板聚集诱导剂引起血小板聚集的最终共同通路都是暴露血小板膜表面的糖蛋白 $Ⅱ_b$/$Ⅲ_a$ 受体（GP$Ⅱ_b$/$Ⅲ_a$ receptor）。

阿昔单抗（Abciximab）和 SC-54684 等均为血小板膜表面的糖蛋白 $Ⅱ_b$/$Ⅲ_a$ 受体阻滞剂。阿昔单抗是较早的血小板膜表面的糖蛋白 $Ⅱ_b$/$Ⅲ_a$ 受体单克隆抗体，抑制血小板聚集作用明显，对血栓形成、溶栓治疗以防血管再闭塞有明显治疗作用。临床用于急性心肌梗死、溶栓治疗、不稳定型心绞痛和血管成形术后再梗死等。主要不良反应为出血。

第四节　抗贫血药及造血细胞生长因子

一、抗贫血药

循环血液中红细胞数和血红蛋白量低于正常称为贫血。根据病因及发病机制的不同可分为：由铁缺乏所致的缺铁性贫血，由叶酸或维生素 B_{12} 缺乏所致的巨幼细胞贫血，骨髓造血功能低下所致的再生障碍性贫血。对贫血的治疗采用对因及补充疗法，缺铁性贫血可补充铁剂，巨幼细胞贫血补充叶酸或维生素 B_{12}。

铁剂（Iron）

铁是血红蛋白、肌红蛋白、细胞色素系统、电子传递链主要的复合物、过氧化物酶及过氧化氢酶等的重要组成部分。因此，铁缺乏时可导致贫血。正常成年男子体内铁的总量约为 46mg/kg，女子约为 30mg/kg。正常人对铁的需要量因不同年龄和生理状态而有差别。在正常情况下，由于身体很少排泄或丢失铁，而代谢后释放的铁仍可被利用。故正常成年男子和绝经后的妇女，每日从食物中只需补偿每天所丢失的 1mg 铁即可。但在生长、发育时期的婴儿、儿童、青少年和孕妇，铁的需要量相对或绝对增加。

【铁的吸收与贮存】 铁的吸收部位主要在十二指肠及空肠上段。无机铁以 Fe^{2+} 形式吸收，

Fe^{3+} 很难吸收，络合物的铁的吸收率大于无机铁，凡能将 Fe^{3+} 还原为 Fe^{2+} 的物质如谷胱甘肽及能与铁离子络合的物质（如氨基酸、柠檬酸、苹果酸等）均有利于铁的吸收。因而，临床上常用硫酸亚铁（Ferrous Sulfate）、枸橼酸铁铵（Ferric Ammonium Citrate）和右旋糖酐铁（Iron Dextran）等作为口服补铁剂。

吸收进入肠黏膜的铁，根据机体需要或直接进入骨髓供造血使用，或与肠黏膜去铁蛋白结合，以铁蛋白（Ferritin）形式储存其中。

体内铁的转运需要转铁蛋白（transferrin）。它是分子量为 76kD 的 β_1 糖蛋白，有 2 个铁结合位点。细胞膜上有转铁蛋白受体，铁 - 转铁蛋白复合物与受体结合，通过受体调节的胞饮作用进入细胞，铁分离后，去铁的转铁蛋白被释放出细胞外继续发挥作用。

人类细胞通过调节转铁蛋白受体和细胞内铁蛋白的表达以控制铁的吸收。当体内铁丰富时，转铁蛋白受体的合成减少而铁蛋白的产生增加；相反，铁缺乏时，转铁蛋白受体合成增加，铁蛋白产生减少，以此增加铁的摄取利用，减少贮存。

铁的排泄主要通过肠黏膜细胞脱落以及胆汁、尿液、汗液而排出体外，每日约 1mg。

【药理作用】 铁是红细胞成熟阶段合成血红素必不可少的物质。吸收到骨髓的铁，吸附在有核红细胞膜上并进入细胞内的线粒体，与原卟啉结合，形成血红素。后者再与珠蛋白结合，形成血红蛋白。

【临床应用】 铁制剂治疗失血过多或需铁增加所致的缺铁性贫血，疗效极佳。对慢性失血（如月经过多、痔疮出血、子宫肌瘤等）、营养不良、妊娠、儿童生长发育所引起的贫血，用药后一般症状及食欲迅速改善，网织红细胞数于治疗后 10 ～ 14 日达高峰，血红蛋白每日可增加 0.1% ～ 0.3%，4 ～ 8 周接近正常。但体内贮存铁量恢复正常需要较长时间，故重度贫血患者最好应用数月。

【不良反应】 铁制剂刺激胃肠道引起恶心、呕吐、上腹部不适、腹泻等，Fe^{3+} 较 Fe^{2+} 多见。此外，也可引起便秘，这可能是因 Fe^{2+} 与肠蠕动生理刺激物硫化氢结合后，减弱了肠蠕动所致。

儿童误服 1g 以上铁剂可引起急性中毒，表现为坏死性胃肠炎症状，可有呕吐、腹痛、血性腹泻，甚至休克、呼吸困难、死亡。急救措施以磷酸盐或碳酸盐溶液洗胃，并以特殊解毒剂去铁胺（Deferoxamine）注入胃内以结合残存的铁。

叶酸（Folic Acid）

叶酸由蝶啶核、对氨苯甲酸及谷氨酸三部分组成，广泛存在于动、植物中，尤以酵母、肝及绿叶蔬菜中含量较多，不耐热，食物烹调后可损失 50% 以上。

叶酸为机体细胞生长和分裂所必需的物质。缺乏时可致巨幼细胞贫血，比缺乏维生素 B_{12} 引起的巨幼细胞贫血更为多见。在成人饮食中每日提供 200μg 叶酸，在妊娠及哺乳妇女饮食中每日提供 300 ～ 400μg 叶酸，则可防止叶酸缺乏。引起叶酸缺乏的主要原因是：①需要量增加，如妊娠、婴儿期及溶血性贫血；②营养不良、偏食、饮酒；③药物引起的，如用叶酸对抗药甲氨蝶呤、甲氧苄啶等；④吸收不良、胃和小肠切除、胃肠功能紊乱。

【药理作用】 食物中叶酸和叶酸制剂进入体内被还原和甲基化为具有活性的 5- 甲基四氢叶酸（5-CH_3H_4 PteGlu）。进入细胞后 5- 甲基四氢叶酸作为甲基供体使维生素 B_{12} 转成甲基维生素 B_{12}，而自身变为四氢叶酸，后者能与多种一碳单位结合成四氢叶酸类辅酶，传递一碳单位，参与体内多种生化代谢，包括：①嘌呤核苷酸的从头合成；②从尿嘧啶脱氧核苷酸（dUMP）合成胸嘧啶脱氧核苷酸（dTMP）；③促进某些氨基酸的互变。当叶酸缺乏时，上述代谢障碍，其中最为明显的是 dTMP 合成受阻，导致 DNA 合成障碍，细胞有丝分裂减少。由于对 RNA 和蛋白质合成影响较小，使血细胞 RNA/DNA 比例增高，出现巨幼细胞贫血，消化道上皮增殖受抑制，出现舌炎、腹泻等。

【临床应用】 叶酸用于各种巨幼细胞贫血。由于营养不良或婴儿期、妊娠期对叶酸的需要量增加所致的营养性巨幼细胞贫血，治疗时，以叶酸为主，辅以维生素 B_{12}，效果良好。叶酸对抗药甲氨蝶呤、乙氨嘧啶等所致的巨幼细胞贫血，因二氢叶酸还原酶受抑制，四氢叶酸生成障碍，故需用亚叶酸钙（Calcium Folinate）治疗。此外，对缺乏维生素 B_{12} 所致的恶性贫血，叶酸仅能纠正异常血象，而不能改善神经损害症状。故治疗时应以维生素 B_{12} 为主，叶酸为辅。对缺铁性贫血则无效。

维生素 B_{12}（Vitamin B_{12}）

维生素 B_{12} 为含钴复合物，广泛存在于动物内脏、牛奶、蛋黄中。钴原子带有各种配体，如—CN、—OH、—CH_3 和 5- 脱氧腺苷基，因而有氰钴胺、羟钴胺、甲钴胺和 5- 脱氧腺苷钴胺等维生素 B_{12} 同类物。体内具有辅酶活性的维生素 B_{12} 为甲钴胺和 5- 脱氧腺苷钴胺。药用维生素 B_{12} 为氰钴胺、甲钴胺和羟钴胺，性质稳定。

【体内过程】 维生素 B_{12} 必须与胃壁细胞分泌的糖蛋白结合才能免受胃液消化而进入空肠吸收。胃黏膜萎缩所致内因子缺乏可影响维生素 B_{12} 吸收，引起恶性贫血。吸收后有 90% 贮存于肝。少量经胆汁、胃液、胰液排入肠内。其中小部分吸收入血，主要经肾排出。

【药理作用】 维生素 B_{12} 为细胞分裂和维持神经组织髓鞘完整所必需。体内维生素 B_{12} 主要参与下列两种代谢过程。

1. 维生素 B_{12} 是 5- 甲基四氢叶酸同型半胱氨酸甲基转移酶促使同型半胱氨酸转为甲硫氨酸和 5- 甲基四氢叶酸转为四氢叶酸的反应中所必需的，同时使四氢叶酸循环利用。当维生素 B_{12} 缺乏时，叶酸代谢循环受阻，导致叶酸缺乏症。缺乏维生素 B_{12} 和缺乏叶酸症状基本相同，除缺乏维生素 B_{12} 引起的神经症状外，两药可互相纠正血象异常。

2. 甲基丙二酰辅酶 A 变位酶可促使甲基丙二酰辅酶 A 转变为琥珀酰辅酶 A，后者可进入三羧酸循环。脱氧腺苷 B_{12} 是甲基丙二酰辅酶 A 变位酶的辅因子，当缺乏维生素 B_{12} 时，这个反应不能进行，甲基丙二酰辅酶 A 蓄积，结果合成了异常脂肪酸，并进入中枢神经系统，这可能是缺乏维生素 B_{12} 引起的神经损害症状的原因。

【临床应用】 维生素 B_{12} 主要用于恶性贫血和其他巨幼细胞贫血，也可作为神经系统疾病（如神经炎、神经萎缩等）、肝病、白细胞减少症、再生障碍性贫血等辅助治疗。维生素 B_{12} 本身无毒，但有可能引起过敏反应，包括过敏性休克，故不应滥用。

二、造血细胞生长因子

正常情况下，造血系统每天约生成 2000 亿个血细胞以维持血细胞新陈代谢的平衡。血细胞是由多功能造血干细胞衍生而来的，干细胞既能自身分裂，又能在生长因子（growth factors）和细胞因子（cytokine）作用下分化产生各种血细胞生成细胞。这些因子由骨髓细胞或外周组织产生，为糖蛋白，在很低浓度下即有活性，除有促进血细胞分化增殖作用外，有些因子还有抗癌、抗炎等作用。近年来随着分子生物学技术的不断发展，某些因子可用基因重组技术批量生产供临床使用，有广泛的应用前景。

促红细胞生成素（Erythropoietin，EPO）

促红细胞生成素是由肾皮质近曲小管管壁细胞分泌的由 166 个氨基酸组成的糖蛋白，分子量为 34000D。现用 DNA 重组技术人工合成。促红细胞生成素与红系干细胞表面上的红细胞生成素受体结合，导致细胞内磷酸化及 Ca^{2+} 浓度增加，促进红系干细胞增生和成熟，并促使网织红细胞从骨髓中释放入血。贫血、缺氧时肾合成和分泌促红细胞生成素迅速增加百倍以上，以促使红细胞生成。但肾病、骨髓损伤、铁供应不足等均可干扰这一反馈机制。

促红细胞生成素对多种原因引起的贫血有效，其最佳适应证为慢性肾衰竭所致的贫血，对骨髓造血功能低下、肿瘤化疗、艾滋病药物治疗引起的贫血也有效。促红细胞生成素不良反应少，主要不良反应为与红细胞快速增加、血黏度增高有关的高血压、血凝增强等。应用时应经常进行血细胞比容测定。

临床应用的促红细胞生成素为重组人红细胞生成素（Epoetin-α），静脉或皮下注射应用，静脉注射 $t_{1/2}$ 为 10h。皮下注射 5 ～ 24h 达峰浓度。以 50 ～ 100U/kg，每周 3 次给药，视血细胞比容调整剂量。

粒细胞集落刺激因子（Granulocyte Colony Stimulating Factor，G-CSF）

粒细胞集落刺激因子是由单核巨噬细胞、血管内皮细胞和成纤维细胞生成的多肽。重组人粒细胞集落刺激因子又称非格司亭（Filgrastim），是由 175 个氨基酸残基组成的糖蛋白，主要作用是刺激粒细胞集落形成单位（CFU-G），促进中性粒细胞成熟；刺激成熟的粒细胞从骨髓释出；增强中性粒细胞趋化及吞噬功能。对巨噬细胞、巨核细胞影响很小。用于各种中性粒细胞缺乏症的治疗。可缩短中性粒细胞缺乏时间，降低感染的发病率，对先天性中性粒细胞缺乏症也有效，对某些骨髓发育不良或骨髓损害的患者，可增加中性粒细胞数量。可部分或完全逆转艾滋病患者中性粒细胞缺乏。

非格司亭以每天 1 ～ 20μg/kg 皮下或快速静脉注射。骨髓移植及化疗患者常以 5μg/kg 开始。$t_{1/2}$ 为 3.5h。为保持稳态血浓度也可 24h 持续滴注，一般 14 ～ 21 天为 1 个疗程。大剂量过久使用，可产生轻、中度骨痛，皮下注射可有局部反应。

粒细胞 - 巨噬细胞集落刺激因子（Granulocyte-Macrophage Colony-Stimulating Factor，GM-CSF）

粒细胞 - 巨噬细胞集落刺激因子又称生白能，在 T 淋巴细胞、单核细胞、成纤维细胞、血管内皮细胞均有合成。它与白介素 -3（Interleukin-3）共同作用于多向干细胞和多向祖细胞等分化较原始的细胞，因此可刺激粒细胞、单核细胞、巨噬细胞和巨核细胞的集落形成和增生。对红细胞增生也有间接影响。对成熟中性粒细胞可增加其吞噬功能和细胞毒性作用。

重组人粒细胞 - 巨噬细胞集落刺激因子又称沙格司亭（Sargramostim），是由酵母菌产生的有 127 个氨基酸残基的糖蛋白，与天然粒细胞 - 巨噬细胞集落刺激因子一样，对骨髓细胞有广泛作用。

粒细胞 - 巨噬细胞集落刺激因子皮下注射或缓慢静脉注射，剂量为每日 125 ～ 500μg/m^2。血中粒细胞 - 巨噬细胞集落刺激因子浓度在皮下注射后迅速增加。消除 $t_{1/2}$ 为 2 ～ 3h。静脉注射后，作用维持 3 ～ 6h。粒细胞 - 巨噬细胞集落刺激因子对某些脊髓发育不良患者和再生障碍性贫血患者及与中性粒细胞减少相关的艾滋病患者，可刺激骨髓细胞生成。骨髓移植或加强化疗时，应每日用药，直到中性粒细胞正常为止。剂量过大可引起骨痛、不适、发热、腹泻、呼吸困难、皮疹等不良反应。首次静脉滴注时可出现潮红、低血压、呕吐、呼吸急促等症状。

第五节　血容量扩充药

失血或大面积烧伤可使血容量降低，严重者可导致休克。迅速扩充血容量是治疗低血容量性休克的基本疗法。当血制品来源有限时，人工合成血容量扩充药便成为急救的常用药。理想的人工合成血容量扩充药应能维持血液胶体渗透压，作用持久，无毒性，不具抗原性及热原性。

右旋糖酐（Dextran）

右旋糖酐为高分子化合物，是葡萄糖的聚合物。依聚合的葡萄糖分子数目的不同，分为不同分子量的产品，临床上常用的有中分子量（分子量约为 75000D）和低分子量（也称“脉通”，平均分子量 20000 ～ 40000D）及小分子量右旋糖酐（平均分子量 10000D），分别称为右旋糖酐 70、右旋糖酐 40、右旋糖酐 20、右旋糖酐 10。

【药理作用及应用】

1．扩充血容量 静脉滴注后能提高血浆胶体渗透压，吸收血管外的水分而扩充血容量。中分子右旋糖酐分子量大，此作用维持时间长，有效半衰期约 12h。

2．改善微循环 右旋糖酐阻止红细胞和血小板聚集及纤维蛋白聚合，降低血液黏度，从而改善微循环。可防止休克后期 DIC，也用于防治心肌梗死和脑血栓形成及试用于外科手术后防止血栓形成。改善微循环作用以低分子量和小分子量右旋糖酐较佳。

3．渗透性利尿作用 低分子量和小分子量右旋糖酐分子量较小，易自肾排出，因此作用强。

中分子量右旋糖酐主要用于失血、创伤或烧伤引起的低血容量性休克和预防手术休克。低分子量和小分子量右旋糖酐改善微循环作用较佳，用于中毒性、外伤性及失血性休克，也用于 DIC 和血栓性静脉炎。但同时也会增加出血的危险。

【不良反应】 右旋糖酐可能作为一种变态反应原，引起严重程度不等的过敏反应，如发热、荨麻疹等，极个别的有血压下降、呼吸困难等严重反应。连续应用时，制剂中的少量大分子量右旋糖酐蓄积可致凝血障碍和出血。禁用于血小板减少症、出血性疾病、血浆中纤溶酶原低下等。心功能不全和肺水肿及肾功能不佳者慎用。患者如有脱水表现，应给予补液，输注渗透性利尿药，例如甘露醇。

其他血容量扩充药

其他血容量扩充药尚有 409 代血浆（缩合葡萄糖），分子量在 10000D 左右；706 代血浆（羟乙基淀粉），平均分子量 35000D；氧化明胶代血浆（707 代血浆），平均分子量在 30000 ~ 40000D。在临床应用的还有中分子和低分子聚维酮（polyvinyl pyrrolidone，PVP，聚乙烯吡咯酮）。

SUMMARY

Drugs used in clotting and bleeding disorders fall into two primary groups: (1) drugs used in patients at risk of vascular occlusion to decrease clotting or dissolve clots already present; and (2) drugs used to increase clotting in patients with clotting deficiencies. All of these drugs act at some point within the clotting process or cascade, a series of enzyme activation steps that originate within the blood itself (intrinsic system) or in tissues (extrinsic system).

Anticoagulants reduce the formation of fibrin clots. Two major types of anticoagulants are available: heparin and its derivatives, which must be used parenterally; and the orally active coumarin derivatives. Heparin is a large sulfated polysaccharide polymer obtained from animal sources. Regular heparin binds to and activates endogenous antithrombin Ⅲ (AT-Ⅲ). The heparin-AT-Ⅲ complex combines with and inactivates thrombin (activated factor Ⅱ) and several other factors, especially factor Ⅹa. In the presence of heparin, antithrombin Ⅲ inhibits the coagulation factors approximately 1000-fold faster than in its absence. Because it acts on preformed blood components, heparin is also active in vitro—almost instantaneously. Because of its rapid effect, heparin is used when anticoagulation is needed immediately (e.g. when starting therapy). Common uses include treatment of deep-vein thrombosis (DVT), pulmonary embolism, and acute myocardial infarction. Increased bleeding is the most common adverse effect of regular and LMW heparins and may result in hemorrhagic stroke.

The thrombolytic drugs currently available are tissue plasminogen activator, t-PA, anistreplase, urodinase, and streptokinase. All are given intravenously. Plasmin is the normal endogenous fibrinolytic enzyme. By splitting fibrin into fragments, plasmin promotes the breakdown and dissolution of clots. The thrombolytic enzymes catalyze the activation of the inactive precursor, plasminogen, to plasmin. Tissue plasminogen activator: t-PA is a large human protein that directly converts fibrin-bound plasminogen to plasmin. In theory, this selectivity for plasminogen that has already bound to fibrin should result in greater selectivity and less danger of spontaneous bleeding. In fact, t-PA's selectivity appears to be quite limited. Urokinase is extracted from cultured human kidney cells. Like t-PA, this human enzyme directly converts plasminogen to plasmin. Streptokinase is obtained from bacterial cultures. Though not itself an enzyme, it forms a complex with endogenous plasminogen. The complex catalyzes the rapid conversion of plasminogen to plasmin. Anistreplase is a prodrug. As the group is hydrolyzed in vivo, the streptokinase-activated plasminogen is released and converts endogenous plasminogen to plasmin, this slow release provides for the relatively long half-life of this drug. Bleeding is the most important hazard and has about the same frequency with all of these drugs. Cerebral hemorrhage is the most serious manifestation. Streptokinase, a bacterial protein, often evokes the production of antibodies and loses its effectiveness or even induces severe allergic reactions upon subsequent therapy. Because they are human proteins, urokinase and t-PA are not subject to this problem. However, they are much more expensive than streptokinase and not much more effective.

（曲梅花）

第29章 组胺及抗组胺药

案例

患者，男，18岁。最近1周出现鼻塞、鼻痒、流涕、喷嚏连续发作，眼痒、流泪、结膜充血，外耳道痒，口腔上腭痒，常伴咳嗽及喘息。患者每年“五一”前后出现此类症状，已经连续3年。查体：T 36.7℃，R 18次/分，BP 115/85mmHg。鼻分泌物涂片中嗜酸性粒细胞阳性和肥大细胞阳性。花粉变应原皮试反应阳性，杨树、柳树变应原反应阳性。诊断为季节性花粉症。

问题与思考：

1. 可选用何种抗过敏药物进行治疗？
2. 选用第一代和第二代抗组胺药的区别是什么？
3. 各类抗过敏药物临床作用的差异是什么？

第一节 组 胺 类

一、组胺

组胺（histamine）是最早发现的、广泛不均衡地分布于人体各组织中的自身活性物质（autacoid），几乎所有组织均含有组胺，其中以皮肤结缔组织、肠黏膜及肺含量较高。组织中的组胺主要与蛋白质、肝素结合，以复合物的形式贮存于肥大细胞及嗜碱性粒细胞中。化学或物理等许多因素能促使肥大细胞脱颗粒，导致组胺释放，产生强大的生物活性。组胺首先和靶细胞上的特异性组胺受体结合，进而产生药理效应。目前，组胺受体分为H_1受体（H_1-receptor）、H_2受体（H_2-receptor）、H_3受体（H_3-receptor）和H_4受体（H_4-receptor）四种亚型，各种亚型的分布及效应见表29-1。组胺的临床应用已逐渐减少，仅限于协助诊断，但其受体阻滞药在临床上却有重要价值。其中H_1、H_2受体阻滞药的应用较多，而H_3受体阻滞药进入临床应用时间较短。

表29-1 组胺受体分布及效应

受体类型	组织分布	效应	阻滞药	激动药
H_1受体	支气管、胃肠、子宫等平滑肌	收缩	苯海拉明、异丙嗪、氯苯那敏等	倍他司汀
	皮肤血管	扩张		
	心房、房室结	收缩增强、传导减慢		

续表

受体类型	组织分布	效应	阻滞药	激动药
H_2 受体	胃壁细胞	分泌增多	西咪替丁、雷尼替丁等	英普咪定倍他唑
	血管	扩张		
	心室、窦房结	收缩增强、心率加快		
H_3 受体	中枢与外周神经末梢	负反馈调节组胺合成与释放	噻普酰胺	α- 甲基组胺（*R*）
H_4 受体	骨髓、肺、脾、小肠和中枢	免疫反应和炎症反应		

二、组胺受体激动剂

倍他司汀（Betahistine，盐酸甲胺乙基吡啶）

【体内过程】 口服吸收快而完全，血浆半衰期 3 ～ 4h，蛋白结合率小于 5%，24h 内大部分经肾排泄，主要以代谢物形式从尿排出。

【药理作用】 化学结构类似组胺，为 H_1 受体激动剂，可扩张脑及内耳血管，促进椎 - 基底动脉系统和内耳迷路的血液循环，纠正内耳血管痉挛，减轻膜迷路积水；尚有抗血小板聚集及抗血栓的作用。

【临床应用】 倍他司汀对于椎 - 基底动脉供血不足、颈椎病、脑动脉硬化、高血压、脑外伤等引起的脑局部供血不足，梅尼埃病、精神因素所致的反复发作的阵发性眩晕和慢性眩晕、耳鸣等均有效。倍他司汀可有效控制眩晕、头晕、不平衡等症状的程度和发生频率，其抗晕机制还不完全清楚，目前认为改善脑及内耳血供是重要原因。

【不良反应】 不良反应较少，偶有恶心、头晕、心悸、胃部不适等症状，通常较轻微，一般无须减量或停药。溃疡和哮喘患者慎用，儿童、哺乳期妇女及嗜铬细胞瘤患者禁用。

英普咪定（Impromidine，甲咪硫胍）、倍他唑（Betazole，氨乙吡唑）均为选择性 H_2 受体激动剂，能刺激胃酸分泌，用于胃功能检查。

第二节　抗组胺药

抗组胺药（antihistaminic）又称组胺拮抗药（histamine antagonist），是指能在组胺受体水平竞争性阻断组胺作用的药物。根据其对组胺受体的选择性不同，可分为 3 类：H_1 受体阻滞药（H_1-receptor blocking drug）、H_2 受体阻滞药（H_2-receptor blocking drug）与 H_3 受体阻滞药（H_3-receptor blocking drug）。从 1920 年首次发现组胺是过敏介质，1937 年发现组胺受体并发现 H_1 受体阻滞药，1972 年 H_2 受体阻滞药研制成功，到目前已有两代几十种 H_1 受体阻滞药和一批疗效高、副作用小的 H_2 受体阻滞药供临床应用。

一、H_1 受体阻滞药

现有第一、二代药物供临床应用，第一代 H_1 受体阻滞药因对中枢活性强且受体特异性差，故可引起明显的镇静和抗胆碱能作用。常用药物有：苯海拉明（Diphenhydramine）、异丙嗪（Promethazine）、曲吡那敏（Tripelennamine）、氯苯那敏（Chlorphenamine）、布可利嗪（Buclizine）、美克洛嗪（Meclozine）。而第二代 H_1 受体阻滞药在治疗量下不能通过血脑屏障，故无中枢抑制作用，特点是长效、无嗜睡作用，对喷嚏、清涕和鼻痒效果好，对鼻塞效果差。常用的药物有：西替利嗪（Cetirizine）、氯雷他定（Loratadine）、阿伐斯汀（Acrivastine）、非索非那定（Fexofenadine）、左卡巴斯汀（Levocabastine）。

【体内过程】口服或注射 H_1 受体阻滞药吸收迅速、完全。口服后 15 ~ 30min 发挥作用，1 ~ 2h 达高峰。多数药物一次给药后药效可维持 4 ~ 6h，但布可利嗪与美克洛嗪等的作用可维持 12h 以上（表 29-2）。本类药物多在肝内代谢，以代谢物形式从尿排出。消除速度快，一般不易蓄积。H_1 受体阻滞药多数能诱导肝药酶，且可加速自身代谢。

第二代 H_1 受体阻滞药氯雷他定从胃肠道迅速吸收，在肝内经 CYP 系统代谢为活性代谢物，因此，该药物的代谢可受其他竞争 CYP 酶系的药物的影响。西替利嗪、氯雷他定、非索非那定吸收皆良好，且主要以原型排出。西替利嗪、氯雷他定主要由尿排泄，而非索非那定主要随粪便排泄。

【药理作用】

1．抗组胺 H_1 受体效应 H_1 受体被激动后可通过 G 蛋白激活磷脂酶 C（phospholipase C，PLC），产生肌醇三磷酸（IP_3）与二酰甘油（DAG），导致细胞内 Ca^{2+} 增加，蛋白激酶 C 活化，从而使胃、肠、气管和支气管平滑肌收缩。而释放的内皮衍生舒张因子（endothelium derived relaxing factor，EDRF）和 PGI_2 使小血管扩张，通透性增加。H_1 受体阻滞药可拮抗这些作用。如先给 H_1 受体阻滞药，可使豚鼠接受数倍甚至数千倍以上致死量的组胺而不死亡。因 H_2 受体亦参与对心血管功能的调节，故 H_1 受体阻滞药对组胺引起的血管扩张和血压下降仅有部分拮抗作用。

2．中枢作用 H_1 受体阻滞药对中枢的抑制作用可产生镇静和嗜睡。以苯海拉明、异丙嗪作用最强，其中枢抑制作用可能与阻断中枢 H_1 受体有关。它们还有抗晕、镇吐作用，可能与其中枢抗胆碱能作用有关。第二代 H_1 受体阻滞药氯雷他定、西替利嗪、非索非那定因不易通过血脑屏障，几无中枢抑制作用，故目前临床上普遍应用。

3．其他作用 多数 H_1 受体阻滞药有抗胆碱能、局部麻醉和奎尼丁样作用。第二代 H_1 受体阻滞药无抗胆碱能作用。

表29-2 常用H_1受体阻滞药作用的比较

药物	镇静程度	镇吐作用	抗胆碱能作用	作用时间（h）
第一代药物				
苯海拉明（Diphenhydramine）	+++	++	+++	4 ~ 6
异丙嗪（Promethazine）	+++	++	+++	4 ~ 6
曲吡那敏（Tripelennamine）	++	/	/	4 ~ 6
氯苯那敏（Chlorphenamine）	+	–	++	4 ~ 6
布可利嗪（Buclizine）	+	+++	+	16 ~ 18
美克洛嗪（Meclozine）	+	+++	+	12 ~ 24
第二代药物				
西替利嗪（Cetirizine）	+	/		12 ~ 24
氯雷他定（Loratadine）	–	–	–	24
阿伐斯汀（Acrivastine）	–	–	–	4 ~ 6
非索非那定（Fexofenadine）	–	–	–	12

【临床应用】

1．变态反应性疾病 本类药物对组胺释放所引起的荨麻疹、花粉症、过敏性鼻炎和血管神经性水肿等皮肤黏膜变态反应性疾病效果较好。对昆虫咬伤引起的皮肤瘙痒和水肿也有良效。对药疹和接触性皮炎有止痒效果。本类药物能对抗豚鼠由组胺引起的支气管痉挛，但对支气管哮喘患者几乎无效。原因是引起哮喘的活性物质比较复杂，而本类药物无对抗其他活性物质的作用。对过敏性休克也无效。

2．晕动病及呕吐　苯海拉明、异丙嗪、布可利嗪、美克洛嗪对晕动病、妊娠呕吐以及放射病呕吐有镇吐作用。防晕动病应在乘车、船前 15 ～ 30min 服用药物。

【不良反应】 第一代药物常见镇静、嗜睡、乏力等中枢抑制现象，故服药期间应避免驾驶车、船和高空作业。少数患者则有烦躁不安。此外尚有消化道反应及头痛、口干等。美克洛嗪可致动物畸胎，妊娠早期禁用。局部外敷可致皮肤过敏。偶见粒细胞减少及溶血性贫血。

二、H_2 受体阻滞药

H_2 受体阻滞药可拮抗组胺引起的胃酸分泌，而对 H_1 受体几乎无作用。H_2 受体阻滞药的问世，不仅进一步证明了内源性组胺在调节胃液分泌上的重要性，也为治疗溃疡病提供了一类有价值的新药。目前临床常用的有：西咪替丁（Cimetidine）、雷尼替丁（Ranitidine）、法莫替丁（Famotidine）、尼扎替丁（Nizatidine）、乙溴替丁（Ebrotidine）等。

【体内过程】 H_2 受体阻滞药口服吸收良好。西咪替丁或雷尼替丁口服后 15 ～ 30min 起效，1 ～ 2h 达血药峰浓度，而法莫替丁则 1 ～ 3.5h 达峰浓度。西咪替丁的生物利用度为 60% ～ 75%，雷尼替丁为 50%，法莫替丁为 37% ～ 45%，尼扎替丁约为 90%。$t_{1/2}$ 均为 1.3 ～ 4h，体内分布较广，血浆蛋白结合率为 15% ～ 20%。西咪替丁可通过血脑屏障及胎盘屏障，胃壁细胞内含量较高。药物多以原型经肾排出。老年人及肾衰竭患者排泄变慢，$t_{1/2}$ 延长。

【药理作用】 本类药物与组胺竞争 H_2 受体，对 H_1 受体几无影响。其主要作用是减少胃酸分泌，不仅能抑制基础（饥饿）胃酸分泌，也能显著抑制组胺、五肽促胃液素、乙酰胆碱以及进食所致的胃酸分泌，使胃酸分泌量及氢离子浓度和胃蛋白酶量均下降。雷尼替丁抑制人胃酸分泌的强度约为西咪替丁的 7.5 倍，法莫替丁的作用更强，约为雷尼替丁的 20 倍，且维持时间较长。尼扎替丁的作用强度与雷尼替丁相似。十二指肠溃疡与胃溃疡患者口服 H_2 受体阻滞药后，基础胃酸和夜间胃酸分泌明显减少，并能促进溃疡愈合。乙溴替丁为新一代 H_2 受体阻滞药，抑制胃酸分泌作用为西咪替丁的 10 倍。本品能使表皮生长因子（epidermal growth factor，EGF）、血小板衍生生长因子（platelet derived growth factor，PDGF）表达增加，刺激上皮细胞增生，促进溃疡愈合，胃黏膜分泌增加，与抗幽门螺杆菌药有协同作用。对治疗有烟、酒嗜好的溃疡病患者的疗效优于雷尼替丁。

【临床应用】 用于十二指肠溃疡、胃溃疡，应用 4 ～ 8 周，愈合率较高，延长用药可减少复发。卓 - 艾（Zollinger-Ellison）综合征需用较大剂量。其他胃酸分泌过多的疾病如胃肠吻合口溃疡、反流性食管炎等及消化性溃疡和急性胃炎引起的出血也可应用。

【不良反应】 本类药物长期服用耐受良好。偶有便秘、腹泻、腹胀、头痛、头晕、皮疹、瘙痒等。静脉滴注速度过快，可使心率减慢，心收缩力减弱。长期服用西咪替丁的男性青年，可引起勃起障碍、性欲消失及乳房发育。可能与其抑制二氢睾丸素与雄激素受体相结合及抑制肝药酶水解雌二醇、提高雌二醇浓度有关。老年人或肾功能不良者应用大剂量西咪替丁，可出现中枢神经系统症状，如精神错乱、言语含糊、谵妄、幻觉，甚至昏迷。西咪替丁偶见粒细胞减少，血小板减少及肝、肾毒性。

西咪替丁可抑制 CYP 酶活性，抑制华法林、苯妥英钠、茶碱、苯巴比妥、地西泮、普萘洛尔等的代谢。合用时，应调整这些药物的剂量。雷尼替丁这一作用很弱，法莫替丁、尼扎替丁则无此影响。

三、H_3 受体阻滞药

H_3 受体是组胺能神经元上的突触前自身受体，负反馈性调节组胺合成与释放，存在于整个中枢神经系统，以海马、杏仁核、伏隔核、苍白球、纹状体、下丘脑及脑皮质尤为突出。H_3 受体也是大脑及外周组织多种神经元的突触前异身受体，激活后可抑制去甲肾上腺素能神经元、胆碱能神经元、5-HT 能神经元、γ- 氨基丁酸能神经元、谷氨酸能神经元及对疼痛敏感的 C 纤维的释放。在胃的嗜铬细胞中，H_3 受体抑制促胃液素诱导的组胺释放，从而降低 H_2 受体介导的胃酸分泌，但效果不够理想。

替洛利生（Pitolisant，Pit）

此药 2016 年 3 月在欧盟批准上市。

【体内过程】 口服吸收迅速，约 3 h 达到 C_{max}，半衰期为 10 ~ 12h，血浆蛋白结合率约 90%。其在人体内的代谢过程尚未完全阐明，主要在肝代谢，代谢物无药理活性。在体外对 CYP3A4 等酶具有一定的诱导作用。

【药理作用】 替洛利生对组胺 H_3 受体表现出较强的亲和力和选择性，对人 H_3 受体的亲和力比其他类受体高 200 倍以上。通过阻断组胺能神经元上的 H_3 自身受体及其他神经元上的 H_3 异身受体，H_3 受体阻滞剂有广泛的中枢作用，可促进觉醒，提高记忆力、学习力及注意力等认知能力，并可减少摄食量。

【临床应用】 目前主要用于治疗成人伴或不伴有猝倒的发作性睡病，此病为一种睡眠障碍性疾病，主要症状为日间过度嗜睡，常伴有发作性猝倒、睡眠麻痹、睡眠幻觉等，组胺能神经在维持觉醒方面发挥重要作用，清醒时人体内组胺能神经活性明显增强。替洛利生可显著减少日间睡眠发作次数，提高日间觉醒状态，减少猝倒发生率。

【不良反应】 不良反应较轻，常见失眠、头痛、焦虑、易怒、恶心、腹部不适。严重焦虑、伴自杀倾向的抑郁症患者慎用。严重肝、肾损伤的患者慎用。

SUMMARY

Histamine is one of the most widely distributed biological active substances. It can exert its extensive pharmacological effects by binding to the specific receptors (H_1-, H_2-, H_3- and H_4- receptor). Histamine can dilate blood vessels, increase the capillary permeability and cause local edema, it can stimulate smooth muscle and gastric acid secretion too. It is used for identify real or false hypogastric acid secretion. Betahistine is an analogue of histamine, which is indicated in the treatment of vertigo associated with functional disorders of the vestibular apparatus in the context of Menière's symptom. H_1-receptor blockers are mainly used in treatment of allergic diseases, motion sickness and vomiting, the first generation of H_1-receptor blocking drugs also have central sedative effects, which is used for insomnia accompanied by allergies, and the second generation has no central inhibitory effect. H_2-receptor blockers such as Ranitidine and Famotidine are known to function as agents for peptic ulcers. H_3-receptor blockers is used to treat adult patients with narcolepsy, with or without cataplexy.

（李晓蓉）

第30章

平喘、镇咳和祛痰药

案例

患者，男，51岁。4年前食用海鲜后出现气喘，以后经常发作，特别在冬春季。实验室检查：支气管激发试验阳性。诊断：支气管哮喘。近3个月来，患者气喘症状加重，FEV_1（一秒用力呼气容积）为预计值的82%（正常值为83%）。患者处于哮喘轻度持续期。应用沙丁胺醇和特布他林治疗，症状控制不好。

问题与思考：

1．该患者使用的两个药物属于哪一类平喘药？为什么对症状控制不好？

2．患者换用沙丁胺醇和布地奈德治疗后有效控制哮喘症状，其中布地奈德的药理作用特点是什么？

平喘药（antiasthmatic drugs）、镇咳药（antitussives）及祛痰药（expectorants）是呼吸系统疾病常用的对症治疗药物。合理地使用这些药物可以缓解症状，解除疾病的痛苦，有效地预防并发症的发生。

第一节　平喘药

平喘药思维导图

平喘药是用于缓解、消除或预防支气管哮喘（bronchial asthma）的药物。主要适应证为哮喘和喘息性支气管炎。

哮喘为一种气道慢性炎症性疾病，主要病理表现为支气管高反应性或支气管痉挛，小气道阻塞，呼吸困难；炎症细胞浸润，黏膜下组织水肿，血管通透性增加，平滑肌增生，上皮脱落。炎症细胞浸润包括肥大细胞、嗜酸性粒细胞、巨噬细胞、淋巴细胞和中性粒细胞浸润。炎症介质包括组胺、肝素、蛋白酶、白三烯C_4（leukotriene C_4，LTC_4）、白三烯B_4（leukotriene B_4，LTB_4）、前列腺素D_2（PGD2）、血栓素A_2（TXA_2）、血小板活化因子（platelet activating factor，PAF）及各种白介素（interleukin，IL）、肿瘤坏死因子α（tumor necrosis factor-α，TNF-α）、粒细胞-巨噬细胞集落刺激因子（granulocyte macrophage-colony stimulating factor，GM-CSF）等多种物质。

平喘药可分为以下六类：

1．肾上腺素受体激动药　代表药物：肾上腺素、异丙肾上腺素、沙丁胺醇、特布他林。

2．茶碱类　代表药物：氨茶碱、二羟丙茶碱、胆茶碱。

3．M受体阻滞药　代表药物：异丙托溴铵。

4．糖皮质激素类　代表药物：倍氯米松、氟尼缩松、布地奈德。

5．肥大细胞膜稳定药　代表药物：色甘酸钠。

6．白三烯受体阻滞剂 代表药物：扎鲁司特、孟鲁司特等。

一、肾上腺素受体激动药

此类药治疗哮喘主要是通过激动支气管平滑肌的肾上腺素 β_2 受体，激活腺苷酸环化酶而增加平滑肌细胞内 cAMP 浓度，使细胞内 Ca^{2+} 水平降低，从而松弛支气管平滑肌。另外，还可激动肥大细胞膜上的 β_2 受体，抑制过敏介质释放，预防过敏性哮喘的发作。长期应用此类药物可使支气管平滑肌细胞膜上的 β_2 受体数目减少，疗效减低，引起哮喘反跳，病情加重。故本类药物不宜长期连续应用，必要时可与其他平喘药交替使用。

肾上腺素、异丙肾上腺素、麻黄碱是拟肾上腺素类的传统平喘药物，对 β 受体无选择性，药理作用广泛，但副作用较大。目前临床主要选用对 β_2 受体有高度选择性的药物，用于哮喘急性发作的治疗和发作前预防。

肾上腺素（Adrenaline，Epinephrine）

肾上腺素对 α 和 β 受体均有强大的激动作用。其作用机制为：①激动呼吸道平滑肌上的 β_2 受体，舒张支气管平滑肌；②激动肥大细胞与嗜碱性粒细胞膜上的 β_2 受体，抑制过敏介质的释放；③激动呼吸道黏膜血管的 α 受体，使支气管黏膜血管收缩，减少气道黏膜充血和水肿，有利于改善通气功能。

但激动 α 受体，可引起静脉血管过度收缩和毛细血管压增加、黏膜水肿加重并引起充血反应。此外，激动 α 受体尚能引起呼吸道平滑肌收缩，促进肥大细胞释放过敏介质。

肾上腺素平喘作用快而强，但可激动心脏 β_1 受体，引起心动过速，甚至心律失常，对血管 α 受体的激动作用可引起收缩压明显增高，加重心脏负担，故一般不常应用。主要用于控制哮喘急性发作，用法为皮下注射给药，数分钟内见效，维持时间为 1 ～ 2h。

异丙肾上腺素（Isoprenaline，Isoproterenol）

异丙肾上腺素又称喘息定，对 β_1 和 β_2 受体均具有明显的激动作用，对 α 受体几乎无作用，其松弛支气管平滑肌的作用比肾上腺素强。口服无效，吸入给药 1min 起效，可维持 1 ～ 2h，主要用于支气管哮喘急性发作。

常见不良反应有心率加快、心悸，为 β_1 受体激动后兴奋心脏所致。有肌震颤现象，与激动骨骼肌上的 β_2 受体有关。长期反复应用时平喘作用降低，但心脏对药物的反应性并不降低，因此随意增加剂量，可产生严重的心律失常，甚至心室颤动而致死亡。尤其是当患者严重缺氧时，心肌更为敏感，应特别注意。目前临床已少用。

麻黄碱（Ephedrine）

麻黄碱的作用类似肾上腺素，但作用较弱，其特点是口服有效，作用缓慢、温和、持久。麻黄碱可兴奋中枢，引起失眠，故已少用，仅与其他药物配伍治疗轻症哮喘、喘息性气管炎和预防哮喘发作。

沙丁胺醇（Salbutamol，舒喘灵）

沙丁胺醇为选择性 β_2 受体激动药，对 β_2 受体的作用强于 β_1 受体，对 α 受体无作用，平喘作用与异丙肾上腺素相似，兴奋心脏作用仅为异丙肾上腺素的 1/10。口服 30min 起效，2 ～ 3h 达最大效应，可维持 4 ～ 6h。气雾吸入 5min 起效，作用最强时间在 1 ～ 1.5h，维持 3 ～ 4h。近年来有缓释和控释剂型，可使作用时间延长，适用于夜间哮喘发作。本品对支气管扩张的作用强，对心血管系统影响很小，是目前较为安全的短效平喘药，主要用于各型哮喘以及伴有支气管痉挛的各种支气管及肺疾患。缓解发作多用气雾吸入，而预防发作则可口服给药。常见的不良反应有恶心、多汗、头晕、肌震颤、心悸等。长期使用会形成耐受性，不仅疗效降低，亦可能加重哮喘症状。心功能不全、冠状动脉供血不足、高血压、糖尿病和甲状腺功能亢进患者慎用此药。

克仑特罗（Clenbuterol）

克仑特罗又称氨哮素或氨双氯喘通。为强效选择性 $β_2$ 受体激动药，松弛支气管平滑肌作用为沙丁胺醇的 100 倍，口服吸收迅速而完全，10 ~ 20min 起效，2 ~ 3h 达血药峰浓度，维持 4 ~ 6h。气雾吸入 5 ~ 10min 起效，维持 2 ~ 4h。适用于防治哮喘、喘息性气管炎，以及伴可逆性气管阻塞的慢性支气管炎和肺气肿等。心血管系统不良反应较少，但心脏病、高血压、甲状腺功能亢进患者应慎用。少数患者有心悸、手指细震颤、口干、头晕等现象，继续用药一般能逐渐消失。

特布他林（Terbutaline，间羟舒喘灵）

特布他林在化学结构、体内过程以及药理作用方面均与克仑特罗相似。本品既可口服，又可注射。皮下注射 5 ~ 15min 起效，30 ~ 60min 达高峰，持续 1.5 ~ 5h；气雾吸入后 5 ~ 15min 起效，作用持续 4h 左右。重复用药易致蓄积作用。

本品主要激动 $β_2$ 受体，使细胞内 cAMP 升高，支气管平滑肌舒张。此外尚能抑制抗原攻击后引起的内源性介质释放，增强支气管上皮细胞纤毛运动，促进支气管腺体分泌，使黏液稀释，有助于痰液咳出。本品对 $β_2$ 受体选择性强，故对心脏兴奋作用较小。主要用于治疗各种哮喘。

福莫特罗（Formoterol）

福莫特罗为新型长效选择性 $β_2$ 受体激动药，作用强而持久，吸入后约 2min 起效，2h 达高峰，持续 12h。除具有较强的松弛支气管平滑肌作用外，亦有明显的抗炎作用，可明显抑制抗原诱发的嗜酸性粒细胞聚集与浸润、血管通透性增强以及迟发性气道痉挛反应，对血小板活化因子（PAF）诱发的嗜酸性粒细胞聚集亦有抑制作用。主要用于慢性哮喘与慢性阻塞性肺疾病。因其为长效制剂，特别适用于哮喘夜间发作患者。不良反应与其他 β 受体激动药相似，有肌震颤、心悸、心动过速，超量应用及口服给药较易出现。

二、茶碱类

茶碱（Theophylline）

茶碱是甲基黄嘌呤的衍生物。

【体内过程】 茶碱类口服吸收迅速，生物利用度几乎 100%，吸收后可分布到细胞内液与外液。10% 以原型由尿排出，90% 经肝药酶代谢转化，许多影响肝微粒体混合功能氧化酶的因素均可影响茶碱的代谢与清除。儿童消除 $t_{1/2}$ 约 3.7h，成人约 7.7h。

【药理作用与作用机制】

1．松弛气道平滑肌　茶碱具有较强的直接松弛气道平滑肌的作用，但其作用强度不及 β 受体激动药。松弛气道平滑肌的作用机制为：①抑制磷酸二酯酶的活性，使气道平滑肌细胞内 cAMP 的含量提高，气道平滑肌张力降低，气道扩张。但茶碱抑制磷酸二酯酶不是舒张气道平滑肌唯一的机制。②拮抗腺苷的作用，腺苷是哮喘发作时收缩气管的介质之一，茶碱是腺苷受体阻滞药，可能对抗内源性腺苷诱发的支气管收缩。

2．增加膈肌收缩力　茶碱能增加膈肌收缩力，在膈肌收缩无力时作用尤为显著。这有利于改善呼吸功能。此外茶碱还具有呼吸兴奋作用，使呼吸深度增强，但呼吸频率不增加。

3．强心作用　增强心肌收缩力，增加心排血量，并能降低右心房压力，增加冠状动脉血流量。此外还有微弱的利尿作用，适用于心源性哮喘。

【临床应用】

1．主要用于支气管哮喘，急性哮喘采用氨茶碱缓慢静脉注射，可缓解气道痉挛，改善通气功能，但其疗效不如 β 受体激动药。对慢性哮喘病例，茶碱可用于预防发作和维持治疗。在哮喘持续状态，由于机体严重缺氧导致大量的肾上腺素释放，气道的 β 受体对肾上腺素的敏感性降低，使拟肾上腺素药的疗效下降，此时伍用茶碱类药物，可使疗效提高。

2．慢性阻塞性肺疾病长期应用可明显改善呼吸急促症状，并改善肺功能。

3．心源性哮喘（cardiac asthma）。

4．缓释剂型（缓释胶囊或缓释片）具有血药浓度稳定、作用持续时间长、胃肠道反应小、易耐受等优点。主要用于支气管哮喘、慢性支气管炎、肺气肿等的防治。

【不良反应】 茶碱舒张平滑肌的有效血浆浓度为 10 ～ 20μg/ml。超过 20μg/ml 即可引起毒性反应，早期多见恶心、呕吐、头痛、不安、失眠、易激动等，严重时可出现心律失常、精神失常、惊厥、昏迷，甚至出现呼吸、心搏停止而引起死亡，一旦发现毒性症状，应立即停药。茶碱的生物利用度和消除速度个体差异较大，因此临床应定期监测血药浓度，及时调整用量以避免出现茶碱中毒反应。

氨茶碱（Aminophylline）

本品碱性较强，局部刺激性大。口服易引起胃肠刺激症状，致患者恶心、呕吐。饭后服药，或与氢氧化铝同服，或制成肠溶片可减轻局部刺激。因刺激性大，不宜肌内注射及直肠给药。静脉注射时药物浓度过高，或注射速度过快，可引起心律失常、血压骤降、惊厥等严重反应，甚至死亡。故应稀释、缓慢注射。儿童对氨茶碱的敏感性较成人高，须慎用。必要时需进行血液浓度监测。

胆茶碱（Choline Theophylline）

胆茶碱是茶碱的胆碱盐，含茶碱 60% ～ 64%，其作用弱于氨茶碱，口服后对胃黏膜刺激性小，伴有心动过速或不宜使用肾上腺素类药物，或不能耐受氨茶碱的患者可以选用。

二羟丙茶碱（Diprophylline）

二羟丙茶碱又名喘定，是在茶碱的 N-7 位上连接二羟丙基而成的，为茶碱的中性衍生物，易溶于水。但生物利用度较低，$t_{1/2}$ 短，临床疗效也不及氨茶碱。但其对胃肠道刺激性较小，口服耐受性较好，因此可服用较大剂量而收到平喘效果。与胆茶碱的临床适应证相同。

三、M 受体阻滞药

异丙托溴铵（Ipratropium Bromide）

异丙托溴铵为阿托品的异丙基衍生物。对呼吸道平滑肌具有较高的选择性。本品气雾吸入时，不易从气道吸收，咽下后也不易从消化道吸收。只在局部发挥舒张平滑肌作用，故没有阿托品样的全身性不良反应，也不影响痰液分泌。主要用于防治支气管哮喘和喘息型慢性支气管炎。可以和 β 受体阻滞剂合用，适用于老年人，对心率影响小。

异丙托溴铵与沙丁胺醇组成复方制剂适用于需要多种支气管扩张药联合应用的患者，用于治疗气道阻塞性疾病有关的可逆性支气管痉挛。同时作用于肺部 M 胆碱受体及 β_2 肾上腺素受体而产生支气管扩张作用，疗效优于单一给药，并且无潜在不良反应。

氧托溴铵（Oxitropium Bromide）

氧托溴铵为新的抗胆碱类平喘药，对 M 受体无选择性，气雾吸入对气道平滑肌具有较强的松弛作用。

噻托溴铵（Tiotropium Bromide）

噻托溴铵是新的长效 M_1、M_3 受体阻滞药，作用强，疗效好，不良反应少。

四、糖皮质激素类

糖皮质激素（glucocorticoid）是目前治疗哮喘最有效的药物。哮喘的主要病理机制是慢性呼吸道炎症，糖皮质激素具有强大的抗炎和抗过敏作用。糖皮质激素能诱导脂皮素 1 的合成和释放，继而抑制磷脂酶 A_2，抑制蛋白如巨皮素（macrocortin）的产生，抑制细胞膜磷脂释放花生四烯酸，从而减少白三烯及前列腺素的合成，使小血管收缩，渗出减少，因而能降低气道反应性。糖皮质激素是哮喘持续状态或危重发作的重要抢救药物。近年应用吸入治疗方法，充分发挥了糖皮质激素对气道的抗炎作用，也避免了全身不良反应。但近年来发现长期吸入糖皮质激素能使气道上皮基膜变厚，平滑肌增生，不可逆地增加气道反应性。而且长期吸入可发生口腔真菌感染，用药后应立即充分漱口。

倍氯米松（Beclometasone）

倍氯米松为地塞米松的衍生物，其局部抗炎作用较前者强数百倍，气雾吸入，直接作用于气道发挥抗炎、平喘作用，能取得满意疗效，且无全身不良反应，每日吸入本品 0.4mg 与每日口服泼尼松龙 7.5mg 的疗效相当。药效高峰在用药后 10 日出现，故须预先用药。常用量对肾上腺皮质功能无影响，长期应用不抑制肾上腺皮质功能。可以长期低剂量或短期高剂量应用于中度或重度哮喘患者。哮喘持续状态的患者因不能吸入足够的气雾，本药不能发挥作用，故不宜应用。气雾吸入每次 100μg，每日 3 ～ 4 次。

布地奈德（Budesonide）

布地奈德系不含卤素的吸入型糖皮质激素，局部抗炎作用、临床应用及不良反应与倍氯米松相同。用于控制或预防哮喘发作。对糖皮质激素依赖型哮喘患者，本品是可替代口服激素的较理想的药物。FDA 批准用于 4 岁以下儿童使用，也是妊娠期安全评价为 B 级的吸入糖皮质激素。气雾吸入，起始剂量每次 200 ～ 400μg，维持量每次 100 ～ 200μg，每日 2 ～ 4 次。常用量对肾上腺皮质功能无影响。

五、肥大细胞膜稳定药

色甘酸钠（Sodium Cromoglicate）

色甘酸钠又称色甘酸二钠（Disodium Cromoglycate）、咽泰（Intal）。

【体内过程】 口服仅 1% 吸收，临床主要用其微粉吸入给药。约 10% 达肺深部组织并吸收入血，15min 达血药浓度峰值。血浆蛋白结合率为 60% ～ 75%，$t_{1/2}$ 为 45 ～ 100min，以原型从胆汁和尿排出。

【药理作用与作用机制】

1．稳定肥大细胞膜，阻止肥大细胞释放过敏介质 目前认为可能是在肥大细胞膜外侧的 Ca^{2+} 通道部位与 Ca^{2+} 形成复合物，加速 Ca^{2+} 通道的关闭，使细胞外 Ca^{2+} 内流受到抑制，从而阻止肥大细胞脱颗粒、释放过敏介质。

2．抑制非特异性支气管高反应性（bronchial hyperreactivity） 哮喘患者的气道对物理或化学刺激的反应较正常人敏感，微弱刺激即能引起气道痉挛性收缩。应用色甘酸钠后，能防止二氧化硫、冷空气等刺激引起的支气管痉挛，并能抑制运动性哮喘发作。

【临床应用】 主要用于哮喘的预防性治疗，能防止变态反应或运动引起的速发和迟发性哮喘反应。能降低支气管高反应性。也可用于轻、中度哮喘的治疗，过敏性鼻炎、溃疡性结肠炎及其他胃肠道过敏性疾病也可应用。

【不良反应】 不良反应少见，但少数患者吸入后咽喉部及气管有刺痛感，甚至诱发支气管痉挛。与少量异丙肾上腺素合用可以预防。长期应用无蓄积作用，对主要脏器亦无不良影响。

奈多罗米钠（Nedocromil Sodium，Tilade）

奈多罗米钠为吡喃喹诺酮衍生物。主要以吸入给药，吸入量的约 10% 由呼吸道吸收，5% ～ 10% 可被咽下后经消化道吸收。在体内不被代谢，主要通过肝、肾从胆汁或尿液以原型排出。

本药是目前抗炎作用最强的非甾体类抗炎平喘药，可抑制肥大细胞释放白三烯、组胺等炎症介质，对嗜酸性粒细胞、中性粒细胞及巨噬细胞的功能均有抑制，并抑制气道上皮细胞释放 GM-CSF 和感觉神经 C 纤维释放 P 物质等，使呼吸道微血管渗出减少，从而降低呼吸道的高反应性。

该药用于各种原因引起的哮喘，每次气雾吸入约 4mg，一日 2 ～ 4 次，6 周后可有效控制哮喘发作。长期吸入本品可使病情明显改善。对糖皮质激素依赖患者可减少激素的用量，甚至可停用激素。作用强于色甘酸钠，推荐用于慢性哮喘的维持治疗或替代其他平喘药。但对哮喘急性发作者起效缓慢，须合用支气管舒张药。不良反应轻微，偶见恶心、呕吐、咽部刺激感、咳嗽、头痛等。

六、白三烯受体阻滞剂

扎鲁司特（Zafirlukast）

扎鲁司特属于白三烯受体阻滞药，竞争性抑制白三烯 LTC_4、LTD_4、LTE_4 活性，有效地预防白三烯多肽所致的血管通透性增加而引起的气道水肿，同时抑制白三烯多肽产生的气道嗜酸性粒细胞的浸润，减少气管收缩和炎症，减轻哮喘症状。具有高度选择性，仅作用于白三烯受体，不影响前列腺素、血栓素、胆碱及组胺受体。口服吸收良好，约 3h 血浆浓度达峰值。服药 2h 内，血药浓度尚未达到峰值时便可在基础支气管运动张力上产生明显的首剂效应。血浆蛋白结合率为 99%，尿排泄为口服剂量的 10%，粪便排泄为 89%，消除半衰期约为 10 h。体内过程在正常人群和肾损害患者无显著差异。与食物同服时大部分患者（75%）的生物利用度降低，其降低幅度可达 40%。适用于成人和 12 岁及以上儿童预防哮喘发作及哮喘缓解期维持治疗。不良反应有轻微的头痛和胃肠道反应。

孟鲁司特（Montelukast）

孟鲁司特对半胱氨酰白三烯（$CysLT_1$）受体有高度的亲和性和选择性，能竞争性抑制白三烯 LTC_4、LTD_4 和 LTE_4 与 $CysLT_1$ 受体结合所产生的气道炎症反应而无任何受体激动活性。孟鲁司特适用于 1 ～ 14 岁儿童哮喘的预防和长期治疗，包括预防白天和夜间的哮喘症状，治疗对阿司匹林敏感的哮喘患者以及预防运动诱发的支气管收缩。不良反应轻微。

哮喘的靶向治疗

白三烯调节剂是除吸入激素外，唯一可单独应用的长期控制药，可作为轻度哮喘的替代治疗药物；与糖皮质激素合用可获得协同抗炎作用，因此是中重度哮喘的联合治疗用药。但是与吸入糖皮质激素和色甘酸类药相同，不适用于解除哮喘急性发作时的支气管痉挛。

第二节　镇　咳　药

镇咳药分为中枢性和外周性，中枢性镇咳药直接抑制延髓咳嗽中枢而产生镇咳作用，外周性镇咳药通过抑制咳嗽反射弧中的感受器、传入神经、传出神经及效应器中的任意环节而起到镇咳作用。

一、中枢性镇咳药

可待因（Codeine，甲基吗啡）

可待因是阿片类生物碱之一。镇咳作用强度约为吗啡的 1/4。可待因对咳嗽中枢有较高选择性，镇咳剂量不抑制呼吸，成瘾性比吗啡弱，是目前最有效的镇咳药。主要用于剧烈的刺激性干咳，也用于中等疼痛的镇痛，其镇痛作用强度为吗啡的 1/10 ～ 1/7。作用持续 4 ～ 6h，过量易产生兴奋、烦躁不安等中枢兴奋症状。久用也可成瘾，应控制使用。

喷托维林（Pentoxyverine）

喷托维林又名咳必清，为人工合成的非成瘾性中枢性镇咳药，对咳嗽中枢有选择性抑制作用。其强度为可待因的 1/3，并有阿托品样作用和局部麻醉作用，能抑制呼吸道感受器及松弛支气管平滑肌，适用于上呼吸道感染引起的无痰干咳和百日咳等。该药偶见轻度头痛、头晕、口干、恶心等不良反应。因有阿托品样作用，青光眼患者禁用。

右美沙芬（Dextromethorphan）

右美沙芬又名右甲吗喃，为中枢性镇咳药，强度与可待因相等或略强。无镇痛作用，长期服用无成瘾性。治疗量不抑制呼吸，不良反应少见，偶有头晕、嗳气。中毒量时可有中枢抑制作用。临床上应用最广，适用于感冒、急性或慢性支气管炎、支气管哮喘、咽喉炎、肺结核以及其他上呼吸道感染时的咳嗽。

二、外周性镇咳药

苯佐那酯（Benzonatate）

苯佐那酯又名退嗽露（Tessalon），为丁卡因的衍生物，故有较强的局部麻醉作用，能选择性地抑制肺牵张感受器，阻断肺 - 迷走神经反射，抑制咳嗽冲动的传导，而产生镇咳作用。镇咳强度略弱于可待因。本药不抑制呼吸，反能增加每分通气量。用药后 20min 左右起效，可维持 3 ~ 4h。临床用于干咳、阵咳，也用于支气管镜等检查前预防咳嗽。有轻度的嗜睡、头晕、鼻塞等不良反应，偶见过敏性皮疹。服用时勿将药丸咬破，以免引起口腔麻木感。

苯丙哌林（Benproperine）

苯丙哌林为非成瘾性镇咳药，能抑制肺及胸膜牵张感受器引起的肺 - 迷走神经反射，对咳嗽中枢也有一定的直接抑制作用，且有平滑肌松弛作用，其镇咳作用比可待因强，且不抑制呼吸，是剧烈咳嗽时的首选药物。口服后 10 ~ 20min 起效，作用可维持 4 ~ 7h，适用于刺激性干咳。不良反应有口干、困倦、头晕、腹部不适、皮疹等。

第三节　祛痰药

能使痰液变稀易于排出的药物称祛痰药。气管上的痰液刺激气管黏膜而引起咳嗽，黏痰积于小气管内可使气道狭窄而致喘息。祛痰药能增加呼吸道分泌，稀释痰液或降低其黏稠度，使痰易于咳出，有利于改善咳嗽和哮喘症状。因此，祛痰药还能起到镇咳、平喘作用。

氯化铵（Ammonium Chloride）

氯化铵口服刺激胃黏膜的迷走神经末梢，反射性地增加呼吸道腺体分泌，使痰液变稀而祛痰。本药很少单独使用，多配成复方制剂应用。大量服用时可产生酸中毒。溃疡病及肾功能不良者慎用，肝功能不全时禁用。

愈创甘油醚（Guaifenesin）

愈创甘油醚属于恶心性祛痰药，并有较弱的抗菌作用。单用或配成复方制剂用于慢性支气管炎、支气管扩张等。多与镇咳药或平喘药合用，可提高止咳或平喘作用。无明显的不良反应。

乙酰半胱氨酸（Acetylcysteine）

乙酰半胱氨酸又名痰易净、易咳净，为半胱氨酸的 *N*- 乙酰化物，能使黏痰中连接黏蛋白肽链的二硫键断裂，使黏蛋白分解成小分子的肽链，使痰的黏滞性降低，易于咳出。气雾吸入用于黏痰阻塞气道、咳痰困难者。紧急时气管内滴入给药，可迅速使痰变稀，便于吸引排痰。本药有特殊臭味，可引起恶心、呕吐，可导致支气管痉挛，加用异丙肾上腺素可以避免。支气管哮喘患者应慎用。滴入气管可产生大量分泌液，故应及时吸引排痰。气雾吸入剂不宜与铁、铜、橡胶和氧化剂接触，应以玻璃或塑料制品作喷雾器。也不宜与青霉素、头孢菌素、四环素混合，以免降低抗生素活性。

溴己新（Bromhexine）

溴己新又名必消痰（Bisolvon），可直接作用于支气管腺体，促使黏液分泌，使痰的黏稠度降低，痰液变稀而易于咳出，另外还有镇咳作用，适用于慢性支气管炎、哮喘及支气管扩张症的痰液黏稠不易咳出患者。少数患者用药后可出现恶心、胃部不适，偶见血清转氨酶升高。溃疡病及肝功能不良患者慎用。

氨溴索（Ambroxol）

氨溴索又名沐舒坦，是溴己新的活性代谢产物，作用机制与其类似，同时促进肺表面活性物质的形成，调节痰液中浆液与黏液的分泌，增加中性黏多糖分泌，减少酸性黏多糖合成，并促进代谢，使呼吸道黏液理化趋于正常，降低痰液黏稠度，促进纤毛运动，使痰液咳出，因此祛痰作用比溴己新强。临床上用于急、慢性支气管炎及支气管哮喘、支气管扩张、肺气肿、肺结核、肺尘埃沉着病、手术后的咳嗽困难等。注射给药可用于术后肺部并发症的预防及早产儿、新生儿呼吸窘迫综合征的治疗。妊娠期、哺乳期妇女及青光眼患者禁用。不良反应较少，主要表现为轻微的胃肠道反应如胃部不适、胃痛、腹泻等。偶见皮疹等过敏反应，出现过敏症状应立即停药。

甘草流浸膏（Extractum Glycyrrhizae Liquidum）

甘草流浸膏从豆科植物的根和根茎中提取，经浓缩制得，为黏膜保护性镇咳药，用于上呼吸道感染、急性支气管炎，具有镇咳、祛痰作用，常与其他药物配成复方制剂应用。

SUMMARY

Antiasthmatic drugs, antitussives and expectorants are commonly used in respiratory disorders as symptomatic treatments. Asthma is a heterogeneous disease, usually characterized by choronic airway inflammation. Current therapy includes anti-inflammatory treatments, using drugs of inhaled and systemic glucocorticoids; and bronchodilator therapy, including agents of β-adrenergic agonists, et al.

Cough is a protective reflex that frees the respiratory tract of accumulated secretions and removes particular matter. It can be triggered by inflammation in the bronchi and bronchioles. Opioids are the most effective antitussives due to their depressing the “cough certre”. Peripheral antitussives suppress cough through an action on pulmonary stretch receptors mainly.

The sputum on the trachea stimulates the mucous membrane of the trachea and causes coughing, and the phlegm accumulates in the small tube, which leads to wheeze. Expectorants can increase the secretion of respiratory tract, dilute sputum or reduce the sputum viscosity, while it is helpful to improve the symptoms of cough and asthma. Therefore, expectorants can also show antitussive and antiasthmatic effects.

（翁稚颖）

第31章

作用于消化系统的药物

案例

患者，男，40岁。工作紧张，饮食不规律，长期反酸、嗳气，饱餐后加重，服铝碳酸镁片好转。近日疼痛加剧。实验室检查：血生化正常，血红蛋白90g/L，便潜血阳性。胃镜检查诊断为胃角切迹溃疡，幽门螺杆菌阳性。给予埃索美拉唑、阿莫西林和克拉霉素的三联疗法治疗4周。治疗后，疼痛消失，便潜血阴性，胃镜检查溃疡愈合，幽门螺杆菌阴性。

问题与思考：

1．该患者服铝碳酸镁片疼痛好转的作用机制是什么？

2．埃索美拉唑的作用机制及在本案例中的药理作用是什么？

3．该患者使用阿莫西林和克拉霉素的目的是什么？

作用于消化系统的药物为一类治疗消化性溃疡、胃炎及其他胃肠道疾病和肝、胆、胰腺等疾病的药物，主要包括抗消化性溃疡药、助消化药、止吐药与胃肠促动力药、泻药与止泻药以及利胆药。

第一节　抗消化性溃疡药

消化性溃疡（peptic ulcer）主要指发生在胃和十二指肠的慢性溃疡，是一种临床常见病，发病率为10% ～ 12%。目前认为，消化性溃疡的发生是由攻击因子（胃酸、胃蛋白酶分泌，幽门螺杆菌感染等）作用增强、防御因子（胃黏液、HCO_3^-分泌，前列腺素产生，胃黏膜）的功能减弱或受损所引起的。抗消化性溃疡药是一类可以减轻溃疡症状、促进溃疡面愈合、防止或减少溃疡复发的药物。由于大多数患者的临床症状均与胃酸的增多有直接关系，因而通过多个环节减少胃酸产生、提高胃内容物的pH仍然是目前主要的治疗手段。其中，质子泵抑制药几乎能完全抑制胃酸分泌，已成为治疗消化性溃疡和反流性食管炎的首选药物。幽门螺杆菌感染被认为是消化性溃疡特别是十二指肠溃疡的一个诱发因素，有效清除幽门螺杆菌可以促进溃疡面的快速、长期愈合，防止溃疡复发。

按药物的来源和作用机制，可将抗消化性溃疡药分为以下4类：

1．抗酸药　如氧化镁、氢氧化铝等。

2．抑制胃酸分泌药　包括：①组胺H_2受体阻滞药，如西咪替丁等；②胆碱M受体阻滞药，如哌仑西平等；③促胃液素（胃泌素）受体阻滞药，如丙谷胺等；④ H^+-K^+-ATP酶抑制药，如奥美拉唑等。

3．黏膜保护药　如米索前列醇、硫糖铝、枸橼酸铋钾等。

4．抗幽门螺杆菌药 如阿莫西林、克拉霉素、甲硝唑等抗菌药物。

一、抗酸药

抗酸药也称中和胃酸药，均为弱碱性物质。口服后在胃内可直接中和胃酸，升高胃内容物的 pH，从而解除胃酸对胃、十二指肠黏膜的侵蚀及对溃疡面的刺激。同时由于酸度下降，胃蛋白酶活性也下降，从而缓解溃疡的疼痛等症状。抗酸药的合理使用应在餐后 1h、3h 及临睡前各服一次，7 次 / 日，一般可以达到较好的抗酸效果。现认为餐后 1h 及晚上睡前各服一次，即可有效地发挥抗酸作用，且方便易行。

理想的抗酸药应该作用迅速而持久，不吸收，不产气，不引起腹泻或便秘，并对黏膜有保护作用。单一药物很难达到这些要求，故临床常用复方制剂进行治疗。抗酸药主要用于消化性溃疡和反流性食管炎的治疗。组胺 H_2 受体阻滞药等新型抗消化性溃疡药的不断出现，使抗酸药的应用明显下降。但本类药物价廉，不良反应少，与 H_2 受体阻滞药合用疗效显著，仍作为有效的抗溃疡病药物继续使用，同时还可用于预防应激性溃疡和治疗卓 - 艾（Zollinger-Ellison）综合征。各种抗酸药吸收程度不同，含有 Al^{3+} 和 Ca^{2+} 的制剂吸收较少。对肾功能不良的患者，吸收的 Al^{3+} 可能导致骨质疏松和脑病。

不吸收型抗酸药：

铝碳酸镁（Hydrotalcite）

铝碳酸镁是新型抗酸剂，其作用机制包括：①中和胃酸：当 pH 小于 3 时，本药开始中和反应；pH 等于 5 时，则反应终止；pH 小于 3 时，反应又重新开始。因此可使胃液 pH 维持在 3 ～ 5，使 99% 的胃酸被中和，80% 的胃蛋白酶失去活性。其抗酸作用迅速，明显快于氢氧化铝；本药抗酸作用温和，作用高峰时可使胃液 pH 上升到 4.1，而等量碳酸氢钠则可使胃液 pH 达 6.2，因此可避免因胃内 pH 过高引起的胃酸分泌加剧；另外本药抗酸作用持久，在相同条件下，其作用持续时间为碳酸氢钠的 6 倍。②吸附和结合作用：通过吸附和结合胃蛋白酶而直接持续性抑制其活性，有利于溃疡面的修复；本药还能可逆性选择性地结合胆汁酸和吸附溶血磷脂酰胆碱，从而防止这些物质对胃黏膜的损伤和破坏。③黏膜保护作用：刺激胃黏膜使前列腺素 E_2 合成增加，从而增强胃黏膜屏障作用；还可促使胃黏膜内表皮生长因子释放，增加黏液下层疏水层内磷脂的含量，防止 H^+ 反渗所引起的胃黏膜损害。

本药口服之后不被胃肠道吸收，各种成分在体内无蓄积。少数患者有胃肠道不适、排便次数增多或糊状便，个别有腹泻或者便秘。

氢氧化镁（Magnesium Hydroxide）

抗酸作用快而强，Mg^{2+} 尚有轻度导泻作用，无黏膜保护作用和收敛作用。少量吸收后经肾排出，对肾功能不良者可引起血镁过高和脑病。

氢氧化铝（Aluminium Hydroxide）

抗酸作用较强，作用慢而持久，与胃酸发生作用后生成的氧化铝有收敛、止血和致便秘作用。长期服用可影响肠道对磷酸盐的吸收，引起骨软化。

三硅酸镁（Magnesium Trisilicate）

抗酸作用较弱，作用慢而持久，在胃内形成胶状二氧化硅，对黏膜有保护作用。与氢氧化镁有类似的轻泻作用。

可吸收型抗酸药：

碳酸钙（Calcium Carbonate）

抗酸作用较强，作用快而持久，可产生 CO_2 气体。进入小肠的 Ca^{2+} 可促进促胃液素

（gastrin，胃泌素）的分泌，引起反射性胃酸分泌增多。久用可引起高钙血症和肾钙化。

碳酸氢钠（Sodium Bicarbonate）

碳酸氢钠俗称小苏打，抗酸作用强，起效快而作用短暂。中和胃酸时可产生 CO_2，引起嗳气、腹胀。胃内压和 pH 增高可引起反射性胃酸分泌增多。口服可被肠道吸收，导致碱血症和碱化尿液。

二、抑制胃酸分泌药

生理性胃酸分泌受神经分泌（乙酰胆碱）、内分泌（促胃液素）及旁分泌（组胺、生长抑素和前列腺素）等多种因素影响，通过与胃壁细胞基底侧的胆碱 M_3 受体、促胃液素受体（gastrin receptor，GR）、组胺 H_2 受体结合刺激胃液分泌。壁细胞内存在两个主要的信号转导系统：cAMP 依赖性途径和 Ca^{2+} 依赖性途径。两条途径均可激活 H^+-K^+-ATP 酶（质子泵）。质子泵含有一个大的 α 亚基和一个小的 β 亚基，可以产生最大的 H^+ 梯度，在胞内 pH 约为 7.3，壁细胞分泌小管内约为 0.8（图 31-1）。抑制相关受体（胆碱 M 受体、组胺 H_2 受体和促胃液素受体）、第二信使和 H^+-K^+-ATP 酶等环节，均可以减少胃酸分泌。

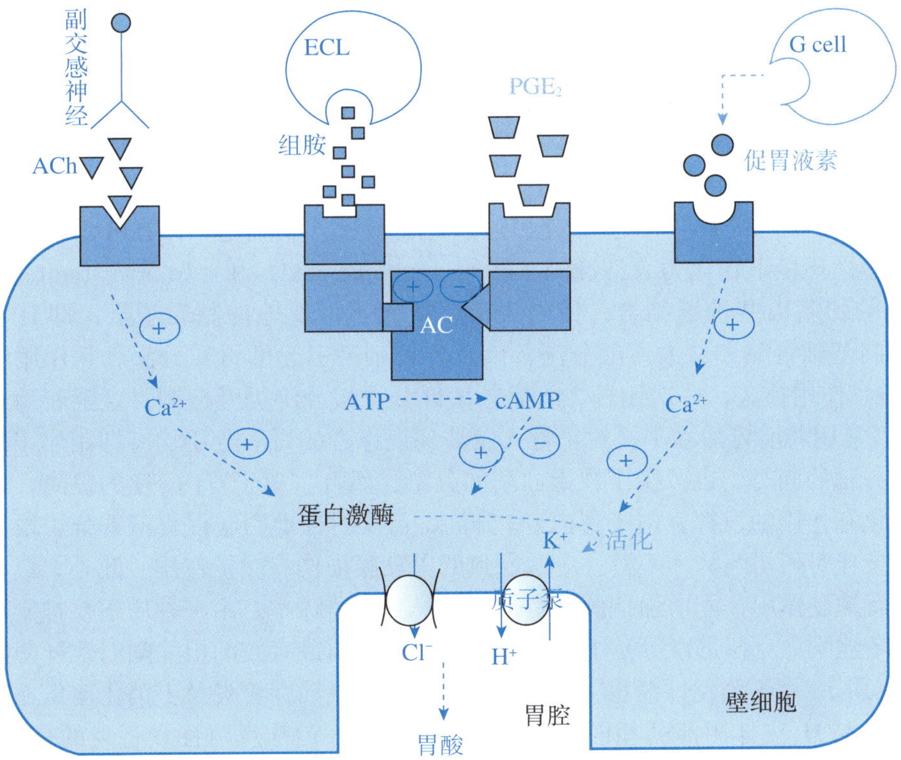

图 31-1 胃酸分泌的调节因素

抑制胃酸分泌的药物主要有以下几类：

1. 组胺 H_2 受体阻滞药 该类药主要有西咪替丁（Cimetidine）、雷尼替丁（Ranitidine）、法莫替丁（Famotidine）和尼扎替丁（Nizatidine）等。

H_2 受体阻滞药通过阻断胃壁细胞基膜上的 H_2 受体，抑制基础胃酸和夜间胃酸的分泌，其对促胃液素及 M 受体激动药引起的胃酸分泌也有抑制作用。临床证明，每晚睡前服用一次 H_2 受体阻滞药，可使十二指肠溃疡愈合，由于其疗效可靠，不良反应少，使得该类药物成为治疗消化性溃疡最重要的药物之一。但在突然停药时，会导致胃酸分泌反跳性增加（详见第 29 章）。

2．胆碱 M 受体阻滞药 该类药主要有哌仑西平（Pirenzepine）和替仑西平（Telenzepine）等，其与 M_3 受体的亲和力较高，属于 M_3 受体阻滞药。其降低胃酸分泌的作用弱于西咪替丁，可使基础胃酸分泌减少 40% ～ 50%，但预防溃疡病复发作用与西咪替丁相同。主要用于胃和十二指肠溃疡、急性胃黏膜出血及胃泌素瘤。哌仑西平和替仑西平的效能相对较弱，且有明显的抗胆碱能不良反应。

3．促胃液素受体阻滞药 主要有丙谷胺（Proglumide），其化学结构与促胃液素的末端相似，可竞争性地阻断促胃液素受体，减少胃酸分泌。由于丙谷胺较 H_2 受体阻滞药疗效差，现已少用于治疗溃疡病。因其能阻断胆囊收缩素受体，有试用于促进胃排空和治疗胰腺炎的报道。

4．H^+-K^+-ATP 酶抑制药 H^+-K^+-ATP 酶抑制药又称质子泵抑制药（proton pump inhibitor）或酸泵抑制药，是新型的抗消化性溃疡药。由于疗效确切，不良反应少，近年来被广泛应用。质子泵抑制药为前药，需要在酸性环境中活化产生作用。临床常用的有奥美拉唑（Omeprazole）、兰索拉唑（Lansoprazole）、泮托拉唑（Pantoprazole）、雷贝拉唑（Rabeprazole）和埃索美拉唑（Esomeprazole）。

奥美拉唑（Omeprazole）

奥美拉唑又称洛赛克（Losec），由一个亚硫酰基联结苯并咪唑环和吡啶环所形成。

【体内过程】 口服吸收迅速，蛋白结合率高。经肝代谢，大部分代谢物由肾排出，血浆 $t_{1/2}$ 为 1 ～ 2h。对慢性肾衰竭和肝硬化的患者，口服 1 次 / 日，一般不会引起药物在体内蓄积，但对严重的肝病患者仍应减量。因食物可促进胃酸分泌，本类药物应在饭前或餐时服用。不能与其他抗酸药如 H_2 受体阻滞药同时服用，否则疗效减弱。

【药理作用与作用机制】 奥美拉唑口服后经血液进入壁细胞，并在分泌小管中聚集。在分泌小管的酸性环境下转化为有活性的次磺酸（sulfenic acid）和亚磺酰胺（sulfenamide），后者与质子泵的巯基以共价键结合，使之失活，从而不可逆地抑制质子泵，即 H^+-K^+-ATP 酶的功能，抑制基础胃酸和最大胃酸分泌，以及各种刺激引起的胃酸分泌。其作用强，可使胃内 pH 升至 7。作用持久，一次用药 24h 后，大部分胃酸分泌仍受抑制，直至新酶合成。停药 4 ～ 5 日才恢复用药前胃酸水平。对正常人及溃疡病患者的胃酸分泌均有抑制作用。奥美拉唑在抑制胃酸分泌的同时，也减少了胃蛋白酶的分泌。而且，由于胃内 pH 的提高，也影响了胃蛋白酶的活化和作用的发挥。由于胃内 pH 升高，可反射性地引起促胃液素分泌增加。动物实验证明奥美拉唑对阿司匹林、乙醇、应激所致的胃黏膜损伤有保护作用。此外，奥美拉唑也对幽门螺杆菌有抑制作用，能增强抗菌药对幽门螺杆菌的清除率。由一种质子泵抑制剂和两种抗生素（如呋喃唑酮、克拉霉素等）组成的三联疗法是目前最有效的根除幽门螺杆菌的方法。

【临床应用】 用于消化性溃疡、卓 - 艾综合征、反流性食管炎及上消化道出血。治疗消化性溃疡的作用与 H_2 受体阻滞药相同，能促进溃疡愈合。治疗反流性食管炎的疗效优于 H_2 受体阻滞药。卓 - 艾综合征患者胃酸分泌大量增多，可导致严重的消化性溃疡及其他后果。应用奥美拉唑 20 ～ 120mg/d，可完全抑制胃酸分泌，使症状迅速消失。对于幽门螺杆菌阳性患者，合用抗菌药物如阿莫西林、克拉霉素或甲硝唑，可使细菌转阴率达 80% ～ 90%，并明显降低溃疡的复发率。与奥美拉唑比较，其他质子泵抑制药如兰索拉唑等对胃和十二指肠溃疡的愈合作用无明显差异。

【不良反应】 常见的不良反应有恶心、腹痛等胃肠道症状。血清促胃液素水平增高可引起胃灼热、反酸等症状，长期应用可能导致胃黏膜肿瘤样增生。少见神经系统反应如头痛、头晕、失眠、周围神经炎。偶见皮疹、白细胞减少、血清转氨酶和胆红素水平升高、男性乳房发育等。亦有特发性水肿的报道，出现皮肤潮红、荨麻疹，甚至剥脱性皮炎。

【药物相互作用】 奥美拉唑主要经 CYP2C19 和 CYP3A4 代谢，肝功能减退者用量宜酌减。对肝药酶有抑制作用，可延长苯妥英钠、华法林、苯二氮䓬类等药物的作用时间。雷贝拉唑和喷妥拉唑对肝 CYP450 酶系的亲和力较奥美拉唑和兰索拉唑弱，在影响其他药物代谢方面则大大改善，使药物治疗变得更加安全。

埃索美拉唑（Esomeprazole）为奥美拉唑的左旋异构体，起效快、抑酸效果更好。不良反应与奥美拉唑类似。

三、黏膜保护药

胃可以通过多种机制如胃上皮细胞紧密连接、上皮细胞表面黏蛋白层、胃黏膜产生的前列腺素及向黏液层分泌碳酸氢盐等来保护胃黏膜免受胃酸的损害。黏膜保护药主要是通过增强胃黏膜的细胞屏障以及黏液 - 碳酸氢盐屏障，防止胃酸、胃蛋白酶渗入胃黏膜层损伤胃黏膜，从而发挥抗溃疡作用。

米索前列醇（Misoprostol）

米索前列醇为前列腺素 E_1（prostaglandin E_1，PGE_1）的衍生物。本品性质稳定，口服吸收良好，$t_{1/2}$ 为 1.6 ～ 1.8h。单次给药后 30min 起效，60 ～ 90min 达到高峰，持续 3h。动物实验和临床研究证明，米索前列醇通过与胃壁细胞基底侧的前列腺素 E_2 受体结合，抑制腺苷酸环化酶活性而降低壁细胞内 cAMP 含量，对基础胃酸分泌、食物、组胺和促胃液素等引起的胃酸分泌均有抑制作用，使胃蛋白酶的分泌也减少。在低于抑制胃酸分泌的剂量时，有提高黏液和 HCO_3^- 的分泌、促进胃黏膜受损上皮细胞的重建和增殖、增加胃黏膜血流等作用，从而提高胃黏液屏障和黏膜屏障功能。临床用于治疗胃和十二指肠溃疡，并预防二者的复发。对长期应用非甾体类抗炎药引起的消化性溃疡、胃出血，作为细胞保护药有特效。因能引起子宫收缩，尚可用于产后止血。米索前列醇最常见的不良反应为腹泻，尚有头痛、头晕等。因使肠炎患者病情恶化，故应禁用。孕妇及前列腺素过敏者也禁用。

恩前列素（Enprostil）

恩前列素是人工合成的 PGE_2 类似物，作用与米索前列醇相似，特点是抑制胃酸分泌作用持续时间长。能明显抑制促胃液素的释放，对长期服用奥美拉唑引起的促胃液素水平增高有明显的对抗作用。

硫糖铝（Sucralfate）

硫糖铝是蔗糖硫酸酯的碱式铝盐。口服后在胃酸中解离为氢氧化铝和硫酸蔗糖复合物。前者有抗酸作用，后者为黏稠多聚体，与病灶表面带正电荷的蛋白质结合形成保护膜，牢固地黏附于上皮细胞和溃疡基底部，防止胃酸和消化酶的侵蚀；并能与胃蛋白酶结合，降低其活性，减少黏膜损伤；同时还能促进黏膜合成 PGE_2，并增强表皮生长因子的作用，有利于黏膜上皮再生和溃疡愈合。硫糖铝还能抑制幽门螺杆菌的繁殖。

临床主要用于治疗消化性溃疡、反流性食管炎、慢性糜烂性胃炎，有较好疗效。硫糖铝需要在酸性环境中才能发挥作用，所以应在饭前 1h 空腹服用，并且服药后 30min 内禁用抗酸药或抑制胃酸分泌药。同时硫糖铝在胃中形成的黏液层抑制了多种药物的吸收，包括氟喹诺酮类、茶碱、苯妥英钠、地高辛、西咪替丁和酮康唑等，应在服用这些药 2h 后再服用硫糖铝。

本品不良反应轻，约有 2% 患者可有便秘，偶有口干、恶心、皮疹及头晕。少量 Al^{3+} 可被吸收，肾衰竭患者应特别谨慎。

蒙脱石（Smectite）

本药系双四面体氧化硅与单八面体氧化铝组成的多层结构，对消化道黏膜有很强的覆盖能力，增加胃黏液合成，使胃中磷脂含量增加，提高黏液层的疏水性，增强黏液屏障作用，促进上皮修复。可固定、吸附并清除多种病原体和毒素，有抗幽门螺杆菌作用。主要用于急、慢性腹泻，亦适用于胃和十二指肠溃疡、胃炎、食管炎、结肠炎等。

枸橼酸铋钾（Bismuth Potassium Citrate）

枸橼酸铋钾又称三钾二枸橼酸铋（Tripotassium Dicitratobismuthate），是胶体铋的一种。本品在酸性环境下生成不溶性铋盐，覆盖于溃疡表面形成保护层，同时吸附胃蛋白酶并降低其活性，减少胃酸、胃蛋白酶等对溃疡面的刺激，促进溃疡愈合。另外，本药还能促进黏液分泌，刺激黏膜上皮细胞再生。对幽门螺杆菌亦有吸附和杀灭作用，与抗生素（如甲硝唑、克拉霉素）组成三联疗法，可根除幽门螺杆菌。抗消化性溃疡作用与 H_2 受体阻滞药相似，但复发率较西咪替丁低。此外，也可用于慢性浅表性及萎缩性胃炎等。本品口服吸收较少，但对肾功能不良者仍禁用，以免因血铋过高而出现脑病和骨营养不良。其液体剂型可使舌、牙和粪染黑，片剂的此作用小，易为患者接受。

替普瑞酮（Teprenone）

替普瑞酮为萜烯类衍生物，增加胃黏液合成与分泌，增强黏液层的疏水性，减轻溃疡症状。同时促进胃黏膜 PGE_2 的合成，促进黏膜细胞的修复与再生。主要用于治疗胃溃疡与急、慢性胃炎。不良反应轻微，个别患者有胃肠道反应、皮肤瘙痒、血清转氨酶轻度升高。

L- 谷氨酰胺呱仑酸钠颗粒（L-Glutamine and Sodium Gualenate Granules）

L- 谷氨酰胺呱仑酸钠颗粒由 99% 的谷氨酰胺（glutamine）和 0.3% 的水溶性甘菊蓝（azulene）组成，前者可增加胃黏膜 PGE_2 的合成，增加黏液分泌，增强黏膜保护屏障，后者能抑制胃蛋白酶活性和致炎物质的炎症反应，从而减轻溃疡病症状，促进溃疡愈合。

四、抗幽门螺杆菌药

幽门螺杆菌（*Helicobacter pylori*，Hp）为革兰氏阴性厌氧菌，在胃、十二指肠的上皮表面生长。Hp 产生多种酶及细胞毒素，导致黏膜损伤，是慢性胃炎、消化性溃疡和胃腺癌等胃部疾患发生、发展中的一个重要致病因子。研究表明，80% ~ 90% 的溃疡病患者都有胃部的 Hp 感染。根除 Hp 可以明显增加溃疡的愈合率，减少复发率，因而成为预防溃疡复发的焦点。

尽管在体外，Hp 对多种抗菌药物非常敏感，但在体内这些抗菌药物对 Hp 的效果却不佳。可能与药物在胃内的停留时间有限，难以透过黏膜层，在感染部位不能达到有效浓度有关。抗 Hp 感染，除了抗溃疡药中的铋制剂、硫糖铝等有弱的作用外，临床常用的抗菌药物有阿莫西林、庆大霉素、克拉霉素、四环素和甲硝唑等。单用一种抗菌药治疗 Hp 感染效果差，且容易导致耐药，常以 2 ~ 3 种药联合应用。临床一线治疗方案常采用 PPI 或铋制剂联合两种抗生素的三联疗法，一般连续 10 ~ 14 日给药，疗效优于短期治疗，根治率可达 90%。PPI 联合方案中可用 H_2 受体阻滞剂代替 PPI。

第二节 助消化药

助消化药多为消化液中的成分或促进消化液分泌的药物。助消化药能促进食物的消化，用于消化道功能减弱、消化不良等。

稀盐酸（Dilute Hydrochloric Acid）

稀盐酸为 10% 的盐酸溶液。服用后可使胃内酸度增加，胃蛋白酶活性增强。适用于慢性胃炎、胃癌、发酵性消化不良，可减轻胃部不适、腹胀、嗳气等症状。

胃蛋白酶（Pepsin）

胃蛋白酶来源于猪、牛、羊的胃黏膜。常与稀盐酸同服，辅助治疗由于胃酸和消化酶分泌不足引起的消化不良和胃蛋白酶缺乏症。不能与碱性药物配伍使用。

胰酶（Pancreatin）

胰酶来源于动物的胰，含有胰蛋白酶、胰淀粉酶、胰脂肪酶。口服在肠液中消化蛋白、淀粉和脂肪，用于治疗胰酶分泌不足引起的消化不良。在酸性环境中易被破坏，一般制成肠溶衣片吞服。对猪蛋白过敏的患者可用来源于牛的酶制剂。

慢性胰腺炎是一种导致腺体功能丧失和炎症的衰退性综合征，一般不易治愈。慢性胰腺炎疼痛的产生主要是由于胆囊收缩素（cholecystokinin，CCK）持续刺激胰酶产生，并增加胰管内压力。慢性胰腺炎药物治疗的目的在于预防吸收不良和减轻疼痛，临床主要采用胰酶制剂，这些制剂的主要成分为脂肪酶和蛋白酶。胰酶制剂治疗疼痛是由于存在于十二指肠的蛋白酶对胰腺有负反馈抑制作用。胰酶制剂还可用于胆囊纤维化患者，胆囊纤维化常引起胰腺功能不足。

乳酶生（Lactasin）

乳酶生又称表飞鸣，为干燥的活的乳酸杆菌制剂。乳酶生能分解糖类产生乳酸，提高肠内容物的酸性，抑制肠内腐败菌的繁殖，减少发酵和产气。主要用于消化不良、腹泻和小儿消化不良性腹泻。不宜与抗酸药、抗菌药及有吸附性的药物同服，以免降低疗效。

卡尼汀（Carnitine）

卡尼汀又名肉毒碱、维生素 BT，系一种氨基酸衍生物，是脂肪酸代谢必需的辅因子。内源性的卡尼汀可从食物中获得，也可在肝合成，有调整胃肠功能作用，缺乏时脂肪酸代谢发生障碍。用于治疗消化不良、食欲缺乏及慢性胃炎，也可用于高脂血症。长期应用可有胃肠道反应。慢性胰腺炎患者服用后病情加重，应禁用。

第三节　止吐药与胃肠促动力药

呕吐是一种比较复杂的反射性调整反应。多种因素如恶性肿瘤的化学治疗、胃肠疾病、晕动病、内耳眩晕症、妊娠早期及外科手术等均可引起呕吐。中枢的催吐化学感受区（CTZ）、前庭器官、内脏等传入冲动作用于延髓呕吐中枢，使呕吐中枢发出传出冲动到达效应部位而引起呕吐。其中 CTZ 对化学刺激敏感，也是许多催吐药与止吐药的作用靶点。目前还没有药物能非常有效地直接对抗作用于 CTZ 引起的呕吐。参与催吐的受体包括多巴胺（D_2）受体、胆碱（M）受体和组胺（H_1）受体，它们的阻滞药均有不同程度的抗呕吐性质。近来证明，5-羟色胺（5-HT）是一个重要的催吐递质，5-HT_3 受体阻滞药已用于临床。止吐药（antiemetic drugs）可以通过影响呕吐的不同环节而发挥止吐作用。

胃肠促动力药（gastrointestinal prokinetic agents，胃动力药）是指能增强协调的胃肠动力和胃肠物质转运的药物。这些药在药理学和化学上各不相同，但它们对治疗胃肠运动功能减弱的患者有重要作用，有些胃肠促动力药可作为止吐药。

常用的止吐药和胃肠促动力药分述如下：

一、组胺 H_1 受体阻滞药

组胺 H_1 受体阻滞药（H_1-receptor antagonists）有苯海拉明（Diphenhydramine）、茶苯海明（Dimenhydrinate，乘晕宁）、异丙嗪（Promethazine）、美克洛嗪（Meclozine）和桂利嗪（Cinnarizine）等。有较强的中枢镇静和止吐作用，同时对前庭功能有抑制作用，可用于预防和治疗晕动病、梅尼埃病等（详见第 29 章）。

二、M 受体阻滞药

最常用的 M 受体阻滞药是东莨菪碱（Scopolamine）。东莨菪碱通过降低迷路感受器的敏感性，抑制前庭小脑通路的传导，产生抗恶心呕吐作用，用于预防和治疗晕动病。其对阿扑吗

啡及化疗药物引起的呕吐无效。由于本品有广泛的 M 受体阻滞效应，故副作用明显。

三、多巴胺受体阻滞药

多巴胺受体阻滞药种类较多，如吩噻嗪类药物氯丙嗪（Chlorpromazine）、奋乃静（Perphenazine）、氟奋乃静（Fluphenazine）、三氟拉嗪（Trifluoperazine）和硫乙拉嗪（Thiethylperazine）等，都是有效的止吐药。它们可以阻断延髓 CTZ 和呕吐中枢的多巴胺受体，主要用于治疗尿毒症、放射病、肿瘤、阿片样物质及麻醉药等引起的呕吐。有的多巴胺受体阻滞药还可阻断胃肠道多巴胺受体，促进胃肠排空，常以胃肠促动力药的作用用于临床。苯甲酰胺类药物用于止吐和促进胃排空的有甲氧氯普胺（Metoclopramide）和曲美苄胺（Trimethobenzamide），后者止吐作用较弱，但可肌内注射，用于化疗药引起的轻、中度恶心及呕吐。多潘立酮（Domperidone）的化学结构不同，但作用与甲氧氯普胺相似。重点介绍甲氧氯普胺和多潘立酮。

甲氧氯普胺（Metoclopramide）

甲氧氯普胺又称灭吐灵、胃复安。为对氨基苯甲酸的衍生物，与普鲁卡因胺的化学结构相似。

【体内过程】 本药口服吸收迅速，1 ～ 2h 达血药浓度高峰，生物利用度约 75%。$t_{1/2}$ 为 4 ～ 6h。分布于大多数组织，容易进入血脑屏障和胎盘，乳汁中的浓度高于血浆；在肝以硫酸化和葡糖醛酸形式结合。30% 以原型经肾排出。

【药理作用与作用机制】 甲氧氯普胺的作用机制复杂。在中枢，甲氧氯普胺主要作用于延髓 CTZ，阻断多巴胺 D_2 受体，较高剂量也作用于 5-HT_3 受体，发挥止吐作用。在外周，甲氧氯普胺通过阻断 5-HT_3 受体和激活 5-HT_4 受体促进肠神经元释放乙酰胆碱。还可作用于肠道 D_2 受体，增强从食管至近段小肠平滑肌的运动；增加贲门括约肌张力，松弛幽门，加速胃排空；促进肠内容物从十二指肠向回盲部推进，发挥胃肠促动力药的作用。有些人认为，现用的胃肠促动力药，包括甲氧氯普胺和西沙必利，大多通过阻断 5-HT_3 受体和激动 5-HT_4 受体而起作用，所以也称它们为 5-HT 受体调节药。

【临床应用】 主要用于治疗胃轻瘫及慢性消化不良引起的恶心、呕吐。口服可预防各种原因包括妊娠引起的呕吐。由于静脉注射高剂量也能耐受，常用于肿瘤放疗和高致吐化疗药如顺铂、环磷酰胺等引起的呕吐。

【不良反应】 该药对中枢其他部位 D_2 受体也有阻断作用，导致较多的不良反应。大剂量静脉给药或长期应用可引起明显的锥体外系症状，包括运动障碍、疲乏、静坐不能、痉挛性斜颈等，也可出现疲劳、精神抑郁症状。长期应用还可以导致不可逆的迟发性运动障碍，因此，除非必要，尽量避免长期应用。由于本药也可阻断下丘脑 DA 受体，抑制催乳素抑制因子，促进催乳素释放，产生高催乳素血症。偶见溢乳、男性乳房发育。对胎儿的影响尚在研究中，孕妇慎用。可降低地高辛的生物利用度，合用时须注意。

多潘立酮（Domperidone）

多潘立酮又称吗丁啉（Motilium），为苯并咪唑类衍生物。

【体内过程】 口服吸收迅速，但生物利用度仅 15%，15 ～ 30min 血药浓度达到峰值。不易通过血脑屏障。$t_{1/2}$ 为 7 ～ 8h。大部分经肝代谢，主要经肠道排出。

【药理作用与临床应用】 可阻断上消化道的多巴胺 D_2 受体，加强胃肠蠕动，促进胃肠排空，防止食物反流。与甲氧氯普胺作用相似，具有促进胃动力和抗吐作用。对胃肠运动障碍性疾病有效；对偏头痛、颅脑外伤、放射治疗引起的恶心及呕吐也有效；因其选择性作用于外周多巴胺受体，左旋多巴、溴隐亭等治疗帕金森病药引起的恶心、呕吐为其特效适应证。

【不良反应】 不良反应轻，耐受性好，也可引起溢乳、男性乳房发育。本品不易通过血脑屏障，罕见锥体外系反应。

西沙必利（Cisapride）

西沙必利是哌啶苯酰胺取代物。口服生物利用度为 30% ～ 40%，血浆蛋白结合率为 98%，$t_{1/2}$ 约 10h。可激动 5-HT_4 受体，增加腺苷酸环化酶活性，加速食管、胃、小肠直至结肠的运动，增强胃窦、十二指肠的协调收缩，加速胃排空，为胃肠促动力药。用于治疗慢性功能性消化不良、反流性食管炎、胃轻瘫等。不引起锥体外系和催乳素释放的不良反应，可能有暂时性的肠痉挛和腹泻。心脏不良反应严重。莫沙必利（Mosapride）也属于此类药物。

四、5-HT_3 受体阻滞药

5-HT 是胃肠道中重要的神经递质，主要存在于黏膜嗜铬细胞和肠肌间神经丛中，影响胃肠的分泌和运动。在肠黏膜中，5-HT 以局部激素起作用，并引起蠕动反射，以应答局部刺激。其效应复杂，涉及多种受体和细胞内机制，主要通过 5-HT_3、5-HT_4 受体介导的胆碱能抑制性和兴奋性中间神经元产生作用。5-HT_3 受体广泛分布于脑内孤束核、CTZ 和外周组织中，阻断抑制性中间神经元上的 5-HT_3 受体，可以提高胃肠运动神经元的反应性。5-HT_3 受体阻滞药对肿瘤放化疗引起的呕吐具有较好的止吐作用。

临床应用的 5-HT_3 受体阻滞药有昂丹司琼（Ondansetron）、格拉司琼（Granisetron）、托烷司琼（Tropisetron）、多拉司琼（Dolasetron）等。

昂丹司琼（Ondansetron）

【体内过程】 口服迅速吸收，生物利用度为 60%，30 ～ 60min 达到有效血药浓度，血浆蛋白结合率为 70% ～ 75%，血浆 $t_{1/2}$ 约 3.5h。主要经肝羟化代谢，约 10% 以原型经肾排出。

【药理作用】 能选择性阻断中枢神经系统和胃肠道的 5-HT_3 受体。现认为，肿瘤化疗、放疗引起的呕吐可能与这些药物引起肠嗜铬细胞分泌 5-HT，激活腹腔迷走神经到 CTZ 的冲动传导，从而兴奋 CTZ 和呕吐中枢有关。昂丹司琼阻断上述部位的 5-HT_3 受体，产生强大的止吐作用。

【临床应用】 尤其适用于抗肿瘤药顺铂、环磷酰胺、多柔比星（阿霉素）等引起的呕吐，作用迅速、强大、持久（1 次 / 日），明显优于甲氧氯普胺。与地塞米松合用可明显提高疗效。还可用于其他类型如放射治疗和外科手术引起的呕吐。但对晕动病及阿扑吗啡引起的呕吐无效。

【不良反应】 本品不良反应少，仅有短时和轻度头痛、头晕、便秘、腹泻等。由于锥体外系反应少，更适用于年龄低于 30 岁的年轻患者。

第四节　泻　药

泻药（cathartics）是刺激肠蠕动、增加肠内容物、软化粪便、润滑肠道而促进排便的药物。临床主要用于治疗功能性便秘。按作用机制，泻药可分为容积性泻药、渗透性泻药、刺激性泻药和润滑性泻药。

一、容积性泻药

容积性泻药包括天然的来自于谷物、蔬菜、水果、海草中的纤维素和半合成的多糖及纤维素衍生物，如甲基纤维素（Methylcellulose）、羧甲基纤维素（Carboxymethylcellulose）以及亲水胶质如琼脂（Agar）等。其口服后不易被肠壁吸收，引起肠容积增大而刺激肠壁，使肠推进性蠕动增强而引起排便。1 ～ 3 日自然排出软化粪便，无严重不良反应，可用于防治功能性便秘。

二、渗透性泻药

渗透性泻药包括盐类、乳果糖（Lactulose）、甘油（Glycerol）和山梨醇（Sorbitol）等。盐类泻药指含镁离子和磷酸根离子的泻药，常用的有硫酸镁（Magnesium Sulfate，$MgSO_4$）、枸橼酸镁、硫酸钠和磷酸钠。口服后在肠道内很少吸收，在肠腔内形成高渗透压而吸收或滞留水分，扩张肠道，刺激肠壁，促进蠕动。此外，镁盐还引起十二指肠释放胆囊收缩素，刺激肠液分泌和蠕动。一般空腹服用并大量饮水，1 ～ 3h 即可发生泻下作用，排出流体粪便。若减少剂量，泻下作用在 6 ～ 8h 发生。临床主要用于排出肠内毒物和服用驱虫药后的导泻。因其导泻作用剧烈，可引起反射性盆腔充血和失水，月经期、妊娠期妇女及老人慎用。硫酸镁的利胆作用见利胆药。大多数患者对含 Mg^{2+} 和磷酸盐的制剂耐受良好。然而，肾功能不全、心脏病和电解质紊乱者应慎用或禁用，同时监测血中电解质浓度。

乳果糖为果糖和半乳糖的半合成双糖。本品在小肠内不易吸收，在结肠被细菌代谢成乳酸和乙酸，进一步提高肠内渗透压，吸收水分而刺激结肠的推动作用，产生轻泻作用。本品还降低结肠内容物的 pH，减少肠内氨的生成；H^+ 可与氨形成铵离子（NH_4^+）而不被吸收，从而明显降低血氨。可用于慢性门静脉高压及肝性脑病。应注意腹泻可造成水和电解质的丢失，使肝性脑病恶化。

三、刺激性泻药

刺激性泻药（irritant cathartics）又称接触性泻药（contact cathartics）。这类药物有二苯甲烷衍生物、蒽醌类和蓖麻油及其他等。这类药物或其代谢物可引起小肠和大肠产生轻度炎症，刺激结肠产生推进性蠕动，降低电解质和水的净吸收。抑制肠道内 Na^+-K^+-ATP 酶也是产生泻下作用的部分原因。许多刺激性泻药增加 PG/cAMP 和 NO/cGMP 的合成，有助于水和电解质的分泌。

（一）二苯甲烷衍生物

本类泻药主要有酚酞和比沙可啶。

酚酞（Phenolphthalein）

酚酞又称果导，是一种 pH 指示剂，口服后约 15% 被吸收，主要由肾排出，尿液为碱性时呈红色。酚酞有肝肠循环，一次给药可以维持 3 ～ 4 日。口服后与碱性肠液相遇，形成可溶性钠盐，具有刺激肠壁作用，同时也抑制水分的吸收。本品泻下作用温和，用药后 6 ～ 8h 排出软便。适用于习惯性便秘，临床治疗效果个体差异较大。偶致过敏反应，肠绞痛，心、肺、肾损害及出血倾向等。因不良反应多，有强致癌性，现已较少使用。

比沙可啶（Bisacodyl）

比沙可啶又名双醋苯啶，与酚酞结构相似。在肠道被酶迅速转化成有活性的去乙酰基代谢物，对结肠产生较强刺激作用。口服用肠溶衣片，服用后 6 ～ 12h 排出软便。也可用栓剂直肠给药，15 ～ 60min 起效。主要用于便秘、X 线检查、内镜前以及手术前排空肠内容物。其刺激性大，可损伤黏膜，导致肠痉挛、直肠炎等。由于其副作用，本药连续应用一般不宜超过 10 日。栓剂引起直肠烧灼感，儿童不宜应用。

（二）蒽醌类

大黄（rhubarb）、番泻叶（senna）和芦荟（aloes）等植物中含有蒽醌苷类物质，在小肠难以吸收，需在结肠内激活分解，产生蒽醌类物质，从而刺激结肠运动，增加水和电解质的分泌。用药后 4 ～ 8h 排出软便或致泻。

（三）蓖麻油及其他

蓖麻油（Castor Oil）

蓖麻油在小肠内经脂酶水解产生甘油和蓖麻油酸。蓖麻油酸主要作用于小肠，刺激水和电解质的分泌，加速小肠转运。空腹使用 4ml 蓖麻油 1 ～ 3h 即可产生泻下作用。蓖麻油含有毒性很大的蛋白质——蓖麻蛋白。因蓖麻油令人不愉快的味道和对肠黏膜神经元有强大的毒性作用，现已少用。

多库酯钠（Docusate Sodium，多库内酯）

多库酯钠是阴离子表面活性剂，也是粪便软化剂（stool softeners）。常用推荐剂量泻下作用很小，主要是乳化粪便，使粪便软化。对肠黏膜的作用类似刺激性泻药，也改变电解质和水的净吸收。临床可应用多库酯钠保持软便，避免排便用力。

四、润滑性泻药

润滑性泻药产生局部润滑作用并软化粪便而发挥作用。本类药物适用于老人、痔疮及肛门手术者。液状石蜡（Liquid Paraffin）为矿物油，不被肠道消化吸收，同时妨碍水分的吸收，起到润滑肠壁和软化粪便的作用。适用于老人、幼儿便秘。长期应用会影响脂溶性维生素及钙、磷的吸收，故不宜久用。甘油（Glycerol）可制成栓剂或将 50% 的甘油（开塞露）注入肛门，由于高渗透压刺激肠壁而引起排便反应，并有局部润滑作用，数分钟内引起排便，适用于老人及儿童。

五、氯离子通道激活剂

氯离子通道激活剂主要包括芦比前列酮（Lubiprostone）和利那洛肽（Linaclotide）。芦比前列酮通过激活 2 型氯离子通道促进富含氯离子的液体分泌到肠道中，从而刺激肠道蠕动，缩短肠道的排空时间。利那洛肽是含有 14 个氨基酸残基的多肽，结合于肠上皮细胞表面并活化鸟苷酸环化酶 C，升高 cGMP 的含量，诱导富含氯离子的肠液分泌，并使肠蠕动加快。利那洛肽的主要副作用是腹泻，发生率为 20%。芦比前列酮和利那洛肽均可用于治疗慢性腹泻和肠易激综合征。

【临床应用与注意事项】 便秘可根据不同情况选药。排出毒物，应选硫酸镁等盐类泻药。一般便秘以接触性泻药为宜。老人、儿童、动脉瘤和肛门手术者以润滑性泻药较好。

泻药禁用于恶心、呕吐、急性腹泻或任何原因未明的腹痛。有电解质和肾功能损害征候的患者慎用。年老体弱、妊娠及月经期妇女一般禁用剧烈泻药。

第五节　止　泻　药

腹泻是多种疾病的症状，治疗时应主要针对其病因，但腹泻剧烈而持久的患者，会引起水、电解质紊乱，可适当给予止泻药。按主要的病理生理学过程，可将腹泻分为：感染或炎症性腹泻；渗透或不吸收性腹泻；分泌性腹泻。治疗肠道细菌感染引起的腹泻，应首先使用抗菌药物，之后可采用一般常用的止泻药。治疗不吸收性腹泻，应注意矫正不吸收的过程如胰腺功能不足等。对病原体引起的急性腹泻尽可能避免应用止泻药，以免掩盖这些患者的临床表现、延迟病原体的清除并增加病原体侵入全身的危险。对严重的分泌性腹泻（如类癌综合征、胰和肠分泌激素的肿瘤、艾滋病相关的腹泻）的治疗可能需要激素奥曲肽（Octreotide）。奥曲肽为生长抑素（somatostatin）的八肽衍生物，已用于胃肠出血和严重的慢性腹泻。

常用的止泻药如下：

阿片制剂（opioids）

阿片制剂作为有效的止泻药而被广泛应用。主要通过肠神经、上皮细胞和肌肉上的阿片受体起作用。这些机制包括对肠动力（μ 受体）、肠分泌（δ 受体）或吸收（μ、δ 受体）的作用，增强肠平滑肌张力，减慢胃肠推进性蠕动，使粪便干燥而止泻。多用于较严重的非细菌感染性腹泻（参见第 19 章），长期应用可成瘾。

地芬诺酯（Diphenoxylate，苯乙哌啶）

地芬诺酯是人工合成的哌啶衍生物，结构与吗啡相关。口服后脱酯成地芬诺辛，仍具活性。对胃肠道的影响与阿片类相似，具有收敛及减少肠蠕动作用，止泻作用比吗啡稍强。临床用于急、慢性功能性腹泻。不良反应轻，有食欲缺乏、恶心、呕吐、皮肤变态反应等。高剂量可产生严重中枢抑制效应甚至昏迷，长期应用可成瘾。

洛哌丁胺（Loperamide，易蒙停）

洛哌丁胺为哌啶丁胺衍生物，化学结构与地芬诺酯相似。除直接抑制肠蠕动，还可减少肠壁神经末梢释放乙酰胆碱，也可作用在肠黏膜阿片受体，减少胃肠分泌。止泻作用快、强、持久，比吗啡强 40 ~ 50 倍，可用于治疗非细菌感染的急、慢性腹泻。因洛哌丁胺可增加肛门括约肌的张力，这一效应可用于某些肛门失禁的患者，它的抗分泌活性可以对抗霍乱毒素和某些肠杆菌毒素。本药口服吸收快，3 ~ 5h 血药浓度达高峰，不易进入中枢，$t_{1/2}$ 约 11h。主要经肝代谢。不良反应常见腹绞痛、口干、皮疹、中枢抑制和麻痹性肠梗阻等。对儿童中枢抑制作用较强，2 岁以下儿童不宜应用。如果服药后 48h 急性腹泻的症状仍无改善，应停用。

收敛药

鞣酸蛋白（Tannalbin）

鞣酸蛋白是收敛药（astringents），在肠中经胰蛋白酶分解缓慢释放出鞣酸，与肠黏膜表面蛋白质形成沉淀，附着在肠黏膜上，形成保护膜，降低炎症渗透物和减少肠蠕动，起收敛止泻作用。用于急性胃肠炎及各种非细菌性腹泻、小儿消化不良等。碱式碳酸铋（Bismuth Subcarbonate）也有相同作用，能与肠道中的毒素结合，保护肠道免受刺激，达到收敛止泻作用。常用于腹泻、慢性胃炎。近年来多用于治疗幽门螺杆菌感染的胃、十二指肠溃疡。

吸附药

药用炭（Medicinal Charcoal）或称活性碳，因其颗粒小，总面积大，能吸附肠内气体、液体、毒物等，起止泻和阻止毒物吸收的作用。

第六节 利 胆 药

利胆药（choleretics）是具有促进胆汁分泌或胆囊排空作用的药物。根据作用方式主要分为促胆汁分泌药（如去氢胆酸）、溶胆石药（如鹅去氧胆酸和熊去氧胆酸）和促胆囊排空药（如硫酸镁）等。

胆汁酸（bile acids）及其结合物是胆汁的主要成分。胆汁酸的主要成分是胆酸（cholic acid）、鹅去氧胆酸（chenodeoxycholic acid）和去氧胆酸（deoxycholic acid）。胆汁酸具有多种生理功能，如反馈性抑制胆汁酸合成、调节胆固醇生物合成和消除、促进胆汁流出、促进脂质和脂溶性维生素的吸收等。

去氢胆酸（Dehydrocholic Acid）

去氢胆酸为半合成的胆汁酸盐，能有效地增加胆汁中的水分含量（只增加水分泌，而不增加胆色素分泌），使胆汁稀释，流动性增强。用于胆囊术引流管清洗，急、慢性胆道感染及胆石症，亦可作为泻药。

鹅去氧胆酸（Chenodeoxycholic Acid）

鹅去氧胆酸为天然的二羟胆汁酸。既可降低胆固醇分泌，又通过抑制 HMG-CoA 还原酶而降低胆固醇的合成，使胆汁中胆固醇含量减少，阻止胆固醇结石的形成。长期治疗还可促进胆固醇结石的溶解，适用于胆囊及胆道失调、胆汁淤滞的胆结石患者。

治疗量时，常引起腹泻，可减半剂量使用，待腹泻减轻后，再恢复剂量。用药 6 个月期间，一些患者可出现可逆性转氨酶升高。本药禁用于胆管或肠炎性疾病、梗阻性肝胆疾病。

熊去氧胆酸（Ursodeoxycholic Acid）

熊去氧胆酸是鹅去氧胆酸的异构体。很少引起腹泻和肝毒性。

硫酸镁（Magnesium Sulfate）

硫酸镁口服或将其灌入十二指肠，药物刺激肠黏膜，反射性地引起胆总管括约肌松弛，胆囊收缩，促进胆囊排空，有利胆作用，故可治疗胆囊炎和胆石症。

SUMMARY

Peptic ulcers, emesis, diarrhea and constipation are the most common gastrointestinal diseases in clinic. Increased secretion of gastric acid and pepsin is necessary for the development of peptic ulcer. However, the production of gastroduodenal mucus and secretion of bicarbonate, may be equally important. A principal role for *Helicobacter pylori* in ulcer pathogenesis is now widely accepted.

(1) Antacids: Gastric antacids, such as magnesium hydroxide and sodium bicarbonate, are all weak bases that react with gastric hydrochloric acid to increase gastric pH. Some of these agents also have demonstrated mucosal protection effect.

(2) Inhibitors of gastric acid secretion

(A) H_2 receptor antagonists are cimetidine, ranitidine, famotidine and nizatidine. These agents are capable of 80%-90% reduction in basal and food-stimulated secretion of gastric acid after a single dose.

(B) Antimuscarinic agents with relative selectivity for gastric M_3 receptors，such as pirenzepine, are currently used.

(C) Proton pump inhibitors require activation in the acid environment of the secretion canaliculus of the parietal cell. Omeprazole, lansoprazole, rabeprazole, pantoprazole and esomeprazole are currently available. They are superior to H_2 receptor antagonists in the healing of NSAID induced peptic ulcers.

(D) Gastrin receptor antagonist is rarely used in treatment of peptic ulcers.

(3) Mucosal protective agents include sucralfate, bismuth compounds and prostaglandins.

(4) If *Helicobacter pylori* infection is demonstrated, it is useful to use antimicrobial drugs in combination.

Antidiarrheal drugs are useful to reduce the loss of fluid and electrolytes that occurs with diarrhea. These drugs should not be used for the treatment of diarrhea that is caused by a poison, an infection, or chronic ulcerative colitis.

Laxatives add bulk and water to the feces, thereby stimulating peristalsis and relieving constipation. They should never be used for undiagnosed abdominal pain or when intestinal obstruction is possible.

（李 慧）

第32章 子宫平滑肌兴奋药和抑制药

案例

患者，女，28岁，停经42⁺⁴周，过期妊娠，胎盘老化。查体：胎儿宫内状况无异常，产道无异常，无头盆不称，至今未发动宫缩。OCT实验阴性，故行催产素引产。给予2.5 U缩宫素，用生理盐水稀释至0.01 U/ml，静脉滴注开始时0.001 U/min，观察宫缩，每15 ~ 30 min增加0.001 ~ 0.002 U，最多不超过0.02 U/min，使患者每3 min宫缩1次，产生规律宫缩，进入产程，顺利分娩。

问题与思考：

1．本案例中应用缩宫素的依据是什么？

2．缩宫素的临床应用有哪些？

根据作用性质不同，可将作用于子宫平滑肌的药物分为子宫平滑肌兴奋药和子宫平滑肌抑制药。前者包括缩宫素、麦角生物碱和前列腺素类等；后者主要有 β_2 受体激动药、钙通道阻滞药、硫酸镁、环氧酶抑制药和催产素拮抗药等。

第一节 子宫平滑肌兴奋药

子宫平滑肌兴奋药（oxytocics）是一类选择性兴奋子宫平滑肌的药物。它们的药理作用可因子宫的生理状态和用药剂量的不同而有差异，一方面可使子宫产生节律性收缩，另一方面可使子宫产生强直性收缩。在临床上，前者主要用于催产和引产，后者主要用于产后止血或产后子宫复原。本类药物使用不当，可能造成子宫破裂与胎儿窒息等严重后果，故临床应用必须严格掌握其适应证和用药剂量。

一、垂体后叶激素类

缩宫素（Oxytocin）

缩宫素又称催产素（Pitocin），是垂体后叶素中的主要成分。缩宫素的前体物质由下丘脑产生，沿下丘脑 - 垂体束转运至神经垂体，在转运过程中，转化成缩宫素和血管升压素，与神经垂体转运蛋白结合，储存在神经末梢中。在适宜的刺激下，神经激素和转运蛋白被同时释放入血，随血液循环到达靶器官而发挥药理作用。目前临床应用的缩宫素是多为人工合成品或从猪和牛的神经垂体中提取分离的药物制剂。从动物神经垂体中提取的药物制剂中含有缩宫素和微量的血管升压素，但人工合成品内不含有血管升压素。

【体内过程】 缩宫素口服后在消化道易被消化酶破坏而失效，故口服无效。肌内注射吸收良好，3 ~ 5min起效，维持20 ~ 30min。静脉注射起效快，但维持时间短，故通常采用静脉滴注方式给药。也可经鼻腔和口腔黏膜吸收。缩宫素可透过胎盘，大部分经肝代谢破坏，少部分以结合形式经肾排泄。在妊娠期间血浆中会出现缩宫素酶，可使缩宫素失活，半衰期为 5 ～ 12min。

【药理作用与作用机制】

1. 兴奋子宫平滑肌　缩宫素可直接兴奋子宫平滑肌，使子宫平滑肌收缩力加强，收缩频率加快。其作用强度取决于药物剂量和子宫的生理状态。小剂量的缩宫素（2 ～ 5U）可加强子宫底部平滑肌的节律性收缩，使频率加快，其收缩性质与正常分娩相似，对子宫颈平滑肌产生松弛作用，以促使胎儿顺利娩出。大剂量的缩宫素（5 ～ 10U）可使子宫平滑肌张力持续增高，最终可致子宫强直性收缩，不利于胎儿的娩出，对胎儿和母体都是不利的。子宫平滑肌对缩宫素的敏感性与体内雌激素和孕激素水平密切相关。在妊娠早期，孕激素水平较高，子宫对缩宫素敏感性较低，可以保证胎儿的安全发育；在妊娠后期，雌激素水平升高，子宫对缩宫素反应增强，特别是临产时子宫对缩宫素最为敏感，有利于胎儿娩出，故此时小剂量的缩宫素即可达到引产和催产的目的。

人体子宫平滑肌细胞膜上存在特异性的缩宫素受体，在妊娠期的不同阶段，受体的密度会有所不同，妊娠期间，该受体数目逐渐增加。但同时血浆中出现缩宫素酶，使缩宫素失活，从而维持正常妊娠。缩宫素受体是 G 蛋白偶联受体，受体活化后磷脂酶 C（PLC）激活，进而生成肌醇三磷酸而使细胞内 Ca^{2+} 增加，从而兴奋子宫平滑肌。此外，缩宫素还能促进前列腺素 $F_{2\alpha}$（$PGF_{2\alpha}$）释放，$PGF_{2\alpha}$ 及其代谢物 PGF-M 能使子宫平滑肌收缩和子宫颈扩张。

2. 乳腺分泌　缩宫素能促进乳腺腺泡周围平滑肌收缩，促进排乳。

3. 降压作用　大剂量还能短暂地松弛血管平滑肌，引起血压下降，且易产生快速耐受性，但催产剂量的缩宫素不引起血压下降。

此外，大剂量缩宫素也能激活抗利尿激素受体，引起水钠潴留。

【临床应用】

1. 催产和引产　对胎位正常、无产道障碍的产妇，因宫缩无力难产时，可用小剂量的缩宫素以增强子宫节律性收缩，促进分娩。对于死胎、过期妊娠或因严重疾病等原因需提前终止妊娠者，可用其引产。用法：肌内注射，每次 2 ～ 5U；静脉滴注，每次 2.5 ～ 5U，用 5% 葡萄糖溶液稀释至 500ml 后，先以 8 ～ 10 滴 / 分的速度滴注，以后根据宫缩及胎心等情况调整，最快不得超过 40 滴 / 分。

2. 产后止血　产后出血时，立即皮下或肌内注射较大剂量（5 ～ 10U）的缩宫素，迅速引起子宫强直性收缩，压迫子宫肌层内血管而产生止血作用。此作用维持时间短暂，常需要加用麦角生物碱类制剂以维持疗效。出血严重时，注射后可继续静脉滴注用药。

L32w 缩宫素的作用

【不良反应】

1. 缩宫素剂量过大可导致子宫高频率甚至持续性强直收缩，从而可能引起胎儿窒息或子宫破裂等严重后果，因此缩宫素被用作催产和引产时，必须注意：①需严格掌握剂量，避免子宫强直性收缩的发生；②严格掌握用药禁忌证，凡产道异常、胎位不正、头盆不称、前置胎盘以及 3 次妊娠以上的经产妇或有剖宫史者禁用，以防止引起子宫破裂或胎儿宫内窒息。

2. 缩宫素的人工合成品不良反应较少，从动物中提取的缩宫素制剂偶见过敏反应。输液过快或过多，可出现水钠潴留和低钠血症。

垂体后叶素（Pituitrin）

垂体后叶素是从牛、猪的神经垂体中提取的粗制品，其主要成分是缩宫素和抗利尿激素（antidiuretic hormone，ADH）。两者的化学结构基本相似，均为含有二硫键的九肽激素，只是位于第 3 位和第 8 位的氨基酸序列不同。因此，它们的作用既有相同的方面，又有各自的特点。抗利尿激素在较大剂量时，可以收缩血管，特别是对于毛细血管和小动脉收缩作用很强，可以升高血压，因此又称为血管升压素（vasopressin）。临床上可以用于治疗尿崩症及肺出血。不良反应有心悸、胸闷、恶心、腹痛及过敏反应。因其收缩冠状动脉血管，故冠心病患者禁用。垂体后叶素中因血管升压素含量较多，对子宫平滑肌的选择性不高，作为子宫兴奋药的应用已被缩宫素所代替，现产科多已不用。

二、麦角生物碱类

麦角（ergot）是寄生在黑麦及其他禾本科植物子房中的一种麦角菌的干燥菌核，含有多种活性成分，主要为麦角生物碱类（ergot alkaloids），多为麦角酸的衍生物，目前已可用人工方法提取生产。按化学结构可分为两类：①肽类生物碱：包括麦角胺（Ergotamine）和麦角毒（Ergotoxin），口服吸收不好，对血管作用显著，作用慢而持久。②胺生物碱类：以麦角新碱（Ergometrine，Ergonovine）和甲麦角新碱（Methylergometrine）为代表，口服吸收好，对子宫平滑肌的兴奋作用迅速、强而持久。麦角生物碱类可以作用于 5-HT 受体和 α 受体发挥作用，部分药物还有较弱的激动 DA 受体的作用。

【药理作用】

1．兴奋子宫作用 麦角生物碱类可选择性兴奋子宫平滑肌，其作用强度取决于子宫的生理状态和用药剂量。与缩宫素不同，麦角生物碱类的作用较强，维持时间较久，剂量稍大即可引起子宫强直性收缩，对子宫和子宫颈的兴奋作用没有明显差别。妊娠期子宫比未妊娠子宫敏感，临产时或刚分娩后表现得最为敏感。因此，只适用于产后止血及子宫复旧，不能用于催产和引产。

2．收缩血管 麦角胺能直接收缩动、静脉血管。麦角胺还能收缩脑血管，减少动脉搏动幅度，减轻偏头痛。大剂量使用麦角生物碱类药物还会损伤血管内皮细胞，长期服用可导致肢端干性坏疽和血栓。

3．阻断 α 受体 麦角新碱尚有较弱的阻断血管平滑肌 α 受体的作用，可翻转肾上腺素的升压作用，造成血压下降。

【临床应用】

1．子宫出血 麦角新碱和甲基麦角新碱主要用于预防和治疗产后或其他原因引起的子宫出血。

2．产后子宫复旧 服用麦角生物碱类可加速子宫复旧。常用麦角浸膏或麦角新碱。

3．偏头痛 偏头痛可能与脑动脉舒张和搏动幅度加大有关。麦角胺与咖啡因都能收缩脑血管，减少动脉搏动幅度。合用咖啡因可促进麦角胺吸收，并使后者的血药峰浓度增大 2 倍，两者合用可增加疗效。由于血管毒性作用目前已较少使用。

4．人工冬眠 麦角毒的氢化物称二氢麦角碱（Dihydroergotoxine），又称海得琴（Hydergin），具有抑制中枢、舒张血管（主要由于抑制血管运动中枢和 α 受体阻断作用）和降低血压的作用。可替代氯丙嗪，与异丙嗪、哌替啶组成冬眠合剂用于人工冬眠。

5．其他 二氢麦角碱还有改善记忆的作用，用于增强智力、改善记忆。

【不良反应】注射麦角新碱可致呕吐、血压升高，偶有过敏反应出现。长期服用麦角胺和麦角毒可损伤血管内皮细胞，引起血栓和肢端坏疽。麦角生物碱类禁用于妊娠、催产和引产的妇女。冠心病、高血压和肾功能不良者应慎用。肽类生物碱还可导致中枢抑制。

三、前列腺素类

前列腺素类（prostaglandins）是一类广泛存在于人体多种组织的二十碳不饱和脂肪酸，对机体多种功能有调节作用。其中明显影响子宫的有：地诺前列酮（Dinoprostone，前列腺

素 E_2，Prostaglandins E_2，PGE_2）、地诺前列素（Dinoprost，前列腺素 $F_{2\alpha}$，Prostaglandins $F_{2\alpha}$，$PGF_{2\alpha}$）、卡前列素（Carboprost，15- 甲基前列腺素 $F_{2\alpha}$，15-methylprostaglandins $F_{2\alpha}$，15-Me-$PGF_{2\alpha}$）等和 PGE_1 类似物吉美前列素（Gemeprost）和米索前列醇（Misoprostol）。

前列腺素类对子宫的影响与其种类、剂量及子宫状况有明显关系。与缩宫素不同，PGE_2 和 $PGF_{2\alpha}$ 对妊娠各期子宫平滑肌都有兴奋作用，分娩前子宫更为敏感。与正常分娩相似，能增强子宫的节律性收缩，同时使子宫颈松弛，有利于胎儿娩出。对早期或中期妊娠子宫的作用较缩宫素作用强，能引起足以导致流产的高频率和大幅度的子宫收缩。

PGE_2 在整个孕期均可引起子宫收缩，对妊娠中期引产效果较好，也可用于足月引产和产后止血。给药方法有静脉滴注，阴道内、宫腔内或羊膜腔内给药。

$PGF_{2\alpha}$ 主要用于终止妊娠，也可用于葡萄胎和死胎的引产。通常羊膜腔内注射给药。卡前列醇用于终止妊娠及子宫收缩无力导致的顽固性产后出血。可静脉滴注，也可用阴道栓剂，但不宜静脉注射给药。

吉美前列素（Gemeprost）和米索前列醇（Misoprostol）对妊娠子宫有收缩作用，也能松弛子宫颈，可用于终止妊娠。

不良反应有恶心、呕吐、腹泻、发热等。阴道出血和子宫疼痛也可能出现。偶见子宫破裂。哮喘患者禁用 $PGF_{2\alpha}$，青光眼患者禁用 PGE_2。

第二节 子宫平滑肌抑制药

子宫平滑肌抑制药（inhibitors of uterus）又称抗分娩药（tocolytic drugs），使子宫平滑肌收缩力减弱，收缩性节律减慢，主要用于防治痛经和早产。常用的子宫平滑肌抑制药物主要有 β_2 受体激动药、硫酸镁、钙通道阻滞药、前列腺素合成酶抑制药和缩宫素拮抗药等。

人的子宫平滑肌存在 β 受体，其中以 β_2 受体占优势。药物通过激动 β_2 受体，增加细胞内 cAMP 的水平，继而降低细胞内钙的水平，最终引起子宫平滑肌松弛，进而抑制子宫收缩。利托君（Ritodrine）、沙丁胺醇（Salbutamol）、特布他林（Terbutaline）、海索那林（Hexoprenaline）等药物通过激动子宫平滑肌 β_2 受体，松弛子宫平滑肌，特异性地抑制子宫平滑肌的收缩作用，缩短子宫收缩时间，可用于防治早产。利托君用于早产妇女，可延缓分娩，使妊娠时间接近正常。防治早产时，一般先用静脉滴注，取得疗效后再口服以维持疗效。利托君静脉给药时不良反应较严重，多与其激动 β 受体有关，表现为心率加快、收缩压升高和舒张压下降。此外，尚有血红蛋白减少、血钾下降和血糖升高等。应注意个别妇女可出现肺水肿，危及生命。

硫酸镁（Magnesium Sulfate）可明显抑制子宫平滑肌的收缩，用以防治早产和妊娠高血压综合征及子痫发作。禁用 β_2 受体激动药的产妇，可用本药治疗早产。

钙通道阻滞药如硝苯地平（Nifedipine），可松弛离体子宫平滑肌，明显拮抗缩宫素所致的子宫兴奋作用。

环氧酶抑制剂，如吲哚美辛（Indometacin）已用于早产，但可能引起胎儿动脉导管的提前关闭，导致肺动脉高压继而损害肾，减少羊水等，故本药仅在 β_2 受体激动药、硫酸镁等药物使用无效或使用受限时，且仅限于在妊娠 34 周前的妇女使用，在临床使用应十分慎重。

缩宫素受体阻滞剂阿托西班（Atosiban）可用于 18 岁以上、孕龄 24 ~ 33 周、胎儿心率正常的孕妇推迟早产。不良反应常见恶心、呕吐、心悸、低血压、高血糖等。

SUMMARY

Drugs that stimulate the pregnant uterus and are important in obstetrics include oxytocin, ergometrine and prostaglandins. Oxytocin is used to induce or augment labour when the uterine muscle is not functioning adequately. It can also be used to treat postpartum haemorrhage. Ergometrine can be used to treat postpartum haemorrhage. Carboprost can be used if patients do not respond to ergometrine. Gemeprost (intravaginally) or misoprostol (intravaginally or by mouth) are used in therapeutic abortion and misoprostol (unlicensed use) in induction of labour.

The β-adrenoceptor agonists (e.g. ritodrine) are used to delay preterm labour. Atosiban (oxytocin antagonist) also delays preterm labour.

(王敏杰　马丽杰)

第33章 性激素类药及避孕药

案例 1

患者，女，20岁，因月经量过多，出现头晕、胸闷，晕厥就诊。15岁初潮，每年行经6～7次，经期长。经检查后初步诊断为青春期无排卵功能性子宫出血，给予肌注黄体酮和丙酸睾酮，并每月月经第15天服用醋酸甲羟孕酮。现停药后每月均较规律行经，经量中等。

案例 2

患者，女，16岁，因无月经来潮就诊。检查发现发育迟缓，乳腺无发育，幼稚子宫。给予生长激素及小剂量雌激素治疗，以改善身高，刺激乳房及生殖器官发育。

问题与思考：

根据以上案例讨论雌激素、孕激素以及雄激素的药理作用和临床用途。

天然性激素（sex hormones）是性腺所分泌的甾体类激素（steroidal hormones），主要包括雌激素（estrogens）、孕激素（progestogens）和雄激素（androgens）。目前临床应用的性激素类药物是人工合成品及其衍生物。性激素类药物除了用于某些疾病的治疗，目前还主要用于避孕。常用的避孕药（contraceptives）大多属于雌激素与孕激素的复合制剂。

【性激素的分泌及调节】 性激素的产生和分泌受下丘脑 - 腺垂体（垂体前叶）- 性腺轴的调节。下丘脑分泌的促性腺激素释放激素（gonadotropin-releasing hormone，GnRH），促使腺垂体分泌促性腺激素（gonadotropin），包括促卵泡素（follicle stimulating hormone，FSH，卵泡刺激素）和黄体生成素（luteinizing hormone，LH）。对女性，FSH可促进卵巢的卵泡发育与成熟，并使其分泌雌激素；LH则可促进卵巢黄体的生成，并使其分泌孕激素。对男性，FSH可刺激睾丸中的精子生成，LH则促进睾丸间质细胞分泌雄激素。

体内性激素水平的高低对下丘脑和腺垂体的分泌具有正反馈或负反馈两方面的调节作用，从而维持体内性激素水平的动态平衡以及人体的正常生殖功能。这种反馈调节可通过三种途径实现：①长反馈作用：指性激素对腺垂体和下丘脑的反馈作用。在排卵前，体内雌激素水平较高，可通过下丘脑的正反馈调节作用促进腺垂体分泌LH，促使排卵。而在黄体期，体内雌激素、孕激素水平均较高，可通过负反馈调节作用抑制下丘脑GnRH的释放，降低腺垂体对GnRH的敏感性，减少FSH、LH的分泌，抑制排卵。常用避孕药就是根据这一负反馈调节原理设计而成的。②短反馈作用：指垂体分泌的促性腺激素（FSH、LH）通过负反馈作用减少下丘脑 GnRH 的释放。③超短反馈作用：指腺体内的自行正反馈调节，如下丘脑分泌的 GnRH 可反作用于下丘脑，促进 GnRH 的分泌，实现自行调节（图 33-1）。

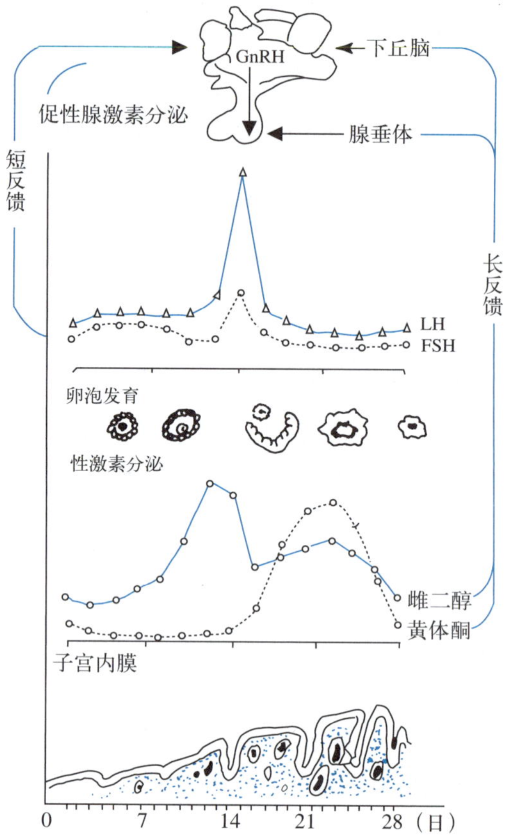

图 33-1 女性激素的分泌与调节示意图

【性激素的作用机制】 性激素属甾体类激素，其作用机制与其他甾体类激素相似。不同于糖皮质激素受体存在于细胞质内，性激素受体位于细胞核内。性激素进入靶细胞后，可直接穿越核膜，与细胞核内的性激素受体特异性结合形成复合物，然后作用于 DNA，使 mRNA 转录增加，诱导合成功能不同的蛋白质，从而产生不同的生物学效应。

第一节 雌激素类药及雌激素拮抗药

一、雌激素类药

【来源与分类】 卵巢分泌的天然雌激素主要是雌二醇（Estradiol，E_2）。从孕妇尿中提出的雌酮（Estrone，E_1）和雌三醇（Estriol，E_3）等，多为雌二醇的肝代谢物。其中以雌二醇活性最强，但口服效果稍差。目前广泛应用于临床的雌激素类药物多是以雌二醇为母体，人工合成的高效、长效、可口服的衍生物，如炔雌醇（Ethinylestradiol）、炔雌醚（Quinestrol）、戊酸雌二醇（Estradiol Valerate）及美雌醇（Mestranol）等。根据天然雌激素的结构特点，还合成了一些具有雌激素样作用的非甾体类制剂，如己烯雌酚（Diethylstilbestrol，乙底酚，Stilbestrol）等。

【体内过程】 天然雌激素如雌二醇口服后可经消化道吸收，但易被肝代谢，生物利用度低，故需注射给药。血液中的雌激素大部分与性激素结合球蛋白（sex hormone-binding globulin，SHBG）特异性结合，也可与白蛋白非特异性结合。其代谢物大部分以葡糖醛酸或硫酸酯的形式从肾排出，也有部分从胆道排泄，形成肠肝循环。

人工合成的炔雌醇、炔雌醚等口服吸收后，储存于脂肪组织，再缓慢释出，在肝内代谢较慢，故口服效果好，作用维持时间长。油溶液制剂或酯类衍生物作肌内注射，可以延缓吸收，一次给药作用可持续数天。己烯雌酚口服后在肝内代谢缓慢，故口服疗效好，作用时间长。另外，多数雌激素可经皮肤和黏膜缓慢吸收，避免首过消除，故可制成贴片经皮给药，也可制成栓剂或霜剂局部用药。

【生理与药理作用】

1．促进女性性成熟　对未成年女性，雌激素能促进性器官的发育和成熟，维持女性第二性征，如子宫发育、乳腺腺管增生及脂肪分布变化等。

2．促进子宫内膜增殖　对成年女性，除保持女性第二性征外，还可使子宫肌层和内膜增殖变厚，其引起的子宫内膜异常增殖可导致子宫出血。雌激素使子宫内膜增殖变厚（增殖期），并在黄体酮的协同下，使子宫内膜继续增厚进入分泌期，形成月经周期。可促使子宫颈管腺体分泌黏液，有利于精子的穿透和存活；还可提高子宫平滑肌对缩宫素的敏感性，有利于分娩。雌激素还可刺激阴道上皮增生，浅表层细胞发生角化。

3．对排卵的影响　小剂量雌激素，可促进促性腺激素分泌，与 FSH 协同，促进卵泡发育；形成 LH 峰，促进排卵。较大剂量的雌激素，通过下丘脑 - 垂体轴的负反馈机制，抑制 GnRH 的释放及 FSH、LH 的分泌，抑制排卵。

4．对乳腺的影响　小剂量雌激素，可促进乳腺导管和腺泡的生长发育；大剂量雌激素则干扰催乳素对乳腺的刺激作用，抑制乳汁分泌。

5．对代谢的影响　雌激素促进肾小管对水、钠的重吸收和对抗利尿激素的敏感性，有轻度水钠潴留作用，使血压升高；能增加骨骼钙盐沉积，促进骨的成熟和加速骨骺闭合，促进青春期生长发育；预防围绝经期妇女骨质丢失；大剂量亦可降低血清低密度脂蛋白（LDL）和胆固醇，升高高密度脂蛋白（HDL）的含量；降低糖耐量。

6．其他作用　雌激素能促进神经细胞和神经胶质细胞的生长、发育及突触的形成；促进乙酰胆碱、多巴胺、5- 羟色胺等神经递质的合成；还可增加凝血因子Ⅱ、Ⅶ、Ⅸ、Ⅹ的活性，促进血液凝固。此外，雌激素还有抗雄激素作用。

【临床应用】

1．围绝经期综合征　围绝经期综合征是更年期妇女因卵巢功能降低、雌激素分泌减少、垂体促性腺激素分泌增多，所造成的内分泌平衡失调的现象，也称更年期综合征。采用雌激素类药物替代治疗可抑制垂体促性腺激素的分泌，从而减轻面颈潮热、失眠、情绪不安等各种症状。

更年期综合征

2．骨质疏松　对于绝经后和老年性骨质疏松症，适量补充雌激素，以抑制破骨细胞活性，减少骨质吸收，防止骨折发生。因长期用药的心血管危险性，雌激素不宜作为一线药物治疗骨质疏松症。

3．卵巢功能不全和闭经　以雌激素替代疗法治疗原发性和继发性卵巢功能低下患者，可促进子宫、外生殖器及女性第二性征的发育。雌激素与孕激素合用，可产生人工月经周期，以治疗闭经。

4．功能性子宫出血　应用雌激素类药物可促进子宫内膜增生，有助于修复体内雌激素水平降低引起的子宫内膜出血创面而止血。适量配伍孕激素，调整月经周期，止血效果更佳。

5．乳房胀痛及回乳　部分妇女停止授乳后，因乳汁继续分泌可发生乳房胀痛，可用大剂量雌激素干扰催乳素对乳腺的刺激作用，抑制乳汁分泌，消除胀痛，俗称回乳。

6．绝经后晚期乳腺癌　乳腺癌的发病与内源性雌酮可能有关。绝经 5 年后晚期乳腺癌不宜手术者，可用雌激素治疗，通过抑制腺垂体分泌促性腺激素，减少雌酮的产生，有一定缓解作用。因雌激素可促进肿瘤的生长，绝经期前的患者禁用。

7．前列腺癌 其发生与雄激素水平有关。大剂量雌激素可通过负反馈作用，抑制垂体分泌促性腺激素，使睾丸萎缩，雄激素分泌减少，加上雌激素对抗雄激素的作用，可缓解前列腺癌症状。

8．青春期痤疮 青春期痤疮（粉刺）是因雄激素分泌过多，刺激皮脂腺分泌，引起腺管阻塞及继发感染所致。雌激素可抑制雄激素的分泌并对抗其作用，用于痤疮的辅助治疗。

9．避孕 与孕激素组成复合制剂可用于避孕（见本章第四节）。

10．其他 对于绝经期妇女，小剂量雌激素可预防冠心病和心肌梗死等心血管疾病。小剂量的雌激素对阿尔茨海默病也有一定的治疗作用。

【不良反应与注意事项】

1．消化道反应 常见恶心、呕吐、食欲缺乏等，口服时多见。减少剂量或从小剂量开始，逐渐增加剂量可减轻反应。

2．长期大量应用可引起子宫内膜过度增生及子宫出血，故有子宫出血倾向及子宫内膜炎者慎用。绝经后雌激素替代疗法尚可增加子宫内膜癌的发生率。

3．其他 大剂量应用可引起水钠潴留，引起水肿、高血压，并可加重心力衰竭。雌激素主要在肝内代谢，并可引起胆汁淤积性黄疸，故肝功能不良者慎用。儿童使用后，出现骨骺提前闭合，使生长受抑、身材变矮。

除前列腺癌及绝经后晚期乳腺癌患者外，禁用于其他肿瘤患者，因可增加宫颈癌和阴道癌的发生率。孕妇禁用，哺乳期妇女应慎用。

二、雌激素拮抗药

本类药物能与雌激素受体结合，发挥竞争性拮抗雌激素的作用，而对骨骼系统及心血管系统则发挥拟雌激素作用，这对雌激素的替代治疗具有重要意义。常用药物包括氯米芬、他莫昔芬、雷洛昔芬等。

氯米芬（Clomifene，克罗米酚）

氯米芬为三苯乙烯衍生物，与己烯雌酚的化学结构相似。有中等程度的抗雌激素作用和较弱的拟雌激素活性，其作用原理是与雌激素竞争雌激素受体，从而阻断了雌激素对下丘脑 - 垂体的负反馈作用，使下丘脑 GnRH 释放增加、垂体促性腺激素的分泌增加而诱发排卵。

临床主要用于不孕症、功能性子宫出血、月经不调和长期应用避孕药后引发的闭经，也可用于乳房纤维囊性疾病和晚期乳腺癌患者。连续服用大剂量可引起卵巢肥大，故卵巢囊肿患者禁用。

他莫昔芬（Tamoxifen）

他莫昔芬能与乳腺癌细胞的雌激素受体结合，抑制依赖雌激素才能持续生长的肿瘤细胞。用于绝经后晚期、复发乳腺癌患者的治疗。

雷洛昔芬（Raloxifene）

雷洛昔芬为选择性雌激素受体调节剂的第二代产品，能特异性拮抗骨组织的雌激素受体，目前主要用于预防和治疗绝经后骨质疏松症。

第二节　孕激素类药及孕激素拮抗药

一、孕激素类药

【来源与分类】 孕激素主要由卵巢黄体细胞合成和分泌。妊娠 3 ~ 4 个月后，黄体逐渐萎缩而改由胎盘分泌，维持妊娠至分娩。主要的天然孕激素是黄体酮（Progesterone，孕酮），含量甚少，且口服无效。临床应用的孕激素是人工合成品及其衍生物，按化学结构可分为两大类：

1．17α- 羟孕酮类（17α-hydroxyprogesterones） 从黄体酮衍生而得，本身几无活性，但其酯类衍生物有黄体酮活性。如醋酸甲羟孕酮（Medroxyprogesterone Acetate，安宫黄体酮）、醋酸甲地孕酮（Megestrol Acetate）、醋酸氯地孕酮（Chlormadinone Acetate）和长效的己酸羟孕酮（Hydroxyprogesterone Caproate）等。

2．19- 去甲睾酮类（19-nortestosterones） 从炔孕酮（Ethisterone）衍生而得。如炔诺酮（Norethisterone）、双醋炔诺酮（Ethynodiol diacetate）和炔诺孕酮（Norgestrel，18- 甲炔诺酮，甲炔诺酮）等。因结构与睾酮相似，此类药还具有轻微雄激素样作用。

【体内过程】 黄体酮口服后，在胃肠道及肝内被迅速破坏，生物利用度低，需采用注射给药。其衍生物在肝的代谢减慢，口服有效，是口服避孕药的主要成分。油溶液肌内注射，延长吸收时间，可发挥长效作用。血浆中孕激素大部分与蛋白结合，其代谢物主要与葡糖醛酸结合，从肾排出。

【生理与药理作用】

1．生殖系统

（1）助孕作用：在雌激素作用的基础上，孕激素使子宫内膜继续增厚、充血，腺体增生、分泌，由增殖期转化为分泌期，有利于受精卵的着床和胚胎发育。

（2）保胎作用：降低妊娠期子宫平滑肌对缩宫素的敏感性，抑制子宫收缩活动，有利于妊娠的维持，起到保胎作用。

（3）避孕作用：一定剂量的孕激素能抑制 LH 的分泌，从而抑制卵巢排卵；同时抑制子宫颈管腺体分泌黏液，减少精子进入子宫，故可作为避孕药。

（4）对乳房的作用：与雌激素一起促进乳腺腺泡与导管的发育和成熟，为分娩后哺乳做准备。

2．代谢 与醛固酮结构相似，可竞争性对抗醛固酮作用，促进肾小管对 Na^+、Cl^- 的排泄，有利尿作用；还可促进蛋白分解，增加尿素氮的排泄。黄体酮作为肝药酶诱导剂，可促进某些药物的代谢。

3．体温 通过影响下丘脑体温调节中枢的散热过程，使月经周期的黄体期的基础体温升高。

【临床应用】

1．功能性子宫出血 由于黄体功能不足，引起子宫内膜不规则成熟和脱落，导致子宫持续性出血。应用孕激素类药物可使增殖期子宫内膜同步转为分泌期，在行经期有助于子宫内膜全部脱落，以维持正常月经。

2．痛经和子宫内膜异位症 黄体酮等可抑制排卵和子宫痉挛性收缩而治疗痛经，还可使异位的子宫内膜萎缩退化，治疗子宫内膜异位症，与雌激素合用可增强疗效。

3．先兆流产或习惯性流产 由于黄体功能不足所致的流产，用大剂量孕激素补充治疗，可以抑制子宫收缩，起到安胎作用。但对习惯性流产，疗效不确切。19- 去甲睾酮类因具有雄激素样作用，可使女性胎儿男性化，不宜用于流产的治疗。

4．子宫内膜癌 大剂量孕激素能负反馈抑制下丘脑 - 垂体轴，减少雌激素生成，使子宫内膜腺体癌细胞分泌耗竭而退化。

5．前列腺肥大和前列腺癌 孕激素可反馈性地抑制腺垂体分泌间质细胞刺激激素，减少雄激素的分泌，使前列腺细胞萎缩退化。

6．避孕 单用或与雌激素合用可避孕（见本章第四节）。

7．闭经的诊断 给闭经妇女应用孕激素 5 ～ 7 天，可测试子宫内膜对激素的反应性，如有反应则发生撤退性出血。

【不良反应】 不良反应较少，偶见头晕、恶心、乳房胀痛及腹痛等。长期应用可引起子宫内膜萎缩、月经量减少，易诱发阴道真菌感染。19- 去甲睾酮类大剂量时可致肝功能障碍、胎儿生殖器畸形。

二、孕激素拮抗药

本类药物可干扰孕酮的合成和影响孕酮的代谢，包括：①孕激素受体阻滞药（progesterone receptor antagonists），如孕三烯酮（Gestrinone）、米非司酮（Mifepristone），其在靶器官与孕酮受体有高亲和力，与孕酮竞争占领孕酮受体结合部位，发挥抗孕激素作用；② 3β- 羟甾脱氢酶抑制剂，如环氧司坦（Epostane）、阿扎斯丁（Azastene）。主要用于终止妊娠；作为流产药，用于抗早孕。

米非司酮（Mifepristone）

米非司酮为炔诺酮的衍生物，口服有效，生物利用度高。有较强的抗孕激素活性，一定的抗糖皮质激素活性，还有弱雄激素活性。其抗孕激素作用主要表现为拮抗黄体酮对子宫内膜的作用，具有抗着床作用；有中枢性抑制排卵作用，抑制垂体促性腺激素的合成、分泌，使子宫肌收缩增强、宫颈松弛。主要用于抗早孕、房事后避孕和诱导分娩。主要不良反应是引起子宫出血时间延长，但一般不须特殊处理。少数用药者可能发生严重出血，应在医生指导下使用本类药物。其他常见不良反应还有恶心、呕吐、腹痛、腹泻等。贫血、正在接受抗凝治疗和糖皮质激素治疗的患者不宜应用。禁用于异位妊娠，肝、肾衰竭者。

第三节　雄激素类药、同化激素类药和抗雄激素类药

一、雄激素类药

【来源】 天然雄激素主要是由睾丸间质细胞合成和分泌的睾酮（testosterone，睾丸素），肾上腺皮质、卵巢和胎盘也能分泌少量睾酮。临床常用的雄激素为人工合成的睾酮及其衍生物，如甲睾酮（Methyltestosterone，甲基睾丸素）、丙酸睾酮（Testosterone Propionate，丙酸睾丸素）和苯乙酸睾酮（Testosterone Phenylacetate，苯乙酸睾丸素）。

【体内过程】 睾酮口服易吸收，但被肝迅速破坏，生物利用度低，故口服无效，常用其油溶液作肌内注射。也可将其片剂植于皮下，吸收缓慢，作用可长达 6 周。血中大部分睾酮与蛋白结合。主要在肝代谢，代谢物与葡糖醛酸或硫酸结合失去活性，经肾排泄。17- 羟酯化衍生物极性较低，溶于油溶液中肌内注射后，吸收缓慢，持续时间较长，如丙酸睾酮一次肌内注射，作用可维持 2 ～ 4 天。17α- 烷基取代的衍生物，如甲睾酮不易被肝破坏，口服有效，也可舌下给药。

【生理与药理作用】

1．生殖系统 促进男性性器官和第二性征发育，并保持其成熟状态，促进精子的生成与

成熟。大剂量睾酮还可抑制腺垂体分泌促性腺激素，使雄激素和精子生成减少，对女性可减少卵巢的雌激素分泌。尚有直接抗雌激素作用。

2. 同化作用　雄激素能促进蛋白质合成（同化作用），抑制蛋白质分解（异化作用），减少尿氮排泄，造成正氮平衡，故能促进生长，使肌肉增长，体重增加。促进肾小管对水、钠的重吸收，引起水钠潴留。促进肾小管对钙、磷的重吸收，有助于骨骼生长。

3. 骨髓造血功能　骨髓造血功能低下时，较大剂量雄激素可促进肾分泌促红细胞生成素，或直接刺激骨髓亚铁血红素的合成，刺激红细胞生成。

4. 免疫增强作用　雄激素可促进免疫球蛋白合成，增强机体免疫功能和抗感染能力。另外，还有糖皮质激素样抗炎作用。

5. 心血管系统调节作用　雄激素可影响脂质代谢，降低胆固醇；调节凝血和纤溶过程；使血管平滑肌细胞舒张，降低血管张力。

【临床应用】

1. 替代疗法　垂体疾病、无睾症或类无睾症、男性青春期发育迟缓等导致的睾丸功能不全，可用雄激素类药物作替代治疗，促进男性性征的发育。

2. 功能性子宫出血　利用其抗雌激素作用使子宫平滑肌和血管收缩，子宫内膜萎缩而止血。对围绝经期综合征更为适用。对严重出血病例，可用己烯雌酚、黄体酮和丙酸睾酮三种混合物同时注射，一般可以止血，停药后出现撤退出血。

3. 晚期乳腺癌和卵巢癌　应用睾酮可暂时减轻症状。这可能与其抗雌激素作用有关，也可能通过抑制垂体促性腺激素的分泌，减少卵巢分泌雌激素。此外，雄激素尚有对抗催乳素的乳腺癌刺激作用，还可缓解卵巢癌的症状。亦可抑制子宫肌瘤的生长。

4. 再生障碍性贫血及其他贫血　甲睾酮和丙酸睾酮可改善骨髓功能，但作用缓慢。目前促红素（重组人促红素）已基本替代了雄激素在贫血治疗方面的临床应用。

5. 虚弱　利用雄激素的同化作用，可用小剂量治疗各种消耗性疾病、骨质疏松、生长延缓、长期卧床等虚弱情况，以使患者增加食欲，快速恢复体质。目前常用同化激素类药代替睾酮用于此目的。

【不良反应与注意事项】

1. 女性男性化　长期应用，女性患者出现痤疮、多毛、声音变粗、闭经、乳腺退化等男性化现象。发现此现象应立即停药。

2. 黄疸　多数雄激素均能干扰肝内毛细胆管的排泄，引起胆汁淤积性黄疸，出现肝功能障碍。发生此情况亦应立即停药。

因有水钠潴留作用，肝肾功能不良、高血压及心力衰竭患者应慎用。孕妇及前列腺癌患者禁用。

二、同化激素类药

临床应用的雄激素虽有较强的同化作用，但用于女性或非性腺功能不全的男性，常可出现雄激素样作用，从而限制了它的临床应用。因此，合成了同化作用保留或增强，而雄激素样作用较弱的睾酮衍生物，即同化激素（anabolic steroids），如司坦唑醇（Stanozolol，康力龙）、苯丙酸诺龙（Nandrolone Phenylpropionate）及美雄酮（Metandienone，去氢甲基睾丸素）等。

同化激素能促进蛋白质合成，抑制其分解，减少尿氮排泄，造成正氮平衡，使肌肉增长，体重增加。也可引起钠、钾、钙、磷和水的潴留。主要用于蛋白质同化或吸收不良，以及蛋白质分解亢进或损失过多等情况，如严重烧伤、手术后慢性消耗性疾病、老年骨质疏松症和肿瘤恶病质等患者。亦可对抗糖皮质激素引起的负氮平衡。服用时应注意增加食物中的蛋白质成分。同化激素类药是体育竞赛的一类违禁药。

长期应用可引起水钠潴留及女性轻微男性化现象，偶见肝内毛细胆管胆汁淤积性黄疸。

三、抗雄激素类药

抗雄激素类药指能对抗雄激素生理效应的药物。

环丙孕酮（Cyproterone）

环丙孕酮是 17α- 羟孕酮类化合物，具有较强的孕激素样作用，反馈抑制下丘脑 - 垂体系统，使血浆 FSH、LH 水平降低，进而降低睾酮的分泌水平。还可阻断雄激素受体，通过抑制内源性雄激素的作用，用于抑制男性严重性功能亢进；还可用于其他药物无效或患者无法耐受的前列腺癌；与雌激素合用治疗女性严重痤疮和特发性多毛症；与炔雌醇组成复方避孕片用于避孕。由于本药抑制性功能和性发育，禁用于未成年人。

第四节 避 孕 药

生殖过程是一个复杂的生理过程，包括精子和卵子的形成与成熟、排卵、受精、着床以及胚胎发育等多个环节。阻断其中任何一个环节都可以达到避孕和终止妊娠的目的。避孕药是指阻碍受孕或防止妊娠的一类药物，目前常用的避孕药多为女性避孕药，男用药较少。使用避孕药是目前避孕方法中一种安全有效、使用方便、较理想的避孕方法。

一、主要抑制排卵的避孕药

目前应用的女性避孕药以此类为主。它们由不同类型的雌激素和孕激素配伍组成，主要通过抑制排卵而发挥避孕作用。其中最常用的是短效口服的复方甾体避孕药。

【药理作用】 本类药物的应用不受月经周期限制，排卵前、排卵期、排卵后应用，都可影响孕卵着床。

1. 抑制排卵 外源性雌激素通过负反馈机制抑制下丘脑 GnRH 的释放，从而减少垂体 FSH 的分泌，使卵泡的生长成熟过程受到抑制，同时孕激素又抑制 LH 释放，两者协同抑制排卵。

2. 抗着床 孕激素的抗雌激素作用，可抑制子宫内膜的正常增殖，使其变薄、萎缩退化，不适宜受精卵着床。

3. 可使宫颈黏液增稠、分泌减少，致精子不易进入子宫腔，影响卵子受精。

4. 影响输卵管的正常收缩，改变受精卵在输卵管的运行速度，以致受精卵不能适时到达子宫而难以植入受孕。

甾体类避孕药如按规定用药，用药期间避孕效果可达 99% 以上。停药后，腺垂体产生和释放促性腺激素的能力、卵巢排卵功能都可以很快恢复。

【分类与临床应用】

1. 短效口服避孕药 常用的口服甾体类避孕药包括单相片和多相片。单相片中雌激素和孕激素的剂量比例是固定的，如复方炔诺酮片、复方甲地孕酮片及复方炔诺孕酮片等。从月经第 5 天开始，每晚服药 1 片，连服 22 天，不能间断。一般于停药后 2 ~ 4 天就可以发生撤退出血，形成人工月经周期。之后，重复上法给药。如停药 7 天仍未来月经，则应立即开始服下一周期的药物。偶尔漏服时，应于 24h 内补服一片。多相片可模拟正常月经周期的雌、孕激素分泌规律，雌激素和孕激素的剂量比例随服用周期的阶段而不同，如炔诺酮双相片（服用分两个阶段）、炔诺酮三相片（服用分三个阶段），更符合人体内源性激素的变化规律，减少了出血等不良反应，临床效果更好。

2．长效口服避孕药　是以长效雌激素类药物炔雌醚与不同孕激素类药物，如炔诺孕酮或氯地孕酮配伍组成的复方片剂。服法是从月经来潮当天算起，第 5 天服 1 片，最初两次间隔 20 天，以后每月服 1 次，每次 1 片，成功率约为 98.3%。

3．长效注射避孕药　有复方己酸羟孕酮注射液（避孕针一号）和复方醋酸甲地孕酮注射液等。首次于月经周期的第 5 天深部肌内注射 2 支，以后每隔 28 天或于每次月经周期的第 11 ~ 12 天注射 1 次，每次 1 支。注射后一般于 14 天左右月经来潮。如发生闭经，仍应按期给药，不能间断。

4．缓释剂　将孕激素与某些具备缓慢释放性能的高分子化合物制成皮下埋植剂、阴道环、宫内避孕器，分别放入臂内侧或左肩胛部皮下、阴道、宫腔内，使甾体类激素持续缓慢低剂量释放，从而达到长期的避孕作用。

常用甾体类避孕制剂的成分见表 33-1。

表33-1　常用甾体类避孕制剂的成分

制剂名称	孕激素		雌激素	
	成分	含量（mg）	成分	含量（mg）
短效口服避孕药				
复方炔诺酮片（避孕片一号）	炔诺酮	0.6	炔雌醇	0.035
复方甲地孕酮片（避孕片二号）	甲地孕酮	1.0	炔雌醇	0.035
复方炔诺孕酮一号片（复甲一号）	炔诺孕酮	0.3	炔雌醇	0.03
长效口服避孕药				
复方炔诺孕酮二号片（复甲二号）	炔诺孕酮	12.0	炔雌醚	3.0
复方炔雌醚片（长效避孕片一号）	氯地孕酮	12.0	炔雌醚	3.0
复方氯地孕酮片	氯地孕酮	12.0	炔雌醚	3.0
复方次甲氯地孕酮片	次甲氯地孕酮	12.0	炔雌醚	3.0
长效注射避孕药				
复方己酸羟孕酮注射液（避孕针一号）	己酸羟孕酮	250.0	戊酸雌二醇	5.0
复方甲地孕酮注射液	甲地孕酮	25.0	雌二醇	3.5
探亲避孕药				
甲地孕酮探亲避孕一号片	甲地孕酮	2.0		
炔诺酮探亲片（探亲避孕片）	炔诺酮	5.0		
双炔失碳酯片（53 号抗孕片）	双炔失碳酯	7.5		

【不良反应】

1．类早孕反应　少数妇女在用药初期可出现轻微的类早孕反应，如恶心、呕吐、择食及乳房胀痛等。一般坚持用药 2 ~ 3 个月后反应可减轻或消失。

2．子宫不规则出血　亦称突破出血，为雌激素不足以维持内膜的完整性所致。常发生于用药后最初几个周期，以后随服药时间的延长逐渐减少。出血偏多者，可加服炔雌醇。

3．闭经　为避孕药对下丘脑 - 垂体 - 卵巢轴的表现，有 1% ~ 2% 服药妇女发生闭经，有不正常月经史者较易发生。如连续 2 个月闭经，应停药。

4．乳汁减少　见于少数哺乳期妇女。

5．凝血功能亢进　本类药物可诱发血栓性静脉炎、肺栓塞或脑栓塞等，可能与其中雌激素成分较高、增加血液内某些凝血因子有关。目前，甾体类避孕药中雌激素和孕激素含量已经显著减少。

6. 其他 可引起轻度肝损伤，服药者应定期查肝功能，有肝大者应停药。个别人可出现痤疮、色素沉着、血压升高。

【禁忌证与注意事项】 急慢性肝炎、肾炎、心力衰竭、严重高血压、糖尿病需用胰岛素治疗者、血栓性疾病者禁用。因可增加乳腺癌和宫颈癌的发生率，如用药中出现乳房肿块，应立即停药。宫颈癌患者禁用。服药期间受孕应终止妊娠，为防止生育畸胎，要求生育者应停药半年后再孕。

二、抗着床避孕药

此类药物主要使子宫内膜发生各种功能和形态变化，阻碍孕卵着床，亦称探亲避孕药。多是我国自行研制，由大量孕激素组成，如炔诺酮探亲片（每片 5mg）、甲地孕酮探亲避孕一号片（每片 2mg）或双炔失碳酯片（Anorethindrane Dipropionate Tablets，53 号抗孕片）（每片 7.5mg）。用法是于同居当晚或事后服用，同居 14 天以内，每晚服 1 片，连服 14 片。如超过 14 天，应接服避孕片一号或二号。可以在探亲期间临时服用，但一般不作为常规避孕药物使用。

三、抗早、中孕药物

目前，米非司酮与低剂量前列腺素衍生物米索前列醇（Misoprostol）的配伍制剂是临床上成功地终止早期妊娠及试用于终止中期妊娠的常用药。米非司酮通过其抗孕激素作用，阻断内源性黄体酮生成，从而破坏蜕膜，增强子宫平滑肌收缩活动，松弛宫颈，以利于胚泡排出体外。米非司酮能明显增加妊娠子宫对前列腺素的敏感性，而前列腺素则具有增强子宫收缩活动、促进宫颈扩张的作用，两者序贯用药，可以提高完全流产率。米非司酮与米索前列醇用于终止早孕末次用药后需门诊观察 6h，预防大量出血风险。

四、男性避孕药

凡能干扰男性生殖活动中的神经内分泌调节、干扰精子生成、干扰精子成熟等的药物，均可达到避孕目的。棉酚（Gossypol）是棉花根、茎和种子中所含的一种黄色酚类物质。棉酚可破坏睾丸精曲小管的生精上皮，抑制生精过程，使精子畸形、死亡、数量减少，直至无精子生成。每天口服一次 20mg，连服 2 个月，即可达到节育标准，有效率达 99% 以上。其不良反应有恶心、呕吐、心悸、低钾血症及肝功能改变等。此外，棉酚可引起不可逆性的精子生成障碍，这限制了棉酚作为常规避孕药的广泛推广使用。此外，本类药物还有雄激素类药庚酸睾酮、孕激素类药环丙氯地孕酮、孕激素 - 雄激素复合剂等。

五、外用避孕药

外用避孕药多为具有较强杀精作用的药物，如壬苯醇醚（Nonoxinol）、孟苯醇醚（Menfegol）、烷苯醇醚（Alfenoxynol）。可制成胶浆、片剂或栓剂，放入阴道深部，快速溶解后，迅速杀死阴道内精子；还可形成黏液，影响精子运动，发挥避孕作用。此种方法使用方便，不良反应少，不影响内分泌和月经周期，但避孕成功率低于其他屏障避孕法，可与其他方法合用以提高疗效。

SUMMARY

Physiological actions of estrogens and progestogens include sustaining secondary sexual characteristics of females, neuroendocrine control of the menstrual cycle and the cyclical preparation of the reproductive trace for fertilization and implantation. The blood level of sex hormone adjust pituitary gonadotropin secretion via negative feedback effects.

The major actions of estrogens and progestogens are, alone or in combination, for contraception and for hormone-replacement therapy in women. Estrogens (such as estradiol) are frequently used for the treatment of menopausal symptoms, uterine bleeding irregularities, the failure of ovarian development and secondary amenorrhea by replacement therapy, and they are also used to treat prostate carcinoma due to its ability to suppress pituitary gonadotropin secretion via negative feedback effects. Progestogens are used for the treatment of uterine bleeding irregularities by replacement therapy, habitual abortion because progestogens can suppress uterine contractility; and besides they are used to treat endometrial carcinoma.

Antiestrogens (such as clomifene) acts to oppose the negative feedback effect of endogenous estrogens to increase gonadotropin secretion and stimulate ovulation. So, they can treat infertility, amenorrhea and uterine bleeding. The main use of antiprogestogens (such as mifepristone), as a competitive receptor antagonist, to date has been for medical abortion because they can suppress the actions of endogenous progesterone on endometrium.

Steroidal contraceptives, containing both an estrogen and a progestogen, act to prevent ovulation by negative feedback adjustment of hypothalamic-pituitary-ovarian axis. In addition, steroids are likely to affect the transit of sperm, egg, transport of fertilized ovum in the fallopian tube, and alterations in endometrial receptivity for implantation, which are important to establish pregnancy. Contraceptives can be mainly divided into oral and intramuscular preparations based on the different administered routes.

Testosterone is the principal circulating androgen in men. It is secreted by the Leydig cells of the testes in response to LH from the pituitary gland. Testosterone is responsible for male sexual differentiation in utero and for male puberal changes. Oral administration of testosterone leads to absorption into the hepatic circulation but it is followed by a rapid catabolism by the liver. The major use of testosterone is to treat male hypogonadism. Some androgens (such as nandrolone phenylpropionate) possessed greater anabolic effects than androgenic effects, so they are called anabolic steroids which can promote the synthesis of proteins.

（房春燕）

第34章 抗骨质疏松药

案例

患者，女，50 岁，腰背疼痛 2 年，加重 1 个月。2 年前停经，无高血压、糖尿病等慢性病史，无遗传病及传染病史。体温 36.5℃。四肢关节无红肿及变形，脊椎无畸形，无压痛及叩击痛。血钙、血磷无异常。双光能 X 线骨密度检查（DXA）：正位腰椎 1 ~ 4 骨密度总 T 值 –2.7。诊断：绝经后骨质疏松症。治疗：阿仑膦酸钠 70mg，口服，qw；骨化三醇 0.25μg，口服，qd；碳酸钙片（碳酸钙 0.5g，相当于钙 0.2g），一次 1 片，tid。

问题与思考：

1. 本案例中，阿仑膦酸钠、骨化三醇和碳酸钙片治疗骨质疏松症的药理学基础是什么？

2. 除了双膦酸盐类药物外，骨吸收抑制药还有哪几类？

第一节 骨质疏松症的发病机制

骨质疏松症（osteoporosis）是一种骨形成与骨吸收失衡的疾病，以骨量低下、骨组织超微结构破坏为特征，导致骨脆性增加以及易发生骨折的一种全身性代谢性骨病。骨质疏松症是中老年人，尤其是绝经后妇女的一种常见病、多发病。根据病因，骨质疏松症分为三大类：原发性骨质疏松症、继发性骨质疏松症和特发性骨质疏松症。原发性骨质疏松症属于衰老相关的骨组织退行性病变，又可分为两型：Ⅰ型为绝经后骨质疏松症（postmenopausal osteoporosis，PMOP），为高转换型骨质疏松症，由妇女绝经期后雌激素减少导致；Ⅱ型为老年性骨质疏松症，为低转换型骨质疏松症，多发生于 65 岁以上的男性和 70 岁以上的女性，因衰老等因素造成骨重建增加和骨代谢平衡失调而导致。继发性骨质疏松症是由其他疾病或药物等因素所诱发的骨质疏松。特发性骨质疏松症常见于 8 ~ 14 岁青少年，常伴有遗传性家族史，确切病因不明；妊娠期和哺乳期发生的骨质疏松症也属此类。

在儿童生长期，骨组织经历了生长和塑建（modeling）过程，而在成年期，骨组织主要进行骨的重建（remodeling）。骨塑建可引起骨几何形状、大小及骨量的改变，骨塑建阶段，骨量不断增加，在人类到 18 ~ 20 岁。成年期骨组织主要进行骨的重建。骨重建与骨塑建不同，骨重建仅仅是骨的转换，不能改变骨形状、大小，不能增加骨量。骨重建的过程是一个有序的活动，最先是激活（activation），随后出现骨吸收（resorption），最后为骨形成（formation），简称 ARF 现象。这一过程由基本多细胞单位（basic multicellular unit，BMU）来完成。这些细胞群包括破骨细胞（osteoclast）、成骨细胞（osteoblast）、骨细胞（osteocyte）、骨祖细胞

（osteoprogenitor cell）和骨衬细胞（lining cell）。BMU 呈周期性活动，包括破骨细胞激活及骨吸收活动、成骨细胞激活及骨形成活动，两个过程相互偶联，该动态平衡的过程导致骨的新旧交替。这种骨质的更新替代常称为骨转换（bone turnover）。骨转换率决定于破骨细胞的激活率。

骨重建的过程主要包括：①破骨前体细胞向裸露的骨表面迁移、分化并融合成成熟的破骨细胞。②成熟的破骨细胞与骨表面接触，破骨细胞吸收骨组织，使骨组织表面形成凹陷。③偶联期由破骨细胞介导成骨细胞成熟。在此过程，成骨前体细胞增殖、分化并成熟，启动骨形成过程。④骨形成期，成骨细胞在破骨细胞吸收的骨表面，分泌一层黏合剂形成黏合线，然后分泌类骨质。⑤类骨质分泌后，其中的胶原纤维相互交联并形成孔腔结构，矿物质沉积和结晶。当破骨细胞激活，骨吸收活动增强，可导致骨量的丢失增加，产生骨质疏松症。当成骨细胞功能受到抑制，骨形成活动降低，骨量形成不足，也可导致骨质疏松症。

目前防治骨质疏松症的药物主要分为骨吸收抑制药（antiresorptive drug）、骨形成促进药（bone anabolic agent）和骨矿化促进药（mineralization drug）三类。骨吸收抑制药包括双膦酸盐（bisphosphonates）、降钙素（calcitonin）、雌激素（estrogens）类和核因子 κB 受体活化因子配体（RANKL）抑制剂（地舒单抗，Denosumab）等；骨形成促进药主要有甲状旁腺激素（parathyroid hormone，PTH）及其类似物特立帕肽（Teriparatide）、锶盐；骨矿化促进药包括钙剂和维生素 D_3。

第二节　骨吸收抑制药

骨吸收抑制药是指能够抑制破骨细胞的激活过程，或者降低功能异常亢进的破骨细胞活性，从而使其对骨质的吸收减少，进而防止骨量丢失。该类药物可降低骨转换率，维持骨量，但不能高效刺激骨形成和大幅增加骨量。

一、双膦酸盐类

双膦酸盐（bisphosphonates）是目前最重要的一类骨吸收抑制药物。双膦酸盐的结构与内源性骨代谢调节剂焦磷酸盐（pyrophosphate，P—O—P）类似，但双膦酸盐与两个磷相连的是碳原子（P—C—P）而不是氧（图 34-1）。它与焦磷酸盐具有共同的性能，均能抑制破骨细胞介导的骨吸收，但与焦磷酸盐不同的是，双膦酸盐可抵抗酶的水解，稳定地吸附于骨表面，不仅能抑制内源性的骨吸收，还能抑制由甲状旁腺激素（PTH）、前列腺素（PG）、维生素 D_3（1,25-（OH）$_2D_3$）等诱导的骨吸收。

双膦酸盐类药物已经历三代。第一代依替膦酸二钠（Etidronate Disodium，又名依膦）是 1977 年批准上市的第一个不含氮原子的双膦酸盐类药物。第二代为不含氮原子的双膦酸盐类药物，如氯屈膦酸二钠（Clodronate Disodium）和帕米膦酸钠（Pamidronate）。第三代药物阿仑膦酸钠（Alendronate，又名福善美，Fosamax）1993 年上市，这种含氮原子的双膦酸盐作用更强，不良反应发生率更低，耐受性更好，是目前常用的抗骨质疏松症双膦酸盐类口服药物。2009 年，FDA 批准唑来膦酸（Zoledronic Acid）注射液用于妇女绝经后骨质疏松症的防治，作用更强，效果更持久，1 年仅需给药一次。目前，国际上常用的含氮原子双膦酸盐用于治疗骨质疏松症，主要包括阿仑膦酸钠、伊班膦酸钠（Ibandronate Monosodium）、利塞膦酸钠（Risedronate Sodium）和唑来膦酸注射液（图 34-1）。

【药理作用与作用机制】 双膦酸盐是一类骨转换抑制剂，对成骨和破骨细胞均有抑制作用，在抑制骨吸收的同时也抑制骨的形成和钙化。

1. 抑制骨吸收　双膦酸盐是骨吸收的强抑制剂。它与羟磷灰石有很强的亲和力，在骨表

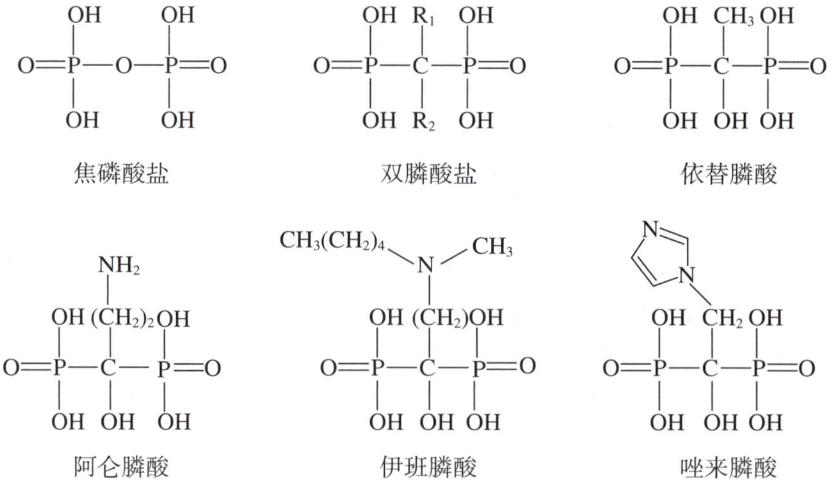

图 34-1　双膦酸盐的化学结构

面形成一个浓度梯度，阻止磷酸盐晶体的生长和溶解，干扰其他细胞对破骨细胞的激活。双膦酸盐也可改变骨基质的活性，影响骨基质对破骨细胞的激活，并直接干扰成熟的破骨细胞功能，抑制破骨细胞活性，减少骨吸收和减慢骨丢失的速度。也有研究表明双膦酸盐可通过细胞毒效应直接损伤破骨细胞，导致破骨细胞凋亡。

2．对骨形成的影响　第一代的依替膦酸长期使用可阻滞正常的骨矿化，产生抑制骨形成的作用。双膦酸盐的矿化障碍作用在停药后可以逆转、消退。第三代的双膦酸盐类对骨矿化没有抑制作用。

3．降低血钙　破骨细胞对骨吸收的增加是导致高钙血症的重要机制，骨吸收抑制剂双膦酸盐可有效降低血钙浓度。

【临床应用】

1．高转换型骨质疏松症　特别适用于绝经期后骨质疏松症有雌激素替代治疗禁忌证的患者。对男性骨质疏松症、儿童期发病的特发性骨质疏松症，可作为候选药物。部分第三代双膦酸盐类也可用于糖皮质激素性骨质疏松症患者。

2．可用于多发性骨髓瘤、各种恶性肿瘤骨转移造成的骨痛和高钙血症等。

【不良反应】

1．胃肠道反应　双膦酸盐类药物胃肠道吸收率低，需空腹服用。少数患者可见恶心、腹胀、腹痛、便秘等胃肠道反应。一些含氮的双膦酸盐类药物（如阿仑膦酸钠）在口服时对食管和胃肠道有一定的刺激性，服用时要注意。

2．急性期反应　静脉应用含氮双膦酸盐类药物可引起患者一过性发热，症状严重者可用解热镇痛药对症治疗。

3．对钙和骨代谢的影响　第一代双膦酸盐类药物可导致骨软化现象，第二、三代双膦酸盐类药物导致骨软化现象少。偶见长期使用双膦酸盐类药物患者出现颌骨坏死。患有严重口腔疾病或需要接受牙科手术的患者不建议使用该类药物。

4．肾功能损害　静脉注射双膦酸盐类药物易引起肾功能损害，与具有肾毒性的药物合用时应慎重。

依替膦酸二钠（Etidronate Disodium）

依替膦酸二钠为第一代双膦酸盐类药物，又名羟乙基膦酸钠、依膦。为骨吸收抑制剂，在低剂量时，通过抑制破骨细胞活性，减少骨吸收，降低骨转换率而达到骨钙调节作用。服用依替膦酸二钠后骨密度可增加或维持现状不变，停药后骨密度仍保持不变。其治疗骨质疏松症的作用机制主要是作用于破骨细胞，抑制骨吸收。药理作用包括以下几方面：① 干扰成熟破骨细胞的功能，抑制新生破骨细胞的形成；② 在骨表面维持足够的浓度，影响破骨细胞活动启动；③ 作用于成骨细胞，减少其对破骨细胞的刺激；④ 针对破骨细胞及其前体，使细胞凋亡增加，骨吸收速度降低。

依替膦酸二钠小剂量（每天 5 mg/kg）时抑制骨吸收活动，大剂量（每天 20 mg/kg）时通过抑制钙化影响骨形成功能。在体外试验可抑制磷酸钙沉淀形成，抑制磷灰石晶体的聚集与生长；体内试验可抑制骨矿化，明显减少植入骨的灰分，对主动脉钙化、肾钙盐沉积、心脏生物瓣膜钙化等均有显著的抑制作用。

【体内过程】 口服后经胃肠道吸收，吸收率为 1% ～ 6%，食物或含钙的制剂可使其吸收率降低。血浆蛋白结合率 5%，绝大部分和骨组织亲和，分布到骨间隙和肾中。在体内不被代谢，经尿排泄率为 8% ～ 16%，未吸收物经粪便排出。肾清除率为 1.5ml/(kg·min)，24h 排出吸收的 50%。血浆半衰期为 2 ～ 6h，在骨中消除缓慢，半衰期长达 90 天。

【临床应用】 可用于治疗原发性骨质疏松症、绝经期后骨质疏松症及各种继发性骨质疏松症。但由于其对骨形成和骨矿化抑制明显，不推荐用于骨质疏松症的治疗，主要用于骨吸收活性很高的一些疾病，如佩吉特病（Paget disease）和恶性肿瘤导致的高钙血症等。

【不良反应】 主要有腹部不适、腹泻、便软、呕吐、口炎、咽喉灼热感、皮肤瘙痒、皮疹等，尚有黄疸和严重肝损害。肾功能损害者、孕妇及哺乳期妇女慎用。若出现皮肤瘙痒、皮疹等过敏症状，应停药。

帕米膦酸二钠（Pamidronate Disodium）

帕米膦酸二钠为第二代双膦酸盐类药物，又名丙氨膦酸钠。本药是破骨细胞性骨溶解抑制剂，能牢固地吸附在骨小梁表面，形成一层保护膜，选择性地阻止破骨细胞的骨溶解作用，并能抑制破骨细胞成熟，抑制其向骨表面移动，其抗骨溶解效力为依替膦酸二钠的 100 倍、氯屈膦酸二钠的 10 倍，可强烈抑制羟磷灰石的溶解和破骨细胞的活性，对骨质的吸收具有十分显著的抑制作用，是目前常用的有修复骨溶解病灶作用的双膦酸盐制剂，对癌症的溶骨性骨转移所致的疼痛有止痛作用，亦可用于治疗癌症所致的高钙血症。

【临床应用】 癌症所致的高钙血症和溶骨性骨转移引起的骨痛。

【不良反应】 少数患者可出现轻度恶心、胸痛、胸闷、头晕、乏力及轻微肝肾功能改变等，偶见发热反应。偶可发生过敏反应和静脉滴注部位的局部反应。淋巴细胞、血小板减少和低钙血症也有发生。严重肾功能损害者、心血管疾病患者及驾驶员慎用。

阿仑膦酸钠（Alendronate Sodium）

阿仑膦酸钠为第三代羟基双膦酸盐类骨吸收抑制剂，又名福善美、固邦、天可等。阿仑膦酸钠是破骨细胞介导的骨吸收抑制剂，对骨矿化没有抑制作用。

【体内过程】 口服后主要在小肠内吸收，吸收程度较差。生物利用度约为 0.7%，食物和矿物质可显著减少其吸收。本品血浆蛋白结合率约为 80%，血浆半衰期短．吸收后的药物 20% ～ 60% 被骨组织迅速摄取，骨中峰时间约为用药后 2h，其余部分迅速以原型经肾排泄消除。服药后 24h 内 99% 以上的体内存留药物集中于骨组织，在骨内的半衰期约为 10 年以上。

【药理作用与作用机制】

1．直接抑制破骨细胞　对破骨细胞具有直接抑制作用，阻断破骨细胞的骨吸收作用。阿仑膦酸钠可进入细胞，降低成熟破骨细胞溶酶体酶的释放，干扰其骨吸收作用。在阿仑膦酸钠作用下，破骨细胞发生细胞骨架和形态改变，导致具有破骨细胞能力的皱褶缘消失，破骨细胞脱离骨面，骨吸收能力大大降低，细胞缩小，与周围组织的黏附力下降，最终凋亡。

2．增强健康骨小梁结构特性　阿仑膦酸钠治疗后能增加骨小梁的体积分数，骨小梁厚度显著增加，但骨小梁间距保持恒定；骨小梁各向异性下降，骨表面积体积比率显著降低，而骨表面密度增高。

阿仑膦酸钠抗骨吸收作用较依替膦酸二钠强 1000 倍，并且没有骨矿化抑制作用。使用本品治疗的患者中，96% 的患者脊椎的骨量增加，绝经后骨质疏松症妇女的椎体畸变、身高缩短、骨折发病率等均获得改善。

【临床应用】 临床主要用于绝经后骨质疏松症，预防髋部和脊柱骨折。也适用于治疗男性骨质疏松症和糖皮质激素诱发的骨质疏松症。

【不良反应】 少数患者可见胃肠道反应，如恶心、腹胀、腹痛、便秘、消化不良，如不按规定服用方法，还可有食管溃疡，偶有血钙降低，短暂白细胞升高，尿红细胞、白细胞升高。偶有头痛、骨骼肌疼痛，罕见皮疹或红斑。

为降低药品对食管的刺激，本品应在清晨用 200ml 温开水送服，用药后至少 30min 方可进食，30min 内应避免躺卧。饮料、食物和一些药物可降低阿仑膦酸钠的吸收，因此在服用本品前后 30min 内不宜进食任何食物和药品。

唑来膦酸（Zoledronic Acid）

唑来膦酸也是第三代双膦酸盐类骨吸收抑制药，与羟磷灰石的结合力最强，具有强大的抗骨吸收作用。

【体内过程】 唑来膦酸与血细胞亲和力低，与血浆蛋白的结合率大约为 22%。唑来膦酸快速聚集在骨组织，与骨组织中的羟磷灰石高效结合，而且这种结合不受唑来膦酸浓度变化的影响。给药后 24h 内，给药量的 39% ± 16% 可从尿中检测到，其余大部分迅速与骨矿结合，然后缓慢释放，进入全身血液循环，从而维持一定的血药浓度。唑来膦酸在体内不经过生物转化，主要以原型经肾排泄。血浆半衰期为 167h。

【药理作用与作用机制】

1．抑制破骨细胞活性 唑来膦酸与骨矿化表面尤其是骨转换活跃区有高度亲和力，能优先被转运到骨形成或骨吸收加速的部位，一旦沉积到骨表面，就会被破骨细胞摄取。通过抑制破骨细胞的活化从而抑制骨吸收，减少骨基质生长因子的释放或抑制细胞黏附于骨基质。

2．诱导破骨细胞凋亡 法尼基焦磷酸合酶（farnesyl pyrophosphate synthase，FPPS）为破骨细胞结构蛋白形成所必需的酶，唑来膦酸通过抑制 FPPS，影响破骨细胞的形成、分化、生长及其介导的骨吸收活动，并引起细胞周期阻滞，最终诱导破骨细胞凋亡。

3．减轻骨性疼痛 唑来膦酸抑制破骨细胞对骨小梁的溶解和破坏，阻止肿瘤引起的溶骨性病变，从而减少骨吸收，减轻疼痛，并能够降低由骨转移所致的高钙血症及其他并发症的发生率。

4．降低肿瘤骨转移 唑来膦酸能阻断肿瘤产生的各种刺激因子介导的钙离子释放，从而减慢骨转移的发生和发展，并可导致某些肿瘤细胞死亡。

【临床应用】 用于恶性肿瘤溶骨性骨转移引起的骨痛、恶性肿瘤引起的高钙血症、绝经后骨质疏松症。治疗恶性肿瘤溶骨性骨转移，成人每次应用唑来膦酸 4mg，静脉滴注，每 3 ~ 4 周使用 1 次；治疗骨质疏松症，唑来膦酸以 5mg 的剂量静脉滴注给药，每年仅需一次。

【不良反应】 最常见的不良反应是发热，其他不良反应主要包括：恶心、呕吐；低钾血症、低镁血症、低磷血症、低钙血症、粒细胞减少、血小板减少、全血细胞减少；骨痛、关节痛、肌肉痛；血清中肌酸酐值升高；流感样症状；注射部位出现红肿、皮疹、瘙痒等。唑来膦酸的毒副作用多为轻度和一过性的，大多数情况下无需特殊处理即在 24 ~ 48h 内自动消退。

二、降钙素

降钙素（calcitonin，CT）是由甲状腺的滤泡旁细胞（parafollicular cell，C 细胞）分泌的含有 32 个氨基酸的单链多肽类激素。其主要生理功能是调节体内血钙、血磷的水平。当血

Ca^{2+} 升高时，降钙素即被释放，血浆降钙素浓度升高；相反，血 Ca^{2+} 降低时，降钙素的分泌减少，血降钙素水平降低。不同物种的降钙素结构相似，都具有单链和排列顺序不同的 32 个氨基酸，其氨基酸的排列顺序取决于物种。鱼降钙素与人降钙素受体的结合能力较人降钙素强数十倍。因此，临床上常用的降钙素是鲑降钙素（sCT）和鳗降钙素（cCT），主要是注射剂和鼻喷剂。此外，将鲑降钙素中的二硫键以稳定的 1，2- 亚乙基代替制成的降钙素衍生物，称为依降钙素（Elcatonin），作用与降钙素相同。

【体内过程】 肌内注射或皮下注射 1h 内血药浓度达到峰值，半衰期 70 ～ 90 min，血浆蛋白结合率 30% ～ 40%，在肾分解。大部分以代谢物从肾排泄。

【药理作用与作用机制】

1．降低血钙　降钙素主要参与钙及骨质代谢。生理上能对抗甲状旁腺激素引起的血钙增高。在正常情况下，降钙素对血钙的影响很弱，但高钙血症时降钙素分泌增加，降钙素能抑制骨钙释放入血液和细胞外液，而血钙仍继续进入骨内，从而降低血钙。

2．抑制破骨细胞活性　破骨细胞具有丰富的降钙素受体，降钙素能够直接与受体结合，刺激 cAMP 的产生，再激活蛋白激酶，短时间内迅速抑制破骨细胞的活性，长期作用则抑制破骨细胞增殖并减少破骨细胞数目，强烈抑制成熟的破骨细胞的骨吸收和溶骨作用，从而降低骨转换，对骨骼起保护作用。

3．调节钙磷代谢　降钙素可抑制肾近曲小管对钙、磷的重吸收，使尿钙、磷排泄增加，血钙、磷降低。还可以增加钠、镁和氯的排泄；小剂量可抑制肠道对钙的吸收，而大剂量则能增加肠道对钙的吸收。

4．止痛作用　降钙素能特异性地缓解骨痛，对骨质疏松骨折或骨骼变形所致的慢性疼痛以及肿瘤骨转移等引起的骨痛均有效。降钙素止痛的机制目前尚不清楚。其止痛作用可能与抑制前列腺素的合成有关。

【临床应用】

1．骨质疏松症　主要用于骨质疏松症的预防和治疗，并发挥镇痛、降低骨质疏松骨折的发生率等作用。

2．高钙血症及其危象　降钙素降低血钙作用起效快，较安全，临床上常选用维持时间较久的鲑降钙素 100 ～ 200 U，肌内或皮下注射，每日 6 ～ 12h 重复 1 次。此外，临床常将降钙素与另一骨吸收抑制剂双膦酸盐类药物联合应用，治疗恶性肿瘤所致的高钙血症

3．变形性骨炎　应用鲑降钙素 100U，每日 1 次，肌内或皮下注射，通过抑制破骨细胞活性，能明显减轻变形性骨炎的骨痛症状，改善活动度。

【不良反应】 有面部潮红、发热感、恶心、呕吐、食欲减退、口干、头晕等。非人来源的降钙素可引起过敏性皮疹。有过敏史的患者使用前应做皮试。

三、雌激素和雌激素激动 / 阻滞剂

雌激素（estrogen）缺乏是绝经后妇女骨质疏松症（postmenopausal osteoporosis，PMOP）的首要病因。目前，补充雌激素的替代疗法已成为治疗绝经后骨质疏松症的重要手段之一。但雌激素替代疗法存在导致患者罹患子宫内膜癌和乳腺癌的风险增加等不良反应，因此，近年来，人工合成的非激素类化合物如雷洛昔芬（Raloxifene），属雌激素激动 / 阻滞剂（estrogen agonist/antagonist），可消除生殖系统的不良反应并保留骨组织的药理作用。目前，常用的雌激素类药物主要有尼尔雌醇、替勃龙、雌激素激动 / 阻滞剂等。

【药理作用与作用机制】

1．直接作用于破骨细胞雌激素受体　增加破骨细胞凋亡，减少破骨活动。此外，雌激素可作用于成骨细胞雌激素受体，刺激成骨细胞的增殖和胶原合成。

2．通过对骨吸收因子的影响，抑制骨吸收过程 雌激素缺乏时某些生长因子和白细胞介素激活。白细胞介素 6（IL-6）是骨吸收的高效刺激剂，参与破骨细胞的形成及活化，并可促进 PGE_2 的释放；IL-6、肿瘤坏死因子 -α（TNF-α）可募集破骨细胞，刺激骨吸收。雌激素抑制破骨细胞的 IL-6 的合成，阻断 IL-6 受体，降低 PGE_2 活性，抑制 IL-1、IL-6 和 TNF-α 的释放等，从而抑制由细胞因子激活引起的骨吸收增加。

3．通过对钙调节激素的影响，间接减少骨吸收 雌激素可抑制甲状旁腺激素（PTH）对血钙波动的反应性，抑制 PTH 分泌，延缓 PTH 的骨吸收效应；雌激素可促进降钙素（calcitonin）分泌，抑制骨吸收；雌激素还可增强肝 25- 羟化酶、肾 1α- 羟化酶活性，提高 1α,25-$(OH)_2$-D_3 水平，促进肠钙吸收。

【临床应用】 可作为更年期妇女雌激素替代治疗的首选药物。近年发现，绝经后骨质疏松症的发病率日趋增大，应用适量雌激素，可直接调节骨代谢，延缓和减少绝经后的骨丢失，缓解骨关节疼痛，降低骨折的发生率，还可改善其他更年期症状，如疲劳、烦躁、外阴干燥、老年性阴道炎等，提高绝经后妇女的生活质量。为了减轻雌激素所致子宫内膜增生作用，雌激素常与孕激素合用，称为激素替代疗法。

【不良反应与禁忌证】 大剂量可致恶心、呕吐、腹胀、头痛、头晕、突破性出血、乳房胀痛、白带增多、高血压。禁用于雌激素依赖性疾病（如乳腺癌、子宫内膜癌、宫颈癌、较大子宫肌瘤等）病史者、血栓病及高血压患者。

尼尔雌醇（Nilestriol）

尼尔雌醇是我国自行研制的雌激素制剂，具有强效、长效、服用方便和副作用小等优点。尼尔雌醇为雌三醇的衍生物，是雌二醇的代谢产物，其药理作用与雌二醇相似，但生物活性较雌二醇低，对子宫体和子宫内膜影响较小。本品口服吸收良好，在体内通过酶的代谢分解成乙炔雌三醇和雌三醇，最后从尿排出，$t_{1/2}$ 为 20h。该药每月服用 1 次即可，是绝经期、更年期妇女激素替代疗法的首选药物。尼尔雌醇的主要不良反应包括胃肠道反应、乳房胀痛等，偶发肝损伤、突破性出血等，长期应用可能增加罹患乳腺癌、子宫内膜癌、深静脉血栓的危险性，因此，可使用最低有效剂量并辅以适量的孕激素。

替勃龙（Tibolone）

替勃龙是一种人工合成的组织特异性的新型拟雌激素药物，兼有雌激素活性、孕激素活性及弱雄激素活性。具有明显的组织特异性作用，在骨、大脑的体温中枢和阴道表现为雌激素作用；在乳房组织表现为明显的孕激素和抗雌激素作用；在子宫内膜表现为微弱的雄激素和孕激素作用。能够防止骨量丢失，减少绝经后综合征。目前，该药广泛用于防治绝经后骨质疏松，并用于缓解更年期综合征，尤其是潮热、出汗、头痛等绝经后血管舒缩症状。不良反应主要有偶见体重增加、胃肠道不适、阴道出血、面部汗毛增生、胫骨前水肿等。严重肝肾功能障碍、癫痫、偏头痛患者慎用。妊娠、心脑血管病史、怀疑有激素依赖性肿瘤、不明原因阴道出血者禁用。

普瑞马林（Premarin）

普瑞马林又名结合雌激素（conjugated estrogen），是从妊娠马尿液中提取的雌激素混合物，含有雌酮硫酸钠与马烯雌酮硫酸钠。作用与雌激素相似，能促进降钙素分泌，降低骨对甲状旁腺素的反应，提高 1,25-$(OH)_2$-D_3 浓度，改善肠对钙、磷的吸收和肾小管对钙、磷的重吸收；抑制骨吸收因子（如 IL-1、IL-6、TNF-α）的释放；刺激局部骨生长因子（如胰岛素样生长因子 -1、转化生长因子）的分泌；直接与成骨细胞和破骨细胞表面的性激素受体结合，分别起到促进骨胶原形成和抑制骨吸收作用。结合雌激素具有与雌激素相似的不良反应。

雷洛昔芬（Raloxifene）

雷洛昔芬属于是雌激素激动 / 阻滞剂，是一类人工合成的非激素类制剂。兼有雌激素受体激动剂和阻滞剂的双重作用，可选择性地结合于不同组织的雌激素受体（ER），分别产生类雌激素或抗雌激素的作用。雷洛昔芬在骨组织中具有雌激素样作用，有效调节过快的骨转换率，提高骨量和保护骨质量。明显降低骨质疏松骨折发生率。在乳腺和子宫则有抗雌激素作用，在抑制绝经后妇女骨吸收的同时，不刺激乳腺和子宫。

雷洛昔芬主要用于预防和治疗绝经后妇女的骨质疏松症，能显著地降低椎体骨折发生率，临床研究发现它还有预防浸润性乳腺癌的作用。常见的不良反应主要有流感样症状、潮热、小腿痉挛、外周水肿、宫腔积液及胆囊疾病等，长期使用雷洛昔芬治疗对冠心病患者的突发事件危险无显著影响，也不会增加患子宫内膜癌的风险。严重的不良反应有静脉血栓栓塞和致死性卒中。禁用于有活动性或陈旧性静脉血栓性事件的患者，包括深静脉栓塞、肺栓塞和视网膜静脉栓塞。

四、植物雌激素

植物雌激素（phytoestrogen）来源于植物，其结构与雌激素相似，主要包括三类化合物：异黄酮类（isoflavones）、香豆素类（coumarins）和木脂素类（lignans）。由于异黄酮类化合物为植物雌激素的主要组成成分，目前研究较多，其中，依普黄酮（Ipriflavone）已证明是一种骨吸收抑制剂和骨形成增强剂，已广泛应用于骨质疏松症的防治。

依普黄酮（Ipriflavone）

依普黄酮为 7- 异丙氧基异黄酮，是一种合成的异黄酮衍生物。

【体内过程】 口服在小肠形成 7 种代谢物，与原型药一起吸收，其中 4 种代谢物具有生物效应，原型药的达峰时间约 1.3h。吸收后主要分布在胃、肠、肝和骨中，主要在肝代谢。单剂量 200 mg 口服，半衰期为 9.8h。连续服药后原型及代谢物无体内蓄积，血药浓度不再升高。

【药理作用】 在动物和人体中均不具有雌激素对生殖系统的影响，但却能增加雌激素的活性，具有雌激素样的抗骨质疏松症作用，对各种实验性骨质疏松症均能减少骨丢失。其作用机制主要是促进成骨细胞的增殖，促进骨胶原合成和骨基质的矿化，增加骨量；减少破骨细胞前体细胞的增殖和分化，抑制破骨细胞的活性，降低骨吸收；通过雌激素样作用增加降钙素的分泌，间接产生抗骨吸收作用。

【临床应用】 适用于改善原发性骨质疏松症的症状，提高骨量减少者的骨密度。

【不良反应】 少数患者可见食欲缺乏、胃部不适、恶心、呕吐、口腔炎、口干、舌炎、味觉异常、腹胀、腹痛、腹泻和便秘等，可出现消化性溃疡、胃肠道出血或原有消化道症状恶化。偶见红细胞、白细胞减少，血胆红素、血清氨基转移酶升高，皮疹和瘙痒，眩晕、倦怠和舌唇麻木等。

五、地舒单抗

地舒单抗（Denosumab）是核因子 κB 受体活化因子（receptor activator of nuclear factor，RANK）配体抑制剂，是第一个 FDA 批准用于治疗高骨折风险的妇女绝经后骨质疏松的人源化单克隆抗体。破骨细胞及其前体细胞表面的 RANK 和核因子 κB 受体活化因子配体（RANKL）相互作用，继而促进破骨细胞的形成、存活和功能。在成骨细胞谱系当中的各种细胞均可产生骨保护素（osteoprotegerin，OPG），作为诱骗受体与 RANKL 结合，致使破骨细胞介导的骨吸收功能受到抑制。地舒单抗与 RANKL 具有高亲和力，二者特异性结合，从而阻断 RANK/RANKL 相互作用，抑制破骨细胞的功能，从而减缓骨吸收过程，增加骨密度和骨强度，有效降低骨折发生的风险。最常见不良反应为背痛、四肢疼痛、肌肉骨骼疼痛、高胆固醇血症。低钙血症患者禁用。

第三节 骨形成促进药

骨形成促进药指通过增加成骨细胞的活性，进而促进骨形成的药物。骨形成促进药可增加成骨细胞数量，延长成骨细胞的生命周期，提高成骨细胞活性与功能，从而促进骨胶原分泌、骨质形成、增加骨量。骨形成促进药包括甲状旁腺素（parathyroid hormone，PTH）及 PTH 类似物、锶制剂等。此外，一些合成代谢激素和生长因子如胰岛素样生长因子（IGF）、碱性成纤维细胞生长因子（bFGH）等，也有骨形成促进作用。

一、甲状旁腺素及其类似物

甲状旁腺素在甲状旁腺内生成前体，通过甲状旁腺的主细胞分泌。甲状旁腺激素是含 84 个氨基酸残基的单链多肽，N 端第 1 ～ 34 个氨基酸片段为生物活性部位。目前，应用于临床的有 PTH_{1-34} 和 PTH_{1-84}。其中，特立帕肽（Teriparatide）是重组 DNA 来源的甲状旁腺素 [$rhPTH_{1-34}$]，是 FDA 批准的第一种骨形成促进药。

【生理功能】

1．调节体内钙磷代谢 甲状旁腺素的主要功能是调节体内钙磷代谢，从骨动员钙释放入血，使血液中的钙离子浓度升高。此外，其还可作用于肾小管和肠道，促进钙的吸收。当体内血 Ca^{2+} 低时，刺激甲状旁腺分泌甲状旁腺素；而当血 Ca^{2+} 高时，能负反馈抑制甲状旁腺素释放。血 Ca^{2+} 水平对甲状旁腺素分泌的负反馈调控是维持血 Ca^{2+} 浓度相对恒定的主要机制。

2．对骨代谢的作用 甲状旁腺素对骨代谢的作用是首先作用于成骨细胞，成骨细胞膜和肾小管细胞膜均有甲状旁腺素受体，能与 PTH_{1-84} 和 PTH_{1-34} 片段结合。甲状旁腺素通过成骨细胞调节成骨基因表达，通过后者分泌各种细胞因子，向破骨细胞传递信号。如成骨细胞受甲状旁腺素刺激分泌 IL-1 和 IL-6，IL-1 和 IL-6 能活化破骨细胞。破骨细胞骨吸收增多，使骨组织的钙进入血液，血 Ca^{2+} 升高。因此，甲状旁腺素既作用于成骨细胞，又作用于破骨细胞。

【药理作用】 成骨细胞膜存在 PTH 受体，能与 PTH_{1-84} 和 PTH_{1-34} 片段结合。小剂量 PTH 激动成骨细胞 PTH 受体，通过活化环腺苷酸（cyclic adenosine monophosphate，cAMP）依赖的蛋白激酶 A 及钙离子依赖的蛋白激酶 C 信号途径发挥生物学作用。甲状旁腺素能增加成骨细胞的数目，促进成骨细胞释放骨生长因子，促进骨基质形成和骨矿化，从而促进骨形成，增加骨量。PTH 促进骨骼合成代谢的作用基于小剂量和间歇给药方式。但大剂量 PTH 通过 PTH 受体激活磷脂酶 C 系统，加强破骨细胞功能，使骨吸收效应超过成骨效应，反而导致骨量丢失。

特立帕肽（Teriparatide）

特立帕肽是重组人 PTH_{1-34}，是第一个被美国 FDA 批准的骨形成促进药。

【体内过程】 体内过程与甲状旁腺素相同，皮下注射吸收好，生物利用度为 95%，股部或腹部皮下注射特立帕肽 20μg，注射后 30min 血药浓度达峰值，血浆中钙的浓度在给药后 4 ～ 6h 达到峰值，皮下注射半衰期为 1h，3h 后基本检测不到。经肝代谢，肾排泄。

【药理作用与作用机制】 特立帕肽的作用和机制与 PTH 相似。其药理作用呈剂量相关性，给药方式不同可产生促进骨质形成或重吸收作用，分别增加或降低骨密度：①在人体内，以 20μg 剂量每日给药一次，具有同化作用，促进骨质形成，增加骨骼质量和骨骼强度；②相反地，若每日大剂量连续给药，则产生类似甲状旁腺功能亢进的症状，刺激破骨细胞活性，使骨的重吸收大于骨的形成，进而影响骨密度。

【临床应用】 治疗妇女绝经后骨质疏松症并具有高度骨折风险的患者，以及男性原发性和继发性性腺功能低下的骨质疏松症并具有高度骨折风险者。特立帕肽能使骨密度增加，降低脊椎骨和非脊椎骨的脆性，与其他抗骨质疏松药合用具有协同作用。

【不良反应与注意事项】患者对特立帕肽治疗的总体耐受性较好，在接受本品治疗的患者中最常报告的不良反应有恶心、肢体疼痛、头痛和眩晕。有些患者在治疗初期给药 4h 内有直立性低血压，但通常不影响治疗。

禁用于妊娠及哺乳期妇女、高钙血症患者、严重肾功能不全患者、除原发性骨质疏松和糖皮质激素诱导的骨质疏松以外的其他骨骼代谢疾病、不明原因的碱性磷酸酶升高、之前接受过外照射或骨骼植入放射性治疗的患者。此外，骨恶性肿瘤或伴有骨转移的患者，也应避免使用。

二、雷奈酸锶

锶是人体必需的一种微量元素，参与人体的许多生理功能。锶的化学结构和钙镁相似，在骨重建的部位锶的含量最高。由于锶在骨代谢中的作用，目前已被用于骨质疏松症的治疗。

雷奈酸锶（Strontium Ranelate）是一种有机锶制剂，由两个稳定的锶原子和一个雷奈酸分子组成。作为一类抗骨质疏松新药，2004 年 11 月在爱尔兰首次上市，随后在欧洲、澳大利亚等地被批准作为治疗绝经后骨质疏松症的药物，以降低椎骨和髋骨骨折的危险。锶盐的特点是可以保持骨更新的速度，在保持骨形成的同时减少骨吸收，改善骨骼的机械强度，但不影响骨骼的矿化及不改变骨结构的晶体。所以锶盐是一种对骨代谢具有双向调节作用的药物，也称为解偶联剂。

【药理作用】锶具有双向调节作用，能诱导骨重建的解偶联，增加骨形成，减少骨吸收，具有双重药理作用。

1．对骨细胞作用 能促进成骨细胞增殖，增强成骨细胞胶原蛋白与非胶原蛋白的合成，促进成骨细胞介导的骨形成。还能剂量依赖性地抑制前破骨细胞的分化，从而抑制破骨细胞介导的骨吸收。

2．对骨量与骨强度的影响 对正常动物有抗骨吸收与增加骨形成的作用。增加腰椎骨与股骨的骨量，增加胫骨干骺端骨小梁厚度和数量，减少骨小梁分离度，改善骨的微结构，提高骨的机械性能。对于卵巢切除的大鼠，锶盐可减少由雌激素缺乏所导致的骨松质丢失。锶盐还可以减少由于制动引起的骨吸收增加和骨松质的丢失

【临床应用】主要用于预防和治疗绝经期妇女骨质疏松症，可提高腰椎和其他部位的骨密度。

【不良反应】常见的不良反应包括恶心、腹泻、头痛、皮炎，一般为轻度，多为暂时性。治疗作用与静脉血栓包括肺静脉血栓的发生率升高有关，因此具有高静脉血栓危险性的患者，包括有静脉血栓既往史的患者，应慎用。严重肾损害患者不推荐使用。

第四节 骨矿化促进药

骨矿化促进药（mineralization drugs），主要包括钙剂和维生素 D，两者是人体钙磷代谢的重要物质。钙是构成人体矿物质的重要元素，是骨矿的主要组成成分，而维生素 D 是调节钙的吸收和代谢的重要激素。两者在预防和治疗骨质疏松症时主要发挥补充骨矿物质，并促进骨矿物质沉积的作用，这些作用有利于骨的形成。

维生素 D 在体内经代谢生成活性维生素 D_3。活性维生素 D_3（1,25-(OH)$_2$-D_3）能增加小肠对钙和磷的吸收，维持钙磷平衡。在骨重建过程中，维生素 D_3 可增加成骨细胞活性。足量钙和维生素 D 的摄入能补充矿物质，预防骨量丢失和减少骨折的发生。但单纯补钙和维生素 D 对已确诊的骨质疏松症的治疗是不够的。骨质疏松症的发病主要原因是体内激素调节紊乱导致内分泌代谢异常，使骨骼对钙的摄取、吸收和利用能力下降，导致出现骨骼病变。骨质疏松

症的治疗应以有效提高骨骼对钙的摄取、利用能力及减少流失为主，仅通过单纯补钙无法纠正骨骼对钙的利用障碍。钙剂和维生素 D 只是作为一种与不同的促骨形成药物或抗骨吸收药物合用的基础治疗。维生素 D 有蓄积作用，长期服用可导致高钙血症及高钙尿症，需定期测量血钙以及时调节药量。

钙制剂

钙是构成人体矿物质的重要元素，正常人需钙量平均 500mg/d 以上，儿童、孕妇、哺乳期妇女需要的更多。钙的吸收主要在空肠，最适条件下吸收为食物中含钙的 60%，酸性环境利于钙的吸收，食物中过多的磷酸盐、草酸盐、大量脂肪影响钙吸收。为摄取足量的钙，不少国家建议每天食物供给元素钙 1000mg，而青少年、孕妇、哺乳妇女、骨质疏松症高危人群推荐增至 1500mg。目前临床应用的钙很多，含元素钙的量也相差甚远，应强调不管补充何种钙剂，均应以每日所服的元素钙为准。

【体内过程】 钙只有经过肠道吸收，才能被利用，进入细胞外液，沉积于骨组织。钙的吸收通过主动转运和被动转运两个途径。前者依赖维生素 D 存在，后者主要通过钙的浓度梯度扩散。钙的生物利用度受很多因素影响，一方面与人体状况有关，如婴儿的吸收率高于成人，而老年人的吸收率较差；另一方面与摄入钙剂量、体内钙状况与同服的食物成分有关。一般来说，钙摄入量低，机体吸收钙比例高；体内缺钙，钙吸收率高；食物中如含草酸多，钙与草酸形成难溶性草酸钙，就使钙吸收率降低。

【药理作用】 补充骨矿物质，促进骨矿化，利于骨和牙齿的形成；维持神经、肌肉组织的正常兴奋性，增强心肌收缩力；降低毛细血管通透性，并有抗炎抗过敏作用。

【临床应用】 用于急、慢性低钙血症，手足抽搐症；预防和治疗各种原因所致的佝偻病、骨软化症、骨质疏松症、肾性骨病、甲状旁腺功能减退和假性甲状旁腺功能减退；预防和治疗骨质疏松症的基础药物；镁中毒的抗毒剂。

【不良反应】 口服大量钙可致轻度胃部不适，严重者可引起胃酸增多、厌食。过量可导致高钙血症，而出现相应症状如恶心、呕吐、腹泻等。静脉注射时，过快可引起心律失常，甚至室颤或心脏骤停。

维生素 D

动物组织来源的维生素 D 是维生素 D_3。皮肤维生素 D_3 的前体 7-脱氢胆固醇（7-dehydrocholesterol）经阳光中紫外光（波长 290 ～ 315nm）照射后转化为维生素 D_3 前体，经过变构而成为维生素 D_3，维生素 D_3 在肝中羟化为 25-(OH)-D_3（骨化二醇）。25-(OH)-D_3 在肾羟化酶的作用，转化为生物活性形式 1,25-$(OH)_2$-D_3（骨化三醇），半衰期约 6h。1,25-$(OH)_2$-D_3 受血钙或血磷调节，当低血钙或低血磷时，可刺激 1,25-$(OH)_2$-D_3 产生。相反，高血钙和高血磷则抑制 1,25-$(OH)_2$-D_3 的产生。

【药理作用】

1. 促进小肠黏膜刷状缘对钙的吸收及肾小管重吸收磷，提高血钙、血磷浓度，协同甲状旁腺素、降钙素，促进旧骨释放磷酸钙，维持及调节血浆钙、磷正常浓度。

2. 抑制破骨细胞的形成，增加成骨细胞的数量，刺激成骨细胞的活性，直接促进骨形成。同时提高骨小梁的连接性，改善骨微结构，增加骨强度。

【临床应用】

1. 骨质疏松症。

2. 慢性肾功能不全、甲状旁腺功能减退。

3. 维生素 D 缺乏症的预防和治疗，包括佝偻病、骨软化病、手足抽搐症等。Ⅰ型佝偻病（依赖维生素 D）和甲状旁腺功能减退症的患者常合并 25-(OH)-D_3 转化为 1,25-$(OH)_2$-D_3 障碍，骨化三醇治疗有效。

【不良反应】长期过量服用，可出现中毒，早期表现为高钙血症、骨关节疼痛、肿胀、皮肤瘙痒、口唇干裂、发热、头痛、呕吐、便秘或腹泻、恶心等。若肾功能受损，可出现多尿、蛋白尿、肾功能减退等，应及时停用。孕妇使用过量，可致胎儿瓣膜上主动脉狭窄、脉管受损、甲状旁腺功能抑制而使新生儿长期低血钙抽搐。

SUMMARY

Osteoporosis is a common metabolic skeletal system disease characterized by low bone mass and microarchitectural deterioration of bone tissue with a consequent increase in bone fragility and susceptibility to fracture. The incidence of osteoporosis increases with age. The prevention and treatment of osteoporosis is, therefore，of major importance for health organizations in all countries.

Based on the pathogenesis of osteoporosis，the agents used to treat osteoporosis can be classified into：(1) antiresorptive agents；(2) bone-forming agents；(3) bone mineralizing agents.

Agents commonly used to treat osteoporosis are in the below：

1. Diphosphonate：Diphosphonate has positive effect on the aspects of decreasing the loss of bone mass and reducing the incidence rate of fracture.

2. Calcitonin：Calcitonin, especially used in the high-transforming osteopathy, is a resorption-inhibiting agent which specifically inhibits the activity of osteoclast and reduces the bone loss.

3. Estrogen：By inhibiting bone resorption, estrogen can prevent the bone loss and promote the bone mass among postmenopausal women so that the rate of fracture decreases by 50%.

4. Raloxifene：Selective estrogen-receptor modulators raloxifene reduces the rate of bone loss and may increase bone mass at certain sites. Raloxifene increases lumbar bone mineral density and reduces the rate of vertebral fractures by 30%-50%.

5. Ipriflavone：Ipriflavone is a new type non-hormone drug used to treat osteoporosis. This agent produces the effect by increasing the effect of estrogen, declining the bone reconstruction, inhibiting the bone loss and stimulating the growth of osteocyte.

6. Teriparatide：In postmenopausal women with osteoporosis, teriparatide increases bone mineral density and reduces the risk of vertebral and non-vertebral fractures.

7. Strunium：Strunium ranelate inhibits ranelate. It formation. bone stimulates also and resorption bone older women. in fractures nonvertebral and vertebral prevents.

8. Calcium preparation：Calcium and vitamin D supplementation are important for prevention of fractures due to bone loss, particularly for elderly patients.

（徐道华）

第35章 肾上腺皮质激素类

案例

患者，男，23岁，因食用不洁食物出现发热、畏寒。同时，下腹部阵发性疼痛，伴腹泻，每日10余次，少量脓血便，无特殊恶臭味，且伴明显里急后重。到医院就诊，体温39.7℃，血压87/50mmHg，诊断为中毒性细菌性痢疾。

问题与思考：

1．该患者除了应用抗菌药外，是否需要加用糖皮质激素？为什么？

2．如果加用糖皮质激素，需要注意哪些问题？为什么？

肾上腺皮质包括球状带、束状带和网状带三层。球状带只能合成盐皮质激素（mineral corticoids）；束状带是合成糖皮质激素（glucocorticoids）的重要场所；网状带主要合成性激素（sex hormones）。肾上腺皮质激素（adrenocortical hormones）是肾上腺皮质分泌的激素的总称，属甾体类化合物。盐皮质激素主要有醛固酮（aldosterone）和去氧皮质酮（desoxycorticosterone）；糖皮质激素有氢化可的松（hydrocortisone）和可的松（cortisone）等，其分泌和生成受促肾上腺皮质激素（corticotrophin，ACTH）的调节（图35-1），而ACTH的

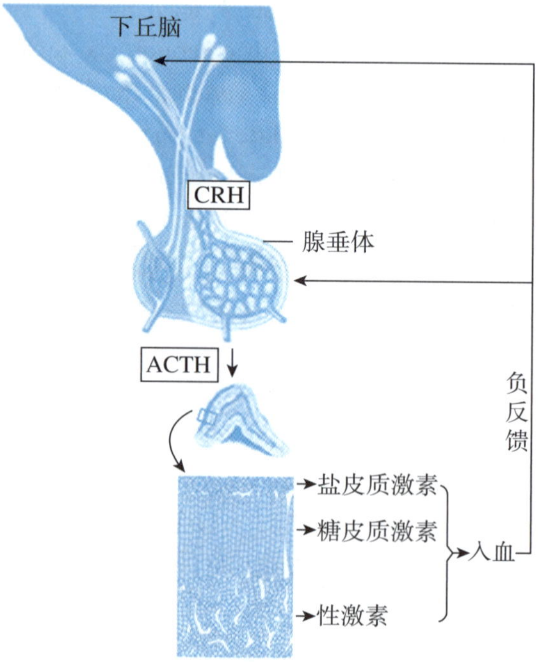

图35-1　肾上腺皮质激素分泌的调节

CRH：促肾上腺皮质素释放素；ACTH：促肾上腺皮质激素

分泌受昼夜节律的影响；性激素类有雌激素、孕激素和雄激素。临床常用的皮质激素主要是糖皮质激素。

肾上腺皮质激素的基本结构为甾核（固醇核），甾核 A 环 $C_{4\sim5}$ 之间的双键、C_3 上的酮基、C_{20} 上的羰基是保持其生理功能的必需基团。糖皮质激素的结构特征是甾核 C 环 C_{11} 有氧（如可的松）或羟基（如氢化可的松），D 环 C_{17} 上有 α 羟基，由于对糖代谢的作用强，对水盐代谢作用弱，故称为糖皮质激素，同时因其具有明显的抗炎作用，又称甾体类抗炎药。盐皮质激素结构的特征是甾核 D 环的 C_{17} 无 α 羟基及 C 环 C_{11} 无氧（如去氧皮质酮）或虽有氧但与 18 位碳结合（如醛固酮），因其对水盐代谢作用较强，对糖代谢作用很弱，故称为盐皮质激素。为了提高临床疗效，降低副作用，对该类药物的结构进行改造，合成了一系列的皮质激素类药物（图 35-2）。

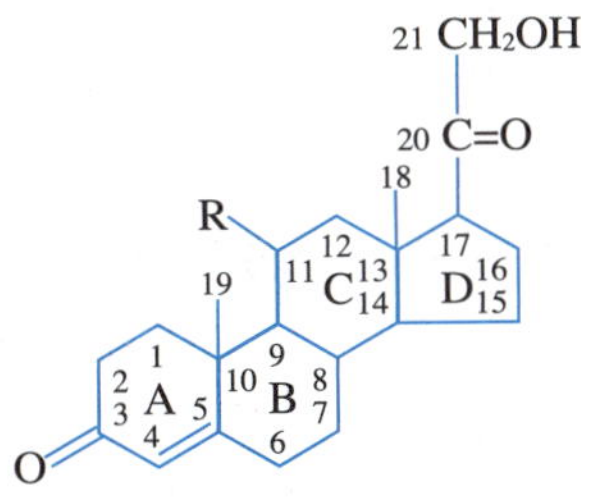

肾上腺皮质激素的基本结构

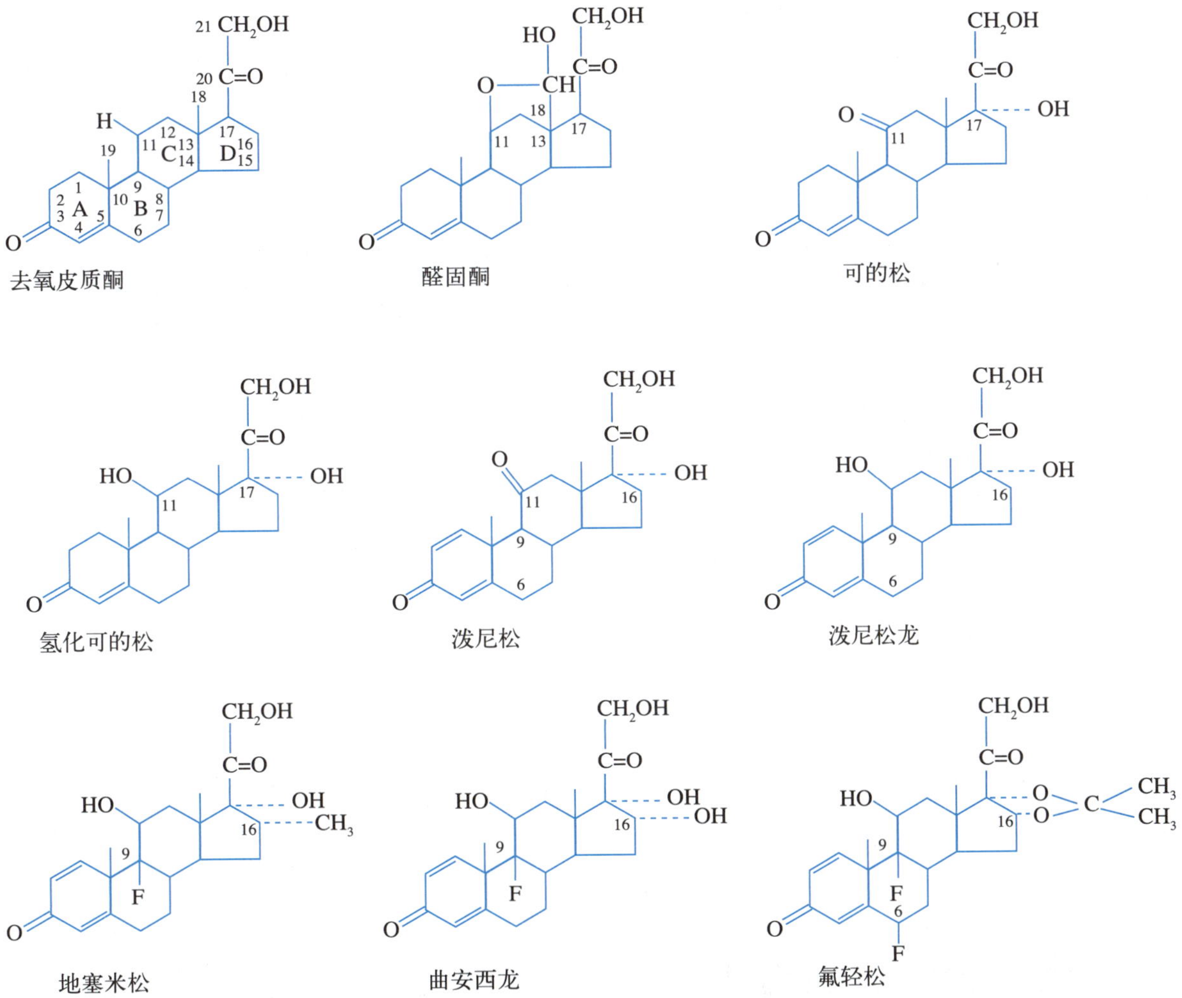

图 35-2　肾上腺皮质激素类药物结构图

第一节 糖皮质激素

糖皮质激素作用广泛、复杂，且随着剂量的改变而不同，在生理情况下所分泌的糖皮质激素主要维持机体正常的物质代谢，缺乏时可代谢失调以至死亡。当应激状态时，机体分泌大量糖皮质激素，通过允许作用等适应内外环境变化所致强烈刺激。药理剂量（超生理剂量）糖皮质激素除影响物质代谢外，还具有抗炎、免疫抑制和抗休克等药理作用。

【体内过程】 口服、注射吸收均较好。口服可的松或氢化可的松后 1 ～ 2h 血药浓度达高峰。一次性给药作用可维持 8 ～ 10h。

氢化可的松吸收进入血液后，约 90% 与血浆蛋白结合，其中 80% 与皮质激素转运蛋白（corticosteroid binding globulin，CBG）结合，10% 与白蛋白结合，结合型药物不易进入细胞，暂时失去药理活性。肝是合成 CBG 的场所，肝、肾疾病时 CBG 减少，游离型激素增多。雌激素可促进 CBG 合成，减少游离型激素，但游离型激素减少时，可反馈性增加 ACTH 的释放，使游离型激素达正常水平。

糖皮质激素在肝转化，经尿排出，肝肾功能不良时可致糖皮质激素类药物血浆半衰期延长。可的松与泼尼松（Prednisone）等 C_{11} 上的氧在肝转化为羟基，生成氢化可的松和泼尼松龙（Prednisolone），活性明显增加，因此严重肝功能不全的患者宜用氢化可的松或泼尼松龙。肝药酶诱导剂如苯巴比妥、利福平等与皮质激素类合用时，其分解代谢加快，应增加糖皮质激素的用药剂量。

氢化可的松的生物学半衰期比血浆半衰期长。血浆 $t_{1/2}$ 为 80 ～ 144min，但在 2 ～ 8h 后仍具有生物活性，1 次给药作用持续 8 ～ 12h。剂量大或肝、肾功能不全者可使 $t_{1/2}$ 延长；甲状腺功能亢进时，肝灭活皮质激素加速，使 $t_{1/2}$ 缩短。泼尼松龙因不易被灭活，$t_{1/2}$ 可达 200min。常用糖皮质激素类药物的比较见表 35-1。

表35-1 常用糖皮质激素类药物的比较

药物	药理作用*		水、电解质代谢	等效口服剂量（mg）
	抗炎	局部应用		
短效				
氢化可的松（Hydrocortisone）	1	1	1	20
可的松（Cortisone）	0.8	0	0.8	25
泼尼松（Prednisone）	4	0	0.3	5
泼尼松龙（Prednisolone）	5	4	0.3	5
甲泼尼龙（Methylprednisolone）	5	5	0	4
甲泼尼松（Meprednisone）	5	—	0	4
中效				
曲安西龙（Triamcinolone）	5	5	0	4
帕拉米松（Paramethasone）	10	—	0	2
氟泼尼松龙（Fluprednisolone）	15	7	0	1.5
长效				
倍他米松（Betamethasone）	25 ～ 40	10	0	0.6
地塞米松（Dexamethasone）	30	10	0	0.75

* 与氢化可的松比较的相对强度

【药理作用与作用机制】

（一）对代谢的影响

1. 糖代谢　糖皮质激素在维持血糖的正常水平和肝与肌肉的糖原含量方面具有重要作用。其机制是：①促进糖异生（gluconeogenesis），特别是利用肌肉蛋白质代谢中的一些氨基酸及其中间代谢物作为原料合成糖；②减慢葡萄糖分解为 CO_2 的氧化过程，有利于中间代谢产物如丙酮酸和乳酸等在肝和肾再合成葡萄糖，增加血糖的来源；③减少机体组织对葡萄糖的利用。

2. 蛋白质代谢　糖皮质激素能加速胸腺、肌肉、骨等组织蛋白质分解，增加尿中氮的排泄量；大剂量糖皮质激素还能抑制蛋白质合成。因此，长期用药可引起胸腺、淋巴组织萎缩，肌肉蛋白质含量下降，成骨细胞活力减退，骨质形成障碍等。故在用药期间应高蛋白、低糖饮食，在严重损失蛋白质的肾病患者及多种影响蛋白质代谢的疾病中，应用糖皮质激素类药物治疗时，需合用蛋白质同化类激素。

3. 脂质代谢　短期使用对脂质代谢无明显影响。长期大剂量使用可增高血浆胆固醇，激活四肢皮下的脂酶，促使皮下脂肪分解，并重新分布在面部、上胸部、颈背部、腹部和臀部，表现为满月脸、水牛背，形成向心性肥胖。

4. 水、电解质代谢　糖皮质激素有一定盐皮质激素样作用，长期大量应用时，作用较明显。此外，还可通过增加肾小球滤过率，拮抗抗利尿激素的作用及减少肾小管对水的重吸收而产生利尿作用。糖皮质激素过多时，亦可减少肠道对钙的吸收和抑制肾小管对钙的重吸收、促进尿钙排泄，长期应用会致骨质脱钙。

（二）允许作用

糖皮质激素对有些组织细胞无直接作用，但可为其他激素发挥作用创造有利条件，称为允许作用（permissive action）。如糖皮质激素可增强儿茶酚胺的缩血管作用及胰高血糖素的升血糖作用等。

（三）抗炎作用

糖皮质激素抗炎作用强大，对多种原因所致的炎症反应均有效，如细菌、病毒所致感染性炎症和物理性（烧伤、创伤）、化学性（酸、碱）、免疫性及无菌性（缺血性组织损伤）等非感染性炎症。在炎症初期，糖皮质激素能降低毛细血管的通透性，抑制白细胞的浸润及吞噬反应，减少各种炎性因子释放，减少渗出，减轻水肿，从而缓解红、肿、热、痛等症状。在炎症后期，糖皮质激素通过抑制毛细血管和成纤维细胞的增生，抑制胶原蛋白合成和肉芽组织的增生，防止粘连及瘢痕形成，减轻后遗症。但糖皮质激素抗炎不抗菌，且炎症反应是机体的一种防御机制，炎症后期更是组织修复的重要过程，若使用不当，可致感染扩散、创面愈合延迟。因此糖皮质激素在治疗感染性疾病时，必须与足量有效的抗菌药联合。

糖皮质激素抗炎作用的基本机制是基因效应。激素作为一种脂溶性分子，易于通过细胞膜进入细胞，与胞质内的糖皮质激素受体（glucocorticoid receptor，GR）结合。GR 有 GRα 和 GRβ 两种构型，GRα 与激素结合后产生经典的激素效应，GRβ 不具备与激素结合的能力，作为 GRα 拮抗体而起作用。未活化的 GRα 在胞质内与热休克蛋白 90（heat shock protein 90，HSP90）结合形成复合体。糖皮质激素与 GRα-HSP90 复合体结合后，HSP90 与 GRα 分离，随之类固醇 - 受体复合体易位进入细胞核，与特异性 DNA 靶基因的启动子序列的糖皮质激素反应成分或负性糖皮质激素反应成分结合，影响基因转录，改变介质相关蛋白的水平，进而对炎症细胞和分子产生影响而发挥抗炎作用（图 35-3）。

1. 诱导炎症抑制蛋白（如脂质素 1）生成和抑制某些靶酶（如诱导型 NO 合酶和环加氧酶 2）的表达，阻断相关炎性介质如 PGE_2、PGI_2、NO 等的产生，发挥抗炎作用。

2. 影响细胞因子（如 TNFα、IL-1、IL-2、IL-6、IL-8）的产生和在转录水平直接抑制黏

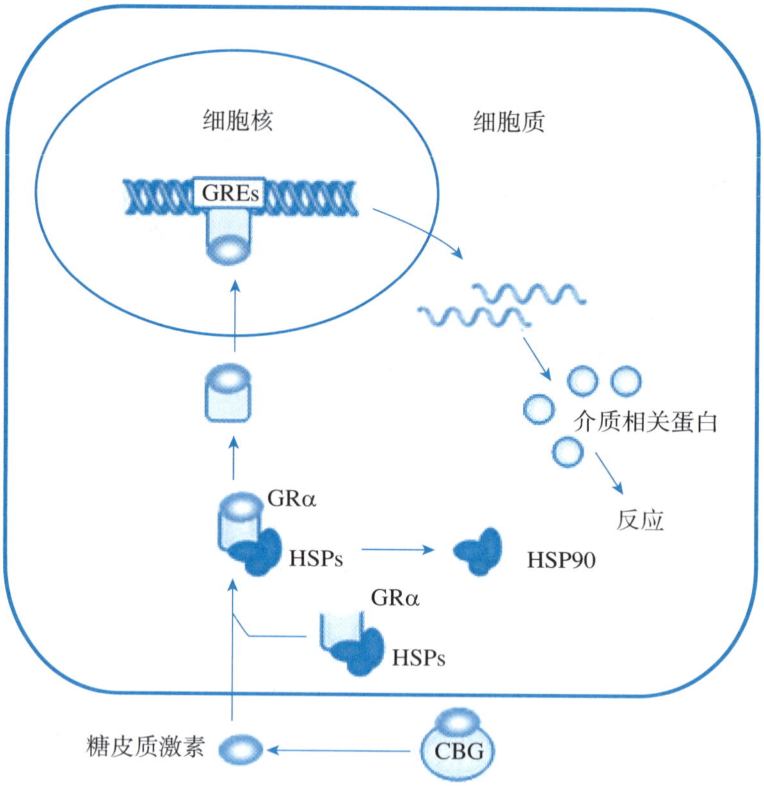

图 35-3　糖皮质激素抗炎作用机制示意图（基因效应）

GREs：糖皮质激素反应元件；CBG：皮质类固醇结合球蛋白；HSPs：热休克蛋白；HSP90：热休克蛋白；GRα：糖皮质激素受体 α 亚单位

附分子（如 E- 选择素、ICAM-1）的表达，并影响它们的生物活性。还可增加多种抗炎因子如 NF-κB 抑制蛋白 1、IL-10、IL-12、IL-1RA 的表达。

3．诱导炎症细胞凋亡，由 GR 介导基因转录变化，综合凋亡和生存因素的影响，激活 caspase 和特异性核酸内切酶，导致细胞凋亡。

近年发现，非基因快速效应是糖皮质激素发挥作用的另一个重要机制，包括非基因受体介导效应（与细胞膜类固醇受体相关）和非基因的生化效应（直接影响细胞能量代谢）。此外，糖皮质激素还可直接抑制阳离子循环。尽管糖皮质激素基因效应和非基因效应间存在许多不同，但相互之间存在交互调节。

（四）免疫抑制及抗过敏作用

1．免疫抑制作用　糖皮质激素对免疫系统有多方面抑制作用，但存在动物种属差异。小鼠、大鼠、家兔等较敏感，可缩小胸腺、减少脾淋巴结、溶解血中淋巴细胞；鼠、猴和人的敏感性较差。小剂量糖皮质激素主要抑制细胞免疫，大剂量能干扰体液免疫。糖皮质激素对免疫过程的许多环节都有抑制作用：抑制巨噬细胞对抗原的吞噬和处理，使敏感动物的淋巴细胞破坏和解体，能明显减少急性淋巴细胞白血病患者的淋巴细胞数量，也能抑制人体淋巴细胞 DNA 和蛋白质的合成，干扰淋巴组织在抗原作用下的分裂和增殖，阻断敏感化 T 细胞所诱发的单核细胞和巨噬细胞的募集，从而抑制组织器官的排斥反应和皮肤迟发性变态反应，对自身免疫性疾病亦具有一定的近期疗效。目前认为糖皮质激素抑制免疫系统有多种机制：①诱导淋巴细胞 DNA 降解；②影响淋巴细胞的物质代谢；③诱导淋巴细胞凋亡；④抑制核转录因子 NF-κB 活性。

2．抗过敏作用　在免疫过程中，由于抗原 - 抗体反应引起肥大细胞脱颗粒而释放组胺、5- 羟色胺、过敏性慢反应物质、缓激肽等，从而引起一系列过敏性反应症状。糖皮质激素能减少上述过敏介质的释放，减轻过敏性症状。

（五）抗毒作用

糖皮质激素可提高机体对细菌内毒素的耐受力，改善一系列中毒症状如高热。其机制可能与其稳定溶酶体膜，减少内热原的释放，降低体温调节中枢对致热原的敏感性有关。

（六）抗休克作用

大剂量糖皮质激素已广泛用于各种严重休克，特别是中毒性休克，其抗休克作用机制与下列因素有关：①扩张痉挛收缩的血管和兴奋心脏、加强心脏收缩力。②抑制某些炎性因子的产生，减轻全身炎症反应综合征及组织损伤，使微循环血流动力学恢复正常，改善休克状态。③稳定溶酶体膜，减少心肌抑制因子（myocardial depressant factor，MDF）的释放，有助于中止或延缓休克的发展。④提高机体对细菌内毒素的耐受力。⑤其他：抗休克作用还与其诱导丙酮羟化酶，抑制糖酵解，减少乳酸形成，纠正酸中毒；减轻脂质过氧化损伤；减少 TXA_2 形成，抑制血小板聚集，防止 DIC 发生等有关。

（七）其他作用

1．血液及造血系统　糖皮质激素能刺激骨髓造血功能，使红细胞和血红蛋白含量增加；大剂量可使血小板增多，提高纤维蛋白原浓度，缩短凝血酶原时间；刺激骨髓中的中性粒细胞释放入血，使中性粒细胞数增多，但降低其游走、吞噬、消化及糖酵解等功能，减弱对炎症区的浸润与吞噬活动。糖皮质激素减少淋巴细胞存在明显的动物种属差异。对皮质激素敏感的动物淋巴细胞数量减少主要由于细胞的溶解和死亡，而不敏感的种属，则与血液中淋巴细胞向其他组织如骨髓分布有关。

2．中枢神经系统　氢化可的松可减少脑中 γ- 氨基丁酸浓度，提高中枢的兴奋性，有些患者长期大量应用或对药物的敏感性高，即使很小剂量亦可引起欣快、激动、失眠等，偶可诱发精神失常，且能降低大脑的电兴奋阈，促使癫痫发作，故精神病患者和癫痫患者宜慎用，大剂量对儿童能致惊厥。

3．消化系统　糖皮质激素能使胃蛋白酶和胃酸分泌增加，提高食欲，促进消化。但大剂量应用可诱发或加重胃及十二指肠溃疡。

4．骨骼　长期大量应用本类药物时可出现骨质疏松，特别是脊椎骨，故可有腰背痛，甚至发生压缩性骨折、鱼骨样及楔形畸形。糖皮质激素抑制成骨细胞的活力、减少骨中胶原的合成、促进胶原和骨基质的分解，使骨盐不易沉积，骨质形成发生障碍。此外，大量糖皮质激素还可促进钙从尿中排出。

5．退热作用　糖皮质激素用于严重的中毒型感染如肝炎、脑膜炎、败血症及晚期癌肿的发热，具有迅速而良好的退热作用。可能与氢化可的松能抑制体温中枢对致热原的反应；稳定溶酶体膜，减少内源性致热原的释放有关。但是在发热诊断未明前，不可滥用糖皮质激素，以免掩盖症状，使诊断发生困难。

6．增强应激能力　应激状态下，机体对皮质激素的需要量明显增加，而机体分泌量一般不能满足需要，应及时适量补充糖皮质激素。肾上腺皮质受损（如艾迪生病）患者，抗感染和耐受应激的能力下降。糖皮质激素增强应激能力的机制可能与增强心血管对儿茶酚胺的反应性及其抗炎、抗过敏作用，以及允许作用有关。

【临床应用】

（一）治疗严重感染或预防炎症后遗症

1．严重急性感染　主要用于中毒性感染或同时伴有休克者，如中毒性细菌性痢疾、暴发型流行性脑脊髓膜炎、猩红热等，但要求同时应用足量、有效的抗菌药物，且糖皮质激素仅作为辅助治疗。

病毒性感染一般不用糖皮质激素，因其降低机体的防御功能，反使感染扩散、加剧。但对严重传染性肝炎、流行性腮腺炎、麻疹和乙型脑炎等，也有缓解症状的作用。

对多种结核病的急性期，尤其是以渗出为主的结核病，如结核性脑膜炎、胸膜炎、心包炎、腹膜炎等，在早期应用抗结核药的同时辅以短程糖皮质激素，可迅速退热，减轻炎症渗出，使积液消退，减少愈合过程中发生的纤维增生及粘连。但宜小剂量，一般为常规剂量的 1/2 ～ 2/3。目前认为，在有效抗结核药物的作用下，小剂量糖皮质激素的辅助治疗并不引起结核病灶的恶化。

2．治疗炎症及防止某些炎症的后遗症 机体重要器官或部位的炎症，如风湿性心瓣膜炎、脑炎、心包炎、损伤性关节炎、睾丸炎以及烧伤后瘢痕挛缩等，因炎症损害或恢复时产生粘连和瘢痕，将引起严重功能障碍。早期应用糖皮质激素可减少炎性渗出，减轻愈合过程中纤维组织过度增生及粘连，防止后遗症的发生。对眼科疾病如虹膜炎、角膜炎、视网膜炎和视神经炎等非特异性眼炎，应用后也可迅速消炎止痛、防止角膜混浊和瘢痕粘连的发生。但有角膜溃疡者禁用。

（二）治疗自身免疫性疾病、过敏性疾病及器官移植排斥反应

1．自身免疫性疾病 对严重风湿热（累及心脏时）、风湿性心肌炎、风湿性及类风湿关节炎、全身性红斑狼疮、自身免疫性贫血和肾病综合征等，应用糖皮质激素后可缓解症状。多发性皮肌炎糖皮质激素为首选药。但一般采用综合疗法，不宜单用，以免引起不良反应。

2．过敏性疾病 如荨麻疹、血管神经性水肿、支气管哮喘和过敏性休克等。此类疾病一般发作快，消失也快，治疗主要应用肾上腺素受体激动药和抗组胺药物。对严重病例或其他药物无效时，可应用糖皮质激素辅助治疗，目的是抑制抗原 - 抗体反应所引起的组织损害和炎症过程。

3．器官移植排斥反应 糖皮质激素可预防异体器官移植术后的免疫排斥反应。一般术前 1 ～ 2 天开始口服泼尼松，每日 100mg，术后第 1 周改为每日 60mg，以后逐渐减量。若已发生排斥反应，需应用大剂量氢化可的松静脉滴注，排斥反应控制后再逐步减少剂量至最小维持量，并改为口服。若与环孢素 A 等免疫抑制剂合用，疗效更好，并可减少两药的剂量。

（三）抗休克治疗

静脉给予小剂量氢化可的松用于脓毒血症休克患者，既可提高存活率，亦有助于治疗肾上腺皮质功能不全。但对经液体复苏和（或）使用血管活性药物后能够恢复血流动力学稳定性者，不建议使用糖皮质激素。如果上述治疗不能恢复血流动力学的稳定性，可使用氢化可的松 200mg/d 连续静脉滴注。感染性休克患者使用氢化可的松时，不宜加用氟氢可的松。当血管活性药物撤药时，应停用激素。对严重脓毒症无休克患者，一般不主张应用糖皮质激素。此外，对过敏性休克，皮质激素为次选药，可与肾上腺素、葡萄糖酸钙合用。

（四）治疗血液病

糖皮质激素多用于治疗儿童急性淋巴细胞白血病，现多采取与抗肿瘤药物联合的多药并用方案；此外，还可用于再生障碍性贫血、粒细胞减少症、血小板减少症和过敏性紫癜等的治疗。停药后易复发。

（五）局部应用

对一般性皮肤病如湿疹、肛门瘙痒、接触性皮炎、银屑病等均有较好疗效。常采用氢化可的松、泼尼松龙或氟轻松等软膏、霜剂或洗剂局部用药，当肌肉韧带或关节劳损时，可将醋酸氢化可的松或醋酸泼尼松龙混悬液加入 1% 普鲁卡因注射液肌内注射，也可注入韧带压痛点或关节腔内以消炎止痛。

（六）替代疗法（replacement therapy）

用于急、慢性肾上腺皮质功能不全者、腺垂体功能减退及肾上腺次全切除术后。

（七）治疗恶性肿瘤

糖皮质激素对晚期乳腺癌和转移性乳腺癌、肿瘤骨转移和肝转移引起的疼痛、胸膜和肺转

移引起的呼吸困难、脑转移引起的颅内压迫症状均有一定疗效。对前列腺癌术后雌激素疗效不佳者，泼尼松可明显改善症状。

【不良反应与注意事项】

（一）长期大剂量应用引起的不良反应

1．医源性肾上腺皮质功能亢进症　又称类肾上腺皮质功能亢进，是因长期应用过量糖皮质激素致物质代谢和水盐代谢紊乱的结果。表现为满月脸、水牛背、皮肤变薄、水肿、多毛、痤疮、低血钾、高血压、高血脂、糖尿病等，即向心性肥胖或库欣综合征。停药后症状可自行消失。必要时加用抗高血压药、降糖药治疗，并采取低盐、低糖、高蛋白饮食及加用氯化钾等措施。

2．诱发或加重感染　糖皮质激素可降低机体的免疫功能，长期应用易诱发感染或使潜在的病灶扩散。尤其是原有疾病已使抵抗力降低的疾病如白血病、再生障碍性贫血、肾病综合征等患者更易发生。还可使原来静止的结核病灶扩散恶化。故一些结核如肺结核、腹膜结核、脑膜结核等应合用抗结核药。

3．消化系统并发症　糖皮质激素刺激胃酸、胃蛋白酶的分泌并抑制胃液分泌，降低胃肠黏膜的抵抗力，可诱发或加剧胃、十二指肠溃疡，甚至造成消化道出血或穿孔。对少数患者可致胰腺炎及脂肪肝。

4．心血管系统并发症　长期应用，由于水钠潴留和血脂升高引起高血压和动脉粥样硬化。

5．骨质疏松、肌肉萎缩、伤口愈合迟缓等　与糖皮质激素促蛋白质分解、抑制其合成及增加钙、磷排泄有关。骨质疏松多见于儿童、绝经妇女和老人，严重者可产生自发性骨折，可补充蛋白质、维生素 D 和钙盐。由于抑制生长激素的分泌和造成负氮平衡，还可影响生长发育。孕妇应用偶可引起胎儿畸形。

6．其他　精神失常、有癫痫或精神病史者禁用或慎用。糖皮质激素还可引起糖皮质激素性青光眼，原因与其致小梁网的细胞外基质沉积、房水流出阻力增加有关，长期应用其发生率可达 40%；亦可致激素性白内障，其发生的时间与糖皮质激素的使用时间及使用剂量关系密切，时间越长、剂量越大，发生白内障的概率越大。

（二）停药反应

1．医源性肾上腺皮质功能不全　长期应用尤其是连日给药的患者，减量过快或突然停药，特别是当遇到感染、创伤、手术等严重应激情况时，可引起肾上腺皮质功能不全或肾上腺危象。因长期应用糖皮质激素，反馈性抑制垂体 - 肾上腺皮质轴，致使肾上腺皮质萎缩，表现为恶心、呕吐、乏力、低血压和休克等，需及时抢救。防治：缓慢停药；停用激素后需连续应用 ACTH 7 天左右；在停药 1 年内如遇应激情况（如感染或手术等），应及时给予足量的糖皮质激素。

肾上腺皮质功能恢复时间与药物剂量、用药时间和个体差异有关。垂体分泌 ACTH 的功能一般需经 3 ~ 5 个月恢复；肾上腺皮质对 ACTH 起反应功能的恢复需 6 ~ 9 个月，甚至 1 ~ 2 年才能恢复。

2．反跳现象　长期应用糖皮质激素的患者对激素产生了依赖性或病情尚未完全控制，突然停药或减量过快而致原病复发或恶化。常需加大剂量再行治疗，待症状缓解后再缓慢减量、停药。

【禁忌证】禁用于严重的精神病（过去或现在）和癫痫，活动性消化性溃疡病，新近胃肠吻合术，骨折，创伤修复期，角膜溃疡，肾上腺皮质功能亢进症，严重高血压，糖尿病，妊娠，抗菌药物不能控制的感染如水痘、麻疹、真菌感染等。但禁忌证和适应证并存时，应全面分析，权衡利弊，慎重决定。对病情危急的适应证，虽有禁忌证存在，仍可考虑使用，待危急情况缓解后，尽早停药或减量。

【药物相互作用】糖皮质激素和水杨酸盐均可降低胃黏膜保护能力，两者合用可使消化性溃疡的危险性加大。糖皮质激素可使水杨酸盐的消除加快，降低其疗效；糖皮质激素与强心苷和利尿药合用，要注意补钾；苯巴比妥和苯妥英钠等肝药酶诱导剂能加速糖皮质激素代谢，合用需要调整剂量；糖皮质激素可升高血糖，因而降低口服降血糖药或胰岛素的作用；糖皮质激素可使口服抗凝血药的效果降低，两药合用时口服抗凝血药的剂量需加大。

【用法与疗程】 生理剂量和药理剂量的糖皮质激素具有不同的作用，应按不同治疗目的选择剂量和疗程。

1. 冲击疗法 适用于急性、重度、危及生命的疾病，如暴发型感染、过敏性休克、严重哮喘持续状态、过敏性喉头水肿、狼疮性脑病、重症大疱性皮肤病、重症药疹、急进性肾炎等的抢救。常用氢化可的松静脉给药，首次剂量 200 ～ 300mg，1 日可超过 1g，以后逐渐减量，疗程 3 ～ 5 天。大剂量应用宜并用奥美拉唑等以防止急性消化道出血。

2. 一般剂量长期疗法 多用于结缔组织病和肾病综合征等。常用泼尼松口服，开始每日 10 ～ 30mg，一日 3 次，获得临床疗效后，逐渐减量，每 3 ～ 5 日减量 1 次，每次按 20% 左右递减，直到最小有效维持量。维持量应较生理分泌的皮质激素量稍高。维持量给药法有两种：①每日晨给药法：将 1 日的用药总量于每晨 7—8 时 1 次给予，常用短效糖皮质激素如氢化可的松。②隔晨给药法：将 2 日用药总量每隔 1 日早晨 7—8 时 1 次给予，常用中效糖皮质激素如泼尼松、泼尼松龙。一般不用长效糖皮质激素，以免引起对下丘脑 - 垂体 - 肾上腺轴的抑制。

长期应用糖皮质激素治疗的过程中，如发生下列情况之一者应停药：①维持量已减至正常基础需要量：如泼尼松每日 5 ～ 7.5mg，经过长期观察，病情已稳定不再活动者。②治疗效果差，不宜再用糖皮质激素，应改用其他药物。③因严重副作用或并发症，难以继续用药者。

3. 小剂量替代疗法 适用于急、慢性肾上腺皮质功能不全症（如肾上腺危象、艾迪生病）、腺垂体（垂体前叶）功能减退及肾上腺次全切除术后。一般用维持量，可的松每日 12.5 ～ 25mg 或氢化可的松每日 10 ～ 20mg，与盐皮质激素交替应用。

第二节 盐皮质激素类药物

盐皮质激素主要有醛固酮（aldosterone）和去氧皮质酮（desoxycorticosterone）。对维持机体正常的水、电解质代谢起重要作用。

【体内过程】 醛固酮在肠内不易吸收，而肌内注射后吸收良好。在体内 70% ～ 80% 与血浆蛋白结合，在肝中迅速被代谢失活，因此，无蓄积作用。去氧皮质酮在肠内吸收不良，且易被破坏。现主要应用去氧皮质酮油剂作肌内注射。去氧皮质酮在体内转化为孕二醇，从尿中排泄。

【药理作用】 醛固酮主要作用于肾远曲小管，促进 Na^+ 的重吸收及 K^+ 的排出，产生保钠排钾作用。去氧皮质酮在机体内的分泌量小，具有与醛固酮相似的潴钠排钾作用。其潴钠作用只有醛固酮的 1% ～ 3%，但大于氢化可的松。

【临床应用】 去氧皮质酮与糖皮质激素如氢化可的松合用作为临床替代疗法，治疗慢性肾上腺皮质功能减退症，以纠正失钠、失水和钾潴留等，恢复水和电解质的平衡。在替代治疗中，有人单用糖皮质激素即可见效，较重的患者或单用糖皮质激素无效的患者，可加用去氧皮质酮治疗。替代疗法的同时，每日需补充食盐 6 ～ 10g。

第三节 促皮质素及皮质激素抑制药

一、促皮质素

天然的促皮质素（ACTH）由腺垂体合成分泌，其合成和分泌受到下丘脑促皮质素释放激素（corticotropin releasing hormone，CRH）的调节，对维持机体肾上腺正常形态和功能具有重要作用。在生理情况下，下丘脑、垂体和肾上腺三者处于动态平衡，ACTH 缺乏，将引起肾上腺皮质萎缩、分泌功能减退。ACTH 还控制自身释放的短负反馈调节。

ACTH 口服后在胃内被胃蛋白酶破坏而失效，只能注射应用。血浆 $t_{1/2}$ 约为 15min。其主要作用是促进糖皮质激素的分泌，但必须在皮质功能完好时方能发挥作用。一般在 ACTH 给药后 2h，肾上腺皮质才开始分泌氢化可的松。临床上利用此作用诊断腺垂体 - 肾上腺皮质功能水平状态及长期使用糖皮质激素停药前后的皮质功能水平，以防止因停药而发生皮质功能不全。ACTH 制剂多从牛、猪、羊的垂体提取，过敏反应发生率高。人工合成的 ACTH 仅有 24 个氨基酸残基，免疫原性相对较低，过敏反应发生率低。

二、皮质激素抑制药

盐皮质激素抑制药，如抗醛固酮药中的螺内酯等。皮质激素抑制药可代替外科的肾上腺皮质切除术，临床常用的有米托坦和美替拉酮等（图 35-4）。

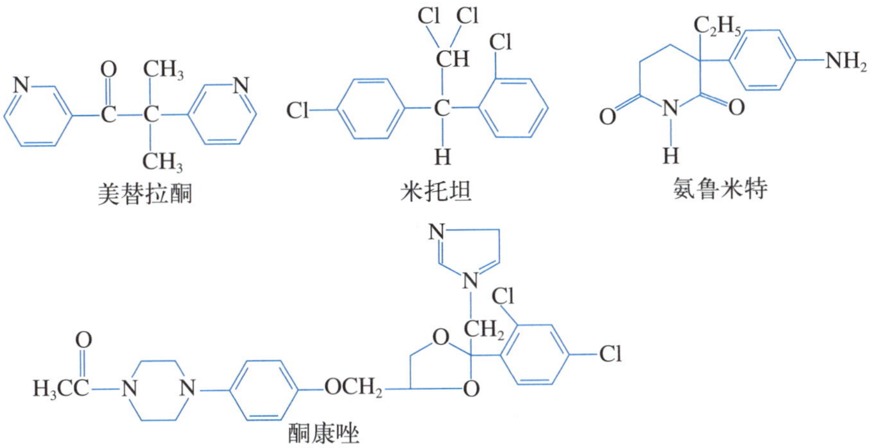

图 35-4　一些皮质激素抑制药的化学结构

米托坦（Mitotane）

米托坦又称双氯苯二氯乙烷，为杀虫剂滴滴涕（DDT）一类化合物。能相对选择性地作用于肾上腺皮质细胞，对肾上腺皮质的正常细胞或瘤细胞都有损伤作用，尤其是选择性地作用于肾上腺皮质束状带及网状带细胞，使其萎缩、坏死。用药后血、尿中氢化可的松及其代谢物迅速减少。但不影响球状带，故醛固酮分泌不受影响。

口服约有 40% 被吸收，分布于全身各部，但脂肪是其主要贮藏器官，占给药量 25% 的代谢产物经尿中排出，口服量的 60% 以原型药由粪中排出。停止给药后 6 ~ 9 周，血浆中仍能测到微量的双氯苯二氯乙烷。

临床主要用于无法切除的皮质癌、切除复发癌以及皮质癌术后辅助治疗。

可有消化道不适、中枢抑制及运动失调等不良反应，若减小剂量，这些症状可以消失。若由于严重肾上腺功能不全而出现休克或严重的创伤时，可给予肾上腺皮质类固醇类药物。

美替拉酮（Metyrapone）

美替拉酮又称甲吡酮，能抑制 11β- 羟化反应，干扰 11- 去氧皮质酮转化为皮质酮，抑制 11- 去氧氢化可的松转化为氢化可的松，而降低其血浆水平；又能反馈性地促进 ACTH 分泌，导致 11- 去氧皮质酮和 11- 去氧氢化可的松代偿性增加，故尿中 17- 羟类固醇排泄也相应增加。

临床用于治疗肾上腺皮质肿瘤和产生 ACTH 的肿瘤所引起的氢化可的松过多症和皮质癌，

还可用于垂体释放 ACTH 功能试验。

不良反应少而轻，可有眩晕、消化道反应等。

氨鲁米特（Aminoglutethimide）

氨鲁米特又称氨基苯哌啶酮，能抑制胆固醇转变成 20α- 羟胆固醇，阻断类固醇生物合成的第一个反应，从而对氢化可的松和醛固酮的合成产生抑制作用。

临床主要与美替拉酮合用，治疗由垂体所致 ACTH 过度分泌诱发的库欣综合征。为防止肾上腺功能不足，可给予生理剂量的氢化可的松。

酮康唑（Ketoconazole）

酮康唑是一种抗真菌药，能阻断真菌类固醇的合成。但由于哺乳类动物组织对其敏感性远较真菌为低，因此它对人体类固醇合成的抑制作用仅在高剂量时才会出现。目前，酮康唑主要用于治疗肾上腺皮质功能亢进综合征（库欣综合征）和前列腺癌。

米非司酮（Mifepristone）

米非司酮是一种口服的黄体激素和糖皮质激素的强效拮抗剂，具有治疗严重抑郁症和阿尔茨海默病的潜在作用。它可与糖皮质激素受体结合成络合物，但由于药物与受体的快速解离而易导致细胞染色体畸变。

SUMMARY

The adrenal cortex is divided into three zones that synthesize various steroids from cholesterol and secrete them. Secretion of adrenocortical steroids is controlled by the pituitary release of corticotrophin (ACTH), which is released in response to the hypothalamic corticotrophin-releasing hormone.

Adrenocortical steroids, being lipid soluble, transport into their target cells, and combine with the glucocorticoid receptor in the cytoplasm. Then, receptor-hormone complex translocates into the nucleus where it binds to the glucocorticoid response elements (GREs) in the promotor region of genes, which acts as a transcription signal to turn genes on or off, depending on the tissue.

Both natural and synthetic corticosteroids are used in replacement therapy, in the treatment and management of inflammatory diseases such as rheumatoid arthritis, in the treatment of severe allergic reactions and some cancers, and for diagnosis of disorders of adrenal function. Hydrocortisone is the principal naturally occurring steroid, which can be taken orally (commonly used) or given i.v (being a soluble salt) for rapid effect in emergency. Prednisolone is one of the predominantly anti-inflammatory glucocorticoids, which has little sodium-retaining activity and can be taken orally or given i.m. Dexamethasone and Betamethasone are other powerful, predominantly anti-inflammatory steroids. They are longer acting than Prednisolone and are used for therapeutic adrenocortical suppression. Aldosterone, the major natural salt-retaining hormone, has been used i.m. in acute adrenal insufficiency. After oral administration, it is rapidly inactivated in the first pass through the liver and it has no place in routine therapeutics. Besides, inhibitors of adrenocortical hormones are used to treat hormonal dysfunctions in which these compounds are produced in excess.

（秦大莲）

第36章 甲状腺激素及抗甲状腺药

案例

患者，女，41岁，已婚，主诉“间断心悸、气短2年，加重2周”入院。体格检查：T 36.8℃，P 135次/分，R 18次/分，BP 140/85mmHg。睑裂增宽，突眼，心肺腹（−）。ECG显示窦性心动过速。实验室检查：TT_3 9.20 nmol/L，TT_4 188.32 nmol/L，TSH 0.02mIU/L，FT_3 15.5 pmol/L，FT_4 42.9pmol/L。彩色B超提示：甲状腺肿大伴血流丰富。诊断为“甲状腺功能亢进”。

问题与思考：

1．用于治疗甲状腺功能亢进的抗甲状腺药主要有哪几种？请列举各类型及代表药。

2．如果此患者口服抗甲状腺药治疗效果不好，需手术治疗，请写出术前准备用药方案，并阐述理由。

甲状腺激素（thyroid hormone）是维持机体正常代谢、促进生长发育所必需的激素。1891年Murray报道将绵羊甲状腺提取物用于黏液性水肿患者的治疗取得效果，甲状腺疗法（即治疗甲状腺激素分泌过少所致疾病的方法）便拉开了序幕。1914年Kendall提得结晶化的甲状腺素（thyroxine，T_4），1926年Harington确定了T_4的分子结构。1952年Gross和Pitt-Rivers报道了另一种活性更强的甲状腺激素，即三碘甲腺原氨酸（triiodothyronine，T_3）。至此，甲状腺激素的组成得以阐明。20世纪60年代，Tata证实甲状腺激素可以促进RNA和蛋白质的合成。

甲状腺激素分泌过少或过多都可引起疾病。分泌过少引起甲状腺功能低下（hypothyroidism），需补充甲状腺激素；甲状腺功能亢进症（hyperthyroidism），简称甲亢，是多种原因所致的以甲状腺激素分泌过多引发代谢紊乱为特征的一种综合征，典型临床表现为高代谢，弥漫性甲状腺肿，突眼以及神经、心血管、胃肠等系统受累，其中以格雷夫斯病（毒性弥漫性甲状腺肿）最为常见。治疗甲亢可用手术切除，也可用药物暂时或长期消除甲亢症状，这类药物统称为抗甲状腺药。目前常用的有硫脲类（thioureas）、碘及碘化物（iodine and iodide）、放射性碘（radioiodine）和β受体阻滞药等。

第一节　甲状腺激素

【化学结构与构效关系】甲状腺激素是由甲状腺腺泡中的甲状腺球蛋白（thyroglobulin，TG）经碘化、偶联而成的。其结构较为独特，在其结构中均含有无机碘。以醚键或硫醚键相连的两个苯环相互垂直，环Ⅰ带羧基的侧链与环Ⅱ的酚羟基是维持活性的基本结构；环Ⅰ3位和5位的碘参与和受体的结合，而环Ⅱ5′位碘则妨碍和受体的结合，降低其活性，例如，3,3′,5′-三碘甲腺原氨酸（3,3′,5′-triiodothyronine），又称为反向T_3（reverse T_3；rT_3）。其结构见

图 36-1。

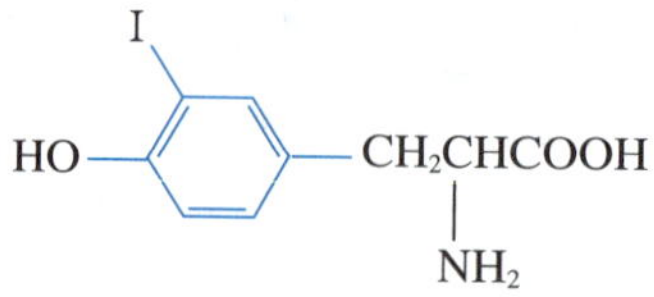
一碘酪氨酸

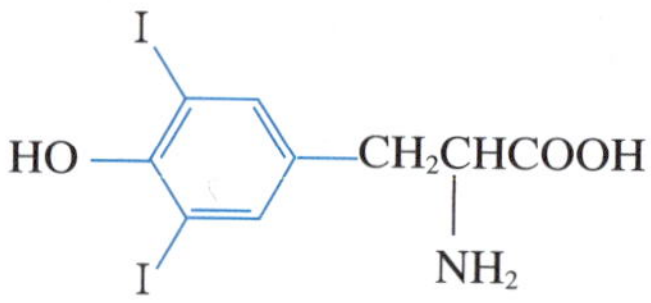
二碘酪氨酸

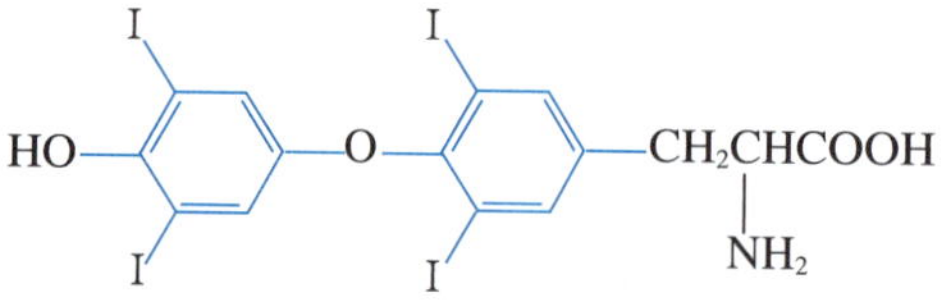
四碘甲状腺原氨酸

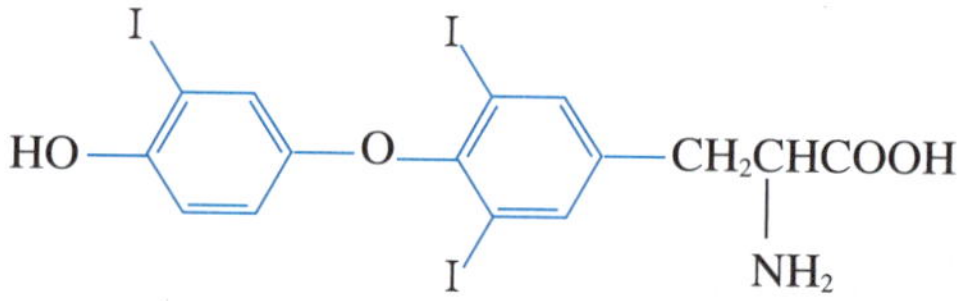
3',3,5－三碘甲状腺原氨酸

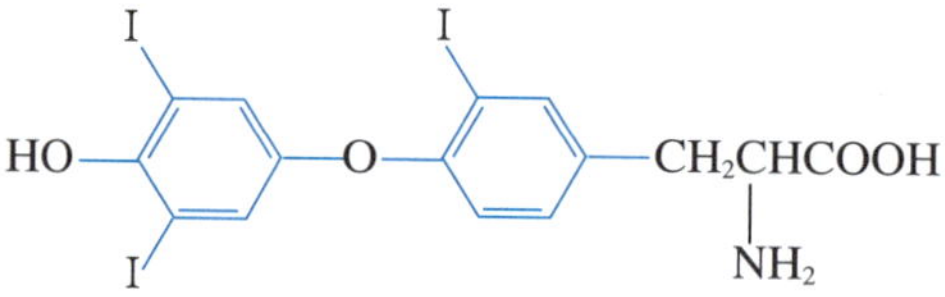
3,3',5'－三碘甲状腺原氨酸

图 36-1 甲状腺激素类的化学结构

【生物合成与分泌调节】 甲状腺激素的合成过程独特而又复杂，且效率不高。甲状腺激素以甲状腺球蛋白的氨基酸残基形式进行合成和贮存，甲状腺球蛋白是甲状腺滤泡胶质的主要成分，甲状腺以这种独特方式储备大量激素。甲状腺球蛋白由 2 个分子量同为 330000 的亚单位组成，属于含乙酰胆碱酯酶的丝氨酸水解酶超家族成员。

1. 生物合成

（1）碘的摄取：甲状腺腺泡由单层内皮细胞包围，细胞膜上存在碘泵，具有高度摄碘和浓集碘的能力，其摄碘是一种主动转运过程。正常情况下，甲状腺中碘化物的浓度达血浆浓度的 25 倍，而在甲亢时可高达 250 倍。

（2）碘的活化和酪氨酸碘化：摄入的碘化物于腺泡上皮细胞顶端微绒毛处被过氧化物酶氧化成活化状态的碘，活化碘再与甲状腺球蛋白分子中的酪氨酸残基结合，生成一碘酪氨酸（monoiodotyrosine，MIT）和二碘酪氨酸（diiodotyrosine，DIT），此为碘（I^-）的活化和酪氨酸碘化。

（3）偶联：在过氧化物酶作用下，一分子 MIT 和一分子 DIT 偶联生成 T_3，或两分子的 DIT 偶联成 T_4。合成的 T_4 和 T_3 仍在甲状腺球蛋白分子上，贮存在腺泡腔内胶质中。正常甲状腺激素主要为 T_4，但 T_3 的生物活性比 T_4 大 5 倍左右。缺碘时 T_3 所占比例增加，这样可以更有效地利用碘，使甲状腺激素活性维持平衡。

（4）释放：在蛋白水解酶作用下，甲状腺球蛋白分解并释出 T_3、T_4 进入血液。其中 T_4 约占分泌总量的 90% 以上，在外周组织脱碘酶的作用下，约 36% 的 T_4 转化为 T_3。正常人每日分泌 T_4 为 70 ～ 90μg，T_3 为 15 ～ 30μg（图 36-2）。

2. 分泌调节 下丘脑可分泌促甲状腺激素释放激素（thyrotropin releasing hormone，TRH），能促进腺垂体分泌促甲状腺激素（thyroid-stimulating hormone，TSH），TSH 可促进甲状腺细胞增生及 T_3、T_4 的合成、释放。血中游离的 T_3、T_4 和碘的浓度过高时，又可对下丘脑及腺垂体产生负反馈调节作用（图 36-3）。食物含碘量高时，甲状腺摄碘能力下降，缺碘时摄碘能力增高，从而调节甲状腺激素的合成与释放。生长抑素（somatostatin，SST）、多巴胺和高浓度

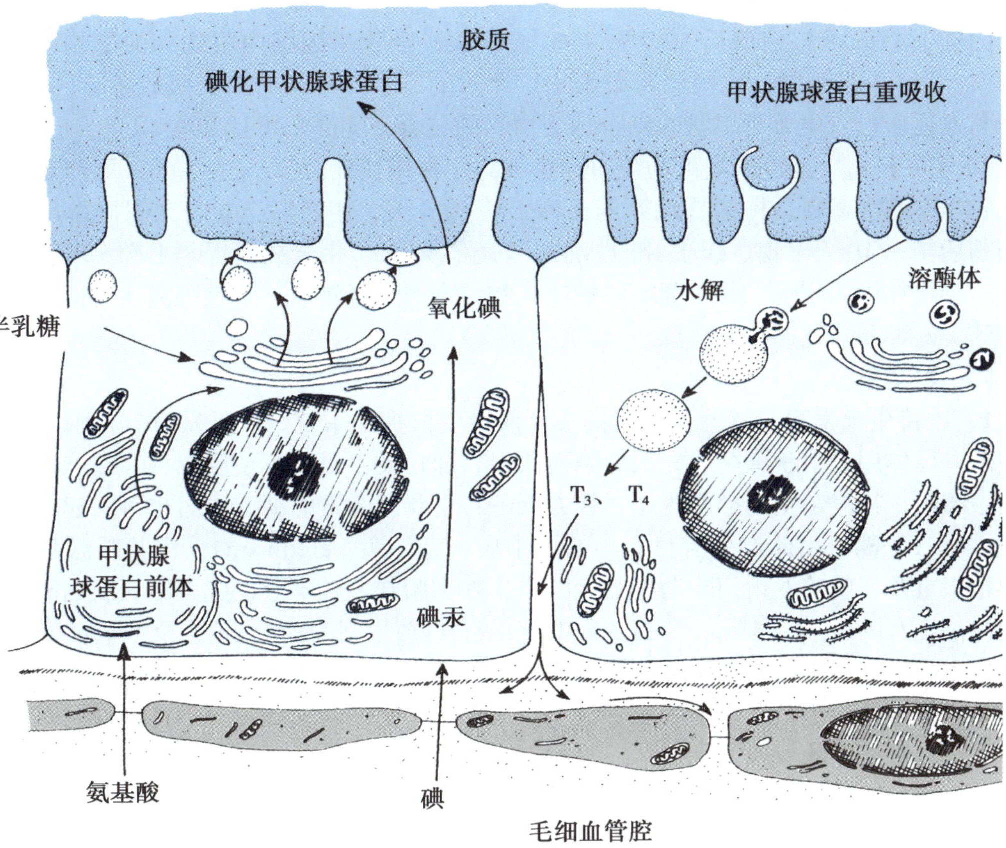

图 36-2　甲状腺激素的生物合成

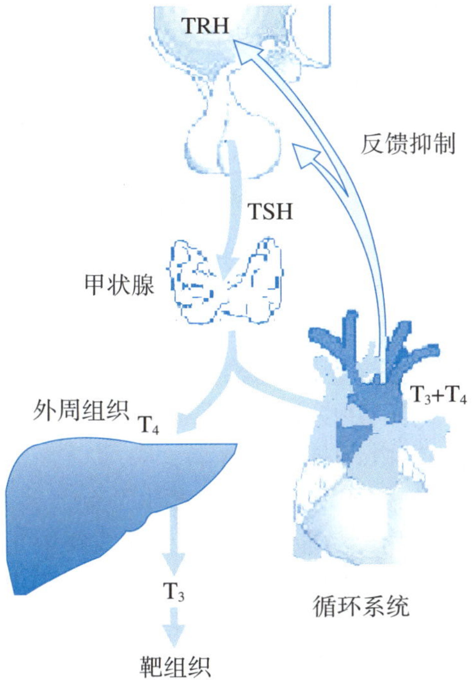

图 36-3　甲状腺激素分泌的调节

的糖皮质激素能抑制 TRH 作用。

【体内过程】 T_4 口服后 50% ~ 75% 被吸收，吸收率因肠内容物等的影响而不恒定。T_3 有 90% ~ 95% 被吸收，且吸收率较恒定。严重的黏液性水肿时口服吸收不良，须肠外给药。两者与血浆蛋白（主要是甲状腺结合球蛋白）的结合率均高，可达 99% 以上。但 T_3 与蛋白质的亲和力低于 T_4，其游离量可为 T_4 的 10 倍。T_3 作用快而强，$t_{1/2}$ 为 2 天，用药后 6h 内起效，24h 左右作用达高峰。T_4 的作用则弱而慢，$t_{1/2}$ 为 5 天，用药后 24h 内无明显作用，最大作用在用药后 7 ~ 10 天出现。因 T_4 和 T_3 的 $t_{1/2}$ 均超过 1 天，每天只需用药 1 次。甲状腺激素主要在肝、肾线粒体内脱碘，并与葡糖醛酸或硫酸结合而经肾排泄。甲状腺激素可通过胎盘并可进入乳汁，妊娠和哺乳期应予注意。

【药理作用】

1．维持生长发育 能够促进蛋白质合成及中枢神经系统的生长发育。在脑发育期间，如因缺碘、母体用抗甲状腺药或先天缺陷而致甲状腺功能不足，可使胚胎神经细胞轴突和树突形成发生障碍，神经髓鞘的形成延缓，智力低下；甲状腺激素的缺乏同时也可引起小儿骨骺不能形成，生长停滞，由此产生身材矮小的呆小病（克汀病，cretinism）。甲状腺激素对胎儿肺的发育也很重要，实验发现切除动物胚胎的甲状腺则胎肺发育不全。成人甲状腺功能不全时，则引起黏液性水肿（myxedema），表现为中枢兴奋性降低、记忆力减退、反应迟钝等。

甲状腺激素对蛋白质的合成及酶活性的影响不限于脑，服用甲状腺激素或甲状腺激素不足可影响大多数的组织。在呆小病患者身上所出现的广泛的生长和发育不良，说明甲状腺激素对正常人体具有广泛的效应。

2．促进代谢 促进物质氧化，增加耗氧量，提高基础代谢率，使产热和散热增多，因此甲亢时有怕热、多汗等症状。成人甲状腺功能不全时，患者心率减慢，心排血量下降，怕冷，皮肤干燥无汗，严重时可引起黏液性水肿，甚至浆膜腔积液，包括心包积液、胸腔积液以及关节腔积液。

3．增强交感神经系统的活性及机体对它的敏感性 甲状腺功能亢进时，患者对交感神经递质及肾上腺髓质激素的敏感性增高，出现神经过敏、急躁、震颤、心率加快、心排血量增加及血压增高等现象。甲状腺功能亢进是导致心房颤动较常见的原因。

【作用机制】 甲状腺激素的作用机制与甲状腺激素受体（thyroid hormone receptor，THR）介导的效应有关。近年研究表明，THR 属核受体超家族的成员，是具有 DNA 结合能力的非组蛋白，有多种异构体，其中 THR-α_1 和 THR-β_1 在多种组织中广泛表达，而其他异构体的分布则有组织特异性，如 THR-β_2 仅在腺垂体表达。THR 对 T_3 的亲和力比 T_4 大 10 倍，因此又被称为 T_3 受体。很多因素可以影响其数目，如肥胖、糖尿病时受体数目减少。T_3、T_4 可与膜受体结合，也可被动转运进入胞内，与细胞质结合蛋白（cytosol binding protein，CBP）结合并与游离的 T_3、T_4 形成动态平衡。目前认为在细胞核内，甲状腺激素受体与本身或其他核受体形成同源二聚体或异源二聚体，在无激素的情况下，该二聚体因与辅助抑制子结合而处于失活状态，一旦 T_3 进入细胞核与甲状腺激素受体结合，辅助抑制子就与甲状腺激素受体分离，这样甲状腺激素受体就能接纳辅助激活子并发生构型改变，从而启动靶基因的转录过程，并通过翻译合成新的蛋白酶，进一步产生生物效应（图 36-4）。

【临床应用】 主要用于甲状腺功能减退患者的激素替代治疗。

1．甲状腺功能减退症 ①呆小病：功能减退始于胎儿或新生儿，应尽早诊治。常用甲状腺片口服，开始先用较小量，逐渐增加剂量，至症状明显好转时即以此量维持，并随时调整剂量。若治疗过晚，则智力仍然低下。②黏液性水肿：一般服用甲状腺片，从小量开始，逐渐增大剂量至足量。儿童和青年可迅即采用足量。而老年人、循环系统严重疾病及垂体功能减退者则须谨慎小心，以防过量诱发或加重心脏病；垂体功能减退的患者宜先用皮质激素，再给予甲

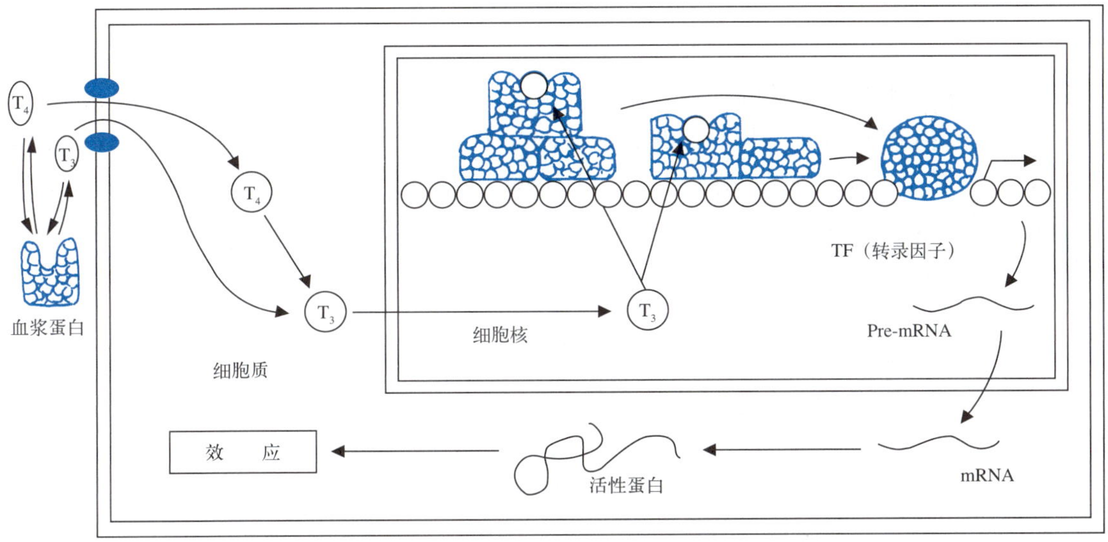

图 36-4　甲状腺激素作用机制示意图

状腺激素，以防发生急性肾上腺皮质功能不全；黏液性水肿昏迷属于较罕见的症状，是严重甲状腺功能减退的极端表现，即便得到早期诊断和治疗，其死亡率依然高达 60%。临床上常于冬季发生在老年患者，从嗜睡、恍惚发展到昏迷。镇静催眠药、镇痛药、抗抑郁药等常可加重昏迷。治疗时必须立即静脉注射大量 T_3，同时给予足量氢化可的松，待患者苏醒后改为口服。如无静脉注射制剂，可将 T_3 片研细加水搅匀后鼻饲给予。

2. 单纯性甲状腺肿　其治疗取决于病因。由于缺碘所致者应补碘。临床上无明显原因者可给予适量甲状腺激素，以补充内源性激素的不足，并可抑制促甲状腺激素过多分泌，以缓解甲状腺组织代偿性增生肥大。甲状腺激素治疗能使轻度弥漫性甲状腺肿完全恢复正常，尤其适用于轻中度弥漫性甲状腺肿的年轻患者。

3. 其他　①甲亢患者服用抗甲状腺药治疗过程中，加服 T_4 有利于减轻突眼、甲状腺肿以及防止发生甲状腺功能减退。因 T_4 很少通过胎盘，不能防止抗甲状腺药剂量过大对胎儿甲状腺功能的影响，因此甲亢孕妇服用抗甲状腺药时一般不加服 T_4。②甲状腺癌术后应用 T_4，可抑制残余的甲状腺组织，减少复发，用量较大。③ T_3 抑制试验中对摄碘率高者作鉴别诊断用。服用 T_3 后，摄碘率比用药前对照值下降 50% 以上者，为单纯性甲状腺肿；摄碘率下降小于 50% 者为甲亢。

【不良反应】 甲状腺激素过量时可出现心悸、手震颤、多汗、体重减轻、失眠等不良反应，重者可呕吐、腹泻、发热、脉搏快而不规则，甚至有心绞痛、心力衰竭、肌肉震颤或痉挛。一旦发现这些反应须立即停药，用 β 受体阻滞药对抗。停药 1 周后再从小剂量开始应用。长期服用 T_4 能引起骨质疏松症，可能降低癫痫发作阈，偶尔诱发癫痫发作。

第二节　抗甲状腺药

用于治疗甲状腺功能亢进症的药物有硫脲类、碘及碘化物、放射性碘及 β 受体阻滞药。其中常用的抗甲状腺药仍是硫脲类化合物，原则上所有患者都能使用它来治疗。但应注意的是，甲亢是由多种原因引起的，有些需要依靠药物治疗，在药物治疗失败后，才考虑用其他办法治疗，如格雷夫斯病（毒性弥漫性甲状腺肿）；有的则是首先进行手术治疗或放射性碘治疗，如毒性甲状腺瘤等，当疾病过程中出现高代谢综合征时，根据需要才能使用抗甲状腺药配合治疗。

一、硫脲类

硫脲类是最常用的抗甲状腺药。它又分为硫氧嘧啶类（thiouracils）和咪唑类（imidazoles）两类。前者包括甲硫氧嘧啶（Methylthiouracil，MTU）和丙硫氧嘧啶（Propylthiouracil，PTU），后者包括甲巯咪唑（Thiamazole，Tapazole，他巴唑）和卡比马唑（Carbimazole，甲亢平）。化学结构见图 36-5。

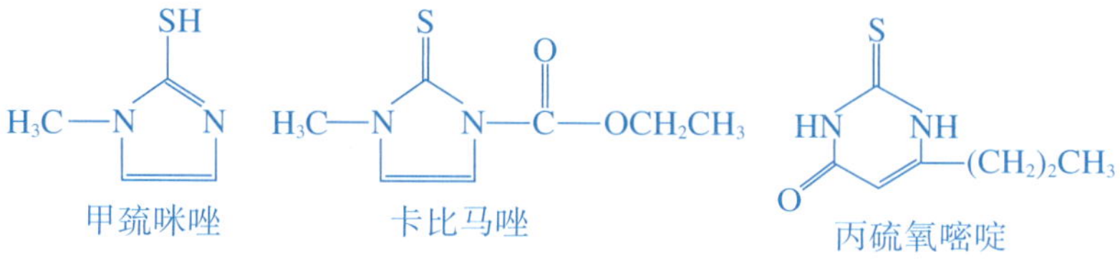

图 36-5 硫脲类抗甲状腺药的化学结构

【体内过程】 硫氧嘧啶类口服后吸收迅速，20 ～ 30min 开始出现于血中，2h 达峰浓度。生物利用度约为 80%，血浆蛋白结合率约为 75%。在体内分布较广，易进入乳汁和通过胎盘，但在甲状腺集中较多。主要在肝代谢，约 60% 被破坏，部分结合葡糖醛酸后排出，$t_{1/2}$ 为 2h。甲巯咪唑的血浆 $t_{1/2}$ 为 4 ～ 6h，但在甲状腺组织中药物浓度可维持 16 ～ 24h；每日给药 1 次、每次 30mg 或每日给药 3 次、每次 10mg，均可发挥较好的疗效。卡比马唑为甲巯咪唑的衍化物，在体内转化成甲巯咪唑而发挥作用。

【药理作用与作用机制】

1．抑制甲状腺激素的合成 硫脲类的作用机制是通过抑制甲状腺过氧化物酶介导的酪氨酸的碘化及偶联，使氧化碘不能结合到甲状腺球蛋白上，从而抑制甲状腺激素的生物合成。近年进一步的研究认为，硫脲类如甲巯咪唑对甲状腺过氧化物酶并没有直接的抑制作用，其抑制甲状腺激素合成的机制是夺去碘化反应中的活性氧（本身被氧化），从而影响酪氨酸的碘化及偶联。但因不影响碘的摄取，也不影响已合成激素的释放和发挥作用，故须待体内储存的激素消耗后才能显效，症状改善常出现于用药后 2 ～ 3 周，基础代谢率恢复需 1 ～ 2 个月。

2．减弱 β 受体介导的糖代谢活动 用硫氧嘧啶类处理的大鼠，其心肌和骨骼肌内 β 受体数目减少，腺苷酸环化酶活性降低，故可使由 β 受体介导的糖代谢活动减弱。

3．抑制外周组织的 T_4 转化为 T_3 丙硫氧嘧啶能抑制外周组织的 T_4 转化为 T_3，迅速控制血清中生物活性较强的 T_3 水平，因此在重症甲亢、甲状腺危象时该药可列为首选，而甲巯咪唑的这种作用相对较弱。

4．免疫抑制作用 硫脲类能轻度抑制免疫球蛋白的生成，使血液循环中甲状腺刺激性免疫球蛋白（thyroid stimulating immunoglobulin，TSI）水平下降，因此对甲亢患者除能控制高代谢症状外，也有一定的对因治疗作用。患者服用抗甲状腺药后，血清中 TR 的抗体水平逐渐降低；同时其他重要的免疫相关分子，如 ICAM-1、可溶性 IL-2 受体和 IL-6 受体水平都降低。抗甲状腺药还可通过减少人类白细胞抗原（human leucocyte antigen，HLA）的表达，导致甲状腺内的淋巴细胞凋亡。在服用抗甲状腺药治疗过程中，血液循环中的抑制性 T 淋巴细胞数量增加，而辅助性 T 淋巴细胞、自然杀伤细胞和甲状腺内激活的淋巴细胞数量下降。

【临床应用】 主要用于甲状腺功能亢进症的治疗。

1．甲亢的内科治疗 适用于轻症和不宜手术或 ^{131}I 治疗者，如儿童、青少年、术后复发者及中重度患者且年老体弱或兼有心、肝、肾、出血性疾患等患者。开始治疗时给予大剂量以对甲状腺激素合成产生最大抑制作用。经 1 ～ 3 个月后症状明显减轻，当基础代谢率接近正常时，药量即可递减，直至维持量，疗程为 1 ～ 2 年。内科治疗可使 40% ～ 70% 患者获得痊愈。

疗程过短则易复发。

2．甲亢手术治疗的术前准备　为减少甲状腺次全切除术患者在麻醉和手术后的并发症，防止术后发生甲状腺危象，在手术前应先服用硫脲类药物，使甲状腺功能恢复或接近正常。由于用硫脲类后 TSH 分泌增多，致使腺体增生，组织脆而充血，须在手术前 2 周左右加服大量碘剂，使腺体坚实，充血减少，以利手术进行。

3．甲状腺危象的治疗　甲状腺危象是甲状腺毒症的一种少见但却致命的并发症，通常由感染、外伤、手术、情绪激动等诱因，致大量甲状腺激素突然释放入血，使患者发生高热、虚脱、心力衰竭、肺水肿、水和电解质紊乱，严重时可致死亡。对此，除须消除诱因、对症治疗外，主要应给大剂量碘剂以抑制甲状腺激素释放，并同时应用硫脲类阻止新的激素合成以作辅助治疗，用量约为治疗量的 2 倍，疗程一般不超过 1 周。

【不良反应与注意事项】　有 3% ~ 12% 用药者发生不良反应，甲硫氧嘧啶发生较多，而丙硫氧嘧啶和甲巯咪唑发生较少。

1．过敏反应　最常见，多为瘙痒、药疹等，少数伴有发热，发生此类反应即应密切观察，多数情况下不需停药也可消失。

2．消化道反应　有食欲缺乏、呕吐、腹痛、腹泻等。

3．粒细胞缺乏症　为严重不良反应，发生率为 0.3% ~ 0.6%。一般发生在治疗后的 2 ~ 3 个月内，故应定期检查血象，若用药后出现咽痛或发热，应立即停药进行相应检查。特别要注意与甲亢本身所引起的白细胞总数偏低相区别。

4．甲状腺肿及甲状腺功能减退　本类药物长期应用后，可使血清甲状腺激素水平显著下降，反馈性增加 TSH 分泌而引起腺体代偿性增生，腺体增大、充血，重者可产生压迫症状。还可诱导甲状腺功能减退，及时发现并停药常可恢复。

5．高剂量的丙硫氧嘧啶可引起肝衰竭，尤其是对儿童和妊娠患者，故丙硫氧嘧啶不宜用于儿童。

因该类药物易进入乳汁和通过胎盘，妊娠时应慎用或不用，哺乳期妇女禁用。结节性甲状腺肿合并甲亢及甲状腺癌患者禁用。此外，磺胺类、对氨水杨酸、对氨基苯甲酸、保泰松、巴比妥类、酚妥拉明、磺酰脲类等都能不同程度地抑制甲状腺功能，如与硫脲类同用，可能增强抗甲状腺效应，应予注意。另一方面，碘剂可明显延缓硫脲类的起效时间，一般不应同用。

二、碘和碘化物

碘化物是治疗甲状腺疾病最古老的药物。在抗甲状腺药物问世以前，它是控制甲状腺功能亢进体征和症状的唯一药物。常用的碘（iodine）及碘化物（iodide）有碘化钾（Potassium Iodide）、碘化钠（Sodium Iodide）和复方碘溶液（Compound Iodine Solution，卢戈液，Lugol's Solution）等，都以碘化物形式从胃肠道吸收，以无机碘离子形式存在于血中，除为甲状腺摄取外，也可见于胆汁、唾液、汗、泪及乳汁中。

【药理作用与作用机制】　不同剂量的碘化物对甲状腺功能可产生不同的作用。小剂量的碘用于治疗单纯性甲状腺肿。大剂量碘化物对甲亢患者和正常人都能产生抗甲状腺作用，主要是抑制甲状腺激素的释放，还可抑制甲状腺激素的合成，且作用迅速。用药 1 ~ 2 天起效，10 ~ 15 天达最大效应。此时若继续用药，反使碘的摄取受抑制、胞内碘离子浓度下降，因此失去抑制甲状腺激素合成的效应，甲亢的症状又可复发。这就是碘化物不能单独用于甲亢内科治疗的原因。大剂量碘剂还能抑制 TSH，使腺体增生的作用，腺体缩小、变硬，血管减少，对其机制了解尚少。

鉴于在甲状腺球蛋白水解时需要足够的还原型谷胱甘肽（reduced glutathione，GSH）使甲状腺球蛋白中的二硫键还原，大剂量碘剂能抑制谷胱甘肽还原酶，因而认为大剂量碘剂抑制甲状腺激素释放的机制与其减少 GSH，从而使甲状腺球蛋白对蛋白水解酶不敏感有关。此外，大剂量碘剂能抑制提纯的甲状腺过氧化物酶，进而抑制酪氨酸碘化和 T_3、T_4 的合成，又称午 - 蔡效应（Wolff-Chaikoff effect）。在动物和人类也都发现大剂量碘剂能抑制甲状腺激素合成。但长期使用大剂量碘剂时，Wolff-Chaikoff 效应发生“脱逸”而不再有效。

【临床应用】

1．防治单纯性甲状腺肿 缺碘地区在食盐中按 1 ：（10000 ～ 100000）的比例加入碘化钾或碘化钠，可取得满意效果。预防剂量应视缺碘情况决定，一般每日用 100mg 即可。早期患者用碘化钾（10mg/d）或复方碘溶液（0.1 ～ 0.5ml/d）疗效好，晚期病例疗效差。如腺体太大或已有压迫症状，应考虑手术治疗。

2．大剂量碘剂的应用只限于以下情况 ①甲状腺功能亢进症的手术前准备，一般在术前 2 周给予复方碘溶液以使甲状腺组织退化、血管减少、腺体缩小，利于手术进行及减少出血；②甲状腺危象的治疗，可将碘剂加到 10% 葡萄糖溶液中静脉滴注，也可服用复方碘溶液，并在 2 周内逐渐停服，需同时配合服用硫脲类药物。

【不良反应与注意事项】

1．急性反应 可于用药后立即或几小时后发生，主要表现为血管神经性水肿、上呼吸道水肿及严重喉头水肿，可引发窒息。还可能出现多发性的皮下出血点。也可能出现血清病型过敏表现，如发热、关节痛、淋巴结肿大及嗜酸性粒细胞增多等。

2．慢性碘中毒 严重程度与剂量有关，表现为口腔及咽喉烧灼感、唾液分泌增多、眼刺激症状等。

3．诱发甲状腺功能紊乱 长期服用碘化物可诱发甲亢。碘还可进入乳汁并通过胎盘，引起新生儿甲状腺肿，故孕妇及哺乳期妇女应慎用。

碘剂有时可能对甲状腺功能产生严重影响。近年来几个国家相继报道了在不缺碘地区给甲状腺功能正常的人和非毒性结节性甲状腺肿患者应用碘剂后诱发甲亢的病例，引起了普遍重视。此外，在缺碘地区用碘剂治疗单纯性甲状腺肿，也可能诱发甲亢。应用抗甲状腺药治疗的甲亢患者在甲状腺功能恢复正常后数月，投用少量碘剂有时也引起甲亢复发，值得注意。另一方面，碘剂也可诱发甲状腺功能减退症（甲减）和甲状腺肿。慢性阻塞性肺疾病患者应用大剂量碘剂治疗时可发生伴有或不伴有甲减的甲状腺肿，这种病例女性比男性更多见。

三、放射性碘

放射性碘（radioiodine）的放射性同位素有 ^{131}I、^{125}I、^{123}I 等几种。^{125}I 的 $t_{1/2}$ 太长（60 天），^{123}I 的 $t_{1/2}$ 太短（13h），均不便于应用。临床应用的放射性碘是 ^{131}I，其 $t_{1/2}$ 约 8 天，用药后 1 个月可消除其 90% 的放射性，56 天消除 99%，因而比较适中。

【药理作用与作用机制】 利用甲状腺高度摄碘能力，^{131}I 可被甲状腺摄取，并可产生 β 射线（占 99%），在组织内的射程为 0.5 ～ 2mm，因此其辐射作用只限于甲状腺内。因增生组织对射线的敏感性大，故 β 射线主要破坏甲状腺实质，而很少波及周围组织。^{131}I 能使腺泡上皮破坏、萎缩、分泌减少，同时可降低腺泡内淋巴细胞水平，从而减少抗体产生。近年的研究还显示，放射性碘引起甲状腺组织的凋亡是其产生疗效的重要机制。但如果凋亡组织过多，恢复的组织较少，则形成不可逆性甲状腺功能减退；如果凋亡组织过少，恢复组织过多，则甲状腺中仍存在肿大的包块，甲亢未能治愈；因此应尽量使凋亡的甲状腺组织数量适中，以保证恢复的受伤组织能有效维持机体的生理需要为度。此外 ^{131}I 还产生 γ 射线（占 1%），可在体外测得，故可用作甲状腺摄碘功能的测定。

【临床应用】

1．甲状腺功能亢进症的治疗 放射性物质对人体的广泛影响使多数学者主张严格限制其适应证，^{131}I 仅适用于不宜手术或手术后复发及硫脲类无效或过敏者。在放射性碘治疗前 3 ～ 7 天，停用其他抗甲状腺药物；此时停用其他药物，不会影响放射性碘的治疗效果。在放射性碘作用消失的同时，开始服用其他抗甲状腺药物。^{131}I 的剂量主要根据最高摄碘率、有效 $t_{1/2}$ 和甲状腺质量三个参数来计算。但个体对射线作用的敏感性有差异，故剂量不易准确掌握，相当数量的患者需第二或第三次治疗，但每次治疗后至少观察半年才可考虑下一次治疗。一般用药后 1 个月见效，3 ～ 4 个月后甲状腺功能恢复正常。

2. 甲状腺摄碘功能试验　试验前 2 周停用一切可能影响碘摄取和利用的药物和食物，试验当日空腹服小量 ^{131}I，服药后 1、3 及 24h（或 2、4、24h）分别测定甲状腺的放射性，计算摄碘的百分率。甲状腺功能亢进时，3h 摄碘率超过 30% ～ 50%，24h 超过 45% ～ 50%，摄碘高峰前移。甲减患者相反，摄碘率最高不超过 15%，高峰在 24h 以后。

3. 碘（^{131}I） 化钠胶囊和口服溶液制剂等新的放射性治疗产品，可用于治疗甲状腺癌。

【不良反应与注意事项】 易致甲状腺功能减退，故应严格掌握剂量和密切观察有无不良反应，一旦发生甲状腺功能减退可补充甲状腺激素对抗。因儿童多种组织处于生长发育期，对辐射效应更敏感；卵巢对放射性碘有浓集能力，加之 ^{131}I 可导致异常染色体的出现，可能对遗传产生不良影响，故 20 岁以下患者、妊娠或哺乳期妇女及肾功能不佳者不宜使用。虽有报道认为，应用 ^{131}I 后甲状腺癌变和白血病的发生率与自然发生率比无明显升高，但仍宜慎重对待。

四、β 受体阻滞药

【药理作用与作用机制】 β 受体阻滞药主要通过阻断 β_1 受体而降低心率；阻断中枢 β 受体，减轻患者焦虑症状，并能抑制外周 T_4 脱碘成为 T_3，因 T_3 是主要的外周激素，故控制甲亢症状作用迅速，对甲亢所致的心率加快、心收缩力增强等交感功能亢进的症状效果很好，是甲亢及甲状腺危象的辅助治疗药。

【临床应用】 本类药物适用于不宜用其他抗甲状腺药、不宜手术及 ^{131}I 治疗的甲亢患者；甲状腺危象时，静脉注射能帮助患者度过危险期。通常选用无内在拟交感活性的药物如普萘洛尔（Propranolol）、美托洛尔（Metoprolol）、阿替洛尔（Atenolol）等。应用大量 β 受体阻滞药做甲状腺术前准备，不会致腺体增大、变脆，2 周后即可进行手术。本类药物常与硫脲类合用作术前准备。甲亢患者如因故需紧急手术（甲状腺或其他手术）时，也可用 β 受体阻滞药保护患者。

【不良反应】 较少，但应注意防止本类药物对心血管系统和气管平滑肌等的不良反应。

SUMMARY

The thyroid hormones, triiodothyronine (T_3) and thyroxine (T_4), are tyrosine-based hormones produced by the thyroid gland that are primarily responsible for regulation of metabolism. Iodine is necessary for the production of T_3 and T_4. Thyroid hormones (T_3 and T_4) are produced by the follicular cells of the thyroid gland and are regulated by TSH made by the adenohypophysis. Receptors for thyroid hormones are intracellular DNA-binding proteins that function as hormone-responsive transcription factors, very similar conceptually to the receptors for steroid hormones. Thyroid hormones enter cells through membrane transporter proteins. Once into the nucleus, the hormone binds to its receptor, and the hormone-receptor complex interacts with specific sequences of DNA in the promoters of responsive genes.

Thyroid hormones have profound effects on many "big time" physiologic processes, such as development, growth and metabolism, and deficiency in thyroid hormones is not compatible with normal health. Additionally, many of the effects of thyroid hormone have been delineated by study of deficiency and excess states. Hypothyroidism is the result from any condition that results in thyroid hormone deficiency. Standard treatment for hypothyroidism involves daily use of the synthetic thyroid hormone. Excessive amounts of the hormone can cause side effects, such as headache, chest pain, rapid or irregular heartbeat, shortness of breath, trembling, sweating, diarrhea, weight loss. Hyperthyroidism is a set of disorders that involve excess synthesis and secretion of thyroid hormones by the thyroid gland, which leads to the hypermetabolic condition of thyrotoxicosis. Several treatments for hyperthyroidism exist. Iodine solutions, such as saturated potassium iodide solutions or potassium iodide (Lugol's Solution) have several effects on thyroid function, such as acutely inhibiting hormonal secretion, and thyroid hormone synthesis. Radioiodine is absorbed by thyroid gland, where it causes the gland to shrink and symptoms to subside. Anti-thyroid medications, such as Propylthiouracil and Methimazole (Tapazole), can gradually reduce symptoms of hyperthyroidism by preventing the thyroid gland from producing excess amounts of hormones.Beta-adrenoceptor blockers, however, won't reduce thyroid levels, but can reduce a rapid heart rate and help prevent palpitations.

(刘　浩)

第37章 治疗糖尿病药物

案例

患者，男，27岁，已患2型糖尿病4年，有糖尿病家族史。近4年口服二甲双胍和瑞格列奈进行治疗，体重减轻约25kg。查体：身高173cm，体重90kg，BMI 30.1kg/m^2，肥胖体型。实验室检查：全血糖化血红蛋白10.4%，空腹及餐后2h血糖分别为9.92mmol/L、17.56mmol/L，均超出正常值；空腹和餐后2h胰岛素分别为8.72mIU/L、23.55mIU/L，胰岛功能尚可，余未见异常。

问题与思考：

1. 可用于肥胖型2型糖尿病患者的降血糖药物有哪几类？
2. 该患者可优先加用哪类口服药物进一步治疗？并阐述其作用机制。

糖尿病（diabetes mellitus）的发病率持续上升，已成为全世界发病率和死亡率最高的5种疾病之一。据WHO数据资料统计，全球已有糖尿病患者1.85亿左右，到2025年全世界糖尿病患病人数将达到3.33亿。糖尿病主要有两种类型：1型糖尿病（胰岛素依赖型，insulin-dependent diabetes mellitus，IDDM），指多种因素引起的自身免疫机制紊乱所导致的胰岛B细胞破坏，胰岛素（insulin）绝对分泌量缺乏者；2型糖尿病（非胰岛素依赖型，noninsulin-dependent diabetes mellitus，NIDDM），是指源于β细胞功能低下、胰岛素相对缺乏与胰岛素抵抗（insulin resistance，IR）者。在数量急剧增加的糖尿病患者中，2型糖尿病患者占患者总数的90%以上。

1型糖尿病的常规治疗是定期注射胰岛素，但是不良反应如过敏、低血糖等多见；口服及吸入胰岛素制剂的研制，开辟了胰岛素给药途径的新领域，但也存在生物利用度偏低及对肺组织可能造成潜在影响等缺陷。2型糖尿病常用的其他药物包括磺酰脲类（sulfonylureas）、双胍类（biguanides）、α-葡糖苷酶抑制药（α-glucosidase inhibitors）、胰岛素增敏剂（insulin sensitizers）及餐时血糖调节剂瑞格列奈（Repaglinide）等。近年来胰高血糖素样肽-1（glucagon-like peptide-1，GLP-1）类似物、二肽基肽酶Ⅳ（dipeptidyl peptidase-Ⅳ，DPP-Ⅳ）抑制剂和钠-葡萄糖协同转运体2（sodium-glucose cotransporter 2，SGLT2）抑制剂等新型药物的上市，为糖尿病的治疗提供了崭新的用药选择。

第一节 胰岛素

胰岛素（insulin）是一种酸性蛋白质，由A、B两条多肽链组成。A链含21个氨基酸残基，B链含30个氨基酸残基，通过两个二硫键共价相连。人胰岛素的分子量为5808，但药用胰岛素一般多由猪、牛胰腺提得。胰岛素结构有种属差异，虽不直接妨碍在人体发挥作用，但可成为抗原，引起过敏反应。目前可通过 DNA 重组技术利用大肠埃希菌合成胰岛素，还可将猪胰岛素 B 链第 30 位的丙氨酸用苏氨酸替代而获得人胰岛素。

【体内过程】 胰岛素作为一种蛋白质，其普通制剂易为消化酶所破坏，口服无效，必须注射给药。皮下注射吸收快，尤以前臂外侧和腹壁明显。$t_{1/2}$ 短于 10min，但作用可维持数小时。主要在肝、肾灭活，经谷胱甘肽转氨酶还原二硫键，再由蛋白水解酶水解成短肽或氨基酸，也可被肾胰岛素酶直接水解，10% 以原型自尿液排出。因此，严重肝、肾功能不良影响其灭活。

【药理作用】 胰岛素主要促进肝、脂肪、肌肉等靶组织脂肪和糖原的储存。一是促进脂肪合成，减少游离脂肪酸和酮体的生成，增加脂肪酸和葡萄糖的转运，使其利用增加；二能促进糖原的合成和贮存，加速葡萄糖的氧化和酵解，并抑制糖原分解和异生而降低血糖；三可增加氨基酸的转运和核酸、蛋白质的合成，抑制蛋白质的分解。此外，胰岛素还可加快心率，加强心肌收缩力和减少肾血流量，在伴发相应疾病时应予充分注意。

【作用机制】 胰岛素属多肽类激素，分子较大，一般认为其不易进入靶细胞而只作用于膜受体，并通过第二信使产生生物效应。但对于胰岛素作用的第二信使问题，多年来未取得统一看法。研究发现，胰岛素受体（insulin receptor，InsR）是由两个 α 亚基及两个 β 亚基组成的大分子蛋白复合物。α 亚基在胞外，含胰岛素结合部位，β 亚基为跨膜蛋白，其胞内部分含酪氨酸蛋白激酶（tyrosine protein kinase，TPK）。胰岛素与 InsR 的 α 亚基结合后迅速引起 β 亚基的自身磷酸化，进而激活 β 亚基上的 TPK，由此导致对其他细胞内活性蛋白的磷酸化级联反应（phosphorylation cascade），进而产生降血糖等生物效应（图 37-1）。此外，胰岛素可使葡萄糖转运蛋白（glucose transporter，GLUT）从胞内重新分布到胞膜（如 GLUT 4），增加转运蛋白的合成并提高其活性，从而加速葡萄糖的转运。

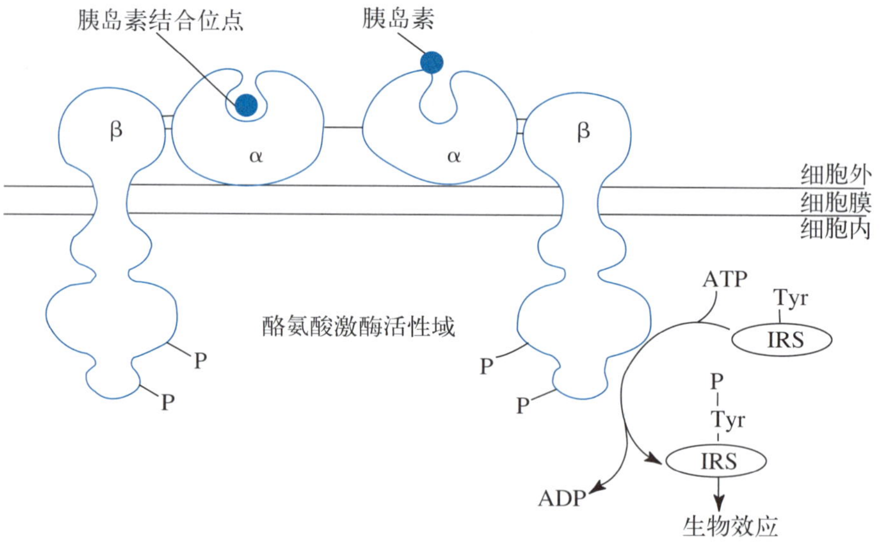

图 37-1 胰岛素受体结构及信号转导示意图

【临床应用】 胰岛素是治疗 1 型糖尿病的最重要药物，对胰岛素缺乏的各型糖尿病均有效。主要用于下列情况：

1. 1 型糖尿病 需终生胰岛素替代治疗以维持生命和生活。

2. 经饮食控制或用口服降血糖药未能控制的 2 型糖尿病。

3. 产生各种急性或严重并发症的糖尿病 如酮症酸中毒及高渗性非酮症性糖尿病昏迷。酮症酸中毒的治疗原则是立即给予足够的胰岛素，纠正失水、电解质紊乱等异常和去除诱因。

高渗性非酮症性糖尿病昏迷的治疗原则是纠正高血糖、高渗状态及酸中毒，适当补钾，但不宜贸然使用大剂量胰岛素，以免血糖下降太快，细胞外液中的水分向高渗的细胞内转移，导致或加重脑水肿。

4．合并重度感染、消耗性疾病、高热、妊娠、创伤以及手术的各型糖尿病。

5．其他　高钾血症和心肌梗死早期防止细胞内缺钾。胰岛素与葡萄糖同用可促使钾内流，用于治疗高血钾。胰岛素、葡萄糖和氯化钾合用，用于心肌梗死早期，可防治心肌病变时的心律失常，减少死亡率。

【制剂】 依据起效快慢、活性达峰时间（time of peak activity）及作用持续时间长短可将胰岛素制剂分为如下几种：

1．短效胰岛素　包括：普通胰岛素（Regular Insulin，RI）及经分子改造获得的赖脯胰岛素（Insulin Lispro）。其共同特点是：①溶解度高；②可静脉注射，适用于重症糖尿病初治及有酮症酸中毒等严重并发症者；③皮下注射起效迅速，作用时间短，维持 2 ～ 4h。

2．中效胰岛素　主要是低精蛋白锌胰岛素（Isophane Insulin，NPH），为中性溶液，作用时间在 18 ～ 24h。血糖波动较大、不易控制的患者适合选用本品。

3．长效胰岛素　这类制剂作用时间可达到24h以上，包括：①精蛋白锌胰岛素（Protamine Zinc Insulin，PZI），由 CZI 与鱼精蛋白结合而成，近乎中性，注射后逐渐释出胰岛素，作用时间延长，但不能静脉给药，采用皮下给药的方式。缺点是精蛋白有抗原性，且可在注射局部生成不溶性物质，堵塞淋巴管。②甘精胰岛素（Insulin Glargine），是通过基因重组技术，在人胰岛素 B 链 C 端加入 2 个精氨酸且 A21 位置的氨基酸以甘氨酸代替天冬酰胺而得到的。③地特胰岛素（Insulin Detemir），也是通过基因重组技术得到的人胰岛素类似物，去除了人胰岛素 B30 位的苏氨酸，在 B29 位的赖氨酸上增加了一个 14 个碳的水溶性脂肪酸侧链，从而使胰岛素六聚体在皮下组织的扩散和吸收减慢，且在单体状态下，脂肪酸链又会与白蛋白结合，进一步减慢吸收入血液循环的速度，延长了作用时间。

4．单组分胰岛素（monocomponent insulin，McI）　为高纯度胰岛素，纯度大于 99%。单组分牛胰岛素仍有一定抗原性，单组分猪胰岛素抗原性很弱。用过普通胰岛素的患者改用 McI 后体内胰岛素抗体可逐渐减少，胰岛素的需要量也同时降低。

【不良反应与注意事项】

1．低血糖症　为胰岛素过量所致，是最重要也是最常见的不良反应。短效胰岛素能迅速降低血糖，出现饥饿感、出汗、心搏加快、焦虑、震颤等症状。严重者引起昏迷、惊厥及休克，甚至脑损伤及死亡。长效胰岛素降血糖作用较慢，不出现上述症状，而以头痛和精神、运动障碍为主要表现。为防止低血糖症的严重后果，应教会患者熟知反应，以便及早发现和摄食或饮用糖水等。严重者应立即静脉注射 50% 葡萄糖注射液。必须在糖尿病患者中鉴别低血糖昏迷和酮症酸中毒性昏迷及非酮症性糖尿病昏迷。

2．过敏反应　因胰岛素制剂的抗原性而产生相应抗体所致。可用其他种属动物的胰岛素代替，高纯度制剂或人胰岛素更好。一般反应轻微而短暂，偶可引起过敏性休克。可用 H_1 受体阻滞药处理，重症时可用糖皮质激素。

3．胰岛素抵抗　可分两型：

（1）急性型：并发感染、创伤、手术、情绪激动等所致应激状态时，血中拮抗胰岛素作用的物质增多；酮症酸中毒时血中大量游离脂肪酸和酮体妨碍葡萄糖的摄取、利用；pH 降低能减少胰岛素与受体的结合。这些因素使胰岛素的作用锐减，需短时间内增加胰岛素剂量达数百乃至数千单位。认识这种急性抵抗性对临床处理很重要。只要正确处理诱因，调节酸碱、水、电解质平衡，大胆加大胰岛素剂量，常可取得良好疗效。诱因消除后抵抗性可自行消失，即可恢复平时治疗量。

（2）慢性型：指临床每日需用胰岛素 200U 以上，且无并发症的糖尿病。慢性抵抗的原因复杂，至少有三种：①受体前异常：因胰岛素抗体与胰岛素结合后妨碍胰岛素向靶部位转运所致。换用其他种属动物的胰岛素制剂，并适当调整剂量，常可有效。②受体水平变化：高胰岛素血症时靶细胞上的胰岛素受体数目减少，老年、肥胖、肢端肥大症及尿毒症时胰岛素受体数目也减少，酸中毒时受体与胰岛素的亲和力减低。因此，要注意减肥，防治有关疾病。尤应指出，医生要准确掌握胰岛素用量，避免人为地造成高胰岛素血症。③受体后异常：胞膜上的葡萄糖转运系统及某些酶系统失常，以及某些微量元素含量异常都可能妨碍胰岛素的正常作用而表现为胰岛素抵抗。微量元素在糖尿病治疗中的辅助作用正在受到重视。

4．脂肪组织萎缩 见于注射部位，女性多于男性。应用较纯胰岛素制剂后已较少见。

第二节 其他降血糖药

常用的其他降血糖药包括：磺酰脲类、双胍类、胰岛素增敏剂、α- 葡糖苷酶抑制药和非磺酰脲类促泌剂，以及其他新型降糖药等（图 37-2）。

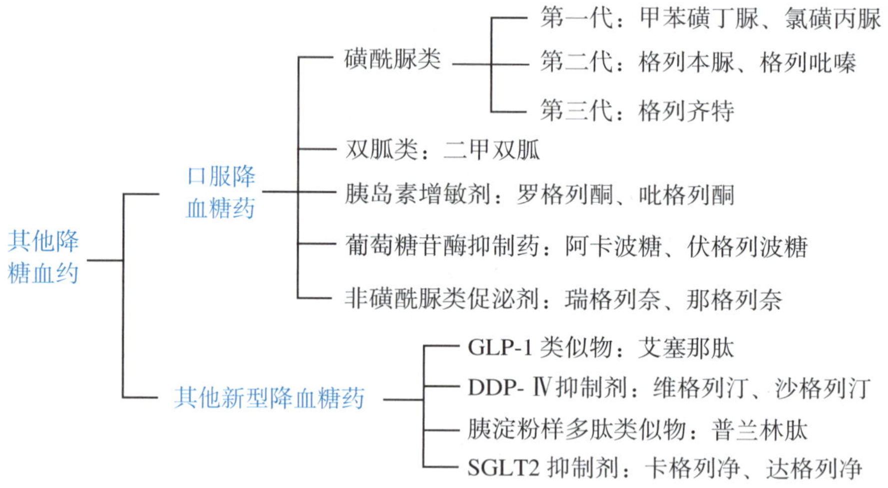

图 37-2 治疗 2 型糖尿病常用的其他降血糖药

一、磺酰脲类

甲苯磺丁脲（Tolbutamide，甲磺丁脲，甲糖宁，D860）是在磺胺类基础上发展而来的，与氯磺丙脲（Chlorpropamide）同属第一代磺酰脲类降血糖药（first-generation sulfonylureas）；若在苯环上接一个带芳香环的碳酰胺，即成为第二代磺酰脲类（second-generation sulfonylureas），如格列本脲（Glibenclamide，优降糖）、格列吡嗪（Glipizide，吡磺环已脲）及格列美脲（Glimepiride），作用可增加数十至上百倍；若在磺酰脲的尿素部分加一个二环杂环，则不仅可降血糖，且能改变血小板功能，对糖尿病患者容易凝血和有血管栓塞倾向的问题可能有益，此即第三代磺酰脲类（third-generation sulfonylureas），代表药有格列齐特（Gliclazide，达美康）。化学结构见表 37-1。

表37-1　磺酰脲类降血糖药的化学结构

制剂名	R_1　母核　R_2
甲苯磺丁脲	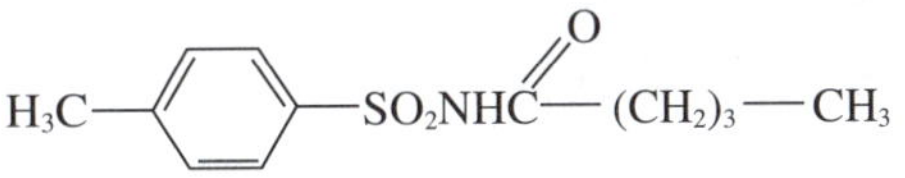
氯磺丙脲	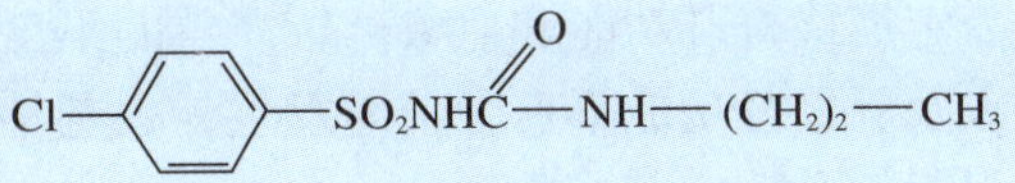
格列本脲	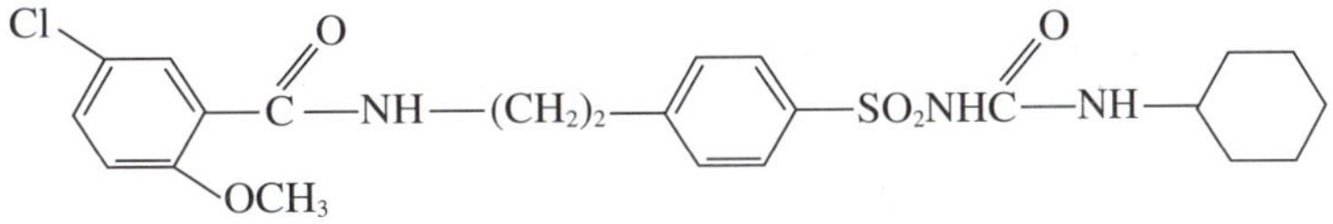
格列吡嗪	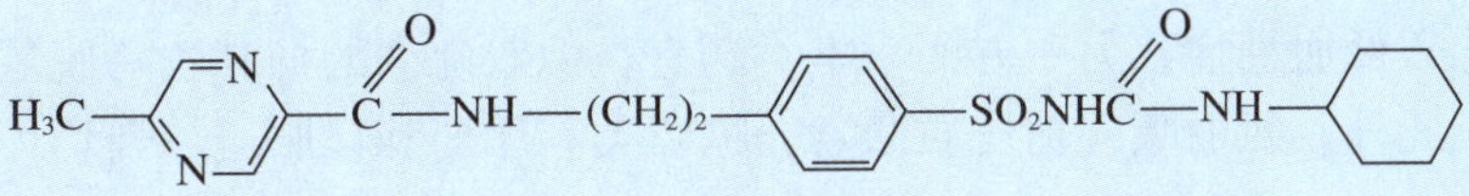
格列齐特	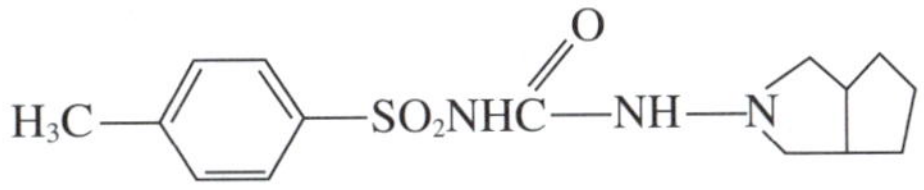
格列美脲	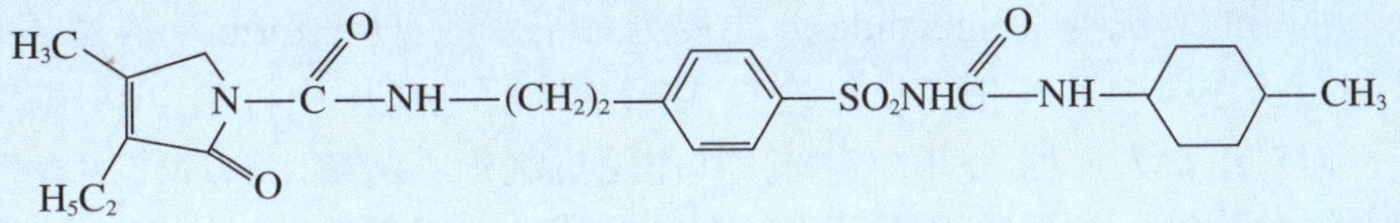

【体内过程】 磺酰脲类在胃肠道吸收迅速而完全，血浆蛋白结合率高。其中多数药物在肝内氧化成羟基化合物，并迅速从尿中排出。甲苯磺丁脲口服后 3 ~ 5h 达血药浓度峰值，$t_{1/2}$ 约 8h，作用维持 6 ~ 12h，给药 3 次 / 日；代谢物可使尿蛋白测定出现假阴性。氯磺丙脲 $t_{1/2}$ 约 36h，相当部分以原型经肾小管分泌排出，排泄缓慢，每天只需给药一次。格列本脲口服后 2 ~ 6h 达血药浓度高峰，作用维持 15h，给药 1 ~ 2 次 / 日。格列吡嗪服后 1 ~ 2h 达峰浓度，$t_{1/2}$ 为 2 ~ 4h，作用维持 6 ~ 10h，灭活及排泄快，产生低血糖的危险较小。格列齐特吸收速度因人而异，$t_{1/2}$ 约为 10h，95% 在肝内代谢，5% 以原型自尿排泄。

【药理作用与作用机制】

1．降血糖作用 该类药可降低正常人血糖，对胰岛功能尚存的患者有效，而对 1 型或严重糖尿病患者及切除胰腺的动物则无作用。其机制有：①刺激胰岛 β 细胞释放胰岛素。胰岛 β 细胞膜含有磺酰脲受体及与之相偶联的 ATP 敏感性钾通道以及电压依赖性钙通道。当磺酰脲类药物与其受体相结合后，可阻滞 ATP 敏感性钾通道而阻止钾外流，致使细胞膜去极化，增强电压依赖性钙通道的开放，促进胞外钙内流。胞内游离钙浓度增加后，触发胰岛素的释放。②降低血清糖原水平。③增加胰岛素与靶组织及受体的结合能力。长期服用且胰岛素已恢复至给药前水平的情况下，其降血糖作用仍然存在，这可能与其增加靶细胞膜上胰岛素受体的数目和亲和力有关。

2．对水排泄的影响 格列本脲、氯磺丙脲有抗利尿作用，但不降低肾小球滤过率，这是促进抗利尿激素分泌和增强其作用的结果，可用于尿崩症。

3．对凝血功能的影响 为第三代磺酰脲类的特点。能使血小板黏附力减弱，减少代谢旺盛的血小板数量，刺激纤溶酶原的合成。

【临床应用】

1. 用于胰岛功能尚存的 2 型糖尿病且单用饮食控制无效者。

2. 尿崩症 单用氯磺丙脲，0.125 ~ 0.5g/d，可使患者尿量明显减少。

【不良反应与注意事项】 常见不良反应为胃肠不适、皮肤过敏、嗜睡、眩晕、神经痛，也可致黄疸和肝损害，氯磺丙脲尤较多见。少数患者有白细胞和血小板减少及溶血性贫血，因此需定期检查肝功能和血象。较严重的不良反应为持久性的低血糖症，常因药物过量所致。老年人及肝、肾功能不良者较易发生，故老年糖尿病患者及肾功能不良者忌用。新型磺酰脲类较少引起低血糖症。

【药物相互作用】 由于磺酰脲类的血浆蛋白结合率高，表观分布容积小，因此能与其他药物（如保泰松、水杨酸钠、吲哚美辛、青霉素、双香豆素等）发生蛋白结合方面的竞争，使游离药物浓度上升而引起低血糖反应。消耗性疾病患者血浆蛋白水平低，对于黄疸患者，胆红素也能竞争血浆蛋白结合部位，更易发生低血糖症。乙醇抑制糖异生和肝葡萄糖输出，故患者饮酒会导致低血糖症。另一方面，本类药有类似双硫仑的抑制乙醛脱氢酶的作用，可致不耐酒精现象。此外，氯丙嗪、糖皮质激素、噻嗪类利尿药和口服避孕药均可降低磺酰脲类的降血糖作用。

二、双胍类

常用的双胍类（biguanides）主要为二甲双胍（Metformin）。二甲双胍的 $t_{1/2}$ 约 1.5h，作用时间短，在体内不与蛋白质结合，大部分以原型从尿中排出。糖尿病患者用后血糖可明显降低，但对正常人血糖无明显影响。其作用机制仍不清楚。药理作用表现为促进脂肪组织和骨骼肌摄取葡萄糖，增强靶组织对胰岛素的敏感性，降低葡萄糖在肠的吸收及糖异生，抑制胰高血糖素的释放等。本药不增加患者体重，且能降低糖尿病相关的血管并发症。目前是治疗 2 型糖尿病的一线用药，主要用于轻症糖尿病患者，尤适用于肥胖及单用饮食控制无效者。

本类药最严重的不良反应为有乳酸性酸血症、酮血症等，其他还有食欲缺乏、恶心、腹部不适、腹泻及低血糖等。

三、胰岛素增敏剂

胰岛素抵抗和胰岛 B 细胞功能受损是目前临床糖尿病治疗所面临的两大难题。改善患者的胰岛素抵抗状态对糖尿病治疗具有重要意义，因为该治疗方式很少发生或不发生低血糖症，并可在并发症出现前安全地开始治疗。胰岛素抵抗有获得性及遗传性两种：1 型糖尿病患者仅有获得性胰岛素抵抗，在控制血糖后胰岛素抵抗可消失；2 型患者的胰岛素抵抗是遗传性的，需给予提高机体胰岛素敏感性的药物进行治疗。噻唑烷二酮类胰岛素增敏剂的出现，使对 NIDDM 的治疗从单纯增加胰岛素的剂量转移到增加组织对胰岛素的敏感性上来。

噻唑烷二酮类（thiazolidinediones，TDs）为一类具有 2,4- 二酮噻唑烷（thiazolidine-2,4-dione）结构的化合物，是胰岛素增敏剂的重要一类，包括罗格列酮（Rosiglitazone）、吡格列酮（Pioglitazone）等，能改善 B 细胞功能，显著改善胰岛素抵抗及相关代谢紊乱，对 2 型糖尿病及其心血管并发症均有明显疗效。

【药理作用】

1. 改善胰岛素抵抗、降低高血糖 罗格列酮治疗 2 型糖尿病，可降低啮齿类动物骨骼肌、脂肪组织和肝的胰岛素抵抗。单用罗格列酮 4 ~ 8mg/d 可使胰岛素抵抗较治疗前显著下降，B 细胞功能明显增加。与磺酰脲类或二甲双胍联合治疗也可显著降低胰岛素抵抗，并使胰岛 B 细胞功能改善较单用罗格列酮时更为明显。

罗格列酮可使患者空腹血糖、餐后血糖、血浆胰岛素及游离脂肪酸水平明显降低。在已有磺酰脲类药物基础上加用罗格列酮可使糖化血红蛋白水平进一步降低。对使用最大剂量二甲双胍仍控制较差的患者加用罗格列酮或吡格列酮也能显著改善血糖控制。在口服常规降血糖药失效而改用胰岛素仍控制欠佳的患者中加用罗格列酮也可明显减少每日所需的胰岛素用量，使血糖和糖化血红蛋白稳定地维持于理想水平。

2．改善脂类代谢紊乱　吡格列酮可降低三酰甘油和增加 HDL 而不影响总胆固醇和 LDL 含量。罗格列酮能显著降低肥胖和胰岛素抵抗动物模型的血浆中游离脂肪酸和酮体水平。这类药物还可以改善非酒精性脂肪肝。

3．对 2 型糖尿病血管并发症的防治作用　本类药物可以抑制血小板聚集、炎症反应和内皮细胞增生。罗格列酮还可延缓蛋白尿的发生，并使升高的血压降低，使肾小球的病理改变明显减轻。

4．改善胰岛 B 细胞功能　罗格列酮可增加胰腺胰岛的面积、密度和胰岛中胰岛素含量而对胰岛素的分泌无影响，通过减少细胞死亡来阻止胰岛 B 细胞的衰退。罗格列酮还可降低高胰岛素血症和血浆游离脂肪酸水平。前者减轻胰腺 β 细胞的负担，后者可降低游离脂肪酸对胰腺的毒性作用（“脂毒”作用），从而对 B 细胞功能具有保护作用。

【作用机制】 TDs 药物改善胰岛素抵抗及降血糖的机制与竞争性激活过氧化物酶体增生物激活受体 γ（peroxisomal proliferator activated receptor-γ，PPAR-γ），调节胰岛素反应性基因的转录有关。PPAR-γ 激活后通过下列途径改善胰岛素抵抗：①活化的 PPAR-γ 与几种核蛋白形成杂化二聚体复合物，导致脂肪细胞分化产生大量小脂肪细胞，增加了脂肪细胞总量，提高和改善胰岛素的敏感性。②增强胰岛素信号转导。可阻止或逆转高血糖对酪氨酸蛋白激酶的毒性作用，促进胰岛素受体底物 -1 的磷酸化。罗格列酮尚可增加胰岛素受体数量。③降低脂肪细胞瘦素（leptin）和肿瘤坏死因子 α（tumor necrosis factor-α，TNF-α）的表达，因为 TNF-α 通过干扰胰岛素受体酪氨酸磷酸化和增加对抗丝氨酸磷酸化的作用，能引起体内外胰岛素抵抗。④改善胰岛 B 细胞功能。⑤增加外周组织 GLUT1 及 GLUT4 等的转录和蛋白合成，增加基础葡萄糖的摄取和转运。⑥激活糖酵解关键酶，抑制 1,6- 二磷酸果糖激酶，使肝糖原生成减少，分解增强。

【临床应用】 主要用于治疗胰岛素抵抗和 2 型糖尿病。

【不良反应与注意事项】 TDs 药物低血糖发生率低，副作用主要有嗜睡、水肿和液体潴留、肌肉和骨骼痛、头痛、消化道症状（腹泻、恶心、呕吐）及上呼吸道感染等。近年来发现某些突出的不良反应，限制了临床应用。比如，罗格列酮由于潜在的导致心血管事件的作用被限制使用，2010 年和 2011 年先后在欧盟和美国退市。我国要求对于未使用过罗格列酮及其复方制剂的糖尿病患者，只能在无法使用其他降血糖药或使用其他降血糖药无法达到血糖控制目标的情况下，才可考虑使用罗格列酮及其复方制剂；对于使用罗格列酮及其复方制剂的患者，应评估心血管疾病风险，权衡用药利弊后方可继续用药。而吡格列酮在使用 1 年以上可能增加罹患膀胱癌的风险，但除德、法外的大部分国家尚未对其临床使用进行限制。

四、α- 葡糖苷酶抑制药

α- 葡糖苷酶抑制药（α-glucosidase inhibitors）是一类新型口服降血糖药，其降血糖的机制是：在小肠上皮刷状缘与糖类竞争水解糖类的糖苷水解酶，从而减慢水解及产生葡萄糖的速度并延缓葡萄糖的吸收。单独应用或与其他降血糖药合用，可降低患者的餐后血糖。也有报道认为可降低空腹血糖及糖化血红蛋白水平。主要副作用为胃肠道反应。服药期间应增加糖类摄入的比例，并限制单糖的摄入量，以提高药物的疗效。此类药物已用于临床的包括阿卡波糖（Acarbose）和伏格列波糖（Voglibose）。

五、非磺酰脲类促泌剂

本类药物主要包括瑞格列奈（Repaglinide）和那格列奈（Nateglinide），其化学结构不同于磺酰脲类，但降血糖机制与其相似，主要通过与胰岛 B 细胞膜上的特异性受体结合来促进胰岛细胞膜上 ATP 敏感性钾通道的关闭，抑制 K^+ 从 B 细胞外流，使细胞膜去极化，从而开放电压依赖性钙通道，使细胞外 Ca^{2+} 进入胞内，促进储存的胰岛素分泌，因此又称非磺酰脲类促泌剂，最大优点是可以模拟胰岛素的生理性分泌，故又被称作“餐时血糖调节剂”，可有效控制餐后高血糖，低血糖不良反应较磺酰脲类药物少见。口服给药后迅速经胃肠道吸收入血，15min 起效，1h 内达峰浓度，$t_{1/2}$ 约 1h，通过 CYP 系统代谢成 3 种无降血糖活性的代谢物，其中 92% 随胆汁进入消化道经粪便排出，其余 8% 经尿排泄。

主要适用于 2 型糖尿病患者，老年糖尿病患者也可服用，且适用于糖尿病肾病者。它和双胍类药物合用有协同作用。因其结构中不含硫，故对磺酰脲类过敏者仍可使用。

六、其他新型降血糖药

（一）胰高血糖素样肽 -1 类似物

胰高血糖素样肽 -1（glucagon-like peptide 1，GLP-1）是一种肠促胰素，是由人胰高血糖素基因编码，并由肠道 L 细胞分泌的肽类激素，具有以下生理作用：以葡萄糖依赖方式作用于胰岛 B 细胞，促进胰岛素基因的转录，增加胰岛素的生物合成和分泌；刺激 B 细胞的增殖和分化，抑制 β 细胞凋亡，从而增加胰岛 B 细胞数量，抑制胰高血糖素的分泌，抑制食欲及摄食，延缓胃内容物排空等。这些功能都有利于降低餐后血糖并使血糖维持在恒定水平。优点是可以实现对患者的体重和血糖水平的同时调控。此外，GLP-1 不会有引起严重低血糖的危险。

艾塞那肽（Exenatide）是一种长效 GLP-1 类似物，于 2005 年 4 月获美国 FDA 批准上市。它是人工合成的 39 肽激素，其原型药物是美国亚利桑那州大沙漠的赫拉大毒蜥进食时分泌的一种激素，53% 的氨基酸序列与人 GLP-1 重叠，调节血糖的能力与 GLP-1 相似，但其在体内的稳定性显著高于 GLP-1。该药能在不引起低血糖和增加体重风险的基础上治疗 2 型糖尿病。艾塞那肽的适应证是采用二甲双胍、磺酰脲类制剂，或两种药物联合治疗达不到目标血糖水平。采用皮下注射给药方式，每天给药 2 次（通常在早餐和晚餐之前）。半衰期为 2.4h，大部分在肾小球滤过并在肾代谢，故严重肾损伤或终末期肾病的患者不推荐使用。

艾塞那肽的不良反应多为恶心、呕吐、腹泻及低血糖，一般为轻到中度，通常随继续用药而减轻。其禁忌证包括严重的胃肠道疾病和明显的肾功能不全。

（二）二肽基肽酶Ⅳ（DPP- Ⅳ）抑制剂

内源性的 GLP-1 在体内可迅速被二肽基肽酶Ⅳ（DPP- Ⅳ）降解而失去生物活性。因此，抑制 DPP- Ⅳ的活性可以间接地增加 GLP-1 的浓度和活性。该类药物能促进胰岛 B 细胞释放胰岛素，同时抑制胰岛 A 细胞分泌胰高血糖素，从而提高胰岛素水平，降低血糖，且不易诱发低血糖和增加体重。

本类药物主要有：维格列汀（Vildagliptin）、沙格列汀（Saxagliptin）和利格列汀（Linagliptin）等，是一类治疗 2 型糖尿病的新型药物。但是由于 DPP- Ⅳ是一种多效的酶，其抑制剂还可能延长多肽 YY 激素、生长激素释放激素、神经肽 Y、P 物质和化学增活素等激素的作用，故可能产生神经源性炎症（与神经肽 Y 和 P 物质有关）、血压升高（与神经肽 Y 有关）、促发免疫反应（与化学增活素有关）等副作用。

（三）胰淀粉样多肽类似物

胰淀粉样多肽（amylin）是一种由 37 个氨基酸残基构成的多肽激素，在餐后由胰腺 B 细胞释放，具有多种生理功能：如减慢食物（包括葡萄糖）在小肠的吸收速度以及通过抑制胰高血糖素减少肝糖原的产生而减轻患者食欲等。但天然胰淀粉样多肽具有易水解、黏度大、易凝集的缺点，不适合用于治疗。

普兰林肽（Pramlintide）是至今为止继胰岛素之后第二个获准用于治疗 1 型糖尿病的药物。该药是利用脯氨酸替代胰淀粉样多肽的第 25、28 和 29 位上氨基酸得到的胰淀粉样多肽合成类似物，与胰淀粉样多肽的生理功能相同。可用作 1 型和 2 型糖尿病的辅助治疗药物，但不能替代胰岛素。主要用于单用胰岛素，以及联合应用胰岛素、磺酰脲类药物和（或）二甲双胍仍无法取得预期疗效的糖尿病患者。普兰林肽经皮下注射给药，为减少胰岛素对其药动学的影响，两者最好不要放置在同一注射器或在同一注射部位给药。普兰林肽最常见的不良反应是低血糖。单独使用该药不会引起低血糖，但与胰岛素合用时，会增加胰岛素引起低血糖的风险。其他的不良反应还包括关节痛、头晕、咳嗽、疲劳、头痛、咽炎等。

（四）钠 - 葡萄糖协同转运体 2 抑制剂

钠 - 葡萄糖协同转运体 2（sodium-glucose cotransporter 2，SGLT2）主要分布在肾近曲小管，负责肾中 90% 葡萄糖的重吸收。SGLT2 抑制剂也是一类新型口服降血糖药，其作用机制为：通过抑制 SGLT2，使肾小管中的葡萄糖不能顺利重吸收进入血液而随尿液排出，从而降低血糖浓度。

代表药物有卡格列净（Canagliflozin）和达格列净（Dapagliflozin）。口服后 1 ~ 2h 血药浓度达高峰，$t_{1/2}$ 为 10 ~ 13h。由于其不干扰胰岛素和胰高血糖素分泌调节通路，所以引起低血糖的可能性相对较小。此类药物的优点是可有效降低糖化血红蛋白，对于经饮食和锻炼控制不佳的 2 型糖尿病，SGLT2 抑制剂不仅可有效改善血糖，还可降低体重和改善血脂。最常见的副作用是尿路感染和生殖器真菌感染。不宜用于 1 型糖尿病、糖尿病酮症酸中毒和严重肾功能不良者。

SUMMARY

Diabetes mellitus is a group of metabolic diseases in which a person has high blood sugar level, either because the pancreas does not produce enough insulin, or because cell does not respond to the insulin that is produced.The two types of diabetes are referred to as type 1 (also referred to as insulin-dependent diabetes mellitus, IDDM) and type 2 (also referred to as noninsulin-dependent diabetes mellitus, NIDDM). People with type 1 diabetes require multiple insulin injections each day to maintain safe insulin levels. Insulin is often required to treat type 2 diabetes too. There are three major types of insulin: short-acting, intermediate-acting and long-acting. In contrast to type 1 diabetes, type 2 diabetes appears to be a much more complex metabolic disease and seven categories of oral antidiabetic agents are now available: biguanides, insulin secretagogues (sulfonylureas, repaglinide), α-glucosidase inhibitors, thiazolidinediones, GLP-1 receptor agonists, DDP-4 inhibitors, and SGLT2 inhibitors. Sulfonylureas activate receptors on the βcells of the pancreatic islets to release stored insulin in response to glucose as well as enhanced insulin action by increase insulin receptor number and postreceptor complex enzyme reactions.Their main side effect is hypoglycemia, especially in elderly people. The glucose-lowering effect of metformin does not depend on stimulation of insulin secretion but rather attributed to enhanced glucose metabolism, which may be related to decreasing hepatic glucose output, stimulating perpheral glucose uptake, and increasing intestinal use of glucose. Lactic acidosis remains the major potential side effect of metformin. Acarbose inhibits α-glucosidase in the intestinal brush border and thus decreases the absorption of starch and disaccharides. Consequently, the post-prandial rise of blood glucose is blunted. Thiazolidinediones are a new class of compounds that work by enhancing insulin action and thus promoting glucose utilization in peripheral tissues. Their action is attributed to the stimulation of a new class of nuclear recceptor PPAR-γ. Unfortunately, Troglitazone, the first commercial drug of thiazolidingdiones, seems to be devoid of severe side effect, because several cases of fatal hepatotoxicity have been reported in Japan and the United States. GLP-1 receptor agonists amplify the glucose induced insulin secretion. GLP-1 is rapidly degraded by DDP-4, and DDP-4 inhibitors prolong the action of endogenously released GLP-1.SGLT2 accounts for 90% of glucose reabsorption, and SGLT2 inhibitors cause glycosuria and lower glucose levels in patient with type 2 diabetes. In addition, it is a fact that administration of insulin preparations or hypoglycemic agent can prevent morbidity and reduce mortality associated with diabetes.

（齐亚娟）

第38章 抗菌药物概论

用于细菌、病毒、立克次体、真菌、螺旋体、衣原体、支原体以及寄生虫等感染，以及肿瘤的药物治疗，统称为化学治疗（chemotherapy，简称化疗），而用于这些治疗的药物称为化学治疗药物（chemotherapeutic drugs），包括抗菌药（antibacterial drugs）、抗真菌药（antifungal drugs）、抗病毒药（antiviral drugs）、抗寄生虫药（antiparasitic drugs）、抗肿瘤药（antineoplastic drugs）等。抗菌药是指对致病菌具有抑菌或杀菌活性，主要经口服、注射途径给药（部分也可局部给药）的化学药物，从来源上可分为抗生素和人工合成抗菌药。抗生素（antibiotics）是由各种微生物（包括细菌、真菌、放线菌属）产生的，能杀灭或抑制其他微生物的物质。抗生素分为天然的和人工半合成的，前者由微生物产生，后者是对天然抗生素进行结构改造获得的半合成产品。人工合成抗菌药是指通过化学合成得到的具有杀灭或抑制病原微生物作用的药物。

化学治疗的目的是利用化疗药物的选择性抑制或杀灭病原体或肿瘤细胞，而对宿主无显著的毒性和损害，在临床上发挥对疾病的防治作用。因此，应充分考虑宿主（机体）、病原体和化疗药物三者之间的相互制约与辩证的关系（图 38-1）。病原体导致疾病的发生、发展和机体的康复是机体 - 病原体之间相互斗争的过程，化疗药物的使用，在于杀灭或抑制病原体的生长繁殖，促使机体的防御能力在与病原体的斗争中占据主导地位，从而使疾病趋向痊愈，机体恢复健康。但是，化疗药物的应用在一定的条件下会使病原体产生耐药性，从而丧失药理作用，导致治疗失败。

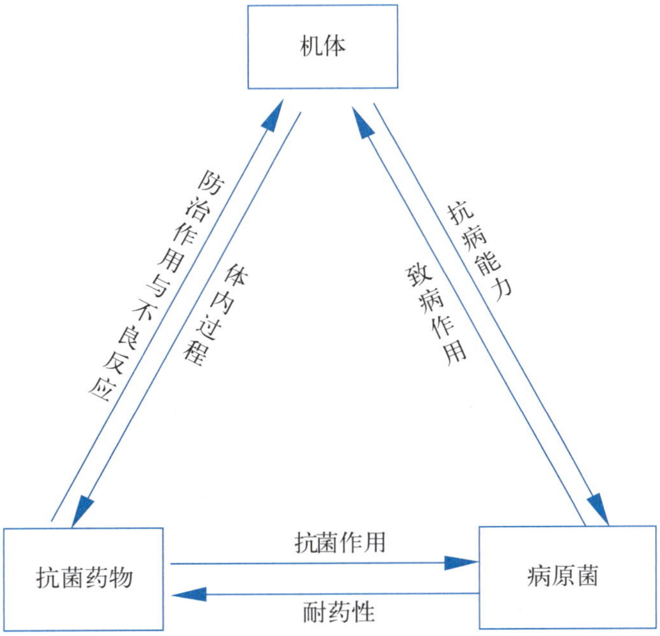

图 38-1　机体、抗菌药及病原菌三者的关系

第一节 常用术语

1．抗菌谱 抗菌谱（antibacterial spectrum）是指抗菌药的抗菌作用范围。某些抗菌药仅对单一菌种或一属细菌具有抗菌作用，抗菌谱窄，称为窄谱抗菌药，如异烟肼仅对结核分枝杆菌有作用，多黏菌素类对革兰氏阴性菌具有抗菌作用。有一些抗菌药的抗菌范围广泛，能对多种不同的病原菌具有抗菌作用，称为广谱抗菌药，如第三、四代喹诺酮类抗菌药，不但对革兰氏阳性菌、革兰氏阴性菌有很强的抗菌作用，且对结核分枝杆菌、衣原体、支原体及厌氧菌有作用。抗菌药的抗菌谱是临床选药的基础。

2．抑菌药 抑菌药（bacteriostatic drugs）是指仅具有抑制病原菌生长繁殖的能力而无杀灭作用的抗菌药，如四环素类、磺胺类等。

3．杀菌药 杀菌药（bactericidal drugs）不但具有抑制病原菌生长繁殖的能力，而且具有杀灭病原菌的作用，如青霉素类、头孢菌素类、氨基糖苷类等。

4．抗菌活性 抗菌活性（antibacterial activity）是指抗菌药抑制或者杀灭病原菌的能力。抗菌药的抗菌活性一般可采用体外和体内两种方法来测定。在体外实验中，能抑制培养基内病原菌生长的最低药物浓度称为最低抑菌浓度（minimal inhibitory concentration，MIC）；而能够杀灭培养基内细菌或使细菌数减少 99.9% 的最低药物浓度称为最低杀菌浓度（minimal bactericidal concentration，MBC）。体外抗菌实验对临床用药具有重要参考价值。对于体内实验，采用实验化学治疗方法测定，即以人工方法使实验动物感染定量的病原菌，然后给予抗菌药，观察实验动物死亡数的减少或死亡时间的延长，亦可观察病原菌数目的变化，从而判断抗菌药物的疗效与作用。

5．细菌耐药性 细菌耐药性（bacterial resistance）是指病原菌与抗菌药多次接触后，对药物的敏感性下降甚至消失的现象，造成抗菌药临床疗效降低或者无效。这种病原菌被称为耐药菌。

6．化疗指数 化疗指数（chemotherapeutic index，CI）是指实验动物的半数致死量（median lethal dose，LD_{50}）与感染病原体动物对实验治疗的半数有效量（median effective dose，ED_{50}）的比值，或 5% 的致死量（LD_5）与 95% 的有效量（ED_{95}）的比值，即 LD_{50}/ED_{50} 或 LD_5/ED_{95}。化疗指数是评价化疗药物有效性与安全性的重要指标，化疗指数越大，表明该化疗药物的治疗效果越好，对机体的毒性越小，则临床应用的价值也就越高。但化疗指数大的化疗药物并非绝对安全，如对机体几乎无毒性的青霉素仍有可能发生过敏性休克等不良反应。

7．抗生素后效应 抗生素后效应（postantibiotic effect，PAE）是指抗菌药作用于细菌一定时间后撤药，血药浓度已低于 MIC 时，细菌生长仍受到持续抑制的效应。通常以时间表示。如氨基糖苷类抗生素、两性霉素 B、氟喹诺酮类等均具有较长的 PAE。

8．首次接触效应 首次接触效应（first expose effect）是指抗菌药物只在初次接触细菌时有强大的抗菌效应，再度接触或连续与细菌接触，并不明显地增强或再次出现这种明显的效应，需要间隔相当时间（数小时）以后，才会再起作用。氨基糖苷类抗生素有明显的首次接触效应。

第二节 抗菌药的作用机制

抗菌药对病原菌高度的选择性毒性作用，是由于抗菌药作用于病原菌的特定靶位，干扰病原菌正常的生化代谢过程，影响其结构和功能，使其失去生长繁殖的能力而达到抑制或杀灭病原菌的作用（图 38-2）。

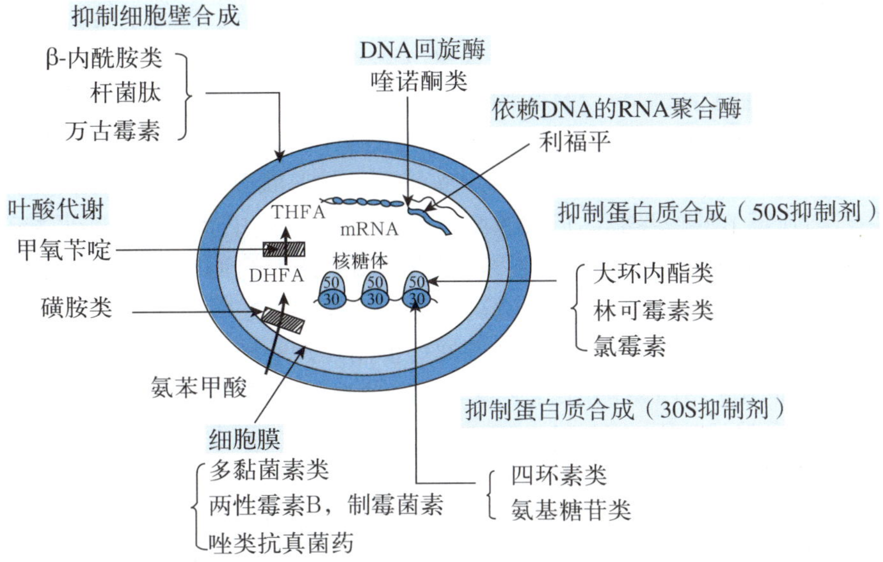

图 38-2 细菌结构与抗菌药作用部位示意图

THFA：tetrahydrofolic acid，四氢叶酸；DHFA：dihydrofolic acid，二氢叶酸

一、干扰细菌细胞壁的合成

所有细菌均具有细胞壁，位于细菌细胞膜外，维持细菌的形态。细胞壁主要成分为肽聚糖（peptidoglycan，又称黏肽，mucopeptide）。革兰氏阳性菌中黏肽含量占整个细胞壁的 50% ~ 80%，由于其厚而坚韧，可抵抗菌体内相当于 20 ~ 30 个大气压的渗透压，对防止细菌破裂、细胞质内生命物质外流起到保护作用。革兰氏阴性菌黏肽仅占 1% ~ 10%，故其细胞壁黏肽层比较薄，但含 60% 以上的脂多糖和磷脂。

细胞壁黏肽由 *N*- 乙酰葡萄糖胺（*N*-acetyl glucosamine，NAC-GA）和五肽相连的 *N*- 乙酰胞壁酸（*N*-acetyl muramic acid，NAC-Mur）重复交叉联结，形成网络状。黏肽的生物合成可分为细胞质、细胞膜内与细胞膜外三个阶段（图 38-3）。抗菌药之所以能起到抑菌、杀菌的作

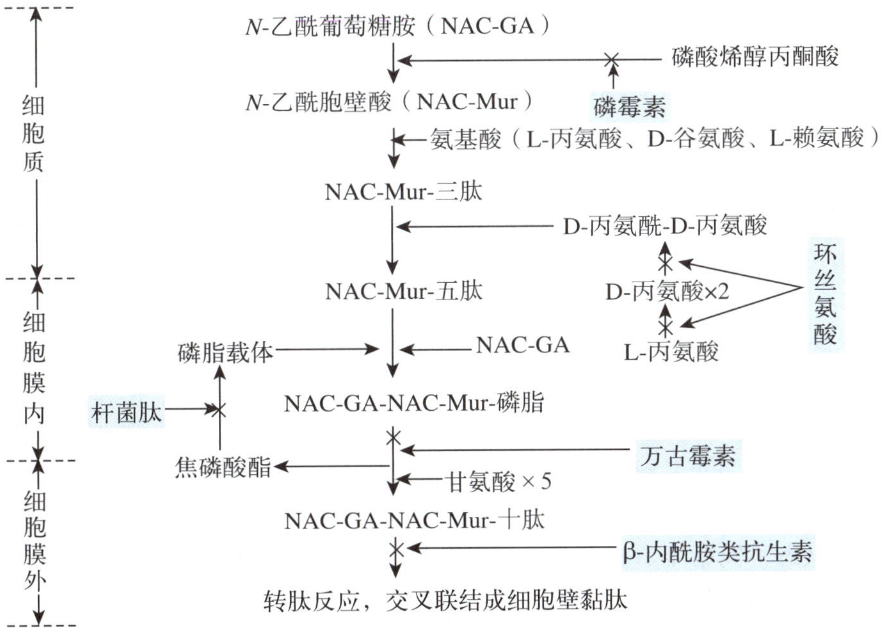

图 38-3 细菌细胞壁合成示意图

用，就是因为它们阻碍了细菌细胞壁生物合成过程中的不同环节。磷霉素结构与磷酸烯醇式丙酮酸相似，可与丙酮酸转移酶竞争结合，使 NAC-GA 无法获得 1 分子乳酸，NAC-Mur 的形成被阻断。环丝氨酸则通过抑制 D- 丙氨酸的消旋酶和合成酶的活性，使由 2 分子 D- 丙氨酸形成的 D- 丙氨酰 -D- 丙氨酸不能合成，从而阻碍了与 NAC-Mur- 三肽（L- 丙氨酸、D- 谷氨酸、L- 赖氨酸）合成 NAC-Mur- 五肽。在细胞膜上，NAC-Mur- 五肽侧链中的 L- 丙氨酸连接 1 分子 NAC-GA，并与细胞膜上的磷脂载体形成 NAC-GA-NAC-Mur- 五肽 - 磷脂，而被运送至细胞膜外，交联至细胞壁受体的生长点上，此过程可被万古霉素阻断。而磷脂载体在此过程中又获得 1 分子磷酸基团生成焦磷酸酯。当其完成运送作用后，经焦磷酸酶作用脱磷酸后恢复为原来的磷脂载体，继续发挥新的运送作用。杆菌肽则通过抑制焦磷酸酶的活性，阻止焦磷酸酯的脱磷酸作用，即阻断了细胞膜内所谓的磷脂循环。被运送至膜外的 NAC-GA-NAC-Mur- 五肽中的 L- 赖氨酸又连接 5 个甘氨酸而成 NAC-GA-NAC-Mur- 十肽，通过细菌转肽酶的转肽反应，去除末端 D- 丙氨酸并经甘氨酸肽链连接于另一个 NAC-GA-NAC-Mur- 十肽中的第 4 个 D- 丙氨酸，形成网状交叉联结的坚硬的细菌细胞壁黏肽。β- 内酰胺类抗生素可抑制细菌的转肽反应，使黏肽的最终合成终止，导致细菌细胞壁的缺损。由于菌体内的高渗透压，在等渗环境中水分不断渗入，致使细菌膨胀、变形，在自溶酶影响下，细菌破裂溶解而死亡。

二、损伤细菌质膜

细菌细胞膜与一般生物膜的特性相同，是双层类脂中镶嵌蛋白质的一种半透膜，具有选择性运输和屏障作用。多肽类抗生素（多黏菌素类）具有表面活性作用，能选择性地与细胞膜内磷脂相结合。抗真菌的多烯类抗生素（两性霉素 B、制霉菌素）则与细胞膜上的固醇类物质结合。抗真菌的唑类药物（酮康唑、咪康唑、伊曲康唑、氟康唑）则能抑制固醇类物质的生物合成，从而使细胞膜的通透性增加，细菌体内的重要成分如蛋白质、氨基酸、磷脂、核苷酸等渗漏出膜外，导致细菌死亡。

三、抑制细菌蛋白质合成

细菌蛋白质的合成包括合成起始、肽链延伸及合成终止三个连续的阶段，是通过细胞质内的核糖体循环完成的。细菌的核糖体为 70S，由 30S 和 50S 亚基组成；哺乳动物细胞核糖体为 80S，由 40S 和 60S 亚基组成。抗菌药对细菌的核糖体有高度的选择性毒性，而不影响哺乳动物的核糖体和蛋白质合成。多种抗菌药能抑制细菌的蛋白质合成，但它们的作用位点有所不同。

1．影响核糖体循环多个环节，如氨基糖苷类能阻止核糖体 30S 亚基和 70S 亚基合成始动复合物，亦能阻碍肽链释放因子进入核糖体 30S 亚基，致使已合成的蛋白质不能释放；另外还造成 mRNA 上的三联密码子在翻译时出现错误，造成合成不正常、无功能的肽链，因而具有杀菌作用。

2．四环素类（包括甘氨酰四环素类）能与核糖体 30S 亚基结合，阻止氨基酰 tRNA 进入 30S 亚基，阻碍了肽链的形成而造成细菌蛋白质合成抑制，产生抑菌作用。

3．氯霉素、林可霉素及大环内酯类能与核糖体 50S 亚基结合，分别抑制肽酰基转移酶和 mRNA 移位酶的活性，阻止肽链形成和延长，引致蛋白质合成受阻而起抑菌作用。

4．利奈唑胺与细菌核糖体 50S 亚基结合，抑制 mRNA 与核糖体连接，抑制氨基酰 tRNA 与核糖体结合，阻碍了核糖体 70S 亚基始动复合物的形成，从而抑制细菌蛋白质的合成。

四、影响核酸代谢

喹诺酮类抗菌药主要是抑制细菌 DNA 复制过程中的回旋酶（拓扑异构酶Ⅱ），导致 DNA 降解及细菌死亡；而利福霉素类则能特异性地抑制依赖于 DNA 的 RNA 聚合酶（转录酶），使转录过程受阻，从而抑制了 mRNA 的转录。抗真菌药氟胞嘧啶在体内代谢为氟尿嘧啶，抑制胸苷酸合成酶活性，干扰了真菌 DNA 的合成。

五、影响叶酸代谢

细菌生长繁殖所需的叶酸，必须由细菌利用结构较简单的对氨基苯甲酸为原料自身合成，磺胺类与甲氧苄啶可分别抑制细菌叶酸合成过程中的二氢蝶酸合酶和二氢叶酸还原酶的活性，妨碍了细菌体内的叶酸代谢，使核苷酸的合成受阻，细菌生长繁殖不能进行。对氨水杨酸亦竞争结合二氢叶酸合成酶，而抑制结核分枝杆菌的生长与繁殖。

第三节　细菌耐药性

细菌耐药性（bacterial resistance）是细菌产生对抗生素不敏感的现象，其可分为固有耐药性（intrinsic resistance，天然耐药性）和获得性耐药性（acquired resistance）。固有耐药性由细菌染色体基因决定，这种耐药性一般只对一种或两种相似的抗菌药耐药，比较稳定，不会消失或改变，且可代代相传。获得性耐药性发生于细菌与抗菌药多次接触后，是由质粒介导的，如金黄色葡萄球菌产生的 β- 内酰胺酶能破坏 β- 内酰胺类而发生耐药。若此耐药菌不再与抗菌药接触，则其获得的耐药性可能消失。但获得性耐药性也可以由质粒将耐药基因重组到细菌染色体，成为代代相传的固有耐药性。由于获得性耐药性易于传播，故在临床上具有重要意义。

一、细菌耐药性产生机制

（一）细菌产生灭活抗菌药物的酶

细菌可通过耐药因子产生灭活酶，使抗菌药在与细菌作用前即被酶破坏而失去抗菌作用。

1.β- 内酰胺酶（β-lactamase）　细菌对 β- 内酰胺类的耐药主要是由于产生了 β- 内酰胺酶，可以水解 β- 内酰胺环而使药物丧失抗菌作用，此酶可由染色体或质粒介导。β- 内酰胺酶一般可分为青霉素酶（penicillinases）和头孢菌素酶（cephalosporinases），前者主要水解青霉素类，后者既能水解青霉素类又能水解头孢菌素类。β- 内酰胺酶因细菌所接触的不同的抗菌药物而形成了不同特性的 β- 内酰胺酶谱。1995 年以酶作用底物和是否被酶抑制药（克拉维酸）抑制，对各种 β- 内酰胺酶进行综合分析后分为 4 组：1 组酶为染色体介导，其活性不为克拉维酸抑制，主要水解头孢菌素类，几乎所有革兰氏阴性菌均可产生此酶。2 组酶由质粒或染色体介导，活性可被克拉维酸抑制，可水解青霉素类和头孢菌素类，分别由革兰氏阳性的金黄色葡萄球菌和革兰氏阴性杆菌等产生。3 组酶为金属 β- 内酰胺酶，不为克拉维酸抑制，其活性需要金属离子如锌离子的参与，该酶由染色体介导，脆弱类杆菌等产生，可水解除氨曲南以外的各种 β- 内酰胺类抗生素，包括碳青霉烯类。4 组酶由染色体或质粒介导，不为克拉维酸抑制，主要水解青霉素类。

2．氨基糖苷钝化酶　氨基糖苷类可被钝化酶或修饰酶钝化而失去抗菌作用，钝化酶可修饰氨基糖苷类，使其不能进入细胞质内而作用于核糖体。钝化酶可分为：①氨基糖苷乙酰化酶（aminoglycoside acetylase，AAC），将乙酰辅酶 A 的乙酰基转移至氨基糖苷类的游离—NH_2 上；②氨基糖苷腺苷化酶（aminoglycoside adenylase，AAD），将腺苷转移至氨基糖苷类的游离—

OH 上，使其腺苷化；③氨基糖苷磷酸化酶（aminoglycoside phosphorylase，APH），将磷酸根转移至氨基糖苷类的游离—OH 上，使其磷酸化。细菌钝化酶的产生由质粒介导，产钝化酶的细菌往往对氨基糖苷类显著耐药，而且同一种酶可钝化不同的氨基糖苷类，同一种氨基糖苷类又可被多种不同的钝化酶所钝化。

3．其他灭活抗菌药物的酶 ①酯酶（esterase），如大肠埃希菌产生的红霉素酯酶，由质粒介导，能水解红霉素结构中的内酯环，使其丧失抗菌活性，从而使细菌对其耐药。②氯霉素乙酰转移酶（chloramphenicol acetyltransferase，CAT）为胞内酶，由质粒或染色体介导，某些金黄色葡萄球菌、表皮葡萄球菌等革兰氏阳性菌和革兰氏阴性杆菌可产生此酶，使氯霉素结构中的—OH 乙酰化。③核苷酸基转移酶（nucleotidyltransferase）由质粒介导，由金黄色葡萄球菌产生，可使林可霉素类、大环内酯类等抗生素核苷酸化、乙酰化或水解而灭活。

（二）抗菌药作用靶位改变

1．靶酶的改变 青霉素结合蛋白（penicillin-binding protein，PBP）是细菌细胞壁合成过程中不可缺少的一种酶，亦是 β- 内酰胺类的作用靶酶。细菌对 β- 内酰胺类的耐药，除产生 β- 内酰胺酶破坏抗生素外，还与细菌体内靶酶改变有关。如：①细菌降低靶酶与抗生素结合的亲和力，如肺炎链球菌对青霉素的高度耐药；②青霉素结合蛋白的生成增加，如肠球菌对 β- 内酰胺类的耐药性则是既产生 β- 内酰胺酶又增加青霉素结合蛋白的产量，同时还降低青霉素结合蛋白与抗生素的亲和力，形成多种耐药机制；③细菌在与抗生素接触后，产生一种新的靶酶，形成高度的耐药性，如耐甲氧西林金黄色葡萄球菌（methicillin resistant staphylococcus aureus，MRSA）比敏感的金黄色葡萄球菌的青霉素结合蛋白的组成中多一个青霉素结合蛋白 2α（PBP-2α）。

2．靶位结构改变 对链霉素耐药的细菌是由于菌体内核糖体 30S 亚基上链霉素作用靶位 P10 蛋白发生了构象变化，使链霉素不能与其结合而发生耐药。对林可霉素和大环内酯类耐药的细菌系核糖体 50S 亚基改变。

（三）抗菌药物通透障碍

1．细胞外膜通透屏障作用 革兰氏阴性杆菌外膜上有多种以 OmpF 和 OmpC 蛋白组成的孔道蛋白，称 porin。β- 内酰胺类等亲水性抗菌药可通过此通道而进入菌体，当孔道蛋白丢失时，抗菌药进入菌体量明显减少。目前发现除 OmpF、OmpC 的 porin 以外，还有其他类型的外膜孔道蛋白，孔道蛋白发生改变可导致药物进入菌体减少。

2．主动流出系统 细菌的主动流出系统，是由内膜转运载体、外膜孔道蛋白和连接两者的辅助蛋白（连接蛋白）组成的。这三种蛋白的功能必须正常，且相互间组装正确，才能发挥作用。耐药菌能将进入菌体的药物通过主动流出系统泵出其体外，造成耐药，这种耐药性是非特异性的。

（四）细菌代谢途径改变

金黄色葡萄球菌对磺胺类的耐药，是由于细菌中对药物具有拮抗作用的底物——对氨基苯甲酸（para-aminobengoic acid，PABA）的产量增多所致的，其产量可为敏感菌的 20 倍，亦可能与耐药菌株直接利用外源性叶酸等有关。

二、细菌耐药性的产生方式

（一）突变

对抗生素敏感的细菌可以因编码某个蛋白质的基因发生突变（mutation），导致蛋白质结构改变，不能与药物结合或结合能力降低。

（二）垂直传递

垂直传递（vertical transmission）是指耐药性在细菌分裂繁殖过程中传递给子代的过程。

（三）水平转移

水平转移是指耐药性通过转化、转导、接合等方式从供体细菌转移给其他细菌的过程，在细菌耐药性传递中具有重要的意义。①转化（transformation）是环境中游离的 DNA（如来自其他细菌的质粒）进入到敏感菌中，使其表达的蛋白质发生改变，从而产生耐药性。②转导（transduction）是由噬菌体将 DNA 片段导入细菌体内的过程，如果所导入的 DNA 中含有耐药基因，则细菌变为耐药菌。③接合（conjugation）是通过菌毛或桥接进行细菌间基因传递的过程。可转移的遗传物质称为 R 因子（R-factor），由耐药决定质粒（resistance determinant plasmid）和耐药转移因子（resistance transfer factor）两部分构成，这两部分也可单独存在，其中耐药转移因子为细菌接合所必需，耐药决定质粒含有耐药基因。耐药决定质粒可含有多个耐药基因，因而接合是耐药性及多重耐药性扩散的重要机制。

三、对细菌耐药性的防治措施

随着抗菌药的广泛使用，耐药菌越来越多。为避免或减少耐药性的产生，应严格掌握抗菌药的适应证，合理应用抗菌药；抗菌药的给药方案（剂量和疗程）应合理；还要严格掌握抗菌药的局部使用、预防应用和联合应用，避免滥用。同时，医院中应严格执行消毒隔离制度，防止耐药菌的交叉感染，对耐药菌感染的患者应予隔离。对抗菌药应加强管理，抗菌药必须凭处方给药。根据细菌耐药性的变迁，有计划地将抗菌药分期、分批交替使用。

第四节　抗菌药物合理应用原则

抗菌药的广泛应用也带来了一些问题，主要是因滥用而引起的各种不良反应与药源性疾病，如毒性反应、变态反应、二重感染及病原菌的耐药性等。故抗菌药的临床合理应用颇为重要，应引起高度重视。所谓抗菌药物合理应用是指在明确疾病诊断的指征下选用恰当的抗菌药，并采用适宜的剂量与疗程，以达到抑制或杀灭病原菌从而控制感染的目的，同时采用相应的综合措施，如增强患者的免疫功能及防止不良反应的发生等，以促进疾病的痊愈或好转。

一、病原菌的确认诊断

对病原菌尽早作出正确诊断，是合理应用抗菌药的先决条件。在患者应用抗菌药之前，应及早确定病原菌并进行药敏试验。

二、严格根据适应证选药

严格根据适应证选药的重要性在于防止抗菌药的不合理应用，如：①抗菌药对各种病毒、衣原体、支原体的感染性疾病通常是无治疗作用的，感冒等上呼吸道感染多数是病毒性感染，除确诊为细菌性或继发性细菌感染外，很少有应用抗菌药的指征；②除主要供局部应用的抗菌药外，应尽量避免抗菌药的皮肤、黏膜的局部应用，因易产生耐药菌或发生变态反应；③除病情严重、危急或并发细菌感染者外，对于原因不明的发热患者，应用抗菌药易掩盖临床典型的疾病症状和难于检出病原菌而延误正确的诊断及治疗，不宜轻易应用抗菌药；④应用抗菌药的剂量要适宜，疗程要足够，过小的剂量达不到治疗的目的且易产生耐药性，剂量过大，不仅是无必要的浪费，有时反而会产生严重的不良反应，疗程过短容易造成疾病复发或转为慢性感染。

三、根据药效学和药动学相结合的原则选药

有效的抗感染治疗方案应在药效学和药动学两者相结合的基础上制订。这是因为抗菌药的疗效取决于体内细菌感染组织中能否达到有效的药物浓度，通常组织、体液内（除血液）的药物浓度虽与血药浓度呈正相关，但实际往往低于血药浓度，仅是血药浓度的 1/10 ～ 1/2，因此，为确保感染组织中达到有效抑菌或杀菌的药物浓度，需血药浓度高于 MIC 值的若干倍才行。

四、抗菌药的预防性应用

临床预防性用药有明确指征的仅为少数情况，不适当的预防性用药反可引起病原菌高度耐药的发生和继发感染而难以控制，因此，预防性应用不但必须要有明确的指征，而且仅限于经临床实践证实确实有效的少数情况。如：①苄星青霉素、普鲁卡因青霉素或红霉素常用于风湿性心脏病患儿及常发生链球菌性咽炎或风湿热的儿童和成人，以防风湿热的发作；②预防脑膜炎球菌引起的流行性脑脊髓膜炎，常用磺胺嘧啶等；③抗结核病的预防性用药；④进入疟疾区的预防性用药；⑤风湿性心脏病、先天性心脏病人工瓣膜患者需进行口腔、上呼吸道、尿道及心脏手术前的预防性抗菌用药；⑥于战伤、复杂外伤、闭塞性血管炎患者进行截肢术后预防性应用青霉素或阿莫西林，以防止由产气荚膜梭菌引起的气性坏疽；⑦胃肠道、胸腹部手术之前的预防性用药。

五、肝、肾功能不良患者抗菌药的应用

肝是人体对药物进行代谢的最重要的器官，包括抗菌药的许多药物均经肝生物转化而消除其作用。肝功能不良时，由于肝药酶活性下降，减少了肝对药物的代谢作用。肝病时白蛋白合成减少而血浆蛋白结合率下降，游离药物增加，使药物作用增强或不良反应增加。对有慢性肝病或肝功能减退的患者，应避免应用或禁用主要经肝代谢的如磺胺类、哌拉西林、酮康唑等药物，或具有肠肝循环的药物如四环素类、红霉素等，以及对肝有损害的药物如利福平、异烟肼、林可霉素、两性霉素 B 等。

肾是最主要的药物排泄器官，肾功能不良可造成许多抗菌药及其代谢物在体内蓄积，以致发生毒性等不良反应。因此对肾功能不良患者，抗菌药的应用宜根据肾功能减退的轻、中、重程度，分别给予常用量的 1/2 ～ 2/3、1/5 ～ 1/2 和 1/10 ～ 1/5 或与药物血浆半衰期的反比，或与给药间隔时间的正比。不过，对主要经肾排泄或对肾有损害的抗菌药，应视具体情况采用不同的应用对策：①氯霉素、磺胺类、四环素宜避免应用；②林可霉素类、两性霉素 B 及青霉素类对中度肾功能减退者宜减少剂量；③万古霉素、多黏菌素、头孢菌素类等应按肾功能减退程度调整给药剂量或给药间隔时间；④对氨基糖苷类最好能监测血药浓度而制订个体化给药方案。

六、老年人、儿童、孕妇等抗菌药的应用

老年人血浆蛋白尤其是白蛋白含量明显较成年人低，肾功能亦随年龄增长而日益减退，当老年人应用与青壮年同剂量的抗菌药时，血药浓度往往偏高，血浆半衰期也有所延长，而易引起毒性等不良反应。所以，老年人应用抗菌药尤其是氨基糖苷类抗生素时，宜减少剂量，或根据监测的血药浓度调整剂量。

早产儿、新生儿体内酶系尤其是肝药酶发育尚不成熟，肾小球滤过率偏低，血浆蛋白与药物的结合能力也较弱，抗菌药若依体重折算给药，则往往其血药浓度较年长儿和成人为高，血

浆半衰期延长，因此用药时应十分注意，如按日龄调整给药剂量或给药间隔时间。

孕妇在应用抗菌药时，应注意避免应用能透过胎盘屏障进入胎儿血液循环的药物，如孕妇应用氨基糖苷类后有可能损害胎儿的听力。四环素类尤其大剂量静脉滴注时可致孕妇肝脂肪性变；亦可沉积于胎儿全身骨骼中，使其骨骼发育延迟，乳齿形成异常、黄染、釉质发育不全，故应禁用。

哺乳期妇女须接受抗菌药治疗，如药物对乳儿能产生不良影响，则应暂停哺乳，尤其是哺乳期妇女肾功能减退而血药浓度和乳汁中药物浓度增高时更应注意。

七、抗菌药的联合应用

联合用药的目的是利用药物的协同作用减少用药剂量和提高疗效，从而减少或降低药物的毒性等不良反应，延迟和减少细菌耐药性的产生。抗菌药联合应用的结果在体外或动物实验中产生无关、相加、协同和拮抗四种情况。无关是指联合用药后的作用强度未超过其中较强的单一药物的作用；相加是指联合用药后的作用强度仅是各药作用之和；协同系指联合用药后的作用强度超过各药之和；拮抗为联合用药后的作用互相抵消或减弱。无关、相加现象在体外实验中较为常见，而协同与拮抗较少见。为达到联合用药的目的，需根据各抗菌药的作用性质进行恰当的配伍。目前，一般将抗菌药按性质分为四种作用类型：一类为细菌繁殖期杀菌药，如 β-内酰胺类等；二类为细菌静止期杀菌药，如氨基糖苷类、多黏菌素类等，它们对繁殖期、静止期细菌都有杀菌作用；三类为快速抑菌药，如四环素类、大环内酯类和氯霉素类等；四类为慢效抑菌药，如磺胺类药物等。一、二类抗菌药联合应用可获得协同作用，如青霉素与链霉素或庆大霉素配伍治疗肠球菌性心内膜炎；一、三类药物联合应用时，三类抗菌药因抑制蛋白质合成而使细菌处于静止状态，造成一类抗菌药的抗菌活性减弱而产生拮抗作用，如青霉素与氯霉素或四环素类抗生素合用；一、四类抗菌药合用时，四类抗菌药对一类抗菌药不会产生重要影响而往往产生相加作用，如青霉素与磺胺嘧啶合用治疗流行性脑膜炎可提高疗效；二、三类抗菌药合用，可产生相加或协同作用，如四环素与链霉素或庆大霉素合用治疗布鲁菌病；三、四类抗菌药合用，也可获得相加作用。但是这些联合用药的结果，仅是体外或动物实验在特定条件下的观察结果，与临床实际情况尚不完全相同。实际临床多数细菌感染性疾病仅常用一种抗菌药就可控制，即使需联合应用，一般两药配伍也已足够。

联合用药较单一用药有更明确指征的少数情况：①未明病原菌的严重细菌性感染，为扩大抗菌范围，可联合用药，待细菌诊断明确后即调整用药；②单一抗菌药物尚不能控制的严重的或不能有效控制的混合感染，如心肌内膜炎、败血症等；③为防止产生耐药性，结核病、慢性骨髓炎等需长期用药治疗；④两性霉素 B 治疗隐球菌性脑炎时可合用氟胞嘧啶，以减少两性霉素 B 的用量，减轻毒性，完成疗程。

SUMMARY

Chemotherapeutic drugs are substances used to suppress the growth of other pathogens and may eventually destroy them. They include antibacterial drugs, antifungal drugs, antiviral drugs, antiparasitic drugs and antineoplastic drugs.

Special terms:

Chemotherapy——Which is the treatment of diseases caused by micronisms, parasites, malignant cells.

Antimicrobial spectrum——Which is the range of antimicrobial action. It means the number of microorganisms that the drug can suppress or kill.

Bacteriostatic drugs——Which can inhibit the growth and proliferation of microor-ganisms, but cannot kill them.

Bactericidal drugs——Which can suppress the growth and proliferation of microor-ganisms, and also can destroy them.

Minimal inhibitory concentration (MIC) ——The minimum concentration to inhibit the growth of microorganisms to a degree of visible number after incubation in standard condition for about 24 hours.

Minimal bactericidal concentration (MBC) ——The minimum concentration for killing 99.9% of testing microorganisms.

Chemotherapeutic index (CI)——Which is used to evaluate the safety of the chemo-therapeutic drugs, expressed as LD_{50}/ED_{50} or LD_5/ED_{95} values, the larger of the values, the safer of the drug.

Post antibiotic effect (PAE) ——The effect after the concentration decreased below MIC. Usually measured by hours.

Mechanisms of action of the antimicrobial agents include: (1) inhibiting the biosynthesis of the cell wall; (2) increasing the permeability of the plasma membrane; (3) inhibiting the protein synthesis; (4) interfering the metabolisms of nucleotides; (5) inhibiting folic acid metabolisms.

The mechanisms of drug resistance include: (1) Production of inactivating enzyme, β-lactamase is the most important inactivating enzyme. (2) Changing the target structure of the drug action: a) the target protein changes, leading to reduction of drug affinity to the target; b) producing more target protein; c) producing new low drug affinity target protein with normal physiological functions. (3) Decreasing the outer membrane permeability: producing less outer membrane protein F (OmpF) to decrease the influx of drugs, leading to multi-resistance to these drugs. (4) Activating efflux system: it exists on a lot of bacteria cell membrane, the drugs affected by efflux system include tetracyclines, quinolones, macrolides, Chloramphenicol and β-lactam antibiotics.

Methods for preventing the emergence of drug resistance include: (1) using antimicrobial agents properly; (2) preventing hospital infection; (3) good administrative management of drug use; (4) development of new drugs.

(杨宝学)

第39章 β- 内酰胺类抗生素

案例

患者，男，36 岁，咽痛、发热 3 天。体温 38.5℃。咽部明显充血，双侧扁桃体肿大，表面可见脓性分泌物。诊断：急性溶血性链球菌性扁桃体炎。治疗：行青霉素皮试，结果显示阴性。给予青霉素 G 480 万 U，加入 250 ml 生理盐水注射液中，静脉滴注，每天 2 次。用药 2 天后体温恢复正常，1 周后痊愈。

问题与思考：

1．青霉素 G 治疗急性溶血性链球菌性扁桃体炎的依据是什么？青霉素 G 用于哪些疾病的治疗？

2．青霉素 G 的抗菌作用机制是什么？

第一节　概　述

【分类】 β- 内酰胺类抗生素系指化学结构中具有 β- 内酰胺环的一大类抗生素，常用的是青霉素类和头孢菌素类，近年来还开发了一类非典型的 β- 内酰胺类抗生素，如头霉素类、碳青霉烯类、氧头孢烯类及单环 β- 内酰胺类。β- 内酰胺类抗生素具有抗菌活性强、毒副作用少、临床疗效好的特点，是临床最常用的一类抗菌药。另外，β- 内酰胺酶抑制药虽然本身抗菌作用很弱，但其对 β- 内酰胺酶的活性具有抑制作用，可与多种 β- 内酰胺类抗生素配伍，以增强抗菌作用。

【作用机制】

1．抑制转肽酶活性 细菌与哺乳动物细胞结构不同，细菌细胞膜外有一层坚韧、有弹性的细胞壁，它能抵御细菌体内强大的渗透压，维持细菌的正常形态和功能。肽聚糖为构成细胞壁的主要成分。β- 内酰胺类抗生素能抑制细胞壁肽聚糖的合成，导致细胞壁缺损，水分渗入细菌内，致菌体膨胀裂解。进一步的研究表明，β- 内酰胺类抗生素的作用靶蛋白为青霉素结合蛋白（PBPs），PBPs 具有转肽酶功能，催化转肽反应，合成肽聚糖。β- 内酰胺类抗生素可与 PBPs 活性位点通过共价键结合，抑制转肽酶活性，从而阻止了肽聚糖的合成，导致细胞壁缺损，引起细菌死亡。

2．增加细菌胞壁自溶酶活性 β- 内酰胺类抗生素可以活化细菌的内源性自溶机制，使细菌裂解死亡。此外，β- 内酰胺类抗生素还可阻断细菌自溶酶抑制物的释放，导致细菌溶解。

细菌细胞壁肽聚糖的含量及肽链的组成随细菌种类而异，革兰氏阳性细菌的细胞壁坚厚，肽聚糖含量占 65% ~ 95%，革兰氏阴性细菌的细胞壁薄，肽聚糖含量只占 1% ~ 10%，故不同细菌对 β- 内酰胺类抗生素的敏感性各异，哺乳动物的细胞没有细胞壁，所以 β- 内酰胺类抗生素对人和动物的毒性很小。因 β- 内酰胺类抗生素对已合成的细胞壁无影响，故对繁殖期细菌的作用较静止期细菌强。青霉素容易透过革兰氏阳性菌的黏肽层，但不能透过革兰氏阴性菌的外膜屏障，属于仅对革兰氏阳性菌有效而对革兰氏阴性菌无效的窄谱抗生素；广谱抗生素如氨苄西林、哌拉西林既能适度透过革兰氏阳性菌的黏肽层，又能很好地透过革兰氏阴性菌的外膜，因而具有广谱抗菌作用。

【细菌的耐药性】 细菌对 β- 内酰胺类抗生素耐药的主要机制有：

1．产生 β- 内酰胺酶 这是最常见的耐药机制。细菌产生的 β- 内酰胺酶能水解 β- 内酰胺类抗生素，从而导致 β- 内酰胺类抗生素失去抗菌活性而出现耐药。此外，对 β- 内酰胺酶稳定的 β- 内酰胺类，如广谱青霉素和第二、三代头孢菌素等，耐药菌可在膜壁间隙诱导产生大量的 β- 内酰胺酶，使药物与酶牢固地结合，而不能与 PBPs 结合，失去抗菌活性，呈现耐药。此种 β- 内酰胺酶的非水解机制又称“牵制机制”。目前已发现的 β- 内酰胺酶超过 100 种。

2．靶位蛋白 PBPs 结构改变 细菌通过改变 PBPs 结构，使之与 β- 内酰胺类抗生素的亲和力降低，从而产生耐药性。如耐甲氧西林金黄色葡萄球菌可产生一种新的青霉素结合蛋白 $PBP_{2\alpha}$，其与 β- 内酰胺类抗生素的亲和力极低，因此对包括青霉素类、头孢菌素类在内的所有 β- 内酰胺类抗生素均耐药。

3．细菌外膜通透性改变 β- 内酰胺类抗生素必须通过外膜的孔道蛋白，方可到达革兰氏阴性菌的 PBPs 靶位。当细菌受到抗菌药物的选择性压力时，孔道蛋白发生结构改变，导致 β- 内酰胺类抗生素渗透障碍，使药物难以到达有效部位。

4．自溶酶减少 青霉素类抗生素对某些金黄色葡萄球菌有抑菌作用，但杀菌作用差，可能是由于细菌缺少自溶酶。这类细菌对青霉素类抗生素耐药时，对头孢菌素类抗生素亦耐药。

第二节 青霉素类抗生素

青霉素类抗生素包括天然青霉素和半合成青霉素类。基本结构是由母核 6- 氨基青霉烷酸（6-amino-penicillanic acid，6-APA）及侧链（COR）组成的（图 39-1）。6-APA 由一个噻唑环（A）连接 β- 内酰胺环（B）组成，β- 内酰胺环为维持抗菌活性的最基本结构。在侧链上引入不同基团，可得到各种半合成青霉素。

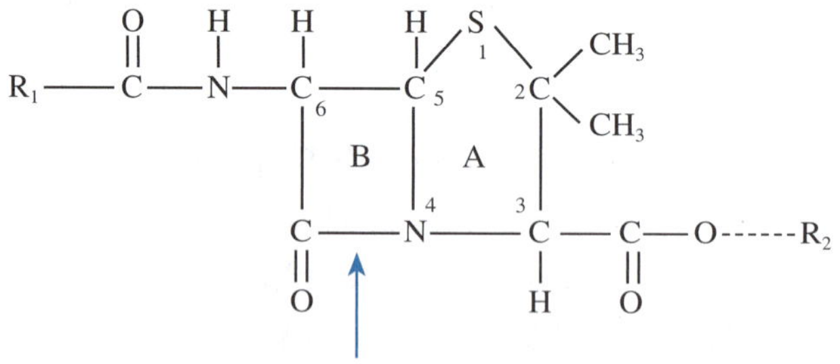

图 39-1 青霉素的基本结构

一、天然青霉素

青霉素 G（Penicillin G）

青霉素 G 又名苄青霉素，是由青霉菌培养液中提取获得的。青霉菌培养液中至少含有 5 种青霉素，其中以青霉素 G 的性质较稳定，产量高，作用强，毒性低，价格低廉，目前仍是治疗敏感细菌所致各种感染的首选药。常用其钠盐，其干燥粉末在室温下稳定，易溶于水，在水中不稳定，在室温中放置 24h，大部分降解失效，生成具有抗原性的降解产物，故应临用时配制。本药不耐酸，不耐青霉素酶，因此口服无效，对产青霉素酶的细菌无效，抗菌谱窄。

【体内过程】 青霉素 G 不耐酸，口服后迅速被胃酸破坏，因此口服吸收很少。肌内注射吸收迅速而完全，约 0.5h 血药浓度达峰值。有效血浓度可维持 4.0 ~ 6.0h。青霉素吸收后主要分布于细胞外液，由于水溶性高，进入细胞内较少。广泛分布于全身各部位，在肝、胆、肾、肠道、精液、胎盘、关节腔及淋巴液分布较多，房水和脑脊液中含量较低，但炎症时药物较易进入脑脊液和房水中并达有效浓度。青霉素与血浆蛋白结合率为 45% ~ 65%，主要以原型经尿排泄，其中 10% 经肾小球滤过排出，90% 经肾小管分泌排出，$t_{1/2}$ 为 0.5 ~ 1.0h。为延长青霉素的作用时间，可采用水溶性较差的普鲁卡因青霉素或苄星青霉素，二者临床上均肌内注射给药，但血药浓度较低，因此仅限于轻症患者或预防感染。此外，为提高青霉素的血药浓度，青霉素可与丙磺舒合用，丙磺舒为苯甲酸衍生物，与青霉素竞争肾小管同一主动转运体，抑制青霉素从肾小管排泄，从而延长青霉素的半衰期和作用时间。

【药理作用】 青霉素 G 对敏感细菌有强大的杀菌作用，对人体无明显毒性。

1．革兰氏阳性球菌 对革兰氏阳性球菌如溶血性链球菌、肺炎球菌、草绿色链球菌、不产酶的葡萄球菌和表皮葡萄球菌等作用强。

2．革兰氏阴性球菌 脑膜炎球菌、淋球菌对青霉素敏感。

3．革兰氏阳性杆菌 炭疽芽胞杆菌、白喉棒状杆菌、破伤风梭菌、产气荚膜梭菌对青霉素敏感。

4．螺旋体 梅毒螺旋体、钩端螺旋体、鼠咬热螺旋体等对青霉素高度敏感。

5．对革兰氏阴性杆菌作用较弱，对真菌、原虫、立克次体、病毒等无作用。

【临床应用】

1．链球菌感染 溶血性链球菌引起的咽炎、扁桃体炎、猩红热、蜂窝织炎、化脓性关节炎、败血症等；草绿色链球菌引起的心内膜炎；肺炎链球菌引起的大叶性肺炎、中耳炎等首选青霉素 G 治疗。

2．脑膜炎双球菌或其他敏感菌引起的脑膜炎 青霉素 G 在正常生理状态下不易透过血脑屏障，但脑膜出现炎症时，血脑屏障对青霉素 G 的通透性增加，因而大剂量的青霉素 G 治疗有效。

3．螺旋体感染 梅毒、钩端螺旋体病、螺旋体引起的回归热等。

4．革兰氏阳性杆菌引起的感染 与相应抗毒素联合应用治疗破伤风、白喉、炭疽。

【不良反应】

1．过敏反应 为青霉素 G 最常见的不良反应，发生率为 3% ~ 10%。常见药疹、荨麻疹、支气管哮喘、血清病样反应等，多不严重，停药后可消失。最严重的是过敏性休克，发生率为 0.004% ~ 0.015%。表现为喉头水肿、支气管痉挛性哮喘、循环衰竭、血压下降、惊厥、昏迷等症状，抢救不及时会迅速死亡。过敏反应发生的原因是青霉素及其降解产物（如青霉烯酸和青霉噻唑等）或 6- 氨基青霉烷酸等高分子聚合物与蛋白质等大分子载体结合形成完全抗原后，诱发变态反应所致。

青霉素过敏反应的防治：①详细询问药物过敏史，对青霉素过敏者禁用；②避免滥用和局部用药；③注射前必须先做青霉素皮肤过敏试验，反应阳性者禁用；④不在没有急救药物和抢救设备的条件下使用；⑤发生过敏性休克，除一般急救措施外，应立即皮下或肌内注射肾上腺素 0.5 ~ 1.0mg。严重者应稀释后缓慢静脉注射或滴注，必要时加入糖皮质激素和抗组胺药。

2．赫氏反应 用青霉素 G 治疗梅毒、钩端螺旋体病时，可使症状加剧，称赫氏反应（Herxheimer reaction），表现为全身不适、寒战、高热、咽痛、肌痛、心搏加快等，患者症状突然加重，甚至危及生命。一般发生于开始治疗后 6 ~ 8h，12 ~ 24h 症状消失。此反应可能是大量螺旋体被杀死后释放的内毒素所致。

3．中枢神经系统反应 鞘内注射和全身大剂量给药可引起抽搐、昏迷等神经系统毒性反应。

4．其他 青霉素G肌内注射可致局部疼痛、红肿或硬结。大剂量青霉素钾盐或钠盐静脉滴注，可引起明显的水、电解质紊乱。

【药物相互作用】

1．不宜与红霉素等抑菌药联合应用。

2．与氨基糖苷类联合应用有协同作用，但两类药物不能混合于同一容器中，须分开给药。

3．与重金属，尤其是铜、锌和汞呈配伍禁忌，因其可破坏青霉素的氧化噻唑环。

苄星青霉素（Benzathine Benzylpenicillin）

苄星青霉素为青霉素的二苄基乙二胺盐，是与缓冲剂及悬浮剂适量混合制成的无菌粉末。为长效青霉素，主要用于预防风湿热，也可用于控制链球菌感染的流行。其肌内注射后自局部缓慢释出，水解成青霉素G，故血药浓度低，但持续时间长。成人一次60万～120万单位，肌内注射，2～4周一次。

二、半合成青霉素类

青霉素G虽具有对敏感细菌杀菌力强、毒性低等优点，但亦存在抗菌谱窄、不耐酸、不能口服，而且易被青霉素酶破坏等缺点。1959年开始以青霉素母核6-氨基青霉烷酸为原料，经化学合成，在R位上连接不同侧链，分别得到可耐酸、耐酶、广谱、抗铜绿假单胞菌和革兰氏阴性杆菌的半合成青霉素。

（一）口服耐酸青霉素

口服耐酸青霉素的主要代表药物有青霉素V（Penicillin V，苯氧甲青霉素）和非奈西林（Phenethicillin，苯氧乙青霉素）。本类药耐酸、口服吸收好，但不耐酶，抗菌谱与青霉素G相同，但抗菌活性不及青霉素G，临床用于革兰氏阳性球菌引起的轻度感染，如链球菌引起的扁桃体炎、咽炎、丹毒、猩红热等，也可用于风湿热的预防。不宜用于严重感染。

（二）耐酶青霉素类

耐酶青霉素类的主要代表药物有甲氧西林（Methicillin）、苯唑西林（Oxacillin）、氯唑西林（Cloxacillin）、双氯西林（Dicloxacillin）与氟氯西林（Flucloxacillin）等，本类药物对金黄色葡萄球菌产生的β-内酰胺酶稳定，对产青霉素酶的耐药的金黄色葡萄球菌具有强大杀菌作用，以双氯西林作用最强，其次为氟氯西林、氯唑西林和苯唑西林。对链球菌属有抗菌作用，但不及青霉素G。对革兰氏阴性菌无效。主要用于耐青霉素的金黄色葡萄球菌所致的各种感染，如败血症、心内膜炎、肺炎、骨髓炎、皮肤及软组织感染等。除甲氧西林对酸不稳定外，其余均耐酸，可口服和注射。不良反应较少，与青霉素G有交叉过敏反应，少数患者口服后可出现嗳气、恶心、腹胀、腹痛、口干等胃肠道反应。

（三）广谱青霉素类

广谱青霉素类的主要代表药物有氨苄西林（Ampicillin）、阿莫西林（Amoxicillin）等。对革兰氏阳性和阴性细菌均有杀灭作用，且耐酸可口服，但不耐酶，抗菌谱较青霉素扩大，对革兰氏阴性杆菌有较强作用，对耐药金黄色葡萄球菌感染无效。

氨苄西林（Ampicillin）对革兰氏阳性菌的作用与青霉素G近似，对革兰氏阴性杆菌作用较强，如对伤寒沙门菌、副伤寒沙门菌、百日咳鲍特菌、流感嗜血杆菌、大肠埃希菌、痢疾志贺菌等均有较强的抗菌作用。临床主要用于敏感菌所致的感染，如呼吸道感染、胃肠道感染、尿路感染、软组织感染、心内膜炎、脑膜炎、败血症等。对伤寒、副伤寒的治疗效果好。与青霉素G有交叉过敏反应。

阿莫西林（Amoxicillin）又名羟氨苄西林，在酸中稳定，从胃肠道吸收比氨苄西林快且更完全。抗菌谱及抗菌活性与氨苄西林相似，但对肺炎双球菌、沙门菌属、幽门螺杆菌的杀菌作用较氨苄西林强。主要用于敏感菌所致的呼吸道、泌尿道、胆道感染及伤寒治疗，亦可用于慢性活动性胃炎和消化性溃疡的治疗。不良反应以恶心、呕吐、腹泻等胃肠道反应和皮疹为主，青霉素 G 过敏者禁用。

匹氨西林（Pivampicillin）为氨苄西林的酯化物，在体内能迅速水解为氨苄西林而发挥抗菌作用，抗菌谱和抗菌活性与氨苄西林完全相同，但口服吸收完全，且不受消化道中食物的影响。

（四）抗铜绿假单胞菌青霉素类

抗铜绿假单胞菌青霉素类主要代表药物为羧苄西林（Carbenicillin）、哌拉西林（Piperacillin）、替卡西林（Ticarcillin）、呋苄西林（Furbenicillin）、阿洛西林（Azlocillin）等。其抗铜绿假单胞菌的机制是：与铜绿假单胞菌生存必需的 PBPs 形成多位点结合；对细菌细胞膜具有强大的穿透作用。

羧苄西林（Carbenicillin）因不耐酸而不能口服，仅能注射给药。其抗菌谱与氨苄西林相似，对铜绿假单胞菌及变形杆菌有一定的抗菌作用，临床主要用于铜绿假单胞菌及变形杆菌引起的感染，由于抗菌作用弱，需使用大剂量，现已少用。

哌拉西林（Piperacillin）抗菌谱广，对包括铜绿假单胞菌的大多数革兰氏阴性细菌、革兰氏阳性细菌和厌氧菌均有抗菌作用，对铜绿假单胞菌的抗菌作用较羧苄西林强 8 ~ 16 倍。对青霉素 G 敏感的细菌作用与青霉素 G 相同，对肺炎球菌的抗菌作用优于青霉素 G 和氨苄西林。在临床上主要用于敏感肠杆菌科细菌、铜绿假单胞菌、不动杆菌属所致的败血症、上尿路及复杂性尿路感染、呼吸道感染、胆道感染、腹腔感染、盆腔感染以及皮肤、软组织感染等。本品不良反应与青霉素相似。

替卡西林（Ticarcillin）的抗菌谱与羧苄西林相似，但抗铜绿假单胞菌活性比羧苄西林强 2 ~ 4 倍，对其他革兰氏阳性杆菌的抗菌活性比羧苄西林强 2 ~ 20 倍。口服不吸收，肌内注射后 0.5 ~ 1.0h 达血药峰浓度，分布广泛，胆汁中药物浓度高。所用剂量低，毒性发生率降低，已取代羧苄西林用于铜绿假单胞菌所致的各种感染。

呋苄西林（Furbenicillin）抗铜绿假单胞菌的作用比羧苄西林强 8 ~ 16 倍，对金黄色葡萄球菌、链球菌、痢疾志贺菌、流感嗜血杆菌等也有强大作用。主要用于铜绿假单胞菌感染。口服吸收少，局部刺激性强，不宜口服或肌内注射给药。

阿洛西林（Azlocillin）的抗菌谱与羧苄西林相似，抗菌活性强于羧苄西林，对耐羧苄西林和庆大霉素的铜绿假单胞菌也有较好的作用。主要用于治疗铜绿假单胞菌、大肠埃希菌及其他肠杆菌科细菌所致的感染。

（五）主要作用于革兰氏阴性菌的青霉素类

美西林（Mecillinam，氮䓬脒青霉素）主要作用于革兰氏阴性菌，而对革兰氏阳性菌的抗菌活性差。用于大肠埃希菌和某些敏感的肠杆菌科细菌引起的尿路感染和伤寒的治疗。口服吸收差，需注射给药。不良反应少，偶见皮疹及过敏反应。

匹美西林（Pivmecillinam，氮䓬脒青霉素双酯）为美西林的双酯化合物，口服吸收后在血液中被酯酶水解成为具有抗菌活性的美西林而起作用。口服吸收完全，且食物可促进其吸收，使用方便。

替莫西林（Temocillin，羧噻吩甲氧青霉素）对肠杆菌科细菌和其他革兰氏阴性菌有较好的抗菌活性，对多数 β- 内酰胺酶高度稳定，对革兰氏阳性球菌作用弱。主要用于敏感革兰氏阴性菌引起的尿路、胆道及呼吸道感染等。口服吸收差，肌内注射吸收良好。不良反应少，偶见短暂性荨麻疹或丘疹等。

第三节 头孢菌素类抗生素

一、概述

头孢菌素类抗生素是以头孢菌素母核 7- 氨基头孢烷酸（7-ACA）连接上不同侧链而成的半合成抗生素（图 39-2），与青霉素类一样具有 β- 内酰胺环。头孢菌素类的作用机制同青霉素类相似，具有抗菌作用强、临床疗效高、毒性低、过敏反应少、与青霉素仅部分交叉过敏，以及对 β- 内酰胺酶有不同程度的稳定性等优点。根据头孢菌素不同品种研制时间的先后和抗菌谱、抗菌强度、对 β- 内酰胺酶的稳定性及肾毒性的不同，可分为五代。

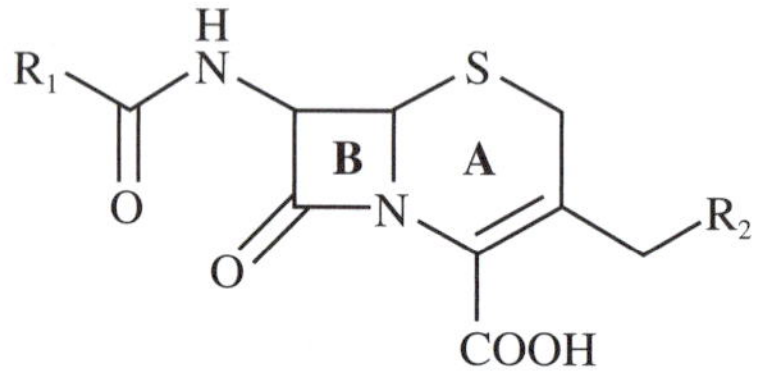

图 39-2 头孢菌素的基本结构

（一）药理作用与临床应用

头孢菌素类抗生素为杀菌药，能与青霉素结合蛋白结合，抑制细菌细胞壁的合成，导致细菌裂解死亡。头孢菌素的抗菌谱广，对部分革兰氏阳性菌和革兰氏阴性菌都有较好的抗菌作用。广泛用于临床中大多数致病菌所致的感染。对产生 β- 内酰胺酶的耐青霉素细菌，头孢菌素仍然有效。

（二）不良反应

1. 过敏反应 头孢菌素类药物可致皮疹、荨麻疹、哮喘、药物热、血清病样反应、血管神经性水肿、过敏性休克等不良反应。与青霉素呈现不完全的交叉过敏反应，对青霉素过敏者有 5% ~ 10% 对头孢菌素有交叉过敏反应。

2. 肾毒性 第一代头孢菌素有一定程度的肾毒性，可致血液尿素氮、血肌酐升高及少尿、蛋白尿等，如头孢唑林大剂量使用时可出现肾毒性。第二代头孢菌素的肾毒性较第一代降低，第三、四代基本无肾毒性。

3. 二重感染 长期或大剂量使用头孢菌素类抗生素可致二重感染。

4. 凝血功能障碍 部分头孢菌素减少维生素 K 合成，头孢孟多、头孢哌酮高剂量应用可出现低凝血酶原血症或血小板减少导致的出血。

5. 双硫仑样反应 头孢唑林、头孢哌酮、头孢孟多等可使饮酒者出现双硫仑样反应。表现为面部潮红、头痛、眩晕、腹痛、恶心、呕吐等症状，严重者出现呼吸困难、心率加快、血压下降、嗜睡、幻觉，甚至休克。是由于应用药物后饮用乙醇后导致体内乙醛蓄积的中毒反应。某些头孢菌素类药物的化学结构中含有甲硫四氮唑侧链，抑制了肝细胞微粒体内乙醛脱氢酶的活性，阻断了乙醛氧化代谢，从而导致体内乙醛聚集，出现双硫仑样反应。

二、常用药物

（一）第一代头孢菌素

主要代表药物有头孢唑林（Cefazolin）、头孢羟氨苄（Cefadroxil）、头孢氨苄（Cephalexin）、头孢噻吩（Cephalothin）、头孢匹林（Cephapirin）和头孢拉定（Cephradine）等。

【抗菌作用特点】 对革兰氏阳性菌作用强，优于第二代与第三代头孢菌素。对革兰氏阴性菌作用弱，较第二代与第三代头孢菌素差。对金黄色葡萄球菌产生的β- 内酰胺酶的稳定性优于第二代和第三代。对革兰氏阴性菌产生的β- 内酰胺酶不稳定。对铜绿假单胞菌、耐药肠杆菌和厌氧菌无效。某些品种有不同程度的肾毒性。

【临床应用】 第一代注射用头孢菌素的常用品种为头孢唑林，用于需氧细菌引起的中度感染和部分敏感菌引起的严重感染，如敏感菌引起的呼吸系统、泌尿生殖系统、胆道感染及皮肤软组织创伤等。口服头孢菌素如头孢氨苄、头孢羟氨苄、头孢拉定主要用于治疗肺炎链球菌、化脓性链球菌、产青霉素酶金黄色葡萄球菌（耐甲氧西林金黄色葡萄球菌除外）及其他敏感的革兰氏阳性菌和阴性菌引起的轻度感染和部分中度感染。

【不良反应】

1．过敏反应 头孢菌素与青霉素类有交叉过敏反应。

2．肾毒性 大剂量使用，或与氨基糖苷类抗生素联合应用时，易造成肾功能障碍，其中头孢唑林与头孢噻吩尤为明显。

头孢噻吩（Cefalotin，先锋霉素Ⅰ）

头孢噻吩为最早应用于临床的头孢菌素，对革兰氏阳性菌的活性较强，对革兰氏阴性菌的作用相对较差。对葡萄球菌产生的青霉素酶稳定。耐甲氧西林金黄色葡萄球菌和耐青霉素的肺炎链球菌对本品耐药。本品适用于敏感金黄色葡萄球菌所致的败血症、心内膜炎等，也可用于敏感革兰氏阴性杆菌所致的尿路感染、败血症以及肺炎等。

头孢氨苄（Cefalexin，先锋霉素Ⅳ）

头孢氨苄的抗菌谱与头孢噻吩相似，但抗菌活性较头孢噻吩差。本品对葡萄球菌所产生的青霉素酶稳定，因此对耐青霉素的金黄色葡萄球菌有良好的抗菌作用。除肠球菌属、耐甲氧西林葡萄球菌外，多数革兰氏阳性球菌对本品敏感。本品对部分大肠埃希菌、肺炎克雷伯菌、奇异变形杆菌、沙门菌属和志贺菌属有抗菌活性，其余革兰氏阴性杆菌多数耐药。本品适用于敏感细菌所致的轻、中度急性扁桃体炎、咽峡炎、中耳炎、鼻窦炎、支气管炎、肺炎等呼吸道感染、尿路感染和皮肤软组织感染等。

头孢唑林（Cefazolin，先锋霉素Ⅴ）

头孢唑林口服吸收差，宜肌内注射或静脉注射给药。本品在体内分布广泛，但难以透过血脑屏障。除肠球菌属、耐甲氧西林葡萄球菌属外，本品对其他革兰氏阳性球菌均有良好的抗菌活性，肺炎链球菌和溶血性链球菌对本品高度敏感。白喉棒状杆菌、炭疽芽胞杆菌、李斯特菌和梭状芽胞杆菌对本品也甚敏感。适用于治疗敏感细菌所致的中耳炎、支气管炎、肺炎等呼吸道感染、尿路感染、皮肤软组织感染、骨和关节感染、败血症、感染性心内膜炎、肝胆系统感染及眼耳鼻喉科感染等。

头孢拉定（Cefradine，先锋霉素Ⅵ）

头孢拉定对不产青霉素酶和产青霉素酶金黄色葡萄球菌、凝固酶阴性葡萄球菌、A 组溶血性链球菌、肺炎链球菌和草绿色链球菌等革兰氏阳性球菌的部分菌株具良好抗菌作用。厌氧革兰氏阳性菌对本品多敏感，脆弱拟杆菌对本品呈现耐药。耐甲氧西林葡萄球菌属、肠球菌属对本品耐药。适用于敏感菌所致的急性咽炎、扁桃体炎、中耳炎、支气管炎和肺炎等呼吸道感染、泌尿生殖道感染及皮肤软组织感染等。

（二）第二代头孢菌素

主要代表药物为头孢呋辛（Cefuroxime）、头孢克洛（Cefaclor）、头孢孟多（Cefamandole）、头孢尼西（Cefonicid）、头孢雷特（Ceforanide）。

【抗菌作用特点】 对革兰氏阴性菌作用较第一代强，而对革兰氏阳性菌作用较第一代弱。对革兰氏阴性杆菌β- 内酰胺酶稳定性提高。对铜绿假单胞菌无效。肾毒性比第一代头孢菌素低。

【临床应用】 可作为一般革兰氏阴性杆菌感染的首选药物，适用于敏感菌引起的呼吸道、泌尿道、皮肤及软组织、骨组织、骨关节、妇科等感染以及耐青霉素的淋病的治疗。

头孢呋辛（Cefuroxime）

头孢呋辛对革兰氏阳性球菌的活性与第一代头孢菌素相似或略差，但对葡萄球菌和革兰氏阴性杆菌产生的β-内酰胺酶相当稳定。除耐甲氧西林葡萄球菌、肠球菌属和李斯特菌属外，其他阳性球菌（包括厌氧球菌）对本品均敏感。对大肠埃希菌、肺炎克雷伯菌、变形杆菌属等肠杆菌科细菌亦有良好作用。本品适用于溶血性链球菌、金黄色葡萄球菌（耐甲氧西林株除外）及流感嗜血杆菌、大肠埃希菌、肺炎克雷伯菌、奇异变形杆菌等肠杆菌科细菌敏感菌株所致成人急性咽炎或扁桃体炎、急性中耳炎、支气管炎以及淋病奈瑟菌性尿道炎等。

（三）第三代头孢菌素

主要代表药物包括头孢噻肟（Cefotaxime）、头孢他啶（Ceftazidime）、头孢哌酮（Cefoperazone）、头孢唑肟（Ceftizoxime）、头孢曲松（Ceftriaxone）、头孢克肟（Cefixime）、头孢地嗪（Cefodizime）等。

【抗菌作用特点】 对革兰氏阴性杆菌的作用强于第一、二代头孢菌素，对革兰氏阳性菌作用弱于第一、第二代。对革兰氏阴性菌产生的β-内酰胺酶高度稳定。具有很强的组织穿透力，体内分布广泛，可在组织、体腔、体液中达到有效浓度。抗菌谱广，对铜绿假单胞菌和厌氧菌有不同程度的抗菌作用。对肾基本无毒性。

【临床应用】 主要用于治疗重症耐药革兰氏阴性杆菌感染，特别是威胁生命的严重革兰氏阴性杆菌感染，包括中性白细胞减少、免疫功能低下的重症感染，以及以革兰氏阴性杆菌为主要致病菌、兼有厌氧菌和革兰氏阳性菌的混合感染。由于第三代头孢菌素组织穿透力强，分布广，机体各部位均可达到有效浓度，可用于呼吸道、泌尿道、胃肠道、胆道、胸腔、腹腔、盆腔、骨关节、皮肤软组织等部位的重症感染。头孢他啶、头孢哌酮尚可用于铜绿假单胞菌所致的各种感染。

头孢噻肟（Cefotaxime）

头孢噻肟口服不吸收，注射给药后广泛分布于全身各种组织和体液中。正常脑脊液中的药物浓度很低；脑膜炎患者应用本品后，脑脊液中可达有效浓度。对大肠埃希菌、奇异变形杆菌、克雷伯菌属和沙门菌属等肠杆菌科等革兰氏阴性菌有强大活性。对普通变形杆菌和枸橼酸杆菌属亦有良好作用。阴沟肠杆菌、产气肠杆菌对本品耐药。本品对铜绿假单胞菌和产碱杆菌无抗菌活性。头孢噻肟对流感嗜血杆菌、淋病奈瑟菌（包括产β-内酰胺酶株）、脑膜炎奈瑟菌和卡他莫拉菌等均有强大作用。对金黄色葡萄球菌的抗菌活性较差，对溶血性链球菌、肺炎链球菌等革兰氏阳性球菌的活性强，肠球菌属对本品耐药。适用于敏感细菌所致的肺炎及其他下呼吸道感染、尿路感染、脑膜炎、败血症、腹腔感染、盆腔感染、皮肤软组织感染、生殖道感染、骨和关节感染等。头孢噻肟可以作为小儿脑膜炎的候选药物。

头孢曲松（Ceftriaxone）

头孢曲松的抗菌谱和抗菌活性与头孢噻肟相似，对肠杆菌科细菌等革兰氏阴性菌有强大的活性。对铜绿假单胞菌抗菌作用差。主要用于敏感致病菌所致的下呼吸道感染、尿路感染、胆道感染，以及腹腔感染、盆腔感染、皮肤软组织感染、骨和关节感染、败血症、脑膜炎等及手术期感染预防。本品单剂可治疗单纯性淋病。

（四）第四代头孢菌素

主要代表药物为头孢匹罗（Cefpirome）、头孢吡肟（Cefepime）、头孢噻利（Cefoselis）、头孢唑兰（Cefozopran）、头孢克定（Cefclidin）等。

【抗菌作用特点】 抗菌谱比第三代头孢菌素更广，对革兰氏阳性菌和革兰氏阴性菌均有很强的作用。对 β- 内酰胺酶的稳定性优于第三代头孢菌素。对大肠埃希菌、金黄色葡萄球菌、铜绿假单胞菌抗菌效果好，对肠杆菌的作用超过第三代头孢菌素。对大多数厌氧菌有抗菌活性。无肾毒性。

【临床应用】 主要用于对第三代头孢菌素耐药的革兰氏阴性杆菌引起的重症感染。

头孢吡肟（Cefepime）

头孢吡肟抗菌谱广，对甲氧西林敏感的金黄色葡萄球菌、肺炎链球菌、溶血性链球菌均具良好的抗菌作用，但耐甲氧西林葡萄球菌常耐药。对铜绿假单胞菌亦具有良好作用。主要用于治疗敏感菌所致的呼吸道感染、尿路感染、皮肤软组织感染、骨感染、败血症、妇产科感染及其他严重全身感染。

（五）第五代头孢菌素

主要代表药物为头孢吡普（Ceftobiprole）、头孢洛林（Ceftaroline）。对革兰氏阳性菌的作用强于前四代，对革兰氏阴性菌与第四代类似，对耐甲氧西林金黄色葡萄球菌（MRSA）具有很强的抗菌活性。对铜绿假单胞菌亦具有良好作用。对 β- 内酰胺酶稳定。无肾毒性。

第四节　其他 β- 内酰胺类抗生素

本类抗生素结构中虽有 β- 内酰胺环，但无青霉素类和头孢菌素类的基本结构，主要包括碳青霉烯类、头霉素类、单环 β- 内酰胺类、氧头孢烯类和 β- 内酰胺酶抑制剂。

一、碳青霉烯类

碳青霉烯类（carbapenems）的主要代表药物为亚胺培南（Imipenem）、美罗培南（Meropenem）、甲砜霉素（Thienamycin）、帕尼培南（Panipenem）。甲砜霉素是从链霉菌的发酵液中分离出的第一个碳青霉烯类抗生素，具有抗菌谱广、抗菌活性强和毒性低的优点，但因稳定性差而未能用于临床。

亚胺培南（Imipenem，亚胺硫霉素）是甲砜霉素的脒基衍生物，其抗菌谱广，对 β- 内酰胺酶高度稳定，但不耐酸，不能口服，并易被肾细胞膜产生的脱氢肽酶 Ⅰ（dehydropeptidase Ⅰ）水解灭活，临床用其与脱氢肽酶抑制剂西司他丁（Cilastatin）1 ∶ 1 组成的复方制剂，供静脉注射。用于革兰氏阳性、阴性需氧菌和厌氧菌引起的呼吸道、泌尿生殖系统、皮肤软组织、腹腔等部位的感染。常见不良反应为胃肠道反应、药疹、静脉炎及血清转氨酶升高等，偶可诱发癫痫发作。

美罗培南（Meropenem）比亚胺培南抗菌谱更广，抗菌活性更强，且在体内不被肾脱氢酶水解，因而不需与酶抑制剂西司他丁合用。临床适应证及不良反应同亚胺培南，因其不诱发癫痫，可用于脑膜炎等中枢感染患者。

二、头霉素类

头霉素类（cephamycins）的主要代表药物有头孢西丁（Cefoxitin）、头孢美唑（Cefmetazole）等。

头霉素（Cephamycin）是从链霉菌获得的 β- 内酰胺类抗生素，化学结构与头孢菌素相仿，仅在头孢烯母核 7 位碳上有甲氧基，从而增强其对 β- 内酰胺酶的稳定性与抗菌活性。因其作用与头孢菌素相似，故常将本类归入头孢菌素类，且以头孢命名。目前应用的有头孢西丁、头孢美唑、头孢替坦（Cefotetan）及头孢米诺（Cefminox）等。抗菌谱和抗菌活性与第二代头孢菌素相同。对革兰氏阳性菌、革兰氏阴性菌均有较强活性。且对 β- 内酰胺酶高度稳定。用于治疗需氧和厌氧菌引起的盆腔感染、腹腔及妇科的混合感染等。不良反应同头孢菌素。

三、单环 β- 内酰胺类

单环 β- 内酰胺类（monobactam）的主要代表药物有氨曲南（Aztreonam）、卡芦莫南（Carumonam）等。

本类药物的特点是由于结构的改变使其对革兰氏阴性杆菌有强大的抗菌作用，对铜绿假单胞菌有较强的抗菌作用，对 β- 内酰胺酶稳定，对革兰氏阳性菌及厌氧菌无作用，不良反应少。

主要用于革兰氏阴性杆菌引起的败血症及呼吸道、腹腔、盆腔、皮肤软组织、尿路感染的治疗。与氨基糖苷类抗生素联合应用有协同杀菌作用。与其他 β- 内酰胺类抗生素的交叉过敏反应少。

四、氧头孢烯类

氧头孢烯类（oxacephems）的主要代表药物为拉氧头孢（Latamoxef）和氟氧头孢（Flomoxef）。氧头孢烯类与头孢菌素结构上的差别在于 7- 氨基头孢烷酸上的硫原子被氧原子替代。

拉氧头孢具有抗菌谱广、对革兰氏阴性菌作用强、对 β- 内酰胺酶稳定、血药浓度高且持续时间长等特点，抗菌谱与第三代头孢菌素相似。本品在脑脊液、痰液中含量高，主要用于脑膜炎、呼吸道感染及败血症等的治疗。可引起凝血酶原减少、血小板功能障碍，以及血小板数量减少而致出血的不良反应。

五、β- 内酰胺酶抑制剂

细菌对 β- 内酰胺类抗生素产生耐药性的主要机制之一是产生 β- 内酰胺酶，使抗生素 β- 内酰胺环水解而失去抗菌活性。1981 年，首先发现一种棒状链球菌能有效地抑制 β- 内酰胺酶，其活性成分是一个双环 β- 内酰胺化合物克拉维酸，后又相继发现了舒巴坦和他唑巴坦。

克拉维酸（Clavulanic Acid，棒酸）系从链霉菌培养液中分离得到的。抗菌作用弱，但对 β- 内酰胺酶的活性位点有亲和力，与酶催化中心结合，形成稳定的酰基酶复合物，使 β- 内酰胺酶失活，故与 β- 内酰胺类抗生素合用可产生协同抗菌作用。该药口服吸收好，也可注射给药，体内分布迅速、广泛。主要经肾排泄，$t_{1/2}$ 为 0.8 ~ 1.4h。其药动学特性与阿莫西林、替卡西林相似，故可组成复方制剂。

舒巴坦（Sulbactam，青霉烷砜）为半合成的 β- 内酰胺酶抑制剂，对淋球菌和脑膜炎球菌有较强的抗菌作用，但对其他细菌的活性差。其药动学特点与氨苄西林和头孢哌酮相似。临床应用其与氨苄西林或头孢哌酮的复方制剂。

他唑巴坦（Tazobactam，三唑甲基青霉烷砜）是舒巴坦的衍生物，与克拉维酸和舒巴坦比较，对产酶金黄色葡萄球菌和革兰氏阴性产酶菌抑制作用更强。他唑巴坦抗菌活性很弱，与哌拉西林组成的复方制剂可增强后者的抗铜绿假单胞菌活性及抗耐药菌感染。

临床上常用的 β- 内酰胺类抗生素 / 酶抑制剂组成的复方制剂主要有氨苄西林 - 舒巴坦、阿莫西林 - 克拉维酸钾、阿莫西林钠 - 舒巴坦钠、替卡西林钠 - 克拉维酸钾、哌拉西林钠 - 他唑巴坦钠、哌拉西林钠 - 舒巴坦钠、头孢哌酮 - 舒巴坦钠等。但必须注意，使用此类复方制剂仍要作皮试。

SUMMARY

β-lactams are a class of antibiotics which are structurally featured with β-lactam ring, including penicillins, cephalosporins and others.

Antimicrobial spectrum: β-lactams can suppress the growth or kill most bacteria, including gram-positive and gram-negative bacteria, leptospira and actinomyces.

Mechanisms of action: (1) β-lactams bind with PBPs which are the target sites and inhibit cell wall synthesis. (2) Increase the activity of cell-wall autolytic enzyme.

Resistance: (1) Nearly all bacteria can produce β-lactamase. (2) The affinity of drug to PBPs decreases. (3) The concentration in target site is too low. (4) Lack of autolytic enzyme or PBPs.

Clinical uses: β-lactams can be used for the treatment of various bacterial infectious diseases.

Adverse reactions: The major adverse reaction is allergic reaction especially anaphylactic shock.

Penicillin (Benzylpenicillin)

The antibacterial spectrum: **Gram-positive cocci:** *Streptococcus spp.*, non-β-lactamase producing *Staphylococcus aureus*, sensitive *Streptococcus pneumoniae*, aerobic gram-positive cocci. **Gram-positive bacilli:** *Corynebacterium diphtheriae*, *Bacillus anthracis*, anaerobic *Clostridium tetani*, *Clostridium perfringens*, *Clostridium botulinum* and Actinomyces. **Gram-negative cocci:** *Neisseria meningitides*, *Neisseria gonorrhoeae*. **Spirochetes:** *Treponema pallidum*, *Leptospira spp.*, *Borrelia burgdorferi*.

Cephalosporins

Cephalosporins are the semisynthetic antibiotics from 7-amino-cephalosporanic acid (7-ACA). The mechanisms and adverse effects are similar to penicillin.

1. First-generation cephalosporins: Include: Cefradine, Cefalexin, Cefadroxil and Cefazolin. Antibacterial properties: (1) Greater activity to gram-positive bacteria than second- and third-generation. (2) Stable to β-lactamase produced by gram-positive bacteria. (3) Some have nephrotoxicity.

2. Second-generation cephalosporins: Include: Cefaclor, Cefuroxime Axetil, Cefuroxime and Cefamandole. Antibacterial properties: (1) Better anti-gram-negative bacteria activity and less anti-gram-negative bacteria than first-generation cephalosporins. It has activity on anaerobe to some extent, and no activity on *P. aeruginosa*. (2) Good β-lactamase stability. (3) Less nephrotoxicity than first-generation.

3. Third-generation cephalosporins: Include: Cefotaxime, Ceftriaxone, Ceftazidime, Cefoperazone, Ceftizoxime, Cefixime and Ceftibuten. Antibacterial properties: (1) Less active on gram-positive bacteria than first-and second-generation cephalosporins, and most active on gram-negative bacilli. Extended antibacterial spectrum, including *P. aeruginosa*. (2) High stability with β-lactamase produced by G^- bacilli. (3) Easily penetrating to different tissues, and then having broad distribution. (4) Little nephrotoxicity.

4. Fourth-generation cephalosporins: Cefclidin and Cefpirome have better antibacterial activity than third-generation on most gram-negative bacilli, and are more stable to β-lactamase.

5. Fifth-generation cephalosporins: Ceftobiprole and Ceftaroline have better antibacterial activity than fourth-generation on most gram-negative bacilli, and are more stable to β-lactamase and have extended spectrum of β-lactamases. They show antibacterial activity of MRSA and VRSA.

Other β-lactams

1. Carbapenems: Imipenem has most powerful bactericidal effect on most bacteria, and super broad antibacterial spectrum. It is also highly stable to β-lactamase.

2. β-lactamase inhibitor: Clavulanic Acid, Sulbactam and Tazobactam have weak antibacterial activity, but can inhibit β-lactamase when combined with other β-lactams.

（徐道华）

第40章 大环内酯类、林可霉素类及肽类抗生素

案例

患者，男，25岁。10天前受凉后出现发热伴咽痛，体温38.5℃，热前无畏寒及寒战，自行口服阿莫西林和止咳药，体温较前下降，咽痛略缓解，但出现明显刺激性干咳，日间症状明显。自觉乏力伴肌肉疼痛，无胸痛及咯血，无呼吸困难。查体：T 37.5℃，P 90次/分，R 18次/分，BP 110/80mmHg。咽部充血，听诊双肺呼吸音清，双肺背部闻及少量湿啰音。血常规显示白细胞6.2×10^9/L，分叶62%。X线片显示双下肺沿气管走行多发点片状浸润影，边缘模糊。诊断为支原体肺炎。

问题与思考：

1．应选用何种类型抗菌药？

2．该类药物的不良反应有哪些？

第一节　大环内酯类

大环内酯类（macrolides）抗生素是一类具有14～16元大环内酯环结构的弱碱性抗生素。1952年发现的红霉素（Erythromycin）是这类抗生素的典型代表，属于第一代大环内酯类药物，由于其抗革兰氏阳性菌作用强、无过敏性等优点，曾广泛应用于临床，但因口服剂量过大、不良反应明显、抗菌谱窄等问题，20世纪80年代起陆续有更多的半合成新品种不断进入临床，如克拉霉素（Clarithromycin）、阿奇霉素（Azithromycin）、罗他霉素（Rokitamycin）等，被称为第二代大环内酯类药物，这类药物抗菌活性强，不仅具有抗革兰氏阳性菌和革兰氏阴性菌作用，还有抗衣原体、支原体、分枝杆菌等其他病原微生物的作用，有较强的抗生素后效应，不良反应少，不易产生耐药性，现已广泛用于治疗呼吸道感染。常用的大环内酯类可以分成天然和半合成两大类（表40-1）。

表40-1　常用的大环内酯类抗生素

类别	药物
天然大环内酯类	
14元环大环内酯类	红霉素
16元环大环内酯类	螺旋霉素（Spiramycin）、乙酰螺旋霉素（Acetylspiramycin）、麦迪霉素（Midecamycin）、交沙霉素（Josamycin）
半合成大环内酯类	

续表

类别	药物
14 元环大环内酯类	克拉霉素、罗红霉素（Roxithromycin）、地红霉素（Dirithromycin）
15 元环大环内酯类	阿奇霉素
16 元环大环内酯类	罗他霉素、乙酰麦迪霉素（Acetylmidecamycin）

一、大环内酯类抗生素的共性

【体内过程】

1．吸收 红霉素不耐酸，易被胃酸破坏，故临床一般服用其肠溶衣片或酯化产物，口服能吸收，但肠溶型药物生物利用度较低。新型半合成大环内酯类分子结构经过修饰，对胃酸稳定，口服生物利用度高。血药浓度和组织细胞内药物浓度均增加。

2．分布 红霉素能广泛分布到多种体液和组织，在扁桃体、中耳、肺组织、痰液、胸腔积液、腹水、前列腺液等中均能达到有效浓度，不能通过血脑屏障，但脑膜炎时，少量药物可进入脑脊液中。新型半合成大环内酯类在血液、体液及组织细胞内药物浓度高，而且持久，其中以罗红霉素的血药浓度为最高。

3．代谢 红霉素主要在肝代谢，并能通过与 CYP 系统相互作用，抑制肝药酶的活性，而影响多种药物的氧化。克拉霉素的氧化产物 14- 羟基克拉霉素，仍具有抗菌活性。阿奇霉素不在肝内代谢。

4．排泄 红霉素和阿奇霉素主要经胆汁排泄。克拉霉素及其代谢物经肾排泄，肾功能不良患者应适当调整服药剂量。

【药理作用】 大环内酯类通常具有抑菌作用，但高浓度时也有杀菌作用。第一代大环内酯类主要对革兰氏阳性菌如葡萄球菌（包括产生 β- 内酰胺酶的葡萄球菌和耐甲氧西林金黄色葡萄球菌）、肺炎链球菌、溶血性链球菌、白喉棒状杆菌、破伤风梭菌、炭疽芽胞杆菌等具有良好抗菌活性；对某些革兰氏阴性菌如脑膜炎奈瑟菌、淋病奈瑟菌、流感嗜血杆菌、百日咳鲍特菌等也有效；本类药物对脆弱类杆菌和梭杆菌以外的各种厌氧菌亦具有抗菌作用；此外，对军团菌、弯曲菌、某些螺旋体、肺炎支原体、立克次体和衣原体等亦有抑制作用。

新型半合成第二代大环内酯类如罗红霉素、克拉霉素、阿奇霉素等抗菌谱扩大，对支原体、衣原体、军团菌等的作用增强，且后两者对流感嗜血杆菌、卡他莫拉菌、淋病奈瑟菌的作用较红霉素强。第二代大环内酯类对需氧革兰氏阳性球菌和流感嗜血杆菌等革兰氏阴性菌有较强的抗生素后效应。

【作用机制】 大环内酯类抗生素属于繁殖期抑制剂，其抗菌机制主要是抑制细菌蛋白质的合成。大环内酯类能与细菌核糖体 50S 亚基结合，14 元大环内酯类阻断肽酰基 tRNA 移位，16 元大环内酯类抑制肽酰基的转移反应，还有的大环内酯类能与 50S 亚基上的 L_{27} 和 L_{22} 蛋白质结合，促使肽酰基 tRNA 从核糖体上解离，从而抑制细菌蛋白质合成（图 40-1）。由于细菌核糖体为 70S，由 50S 和 30S 亚基构成，而哺乳动物核糖体为 80S，由 60S 和 40S 亚基构成，因此，大环内酯类对哺乳动物核糖体几乎无影响。林可霉素、克林霉素和氯霉素在细菌核糖体 50S 亚基上的结合位点与大环内酯类的相同或相近，故合用时可能发生拮抗作用。

【耐药性】 细菌对大环内酯类抗生素的耐药性随着其应用的增多而增加，大环内酯类抗生素之间存在交叉耐药性。其耐药机制主要有：

1．靶位的改变 细菌通过染色体基因突变，可以针对大环内酯类抗生素产生耐药基因，合成了甲基化酶，使核糖体 50S 亚基上的药物结合位点甲基化，导致药物不能与 50S 亚基的靶位结合。这是细菌对大环内酯类产生耐药性的主要原因。

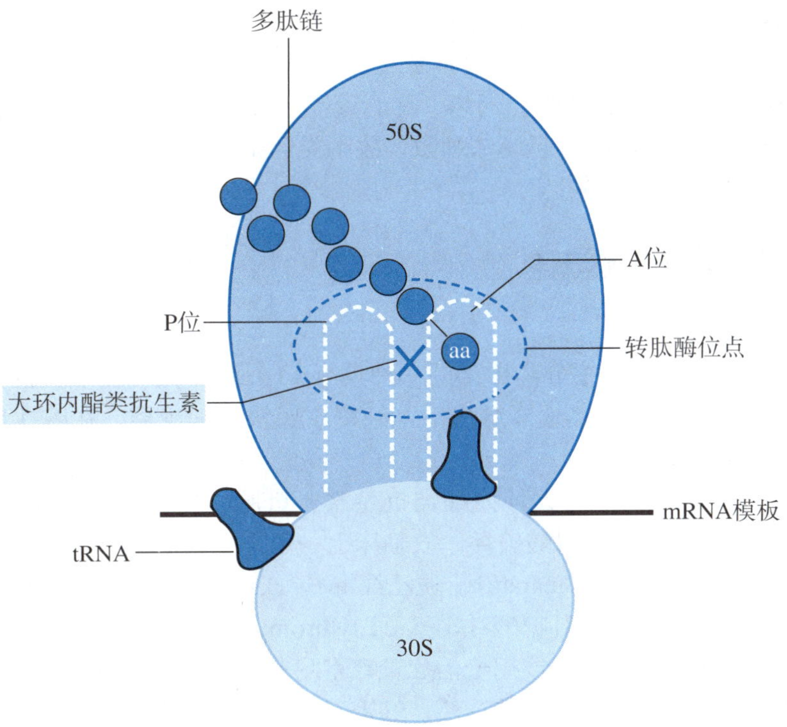

图 40-1　大环内酯类抗生素抗菌作用机制示意图

2. 灭活酶的产生　某些细菌可产生酯酶、磷酸化酶、葡萄糖酶、甲基化酶、乙酰转移酶和核糖转移酶等灭活酶，使药物失活而产生耐药性。

3. 主动外排的增强　某些细菌可由耐药基因编码产生外排泵，使大环内酯类排出菌体能力增强，导致耐药菌细胞内的药物浓度明显降低。此主动外排系统在化脓性链球菌及肺炎链球菌对大环内酯类的耐药机制中起了重要作用。

4. 摄入的减少　对大环内酯类抗生素产生耐药性的细菌可以使膜成分改变或出现新的成分，导致大环内酯类抗生素进入菌体内的量减少，但药物与核糖体的亲和力不变。大环内酯类抗生素对革兰氏阴性菌的耐药是由于细菌脂多糖外膜屏障使药物难以进入菌体内产生的。

【临床应用】

1. 作为青霉素过敏患者的替代用药而用于下列各种感染：溶血性链球菌、肺炎链球菌所致的呼吸道感染；敏感溶血性链球菌引起的猩红热及蜂窝织炎；白喉及白喉带菌者等。

2. 军团菌病。

3. 衣原体、支原体等所致的呼吸道及泌尿生殖系统感染。

4. 厌氧菌所致的口腔感染、空肠弯曲菌肠炎、百日咳等。

【不良反应与注意事项】

1. 胃肠道反应　这是大环内酯类的主要不良反应，临床表现为食欲缺乏、恶心、呕吐、腹痛和腹泻等。红霉素口服或静脉注射均可引起胃肠道反应，半合成大环内酯类胃肠道反应发生率较红霉素明显降低。

2. 肝损害　主要表现为胆汁淤积，也可引起肝实质损伤，表现为转氨酶升高、黄疸等。红霉素的酯化物更易引起此不良反应，其他大环内酯类药物的肝损害发生率较低。因此，肝功能不良患者禁用红霉素。

3. 耳毒性　大剂量给药（每日大于 4.0g）、肝肾功能不全、老年患者易引起耳毒性，主要症状为耳聋，前庭功能亦可受损。多发生在用药后 1 ～ 2 周。

4．心脏毒性 主要表现为 QT 间期延长、恶性心律失常及尖端扭转型室性心动过速，临床可出现晕厥或猝死。静脉滴注速度过快时易发生。

5．变态反应 主要表现为药热、药疹、荨麻疹等。

6．局部刺激 注射给药可引起局部刺激，故本类药物不宜用于肌内注射，静脉滴注可引起静脉炎，滴注时速度不宜过快。

二、常用大环内酯类抗生素

红霉素（Erythromycin）

红霉素是从链霉菌培养液中分离出来的一种具有 14 元环的大环内酯类抗生素。在中性水溶液中稳定，遇酸（pH ＜ 5）迅速降解失活。红霉素属快速抑菌药，在碱性环境中抗菌作用增强。

红霉素是第一个用于临床的大环内酯类抗生素。口服生物利用度为 30% ～ 65%，$t_{1/2}$ 为 1.4 ～ 2h。由于红霉素口服易被胃酸破坏，故临床上一般采用肠溶衣片或酯化物，常用的剂型有硬脂酸红霉素（Erythromycin Stearate）、琥乙红霉素（Erythromycin Ethylsuccinate）、依托红霉素（Erythromycin Estolate）和乳糖酸红霉素（Erythromycin Lactobionate）等。红霉素在临床上作为青霉素过敏患者的替代药物或用于治疗青霉素耐药菌株感染；可作为治疗军团病、百日咳、空肠弯曲菌肠炎和支原体肺炎的首选药；红霉素还常用于治疗厌氧菌引起的口腔感染和肺炎支原体、肺炎衣原体等非典型病原体所致的呼吸系统、泌尿生殖系统感染。不良反应主要为胃肠道反应，有些患者不能耐受而不得不停药。少数患者可发生肝损害、过敏性药疹、药热、听力减退等。

阿奇霉素（Azithromycin）

阿奇霉素是唯一用于临床的 15 元环半合成大环内酯类抗生素。该药对酸的稳定性高，口服吸收快，生物利用度为 37%，$t_{1/2}$ 长达 35 ～ 48h，为大环内酯类中最长者，每日仅需给药 1 次；组织分布广，组织中药物浓度高于血药浓度，细胞内浓度也高，但脑脊液中浓度低；大部分以原型由粪便排出体外，少部分经尿排泄。其抗菌力强，对某些细菌有明显的杀菌作用。抗菌谱较红霉素广，不但对革兰氏阳性菌有作用，而且对多数革兰氏阴性菌、厌氧菌、衣原体、支原体、螺旋体也有强大的抗菌作用，对肺炎支原体的抗菌作用为大环内酯类抗生素中最强者。临床上用于治疗呼吸道感染、皮肤软组织感染、泌尿生殖系统感染及其他性传播疾病。患者对本品耐受性好，最常见的不良反应是轻度或中度的胃肠道反应。

罗红霉素（Roxithromycin）

罗红霉素为 14 元环半合成大环内酯类抗生素，耐酸，口服吸收好，生物利用度为 70% ～ 80%，$t_{1/2}$ 为 8.4 ～ 15h；体内分布广，扁桃体、鼻窦、中耳、肺、痰、前列腺及泌尿生殖组织中的药物浓度均可达到有效治疗水平。抗菌谱与红霉素相似，对革兰氏阳性菌的作用比红霉素略差，对肺炎衣原体、肺炎支原体的作用与红霉素相仿，对嗜肺军团菌、流感嗜血杆菌、卡他莫拉菌的作用比红霉素强。临床上主要用于敏感菌株所致的急性呼吸系统感染，对急性中耳炎、扁桃体炎、鼻窦炎、皮肤软组织感染、儿科感染、泌尿系统感染也有良好疗效。不良反应较红霉素轻，主要表现为胃肠道反应。

克拉霉素（Clarithromycin）

克拉霉素为 14 元环半合成大环内酯类抗生素，对酸的稳定性高，口服吸收迅速，生物利用度为 55%，$t_{1/2}$ 为 3 ～ 7h；该药体内分布广，细胞内浓度高，主要经尿排泄。抗菌谱与红霉素相似，对革兰氏阳性球菌的抗菌活性为大环内酯类抗生素中最强者；对嗜肺军团菌、厌氧菌、肺炎支原体、沙眼衣原体、流感嗜血杆菌等的作用强于红霉素；对多分枝杆菌和某些原虫也有抑制作用；也可与阿莫西林等其他药物联合用于幽门螺杆菌感染。患者对克拉霉素的耐受性好，常见的不良反应为轻、中度的消化道反应。

乙酰螺旋霉素（Acetylspiramycin）

乙酰螺旋霉素为螺旋霉素的乙酰化衍生物，是 16 元环大环内酯类抗生素。本品耐酸，口服吸收好，经胃肠道吸收后脱去乙酰基转变成抗菌活性强的螺旋霉素，在组织和血中浓度较高，$t_{1/2}$ 较长，有效血药浓度维持时间也较长。抗菌谱与红霉素相似，但抗菌活性较弱。用于治疗对青霉素、链霉素、氯霉素、四环素等耐药的细菌引起的咽炎、扁桃体炎、支气管炎、肺炎、丹毒、猩红热、中耳炎、牙周炎、军团病、弓形体病和衣原体引起的非淋病奈瑟菌尿道炎；亦用于前列腺切除术患者，以预防金黄色葡萄球菌的继发感染。乙酰螺旋霉素与红霉素有部分交叉耐药性，不良反应与红霉素相似而较轻，有过敏史者禁用。

麦迪霉素（Midecamycin）

麦迪霉素为 16 元环大环内酯类抗生素，抗菌作用与红霉素相似但稍弱，对葡萄球菌、肺炎链球菌、溶血性链球菌、奈瑟菌属具有良好的抗菌作用，在肝、肺、脾、肾、皮下、软组织、胆汁中浓度高，临床上主要作为红霉素的代用品治疗敏感菌所致的呼吸道、皮肤软组织、胆道及耳、鼻、喉、口腔等部位的感染。口服可出现口干及胃肠不适、食欲缺乏、恶心、呕吐、腹泻等胃肠道反应。

第三代大环内酯类抗生素——酮内酯类

第二节　林可霉素类

林可霉素类抗生素包括林可霉素（Lincomycin）和克林霉素（Clindamycin）。林可霉素由链霉菌产生，克林霉素是林可霉素的半合成衍生物。二者抗菌谱和抗菌机制相同，但克林霉素的抗菌活性更强，口服吸收更好，毒性较低，故临床常用。

【体内过程】

1．吸收　林可霉素口服吸收差，生物利用度为 20% ～ 35%，且易受食物影响。克林霉素口服吸收迅速、完全，生物利用度为 87%，受食物影响小，血药浓度较高，为口服相同剂量林可霉素的 2 倍。林可霉素的 $t_{1/2}$ 为 4 ～ 4.5h，克林霉素的 $t_{1/2}$ 约为 2.5h。

2．分布　克林霉素的血浆蛋白结合率高达 90% 以上，而林可霉素的结合率为 77% ～ 82%。吸收后两药在体内分布较广，可在全身大多数组织和体液中达到有效治疗浓度，骨组织中浓度更高。能通过胎盘屏障并可从乳汁分泌，两者均不能透过血脑屏障，但炎症时在脑组织可达到有效治疗浓度。

3．代谢和排泄　在肝经氧化代谢形成无活性的产物，由尿和胆汁排泄。停药后，克林霉素在肠道中的抑菌作用一般可持续 5 天，对敏感菌可持续 2 周。

【药理作用与作用机制】　林可霉素类的抗菌谱与红霉素类似，克林霉素的抗菌活性较林可霉素强 4 ～ 8 倍。林可霉素和克林霉素对革兰氏阳性菌具有较高的抗菌活性，对金黄色葡萄球菌、表皮葡萄球菌、溶血性链球菌、草绿色链球菌和肺炎链球菌具有极强的抗菌作用；对部分需氧革兰氏阴性球菌，如脑膜炎奈瑟菌、淋病奈瑟菌，以及人型支原体和沙眼衣原体也有抑制作用。林可霉素类的最主要特点是对各类厌氧菌有良好的抗菌作用，包括梭状芽胞杆菌属、丙酸杆菌属、双歧杆菌属、类杆菌属、奴卡菌属以及放线菌属，尤其是对产黑素类杆菌、消化球菌、消化链球菌、产气荚膜梭菌以及梭杆菌的作用更为突出。但几乎对所有的革兰氏阴性杆菌、肠球菌及肺炎支原体无效。

作用机制与大环内酯类抗生素相同，能不可逆地与细菌核糖体 50S 亚基结合，通过阻断转肽作用和 mRNA 移位而抑制细菌蛋白质合成。本类药物易与革兰氏阳性菌的核糖体 50S 亚基结合，而难与革兰氏阴性杆菌的核糖体结合，故对革兰氏阴性杆菌无效。大环内酯类抗生素、氯霉素与林可霉素类能相互竞争结合部位，故不宜合用。

【耐药性】 近年来，由于该类抗生素的广泛应用，耐药菌株日益增多，两药可呈完全交叉耐药。由于林可霉素类的耐药机制与大环内酯类相同，故与大环内酯类之间也存在交叉耐药性。

【临床应用】 主要用于厌氧菌引起的口腔、腹腔和妇科感染；也用于敏感的革兰氏阳性菌引起的呼吸道、关节、软组织、骨组织和胆道等感染及败血症、心内膜炎等。该类抗生素是治疗金黄色葡萄球菌引起的急慢性骨髓炎及关节感染的首选药。

【不良反应与注意事项】

1. 胃肠道反应 表现为食欲缺乏、恶心、呕吐、上腹部不适和腹泻，口服给药比注射给药多见，林可霉素的发生率比克林霉素高。偶可引起肠道菌群失调，严重者可引起假膜性肠炎，这是由大量繁殖的难辨梭状芽胞杆菌产生的毒素所引起的，轻症患者停药即可，中度以上患者需补充水、电解质和蛋白质，并口服甲硝唑，无效者可改用万古霉素口服。

2. 过敏反应 偶有皮疹、药热、中性粒细胞减少、血小板减少和嗜酸性粒细胞增多等。

3. 其他 林可霉素大剂量静脉快速滴注可引起血压下降和心电图改变，静脉给药可致血栓性静脉炎；本类药物有神经肌肉阻滞作用，偶在前列腺增生的老年男性患者见尿潴留；偶见血清转氨酶增高等肝功能异常。

第三节 肽类抗生素

一、万古霉素类

万古霉素类属糖肽类抗生素，包括万古霉素（Vancomycin）、去甲万古霉素（Norvancomycin）和替考拉宁（Teicoplanin）。

万古霉素（Vancomycin）和去甲万古霉素（Norvancomycin）

万古霉素是从链霉菌培养液中分离获得的，化学性质稳定；去甲万古霉素是我国学者从诺卡菌属培养液中分离获得的，化学性质同万古霉素。去甲万古霉素较万古霉素少一个甲基，作用略强于万古霉素。

【体内过程】 万古霉素口服不易吸收。肌内注射可引起强烈疼痛和组织坏死，故只宜静脉给药。血浆蛋白结合率低，约为 55%。在体内分布广，可进入多数组织、体液和胎盘，但不易透过血脑屏障和房水。脑膜有炎症时，药物可部分通过血脑屏障，达到有效抗菌浓度。药物在体内代谢少，主要以原型从肾排泄，$t_{1/2}$ 为 6 ~ 8h，肾功能损害者血浆 $t_{1/2}$ 明显延长。

【药理作用与作用机制】 万古霉素对革兰氏阳性菌，特别是革兰氏阳性球菌具有强大的杀菌作用。对葡萄球菌（包括耐甲氧西林金黄色葡萄球菌和耐甲氧西林表皮葡萄球菌）、肠球菌、肺炎链球菌、溶血性与草绿色链球菌高度敏感。对厌氧菌、炭疽芽胞杆菌、白喉棒状杆菌、破伤风梭菌也高度敏感。对革兰氏阴性菌作用弱。

万古霉素的作用机制是能与细菌细胞壁前体肽聚糖末端的丙氨酰丙氨酸形成复合物，干扰甘氨酸五肽的连接，造成细菌细胞壁缺陷而死亡。同时对细胞质中 RNA 的合成也具有抑制作用。

【耐药性】 细菌对万古霉素类不易产生耐药性。然而，近年来耐万古霉素的肠球菌和凝固酶阴性的葡萄球菌感染发病率在临床有增高趋势，应引起重视。耐药性的产生主要是通过诱导耐药菌株产生一种能修饰细胞壁前体肽聚糖的酶，使药物不能与前体肽聚糖结合。

【临床应用】 主要用于严重感染，如葡萄球菌所致的败血症、心内膜炎、骨髓炎、肺部感染，肠球菌或草绿色链球菌所致的心内膜炎等，尤其适用于对 β- 内酰胺类抗生素过敏的患者。口服也可应用于由难辨梭状芽胞杆菌及其毒素引起的假膜性肠炎。

【不良反应与注意事项】

1. 耳毒性　是本类药物最严重的毒性反应，可出现耳鸣、听力损害，甚至耳聋，如及早停药可恢复，少数患者停药后仍有致聋危险。大剂量、长疗程、老年患者或肾功能不全者易发生。应避免同服有耳毒性的药物。

2. 肾毒性　主要损伤肾小管，轻者可有蛋白尿、管型尿，重者出现血尿、少尿、氮质血症，甚至肾衰竭。用药期间应定期检查肾功能，避免将本类药物与有肾毒性作用的药物合用。

3. 过敏反应　可出现斑块状皮疹、寒战、药热和过敏性休克。快速静脉滴注万古霉素可出现极度皮肤潮红、红斑、荨麻疹、心动过速和低血压等特征性症状，称为红人综合征，可能与万古霉素引起组胺释放有关。去甲万古霉素和替考拉宁很少出现。应用抗组胺药和肾上腺皮质激素治疗有效。

4. 其他　静脉给药可引起静脉炎，口服可引起呕吐和口腔异味感。

替考拉宁（Teicoplanin）

替考拉宁的分子结构与万古霉素相似。口服吸收差，一般采用静脉给药，在腹腔、胆汁、肝、胰、黏膜及骨组织中可达有效浓度，不易通过血脑屏障。在体内很少代谢，几乎全部经肾排泄，$t_{1/2}$ 达 47h。

抗菌谱及抗菌机制类似于万古霉素，对需氧和厌氧的革兰氏阳性菌有强大的抗菌作用，对大多数金黄色葡萄球菌的作用优于万古霉素，对耐药金黄色葡萄球菌亦有强大的抗菌作用，对葡萄球菌属和链球菌属呈现快速的杀菌作用，对梭状杆菌属如难辨梭状芽胞杆菌、痤疮丙酸杆菌等也有一定作用，但对大多数的溶血性葡萄球菌作用差。

主要用于金黄色葡萄球菌及其他革兰氏阳性菌所致的各种严重感染，如心内膜炎、败血症、骨髓炎等，特别适用于不能耐受万古霉素的耳、肾毒性的患者或对 β- 内酰胺类抗生素过敏者。还可以替代万古霉素，与甲硝唑口服给药用于难辨梭状芽胞杆菌引起的假膜性肠炎。

不良反应发生率比万古霉素低。注射部位疼痛、皮疹和暂时性肝功能异常最常见。耳、肾毒性少见，偶见恶心、呕吐、眩晕、颤抖以及嗜酸性粒细胞增多、中性粒细胞减少、血小板减少和包括气管痉挛、药热等过敏反应的发生。与万古霉素间存有交叉过敏反应。

二、杆菌肽类

杆菌肽（Bacitracin）

杆菌肽是从枯草杆菌培养液中分离获得的含噻唑环的肽类抗生素的混合物。主要成分为杆菌肽 A。对革兰氏阳性菌尤其是金黄色葡萄球菌和链球菌属具有强大的抗菌作用，对产青霉素酶的金黄色葡萄球菌亦具有抗菌活性，对脑膜炎奈瑟菌及淋病奈瑟菌等革兰氏阴性球菌、螺旋体、放线菌等亦具有一定作用，对革兰氏阴性杆菌无效。抗菌机制为抑制细菌细胞壁合成过程中的脱磷酸化，阻碍细胞壁的合成，同时对细菌细胞膜也有损伤作用，使细胞内容物外漏，导致细菌死亡。杆菌肽属于慢效杀菌药。细菌对其耐药性产生缓慢，故耐药菌株少见。因全身应用可产生严重的肾毒性，目前临床仅限于局部应用。其优点是刺激性小，过敏反应少，不易产生耐药性，常用于革兰氏阳性菌引起的皮肤感染如疖、痈、溃疡等，以及眼、耳、鼻、喉等感染的局部治疗。其锌盐制剂可增加其抗菌作用。

SUMMARY

Macrolides have narrow antimicrobial activity, including gram-positive bacteria, anaerobes, and some gram-negative bacteria. They are also active against legionella, helicoid, mycoplasma, rickettisia, chlamydia, etc. The antibiotic mechanism of macrolides is to inhibit bacteria protein synthesis by combining to the 50S subunit of bacteria ribosomes, blocking translocation and mRNA shift, and finally stopping the elongation of the peptide chain. Bacteria readily become resistant to macrolides. The resistance mechanisms are associated with target modifications, production of inactivating enzymes, drug intake inhibition, and drug efflux activation. The clinical uses of macrolides include legionaires disease, chlamydia infection, mycoplasma infection, and anaerobe infection. They are also used to replace penicillins for patients allergic to penicillins, and who suffer from diphtheria, scarlatina, phlegmona, tetanus, syphilis, etc. The most common adverse reactions are gastrointestinal disturbances, hepatic toxicity, ototoxicity, myocardial toxicity, allergic reaction, and focal irritation. The commonly used macrolides are erythromycin, acetylspiramycin, midecamycin, josamycin, roxithromycin, clarithromycin and azithromycin.

Lincomycins antibiotics include lincomycin and clindamycin. Their antibacterial spectrums are similar to those of erythromycin. The main feature of lincomycin is having powerful antibacterial activity against anaerobes. The antibiotic mechanism of lincomycins is similar to macrolides, inhibiting bacteria protein synthesis by binding to the 50S subunit of bacteria ribosome. Clinically, lincomycin antibiotics are used to treat anaerobic infection, and gram-positive infections of the respiratory tract, joint, bone, parenchyma and biliary tract. The most serious adverse effect is antibiotic-associated pseudomembranous colitis, which is induced by clostridium difficile overgrowth. Allergic reactions are rare.

Vancomycin antibiotics are glycopeptide antibiotics, and include vancomycin, norvancomycin and teicoplanin. Vancomycin is primarily active against gram-positive bacteria, especially gram-positive cocci. The antibiotic mechanism is by inhibiting the synthesis of the cell wall in sensitive bacteria by binding with high affinity to the D-alanyl-D-alanine terminus of the cell wall precursor unit. The clinical uses include penicillin resistant gram-positive bacterial infection and pseudomembranous colitis induced by clostridium difficile. The adverse reactions are ototoxicity, nephrotoxicity, allergic reaction and others.

（孙宏丽）

第41章 氨基糖苷类抗生素及多黏菌素类

案例

患者，男，71岁，长期吸烟，有慢性支气管炎、肺气肿病史10余年。3天前受凉后出现畏寒，无明显寒战，后发热，体温39.5℃，伴咳嗽，咳砖红色胶冻状黏痰，自觉气短，活动后尤为明显，无胸痛、咯血及消瘦，无喘息及呼吸困难。查体：T 38.7℃，P 106次/分，R 22次/分，BP 126/82mmHg。呼吸急促，口唇轻度发绀，咽部充血，胸廓桶状，双侧触觉语颤减弱，右上肺叩诊浊音，听诊双肺呼吸音减弱，可闻及散在干啰音。胸部X线片显示右上肺大片密度增高的阴影，内有多个小透亮区，水平叶裂呈弧形下坠。诊断为克雷伯菌肺炎。

问题与思考：

1. 应选用何种类型抗菌药?
2. 该类药物的不良反应有哪些?

第一节 氨基糖苷类抗生素

氨基糖苷类抗生素（aminoglycosides）是由氨基环醇和氨基糖分子通过氧桥连接而成的苷类。依据其来源的不同可分为天然和人工半合成两大类。天然来源的氨基糖苷类主要由链霉菌和小单胞菌产生。从链霉菌培养液中提取获得的有链霉素（Streptomycin）、卡那霉素（Kanamycin）、妥布霉素（Tobramycin）、新霉素（Neomycin）、大观霉素（Spectinomycin）、核糖霉素（Ribostamycin）、巴龙霉素（Paromomycin）等；从小单胞菌培养液中提取获得的有庆大霉素（Gentamycin）、西索米星（Sisomicin）、小诺米星（Micronomicin）、阿司米星（Astromicin）等。人工半合成氨基糖苷类是由一些天然来源的氨基糖苷类经人工化学结构改造而获得的，如阿米卡星（Amikacin）、奈替米星（Netilmicin）、地贝卡星（Dibekacin）、阿贝卡星（Arbekacin）、异帕米星（Isepamicin）、卡那霉素B（Bekanamycin）、依替米星（Etimicin）等。

一、氨基糖苷类抗生素共性

【体内过程】 氨基糖苷类均为有机碱，临床常用其硫酸盐，除链霉素水溶液性质不稳定外，其他药物水溶液性质均稳定。

1. 吸收 氨基糖苷类抗生素的极性和解离度均较大，口服吸收极少，多采用非肠道途径给药。肌内注射吸收迅速而完全，给药后30～90min达到峰浓度。为避免血药浓度过高而导致的不良反应，通常不采用静脉注射给药。新霉素因其有严重的肾毒性，不能采用注射途径给药。

2．分布 除链霉素外，其他的氨基糖苷类与血浆蛋白的结合率均小于 10%。药物主要分布于细胞外液，在肾皮质及内耳的内、外淋巴液中浓度高，肾皮质药物浓度可超过血药浓度的 10 ～ 50 倍，药物在内耳外淋巴液中浓度下降很慢，与其肾毒性和耳毒性有关。组织与细胞内药物含量较低。药物能通过胎盘进入胎儿体内，但不易透过血脑屏障，脑膜炎时也很难在脑脊液中达到有效浓度。

3．代谢与排泄 氨基糖苷类在体内不被代谢，约 90% 以原型经肾小球滤过排出，故尿液中药物浓度极高，可达血药峰浓度的 25 ～ 100 倍，有利于尿路感染的治疗。除奈替米星外，其他药物均不在肾小管重吸收，因而排泄迅速，$t_{1/2}$ 为 2 ～ 3h，肾功能不良时 $t_{1/2}$ 明显延长。

【药理作用】 氨基糖苷类抗生素抗菌谱较广，对各种需氧革兰氏阴性杆菌，如铜绿假单胞菌、大肠埃希菌、克雷伯菌属、肠杆菌属、变形杆菌属、志贺菌属和枸橼酸杆菌属等有强大的抗菌作用；对沙雷菌属、产碱杆菌属、沙门菌属、嗜血杆菌属及不动杆菌属等也有一定抗菌作用；对耐甲氧西林金黄色葡萄球菌和表皮葡萄球菌也有较好的抗菌作用；对革兰氏阴性球菌如淋病奈瑟菌、脑膜炎奈瑟菌的作用较差；对各组链球菌作用微弱，对肠球菌和厌氧菌无效。链霉素、卡那霉素对结核分枝杆菌敏感。

氨基糖苷类抗生素为快速杀菌药，对静止期细菌有较强杀菌作用。杀菌作用特点是：①杀菌速率和杀菌持续时间具有浓度依赖性，即浓度越高，杀菌速率越快，杀菌持续时间越长。②需要通过氧依赖性的主动转运过程进入细菌细胞内，因此仅对需氧菌有效，对厌氧菌无效。对需氧革兰氏阴性杆菌的抗菌活性显著强于其他类药物。③具有较长的 PAE，且持续时间有浓度依赖性。④具有首次接触效应（first exposure effect，FEE），即细菌首次接触氨基糖苷类时，能被迅速杀死。⑤在碱性环境中抗菌活性增强，K^+、Na^+、Ca^{2+}、Mg^{2+} 等阳离子可减弱其抗菌作用。⑥配伍应用青霉素类或头孢菌素类，可以获得协同作用，这是由于 β- 内酰胺类造成细菌细胞壁缺损，而使氨基糖苷类易进入菌体内发挥作用，但与 β- 内酰胺类合用时不能混合于同一容器，否则易使氨基糖苷类失活。

【作用机制】 细菌体内蛋白质的生物合成以 mRNA 为模板，tRNA 为运载体，核糖体为装配场所，共同协调完成。氨基糖苷类抗生素与细菌核糖体 30S 亚基结合，影响蛋白质合成过程的多个环节，使细菌蛋白质合成受阻，还可影响细菌细胞膜的完整性，导致细菌细胞死亡。对蛋白质合成的影响包括以下几个方面：

1．起始阶段 与细菌核糖体 30S 亚基结合，使其不能形成 30S 始动复合物；也可阻止氨酰 tRNA 在 A 位的正确定位，抑制 70S 始动复合物的形成，从而抑制了蛋白质合成的始动。

2．肽链延伸阶段 与 30S 亚基上的靶蛋白结合，造成 A 位歪曲，从而使 mRNA 上的密码在翻译时出现错误，导致异常或无功能的蛋白质合成。

3．终止阶段 阻碍肽链释放因子进入 A 位，使已合成的肽链不能释放，并阻止 70S 核糖体解离，最终造成菌体内核糖体的耗竭，使核糖体循环受阻（图 41-1）。

氨基糖苷类抗生素还能与细菌外膜上的阴离子部分结合，使外膜结构的完整性被破坏，加之合成的异常无功能的蛋白质被插入到细胞膜，影响膜屏障功能，导致细菌外膜的通透性增加，细胞内成分外漏。氨基糖苷类通过外膜后先进入细菌细胞的肽聚糖层与内膜之间的间隙，再经过需能量的主动转运方式进入细胞质内，这一跨膜转运的过程可被 2 价阳离子如 Ca^{2+} 和 Mg^{2+} 等、低 pH 及缺氧环境等所阻抑。因此，氨基糖苷类在脓肿组织中（厌氧环境）及酸性（低 pH）尿液中活性明显下降。

【耐药性】 细菌对氨基糖苷类易产生耐药性。细菌产生耐药性的机制有：①产生修饰氨基糖苷类的钝化酶，如乙酰化酶、腺苷化酶和磷酸化酶，可以将乙酰基、腺苷酰基、磷酰基连

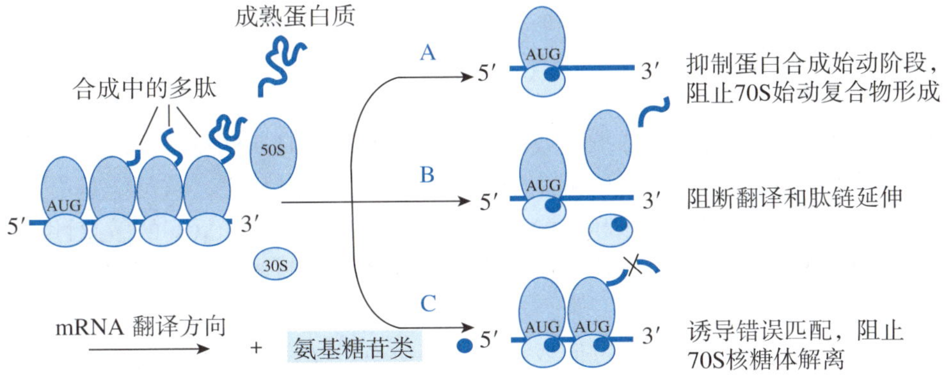

图 41-1　氨基糖苷类抗生素抗菌机制示意图

接到氨基糖苷类的氨基或羟基上，使氨基糖苷类结构改变而使其失去抗菌活性，是细菌产生耐药性的主要机制。不同类型的酶可灭活不同抗生素，但有些酶对多种抗生素均有灭活作用，因此本类药物之间可产生完全或部分交叉耐药性。②膜通透性的改变：由于外膜膜孔蛋白在表达或结构上的改变，降低了对氨基糖苷类的通透性，使菌体内药物浓度降低；也可能是由于改变了氧依赖性主动转运系统，使药物经细菌细胞膜的摄取减少。③抗生素靶位的修饰：由于细菌核糖体 30S 亚基上 S_{12} 蛋白质中一个氨基酸被替代，形成一个不能结合氨基糖苷类的靶蛋白，影响药物的结合。

【临床应用】 氨基糖苷类抗生素主要用于敏感需氧革兰氏阴性杆菌所致的全身感染，如脑膜炎、呼吸道、泌尿道、胃肠道、皮肤软组织、烧创伤及骨关节感染等；对于败血症、肺炎、脑膜炎等严重感染，需联合应用其他抗革兰氏阴性杆菌药物，如广谱半合成青霉素、第三代头孢菌素及氟喹诺酮类等；口服新霉素可用于消化道感染、肠道术前准备、肝性脑病等；制成外用软膏、眼膏或冲洗液可用于治疗局部感染；链霉素、卡那霉素可用于治疗结核病。

【不良反应与注意事项】

1．耳毒性　发生率为 15% ~ 25%，包括前庭和耳蜗功能损害。前庭功能损害表现为眩晕、恶心、呕吐、眼球震颤、视力减退和共济失调；耳蜗功能受损表现为耳鸣、听力减退甚至永久性耳聋。各种氨基糖苷类均有耳毒性，前庭功能损害的发生率依次为：新霉素＞卡那霉素＞链霉素＞西索米星＞阿米卡星≥庆大霉素≥妥布霉素＞奈替米星＞依替米星；耳蜗功能损害的发生率依次为：新霉素＞卡那霉素＞阿米卡星＞西索米星＞庆大霉素＞妥布霉素＞奈替米星＞链霉素＞依替米星。

目前多数认为耳毒性产生的机制与内耳淋巴液中药物浓度较高有关，可损害内耳螺旋器内、外毛细胞的糖代谢和能量利用，引起细胞膜上 Na^+-K^+-ATP 酶功能障碍，最终导致毛细胞受损。早期变化是可逆的，但超越一定程度时即为不可逆的。该毒性还能影响子宫内的胎儿。为了防止和减少耳毒性的发生，用药过程中应密切观察患者是否有耳鸣、眩晕等早期症状，进行听力监测，并根据肾功能调整给药方案。与万古霉素、强效利尿药、镇吐药、甘露醇等合用可增加其耳毒性，应避免合用。抗组胺药会掩盖耳毒性，也应避免合用。

2．肾毒性　氨基糖苷类是诱发药源性肾衰竭的最常见因素。临床上出现蛋白尿、管型尿、血尿，严重者可出现氮质血症、肾功能减退等。该类药物虽经肾小球滤过，但对肾组织有极高亲和力，在肾皮质高浓度蓄积，在皮质近曲小管上皮细胞内与溶酶体融合，导致溶酶体肿胀破裂，释放溶酶体酶，造成线粒体损害，减少能量产生，最终引起肾小管肿胀，甚至坏死。一般是可逆的，肾毒性的程度与各药在肾皮质中的蓄积量和对肾小管的损伤能力有关。新霉素肾毒性最大，其次是卡那霉素、庆大霉素、妥布霉素、阿米卡星、奈替米星、链霉素，依替米星最轻。临床用药时应定期进行肾功能检查，如出现管型尿、蛋白尿、血尿素氮和肌酐升高、尿量每 8h 少于 240ml 等现象，应立即停药。避免合用有肾毒性的药物，如强效利尿药、顺铂、第一代头孢菌素类、万古霉素、两性霉素 B 等。

3．神经肌肉阻滞作用 这种作用可导致神经肌肉麻痹，与剂量及给药途径有关，常见于大剂量腹膜内或胸膜内应用后、静脉推注或静脉滴注速度过快时，偶见于肌内注射后。可发生心肌抑制、血压下降、肢体瘫痪，甚至可发生呼吸肌麻痹而窒息死亡。这可能是由于药物与突触前膜钙结合部位结合，抑制神经末梢 ACh 释放并降低突触后膜对 ACh 的敏感性，造成神经肌肉接头处传递功能障碍所致。引起神经肌肉麻痹程度从强到弱依次为：新霉素、链霉素、卡那霉素、奈替米星、阿米卡星、庆大霉素、妥布霉素、依替米星。一旦发生可用钙剂和新斯的明解救。合用肌松药、全麻药、血钙过低或重症肌无力患者易发生这种毒性反应。

4．过敏反应 氨基糖苷类可引起皮疹、发热、血管神经性水肿、嗜酸性粒细胞增多等过敏反应，也可引起严重的过敏性休克，尤其是链霉素，其发生率仅次于青霉素，注射前也应先作皮肤过敏试验，阴性者方可使用。一旦发生，应皮下或肌内注射肾上腺素及静脉注射葡萄糖酸钙等抢救。接触性皮炎是局部应用新霉素最常见的反应。

二、常用的氨基糖苷类抗生素

链霉素（Streptomycin）

链霉素是 1944 年从链霉菌中分离得到的第一个氨基糖苷类抗生素，也是第一个用于治疗结核病的药物。目前临床使用其硫酸盐。链霉素口服吸收极少，肌内注射吸收快，血浆蛋白结合率为 35%。容易渗入胸腔、腹腔、结核性脓腔和干酪化脓腔，并达有效浓度。90% 可经肾小球滤过而排出体外。链霉素在临床上主要作为结核病联合化疗的药物；也可作为治疗鼠疫和土拉菌病的首选药，特别是与四环素联合用药已成为目前治疗鼠疫的最有效手段；与青霉素合用可治疗溶血性链球菌、草绿色链球菌或肠球菌等引起的心内膜炎；对铜绿假单胞菌和其他革兰氏阴性杆菌的抗菌活性低。毒性反应以耳毒性最常见，其次为神经肌肉麻痹，肾毒性少见。链霉素易引起过敏反应，以皮疹、发热、血管神经性水肿较为多见；也可引起过敏性休克，通常于注射后 10min 内出现，死亡率较青霉素高。

庆大霉素（Gentamycin）

庆大霉素是从放线菌科小单胞菌的发酵液中提取获得的。1969 年开始用于临床，用其硫酸盐。庆大霉素口服吸收很少，肌内注射吸收迅速而完全，主要分布在细胞外液，极少在体内代谢，24h 内有 40% ~ 65% 以原型由肾排出，可在肾皮质大量积聚。庆大霉素对革兰氏阴性杆菌作用很强，是治疗各种革兰氏阴性杆菌感染的主要抗菌药，尤其对沙雷菌属作用更强，为氨基糖苷类中的首选药；可与青霉素或其他抗生素合用，治疗严重的肺炎链球菌、铜绿假单胞菌、肠球菌、葡萄球菌或草绿色链球菌感染；局部用于皮肤、黏膜表面感染和眼、耳、鼻部感染等；口服可用于肠炎、细菌性痢疾及肠道术前准备。庆大霉素最严重的不良反应是可逆性的肾毒性，表现为蛋白尿、管型尿、血尿等，少数人甚至发生肾衰竭。耳毒性以前庭功能损害为主，对耳蜗损害较小，此外还有过敏反应和神经肌肉阻滞作用。

妥布霉素（Tobramycin）

妥布霉素是从链霉菌培养液中分离获得的，也可由卡那霉素 B 脱氧获得，临床用其硫酸盐。口服难吸收，肌内注射吸收迅速，主要分布在细胞外液，可渗入胸腔、腹腔、滑膜腔并达有效治疗浓度。24h 内有 80% ~ 85% 以原型由肾排出。可在肾中大量积聚。抗菌谱与庆大霉素相似，对肺炎克雷伯菌、肠杆菌属、变形杆菌属的抗菌作用较庆大霉素强；对铜绿假单胞菌的作用是庆大霉素的 2 ~ 5 倍，且对耐庆大霉素菌株仍有效；对其他革兰氏阴性杆菌的抗菌活性不如庆大霉素，在革兰氏阳性菌中仅对葡萄球菌有效。临床主要与能抗铜绿假单胞菌的青霉素类或头孢菌素类药物合用治疗铜绿假单胞菌所致的各种感染。不良反应主要表现为耳毒性和肾毒性，但均较庆大霉素轻。

卡那霉素（Kanamycin）

卡那霉素是从链霉菌培养液中分离获得的抗生素，有 A、B、C 三种成分，以 A 组分常用。口服吸收极差，肌内注射易吸收。在胸腔积液和腹水中分布浓度较高。主要经肾排泄。对多种常见革兰氏阴性菌和结核分枝杆菌有效。曾广泛用于各种肠道革兰氏阴性杆菌感染，由于细菌耐药性的增加和毒性较大的问题，现已被同类其他药物所取代；目前主要与其他抗结核药合用，治疗对第一线药物有耐药性的结核分枝杆菌感染患者；也可口服用于肝性脑病或腹部手术前准备。本品的耳、肾毒性较大，应进行血药浓度的监测，肾功能不良者禁用。

阿米卡星（Amikacin）

阿米卡星是卡那霉素的半合成衍生物。肌内注射后吸收迅速，血浆蛋白结合率低于 3.5%，主要分布于细胞外液，不易透过血脑屏障。在给药后 24h 内有 98% 的药物以原型经尿排出。阿米卡星是抗菌谱较广的氨基糖苷类抗生素，对革兰氏阴性杆菌和金黄色葡萄球菌均有较强的抗菌活性，但作用较庆大霉素弱。本品突出的特点是具有较好的耐酶性能，对细菌所产生的钝化酶稳定，因此对耐药菌株（包括铜绿假单胞菌）仍有较强的抗菌作用。临床主要用于治疗对其他氨基糖苷类产生耐药性的菌株所致的严重感染，常作为首选药；当粒细胞缺乏或其他免疫缺陷患者合并严重革兰氏阴性杆菌感染时，阿米卡星与 β- 内酰胺类抗生素联合用药比单独使用效果更好。不良反应以耳蜗听神经损害为主，少数患者也可引起前庭功能的损害，治疗中应注意监测听力与血药浓度。肾毒性较轻，偶见皮疹、药热等。

奈替米星（Netilmicin）

奈替米星对肠杆菌科大多数细菌均具有强大的抗菌活性，对葡萄球菌和其他革兰氏阳性球菌的作用也强于其他氨基糖苷类抗生素；对灭活氨基糖苷类的钝化酶稳定，因而对耐其他氨基糖苷类抗生素的耐药菌有较好的抗菌活性；与 β- 内酰胺类抗生素联合用药对金黄色葡萄球菌、铜绿假单胞菌、肺炎克雷伯菌和肠球菌属有协同作用。临床主要用于治疗各种敏感菌引起的严重感染。耳、肾毒性较庆大霉素、妥布霉素、卡那霉素、阿米卡星等低。

依替米星（Etimicin）

依替米星是一种新的半合成水溶性氨基糖苷类抗生素。抗菌谱广且抗菌活性强，对大部分革兰氏阳性及革兰氏阴性菌均有良好抗菌活性，尤其对大肠埃希菌、肺炎克雷伯杆菌、沙雷菌属、奇异变形杆菌、沙门菌属、流感嗜血杆菌及葡萄球菌属等抗菌作用较强；对部分假单胞杆菌、不动杆菌属等也具有一定的抗菌活性；对部分耐庆大霉素、小诺米星和头孢唑林的金黄色葡萄球菌、大肠埃希菌、肺炎克雷伯菌的体外 MIC 值仍在该药治疗剂量的血药浓度范围内；对产生青霉素酶的部分葡萄球菌和部分低水平耐甲氧西林金黄色葡萄球菌亦有一定的抗菌活性。临床上适用于对其敏感的细菌引起的各种感染。不良反应为耳毒性和肾毒性，发生率和严重程度与奈替米星相似。

阿司米星（Astromicin）

阿司米星是小单胞菌产生的氨基糖苷类抗生素。本品抗菌谱广，对革兰氏阴性杆菌和金黄色葡萄球菌都有效；对肠杆菌属的作用比庆大霉素强，对铜绿假单胞菌的作用不如庆大霉素。对氨基糖苷类灭活酶稳定，耳、肾毒性比庆大霉素低。临床主要用于肠道革兰氏阴性杆菌引起的各种感染。

新霉素（Neomycin）

新霉素是氨基糖苷类抗生素中耳毒性、肾毒性最强的一种，不能注射给药，口服很少吸收，故可口服用于肠道感染、肠道消毒或肝性脑病患者，还可局部外用治疗敏感菌引起的皮肤、黏膜和眼部感染。

小诺米星（Micronomicin）

小诺米星是从小单胞菌的发酵液中提取获得的。其抗菌谱与庆大霉素相似，对金黄色葡萄球菌、表皮葡萄球菌、肠杆菌科细菌和铜绿假单胞菌等均有良好的抗菌作用，对各组链球菌、粪肠球菌作用差，对厌氧菌无作用。对细菌产生的核苷酸基转移酶稳定。主要用于敏感菌引起的败血症、烧伤感染、术后感染、尿路感染、胆道感染、生殖系统感染，以及眼、耳、喉感染及肺炎等。不良反应少，其中对前庭功能及蜗神经的损害占不良反应的 1% ~ 2.8%。另偶有血清转氨酶升高。

异帕米星（Isepamicin）

异帕米星是人工半合成的氨基糖苷类抗生素。临床用硫酸异帕米星。其抗菌谱与阿米卡星相似，对肠杆菌科细菌的作用较阿米卡星强 2 倍，对沙雷菌属的作用优于阿米卡星，对普通变形杆菌、摩根菌属和普罗威登斯菌属的作用与阿米卡星相同，对奇异变形杆菌和铜绿假单胞菌的作用较阿米卡星稍弱，对包括对甲氧西林敏感或耐药的葡萄球菌具有良好的作用，对淋病奈瑟菌及脑膜炎球菌作用差，对流感嗜血杆菌具有中度作用，对肠球菌属无活性。其最大的特点是对细菌产生的多种氨基糖苷类抗生素钝化酶稳定，许多耐庆大霉素、妥布霉素的菌株对异帕米星仍敏感。适用于对阿米卡星及其他氨基糖苷类抗生素耐药的严重革兰氏阴性杆菌（包括铜绿假单胞菌）和葡萄球菌感染，如腹腔内感染、下呼吸道感染、皮肤及尿路感染等。

阿贝卡星（Arbekacin）

阿贝卡星是人工半合成的氨基糖苷类抗生素，对包括铜绿假单胞菌在内的革兰氏阴性杆菌具有良好的抗菌作用；对金黄色葡萄球菌（包括耐甲氧西林和耐头孢菌素的菌株）亦有很强的抗菌作用，在氨基糖苷类抗生素中最强。这主要是由于它对多数氨基糖苷类抗生素钝化酶有高度拮抗作用。临床主要用于敏感菌所致的支气管炎、肺炎、肾盂肾炎、腹膜炎、膀胱炎、中耳炎、败血症等的治疗。其耳、肾毒性较轻。

地贝卡星（Dibekacin）

本品为卡那霉素的衍生物，抗菌谱与庆大霉素相似。对革兰氏阴性杆菌和革兰氏阳性球菌均有杀菌作用，对铜绿假单胞菌、变形杆菌、大肠埃希菌、肺炎杆菌、肺炎克雷伯菌以及金黄色葡萄球菌有较强的抗菌活性；对铜绿假单胞菌的抗菌活性强于庆大霉素。与庆大霉素、妥布霉素有交叉耐药性。临床主要用于敏感菌所致的支气管炎、扁桃体炎、肺炎、肾盂肾炎、腹膜炎、膀胱炎、中耳炎、皮肤与软组织感染、手术后感染等。

第二节　多黏菌素类

多黏菌素类（polymyxins）是从多黏杆菌培养液中提取的多肽类抗生素，含有 A、B、C、D、E、M 等多种成分，临床常用的有多黏菌素 B（Polymyxin B）、多黏菌素 E（Polymyxin E）和多黏菌素 M（Polymyxin M）。多黏菌素 B 和多黏菌素 E 具有相似的药理作用和临床应用，但由于静脉给药可导致严重的毒性，目前主要供局部应用。

【体内过程】 本类药物除盐酸多黏菌素 M 外，口服均不易吸收，肌内注射后 2h 血药浓度达到高峰，有效血药浓度可维持 8 ~ 12h。$t_{1/2}$ 为 6h，儿童较短，为 1.6 ~ 2.7h，肾功能不全者 $t_{1/2}$ 可延长至 2 ~ 3 天。药物的血浆蛋白结合率较低，广泛分布于全身组织，以肝、肾浓度最高，但由于穿透力差，不易渗入脑脊液、胸腔、关节腔和感染灶内，即使脑膜炎时也不易透入脑脊液。多黏菌素 E 在肺、肾、肝及脑组织中的浓度比多黏菌素 B 高。本类药物体内代谢较慢，主要经肾排泄，给药后 12h 内仅有 0.1% 经尿排出，随后才逐渐增加，故连续给药会导致药物在体内蓄积。

【药理作用与作用机制】 多黏菌素类系慢效杀菌药，对繁殖期和静止期细菌均有杀菌作用。多黏菌素 B 的抗菌活性稍高于多黏菌素 E，多黏菌素 M 的抗菌活性与多黏菌素 B 相似。本类药物抗菌谱窄，仅对某些革兰氏阴性杆菌有杀灭作用，如大肠埃希菌、肠杆菌属、克雷伯菌属及铜绿假单胞菌对该类药高度敏感；志贺菌属、沙门菌属、真杆菌属、流感嗜血杆菌、百日咳鲍特菌及除脆弱类杆菌外的其他类杆菌对该类药也较敏感；但革兰氏阴性球菌、革兰氏阳性菌、变形杆菌、脆弱杆菌和真菌等对该类药不敏感。

本类药物主要作用于细菌细胞膜，具有表面活性，含有带正电荷的游离氨基，能与革兰氏阴性杆菌细胞膜的磷脂中带负电荷的磷酸根结合，使细菌细胞膜通透性增加，细胞内的磷酸盐、核苷酸等成分外漏，导致细菌死亡。同时，本类药物进入细菌体内也影响核质和核糖体的功能。细菌对该类药物不易产生耐药性。

【临床应用】 主要用于治疗铜绿假单胞菌引起的败血症、泌尿道感染、烧伤创面感染等。还可用于对其他抗菌药耐药的大肠埃希菌、肺炎杆菌等革兰氏阴性杆菌引起的脑膜炎、败血症等。与利福平、磺胺类和甲氧苄啶等合用可产生协同作用，可以提高治疗多重耐药的革兰氏阴性杆菌引起的医院内感染的疗效。口服用于肠道术前准备和消化道感染。局部用于创面、五官、呼吸道、泌尿道及鞘内革兰氏阴性杆菌感染。

【不良反应与注意事项】 毒性较大。主要表现在肾及神经系统两方面。在常用量时即可出现肾损害，表现为蛋白尿、血尿和管型尿，严重时可出现血清肌酐及尿素氮升高，甚至出现急性肾小管坏死，停药后可以恢复。神经系统的毒性有头晕、感觉异常、面部麻木、恶心、呕吐、肌无力和周围神经炎。大剂量、快速静脉滴注，由于对神经肌肉的阻滞可导致呼吸抑制，这与氨基糖苷类引起的神经肌肉阻滞不同，不能用新斯的明治疗，只能进行人工呼吸抢救。多黏菌素 B 的毒性较多黏菌素 E 强。

为减少不良反应，多黏菌素类一般不作为首选药，当其他抗菌药耐药或疗效不佳时，可作为选用药。不宜与其他肾毒性药物合用，静脉滴注速度不宜过快，注射剂量不宜过大。

SUMMARY

Aminoglycoside antibiotics, a kind of glycoside, are composed of aminocyclitol and amino sugar molecules combined through an oxygen bridge. Aminoglycosides cannot be absorbed by oral administration. They are mainly distributed in extracellular fluid, with especially high concentrations in kidney cortex, cochlea, and vestibular apparatus. Aminoglycosides cannot be metabolized, and are excreted as prototype drug by glomerular filtration. Aminoglycosides are active against gram-negative aerobic rods, serratia, alcaligenes, salmonella, shigella, haemophilus, and mycobacterium. Some gram-negative coccus, such as diplococcus gonorrhoeae and diplococcus intracellularis, and most gram-positive bacteria except for staphylococcus aureus, are insensitive to aminoglycosides. Aminoglycosides have no effect on enterococci and anaerobian. Streptomycin and kanamycin are active against mycobacterium tuberculosis. Aminoglycosides are bactericidal antibiotics. The antibiotic mechanism is to inhibit bacteria protein synthesis by combining with the 30S subunit of bacteria ribosomes. Aminoglycosides also can cause bacteria death by destroying the integrity of cellular membranes. The clinical uses of aminoglycosides include most gram-negative aerobic bacillary infection (septicaemia, pelvic and abdominal sepsis), bacterial endocarditis, tuberculosis, etc. The most common adverse reactions are ototoxicity, nephrotoxicity, neuromuscular blockade, and allergic reactions. The commonly used aminoglycosides are streptomycin, gentamicin, tobramycin, kanamycin, amikacin, netilmicin, astromicin, neomycin, micronomicin, spectinomycin, isepamicin, arbekacin, and dibekacin.

Polymyxins have a narrow spectrum, only active against some gram-negative rods. The antibiotic mechanism is to induce cell death by impairing plasma membrane, leading to the leakage of life dependent materials. Very few resistant strains have been found. The clinical uses include drug resistant pseudomonas aeruginosa infection, drug resistant gram-negative rods infection, and focal use. The adverse reactions mainly include nephrotoxicity and neurotoxicity.

（孙宏丽）

第42章 四环素类及氯霉素类

案例

患者，男，22岁，5天前因淋雨受凉，出现发热、咽喉部疼痛3天。体温39.2℃，双侧扁桃体Ⅱ度肿大，诊断为急性溶血性链球菌性扁桃体炎。医生处方：盐酸四环素片，每次0.5g，一日4次，口服；注射用青霉素，每次120万U，一日2次，肌内注射。

问题与思考：

1．该患者用药是否正确？为什么？

2．四环素的不良反应有哪些？

四环素类（tetracyclines）及氯霉素类（chloramphenicols）属广谱抗生素（broad-spectrum antibiotics），对G^+菌和G^-菌具有快速抑菌作用，对立克次体（rickettsia）、支原体（mycoplasma）和衣原体（chlamydiae）也有较强的抑制作用。四环素类抗生素对某些螺旋体（spirochetes）和原虫（protozoa）有抑制作用。

第一节 四环素类

四环素类抗生素为酸、碱两性物质，在碱性溶液中易被破坏，在酸性溶液中较稳定，临床一般用其盐酸盐。药物的水溶液不稳定，注射时需现配。四环素（Tetracycline）、土霉素（Oxytetracycline，氧四环素）、金霉素（Chlortetracycline，氯四环素）和地美环素（Demeclocycline，去甲金霉素）属天然四环素类抗生素，亦称第一代四环素类抗生素。美他环素（Metacycline，甲烯土霉素）、多西环素（Doxycycline，强力霉素，脱氧土霉素）和米诺环素（Minocycline，二甲胺四环素）属半合成四环素类抗生素，亦称第二代四环素类抗生素。

【药理作用】 本类药物的抗菌谱、抗菌作用机制和临床应用相似。抗菌活性的强度从强到弱依次为米诺环素、多西环素、美他环素、地美环素、四环素、土霉素。还可通过抑制肠道共生菌丛的代谢，使阿米巴原虫失去生长条件，间接发挥抗阿米巴作用。

【作用机制】 四环素类抗生素必须进入菌体内才能发挥抑菌作用。在细胞质内，药物与核糖体30S亚基的A位特异性结合，阻止氨基酰tRNA进入A位，从而阻碍肽链延长，抑制细菌蛋白质合成（图42-1）。四环素类抗生素尚可使细菌细胞膜通透性改变，导致胞内核苷酸及其他重要成分外漏，从而抑制细菌DNA复制。高浓度时也具有杀菌作用。

哺乳动物细胞缺乏四环素类抗生素的主动转运机制，同时其核糖体对药物的敏感性低，所以药物对细菌的蛋白质合成具有选择性抑制作用。

【耐药性】 细菌耐药的形成为渐进性，近年来耐药菌株日渐增多，如金黄色葡萄球菌、A

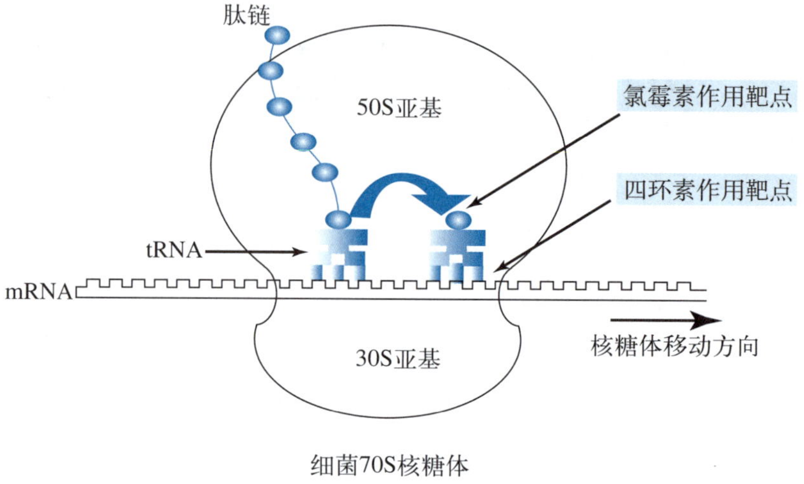

图 42-1 四环素及氯霉素抑制细菌蛋白质合成的作用部位示意图

族链球菌、肺炎链球菌、大肠埃希菌、志贺菌属等。四环素、土霉素、金霉素之间为完全交叉耐药，但是对天然四环素耐药的细菌对半合成四环素可能仍敏感。细菌对四环素类产生耐药的机制有 3 种：①促进四环素的主动外排或减少四环素的吸收，从临床耐药菌中已分离得到 8 种编码泵出四环素类药物的基因（如 *tetA* 等），由这类基因表达的膜蛋白具有排出四环素 - 阳离子复合物的作用，使菌体内四环素类药物浓度降低；在四环素类药物作用下，导致细胞壁外膜孔道蛋白减少，阻碍药物进入菌体内。②当四环素类药物存在时，核糖体保护蛋白的基因（如 *tetM* 等）表达增强，大量生成的 TetM 蛋白与延长因子有高度的同源性，在核糖体内相互竞争作用靶点，促进被结合的四环素自核糖体解离。③产生灭活酶，灭活四环素类药物。

【临床应用】 首选治疗立克次体感染（斑疹伤寒、Q 热和恙虫病等）、支原体感染（支原体肺炎和泌尿生殖系统感染等）、衣原体感染（鹦鹉热、沙眼和性病淋巴肉芽肿等）以及某些螺旋体感染（回归热等）。四环素类药物还可首选治疗鼠疫、布鲁菌病、霍乱、幽门螺杆菌感染引起的消化性溃疡、肉芽肿鞘杆菌感染引起的腹股沟肉芽肿以及牙龈卟啉单胞菌感染引起的牙周炎。使用本类药物时首选多西环素。

四环素（Tetracycline）

【体内过程】

1．吸收 与食物同服显著减少四环素的吸收，空腹服用四环素的吸收率较高（60% ~ 80%），但刺激胃肠道。酸性环境中药物溶解度高，碱性环境溶解度低，故不应与碱性药、H_2 受体阻滞药、质子泵抑制剂或抗酸药合用；与酸性药物如维生素 C 合用可促进四环素的吸收。食物中的 Fe^{2+}、Ca^{2+}、Mg^{2+}、Al^{3+} 等金属离子可与药物络合而影响四环素的吸收。与铁剂或抗酸药并用时，应间隔 2 ~ 3h。口服吸收具有饱和现象，一次口服剂量大于 0.5g 时，血药浓度不再随剂量增加而增高。

2．分布与排泄 四环素在体内分布广泛，可进入胎儿血循环及乳汁中，但是脑脊液中的药物浓度仅为血药浓度的 1/10。胆汁中四环素含量高，为血药浓度的 10 ~ 20 倍。四环素进入体内后，可沉淀在新形成的牙齿和骨骼中，与这些部位的钙离子结合并影响骨骼生长发育。口服四环素时，20% ~ 60% 从肾排泄，碱化尿液增加药物排泄，可用于泌尿系统感染。四环素存在肠肝循环，由胆汁排泄到肠道的药物，部分由肠道再吸收入血。

【药理作用】 直接抑制 G^+ 菌、G^- 菌、支原体、立克次体、衣原体和螺旋体。通过抑制肠道内阿米巴原虫（amebic protozoa）的共生菌丛，间接抑制阿米巴原虫。四环素对 G^+ 菌的抗菌作用不如青霉素类和头孢菌素类，对 G^- 菌的抗菌作用不如氨基糖苷类及氯霉素类。极高浓度时具有杀菌作用。对伤寒沙门菌、副伤寒沙门菌、铜绿假单胞菌、结核分枝杆菌、真菌和病毒无效。

【临床应用】 由于其他高效抗菌药的不断出现，以及四环素耐药菌株的日益增加和药物的特殊不良反应，四环素不再作为首选药。

【不良反应与注意事项】

1．胃肠道刺激 口服四环素可引起恶心、呕吐、腹胀、腹泻等症状；餐后服用可减轻刺激症状，但影响药物吸收。肌内注射刺激性大，禁用。静脉滴注可引起静脉炎。

2．二重感染（superinfection） 正常人口腔、咽喉部和胃肠道存在完整的微生态系统，各菌群之间维持平衡的共生状态。长期使用广谱抗菌药时，敏感菌被抑制，不敏感菌乘机大量繁殖生长，并由原来的劣势菌群变为优势菌群，造成新的感染，称作二重感染或菌群交替症。婴儿、老年人、体弱者、合用糖皮质激素或合用抗肿瘤药的患者，使用四环素时易发生。较常见的二重感染有两种：其一是真菌感染，多由白色念珠菌引起，表现为鹅口疮、肠炎，应立即停药，同时进行抗真菌治疗；其二是对四环素耐药的艰难梭菌（*Clostridium difficile*）感染所致的假膜性结肠炎（pseudomembranous colitis），患者出现剧烈的腹泻、发热、肠壁坏死、体液渗出甚至休克及死亡，应立即停药并口服万古霉素或甲硝唑。

3．对骨骼和牙齿生长的影响 药物经血液到达新形成的牙齿组织，与牙齿中的羟磷灰石晶体结合形成四环素 - 磷酸钙络合物（tetracycline-calcium orthophosphate complex），络合物本身呈淡黄色，造成恒齿永久性棕色色素沉着（俗称牙齿黄染）、牙釉质发育不全。药物对新形成的骨组织也有相同的作用，可抑制婴儿骨骼发育。因此，孕妇、8 岁以下儿童及哺乳期妇女禁用。

4．其他 长期大剂量口服或静脉滴注，可引起严重肝损伤，或加重原有的肾功能异常，多见于孕妇特别是伴有肾功能减退的孕妇。偶见过敏反应如皮疹、药热、剥脱性皮炎等，并有交叉过敏反应。也可引起光敏反应（photosensitivity reactions）和前庭功能障碍（vestibular disturbances）如头晕、恶心、呕吐等。

多西环素（Doxycycline，强力霉素，脱氧土霉素）

多西环素属长效半合成四环素类，抗菌活性比四环素强 2 ～ 10 倍，具有强效、速效、长效的特点；抗菌谱与四环素相同，对土霉素或四环素耐药的金黄色葡萄球菌对本药仍敏感，但与其他同类药物之间有交叉耐药。

多西环素口服吸收迅速且完全，不易受食物影响。大部分药物由胆汁进入肠腔，随粪便排泄，存在显著的肠肝循环过程。肠道中的多西环素多以无活性的结合型或络合型药物存在，故对肠道菌群无影响，很少引起二重感染。少量药物由肾排泄，肾功能减退者粪便的药物排泄量增加，故肾衰竭时也可使用。$t_{1/2}$ 长达 12 ～ 22h，每日用药 1 次。

多西环素的临床适应证见前述四环素类药物，此外还适合于肾外感染伴肾衰竭（其他多数四环素类药物可能加重肾衰竭）的患者以及胆道系统感染的患者。由于药物分布广泛，也用于酒渣鼻、痤疮、前列腺炎和呼吸道感染等。

常见的不良反应有胃肠道刺激症状，可引起恶心、呕吐、腹泻、舌炎、口腔炎和肛门炎，应饭后服用，并以大量水送服，服药后保持直立体位 30min 以上，以避免引起食管炎。静脉注射时，可能出现舌麻木及口腔异味感。易致光敏反应。皮疹与二重感染少见。其他不良反应少于四环素。由于对骨骼和牙齿生长的影响，孕妇和 8 岁以下儿童及哺乳期妇女禁用。长期使用苯妥英钠、利福平或巴比妥等诱导肝药酶的患者，多西环素的 $t_{1/2}$ 可缩短至 7h。

米诺环素（Minocycline，二甲胺四环素）

米诺环素属长效半合成四环素类，其抗菌活性强于多西环素。米诺环素口服吸收率接近 100%，不易受食物影响；但抗酸药或重金属离子仍可减少米诺环素的吸收。口服米诺环素

0.2g 后 2 ~ 3h，血药浓度达峰值。米诺环素的脂溶性高于多西环素，组织穿透力强，分布广泛，长时间滞留于脂肪组织，在脑脊液的浓度高于其他四环素类药物。尿中及粪便中米诺环素的排泄量显著低于其他四环素类药物，部分药物在体内代谢。药物的 $t_{1/2}$ 为 11 ~ 22h，肾衰竭患者的药物 $t_{1/2}$ 略延长，但是肝衰竭对米诺环素的 $t_{1/2}$ 无影响。

抗菌谱与四环素相似。此外，对四环素或青霉素类耐药的 A 族链球菌、B 族链球菌、金黄色葡萄球菌和大肠埃希菌对米诺环素仍敏感。主要用于治疗酒渣鼻、痤疮和沙眼衣原体所致的疾病，以及上述耐药菌的感染。一般不作为首选药。除四环素类药物共有的不良反应外，米诺环素产生独特的前庭反应，表现为恶心、呕吐、眩晕和运动失调等症状；首次服药可迅速出现，女性多于男性。高达 12% ~ 52% 的患者因严重的前庭反应而停药，停药 24 ~ 48h 后症状可消失。用药期间不宜从事高空作业、驾驶和机器操作。

替加环素（Tigecycline，丁甘米诺环素）

替加环素对耐甲氧西林金黄色葡萄球菌、耐青霉素肺炎链球菌和耐万古霉素肠球菌等 G^+ 菌以及多数 G^- 杆菌均具良好的抗菌活性。对其他四环素类药物耐药的病原菌仍对替加环素敏感。目前，对于复杂性皮肤和皮肤感染，常用四环素、米诺环素、多西环素或 β- 内酰胺类药物治疗，但因细菌耐药性日趋广泛而很难获满意疗效，替加环素很可能成为理想的治疗药物。

第二节 氯霉素类

氯霉素（Chloramphenicol）

氯霉素味苦，水溶性低，遇碱易分解失效。其右旋体无抗菌活性，但保留毒性；其消旋体是曾用于临床的合霉素，现已淘汰。目前，临床使用人工合成的左旋体。

【体内过程】 氯霉素口服吸收迅速、完全，口服 1.0g 后 2 ~ 3h 血药浓度达峰值，有效血浓度可维持 6 ~ 8h。琥珀氯霉素仅供静脉注射使用，属无活性前药，需在体内水解释放出氯霉素发挥作用。但是，琥珀氯霉素在水解前已有 20% ~ 30% 由肾排泄，降低了药物的生物利用度。氯霉素广泛分布于各组织与体液中，在脑脊液中的浓度达血药浓度的 45% ~ 99%。体内药物的 90% 在肝经葡糖醛酸转移酶（glucuronyl transferase）催化，与葡糖醛酸结合而失活，$t_{1/2}$ 约 2.5h。代谢物和 10% 的原型药物由尿中排泄，亦能在泌尿系统中达到有效抗菌浓度。

【药理作用】 氯霉素属广谱抗生素类，对 G^+ 菌、G^- 菌均有抑制作用，对 G^- 菌的抑制作用强于 G^+ 菌。一般来说氯霉素是抑菌药，但是对流感嗜血杆菌、脑膜炎奈瑟菌和肺炎链球菌具有杀菌作用。氯霉素对 G^+ 菌的抗菌活性不如青霉素类和四环素类。氯霉素对立克次体、衣原体和支原体亦有抑制作用，但对结核分枝杆菌、真菌和原虫无效。

【作用机制】 氯霉素与细菌核糖体 50S 亚基上的肽酰转移酶（peptidyl transferase）作用位点发生特异性可逆性结合，阻止 P 位肽链的末端羧基与 A 位氨基酰 tRNA 的氨基发生反应，从而阻止肽链延伸，使蛋白质合成受阻（图 42-1）。氯霉素的结合位点十分接近大环内酯类抗生素和克林霉素的作用位点，这些药物同时应用可相互竞争相近的靶点，产生拮抗作用。

【耐药性】 氯霉素耐药性产生较慢，细菌对氯霉素类产生耐药的机制有三种：① G^+ 菌和 G^- 菌均可通过突变、接合或转导机制，获得质粒编码的氯霉素乙酰转移酶，使氯霉素转变为一乙酰氯霉素或二乙酰氯霉素而失活。从耐药金黄色葡萄球菌中已分离得到 5 种不同的氯霉素乙酰转移酶；②某些 G^- 菌如流感嗜血杆菌或伤寒沙门菌等，通过染色体突变使外膜特异性蛋白质缺失，造成外膜对氯霉素的通透性降低，使药物无法进入胞内发挥抗菌作用；③细菌核糖体蛋白突变，使氯霉素无法与核糖体 50S 亚基结合。

【临床应用】 氯霉素可能对造血系统产生致命的毒性作用，必须严格掌握适应证，一般不作为首选药物使用。用药期间应定期检查血象。

1．耐药菌诱发的严重感染　选用的前提是，患者使用氯霉素的利大于弊，例如无法使用 β- 内酰胺类的脑膜炎患者、多药耐药的流感嗜血杆菌感染的患者，且病情严重，危及生命。

2．伤寒（typhoid fever）　首选氟喹诺酮类或第三代头孢菌素类，具有速效、低毒、复发少和愈后不带菌等特点。由于氯霉素成本低廉，某些国家和地区仍用于伤寒。在不同国家或不同地区，伤寒沙门菌对氯霉素的耐药程度不同；在伤寒流行期和非流行期，伤寒沙门菌对氯霉素的耐药程度亦不同，应根据具体情况选用药物。

3．立克次体感染　孕妇、8 岁以下儿童或四环素类药物过敏者选用。

4．其他　局部用药治疗敏感菌引起的眼内感染、全眼球感染、沙眼和结膜炎。与其他抗菌药联合用药，治疗腹腔或盆腔的厌氧菌感染。

【不良反应】

1．血液系统毒性（hematological toxicity）

（1）可逆性血细胞减少：较为常见，发生率和严重程度与剂量、疗程呈正相关，表现为贫血、白细胞减少症或血小板减少症。大剂量氯霉素对骨髓造血细胞线粒体中的 70S 核糖体（与细菌 70S 核糖体相似）有抑制作用，降低宿主线粒体铁螯合酶（chelatase）的活性，红系前体细胞对氯霉素尤其敏感，使血红蛋白合成减少；亦可损害其他血细胞。及时停药可以恢复。部分患者可能发展成致死性再生障碍性贫血（fatal aplastic anemia）或急性髓细胞性白血病（acute myeloblastic leukemia）。

（2）再生障碍性贫血：发病率与用药量、疗程无关，一次用药亦可能发生。发生率低（1/3 万），但死亡率很高。发病机制不清，女性发生率较男性高 2 ～ 3 倍，多在停药数周或数月后发生。幸存患者日后发展为白血病的概率很高。

2．灰婴综合征（gray syndrome）　早产儿和新生儿的肝缺乏葡糖醛酸转移酶，肾排泄功能不完善，对氯霉素解毒能力差。大剂量使用氯霉素可致早产儿和新生儿药物中毒，表现为循环衰竭、呼吸困难、进行性血压下降、皮肤苍白和发绀，故称灰婴综合征。一般发生于治疗的第 2 ～ 9 天，症状出现 2 天内的死亡率可高达 40%。有时大龄儿童甚至成人也可发生。

3．其他　口服可出现恶心、呕吐和腹泻等症状。少数患者出现过敏反应（皮疹、药热和血管神经性水肿）、视神经炎以及视物障碍等。还可见溶血性贫血（葡萄糖 -6- 磷酸脱氢酶缺陷者）和二重感染。

【注意事项】

1．监测血象　治疗前、后及疗程中，监测血象，发现异常立即停药。

2．药物相互作用　氯霉素抑制肝药酶活性，从而减少华法林（丙酮苄羟香豆素）、甲苯磺丁脲、苯妥英钠和氯磺丙脲等药物的代谢，使后者的血药浓度增高，甚至引起中毒。因此，当氯霉素与以上药物合用时应监测血糖、凝血酶原时间，防止发生低血糖症或出血倾向。利福平或长期使用苯巴比妥则促进氯霉素代谢，降低后者的疗效。

肝肾功能减退者、葡萄糖 -6- 磷酸脱氢酶缺陷者、婴儿、孕妇和哺乳期妇女慎用。用药时间不宜过长。

甲砜霉素（Thiamphenicol，甲砜氯霉素，硫霉素）

甲砜霉素具有更高的水溶性和稳定性，口服吸收完全。甲砜霉素的 70% ～ 90% 以原型由肾排泄，肾功能减退者应减少用量。甲砜霉素的抗菌谱、抗菌活性及主要不良反应与氯霉素相似。适应证与氯霉素相似，主要用于轻症感染，一般不用于细菌性脑膜炎。此药还具有较强的免疫抑制作用，比氯霉素强 6 倍。

与氯霉素之间完全交叉耐药，但是细菌对甲砜霉素的耐药性发展较慢，故抗菌活力较强。甲砜霉素对血液系统的毒性主要为可逆性血细胞减少，发生率高于氯霉素；甲砜霉素诱发致死性再生障碍性贫血和灰婴综合征的较少。

SUMMARY

The drugs described in this chapter all share the property of inhibiting protein synthesis in microorganisms by binding to and interfering with the function of their ribosomes.

Tetracyclines are broad-spectrum antibiotics, include Tetracycline, Methacycline, Doxycycline and Minocycline. The spectrum of antibacterial activity of the tetracyclines is widely and includes gram-positive and gram-negative bacteria, mycoplasmas, rickettsiae and chlamydiae, some spirochetes and some protozoan. However, many strains of organisms have become resistant to these agents which decreases their application. Organisms resistance to Tetracycline will be cross-resistant to other member of this group antibiotics due to plasmid transmission.

The most common adverse reactions are gastrointestinal disturbances, resulting initially from direct irritation and later from modification of the gut flora. Because they chelate calcium, tetracyclines are deposited in growing bones and teeth, causing staining and sometimes dental hypoplasia and bone deformities. Therefore, they should not be given to children, pregnant women or nursing mothers. Photosensitivity (sensitization to sunlight) has been seen, more particularly with Demeclocycline. Minocycline can produce vestibular disturbances (dizziness and nausea).

Clinical uses of Chloramphenicol should be limited to serious infections for which the benefit of the drug is greater than the risk of toxicity, such as infections caused by *Haemophilus influenzae* resistant to other drugs and meningitis in patients who have severe allergy to β-lactams. It is also safe and effective in bacterial conjunctivitis when given topically. Chloramphenicol is effective in typhoid fever but Ciprofloxacin or Amoxicillin and Cotrimoxazole are first choices for this disease.

（谭安雄）

第43章 人工合成抗菌药

案例

患者，女，60岁。主诉：1天前进食不洁食物后畏寒、发热、腹痛、腹泻，排便共10余次，量少，开始为黄色稀便，后为脓状血便，伴肛门坠胀、排便不畅感，无恶心、呕吐。入院检查，粪便镜检提示革兰氏阴性菌感染，拟诊为细菌性痢疾。

问题与思考：

1．治疗细菌性痢疾可选用哪些药物？

2．治疗过程中应该注意什么？

第一节 喹诺酮类抗菌药

一、概述

【简史与分类】 喹诺酮类（quinolones）是一类以4-喹诺酮为基本结构的人工合成抗菌药。喹诺酮类药物根据其母核的不同还可进一步分成喹啉羧酸类、萘啶羧酸类、噌啉羧酸类等，其中喹啉羧酸类药物（如诺氟沙星等）发展最快。由于在化学结构上含有羧基，早期用于临床的几个药物被命名为萘啶酸、吡哌酸（Pipemidic Acid）、氟哌酸（诺氟沙星，Norfloxacin）。

喹诺酮类药物根据开发上市前后和抗菌作用分为四代。第一代喹诺酮类代表药物为萘啶酸，是1962年美国Sterling-Winthrop研究所George Y. Lesher博士（1926—1990年）在合成抗疟药氯喹时发现的，因其抗菌活性低，仅对肠杆菌科有抑制作用，口服吸收差，不良反应较大，目前已被淘汰。第二代喹诺酮类代表药物为吡哌酸，是1974年法国Roger Bellon实验室研制的，其对大多数G^-菌有效，口服易吸收，但其血浆蛋白结合率较高，血中游离药物浓度低，不能用于治疗全身性感染。吡哌酸以原型从尿中排泄，尿中药物浓度显著高于血药浓度，故临床仅用于尿路感染和肠道感染。第三代喹诺酮类药物是20世纪70年代末至90年代中期研制的氟喹诺酮类，常用的药物包括诺氟沙星、环丙沙星（Ciprofloxacin）、氧氟沙星（Ofloxacin）、左氧氟沙星（Levofloxacin）、洛美沙星（Lomefloxacin）、氟罗沙星（Fleroxacin）、司帕沙星（Sparfloxacin）等。第四代喹诺酮类药物是20世纪90年代后期至今新研制的氟喹诺酮类，已用于临床的有莫西沙星（Moxifloxacin）、加替沙星（Gatifloxacin）、吉米沙星（Gemifloxacin）和加雷沙星（Garenoxacin，加诺沙星）等。鉴于临床上使用的喹诺酮类药物主要局限于氟喹诺酮类，本节重点介绍氟喹诺酮类药物。

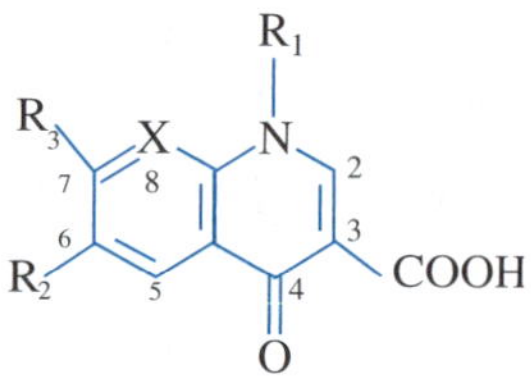

图 43-1 喹诺酮类药物的基本化学结构

【构效关系】 在 4- 喹诺酮母核的 N_1、C_5、C_6、C_7、C_8 引入不同的基团（图 43-1），形成各具特点的喹诺酮类药物。

1．抗菌活性 在 C_6 位引入氟的同时，C_7 位引入哌嗪基（绝大多数氟喹诺酮类），药物与 DNA 回旋酶（DNA gyrase）的亲和力以及抗菌活性显著提高，抗菌谱明显扩大，药动学性质显著改善。在此基础上，N_1 位引入环丙基，则进一步增强药物对 G^+ 菌、衣原体、支原体的杀灭作用，如环丙沙星、司帕沙星、莫西沙星、加替沙星和加雷沙星。近年发现，C_6 位脱去氟，C_8 位引入二氟甲基的加雷沙星对 G^- 菌、G^+ 菌、厌氧菌、支原体、衣原体均具有与莫西沙星类似的抗菌活性和药动学特征，同时毒性更低，并由此诞生了新一代喹诺酮类药物，即非氟喹诺酮类或去氟喹诺酮类药物。

2．脂溶性 在 C_7 位引入甲基哌嗪环，可增加药物的脂溶性，提高口服生物利用度和对细菌的穿透力，如氧氟沙星、氟罗沙星、左氧氟沙星。在 C_8 位引入氯或氟，进一步提高药物的口服生物利用度，延长药物的消除 $t_{1/2}$，如洛美沙星。提高药物的脂溶性也具有扩大抗菌谱和增强抗菌活性的效果。

3．光敏反应（photosensitivity reactions） 当 C_8 位引入氯或氟时，在提高了药物疗效的同时，也增强了药物的光敏反应，如司帕沙星、氟罗沙星和洛美沙星。以甲氧基取代 C_8 位的氯或氟，既可增强药物杀灭 G^+ 菌和厌氧菌的活性，又可降低药物的光敏反应，如莫西沙星和加替沙星。

4．中枢神经系统毒性 喹诺酮类药物与茶碱或 NSAIDs（非甾体类抗炎药）合用时，易产生中枢神经系统毒性，药物的中枢神经系统毒性与 C_7 位的取代基团有关。

5．肝毒性和心脏毒性 在 N_1 位引入 2,4- 二苯氟基的曲伐沙星，因肝毒性而在许多国家停止使用；该取代基也可能与替马沙星综合征（主要表现为低血糖、重度溶血，约半数患者伴肾衰竭和肝功能损害）有密切关系。在 C_5 位引入甲基的格帕沙星，亦因心脏毒性撤出市场。

【体内过程】

1．吸收 氟喹诺酮类药物（第三代和第四代喹诺酮类）口服吸收良好。多数药物如司帕沙星或左氧氟沙星口服 400mg 后 1 ～ 3h 血药浓度达峰值。食物一般不影响药物的口服吸收，但可使血药浓度达峰时间延迟。与富含 Fe^{2+}、Fe^{3+}、Ca^{2+}、Mg^{2+} 的食物同服可降低药物的生物利用度。多数氟喹诺酮类药物的口服生物利用度大于 50%，少数可达到 95%。

2．分布 多数氟喹诺酮类药物的血浆蛋白结合率较低，很少超过 40%（但莫西沙星和加雷沙星可高达 54% 和 75%），V_d 很大，多在 100L 左右，显著大于氨基糖苷类或 β- 内酰胺类抗生素。因此，药物在组织和体液中的分布广泛；肺、肾、前列腺组织、尿液、胆汁、粪便、巨噬细胞和中性粒细胞中的药物浓度均高于血药浓度。但是，脑脊液、骨组织和前列腺液中的药物浓度低于血药浓度。氟喹诺酮类药物尚可分布到泪腺、唾液腺、泌尿生殖系统和呼吸道黏膜。诺氟沙星血药浓度相对偏低，故主要用于泌尿系统感染。

3．消除 药物的消除方式各不相同。培氟沙星、莫西沙星主要由肝代谢并通过胆汁排泄。氧氟沙星和洛美沙星主要（80% 以上）以原型经肾排出。对其他多数药物而言，肝、肾消除两种方式同等重要。

【药理作用】 氟喹诺酮类药物属于广谱杀菌药。第四代喹诺酮类药物除保留了对大多数 G^+ 菌和 G^- 菌的良好抗菌活性外，对 G^+ 菌、结核分枝杆菌、军团菌、支原体及衣原体的杀灭作用也进一步增强。前三代喹诺酮类药物对厌氧菌基本无效或效果不突出，而第四代喹诺酮类药物的重要特征之一恰是提高了对厌氧菌如脆弱类杆菌、梭杆菌属、消化链球菌属、厌氧芽胞梭菌属等的抗菌活性，并显示出良好的临床效果。但是，对于铜绿假单胞菌仍以环丙沙星的杀灭作用为最强。

【作用机制】

1．抑制细菌 DNA 回旋酶 DNA 回旋酶是喹诺酮类药物抗 G^- 菌的重要靶点。研究最为详细的是大肠埃希菌，该菌的 DNA 回旋酶是由 *gyrA* 和 *gyrB* 基因编码的，以 GyrA 和 GyrB 亚基组成 A_2B_2 四聚体蛋白酶，A 亚基和 B 亚基的分子量分别为 105kDa 和 95kDa。

DNA 在转录或复制过程中，其双螺旋结构（二级结构）被部分打开，同时引起解旋附近的双螺旋结构过度缠绕，并进一步影响到超螺旋结构（三级结构）而形成正超螺旋（positive supercoils），阻碍双螺旋结构的进一步打开（复制叉移动），使转录或复制过程难以继续。为了使转录、复制得以继续，DNA 回旋酶必须不断地与正超螺旋部位的前、后两条双螺旋片段结合，将正超螺旋变为负超螺旋（图 43-2A）。

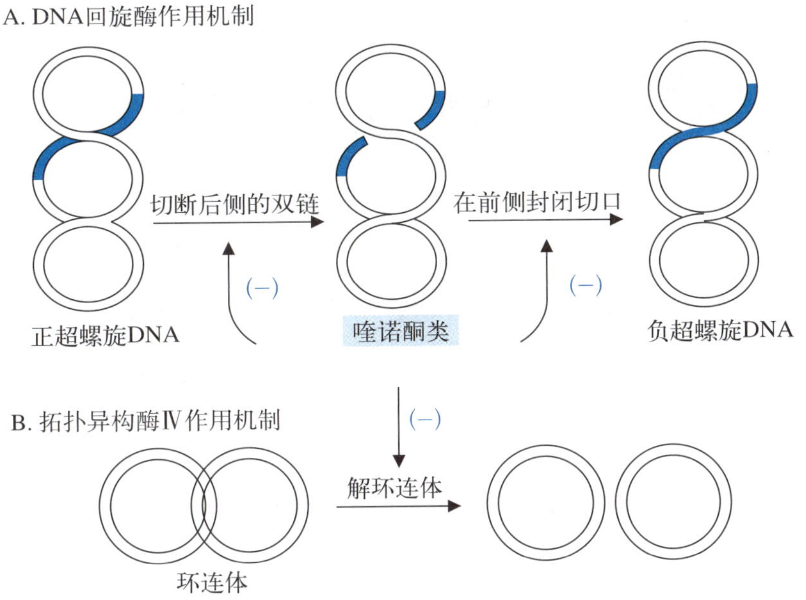

图 43-2 喹诺酮类药物的作用机制示意图

如图 43-3 所示，DNA 回旋酶由 2 个 A 亚基和 2 个 B 亚基组成（1），DNA 片段 T 结合到 DNA 回旋酶的 A 亚基（2）后，ATP 与 DNA 回旋酶 B 亚基上具有 ATP 酶活性的结构域结合，同时伴有 DNA 片段 G 加入该反应过程（3）。位于 A 亚基上的酪氨酸残基的氧与 DNA 片段 T 单链 5′ 端的磷酸基形成共价键结合，并使同侧单链 3′ 端的羟基游离；DNA 回旋酶另一侧的 A 亚基以相同方式作用于该 DNA 片段的另一股单链，两个酪氨酸残基之间相距 4 个碱基对（4）。ATP 水解产生能量，DNA 回旋酶在两个酪氨酸残基之间切开 DNA 片段 T，并将彼此拉开形成缺口，让 DNA 片段 G 通过（5）；2 个 A 亚基的连接界面打开，释放出 DNA 片段 G；同时，被切开的 DNA 片段 T 再度接合，恢复至初始状态（6）。之后，进行下一次循环反应。

一般认为，DNA 回旋酶的 A 亚基是喹诺酮类药物作用的靶点，通过形成 DNA 回旋酶 -DNA- 喹诺酮三元复合物，干扰酶反应过程，抑制酶切开和封闭 DNA 片段的活性，阻碍细菌 DNA 复制而达到杀菌作用。哺乳动物细胞内的拓扑异构酶Ⅱ（topoisomerase Ⅱ）在功能上类似于菌体内的 DNA 回旋酶。喹诺酮类药物仅在很高浓度时才能影响拓扑异构酶Ⅱ，故临床不良反应少。

2．抑制细菌拓扑异构酶Ⅳ（topoisomerase Ⅳ） 拓扑异构酶Ⅳ是含有 ParC 和 ParE 两种亚基的四聚体蛋白酶，分别由 *parC* 和 *parE* 基因（金黄色葡萄球菌中为 *grlA* 和 *grlB* 基因）编码，是喹诺酮类药物抗 G^+ 菌的重要靶点。拓扑异构酶Ⅳ通过解除 DNA 结节、解环连体（图 43-2B）和松弛超螺旋的作用，协助子代染色质分配到子代细菌，在 DNA 复制过程中发挥重

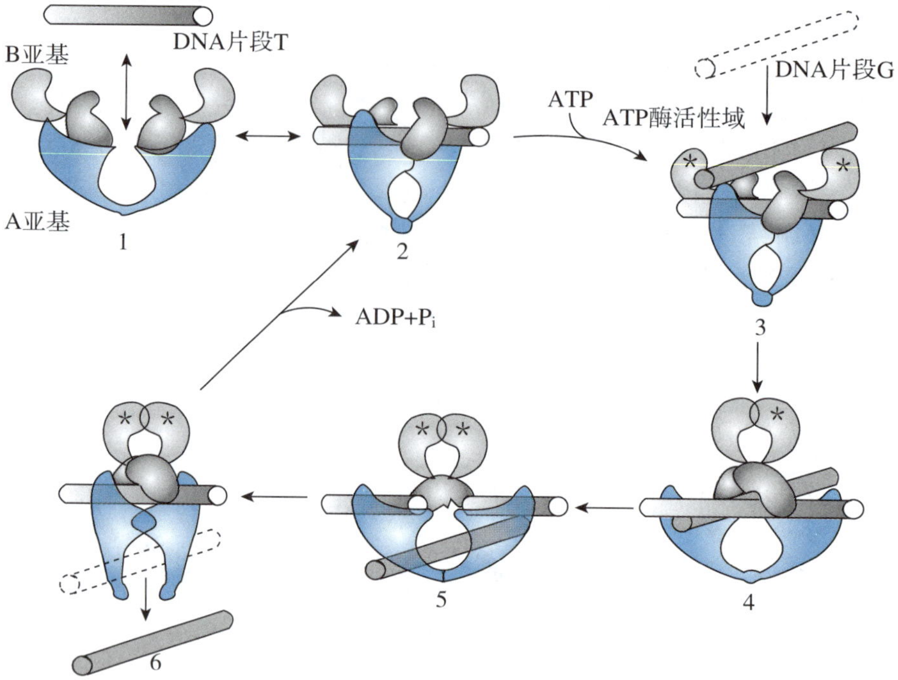

图 43-3 DNA 回旋酶的结构和酶促反应过程示意图

要作用。喹诺酮类药物通过对拓扑异构酶Ⅳ的抑制作用，干扰细菌 DNA 复制。

3．其他 研究发现，有关喹诺酮类药物的抗菌作用还存在其他机制，如诱导菌体 DNA 的 SOS 修复从而造成 DNA 错误复制，导致细菌死亡；高浓度喹诺酮类药物还可抑制细菌 RNA 及蛋白质合成。此外，抗生素后效应也被认为是喹诺酮类药物的抗菌作用机制之一，某些 G^+ 菌或 G^- 菌与喹诺酮类药物接触后，即使未被立即杀灭，也在此后的 2 ～ 6h 内失去生长能力。而且抗生素后效应持续时间的长短与喹诺酮类药物的浓度有关，如左氧氟沙星在 1.0mg/L 和 4.0mg/L 浓度时，抗生素后效应分别为 0.7h 和 1.9h。

【耐药性】 由于喹诺酮类药物的广泛应用，细菌的耐药性逐渐引起人们的重视。某些细菌对喹诺酮类药物的耐药性发展很快，如耐药大肠埃希菌已由 1990 年的 30% 上升到目前的 70%。细菌对喹诺酮类药物有交叉耐药性，临床常见耐药菌为金黄色葡萄球菌、肠球菌、大肠埃希菌和铜绿假单胞菌等。耐药性产生的机制如下：

1．*gyrA* 基因和 *parC* 基因突变 利用临床分离或实验室诱导的喹诺酮类药物耐药菌株，从中分离得到 *gyrA* 基因，对该基因的序列分析结果表明，DNA 回旋酶的 A 亚基上 67 ～ 106 位氨基酸区域对于细菌的耐药起决定作用。GyrA 亚基的 83 位丝氨酸突变为亮氨酸或色氨酸后，该亚基局部构象发生变化，形成高度耐药菌株（如高度耐药的大肠埃希菌）。*parC* 基因突变则导致 ParC 亚基的 80 位丝氨酸突变。

2．外膜通透性改变 大肠埃希菌可表达多种不同的外膜孔道蛋白，主要包括 OmpA、OmpF、OmpC 和蛋白 K，细菌的耐药性主要与 OmpF 和 OmpC 有关。OmpF 和 OmpC 在大肠埃希菌中的表达与协调方式紧密相关，以保持外膜蛋白总量的恒定。*micF* 基因调控 OmpF 的表达，它编码一小段反义 RNA，与 OmpF 的 mRNA 互补，从而阻止 OmpF 的翻译过程，最终导致 OmpF 合成减少。亲水性小分子药物通道的 OmpF 的减少或缺失，使细菌对氟喹诺酮的摄入减少。这种类型的耐药可能与氯霉素或四环素形成交叉耐药有关。

3．主动外排系统 金黄色葡萄球菌含有 *norA* 基因，其编码产生 NorA 蛋白，由 388 个氨基酸组成。喹诺酮类药物可诱导 NorA 过量表达，NorA 蛋白在细胞膜上形成特殊的转运通道，将喹诺酮类药物自菌体内泵出，形成耐药菌。金黄色葡萄球菌 *norA* 基因可以通过质粒携带而使耐药性迅速蔓延和扩散，导致本类药物之间的交叉耐药。

【临床应用】 氟喹诺酮类药物具有抗菌谱广、抗菌活性强、口服吸收良好、与其他类别的抗菌药之间无交叉耐药等特点。但是，临床存在滥用的倾向。

1．泌尿生殖系统感染 环丙沙星、氧氟沙星与 β- 内酰胺类同为首选药，用于单纯性淋病奈瑟菌性尿道炎或宫颈炎，但对非特异性尿道炎或宫颈炎疗效差。环丙沙星是铜绿假单胞菌性尿道炎的首选药。氟喹诺酮类药物对敏感菌所致的急、慢性前列腺炎以及复杂性前列腺炎，均有较好的效果。

2．呼吸系统感染 左氧氟沙星、莫西沙星与万古霉素合用，首选治疗对青霉素高度耐药的肺炎和支气管炎。氟喹诺酮类药物（除诺氟沙星）可替代大环内酯类用于支原体肺炎、衣原体肺炎、嗜肺军团菌引起的军团病。

3．肠道感染与伤寒 首选治疗志贺菌引起的急、慢性细菌性痢疾和中毒性细菌性痢疾，以及鼠伤寒沙门菌、猪霍乱沙门菌、肠炎沙门菌引起的胃肠炎（食物中毒）。对沙门菌引起的伤寒或副伤寒，应首选氟喹诺酮类药物或头孢曲松。本类药也可用于旅行性腹泻。

氟喹诺酮类药物对脑膜炎奈瑟菌具有强大的杀菌作用，其在鼻咽分泌物中浓度高，可用于鼻咽部带菌者的根除治疗。其他抗菌药物无效的儿童重症感染可选用氟喹诺酮类药物；囊性纤维化患儿感染铜绿假单胞菌时应选用环丙沙星。

【不良反应】

1．胃肠道反应 常见胃部不适、恶心、呕吐、腹痛和腹泻等症状。一般不严重，患者可耐受。

2．中枢神经系统毒性 轻症者表现为失眠、头昏和头痛，重症者出现精神异常、抽搐和惊厥等。发生率为 1.5% ～ 9%，氟罗沙星＞诺氟沙星＞司帕沙星＞环丙沙星＞依诺沙星＞氧氟沙星＞培氟沙星＞左氧氟沙星。发生机制与药物抑制 GABA 与 $GABA_A$ 受体结合、激动 NMDA 受体，导致中枢神经兴奋有关。依诺沙星、环丙沙星、诺氟沙星、培氟沙星与茶碱合用时，尚可使茶碱血药浓度升高。有精神病或癫痫病史者、合用茶碱或 NSAIDs 者易出现中枢神经系统毒性。

3．光敏反应（光毒性） 在紫外线的激发下，药物氧化生成活性氧，激活皮肤的成纤维细胞中的蛋白激酶 C 和酪氨酸激酶，引起皮肤炎症。表现为光照部位皮肤出现瘙痒性红斑，严重者出现皮肤糜烂、脱落。司帕沙星、洛美沙星、氟罗沙星诱发的光敏反应最常见，严重者需住院治疗。其他药物光敏反应的发生率为：依诺沙星＞氧氟沙星＞环丙沙星＞莫西沙星＞加替沙星。

4．软骨损害 在软骨组织中，药物分子的 C_3 羧基以及 C_4 羰基与 Mg^{2+} 形成络合物，并沉积于关节软骨，造成局部缺 Mg^{2+} 而致软骨损伤。多种幼龄动物实验结果证实，药物可损伤负重关节的软骨；临床研究发现儿童用药后可出现关节痛和关节水肿。

5．心脏毒性（cardiotoxicity） 罕见但后果严重。可见 Q-T 间期延长、尖端扭转型室性心动过速（torsade de pointes，TdP）、心室颤动等。TdP 的临床发生率依次为司帕沙星＞加替沙星＞左氧氟沙星＞氧氟沙星＞环丙沙星。

其他不良反应包括跟腱炎、肝毒性、替马沙星综合征、过敏反应等。

【注意事项】

1．不宜常规用于儿童，不宜用于有精神病或癫痫病史者。禁用于喹诺酮过敏者、孕妇和哺乳期妇女。糖尿病患者慎用。

2．避免与抗酸药、含金属离子的药物同服。必须合用时，应间隔 2 ～ 4h 服用。

3．喹诺酮类药物与茶碱类、非甾体抗炎药同用时，可能加重喹诺酮类药物的中枢神经系统毒性，应慎用或避免合用。

4．不宜与Ⅰa类及Ⅲ类抗心律失常药和延长心脏 Q-T 间期的药物如西沙必利、红霉素、三环类抗抑郁药合用。

5．用药期间避免日照。

二、常用氟喹诺酮类药物

诺氟沙星（Norfloxacin）

诺氟沙星是第一个氟喹诺酮类药物。在本类药物中，其口服生物利用度明显偏低（35% ~ 45%），消除 $t_{1/2}$ 为 3.5 ~ 5h。口服给药后约 30% 以原型经肾排泄。抗菌作用强，对 G^- 菌如大肠埃希菌、志贺菌、肠杆菌科、弯曲杆菌、沙门菌和奈瑟菌极为有效。临床主要用于敏感菌所致胃肠道、泌尿道感染，也可外用治疗皮肤和眼部的感染。大多数厌氧菌对其耐药。对支原体、衣原体、嗜肺军团菌、分枝杆菌、布鲁菌属感染无临床价值。

环丙沙星（Ciprofloxacin）

环丙沙星口服吸收不完全，生物利用度约为 70%，必要时可静脉滴注以提高血药浓度，消除 $t_{1/2}$ 为 3 ~ 5h。环丙沙星组织穿透力强，分布广泛。应注意，给药途径可影响环丙沙星以原型由肾的排泄，口服与静脉滴注时尿中的排出量分别为 29% ~ 44% 与 45% ~ 60%。

体外抑菌实验研究结果表明，环丙沙星对铜绿假单胞菌、流感嗜血杆菌、大肠埃希菌等 G^- 菌的抗菌活性高于多数氟喹诺酮类药物。多数厌氧菌对环丙沙星不敏感，但对氨基糖苷类或第三代头孢菌素类耐药的菌株对环丙沙星仍敏感。主要用于治疗对其他抗菌药产生耐药的 G^- 杆菌所致的呼吸道、泌尿生殖道、消化道、骨与关节和皮肤软组织感染。对于有适应证的感染儿童，国外多采用环丙沙星治疗。静脉滴注时，局部有血管刺激反应。有本药诱发跟腱炎和跟腱撕裂的报道，老年人和运动员慎用。

氧氟沙星（Ofloxacin）

氧氟沙星口服生物利用度可高达 95%，消除 $t_{1/2}$ 延长至 5 ~ 7h。氧氟沙星很少在体内代谢，80% 以上的药物以原型由尿液排泄，肾功能减退者药物的消除 $t_{1/2}$ 明显延长。在胆汁中药物浓度为血药浓度的 7 倍。氧氟沙星抗菌作用方面保留了环丙沙星的抗菌特点和良好的抗耐药菌特性，还对结核分枝杆菌、沙眼衣原体和部分厌氧菌有效。临床主要用于敏感菌所致的上下呼吸道感染、泌尿生殖道感染、胆道感染、皮肤软组织感染及盆腔感染等。与其他抗结核药无交叉耐药性，可作为二线药物，与其他抗结核药合用时呈相加作用。偶见转氨酶升高，静脉滴注部位有血管刺激反应，可诱发跟腱炎和跟腱撕裂。肾功能减退或老年患者应减量。

左氧氟沙星（Levofloxacin）

左氧氟沙星是消旋氧氟沙星的左旋体，口服生物利用度接近 100%，消除 $t_{1/2}$ 为 5 ~ 7h，85% 的药物以原型由尿液排泄。左氧氟沙星的抗菌活性是氧氟沙星的 2 倍，对表皮葡萄球菌、链球菌、肠球菌、厌氧菌、支原体、衣原体的体外抗菌活性明显强于环丙沙星。临床用于敏感菌引起的各种急慢性感染、难治性感染，可获得良好效果。对铜绿假单胞菌的抗菌活性低于环丙沙星，但可用于临床治疗。在第四代以外的喹诺酮类药物中，其不良反应发生率相对较少且轻微。

洛美沙星（Lomefloxacin）

洛美沙星是含有 2 个氟原子的第三代药物，口服生物利用度接近 98%。消除 $t_{1/2}$ 比前述几个药物长，可达 7h 以上，70% 以上的药物以原型由尿液排泄。洛美沙星对 G^- 菌、表皮葡萄球菌、链球菌和肠球菌的抗菌活性与氧氟沙星相似；对多数厌氧菌的抗菌活性低于氧氟沙星。除泌尿道感染可 1 次 / 日用药外，治疗敏感菌引起的全身性感染仍应 2 次 / 日。诱发光敏反应和跟腱毒性的概率较高。对小鼠皮肤具有光致癌作用。

氟罗沙星（Fleroxacin）

氟罗沙星是含有 3 个氟原子的第三代药物，口服生物利用度接近 100%。具有广谱、高效、长效的特点。消除 $t_{1/2}$ 达 10h 以上，可每日给药一次。50% ~ 70% 的药物以原型由尿液排泄，少量药物在肝代谢，肝、肾功能减退或老年患者应减量。氟罗沙星的体内抗菌活性远远强于诺氟沙星、环丙沙星和氧氟沙星这三个药物。临床主要用于治疗敏感菌所致的呼吸系统、泌尿生殖系统、妇科、皮肤软组织感染以及性传播疾病。诱发中枢神经系统毒性的概率高于其他喹诺酮类药物，其诱发光敏反应的概率较高。与布洛芬等合用可能诱发痉挛。

司帕沙星（Sparfloxacin）

司帕沙星属于第三代喹诺酮类药物，口服生物利用度约 92%。体内药物的 25% 在肝代谢失活，肠肝循环明显，粪便中药物的排泄量达 50%，消除 $t_{1/2}$ 超过 16h。司帕沙星对 G^+ 菌、厌氧菌、结核分枝杆菌、衣原体、支原体的抗菌活性显著优于环丙沙星，并优于氧氟沙星；对军团菌和 G^- 菌的抗菌活性与氧氟沙星相近。临床可用于上述菌所致的呼吸系统、泌尿生殖系统以及皮肤软组织感染，也可用于骨髓炎和关节炎等。易产生光敏反应、心脏毒性和中枢神经系统毒性，临床应严格控制使用。

莫西沙星（Moxifloxacin）

莫西沙星属于第四代喹诺酮类药物，口服生物利用度约 90%。粪便和尿液中原型药物的排泄量分别为 25% 和 20%，消除 $t_{1/2}$ 为 12 ~ 15h。对大多数 G^+ 菌、厌氧菌、结核分枝杆菌、衣原体和支原体具有很强的抗菌活性，强于环丙沙星、氧氟沙星、左氧氟沙星和司帕沙星。对大多数 G^- 菌的作用与诺氟沙星相近。临床可用于敏感菌所致的慢性支气管炎急性发作、社区获得性肺炎、急性鼻窦炎，也可用于泌尿生殖系统和皮肤软组织感染等。不良反应发生率低，最常见的是一过性轻度呕吐和腹泻。但是，国外的最近资料显示，莫西沙星可致严重皮肤反应、致死性肝损害以及使女性或老年患者发生心力衰竭等。

加雷沙星（Garenoxacin）

加雷沙星于 2007 年批准用于临床。口服生物利用度约 92%。药物在体内的代谢率很低，但是药物由粪便的排泄率可达 45.4%；连续口服用药时，第 2 日后 37% ~ 53.3% 的药物以原型由尿液排泄。消除 $t_{1/2}$ 为 12h，血浆蛋白结合率为 79% ~ 80%。对金黄色葡萄球菌、甲氧西林敏感的表皮葡萄球菌、青霉素敏感或耐药的肺炎链球菌具有很强的抗菌活性，强于环丙沙星、左氧氟沙星和莫西沙星；对耐甲氧西林金黄色葡萄球菌和耐甲氧西林表皮葡萄球菌的抗菌活性强于环丙沙星和左氧氟沙星。对 G^- 菌的抗菌活性与莫西沙星和氧氟沙星相同，但总体上弱于环丙沙星；其中对志贺菌属、霍乱弧菌、空肠弯曲菌、奈瑟菌属以及流感嗜血杆菌的抗菌活性与环丙沙星相同。对肺炎支原体、人型支原体、沙眼衣原体、肺炎衣原体、解脲支原体的抗菌活性强于环丙沙星、左氧氟沙星和莫西沙星。加雷沙星临床广泛用于治疗社区获得性呼吸道感染以及敏感菌所致的急性上颚窦炎、泌尿生殖系统感染、皮肤和软组织感染等疾病。最常见的不良反应是恶心（2% ~ 6%）、腹泻（$< 2\%$）、头痛（2% ~ 6%）和眩晕（$< 2\%$）。

第二节　磺胺类抗菌药

一、概述

磺胺类药物（sulfonamides，磺胺药）是一类人工合成的对氨基苯磺酰胺衍生物。属广谱抑菌药，曾广泛用于临床，治疗局部或全身性感染。但由于抗生素和喹诺酮类药物的快速发展，磺胺类药的不良反应和其耐药菌株的出现，使得磺胺类药的临床应用明显受限。但是，磺胺类药对流行性脑脊髓膜炎、鼠疫等感染性疾病疗效显著，在抗感染治疗中仍占有一定的位置。

【简史与分类】1932 年德国拜耳实验室的化学家 Josef Klarer 和 Fritz Mietzsch 合成了一些偶氮染料，其中包括百浪多息，他们的同事 Gerhard Domagk（1895—1964 年）不厌其烦地逐个进行试验，发现百浪多息对致死量链球菌感染小鼠具有良好的保护作用，并冒险在患败血症的女儿身上验证了百浪多息的疗效。1939 年诺贝尔基金会授予 Gerhard Domagk 诺贝尔医学或生理学奖，以表彰他研究和发现磺胺药的功绩。因为希特勒早已明令禁止德国人接受诺贝尔奖，纳粹软禁了 Domagk。软禁中的 Domagk 并没有放弃自己的研究，他仍在继续寻找疗效更好、副作用更小的磺胺药，1940 年 Domagk 又报道了磺胺噻唑及其功效。第二次世界大战后的 1947 年 12 月，在瑞典首都，诺贝尔基金会专门为德国科学家 Domagk 补行授奖仪式。

磺胺药根据临床用途分为三大类，包括用于全身性感染的肠道易吸收类、用于肠道感染的肠道难吸收类如柳氮磺吡啶，以及外用类如磺胺米隆和磺胺嘧啶银。其中肠道易吸收类又根据药物消除 $t_{1/2}$ 的长短，进一步分为短效类（$t_{1/2} < 10h$）如磺胺异噁唑和磺胺二甲嘧啶，中效类（$t_{1/2}$ 为 10 ~ 24h）如磺胺嘧啶和磺胺甲噁唑，以及长效类（$t_{1/2} > 24h$）如磺胺多辛和磺胺间甲氧嘧啶。

短效磺胺药因每日需多次用药，不良反应较多，故少用或不用。长效磺胺药中的磺胺多辛因抗菌活性弱，过敏反应多，细菌容易产生耐药性而不单独使用；目前主要与乙胺嘧啶合用，治疗对氯喹耐药的恶性疟。

【体内过程】

1. 吸收 用于全身性感染的磺胺药，口服后迅速由小肠上段吸收。用于肠道感染的药物很少吸收，主要在小肠下段及结肠内形成较高浓度，它们必须在肠腔内水解，使对位氨基游离后才能发挥抗菌作用。

2. 分布 药物吸收入血后，广泛分布于全身组织及体液中，可透过胎盘屏障到达胎儿体内。各药的血浆蛋白结合率变化较大，取决于药物的疏水性和 pK_a，波动在 25% ~ 95%，长效磺胺药血浆蛋白结合率高，而磺胺嘧啶的血浆蛋白结合率低。血浆蛋白结合率低的药物易于通过血脑屏障，进入脑脊液，可用于治疗流行性脑脊髓膜炎。

3. 生物转化 主要在肝被代谢为无抗菌活性的乙酰化代谢物。磺胺药也可与葡糖醛酸结合，结合后药物的溶解度增大，有利于药物从肾排泄。

4. 排泄 主要从肾以原型药、乙酰化代谢物、葡糖醛酸结合物三种形式排泄，排出量受药物的脂溶性和血浆蛋白结合率的影响。脂溶性高的磺胺药易在肾小管重吸收，作用时间长；血浆蛋白结合率高的磺胺药不易从肾小球滤过，排泄速度慢，作用时间长。磺胺药及其乙酰化物在碱性尿中溶解度高，在酸性尿液中易结晶析出，结晶物可造成肾损害。乙酰化代谢物的溶解度低于原型药物，更易结晶析出；各药在尿液中的乙酰化率不同（10% ~ 60%）。

【药理作用】对大多数 G^+ 菌和 G^- 菌有良好的抗菌活性，其中最敏感的是 A 族链球菌、肺炎链球菌、脑膜炎奈瑟菌、淋病奈瑟菌、鼠疫耶尔森菌和诺卡菌属；也对沙眼衣原体、疟原虫、卡氏肺孢子菌、弓形虫滋养体有抑制作用。但是，对支原体、立克次体和螺旋体无效，甚至可促进立克次体生长。磺胺米隆和磺胺嘧啶银尚对铜绿假单胞菌有效。

【作用机制】对磺胺药敏感的细菌，其生长繁殖过程中不能利用现成的叶酸，必须自身合成叶酸供菌体之需。细菌以蝶啶、对氨基苯甲酸（PABA）为原料，在二氢蝶酸合酶（dihydropteroate synthase）作用下生成二氢蝶酸（dihydropteroic acid）；二氢蝶酸与谷氨酸生成二氢叶酸（dihydrofolic acid）后，进一步在二氢叶酸还原酶的催化下还原为四氢叶酸（tetrahydrofolic acid）。四氢叶酸活化后，可作为一碳基团载体的辅酶参与嘧啶核苷酸和嘌呤的合成。磺胺药与 PABA 的结构相似，可与 PABA 竞争二氢蝶酸合酶，阻止细菌二氢叶酸的合成，从而发挥抑制细菌生长繁殖的作用（图 43-4）。哺乳类细胞能直接利用现成的叶酸，因此磺胺药不影响人体细胞的核酸代谢。

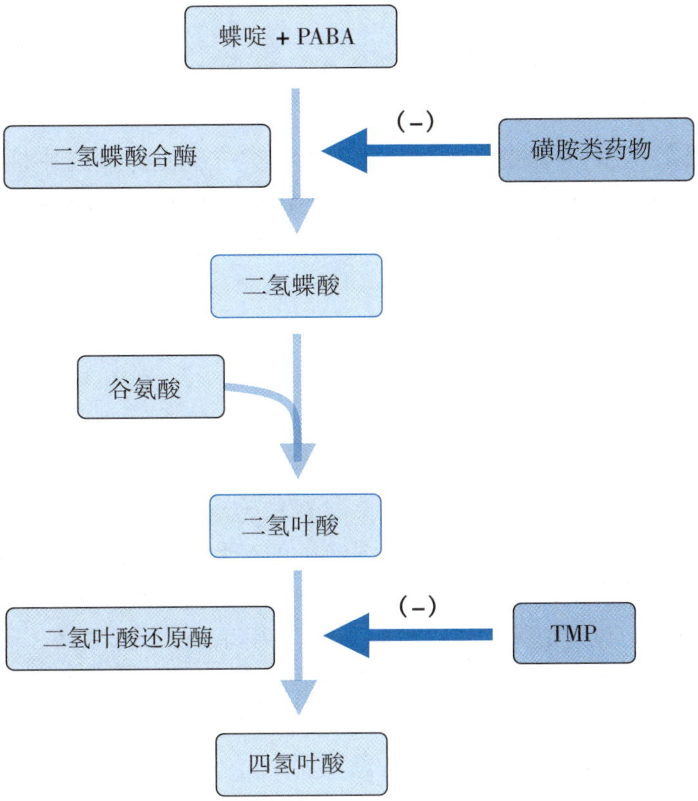

图 43-4 磺胺药及甲氧苄啶（TMP）对细菌叶酸代谢的影响示意图

【耐药性】 细菌通过基因突变或质粒介导，产生耐药性。对磺胺药敏感的细菌，无论在体内还是体外，反复接触磺胺药后，均可产生耐药性。对磺胺药耐药的细菌，或通过合成过量的 PABA 而竞争磺胺药的作用靶点，对抗磺胺药的作用；或通过产生对磺胺药亲和力低的二氢蝶酸合酶；或降低细菌对磺胺药的通透性而降低细菌体内药物浓度；或通过改变代谢途径而直接利用现成的叶酸。各磺胺药之间有交叉耐药性。

【不良反应】

1. 泌尿系统损害 体内的磺胺药主要由肾排出，在尿液中形成较高浓度，一旦结晶析出，可引起尿路刺激和阻塞，出现结晶尿、血尿、尿痛和尿闭等症状。结晶尿的形成与尿液中药物浓度、药物溶解度以及尿液 pH 密切相关。长效类易在肾小管重吸收，尿中浓度低，不易引起肾损害。服用磺胺嘧啶或磺胺甲噁唑时，应适当增加饮水量并同服等量碳酸氢钠以碱化尿液，服药超过 1 周的患者，应定期检查尿液。

2. 过敏反应 局部用药或服用长效制剂时易发生。药热和皮疹分别多发生在给药后 5 ~ 10 日和 7 ~ 9 日，偶见多形性红斑、剥脱性皮炎，后者严重时可致死。本类药有交叉过敏反应，用药前应询问过敏史。

3. 血液系统反应 长期使用磺胺药可能抑制骨髓造血功能，导致白细胞减少症、血小板减少症甚至再生障碍性贫血，虽然发生率极低但可致死。对葡萄糖 -6- 磷酸脱氢酶缺陷者，磺胺药易引起溶血性贫血。用药期间应定期检查血常规。

4. 黄疸 新生儿、早产儿、孕妇和哺乳期妇女不应使用磺胺药，以免药物竞争血浆白蛋白而置换出胆红素，使新生儿或早产儿血中游离胆红素增加，导致黄疸，游离胆红素进入中枢神经系统导致核黄疸。

5．消化系统反应 口服磺胺药可引起恶心、呕吐、上腹部不适和食欲缺乏，餐后服或同服碳酸氢钠可减轻反应。亦可致肝损害，严重者出现急性重型肝炎，肝功能受损者应避免使用。

6．神经系统反应 少数患者出现头晕、头痛、乏力、萎靡、失眠等症状，用药期间不应从事高空作业和驾驶。

【药物相互作用】 与磺酰脲类降血糖药、香豆素类抗凝血药或抗肿瘤药甲氨蝶呤合用时，竞争血浆蛋白，使后者游离血药浓度升高，严重者出现低血糖、出血倾向或甲氨蝶呤中毒。脓液或坏死组织中含有大量的 PABA，局麻药普鲁卡因在体内也能水解产生 PABA，它们均可减弱磺胺药的抗菌作用。

二、常用磺胺类药物

（一）肠道易吸收类磺胺药

磺胺嘧啶（Sulfadiazine，SD，磺胺哒嗪）

磺胺嘧啶属中效类磺胺药，口服易吸收，消除 $t_{1/2}$ 为 10 ~ 13h。其血浆蛋白结合率最低，为 45%，比其他药更易透过血脑屏障，在脑脊液中的药物浓度最高可达血药浓度的 80%。首选用于预防流行性脑脊髓膜炎；国内也首选治疗普通型流行性脑脊髓膜炎。首选治疗诺卡菌属引起的肺部感染、脑膜炎和脑脓肿。与乙胺嘧啶联合用药治疗弓形虫病。还可用于敏感菌引起的泌尿道感染和上呼吸道感染。使用时，应增加饮水量，必要时同服等量碳酸氢钠碱化尿液。与甲氧苄啶合用产生协同抗菌作用。

磺胺甲噁唑（Sulfamethoxazole，SMZ，新诺明）

磺胺甲噁唑属中效类磺胺药，消除 $t_{1/2}$ 为 10 ~ 12h。血浆蛋白结合率在 65% 以上，药物在脑脊液中的浓度低于磺胺嘧啶，但仍可用于流行性脑脊髓膜炎的预防。尿中浓度虽不及磺胺异噁唑，但与磺胺嘧啶相似，故也适用于大肠埃希菌等敏感菌诱发的泌尿道感染，如肾盂肾炎、膀胱炎、单纯性尿道炎等。与甲氧苄啶合用产生协同抗菌作用，扩大了临床适应证范围。

磺胺间甲氧嘧啶（Sulfamonomethoxine，SMM，磺胺 -6- 甲氧嘧啶）

磺胺间甲氧嘧啶属长效类磺胺药，消除 $t_{1/2}$ 为 36 ~ 48h，血浆蛋白结合率为 85% ~ 90%。磺胺间甲氧嘧啶在血和尿中的乙酰化率很低，分别为 5% 和 10%；该药的乙酰化代谢物在尿中溶解度较高，很少引起泌尿系统不良反应。磺胺间甲氧嘧啶的另一个特点是抗菌活性优于磺胺甲噁唑。临床用于各种敏感菌引起的呼吸道、泌尿道及皮肤软组织感染，也可用于疟疾的预防和治疗。

（二）肠道难吸收类磺胺药

柳氮磺吡啶（Sulfasalazine，SASP，水杨酸偶氮磺胺吡啶）

柳氮磺吡啶口服很少吸收，口服生物利用度为 10% ~ 30%，大部分药物集中在小肠远段和结肠。药物本身无抗菌活性，在肠道微生物作用下分解成磺胺吡啶和 5- 氨基水杨酸盐。磺胺吡啶有较弱的抗菌作用，5- 氨基水杨酸盐具有抗炎和免疫抑制作用。柳氮磺吡啶临床治疗溃疡性结肠炎、强直性脊柱炎、银屑病性关节炎、肠道或泌尿生殖道感染所致的反应性关节炎；亦可与甲氨蝶呤合用治疗类风湿关节炎。临床疗效较好，但作用机制不十分清楚。长期服药产生较多不良反应，如恶心、呕吐、皮疹、药热、溶血性贫血和粒细胞减少等，尚可影响精子活力而致可逆性不育症。

（三）外用类磺胺药

磺胺米隆（Mafenide，SML，甲磺灭脓）

磺胺米隆抗菌谱广，对铜绿假单胞菌、金黄色葡萄球菌和破伤风梭菌有效，抗菌活性不受脓液和坏死组织中 PABA 的影响。药物迅速渗入创面和焦痂，适用于烧伤或大面积创伤后的创面感染，并能提高植皮的成功率。但是，用药局部有疼痛及烧灼感，大面积使用其盐酸盐可能导致酸中毒，应选用其醋酸盐。

磺胺嘧啶银（Sulfadiazine Silver，SD-Ag，烧伤宁）

磺胺嘧啶银具有磺胺嘧啶的抗菌作用和银盐的收敛作用。对铜绿假单胞菌具有强大的抗菌活性，显著强于磺胺米隆。此外，磺胺嘧啶银的抗菌谱广，对多数 G^+ 菌和 G^- 菌均有良好的抗菌活性，特别是该药的抗菌作用不受脓液 PABA 的影响。临床用于预防和治疗Ⅱ度、Ⅲ度烧伤或烫伤创面的感染，并对创面具有促进干燥、结痂及愈合的作用。

磺胺醋酰（Sulfacetamide，SA）

磺胺醋酰的钠盐溶液呈中性，几乎无刺激性，穿透力强；故适于眼科的感染性疾患，如沙眼、角膜炎和结膜炎。

第三节　其他合成抗菌药

一、抗菌增效剂

甲氧苄啶（Trimethoprim，TMP）

TMP 是细菌二氢叶酸还原酶抑制剂，本身具有较强的抗菌活性，但是 TMP 单独用药易引起细菌耐药，故无法单独使用。因 TMP 可增强磺胺药的抗菌作用，最初称作磺胺增效剂；后来发现它对某些非磺胺类抗菌药也有增效作用而改称抗菌增效剂。

【体内过程】 口服吸收迅速、完全，血浆蛋白结合率为 40%，消除 $t_{1/2}$ 为 11h。药物在组织和体液中广泛分布，在脑脊液中的浓度较高，炎症时接近血药浓度。TMP 主要在肾以原型排出，代谢物占排泄量的 10% ～ 20%。

【药理作用与作用机制】 TMP 的抗菌谱与磺胺甲噁唑相似，属抑菌药。抗菌活性比磺胺甲噁唑强数十倍。大多数 G^+ 菌和 G^- 菌对其敏感。TMP 的抗菌作用靶点是细菌的二氢叶酸还原酶，该酶负责催化二氢叶酸还原为四氢叶酸。二氢叶酸还原酶被 TMP 抑制后，细菌核酸合成代谢受阻，不能进一步生长繁殖（图 43-4）。与哺乳动物二氢叶酸还原酶相比，TMP 对细菌二氢叶酸还原酶的亲和力高 5 万～ 10 万倍，故药物对细菌具有高选择性，对人体毒性小。

【不良反应】 TMP 毒性较小，对某些敏感的患者可引起叶酸缺乏症，导致巨幼细胞贫血、白细胞减少及血小板减少等，上述反应一般较轻，停药后可恢复。

二、硝基呋喃类药物

呋喃妥因（Nitrofurantoin，呋喃坦啶）

呋喃妥因临床主要用于泌尿道感染。呋喃妥因对多数 G^+ 菌和 G^- 菌具有抑菌或杀菌作用，耐药菌株形成缓慢，与其他类别的抗菌药之间无交叉耐药性。但是，铜绿假单胞菌和变形杆菌属对呋喃妥因不敏感。确切的作用机制有待进一步研究，对呋喃妥因敏感的细菌可能将药物代谢为高活性的还原性物质，该还原性物质损伤细菌 DNA。尿液 pH 为 5.5 时，呋喃妥因的抑菌作用最佳。

口服吸收迅速，药物在血液中被快速破坏，剩余药物（给药量的 40% ～ 50%）以原型自肾迅速排泄，消除 $t_{1/2}$ 约 30min。由于血药浓度低，不能用于全身性感染。尿中药物浓度高，部分分解为棕色代谢物，使尿液变色。

临床主要用于大肠埃希菌、肠球菌以及葡萄球菌引起的泌尿道感染，如肾盂肾炎、膀胱炎、前列腺炎和尿路炎等。在碱性环境中药物的抗菌作用降低，不能与碳酸氢钠同服。呋喃妥因毒性较低，常见恶心、呕吐及腹泻，偶见皮疹、药热等过敏反应。大剂量或长时间使用引起头痛、头晕和嗜睡；甚至造成周围神经炎，表现为末梢感觉异常、疼痛、乏力、肌肉萎缩和腱反射消失。长期使用也可造成肺损伤如肺浸润或肺纤维化。对葡萄糖 -6- 磷酸脱氢酶缺陷者，尚可引起溶血性贫血，故禁用。肾衰竭者禁用。

呋喃唑酮（Furazolidone，痢特灵）

呋喃唑酮在胃肠道不易吸收，口服后主要在肠道发挥作用。其抗菌谱与呋喃妥因相似。临床上主要用于治疗肠炎、痢疾、霍乱等肠道感染性疾病。尚可治疗胃、十二指肠溃疡，作用机制与抗幽门螺杆菌、抑制胃酸分泌和保护胃黏膜有关。栓剂可用于治疗阴道滴虫病。不良反应同呋喃妥因。

三、硝基咪唑类药物

甲硝唑（Metronidazole，甲硝哒唑，灭滴灵）

甲硝唑分子中的硝基，在细胞内无氧环境中被还原成氨基，从而抑制病原体 DNA 合成，发挥抗厌氧菌作用，对脆弱类杆菌尤为敏感。对滴虫、阿米巴滋养体以及破伤风梭菌具有很强的杀灭作用。但是，甲硝唑对需氧菌或兼性厌氧菌无效。口服吸收良好，体内分布广泛，可进入感染病灶和脑脊液。临床主要用于治疗厌氧菌引起的口腔、腹腔、女性生殖系统、下呼吸道、骨和关节等部位的感染。对幽门螺杆菌感染的消化性溃疡以及四环素耐药艰难梭菌所致的假膜性肠炎有特殊疗效。亦是治疗阿米巴病、滴虫病和破伤风的首选药物。

用药期间和停药 1 周内，禁用含乙醇的饮料，并减少钠盐摄入量。不良反应一般较轻微，包括胃肠道反应、过敏反应以及周围神经炎等。

SUMMARY

Quinolones are synthetic analogs of nalidixic acid. They block bacterial DNA synthesis by targeting bacterial DNA gyrase (topoisomerase Ⅱ) and topoisomerase Ⅳ. For many gram-negative bacteria, quinolones inhibit DNA gyrase mediated DNA supercoil which is required for normal transcription and replication. For many gram-positive bacteria, quinolones act on topoisomerase Ⅳ interfering separation of replicated chromosomal DNA into the respective daughter cells during cell division. Older members of this class of synthetic antibacterial agents, particularly nalidixic acid, have been available for the treatment of urinary tract infections for many years. These drugs are of relatively minor significant because of their limited therapeutic utility and the rapid development of bacterial resistance. The more recent introduction of fluoroquinolones, such as Ciprofloxacin, Levofloxacin, Lomefloxacin, Moxifloxacin and Garenoxacin, represents a particularly important therapeutic advance, since these agents have broad-spectrum antibacterial activity and are effective after oral administration for the treatment of a wide variety of infectious diseases. Relatively few adverse drug reactions appear to accompany the use of these fluoroquinolones.

Sulfonamides are the first effective chemotherapeutic agents used systemically for the treatment of bacterial infections in human beings. They can be divided into three major groups: oral, absorbable group; oral, nonabsorbable group; and topical group. Sulfanilamide is a structural analog of para-aminobenzoic acid (PABA), which is essential for the synthesis of folic acid in bacteria. Tetrahydrofolic acid is required for synthesizing precursors of DNA and RNA both in bacteria and mammals, but mammals can obtain it from the diet whereas bacteria need to synthesize it by itself. Sulfonamides compete with PABA for the dihydropteroate synthase, and the effect of sulfonamides may be overcome by adding excess PABA. This class of antibacterial agents is bacteriostatic rather than bactericidal, and the bacteriostatic action is negated by the presence of pus and metabolites of Procaine. Sulfonamides are seldom used as single agents. Numerous effective and less toxic antibacterial agents have been introduced into clinical practice since sulfonamides were introduced. Many strains of formerly susceptible species, such as pneumococci and streptococci are resistant to sulfonamides now, which diminishes their usefulness. Nevertheless, sulfonamides can be still used for treatment of urinary tract infections by susceptible organisms and other special clinical situations.

（耿　磊）

第44章 抗真菌药及抗病毒药

案例

患者，男，25岁。右腿内侧出现红斑伴瘙痒3周。3周前发现大腿内侧有米粒大红色丘疹，微痒，皮损逐渐增大成环状损害。皮肤科检查：右腿内侧可见8cm×12cm大小的环状红斑，中央趋于痊愈，周围可见小丘疹、丘疱疹及鳞屑组成的边缘。实验室检查：皮肤鳞屑真菌直接镜检可见菌丝。诊断为股癣。

问题与思考：

1．治疗股癣可选用哪些药物？

2．治疗中应该注意什么？

第一节　抗真菌药

抗真菌药（antifungal agents）是指具有抑制或杀死真菌生长或繁殖的作用的药物。真菌感染分为浅部真菌和深部真菌感染两类。浅部真菌感染很常见，多由表皮癣菌、小孢子菌、毛癣菌引起。主要侵犯皮肤、毛发、指（趾）甲等，发病率高，危险性小。深部真菌感染是真菌侵入血液循环并在血液中生长、繁殖后侵入内脏，或在宿主寄生处通过黏膜或外伤创面进入宿主体内引起炎症、坏死或脓肿的病变，常由白念珠菌和新型隐球菌等引起，发病率虽低，但诊断较难，危险性大，常可危及生命。如长期使用广谱抗生素、皮质激素、免疫抑制药、抗肿瘤药等，特别是艾滋病病毒感染者和机体免疫功能低下者易发生深部真菌感染，其死亡率高。目前，临床上仍缺乏高效且使用安全的抗真菌药，尤其是深部真菌感染的治疗仍较困难。

根据药物化学结构的不同，可将常用抗真菌药分为以下几类：

1．抗生素类（antibiotics） 灰黄霉素、两性霉素B、制霉菌素。

2．唑类（azoles）

（1）咪唑类：克霉唑、咪康唑、酮康唑等。

（2）三唑类：氟康唑、伊曲康唑等。

3．嘧啶类（pyrimidines） 氟胞嘧啶。

4．烯丙胺类（allylamines） 特比萘芬。

一、抗生素类

灰黄霉素（Griseofulvin）

灰黄霉素是从灰黄青霉菌培养液中提取的抗浅部真菌感染的抗生素。

【体内过程】 口服易吸收，油脂食物和超微粒型制剂可使吸收量增加，大部分在肝代谢，$t_{1/2}$ 约 14h。吸收后分布于全身，以皮肤、脂肪和毛发等组织含量较高，对病变组织亲和力大，并能渗入皮肤角质层与角蛋白结合，可阻止癣菌继续侵入。本药不易透过表皮角质层，外用无效。

【药理作用】对各种浅部皮肤癣菌（表皮癣菌属、小孢子菌属和毛癣菌属）有较强的抑制作用，但对深部真菌和细菌无效。其机制为通过干扰敏感真菌的有丝分裂，抑制其生长；因其化学结构类似鸟嘌呤，故能竞争性抑制鸟嘌呤进入 DNA 分子中，从而干扰真菌 DNA 合成。

【临床应用】主要用于治疗敏感真菌所致的头癣、体癣、股癣、甲癣等。

【不良反应】常见恶心、呕吐、腹泻等消化道反应，偶见皮疹、头痛、白细胞减少、转氨酶升高等。

【药物相互作用】巴比妥类药可减少灰黄霉素从胃肠道的吸收，减弱其药效；灰黄霉素是肝药酶诱导剂，可促进抗凝血药代谢，使后者的作用降低，也可降低口服避孕药的效应。

两性霉素 B（Amphotericin B，庐山霉素）

两性霉素 B 属多烯类抗深部真菌抗生素。

【体内过程】口服生物利用度仅 5%，肌内注射也难吸收且局部刺激性较大。临床采用缓慢静脉注射给药，一次静脉滴注，有效浓度可维持 24h 以上。不易透过血脑屏障，体内消除缓慢，血浆 $t_{1/2}$ 约 24h。2% ~ 5% 以原型随尿排出，停药 2 周后仍可在尿中检出。碱性尿中药物的排泄增多。

【药理作用与作用机制】两性霉素 B 对多种深部真菌有较强大的抑制作用。对该药敏感的真菌有新型隐球菌、皮炎芽生菌、组织胞浆菌属、球孢子菌属、孢子丝菌属、白念珠菌属等。

药物与敏感真菌细胞膜上的麦角固醇（类固醇）结合，在细胞膜上形成“微孔”或“通道”，使细胞膜通透性增加，导致细胞内钾离子、核苷酸和氨基酸等重要物质外漏，使真菌细胞死亡。由于本药使真菌细胞膜的通透性增加，故可使一些药物（如氟胞嘧啶）易进入真菌细胞内，产生协同抗菌作用。此外，两性霉素 B 还可导致真菌细胞的氧化损伤。因细菌的细胞膜不含类固醇物质，故本品对细菌无效。

【临床应用】两性霉素 B 目前是治疗深部真菌感染的首选药物。主要用于各种真菌性肺炎、心内膜炎、脑膜炎及尿路感染等，可局部应用于治疗眼科、皮肤科和妇科的真菌病。可缓慢静脉滴注或鞘内、腹膜内和胸膜内给药。治疗隐球菌病（尤其是新型隐球菌脑膜炎），常与氟胞嘧啶同用，可减少本药的用量，也相应减少不良反应；治疗脑膜炎时，可采用鞘内注射。可治疗念珠菌所致肺部、尿路感染和败血症；静脉滴注两性霉素 B 治疗播散型球孢子菌病，对脑膜感染或慢性球孢子菌病最为有效；组织胞浆菌病的全身播散型以及危及脑膜者，也可用本药静脉滴注。静脉滴注还可治疗皮炎芽生菌病以及侵袭性曲霉菌病。本药口服仅用于治疗肠道念珠菌感染。

【不良反应与注意事项】

1. 最常见的急性毒性反应是静脉滴注初期及静脉滴注过程中出现的寒战、高热、头痛、恶心和呕吐，可持续 3 ~ 4h，有时可出现血压下降、眩晕等。
2. **肾毒性（取决于剂量并可逆）** 约 80% 患者可发生氮质血症，可致蛋白尿、管型尿等。
3. **低血钾、低血镁** 一般是肾小管酸化使大量 K^+、Mg^{2+} 排出所致，应注意纠正。
4. **骨髓抑制作用** 可有正色素性贫血、血小板减少、粒细胞减少。
5. **肝损害** 虽较少见，但可致肝细胞坏死，急性肝衰竭偶有发生。
6. 静脉滴注过快和电解质紊乱可引起心室颤动或心搏骤停。
7. 可致神经毒性，引起头痛、眩晕、抽搐、蛛网膜炎、颈项强直、下肢疼痛、尿潴留、复视、视神经周围炎、化学性脑膜炎等。
8. 罕见过敏性休克、皮疹等变态反应。

9. 静脉注射部位可引起血栓性静脉炎，鞘内注射可引起肾部及下肢疼痛。也可引起蛛网膜炎反应。故患者用药时必须住院（至少在治疗初期）。

静脉滴注液应新鲜配制，每次用量一般不超过 1mg/kg，滴注浓度不超过 0.1mg/ml，滴注速度不超过 1 ～ 1.5ml/min，疗程不超过 1 ～ 3 个月。滴注前可预防性服用解热镇痛药和抗组胺药，同时滴注氢化可的松或地塞米松。静脉滴注液应稀释，防止静脉滴注过快引起惊厥和心律失常等。应定期作血钾、血常规、尿常规、肝肾功能和心电图检查，血清肌酐＞260μmol/L 时，应减量或暂停治疗，直至肾功能恢复；用药期间应适度口服补钾，以预防心脏毒性的发生。本品滴注液外溢出血管时，应立即用 5% 葡萄糖注射液冲洗溢出部位（冲洗液中加入少量肝素）。原有肾功能损害者应减量或延长给药间隔应用。原有肝病者禁用本药。

制霉菌素（Nystatin）

制霉菌素属多烯类抗真菌药，其体内过程和抗菌作用与两性霉素 B 基本相同，但毒性更大，不作注射用。本药口服不易吸收，常用口服量的血药浓度极低，故口服仅用于防治免疫缺陷患者或肿瘤患者的消化道念珠菌病，局部用药对口腔、皮肤、阴道念珠菌病和阴道滴虫病有效。较大剂量口服可致恶心、呕吐、腹泻。局部用药刺激性小，个别患者阴道用药时白带增多。

二、唑类

唑类（azoles）抗真菌药包括咪唑类（imidazoles）和三唑类（triazoles）。咪唑类有克霉唑、咪康唑和酮康唑等，主要为局部用药；三唑类有氟康唑和伊曲康唑，其中氟康唑治疗深部真菌感染。

【药理作用与作用机制】 咪唑类与三唑类为广谱抗真菌药，对白念珠菌属、着色真菌属、球孢子菌属、组织胞浆菌属、孢子丝菌属和新型隐球菌等有较强的抗菌活性，对曲霉菌有一定的抗菌活性，但对毛霉菌无效。两类药物作用机制相似，都能选择性地抑制真菌细胞膜上依赖 CYP 的 14α- 去甲基酶，导致 14α- 甲基固醇蓄积，抑制细胞膜麦角固醇的合成。因此膜通透性增加，细胞内重要物质外漏，导致真菌死亡；此外，14α- 甲基固醇还作用于细胞膜上的 ATP 酶，干扰真菌的正常代谢。

克霉唑（Clotrimazole）

克霉唑又称三苯甲咪唑，为广谱抗真菌药。口服不易吸收，不良反应多，胃肠道反应较重，并可出现肝损害及暂时性神经精神异常等不良反应，仅作为局部用药，治疗浅部真菌或皮肤黏膜的白念珠菌感染。

咪康唑（Miconazole）

咪康唑又称双氯苯咪唑、达克宁，为广谱抗真菌药。抗菌谱和抗菌强度与克霉唑相似。口服吸收少，体内分布广但不易透过血脑屏障，故对于中枢神经系统的真菌感染须鞘内给药。静脉给药治疗多种深部真菌病。可作为两性霉素 B 和酮康唑无效或不能耐受时的替代药，而且必须住院治疗。局部用药治疗皮肤黏膜真菌感染，疗效优于制霉菌素。本药毒性较大，最常见的是胃肠道紊乱、恶心、呕吐，并已有因肝毒性而致死的报道，也可见血液及中枢神经系统方面的毒性。注射过程中能发生寒战、高热、过敏反应、心律失常。静脉给药可致血栓性静脉炎。

酮康唑（Ketoconazole）

酮康唑是人工合成的广谱口服抗真菌药。对各种浅部和深部真菌均有抗菌活性。对白念珠菌和浅部癣菌作用较强。用于治疗多种浅部真菌感染，疗效比灰黄霉素和两性霉素 B 稍强或相似，但对深部白念珠菌感染的疗效不如两性霉素 B。酸性环境中有助于药物的溶解吸收，因此不能与抗酸药、抗胆碱能药及 H_2 受体阻滞药同服，必要时至少相隔 2h。不良反应较轻，主要有恶心、呕吐、过敏反应等，偶尔有短暂的肝功能异常及急性重型肝炎（暴发性肝坏死），故用药期间应定期查肝功能，原有肝病患者禁用本药。因影响雄激素、皮质激素等的代谢，故可能引起男性乳房增生、阳痿、精子缺乏（或减少）及女性月经不规则等内分泌紊乱。对动物有致畸作用，故孕妇慎用。本药可从乳汁分泌，使新生儿发生核黄疸，所以哺乳期女性亦需慎用。

氟康唑（Fluconazole）

氟康唑为三唑类广谱抗真菌药，抗菌谱与酮康唑相似，体内抗菌活性比酮康唑强 10 ～ 20 倍。本药既可口服，也可静脉给药。口服易吸收，体内分布广，可通过血脑屏障进入脑脊液及脑实质，脑脊液中浓度为血中浓度的 60%。主要从肾排泄，$t_{1/2}$ 达 25 ～ 30h。

本药对皮肤真菌病和深部真菌病均有效，对念珠菌病、隐球菌病及各种真菌均有作用，是治疗艾滋病患者隐球菌性脑膜炎的首选药。不良反应少，有轻度消化系统反应、过敏反应、头痛、头晕、失眠等，可出现一过性血尿素氮、肌酐及转氨酶升高。本药可使苯妥英钠、环孢素、齐多夫定、华法林和磺酰脲类的血药浓度增加。

伊曲康唑（Itraconazole）

伊曲康唑属三唑类广谱抗真菌药，对浅部、深部真菌感染均有抗菌作用，抗真菌作用比酮康唑强 5 ～ 100 倍。为高度脂溶性化合物，与食物同服可增加药物吸收。血浆蛋白结合率为 90% 以上，药物分布于全身，在含脂肪丰富的组织中药物浓度远高于血药浓度，但在脑脊液中浓度低，能聚集在皮肤、指（趾）甲、肺、女性生殖器官等部位，主要在肝内代谢，代谢物为有抗菌活性的羟基伊曲康唑。$t_{1/2}$ 达 20 ～ 30h。可用于许多浅部真菌感染，包括念珠菌阴道炎，口腔、皮肤真菌感染，如体癣、股癣、花斑癣等，尤其适合治疗甲真菌病，治愈率高而复发率低。对深部真菌病如芽生菌病、球孢子菌病、荚膜组织胞浆菌病、副球孢子菌病和黄色酵母菌病等疗效较好。不良反应较轻，患者能耐受，主要有胃肠反应，少见头痛、头晕、红斑、皮肤瘙痒、血管神经性水肿等。偶见一过性肝功能异常，主要为血清转氨酶升高，停药后上述症状可消退。

伏立康唑（Voriconazole）

伏立康唑为广谱抗真菌药，抗真菌活性为氟康唑的 10 ～ 500 倍，对多种耐氟康唑、两性霉素 B 的深部真菌感染有显著治疗作用。可口服和静脉给药，口服生物利用度达 90%，血浆蛋白结合率为 60%，可分布到各种组织和体液内，在肝内代谢，主要以代谢物从尿中排出。有胃肠道不良反应，其发生率较氟康唑低。

卡泊芬净（Caspofungin）

卡泊芬净为棘球白素广谱抗真菌药，是葡聚糖合成酶抑制剂，能有效抑制 β-1,3-D- 葡聚糖的合成，干扰真菌细胞壁的合成。对白念珠菌、热带念珠菌、光滑念珠菌、克柔念珠菌等有良好的抗菌活性，对烟曲霉、黄曲霉、土曲霉和黑曲霉及除曲菌以外的几种丝状真菌和二形性真菌也有抗菌活性。主要用于治疗对其他治疗无效或不能耐受的侵袭性曲霉菌病。也可用于治疗由念珠菌感染导致的败血症、腹腔脓肿、腹膜炎、腹腔感染和食管念珠菌病。

三、嘧啶类

氟胞嘧啶（Flucytosine）

氟胞嘧啶，又称 5- 氟胞嘧啶，为人工合成的广谱抗真菌药物。口服吸收快而完全，生物利用度达 80% 以上。分布广，脑脊液中浓度高，炎症脑脊液中药物浓度可达血药浓度的 65% ～ 90%，$t_{1/2}$ 为 8 ～ 12h。本药为抑菌剂，高浓度时具杀菌作用。其机制为药物能在真菌体内转变为氟尿嘧啶，抑制胸苷酸合成酶，从而影响 DNA 合成。抗真菌谱比两性霉素 B 的窄，能抑制新型隐球菌、白念珠菌、着色真菌属、类酵母菌、熏烟色曲菌和孢子丝菌的生长繁殖，但对皮炎芽生菌、荚膜组织胞浆菌和粗球孢子菌无效。白念珠菌对之易产生耐药性。主要用于白念珠菌病和隐球菌病，单用效果不如两性霉素 B，且易产生耐药性，与两性霉素 B 合用可发挥协同作用。

常见不良反应有恶心、呕吐、食欲缺乏、腹泻、腹痛等。约 5% 的患者可发生肝功能异常，表现为一过性转氨酶升高、碱性磷酸酶升高。有 5% 的患者发生骨髓抑制，使白细胞和血小板减少，故应定期检查肝功能及血象。也有少数患者发生过敏反应及精神、运动障碍。

四、烯丙胺类

特比萘芬（Terbinafine）

特比萘芬是新合成的第二代烯丙胺类广谱抗真菌药。

该药口服吸收良好且迅速，口服吸收率达 70% ~ 80%，$t_{1/2}$ 为 17h，亲脂性强，主要分布于皮肤角质并可长期存留。药物主要在肝代谢，灭活产物主要经肾排泄，无蓄积作用。对各种浅部真菌和曲霉菌有明显的抗菌活性。其作用机制为抑制角鲨烯环加氧酶，该酶是催化角鲨烯合成真菌细胞壁主要成分麦角固醇的关键酶。由于该酶被抑制，阻止了麦角固醇的合成，真菌胞壁合成受到影响，而发挥了抑菌或杀菌的效应。主要用于治疗由皮肤癣菌引起的甲癣、体癣、股癣、手癣、足癣，效果较好。不良反应少，有一过性胃肠道反应、皮肤过敏反应和局部黏膜烧灼感，偶可发生肝功能损害和中性粒细胞减少，严重肝功能减退者宜减量。

第二节 抗病毒药

病毒（virus）是最低等的生物，在病原微生物中也是最小的一种。它与细菌不同，不具有细胞的结构，其核心是核糖核酸（RNA）或脱氧核糖核酸（DNA），外包以蛋白质外壳。按核酸组成的不同，病毒可分为 RNA 病毒和 DNA 病毒。病毒自身缺乏酶系统，因此，需要寄生在活细胞内，依赖宿生细胞合成所需的核酸和蛋白质，才能繁殖（复制）。所以很难找到一种选择性地抑制或杀灭细胞内的病毒，而对宿主细胞又无毒性的药物。

多数流行性传染病是由病毒感染所引起的，尤其是 20 世纪 80 年代初发现的人类免疫缺陷病毒（human immunodeficiency virus，HIV）所致的获得性免疫缺陷综合征（acquired immunodeficiency syndrome，AIDS，艾滋病），这是危害性最大、病死率极高的传染病，严重危害人类的健康和生命。

理想的抗病毒药应对病毒有选择性杀伤作用而对机体无害，在临床上安全、有效的抗病毒药为数极少，远不能满足患者的需要。目前对病毒感染的治疗包括：抑制病毒复制的抗病毒药的化学疗法，应用干扰素的生物治疗，增强机体免疫功能的免疫治疗。对病毒复制机制的研究表明，在核酸水平上抑制病毒复制比在翻译水平上更有效，因此，设计合成反义核酸即与病毒 DNA/RNA 某一片段互补的 DNA/RNA 分子，或通过重组质粒导入体内使细胞内持续表达反义 RNA，从而阻断病毒的复制，已成为研究抗病毒药的热点。设计针对病毒 RNA 的核酶，也有望获得抗病毒治疗的良好效果。三种疗法的联合应用，能使药物作用于病毒复制的不同部位，有望在抗病毒效应上产生协同作用，延缓或避免耐药性的产生，使疗效得到提高。

目前，抗病毒的药物主要分为：抗疱疹病毒药、抗流感病毒药、抗艾滋病病毒药及其他抗病毒药。

一、抗疱疹病毒药

阿昔洛韦（Aciclovir，ACV）

【体内过程】 口服吸收差，生物利用度为 15% ~ 30%，血浆蛋白结合率低，为 9% ~

23%，易透过生物膜分布至全身组织，脑脊液中浓度可达血浆浓度的 50%。部分在肝代谢，主要经肾排泄，还有部分随粪便排出。$t_{1/2}$ 约为 3h。

【药理作用】 本品是人工合成的嘌呤核苷类衍生物，是广谱高效抗病毒药物，对Ⅰ、Ⅱ型单纯疱疹病毒（herpes simplex virus，HSV）有效，其次对带状疱疹病毒（herpes zoster virus，HZV）疗效亦佳。此外，体外实验证明对 EB 病毒（Epstein-Barr virus，EBV）、巨细胞病毒（cytomegalovirus，CMV）也有效。

阿昔洛韦在细胞内首先由病毒编码的胸苷激酶（thymidine kinase，TK）催化，最后被磷酸化为阿昔洛韦三磷酸（ACVTP），ACVTP 是 HSV 的 DNA 聚合酶强效抑制剂和病毒 DNA 链终止剂，可使 DNA 复制中断。因本品对 TK 的亲和力比对哺乳动物细胞的亲和力大得多，对病毒选择性高，因此对宿主细胞毒性小。

【临床应用】 阿昔洛韦为 HSV 感染的首选药。局部用于治疗疱疹性角膜炎、疱疹性口炎、生殖器疱疹、全身带状疱疹及疱疹性脑炎，与免疫调节剂（干扰素 α）联合应用治疗乙型肝炎有效，与齐多夫定（Zidovudine）合用治疗 AIDS 可使患者症状有明显改善。

【不良反应】 常见不良反应为恶心、呕吐、腹泻等胃肠道反应及头痛、头晕、关节痛；偶见皮疹、发热、乏力、失眠、咽痛、肌痉挛、淋巴结肿大。滴眼及外用可有局部轻微疼痛，静脉滴注偶有血尿素氮及肌酐水平升高，肾功能减退者慎用。静脉滴注时不宜漏出血管，否则可致局部炎症或溃疡。静脉注射后部分患者可发生静脉炎。丙磺舒、青霉素类和头孢菌素类均可提高其血药浓度。

伐昔洛韦（Valaciclovir）

伐昔洛韦为阿昔洛韦的二异戊酰胺酯，口服后转化为阿昔洛韦，血药浓度为阿昔洛韦的 5 倍。其抗病毒活性、作用机制及耐药性与阿昔洛韦相同，临床上用于原发性或复发性生殖器疱疹、带状疱疹及频发性生殖器疱疹。偶有恶心、腹泻和头痛等不良反应。肾功能障碍患者应减少用量。

更昔洛韦（Ganciclovir）

更昔洛韦对 HSV 和水痘 - 带状疱疹病毒（varicella-herpes zoster virus，VZV）的抑制作用与 ACV 相似，但对 CMV 的抑制作用较 ACV 强约 100 倍。用于艾滋病患者器官移植、恶性肿瘤时严重的 CMV 感染性肺炎、肠炎及视网膜炎等。骨髓抑制不良反应发生率较高。

膦甲酸钠（Foscarnet Sodium，PFA）

膦甲酸钠为广谱抗病毒药，可抑制多种病毒的 DNA 聚合酶及 HIV 逆转录酶。用于治疗 AIDS 患者并发的 CMV 视网膜炎，耐药的 CMV 感染者及耐 ACV 的 HSV、水痘 - 带状疱疹病毒感染者。PFA 治疗 AIDS 患者的 CMV 胃肠道感染有效，对急性重型肝炎（暴发性肝炎）及慢性肝炎亦有效，与齐多夫定合用可抑制 HIV 复制。

PFA 口服生物利用度很差，必须静脉注射给药，$t_{1/2}$ 为 2 ～ 4h，大多数药物以原型由肾排出。肾毒性和低血钙是本药最主要的不良反应，50% 患者可出现血清肌酐升高。本药不能与两性霉素 B 或环孢素合用，以免引起严重肾毒性。

阿糖腺苷（Vidarabine，Ara-A）

阿糖腺苷为人工合成的嘌呤核苷类衍生物，具有广谱抗病毒作用，尤其对疱疹病毒、痘病毒有明显的抑制作用，其主要机制为在体内转变为具有活性的阿糖腺苷三磷酸，抑制病毒的 DNA 聚合酶和 DNA 合成。如与腺苷脱氨酶抑制剂——喷司他丁合用可提高其抗病毒活性。静脉滴注阿糖腺苷，30min 血药浓度达峰值，停药后血药浓度迅速下降。$t_{1/2}$ 为 0.17h；脑脊液中药物浓度约为血浆中的 1/3。主要经肾排出。

本药可用于治疗单纯疱疹病毒脑炎。还用于新生儿 HSV 感染和免疫缺陷者的水痘 - 带状疱疹病毒感染、HSV 角膜炎、急性 HSV 角结膜炎。对乙型肝炎有一定的疗效。但对上述适应证的治疗目前多数已被阿昔洛韦所取代。

不良反应相对较小，故被美国 FDA 批准用作第一个全身抗病毒药。常见恶心、呕吐、食欲缺乏、腹泻等消化道反应。偶见震颤、眩晕、幻觉、共济失调等反应。

碘苷（**Idoxuridine，IDUR**）

碘苷又称疱疹净，是一种脱氧碘化尿嘧啶核苷。

其作用机制是 IDUR 取代病毒 DNA 前体胸腺嘧啶，将异常的嘧啶掺入新合成的子代病毒 DNA，抑制 DNA 复制，抑制 DNA 病毒生长，但对 RNA 病毒无效。IDUR 也可掺入宿主细胞的 DNA 中，引起毒性反应。

临床主要用于单纯疱疹病毒引起的急性疱疹性角膜炎。碘苷对不同类型的病毒感染疗效不同，对表层上皮型角膜炎效果较好，对更深层的基质感染无效。

本药全身应用会有严重毒性反应。目前仅限于局部给药，用于眼部或皮肤 HSV 和水痘-带状疱疹病毒感染，滴眼治疗人类疱疹病毒表层角膜炎有效。不良反应有眼部刺痛、眼睑水肿，偶见过敏反应。

曲氟尿苷（**Trifluridine**）

曲氟尿苷是嘧啶核苷的氟化物，对 HSV-1、HSV-2 和牛痘病毒有抑制作用，对腺病毒作用较弱。其主要作用机制为抑制病毒 DNA 合成。主要用于治疗 HSV-1 和 HSV-2 引起的角结膜炎和复发性表层角膜炎。局部应用比碘苷更有效，对阿昔洛韦耐药的 HSV 皮肤感染也有效。不良反应有滴眼后局部不适和眼睑水肿。

二、抗流感病毒药

金刚烷胺（**Amantadine**）

【体内过程与临床应用】 金刚烷胺是人工合成的抗流感病毒药。本药能特异性地抑制甲型流感病毒（influenza A virus）。其作用机制是通过阻止病毒脱壳而抑制甲型流感病毒在早期的复制与增殖。本品口服易吸收，体内分布广，鼻部分泌物及唾液中药物浓度接近血药浓度。血浆 $t_{1/2}$ 约为 20h。本药在体内不被代谢，几乎全部以原型由尿中排出，肾功能减退者剂量应适当减少。用于预防和治疗甲型流感，对乙型流感则无效。本药亦用于帕金森病的治疗。

【不良反应】 常见轻度和短暂的神经系统症状，有头痛、激动、震颤、语言不清、共济失调、失眠、眩晕和昏睡；胃肠道反应有恶心、呕吐、腹泻、食欲缺乏；偶有皮疹和直立性低血压，对肾功能不良者剂量稍大可出现中枢神经系统毒性，并有致畸作用。故孕妇、1 岁以下婴儿、哺乳期妇女，以及严重的心血管、肝、肾疾病患者，癫痫或精神病患者应禁用本药。长期使用不宜突然停药。

利巴韦林（**Ribavirin，RBV**）

【体内过程】 口服吸收迅速，1 ～ 1.5h 血药浓度达峰值，生物利用度约 50%，$t_{1/2}$ 为 27 ～ 36h，体内少量被代谢，大部分以原型从尿中排出。

【药理作用】 利巴韦林为核苷、肌苷类似物，为广谱抗病毒药，对多种 DNA 和 RNA 病毒都有抑制作用。抗 RNA 病毒作用较强，对甲、乙型流感病毒最敏感，对副流感病毒、呼吸道合胞病毒、沙粒病毒、副黏病毒、麻疹病毒、甲型肝炎病毒、乙型脑炎病毒、流行性出血热病毒、腺病毒等多种病毒也有抑制作用。其作用机制可能是：本药进入细胞，在细胞内腺苷激酶作用下转变成利巴韦林单磷酸（RMP）和利巴韦林三磷酸（RTP），RMP 能竞争性地抑制肌苷 5′- 单磷酸脱氢酶，使细胞和病毒复制所必需的鸟嘌呤核苷在细胞中减少，从而抑制多种 RNA、DNA 病毒的复制。

【临床应用】 可用于婴幼儿呼吸道合胞病毒性肺炎，甲、乙型流感，副流感病毒以及小儿腺病毒性肺炎，流行性出血热，甲型及丙型肝炎，皮肤单纯疱疹病毒感染，麻疹及上呼吸道病毒感染，流行性结膜炎，呼吸道病毒引起的鼻炎、咽炎，带状疱疹和生殖器疱疹。与干扰素 α 合用治疗丙型肝炎。

【不良反应】 口服或静脉给药时可出现食欲缺乏、胃部不适、轻度腹泻和便秘等胃肠道反应，偶见皮疹、眩晕、头痛和血清胆红素升高等，停药后可自行消失。大剂量或长期用药可引起贫血、网织细胞增多和白细胞减少。有致畸作用，孕妇禁用。

奥司他韦（Oseltamivir，达菲）

奥司他韦羧酸盐是唾液酸的过渡阶段的同类物，是甲型和乙型流感病毒的强效神经氨酸酶抑制剂。流感病毒神经氨酸酶裂解唾液酸，并破坏能被病毒血凝素识别的受体。这种酶解作用是病毒从被感染细胞中释放所必需的。奥司他韦羧酸盐与神经氨酸酶相互作用，在酶的活性部位中引起构象的改变，使神经氨酸酶活性受抑制，导致病毒在细胞表面聚集，减少病毒在呼吸道内的扩散，是目前抗流感治疗最常用的药物，也是抗禽流感病毒、甲型 H1N1 病毒最有效的药物。可见恶心、呕吐、腹泻、头晕等不良反应。

扎那米韦（Zanamivir）

扎那米韦是唾液酸的同型物，对甲型和乙型流感病毒的神经氨酸酶有强效特异性抑制作用。作用机制与奥司他韦相同，用于流感的防治。有支气管痉挛或慢性阻塞性肺疾病的患者发生急性呼吸功能障碍及致死的报告，一旦出现问题应及时停药。

三、抗艾滋病病毒药

艾滋病（AIDS）自从 1981 年被首次发现以来，医学界至今仍未成功研究出可以彻底治疗 AIDS 的方法，亦未成功研制疫苗以预防人类免疫缺陷病毒（也称艾滋病病毒）感染。艾滋病是由 HIV 引起的全身免疫缺陷性疾病。

目前抗艾滋病病毒药主要是抗逆转录病毒药物。这类药物可作为逆转录酶（reverse transcriptase，RT，HIV 在转录 DNA 过程中起主导作用的酶）的底物或竞争性抑制药阻止病毒的复制。

核苷类逆转录酶抑制剂（nucleoside reverse transcriptase inhibitors，NRTIs）为最早发现的 HIV RT 抑制药。这类药物分别为脱氧胸苷类似物、脱氧胞苷类似物、脱氧腺苷类似物、脱氧鸟苷类似物等，在细胞内转化为活性三磷酸衍生物而发挥作用。它们均为 HIV-1 RT 底物的竞争性抑制剂，抑制逆转录酶活性，阻碍前病毒 DNA 合成，并不能进行 3′,5′- 磷酸二酯键的结合，终止了病毒 DNA 链的延长。它们与 HIV-1 RT 的亲和力远比与细胞内正常 DNA 聚合酶的亲和力强，因此具有一定的治疗指数。目前临床应用的新药有齐多夫定（Zidovudine）、拉米夫定（Lamivudine）等双脱氧核苷类。主要治疗 AIDS 及其相关综合征，减少机会性感染，但仍无法根治 AIDS，且大多数有严重不良反应，需长期或终生用药。

其他类型抗艾滋病病毒药

齐多夫定（Zidovudine，AZT）

齐多夫定为脱氧胸苷衍生物，是第一个上市的抗 HIV 感染药，也是治疗 AIDS 的首选药。

AZT 在 HIV 感染细胞内，通过胸苷嘧啶核苷激酶的磷酸化作用，形成活化型三磷酸体（AZTTP）。AZTTP 竞争性地抑制病毒 RNA 逆转录酶，并能插入到病毒 DNA 链中，使 DNA 链中止延长，从而阻断病毒繁殖。因为 AZTTP 对病毒逆转录酶的亲和力比对正常细胞 DNA 聚合酶强约 100 倍，因此显示高选择性的抗病毒作用。

本品口服吸收迅速，生物利用度为 50% ~ 75%。血浆蛋白结合率为 34% ~ 38%。组织分布广，易通过血脑屏障，脑脊液中浓度为血药浓度的 50% ~ 60%，$t_{1/2}$ 为 1h，无积蓄作用。在肝中代谢，大部分从肾排出。

用于艾滋病和艾滋病相关综合征，对人 T 细胞 Ⅰ 型病毒、EB 病毒和 HBV 也有效，但对其他病毒无效。

主要不良反应为骨髓抑制，可表现为巨细胞性贫血、中性粒细胞和血小板减少等，发生率与剂量和疗程有关，治疗初期常出现头痛、恶心、呕吐、肌痛，继续用药可自行消退。其他不良反应有近端肌肉病变。大量应用时可抑制中枢神经系统，可有肝功能异常，用药期间应定期查血象。

齐多夫定与更昔洛韦同时给药可能会引起严重的骨髓抑制，呈现中性粒细胞减少和贫血。与阿昔洛韦合用可引起严重嗜睡，与抑制葡糖醛酸化作用的药物如丙磺舒、氟康唑、萘普生、吲哚美辛合用会增加齐多夫定的骨髓毒性。肝微粒体酶诱导剂利福平可降低其血药浓度，克拉霉素则减少齐多夫定的吸收。与干扰素合用可加重粒细胞减少及肝毒性。

司他夫定（Stavudine）

司他夫定为脱氧胸苷衍生物，对 HIV-1 和 HIV-2 均有抗病毒活性，常用于不能耐受齐多夫定或齐多夫定无效的患者。但不能与齐多夫定共同使用，因为齐多夫定能减少本品的磷酸化。与去羟肌苷或拉米夫定合用可产生协同效应。口服生物利用度为 80%。血浆蛋白结合率低，脑脊液浓度约为血清浓度的 55%。主要经肾消除，$t_{1/2}$ 为 1.2h。主要不良反应为周围神经炎，与扎西他滨和去羟肌苷等其他易引起周围神经炎的药物合用时，此不良反应发生率则明显增加。

扎西他滨（Zalcitabine）

扎西他滨为脱氧胞苷衍生物，与多种其他抗 HIV 感染药物有协同抗 HIV-1 作用。可有效治疗 HIV 感染，单用时疗效不如齐多夫定，多与齐多夫定和一种蛋白酶抑制剂三药合用。适用于 AIDS 和 AIDS 相关综合征。生物利用度大于 80%，但与食物或抗酸药同服时可降低到 25% ~ 39%，血浆蛋白结合率低于 4%，脑脊液浓度约为血清浓度的 20%。主要经肾排泄，血浆 $t_{1/2}$ 仅 2h，但细胞内 $t_{1/2}$ 可长达 10h。肾功能不全患者应减少服药剂量。主要不良反应是剂量依赖性周围神经炎，发生率为 10% ~ 20%，停药后能逐渐恢复，应避免与司他夫定、去羟肌苷、氨基糖苷类和异烟肼等能引起神经炎的药物同服；也可引起胰腺炎，但发生率低于去羟肌苷。

去羟肌苷（Didanosine）

去羟肌苷为脱氧腺苷衍生物，可作为严重 HIV 感染的首选药物，特别适合于不能耐受齐多夫定或齐多夫定治疗无效者。与齐多夫定或米多夫定合用，再加上一种蛋白酶抑制剂或一种非核苷类逆转录酶抑制剂效果最好。生物利用度为 30% ~ 40%，食物干扰其吸收，与更昔洛韦同服可增加去羟肌苷的吸收，却降低更昔洛韦的吸收。血浆蛋白结合率低于 5%，脑脊液浓度约为血清浓度的 20%。主要经肾消除，血浆 $t_{1/2}$ 为 0.6 ~ 1.5h，但细胞内 $t_{1/2}$ 可长达 12 ~ 24h。不良反应发生率也较高，儿童发生率高于成人，包括周围神经炎、胰腺炎、腹泻、肝炎、心肌炎及消化道和中枢神经系统反应。

拉米夫定（Lamivudine）

拉米夫定为胞嘧啶衍生物，是一种新的核苷类抗病毒药物，自问世以来，已在世界范围内广泛用于治疗乙型肝炎病毒（HBV）和艾滋病病毒（HIV）感染者。其抗病毒作用及作用机制与抗 HIV 药物齐多夫定相同。

拉米夫定口服吸收良好，生物利用度为 80% ~ 85%。血浆消除 $t_{1/2}$ 为 5 ~ 7h。可通过血脑脊液屏障进入脑脊液。主要以原型经肾排泄。常与司他夫定或齐多夫定合用治疗 HIV 感染。

主要不良反应有过敏反应、停药反应、肝衰竭、甲沟炎、脂肪代谢紊乱，可引起血友病出血，还可使新生儿发生严重的贫血并出现心力衰竭，虽然较为罕见，但一旦发生后果常颇为严重，故临床应严加警惕。

四、其他抗病毒药

干扰素（Interferon，IFN）

干扰素从混合的人白细胞、淋巴细胞株提取而得，具有抗病毒、抗肿瘤和双向调节免疫功能的作用。也可从重组 DNA 技术制得。IFN 分 IFN-α（白细胞干扰素）、IFN-β（成纤维细胞干扰素）、IFN-γ（免疫干扰素）3 种，其中以干扰素 α 抗病毒能力最强。临床应用的是人 IFN，它又分天然 IFN（nIFN）和重组 IFN（rIFN）。

【体内过程】本药口服无效，可皮下、肌内或静脉注射，也可局部滴鼻、滴眼应用，在某些体液（如唾液、血清和尿）和肌肉组织中很易失活。肌内注射后 5h、皮下注射后 8h 血药浓度达峰值，肌内注射后 $t_{1/2}$ 为 8h。不易进入脑脊液。主要从尿中排出。

【药理作用】干扰素是病毒进入机体后诱导宿主细胞产生的效应蛋白，这种蛋白被称为“抗病毒蛋白”。它从细胞内释放出来后，促使其他细胞产生某些酶类而具有抗病毒感染的能力。包括蛋白激酶、2′,5′- 寡聚腺苷合成酶、2′,5′- 磷酸二酯酶和核糖核酸酶 L。这些酶可抑制 tRNA 同核糖体的结合，又可以降解 mRNA，使蛋白质合成信息中断。并能分解 tRNA 的 3′ 末端，抑制多肽链延长，使病毒的蛋白质合成发生障碍。RNA 病毒对本品均敏感，而 DNA 病毒敏感性较差。干扰素具有多种生物活性，对肿瘤细胞蛋白质合成也有抑制作用。此外，干扰素能增强自然杀伤细胞（nature killer cell，NK 细胞）、T 细胞的抗病毒活性，激活与增强巨噬细胞的吞噬活力而调节免疫功能。

【临床应用】临床上用于治疗流感、呼吸道病毒感染、小儿病毒性肺炎及病毒性脑膜炎，并可用于各型肝炎的治疗，如乙型肝炎、丙型肝炎、丁型肝炎，并用于单纯疱疹、带状疱疹、血细胞病毒感染、风疹、麻疹、水痘、狂犬病、流行性脊髓灰质炎及各种恶性肿瘤的治疗。鞘内注射能预防中枢神经系统感染，对呼吸道病毒感染、流行性出血性结膜炎也有预防作用。还可用于尖锐湿疣、慢性宫颈炎的治疗。

【不良反应】少数患者可出现发热、寒战、乏力、肌痛、食欲缺乏，注射部位出现红斑。还可致白细胞和血小板减少、低血压和转氨酶升高。大量长期使用可引起中枢神经系统毒性。禁用于过敏体质、严重心脏病、肾功能不良、中枢神经系统功能紊乱者。在实验动物中证明有致畸作用，故孕妇禁用。

聚肌苷酸 - 聚胞苷酸（Polyinosinic Acid-Polycytidylic Acid，聚肌胞）

本品为聚肌苷酸及聚胞苷酸的共聚物，是一种高效内源性干扰素诱导剂，能诱导机体产生干扰素，具有广谱抗病毒、抗肿瘤、刺激吞噬、调节机体免疫功能、抗细菌、抗原虫等多种作用。用于带状疱疹、单纯疱疹、疱疹性角膜炎、痤疮、扁平苔藓、扁平疣、玫瑰糠疹、银屑病、肝炎、乙型脑炎、疱疹性脑炎、鼻咽癌、宫颈癌等。对流行性腮腺炎和类风湿关节炎也有一定的疗效。

少数人可出现头晕、头痛、发热、口干、恶心、乏力等不良反应，一般停药后 4 ~ 8h 内消失。本品为大分子物质，具抗原性，宜注意过敏反应的发生。孕妇禁用。

咪喹莫德（Imiquimod）

咪喹莫德是新的炎症调节剂，对尖锐湿疣的局部治疗有效。在体外，无直接抗病毒或抗增殖的作用，但能诱导产生干扰素 α、肿瘤坏死因子 α（TNF-α）、其他细胞因子和化学因子。对人生殖器疣局部应用 5% 乳膏时，能诱导局部产生干扰素 α、β、γ 和 TNF-α，并引起病毒量减少和疣的缩小。局部应用咪喹莫德乳膏，有 50% 的患者能完全消除生殖器和肛门周围的疣，但易复发。用药局部出现红斑、表皮脱落（鳞片）、瘙痒、烧灼感等，腐蚀或溃疡者少见。

SUMMARY

Human fungal infections have increased dramatically in incidence and severity in recent years, mainly due to advances in surgery cancer treatment and critical cares, accompanied by increases in the use of broad-spectrum antimicrobials and the HIV epidemic. Fungal infections are difficult to treat, particularly in the immunocompromised or neutropenic patients. Most fungi are resistant to conventional antimicrobial agents, and only a few drugs are available for the treatment of systemic fungal diseases.

Pharmacotherapy of fungal diseases has been revolutionized by the introduction of the relatively nontoxic oral azole drugs. Combination therapy is being considered, and new formulations of old agents are becoming available.

Viruses are obligate intracellular parasites; their replication depends primarily on synthetic processes of the host cell. Consequently, to be effective, antiviral agents must either block viral entry into or exit from the cell, or be active inside the host cell.

Research in antiviral chemotherapy began in the early 1950s, when the search for anticancer drugs generated several new compounds capable of inhibiting viral DNA synthesis. Most clinically useful antiviral agents exert their actions on viral replication, either at the stage of nucleic acid synthesis or the stage of late protein synthesis and processing. Most of the drugs active against herpes viruses and against the human immunodeficiency virus (HIV) are antimetabolites, structurally similar to naturally occurring compounds. In order to interfere with viral nucleic acid synthesis or the late synthesis of viral proteins, antimetabolites must first undergo conversion to active forms, usually triphosphate derivatives.

One of the most important recent trends in viral chemotherapy has been combination therapy. The strategy is similar to that of cancer chemotherapy, where treatment with combinations of drugs can result in greater effectiveness and prevent or delay the emergence of resistance.

（耿　磊）

第45章 抗结核药及抗麻风药

案例

患者，女，32岁，因发热、胸痛、咳嗽、血痰1周入院。近3个月来有低热、午后体温升高、咳嗽。曾在本单位诊断为“感冒”，予以抗感冒药、先锋霉素等药物治疗，疗效欠佳。1周来体温升高，咳嗽加剧，痰中带血。半年来有明显厌食、消瘦、夜间盗汗。入院检查：T 38℃，P 88次/分，HR 28次/分，发育正常，营养稍差，消瘦，神志清楚，查体合作。胸部检查：右下肺叩诊清音，左肺叩诊清音。听诊右下肺呼吸音减弱。胸部X线平片检查可见双肺纹理增粗，右肺尖有片状阴影。取痰液作细菌培养和抗酸检查均为阴性，PPD试验强阳性。再次取痰送检经浓缩集菌后，涂片抗酸细菌阳性。诊断为肺结核（右上肺）。

问题与思考：

1. 该患者应该选用什么药物治疗？
2. 抗结核药的应用原则是什么？

第一节　抗结核药

结核病（tuberculosis，TB）是由结核分枝杆菌（*Mycobacterium tuberculosis*）引起的慢性传染病，可累及肺、消化系统、泌尿系统、骨、关节以及脑等多个组织器官，其中以肺结核最为常见。1943年，对氨水杨酸成为第一个成功治疗结核病的药物。1944年，链霉素更为有效地被用于治疗结核病。随后异烟肼、吡嗪酰胺、利福平、乙胺丁醇等多个抗结核药问世，使结核病的治愈率从25%提升到90%以上，使结核病得到有效控制。然而近20年来，结核病疫情又迅速回升，感染人数逐年增加，治愈率逐年下降。特别是伴随着艾滋病（AIDS）的传播及多药耐药菌株的出现，结核病再次成为病死率最高的传染病之一。这种现象已引起学术界和国际社会的高度重视。

目前临床使用的抗结核药种类很多，主要将其分为两类：一类为疗效高、不良反应较少的，称为一线（first-line）抗结核药，包括异烟肼（Isoniazid）、利福平（Rifampicin）、乙胺丁醇（Ethambutol）、吡嗪酰胺（Pyrazinamide，PZA）、链霉素（Streptomycin）。其中最有效的药物是异烟肼和利福平，两药联合治疗方案用于敏感菌株引起的结核病，治愈率较高，疗程一般需要9个月。如果在此方案基础上，前2个月加用吡嗪酰胺，疗程可减少至6个月而疗效不减。二线（second-line）抗结核药通常为抗菌作用较弱、毒性较大的药物，包括对氨水杨酸（Aminosalicylic Acid）、乙硫异烟胺（Ethionamide）、环丝氨酸（Cycloserine）、卡那霉素（Kanamycin）和阿米卡星（Amikacin）等。二线药物仅用于对一线药物耐药的菌株，或者是常规治疗无效的特殊病例，如艾滋病患者伴发的结核病等。

结核病化疗的新药有新型利福霉素类衍生物、新型氟喹诺酮类、新型大环内酯类、β- 内酰胺类和 β- 内酰胺酶抑制剂、多肽类、吩嗪类、硝基咪唑类、氨硫脲衍生物等，在耐多药结核病（multiple drug resistance-TB，MDR-TB）的治疗中起重要作用。

一、各类抗结核药

异烟肼（Isoniazid，INH）

异烟肼又称雷米封（Rimifon），是异烟酸的肼类衍生物，易溶于水，化学性质稳定。其特点是高效、低毒、服用方便以及价廉。

【体内过程】 口服或注射均易吸收，常用量 1 ～ 2h 后血浆药物浓度可达高峰（3 ～ 5μg/ml）。异烟肼广泛分布于全身体液和组织，具有较强的穿透力，可渗入脑脊液、胸腔积液、腹水、关节腔、纤维化或干酪化结核病灶及淋巴结等，也易进入细胞内，作用于已被吞噬的结核分枝杆菌。异烟肼大部分在肝内代谢为乙酰异烟肼和异烟酸等，代谢物及少部分原型药从尿中排出。其在肝内乙酰化代谢速度受遗传因素影响，有明显人种和个体差异，分为快代谢型和慢代谢型，前者的 $t_{1/2}$ 为 70min 左右，后者则为 3h。我国人群中以快代谢者居多，约占 50%，慢代谢者约占 26%，中间代谢者约占 24%，欧美白种人则相反。由于药物代谢的快慢不同，特别是在间歇疗法每周一次给药时，表现出代谢快者血药浓度较低，疗效相对较差，代谢慢者不良反应较多。因此，临床上应根据患者的代谢类型确定个体化的给药方案，确保用药的安全有效。

【药理作用】 异烟肼对结核分枝杆菌具有高度选择性。高浓度时呈杀菌作用，低浓度时有抑菌作用，最低抑菌浓度为 0.025 ～ 0.05μg/ml。异烟肼对细胞内外的结核分枝杆菌均有作用，表现为对静止期细菌有抑制作用，对繁殖期细菌有杀灭作用。异烟肼的作用机制尚未完全阐明，一般认为可能是与菌体的 β- 酮脂酰载体蛋白合成酶结合成复合物，抑制分枝菌酸（mycolic acids）的生物合成，而分枝菌酸是结核分枝杆菌细胞壁的重要成分，若细胞壁合成受阻，则细菌丧失疏水性、耐酸性和增殖力，从而导致死亡。分枝菌酸只存在于分枝杆菌中，因此异烟肼仅对结核分枝杆菌有高度特异性而对其他细菌无效。

单独使用异烟肼时结核分枝杆菌易产生耐药性，但停用一段时间后细菌可恢复对药物的敏感性，与其他抗结核药间无交叉耐药（cross-resistance）现象。耐药机制可能与结核分枝杆菌靶位基因突变有关，也有人认为是菌体细胞膜通透性降低、药物渗入细胞内减少所致。临床上常采取联合用药以增强疗效和延缓耐药性的发生。

【临床应用】 适用于各种类型的结核病患者，治疗早期轻症肺结核和预防用药时可单独使用，规范化治疗时必须与其他一线抗结核药联合使用，尤其与利福平的联合（INH + RFP）成为抗结核病的首选。对于粟粒性肺结核和结核性脑膜炎等重症结核病，应加大剂量，多药联合，延长疗程，必要时可注射给药。

【不良反应】 不良反应的发生率和严重程度与药物剂量和疗程有关。

1. 神经系统不良反应 常见为周围神经炎，表现为手或脚麻木、震颤、步态不稳等，大剂量可产生头痛、眩晕、神经兴奋、视神经炎，严重时可导致中毒性脑病和精神病。这些毒性反应可能是因异烟肼的结构与维生素 B_6 相似，使维生素 B_6 排泄增加而致体内缺乏所致，体内维生素 B_6 的缺乏会使中枢 γ- 氨基丁酸（GABA）生成减少，引起中枢过度兴奋。因此，用药时应注意同时补充维生素 B_6，以预防该不良反应的产生，对其引起的神经系统不良反应也可用维生素 B_6 治疗。癫痫患者同时应用异烟肼和苯妥英钠可引起过度镇静或运动失调，故癫痫及精神病患者应慎用。

2. 肝毒性 异烟肼可引起肝细胞损伤、转氨酶升高，少数患者出现黄疸，严重者出现肝小叶坏死，甚至死亡，尤其在快代谢型患者多见。肝损伤机制尚不清楚，可能与异烟肼在肝的乙酰化代谢过程有关，用药期间应定期检查肝功能。快代谢型患者对异烟肼敏感，此类患者应慎用。

3. 其他　可引起皮疹、发热、粒细胞减少、血小板减少和溶血性贫血等，还可引起口干、胃肠道反应等，用药期间还可能产生血管炎及关节炎综合征。

【药物相互作用】

异烟肼为肝药酶抑制剂，可减慢多种药物的代谢，使其血药浓度增高，如香豆素类抗凝血药、苯妥英钠、茶碱、卡马西平、丙戊酸钠等，合用时应适当调整给药剂量；异烟肼与利福平、乙醇同用可增加肝毒性；含铝的抗酸药可干扰异烟肼的吸收；与肾上腺皮质激素合用，血药浓度会降低。

利福平（Rifampicin，RFP）

利福平是利福霉素 SV（rifamycin SV）的人工半合成品，为橘红色结晶粉末。

【体内过程】口服易吸收，吸收率可达 90% 以上，2 ~ 4h 后血药浓度达峰值，但有个体差异，食物可影响其吸收，以空腹服药为宜。利福平穿透力强，能广泛分布到全身许多器官和体液并达到有效抗菌浓度，包括脑脊液、胸腔积液、腹水、结核空洞、痰液及胎儿体内等。该药主要在肝代谢为去乙酰利福平，其代谢物有较弱的抗菌活性，仅为利福平的 1/10。利福平及其代谢物可由胆汁排泄，并形成肝肠循环，$t_{1/2}$ 为 1.5 ~ 5h。服药期间尿、粪、唾液、痰、泪液和汗液均可呈橘红色，应事先告知患者。

【药理作用】利福平抗菌谱广且作用强大，对静止期和繁殖期的细菌均有作用，能增加链霉素和异烟肼的抗菌活性。利福平对结核分枝杆菌、麻风分枝杆菌、革兰氏阳性菌尤其是耐药金黄色葡萄球菌和革兰氏阴性球菌尤其是脑膜炎奈瑟菌等均有强大的抗菌作用。高浓度时对革兰氏阴性杆菌如大肠埃希菌、变形杆菌、流感嗜血杆菌及沙眼衣原体和某些病毒也有作用。利福平的抗菌机制为特异性地与细菌 DNA 依赖性的 RNA 聚合酶的 β 亚基结合，阻碍细菌 mRNA 的合成，对人和动物细胞内的 RNA 聚合酶无影响。

利福平单独使用易产生耐药性，耐药机制与细菌的 RNA 聚合酶基因突变有关。利福平可延缓异烟肼、乙胺丁醇耐药性的产生。

【临床应用】

1. 各种类型结核病　是目前治疗结核病最有效的药物之一，常与其他抗结核药联合应用治疗各种类型的结核病，包括初治及复发患者。与异烟肼合用治疗初发患者可降低结核性脑膜炎的病死率和后遗症的发生；与乙胺丁醇及吡嗪酰胺合用对复发患者有良好的治疗效果。

2. 麻风　是目前治疗麻风最有效的药物之一。

3. 耐药金黄色葡萄球菌及其他敏感细菌所致的感染。

4. 胆道感染　利福平在胆汁中浓度较高，可用于重症胆道感染。

5. 眼部感染　用于沙眼、急性结膜炎、病毒性角膜炎的治疗。

【不良反应】

1. 胃肠道反应　1.5% 患者出现恶心、呕吐、腹痛、腹泻等胃肠道症状，一般不严重。

2. 肝毒性　长期大量使用可出现黄疸、肝大、肝功能减退等，在肝功能正常者较少见，在慢性肝病、酒精中毒、老年人或同时使用异烟肼的患者，肝损伤发生率增加，其机制尚不清楚，用药期间应定期检查肝功能，严重肝病患者禁用。

3. 过敏反应　个别患者出现药热（0.8%）、皮疹（0.5%）、溶血等过敏反应。

4. 流感样综合征　大剂量间歇给药时可引起发热、寒战、肌痛、贫血及血小板减少等类似流感的症状，甚至出现急性肾小管坏死。其发生频率与给药间隔有明显关系，故现已不用间歇给药的方法。

5. 其他　动物实验证实该药有致畸作用，妊娠早期妇女禁用。

【药物相互作用】 本药为较强的肝药酶诱导剂，能使许多药物代谢加快，疗效降低，包括肾上腺皮质激素、口服避孕药、口服抗凝血药、地高辛、普萘洛尔等；对氨水杨酸可减少其吸收，两药合用应间隔 8 ~ 12h。

利福定（Rifandin）和利福喷丁（Rifapentine）

两药均为人工合成的利福霉素衍生物，抗菌作用强大，抗菌谱广，抗结核分枝杆菌的效力分别比利福平强 3 倍和 8 倍，对麻风的疗效也优于利福平。与利福平有交叉耐药性，故不适用于后者治疗无效的病例；与异烟肼、乙胺丁醇等有协同作用，合用也可延缓耐药性的产生。主要与其他药物联合用于结核病的治疗，也用于治疗麻风病。

乙胺丁醇（Ethambutol，EMB）

乙胺丁醇是人工合成的乙二胺衍生物，具有良好的水溶性及热稳定性。

【体内过程】 口服吸收迅速，2 ~ 4h 血浆浓度可达峰值，广泛分布于全身组织和体液，但脑脊液浓度较低。大部分以原型经肾排泄，少部分在肝内转化为醛及二羧酸衍生物，$t_{1/2}$ 为 3 ~ 4h，肾功能不全时可引起药物蓄积。

【药理作用】 乙胺丁醇对结核分枝杆菌有高度抗菌活性，有效浓度为 1 ~ 5 μg/ml，可以杀灭细胞内、外的结核分枝杆菌，而对其他细菌无效。抗菌机制为抑制结核分枝杆菌的阿拉伯糖基转移酶Ⅲ，干扰阿拉伯糖的转运及生物合成，使结核分枝杆菌细胞壁合成障碍。乙胺丁醇单独使用可产生耐药性，但与其他抗结核药无交叉耐药现象，因此对异烟肼及链霉素耐药的结核分枝杆菌使用本品依然有效。

【临床应用】 与异烟肼和（或）利福平合用治疗各种类型结核病，特别适用于链霉素和异烟肼治疗无效的患者。该药以其抗菌活性强、不良反应发生率低、耐药性产生慢的优势，取代了对氨水杨酸在抗结核治疗中的地位，成为一线抗结核药。

【不良反应】 治疗量时不良反应发生率低于 2%，但连续大量使用 2 ~ 6 个月可产生球后视神经炎，表现为弱视、视野缩小和红绿色盲等，一旦发生要及时停药并加服维生素 B_6，一般可恢复。用药期间应定期检查视力。偶见胃肠道反应、过敏反应、高尿酸血症，故痛风患者慎用。对肾有一定毒性，肾功能不良时应慎用。

吡嗪酰胺（Pyrazinamide，PZA）

吡嗪酰胺在酸性环境下对结核分枝杆菌有强大的抑制和杀灭作用，但在中性环境中无活性。单独使用易产生耐药性，与其他抗结核药无交叉耐药现象。口服易吸收，分布于体内各组织及体液中，大部分在肝水解成吡嗪酸，少部分以原型通过肾排泄，$t_{1/2}$ 为 6h。本药是抗结核联合用药的重要药物，与异烟肼和利福平合用有协同作用。目前临床常采用低剂量、短疗程的三联或四联用药方案，吡嗪酰胺是不可或缺的重要组成药物，用于治疗其他抗结核治疗效果欠佳者。

长期、大量使用可发生严重的肝损害，出现转氨酶升高、黄疸甚至肝坏死。因此，用药期间应定期复查肝功能，肝功能不良者慎用。此外本药尚能抑制尿酸盐排泄，可诱发痛风。

链霉素（Streptomycin，SM）

链霉素是第一个有效的抗结核病药，在体内仅有抑菌作用，疗效不及异烟肼和利福平。本药穿透力弱，不易渗入细胞内及纤维化、干酪化病灶中，也不易透过血脑屏障和细胞膜，因此对细胞内或上述病灶内的结核分枝杆菌不易发挥抗菌作用，故对结核性脑膜炎疗效最差。结核分枝杆菌对链霉素易产生耐药性，且长期使用耳毒性发生率高，故在抗结核治疗中的地位逐渐下降，目前主要用于多药联合治疗各种严重的或危及生命的结核分枝杆菌感染，如重症肺结核、粟粒型结核等。抗菌机制、不良反应详见第 41 章。

对氨水杨酸（Aminosalicylic Acid，PAS）

对氨水杨酸为二线抗结核药，口服吸收良好，可分布于全身组织和体液（脑脊液除外），大部分在体内代谢成乙酰化代谢物，$t_{1/2}$ 为 1h。PAS 水溶液不稳定，见光可分解变色，应避光保存，注射液应新鲜配制，药物变色时禁用。对结核分枝杆菌仅有抑菌作用，疗效较差。抗菌作用机制可能与 PAS 抑制结核分枝杆菌的叶酸代谢和分枝杆菌素（mycobactin）的合成有关。细菌对 PAS 不易产生耐药性。目前临床上主要将本品与其他抗结核药联合使用，可以延缓耐药性的产生。PAS 因影响利福平的吸收，故不宜与利福平合用。常见不良反应为胃肠刺激症状及过敏反应，长期大量使用可出现肝损害，少数患者可出现肾损害、甲状腺肿等。

司帕沙星（Sparfloxacin，SPFX）

第三代氟喹诺酮类药物中有不少具有较强的抗结核分枝杆菌活性。由于结核分枝杆菌对该类药物的自发突变率很低，与其他抗结核药之间无交叉耐药性，目前这类药物主要用于耐药结核分枝杆菌感染的治疗。司帕沙星为其中的代表药物，其抗菌作用强，抗菌谱广，对分枝杆菌也有较强的杀菌作用。临床应用证明对于有多重耐药性的菌株，司帕沙星有良好的作用。抗菌机制及不良反应详见第 43 章。

阿米卡星（Amikacin，AMK）

阿米卡星在试管中对结核分枝杆菌是一种高效杀菌药，美国胸科学会（American Thoracic Society，ATS）已将其列入治疗耐多药结核（MDR-TB）的主要药物之一，已逐渐替代卡那霉素。使用时注意耳毒性，如果患者年龄在 60 岁以上，需慎用。抗菌机制、不良反应详见第 41 章。

克拉霉素（Clarithromycin）

新型大环内酯类均有抗结核分枝杆菌的作用，克拉霉素是其中抗结核分枝杆菌作用最强的药物，与异烟肼或利福平合用有协同作用。抗菌机制、不良反应详见第 40 章。

二、抗结核药应用原则

1. 早期用药 早期病灶内血液循环良好，药物易渗入到病灶中；同时早期结核分枝杆菌生长旺盛，对药物敏感，易被抑制或杀灭；此时机体抵抗力也较好，因此及早用药可达到事半功倍之效。相反，慢性病灶如纤维化、干酪化或空洞形成病灶内血液循环不良，药物渗透力差，疗效不佳。

2. 联合用药 结核分枝杆菌对药物反应缓慢，单用易产生耐药性，长期应用易发生毒性反应，根据结核分枝杆菌的特点，采取联合化疗方案，可以提高疗效、降低药物毒性和延缓耐药性的产生。临床通常根据病情的严重程度，采取二联、三联甚至四联的用药方案。联合用药中，必须保证至少两个药对结核分枝杆菌敏感，例如早期轻症肺结核最佳治疗方案为异烟肼和利福平联合应用，重症结核病则应采取四个或更多抗结核药的联合应用。

3. 适量用药 用药剂量要适当，剂量不足达不到有效治疗浓度，影响疗效并易使细菌产生耐药性；剂量过大则导致不良反应加重。故应根据患者病情给予个体化治疗方案。

4. 规律用药 结核分枝杆菌可处于静止状态，也可处于药物不易到达的组织细胞内，同时结核病是一种易复发的疾病，过早停药会使已被抑制的细菌再度繁殖或迁延，导致治疗失败。因此在结核病治疗中，必须做到有规律地用药，治疗期间不能随意改变药物剂量或改变药物品种，应坚持全程治疗原则。结核病的治疗可分为初始治疗和延续治疗两个阶段。初始阶段一般采取强化治疗，如异烟肼和利福平联合进行不间断治疗 9 个月；或者异烟肼、利福平和吡嗪酰胺治疗 2 个月，接着以异烟肼和利福平治疗 4 个月。延续治疗阶段可根据患者的情况采用单一或联合用药对结核病进行彻底治疗，目的是巩固初始治疗的疗效并减少复发。

第二节 抗麻风药

麻风分枝杆菌也是分枝杆菌的一种，砜类（sulfones）化合物是目前最重要的抗麻风药（antileprotic drugs）。临床常用的药物包括氨苯砜（Dapsone，DDS）、苯丙砜（Solasulfone，Phenprofone）和醋氨苯砜（Acedapsone）。

氨苯砜（Dapsone，DDS）

【体内过程】 口服吸收缓慢而完全，4 ~ 8h 达血药浓度峰值，能分布到全身组织和体液中，皮肤和肌肉特别是肝和肾中浓度较高，病变皮肤中的药物浓度较正常皮肤高 10 倍。药物可经胆汁排泄，小肠吸收出现肠肝循环现象，故在血液中存留时间较长。$t_{1/2}$ 为 10 ~ 50h，宜采用周期性间隔给药方法，以免蓄积中毒。DDS 在肝通过乙酰化代谢后，大部分从尿中排出。

【药理作用与临床应用】 氨苯砜对麻风分枝杆菌有较强的抑制作用，是治疗麻风的首选药。抗菌谱与磺胺类药物类似且抗菌作用可被对氨基苯甲酸（PABA）拮抗，其抗菌机制可能与磺胺类相似，抑制细菌的二氢蝶酸合酶。本品单用时麻风分枝杆菌易产生耐药性，因此常与其他治疗麻风的药物联合应用。一般从小剂量开始给药直至最适剂量为止，患者往往需用药 3 ~ 6 个月自觉症状才开始有所改善，细菌完全消失需 1 ~ 3 年，严重者需 5 年。因此在治疗过程中不应随意减少剂量或过早停药。

【不良反应】 较常见的不良反应是溶血性贫血和发绀，葡萄糖 -6- 磷酸脱氢酶（G-6-PD）缺乏者易发生，大剂量时几乎均可发生。高铁血红蛋白血症也较为常见。口服氨苯砜可出现胃肠道反应、头痛及周围神经病变、药热、皮疹、血尿等。治疗早期或增量过快可发生麻风症状加剧的反应，即“麻风反应”，表现为发热、不适、剥脱性皮炎、黄疸伴肝坏死、淋巴结肿大、贫血等。一般认为是由于机体对菌体破裂后的磷脂颗粒的免疫反应所致。症状轻时不需停药，严重者可改用其他药物或糖皮质激素对症治疗。对肝有一定毒性，应定期检查血象及肝功能。严重贫血、G-6-PD 缺乏、肝肾功能不良、过敏及精神病患者禁用。

其他药物

利福平（Rifampicin）

利福平对麻风分枝杆菌，包括对氨苯砜耐药菌株有快速的杀菌作用，用药数日至数周菌体呈现碎裂、粒变。由于麻风分枝杆菌对氨苯砜的耐药性较为普遍，且利福平单独应用也易致耐药性产生，故一般采用包括利福平在内的多药联合治疗。

氯法齐明（Clofazimine，氯苯吩嗪）

氯法齐明对麻风分枝杆菌有弱的杀菌作用，抗菌机制是与菌体 DNA 结合，抑制 DNA 的模板功能，影响菌体蛋白质合成，还有一定抗炎作用。可用于预防或治疗麻风结节性红斑。对耐氨苯砜的麻风分枝杆菌有效，作为麻风联合治疗的药物之一，也可治疗其他抗麻风药引起的急性麻风反应。主要不良反应为胃肠道反应、皮肤色素加深，停药后可逐渐消退。

巯苯咪唑（Mercaptophenylimidazole，麻风宁）

巯苯咪唑治疗麻风的疗效较砜类好，特点是疗程短，毒性小，在体内不易蓄积，患者易于接受。麻风分枝杆菌对其可产生耐药性。不良反应为局限性皮肤瘙痒和诱发麻风反应。适用于各种类型的麻风和对砜类药物过敏者。

此外，氟喹诺酮类药物、四环素类及大环内酯类抗生素亦具有抗麻风分枝杆菌作用，可用于麻风的治疗。

SUMMARY

Mycobacterium tuberculosis can lead to serious infections of the lungs, the genitourinary tract, skeleton, and meninges. Tuberculosis therapy began with the introduction of Streptomycin in 1944, and then Isoniazid, *p*-aminosalicylic acid, Rifampin, etc. The number of cases of tuberculosis decreased and there was hope of complete eradication. However, in the past decade, tuberculosis cases have increased and the curative ratio of tuberculosis decreased. Today, tuberculosis turns into the leading cause of death by infectious disease again.

Antitubercular drugs used in clinic are classified. Isoniazid, Rifampin, Ethambutol, Pyrazinamide and Streptomycin are the five first-line agents. Isoniazid and Rifampicin are the two most active drugs. An Isoniazid-Rifampicin regimen can cure 95% ~ 98% of cases of tuberculosis caused by susceptible strains and the course of treatment is not less than 9 months. The addition of Pyrazinamide based on this regimen for the first 2 months allows the course to be reduced to 6 months without loss of efficacy.

p-aminosalicylic acid, Ethionamide, Cycloserine, Kanamycin and Amikacin are the second-line drugs. These drugs are usually used only in the case of resistance to the first-line drugs, and the case of failure to conventional therapy such as AIDS.

Drugs Used for Tuberculosis

Isoniazid kills actively growing *Mycobacterium tuberculosis* and has low toxicity. It inhibits synthesis of mycolic acids which are essential components of mycobacterial cell walls. Adverse reactions are neurotoxicity increased by pyridoxine deficiency, asymptomatic hepatitis and allergic reactions.

Rifampicin is active against gram-positive and gram-negative cocci, some enteric bacteria, mycobacteria and chlamydia. It inhibits mycobacterial DNA-dependent RNA polymerase and thereby inhibits RNA synthesis. Resistance can develop rapidly. It may cause cholestatic jaundice and hepatitis.

Ethambutol is a synthetic compound used in tuberculosis. It inhibits the bacterial DNA synthesis and kills mycobacteria intracellularly and extracellularly. The most common adverse reaction is retrobulbar optic neuritis.

Pyrazinamide inhibits or kills mycobacteria at pH 5.5. Resistance can develop rapidly, but no cross-resistance occurs. It is usually used in conjunction with Isoniazid and Rifampicin in short-course regimens to kill the residual intracellular organisms that may cause relapse.

***p*-aminosalicylic acid** is only a bacteriostatic agent and used infrequently. Resistance can develop slowly. Adverse reactions are common.

Sparfloxacin is one of fluoroquinolones. It is an important agent against tuberculosis, especially strains that are resistance to multidrugs and usually used in patients with multiple drug resistance.

Application Principles of Antitubercular Drugs

The therapeutic principles of tuberculosis are early drug interference, combination chemotherapy, and integral therapy according to preestablished regimen.

Dapsone is sulfanilamide-like agent and has been widely used to treat leprosy. It may inhibit folate synthesis. The combination of Dapsone, Rifampicin, and Clofazimine is recommended for initial therapy. It's given orally. Unwanted effects are fairly frequent and sometimes serious.

(苏县辉)

第46章 抗寄生虫药

案例

患者，女，38 岁，浙江宁波人，农民，已婚。主诉白带增多、腰酸、阴部瘙痒伴有腥臭味。患者自农村来沪做保姆已有 2 年，自觉劳累后腰酸，白带自动流出，色微白，有时伴淡黄色，带有泡沫样黏液，阴部经常瘙痒，时闻腥臭味。月经尚属正常，但经量较大，经妇科检查，外阴部有红肿，子宫颈周围Ⅱ度糜烂。阴道涂片检查，混悬片查见大量阴道毛滴虫；染色片查见革兰氏阳性球菌和阴性杆菌、红细胞 +、白细胞（脓细胞）++、上皮细胞 +。遵医嘱经口服甲硝唑合并栓剂 1 个疗程后，症状获得好转，逐渐消失，但年终回乡探亲返回后不久，症状又复出现，再次用药后得以痊愈。

问题与思考：

1．甲硝唑的作用机制是什么？

2．甲硝唑的临床应用有哪些？

第一节　抗 疟 药

疟疾是由疟原虫引起的经雌性按蚊传播的传染性疾病。抗疟药通过作用于疟原虫生活史的不同环节，既可以防治疟疾，又能阻止其传播和消灭传染源，是防治疟疾的重要手段。

一、疟原虫的生活史及疟疾的发病机制

寄生于人体的疟原虫有 4 种，即间日疟原虫、三日疟原虫、恶性疟原虫和卵形疟原虫，分别引起间日疟、三日疟、恶性疟和卵形疟。间日疟和三日疟合称为良性疟，其中恶性疟病情较严重，甚至危及患者的生命。在我国主要有间日疟原虫和恶性疟原虫，三日疟原虫少见，卵形疟原虫罕见。疟原虫的生活史可分为两个阶段，即在人体内的（无性）发育阶段和在雌性按蚊体内的（有性）发育阶段（图 46-1）。

1．在人体内的发育　分为肝细胞内发育（红细胞外期）和红细胞内发育（红细胞内期）两个阶段。

（1）红细胞外期（红外期）：当受感染的雌性按蚊刺吸人血时，子孢子随唾液进入人体，约经 30min 侵入肝细胞，摄取肝细胞营养进行发育并裂体增殖，形成大量裂殖体。此期无临床症状，称为疟疾的潜伏期，一般为 10 ～ 14 天。间日疟原虫和卵形疟原虫的子孢子有速发型和迟发型两种类型。速发型子孢子在肝细胞内能迅速发育、繁殖，产生许多裂殖体；迟发型子孢子则需要经过一段时间的休眠期后才能完成裂体增殖，因而迟发型子孢子是间日疟和卵形疟复发的根源。由于恶性疟和三日疟无迟发型子孢子，故不引起复发。

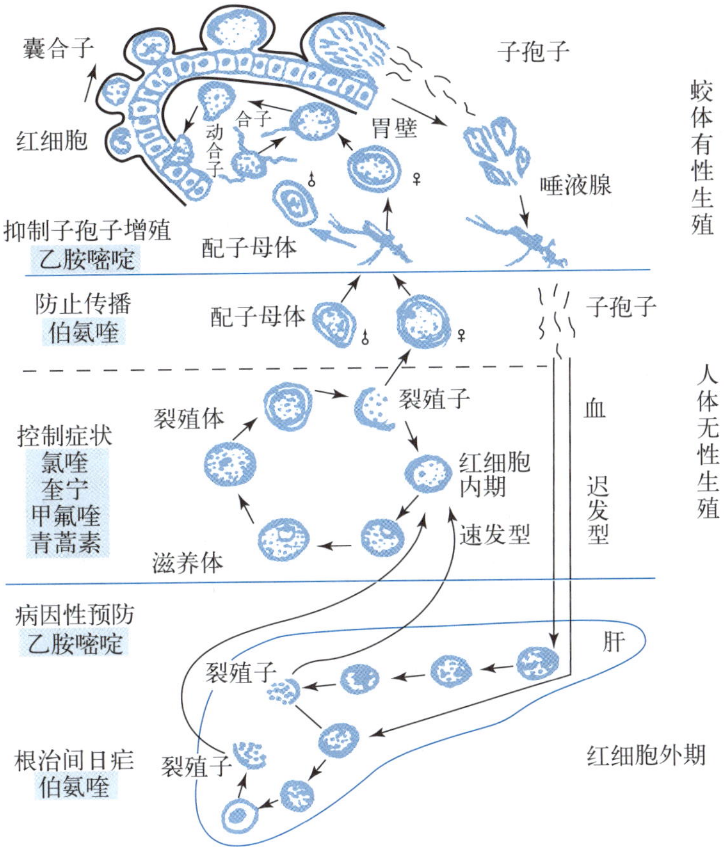

图 46-1　疟原虫的生活史及抗疟药的作用环节

(2) 红细胞内期（红内期）：红细胞外期形成的裂殖体破裂，释放出大量裂殖子，自肝细胞进入血流并迅速侵入红细胞。侵入红细胞的裂殖子先形成环状体，摄取营养，生长发育，经大滋养体、未成熟裂殖体，最后形成含有一定数量裂殖子的成熟裂殖体。成熟裂殖体胀破红细胞后，释放大量的裂殖子及其代谢产物，刺激机体，引起寒战、高热、出汗等症状，即疟疾发作。部分裂殖子再侵入其他正常红细胞，重复其裂体增殖过程，如此反复循环，引起临床症状反复发作。临床症状发作的间隔时间：间日疟约 48h，恶性疟 36 ～ 48h，三日疟约 72h。红细胞内期疟原虫经几代裂体增殖后，部分裂殖子侵入红细胞后不再进行裂体增殖，而是发育成雌、雄配子体。成熟配子体不引起临床症状，但可以感染雌性按蚊，成为疟疾传播的根源。

2．在雌性按蚊体内的发育　当雌性按蚊刺吸疟原虫感染者的血液时，雌、雄配子体随血液进入蚊胃，并在蚊胃内继续发育，二者结合成合子，进一步发育形成子孢子，移行至按蚊的唾液腺，发育为成熟的子孢子，成为感染人的直接传染源。

二、抗疟药的分类

根据抗疟药对疟原虫生活史不同环节的作用，将其分为三类：

1．主要用于控制症状的抗疟药　氯喹、奎宁、甲氟喹、青蒿素等对红细胞内期裂殖体有杀灭作用，可控制临床症状的发作。

2．主要用于控制复发和传播的抗疟药　伯氨喹对红细胞外期迟发型子孢子有杀灭作用，可阻止间日疟复发，并能杀灭配子体，控制疟疾传播，又被称为根治药。

3．主要用于病因性预防的抗疟药　乙胺嘧啶对红细胞外期未成熟裂殖体有杀灭作用，可用于病因性预防，并能抑制配子体在蚊体内的发育，阻止疟疾的传播。

三、常用的抗疟药

（一）主要用于控制症状的抗疟药

氯喹（Chloroquine）

氯喹是人工合成的 4- 氨基喹啉类衍生物。

【体内过程】 口服吸收快而完全，生物利用度约为 90%，血药浓度达峰时间为 1 ～ 2h，血浆蛋白结合率为 60%。氯喹广泛分布于全身各种组织中，在肝、脾、肾、肺组织中的浓度可达血浆浓度的 200 ～ 700 倍，在红细胞内的浓度比血浆浓度高 10 ～ 20 倍，而在被疟原虫侵入的红细胞中的浓度又比正常红细胞中高约 25 倍。50% 药物在肝代谢为去乙基氯喹，原型药及其代谢物主要经肾排泄，酸化尿液可促进其排泄。$t_{1/2}$ 一般为 3 ～ 5 天，后遗效应可持续数周或数月。

【药理作用与临床应用】

1．抗疟作用 氯喹对各种疟原虫的红细胞内期裂殖体有强大的杀灭作用，具有起效快、疗效高、作用持久的特点，为控制疟疾症状的首选药。一般用药后 24 ～ 48h 内发热、寒战、头痛等临床症状消退，48 ～ 72h 血中疟原虫消失。由于药物大量分布于内脏组织，停药后缓慢释放入血，加之代谢与排泄均较缓慢，因而作用持久。氯喹也能用于预防性抑制疟疾症状的发作，在进入疫区前 1 周和离开疫区后 4 周期间，每周服药一次即可。由于氯喹能杀灭红内期裂殖体，杜绝配子体的产生，因而有助于防止良性疟的传播，但对恶性疟的配子体无效。氯喹对红细胞外期疟原虫无效，因而不能用于病因性预防，也不能根治间日疟。近年来发现某些疟原虫对氯喹产生耐药性，导致疗效降低，可改用其他抗疟药或联合用药。

氯喹的抗疟机制复杂，尚未完全明确。氯喹在中性 pH 时不带电荷，能自由进入疟原虫的溶酶体；而进入溶酶体后，酸性 pH 环境使氯喹发生质子化，不能再穿透出胞膜，因而停留在疟原虫内。氯喹的抗疟作用主要是通过抑制疟原虫对血红蛋白的消化。疟原虫在消化血红蛋白时释放血红素，后者是一种毒性化合物，具有膜溶解作用。正常时，疟原虫血红素聚合酶催化血红素转变为无害的疟色素。氯喹能抑制血红素聚合酶活性，导致血红素堆积，从而使疟原虫细胞膜溶解破裂而死亡。

2．抗阿米巴原虫作用 氯喹能杀灭肠外阿米巴滋养体，用于肠外阿米巴病如阿米巴肝脓肿的治疗。详见本章第二节。

3．免疫抑制作用 大剂量氯喹能抑制免疫反应，可用于治疗类风湿关节炎、系统性红斑狼疮、肾病综合征等自身免疫性疾病和光敏性疾病。

【不良反应与注意事项】 氯喹在治疗量时不良反应少见，主要有胃肠道反应、皮肤瘙痒、头痛、头晕、耳鸣等，停药后可消失。长期大剂量应用出现视物模糊，与其在视网膜沉积有关，应定期进行眼科检查。大剂量或快速静脉给药时引起低血压、心律失常、肺水肿、惊厥、昏迷等，急性中毒时可因呼吸衰竭而死亡。中毒时常采用的解毒措施是用氯化铵酸化尿液以促进其排出。氯喹有致畸作用，孕妇禁用。

【药物相互作用】 西咪替丁可使氯喹血药浓度升高，两药合用时需注意调整氯喹的剂量；伯氨喹与氯喹合用可根治间日疟，但可引起严重心血管系统不良反应，应采用序贯给药法；氯喹与氯丙嗪合用可加重肝损害，与保泰松合用易引起光敏性皮炎，应予注意。

奎宁（Quinine）

奎宁是从金鸡纳树皮中提取的一种左旋体生物碱。

【体内过程】 口服吸收迅速，血药浓度达峰时间为 1 ～ 3h，血浆蛋白结合率约为 80%，$t_{1/2}$ 在正常人约为 10h，被疟原虫感染者 $t_{1/2}$ 则明显延长。奎宁在红细胞内浓度较高，约为血浆浓度的 20%，而在脑脊液的浓度仅为血浆浓度的 7%。约 80% 的药物在肝代谢，代谢物及少量原型药经肾排泄。

【药理作用与临床应用】 奎宁对各种疟原虫的红细胞内期裂殖体有杀灭作用，能基本控制临床症状，对间日疟和三日疟的配子体也有效，但对恶性疟的配子体无效。对红细胞外期疟原虫无作用。因其抗疟作用弱，且毒性较大，主要用于耐氯喹或对多种药物耐药的恶性疟，尤其是脑型疟或其他危重疟疾不能口服给药时，可静脉滴注或肌内注射二盐酸奎宁。

抗疟机制可能与氯喹相似，通过抑制血红素聚合酶活性而致血红素堆积，也可能是奎宁以氢键形式同 DNA 双螺旋形成复合物，抑制 DNA 复制和 RNA 转录，从而抑制疟原虫的蛋白质合成。

【不良反应与注意事项】

1. 金鸡纳反应（cinchonism） 轻者表现为恶心、呕吐、腹痛、腹泻、头痛、视物模糊、耳鸣、听力减退等，停药后一般能恢复。严重者出现暂时性耳聋。

2. 心血管反应 用药过量或静脉滴注速度过快时，可致严重低血压、致死性心律失常及心脏抑制。奎宁静脉滴注时应控制给药速度，并密切观察心脏及血压变化。

3. 特异质反应 少数恶性疟患者应用小剂量奎宁即引起急性溶血，表现为寒战、高热、血红蛋白尿、贫血等，严重者可致死亡。

4. 其他反应 奎宁可刺激胰岛素分泌，使血糖降低；对妊娠子宫有兴奋作用，孕妇禁用，月经期慎用；某些过敏患者出现皮疹、瘙痒、血管神经性水肿及支气管哮喘等。

【药物相互作用】 抗酸药及铝制剂可延缓奎宁吸收，维生素 K 则增加其吸收；肌松药与奎宁合用可引起呼吸抑制；抗凝血药与奎宁合用则抗凝血作用增强；奎宁能使地高辛血药浓度升高；西咪替丁则影响奎宁的消除，在合并用药时需注意。

甲氟喹（Mefloquine）

甲氟喹是人工合成的 4- 甲醇喹啉类衍生物。

【体内过程】 口服吸收较快，24h 内血药浓度达峰值，血浆蛋白结合率约为 98%。体内分布广，红细胞内浓度高。主要在肝代谢，由粪便排泄，存在肠肝循环，消除速度慢，从体内完全消除需要 15 ～ 30 天。

【药理作用与临床应用】 甲氟喹能有效杀灭红细胞内期裂殖体，对红细胞外期疟原虫和配子体无效。本品主要用于耐氯喹或对多种药物耐药的恶性疟，可与长效磺胺类及乙胺嘧啶合用，既增强其疗效，又延缓耐药性的发生。也用于预防性给药，从进入疫区前 2 周开始，每周用药一次，直到离开疫区，之后继续服药 4 周。

甲氟喹的抗疟机制未明，可能与氯喹相似。另外，甲氟喹胞外低浓度即可升高疟原虫食物泡的 pH，能与游离血红素形成有毒复合物，损伤疟原虫的细胞膜结构，从而发挥抗疟作用。

【不良反应与注意事项】 不良反应呈剂量依赖性，女性多见。常见恶心、呕吐、腹痛、腹泻，少数患者出现眩晕、头痛、共济失调、焦虑、失眠、幻觉等。偶见心动过缓及窦性心律失常。动物实验证明可致畸并影响生长发育，孕妇及幼儿应禁用。驾驶员及有癫痫史、精神病史者应禁用。

青蒿素（Artemisinin）

青蒿素是我国学者从黄花蒿（*Artemisia annua*）中提取的一种新型抗疟药，因其高效、速效、低毒，已成为世界卫生组织推荐的有效抗疟药。

【体内过程】 口服吸收迅速，血药浓度在 1h 达峰值，$t_{1/2}$ 约为 4h。分布广泛，在肝、肾、胆汁中浓度较高，该药为脂溶性物质，可透过血脑屏障进入脑组织。主要在肝代谢，经肾排泄。由于代谢和排泄均快，维持有效血药浓度时间短，难以杀灭疟原虫达到根治效果，停药后复发率较高。

【药理作用与临床应用】 青蒿素能快速杀灭各种红细胞内期疟原虫，48h 内疟原虫从血中消失。对红细胞外期疟原虫无效。本品主要用于耐氯喹或对多种药物耐药的恶性疟，尤其是治疗脑型疟有良好效果。由于起效快于氯喹和奎宁，也用于控制间日疟症状。但因青蒿素杀灭疟原虫不彻底，复发率高达 30% 以上，故常与伯氨喹合用以减少复发。目前发现疟原虫对单方青蒿素产生耐药性，建议改用复方青蒿素制剂（如复方蒿甲醚），以防止耐药性的产生，并提高治愈率。

青蒿素的抗疟作用机制尚未完全阐明，可能是通过干扰疟原虫的表膜和线粒体结构，抑制其蛋白质合成，而导致疟原虫死亡。

【不良反应与注意事项】 不良反应罕见，少数患者出现头晕、恶心、呕吐等，偶有血清转氨酶轻度升高、四肢麻木和心动过速。动物实验证明有胚胎毒性，孕妇应禁用。青蒿素治疗疟疾有一定的复发率，可与伯氨喹合用。

蒿甲醚（Artemether）

蒿甲醚为青蒿素的脂溶性衍生物，溶解度较大，可制成澄明的油剂供注射给药。抗疟机制同青蒿素，抗疟作用为青蒿素的 10 ～ 20 倍。主要用于耐氯喹的恶性疟和危急病例的抢救。

哌喹（Piperaquine）

哌喹的抗疟作用及作用机制与氯喹相似，能杀灭红细胞内期的裂殖体，作用缓慢而持久，$t_{1/2}$ 约为 10 天。主要用于预防疟疾症状的发生，也用于治疗耐氯喹和对多种药物耐药的恶性疟。不良反应较少，偶见头昏、乏力、胃肠道不适。严重肝、肾功能不全患者及孕妇应禁用。

咯萘啶（Malaridine）

咯萘啶为我国学者研制的一种抗疟药。该药对红细胞内期疟原虫有杀灭作用。可用于治疗各种类型的疟疾，包括耐氯喹的恶性疟和脑型疟。抗疟机制与破坏疟原虫复合膜的结构和功能及食物泡的代谢能力有关。治疗量时不良反应少而轻，表现为胃肠道反应、头痛、头晕、皮疹和精神兴奋等。

（二）主要用于控制复发和传播的抗疟药

伯氨喹（Primaquine）

伯氨喹是人工合成的 8- 氨基喹啉类衍生物，常用其磷酸盐。

【体内过程】 口服吸收良好，在体内分布广泛，肝中药物浓度高，大部分经肝代谢，代谢物和少量原型药由尿排出。1 ～ 2h 血药浓度达峰值，$t_{1/2}$ 为 3 ～ 6h，有效血药浓度维持时间短，需要每天给药。

【药理作用与临床应用】 伯氨喹对间日疟原虫红细胞外期迟发型子孢子及各型疟原虫的配子体有较强的杀灭作用，对红细胞内期疟原虫无效。本品是防治疟疾复发和控制传播的主要药物；与红细胞内期抗疟药合用能根治间日疟。

伯氨喹的抗疟机制可能是损伤疟原虫的线粒体，其代谢产物促进氧自由基生成，致使疟原虫被氧化而死亡，或阻碍疟原虫的电子传递而发挥作用。

【不良反应与注意事项】 伯氨喹在治疗量时不良反应较少，可引起头晕、胃肠道反应，停药后可恢复。偶见轻度贫血、发绀、白细胞增多等。大剂量致高铁血红蛋白血症。少数红细胞内缺乏葡萄糖 -6- 磷酸脱氢酶的特异质患者，可发生急性溶血性贫血和高铁血红蛋白血症。有粒细胞缺乏倾向的人（如活动性风湿性关节炎及红斑狼疮患者）、孕妇、婴幼儿以及有蚕豆病史或家族史者应禁用。

（三）主要用于病因性预防的抗疟药

乙胺嘧啶（Pyrimethamine）

乙胺嘧啶是人工合成的非喹啉类抗疟药，其化学结构与甲氧苄啶相似。

【体内过程】 乙胺嘧啶吸收较快，4 ～ 6h 血药浓度达峰值，主要分布于肝、肾、肺、脾等器官，$t_{1/2}$ 为 3.5 天。部分药物在肝代谢，原型药及其代谢物经肾排泄。

【药理作用与临床应用】 乙胺嘧啶对红细胞外期速发型裂殖体的杀灭作用持久，可作为病因性预防药，每周服药一次即可。但对红细胞内期疟原虫仅能抑制未成熟的裂殖体，对已发育成熟的裂殖体则无效，必须等到下一个裂殖体增殖期才能发挥作用，故控制临床症状起效缓慢。虽不能直接杀灭配子体，但含药的血液随配子体被雌性按蚊吸食后，能阻止疟原虫在蚊体内的有性生殖，因此能控制疟疾的传播，服药后在几小时内即能抑制敏感的配子体，使其丧失对按蚊的感染力，此作用可维持数周。

乙胺嘧啶的抗疟机制为抑制二氢叶酸还原酶，阻止二氢叶酸转变为四氢叶酸，阻碍核酸的合成，从而抑制各种疟原虫的繁殖。若与磺胺类药物合用，对疟原虫的叶酸代谢发挥双重阻断作用，既可增强疗效，又可延缓耐药性的发生。

【不良反应与注意事项】 治疗量时不良反应少见。长期大剂量服用可能干扰人体叶酸代谢，引起巨幼细胞贫血、粒细胞减少，此时应及时停药或用亚叶酸钙进行治疗。过量时易中毒，表现为恶心、呕吐、发热、发绀、惊厥，甚至死亡。严重肝、肾功能损伤患者慎用。本品可经乳汁排出，动物实验证实有致畸作用，哺乳期妇女、孕妇禁用。

第二节　抗阿米巴药及抗滴虫药

一、抗阿米巴药

阿米巴病是由溶组织内阿米巴原虫感染所致的疾病。阿米巴包囊（amebic cyst）经口感染，感染者多数为无症状的病原体携带者（asymptomatic carrier），在约 1% 患者的消化道包囊中发育成为阿米巴滋养体，滋养体可侵入肠黏膜，吞噬红细胞，破坏肠壁组织，引起腹泻、黏液血便等症状，称为肠阿米巴病（intestinal amebiasis）。滋养体也可随血流进入其他组织或器官，引起肠外组织感染，如阿米巴肝脓肿、阿米巴肺脓肿，称为肠外阿米巴病（extraintestinal amebiasis）。抗阿米巴药按其作用部位不同，可分为抗肠阿米巴病药，抗肠外阿米巴病药和抗肠内、外阿米巴病药三类。

（一）抗肠阿米巴病药

抗肠阿米巴病药包括以下三类：①卤化喹啉类（halogenated quinolines）：喹碘方（Chiniofon）、氯碘羟喹（Clioquinol）和双碘喹啉（Diiodohydroxyquinoline）；②二氯乙酰胺类（dichloroacetamides）：二氯尼特（Diloxanide）、克立法胺（Clefamide）；③抗生素类（antibiotics）：巴龙霉素（Paromomycin）、四环素、土霉素、红霉素等。

喹碘方（Chiniofon）

【体内过程】 本品口服吸收少，在肠腔内浓度较高。吸收进入血液的药物，大多在 12h 内以原型经肾排泄，$t_{1/2}$ 为 11 ～ 14h。

【药理作用与临床应用】 喹碘方可杀灭阿米巴滋养体，但对包囊无作用；还能抑制肠道内与其共生的细菌，间接抑制阿米巴滋养体的生长繁殖。一般用于治疗轻症、慢性阿米巴痢疾及无症状带囊者，治愈率约为 80%。对急性阿米巴痢疾单用此药疗效较差，需与其他抗阿米巴药联合应用，如与甲硝唑、依米丁等合用，以获得根治效果。

【不良反应与注意事项】 喹碘方在治疗量较安全，主要不良反应为腹泻，一般不需停药，数日后可自行停止。此外，还有其他消化道反应，如恶心、呕吐、腹痛等。对碘过敏、甲状腺疾病和由非阿米巴原虫引起的严重肝病及肾病患者应禁用。

二氯尼特（Diloxanide）

二氯尼特为二氯乙酰胺类衍生物，是一种新型的抗阿米巴药。临床常用其糠酸酯即糠酸二氯尼特（Diloxanide Furoate）。

【体内过程】 糠酸二氯尼特口服后在肠道分解为二氯尼特和糠酸，大约 90% 的二氯尼特被迅速吸收，经肝代谢，由肾排泄。未被吸收的二氯尼特在肠道发挥抗阿米巴作用。

【药理作用与临床应用】 二氯尼特为有效的杀灭阿米巴包囊的药物，单独应用时作为无症状带包囊者的首选药；在肠道内可直接杀灭滋养体，对慢性阿米巴痢疾也有效，对急性阿米巴痢疾应与甲硝唑合用。对肠外阿米巴病无效。

【不良反应】 二氯尼特的不良反应轻微，常见胃肠胀气，有时出现恶心和腹痛。大剂量时可致流产，妊娠期妇女禁用。

巴龙霉素（Paromomycin）

【药理作用与临床应用】 巴龙霉素属氨基糖苷类药物，口服不易吸收，在肠道内药物浓度较高，可直接杀灭阿米巴滋养体，也可抑制肠道共生菌群，使阿米巴原虫的生长繁殖受到抑制，而间接产生抗阿米巴作用。主要用于急性阿米巴痢疾，对慢性患者多无效。还可用于治疗利什曼病（leishmaniasis）和绦虫病（taeniasis）。

【不良反应】 不良反应少，偶有胃肠不适、腹泻、皮疹等，长期用药可引起吸收不良综合征及二重感染。

（二）抗肠外阿米巴病药

氯喹（Chloroquine）

【药理作用与临床应用】 氯喹主要作为抗疟药用于控制疟疾症状。因能杀灭阿米巴滋养体，对肠外阿米巴病也有效，尤其是治疗阿米巴肝脓肿和肺脓肿。其作用出现快，可使阿米巴病的症状和体征迅速减轻或消失。主要用于甲硝唑治疗失败或不能耐受的肠外阿米巴病。因结肠阿米巴感染是肠外阿米巴病的根源，故应同时使用在肠道有效的抗阿米巴药，以减少复发。

目前，还未发现阿米巴原虫对氯喹产生耐药性。

（三）抗肠内、外阿米巴病药

本类药物包括以下两类：① 5- 硝基咪唑类（nitroimidazoles）：甲硝唑（Metronidazole）、替硝唑（Tinidazole）、尼莫唑（Nimorazole）、奥硝唑（Ornidazole）等，均具有相似的药理作用；②依米丁（Emetine）和去氢依米丁（Dehydroemetine）：去氢依米丁是人工合成的依米丁同系物，二者有同样的抗阿米巴作用，后者毒性略低。

甲硝唑（Metronidazole）

【体内过程】 口服吸收迅速而完全，生物利用度几乎是 100%，血浆蛋白结合率为 20% 左右，血药浓度 1 ~ 3h 达高峰，$t_{1/2}$ 为 8 ~ 10h。体内分布广泛，易进入组织及体液中，如阴道分泌物、精液、唾液和乳汁，也能透过血脑屏障，在脑脊液中可达到有效浓度。经肝代谢，由肾排泄，其代谢物可使尿液呈棕红色。

【药理作用与作用机制】 甲硝唑的作用机制尚未完全阐明，可能是其分子中的硝基抑制了微生物中 DNA 的合成或使已合成的 DNA 变性，从而抑制病原体的生长、繁殖，最终导致其死亡。

1．抗阿米巴作用 甲硝唑能杀灭肠道内、外的阿米巴滋养体，体外实验表明，用药 6 ~ 20h，虫体出现明显变形，24h 全部被杀死。对肠腔内阿米巴原虫和包囊无明显作用。

2．抗滴虫作用 甲硝唑对阴道滴虫有强大的杀灭作用，且对阴道内的正常菌群无影响。

3．抗厌氧菌作用 甲硝唑对大多数革兰氏阴性厌氧杆菌、革兰氏阳性厌氧芽胞杆菌和所有厌氧球菌均有杀灭作用，对脆弱类杆菌尤为敏感。

4．其他作用 甲硝唑对蓝氏贾第鞭毛虫和幽门螺杆菌有抑制作用。

【临床应用】

1．阿米巴病（amebiasis） 甲硝唑为治疗阿米巴病的首选药，用于治疗轻重症阿米巴痢疾、阿米巴肝脓肿及其他组织阿米巴病。因其在肠腔中浓度较低，宜与抗肠阿米巴病药联合使用，以提高疗效，减少复发，通常与喹碘方或巴龙霉素合用。本品对无症状的带包囊者无效。

2．滴虫病（trichomoniasis） 甲硝唑为治疗阴道滴虫病的首选药，对女性和男性泌尿生殖系统滴虫感染均有效。若治疗失败，可加大剂量重复治疗。

3．厌氧菌感染（anaerobic bacterial infections） 甲硝唑主要用于厌氧菌引起的口腔感染、盆腔感染、腹腔感染及败血症等，较少引起耐药性，长期应用也不引起二重感染。

4．贾第虫病（giardiasis） 甲硝唑是目前治疗贾第虫病最有效的药物，治愈率可达 90%。

5．消化性溃疡（peptic ulcer） 甲硝唑对幽门螺杆菌有抑制作用，可用于胃及十二指肠溃疡的治疗。

【不良反应与注意事项】 治疗量不良反应很少，常见不良反应为恶心、食欲缺乏、腹痛、头痛、口干或口腔金属味，与食物同服可减轻消化系统反应。偶见腹泻、失眠、虚弱、头晕、皮疹、排尿困难、感觉异常和白细胞减少。本品可干扰乙醛代谢，导致急性乙醛中毒，服药期间和停药后不久，应禁止饮酒。有中枢神经系统疾病者要慎用此药。孕妇禁用。

替硝唑（Tinidazole）

替硝唑为第二代 5- 硝基咪唑类衍生物，其作用和疗效与甲硝唑相当，但毒性偏低。

依米丁（Emetine）

依米丁又称吐根碱，是从茜草科植物吐根中提取的异喹啉类生物碱。

【体内过程】 口服时胃肠道刺激严重且吸收不完全，故不能口服用药。静脉注射或肌内注射时易引起局部疼痛、组织坏死及蜂窝织炎，故常采用皮下注射，或在监护下肌内注射。注射后吸收良好，分布于全身，在肝中浓度最高，其次为肺、肾、脾、肠壁及心肌，在脑组织中浓度最低。主要从肾缓慢排泄，易发生蓄积作用。

【药理作用与临床应用】 依米丁通过抑制肽酰基 tRNA 的移位，抑制虫体蛋白质合成而杀死阿米巴滋养体。注射后能杀灭肠壁及组织中的滋养体，对肠腔内的滋养体及包囊无效。因毒性大，目前仅限于甲硝唑治疗无效或禁用甲硝唑的急性阿米巴痢疾。由于使用该药的复发率高，可采取联合用药，以提高疗效和减少复发。

【不良反应与注意事项】 本品毒性反应与疗程有关，一般使用不得超过 10 天。

1．消化道反应 表现为恶心、呕吐、腹泻，并伴有无力、眩晕，严重时可致虚脱。

2．心脏毒性 依米丁对心肌有损害，可引起中毒性心肌炎，出现心律失常、心前区疼痛、血压下降、心力衰竭。心电图变化明显，出现 T 波倒置、QT 间期延长，停药后可恢复，但一般需要 6 个月。

3．神经肌肉阻滞作用 表现为肌无力、肌肉痛、肌束震颤等。在用药前静脉注射 10% 葡萄糖酸钙 10ml，可减轻此反应。

阿米巴病的药物选择见表 46-1。

表46-1　阿米巴病的药物选择

临床类型	首选药物	其他药物
无症状带囊者	二氯尼特	喹碘方 / 巴龙霉素
急性阿米巴痢疾	甲硝唑 /	甲硝唑 + 二氯尼特 /
	甲硝唑 + 喹碘方	甲硝唑 + 巴龙霉素 /
		甲硝唑 + 依米丁
慢性阿米巴痢疾	甲硝唑	二氯尼特 / 喹碘方
阿米巴肝脓肿	甲硝唑 /	依米丁 + 氯喹 + 二氯尼特 /
	甲硝唑 + 氯喹	甲硝唑 + 喹碘方或巴龙霉素

二、抗滴虫药

抗滴虫药（antitrichomonal drugs）是一类用于治疗由阴道毛滴虫感染引起的滴虫性阴道炎和尿道炎的药物。阴道毛滴虫可通过性直接传播和使用公共浴厕等间接传播，应夫妇同时治疗，并注意个人卫生和经期卫生。

甲硝唑（Metronidazole）

甲硝唑能杀灭阴道毛滴虫，常作为治疗滴虫病的首选药，约 90% 的患者口服 1 个疗程即可痊愈，失败病例经重复治疗后约 90% 仍然有效。夫妻双方应同时治疗方可根治。同类药物替硝唑、尼莫唑、奥硝唑也可用于滴虫病的治疗。

乙酰胂胺（Acetarsol）

乙酰胂胺是五价砷化合物，具有杀灭阴道毛滴虫的作用。因毒性较大，仅供外用。先用 1 ∶ 5000 的高锰酸钾溶液冲洗阴道，后将 1 ～ 2 片乙酰胂胺置于阴道后穹隆部，次晨坐浴洗净。本品有轻度局部刺激，可使阴道分泌物增多。

第三节 抗血吸虫药及抗丝虫药

一、抗血吸虫药

血吸虫病（schistosomiasis）是由皮肤接触含血吸虫尾蚴的疫水而感染的寄生虫病。寄生在人体的血吸虫主要有日本血吸虫、埃及血吸虫和曼氏血吸虫等，主要分布于亚洲、非洲、拉丁美洲。我国曾在长江流域及以南地区流行日本血吸虫病，由于积极开展防治工作，其流行和蔓延基本得到控制。血吸虫病的临床表现主要有丘疹、瘙痒、咳嗽、咳痰、发热、肝脾大、腹痛、腹泻、乏力、癫痫样发作等。

（一）血吸虫生活史

血吸虫成虫寄生于人的肝门静脉 - 肠系膜静脉系统，雌虫产卵于肠黏膜下层的静脉末梢内，虫卵可随血液循环到达全身，肠壁中的卵发育成熟后，分泌一种可溶性虫卵抗原（soluble egg antigen，SEA），SEA 透过卵壳进入组织，引起组织炎症、坏死并向肠腔破溃，虫卵随之进入肠腔，再随粪便排出体外。含虫卵的粪便污染水体，在适宜的条件下虫卵可孵化成毛蚴，遇中间宿主钉螺并侵入螺体内，在其淋巴窦中发育成尾蚴。尾蚴成熟后逸出螺体，分布于水的表层。当人接触被尾蚴污染的水时，尾蚴会经皮肤或黏膜侵入人体内并形成童虫。童虫进入宿主的小血管和淋巴管，随血流经肺进入体循环，经肠系膜动脉进入肝门静脉，在此生长发育，然后逆血流到肠系膜静脉和直肠静脉内发育为成虫。

（二）常用抗血吸虫药

吡喹酮（Praziquantel）

吡喹酮为人工合成的吡嗪异喹啉衍生物，是 20 世纪 70 年代发展起来的抗血吸虫和抗其他吸虫的药物，也是目前治疗日本血吸虫病的最有效药物。

【体内过程】 口服易吸收，但首过消除率高，多数药物在肝快速代谢为羟基化合物而失活，$t_{1/2}$ 为 1 ～ 1.5h，其代谢物主要由肾排泄（60% ～ 80%），其余由胆汁排泄（15% ～ 30%）。

【药理作用与作用机制】

1．抗血吸虫作用 吡喹酮对日本血吸虫、埃及血吸虫和曼氏血吸虫单一感染或混合感染均有良好疗效，对血吸虫成虫有良好的杀灭作用，但对未成熟的童虫则无效。吡喹酮能被血吸虫迅速摄取，引起虫体兴奋，继而活动减弱，出现痉挛性麻痹；也引起虫体的皮层广泛损害，以皮层的空泡形成、肿胀、变形和宿主的白细胞附着等为特点，在用药后 24 ～ 48h 可出现死虫脓肿。

吡喹酮引起的虫体挛缩和皮层受损可能与其使虫体内的 Ca^{2+} 分布发生变化有关。虫体的痉挛性麻痹，使其不能附着在肠系膜静脉的血管壁上，因而被血流冲入肝，即出现用药后的肝转移。在肝由于失去完整的皮层保护，很容易被吞噬细胞消灭。另外，吡喹酮的作用也依赖于宿主的特异性免疫反应，并与影响虫体代谢有关。

2．抗其他寄生虫作用　吡喹酮对华支睾吸虫、卫氏并殖吸虫、绦虫、棘球囊等也具有杀灭作用。

【临床应用】

1．血吸虫病　吡喹酮对各种血吸虫病均有效，对日本血吸虫病的治愈率最高，可达 98.4% ～ 99.4%。适用于治疗急、慢性血吸虫病，用药后能迅速退热和改善全身症状，治疗后的 3 ～ 6 个月，粪检转阴率为 94.4% ～ 99.6%。由于药物的毒性低、疗程短、口服方便，故有心、肝等并发症的晚期患者也多能顺利完成治疗任务，是当前治疗血吸虫病的首选药物。

2．华支睾吸虫病（clonorchiasis sinensis）和卫氏并殖吸虫病（paragonimiasiswestermani）　对其治愈率接近 100%。

3．绦虫病　吡喹酮对牛带绦虫、猪带绦虫、阔节裂头绦虫和短膜壳绦虫均有良好的疗效。详见本章第四节。

4．棘球蚴病（hydatidosis）　吡喹酮可用于皮下或肌肉组织的棘球蚴病、脑棘球蚴病。吡喹酮杀虫作用显著，联合用药效果更好。脑棘球蚴病应住院治疗，囊虫死后的炎症易引起癫痫、脑水肿和脑疝，应予以注意。

【不良反应与注意事项】　吡喹酮的毒性较低，动物实验未见明显毒性反应，是目前临床使用的抗血吸虫药中不良反应最轻的药物，98% 以上的患者能顺利完成治疗，约 40% 的患者无任何不适，只有少数人有如下反应。

1．神经系统反应　以头痛、头昏为多见，也有失眠、眩晕和低热等。偶可诱发精神失常，有精神病或癫痫者应禁用。服药期间避免驾驶和高空作业。

2．消化系统反应　表现为恶心、呕吐、腹痛和腹泻等，偶致消化道出血。

3．心血管系统反应　较大剂量时少数人出现心电图 T 波低平、双相和 ST 段降低，一般停药后可恢复。心律失常、冠心病、心肌炎患者应慎用。

4．其他　未发现该药有致突变、致畸和致癌作用，但大剂量使大鼠流产率提高，孕妇禁用。

二、抗丝虫药

丝虫病（filariasis）是由丝虫寄生于人体淋巴系统而引起的感染性疾病，临床表现早期为淋巴管炎（lymphangitis）、淋巴结炎（lymphadenitis），晚期为淋巴管阻塞引起的象皮肿、乳糜尿等。寄生于人体内的丝虫有 8 种，我国仅有班氏丝虫（Fila*r*ia bancrofti）和马来丝虫（Fila*r*ia malayi）两种。

（一）丝虫生活史

丝虫生活史包括两个发育阶段，即幼虫在蚊体（中间宿主）内和成虫在人体（终宿主）内的发育阶段。当蚊虫叮咬微丝蚴阳性者时，微丝蚴随血液进入蚊体内并发育成为幼虫——丝状蚴。通过蚊虫叮咬，丝状蚴进入人体内，寄生于淋巴管及淋巴结中，发育为成虫并产出大量微丝蚴。大部分微丝蚴进入血液循环形成新的传染源。

（二）常用抗丝虫药

乙胺嗪（Diethylcarbamazine）

乙胺嗪是人工合成的哌嗪衍生物，自 1947 年报道有抗丝虫作用以来，一直作为治疗丝虫病的主要药物。

【体内过程】 口服后从小肠迅速吸收，血药浓度达峰时间为 1 ～ 2h，$t_{1/2}$ 为 8h。吸收后迅速分布于脂肪以外各组织，原型药物及代谢物经肾排泄，碱化尿液可延缓其排泄、增高血浆浓度与延长半衰期，故肾功能不良者应减少用药量。

【药理作用与临床应用】 乙胺嗪可迅速杀灭血液中班氏丝虫和马来丝虫的微丝蚴，是治疗淋巴丝虫病的首选药物。用药后 24 ～ 48h，班氏丝虫和马来丝虫的微丝蚴可迅速从患者的血液中减少或消失，使某些症状得到改善；但对淋巴系统中成虫的杀灭作用比较慢，常需要较大剂量或较长疗程。也可用于盘尾丝虫病、热带嗜酸性粒细胞增多症等。

乙胺嗪杀灭微丝蚴的机制可能有两个：一是改变微丝蚴体表的膜结构，使其容易受到宿主的免疫攻击；二是其分子中的哌嗪可使微丝蚴的肌组织发生超极化，虫体失去活动能力，不能在宿主周围血液中停留而离开宿主。乙胺嗪对成虫的作用机制尚不清楚。

【不良反应与注意事项】

1．药物引起的反应 此反应轻微而短暂，有食欲缺乏、恶心、呕吐、头痛、无力等，通常在几天内均可消失。

2．死虫引起的反应 大量死亡的微丝蚴或成虫释放出的异性蛋白可引起过敏反应，表现为寒战、高热、皮疹、淋巴结肿大、胃肠功能紊乱、咳嗽和胸痛等。也可发生白细胞增多、嗜酸性粒细胞增多、蛋白尿等，用地塞米松可缓解症状。

伊维菌素（Ivermectin）

伊维菌素为放线菌产生的大环内酯类化合物的二氢衍生物，是新型广谱、高效、低毒抗寄生虫药。

【体内过程】 口服吸收迅速，用药后 4h 血药浓度达峰值，$t_{1/2}$ 为 12 ～ 16h。广泛分布于各种组织，以肝和脂肪组织中浓度最高，进入眼组织较慢，但不能通过血脑屏障。通过肝代谢，大部分随胆汁经肠道排泄，仅 0.5% ～ 2% 的药物随尿液排出。

【药理作用与作用机制】 伊维菌素主要杀灭盘尾丝虫的微丝蚴，对班氏丝虫和马来丝虫的微丝蚴也有杀灭作用，用药一次其作用持续 1 个月。但不能杀灭体内的成虫，常需要较长时间给药，才可彻底治愈。伊维菌素尚有抗蠕虫作用，对蛔虫、蛲虫、鞭虫和钩虫等均有作用。

伊维菌素的作用机制可能与影响外周神经由 GABA 介导的神经信号传递有关；还可抑制盘尾丝虫胚胎的发育，使雌虫子宫内的微丝蚴滞留、退化并被吸收；也可能与宿主的免疫机制的参与有关。

【临床应用】 伊维菌素为治疗盘尾丝虫病的首选药，用药后皮肤的微丝蚴迅速转阴，之后 1 年用药一次即可。班氏丝虫病患者一次用药后，血中微丝蚴迅速减少，于 5 ～ 12 天全部消失；但因对成虫无作用，3 个月后，血中又逐渐出现微丝蚴，并于 6 个月恢复到治疗前密度的约 20%；因此，应每隔 6 个月给药一次，连续用药 4 ～ 5 年（成虫寿命）可使疾病彻底痊愈。对马来丝虫也有相似的疗效。

【不良反应与注意事项】 伊维菌素本身对人体的毒性很低。但死亡、解体的微丝蚴可导致宿主出现全身性反应，于用药后 18 ～ 36h 即可表现为发热、头痛、皮疹、腹痛、肌痛、关节痛和咳嗽等。其严重程度与体内微丝蚴密度和用药量有关。

第四节 抗肠蠕虫药

肠蠕虫病是一种常见的寄生虫病，寄生于肠道的蠕虫包括线虫类、绦虫类和吸虫类，常见的肠道线虫类有蛔虫、蛲虫、钩虫和鞭虫等，肠道绦虫类有猪带绦虫和牛带绦虫等。肠线虫病在卫生条件较差的地区发病率较高，肠绦虫病在牧区人群中的感染率最高。肠道蠕虫感染可引起消化功能紊乱、营养不良、贫血，甚至导致严重并发症，如肠梗阻、阴道炎、盆腔炎等。目前，由于广谱、高效、低毒抗肠蠕虫药不断用于临床，多数肠蠕虫病已得到有效治疗和控制。

一、抗肠线虫药

甲苯咪唑（Mebendazole）

甲苯咪唑又名甲苯达唑，为苯并咪唑类广谱、高效抗肠蠕虫药。

【体内过程】 口服吸收少，首过消除高，生物利用度约为 20%。在血液中药物浓度低，而在肠道中药物浓度较高，24 ~ 48h 大部分药物以原型随粪便排出。

【药理作用与临床应用】 甲苯咪唑对蛔虫、蛲虫、鞭虫、钩虫、绦虫及粪类圆线虫的成虫和幼虫均有杀灭作用，并能杀灭钩虫、蛔虫、鞭虫的虫卵，故有控制传播的作用。主要用于治疗鞭虫、蛲虫、蛔虫、钩虫及绦虫感染，对单纯感染和混合感染均有效。本品作用缓慢，给药后数日方可清除肠虫。

甲苯咪唑抗虫作用机制可能是药物对虫体的 β 微管蛋白具有高亲和力，从而抑制微管功能，影响细胞内转运；抑制虫体线粒体内的延胡索酸还原酶活性，影响虫体对葡萄糖的摄取和利用，使虫体内贮存的糖原耗竭，ATP 生成减少，最终虫体因能源断绝而死亡。

【不良反应与注意事项】 因本品吸收很少，故无明显不良反应。少数患者出现短暂腹痛、腹泻、头痛、眩晕等反应。大剂量给药时偶见过敏反应、脱发、粒细胞减少、暂时性肝功能异常及肾刺激症状等。动物实验证明有致畸作用，孕妇应禁用。2 岁以下儿童及对本品过敏者不宜使用。

阿苯达唑（Albendazole）

阿苯达唑又名丙硫咪唑，与甲苯咪唑的化学结构相似，是高效、低毒、广谱的抗肠蠕虫药。

【体内过程】 口服吸收迅速，其血药浓度比同剂量甲苯咪唑高几十倍，在体内分布广泛，在肝、肺等组织中能达到相当高的浓度，并能进入棘球蚴囊内，故对肠道外寄生虫病亦有效。

【药理作用与临床应用】 阿苯达唑抗虫作用机制与甲苯咪唑相似，对蛔虫、钩虫、蛲虫、鞭虫、粪类圆线虫、旋毛虫等线虫和绦虫以及吸虫均有杀灭作用，对幼虫和虫卵也有效。临床主要用于上述线虫或绦虫感染，也可用于肠外寄生虫病如棘球蚴病、囊尾蚴病、旋毛虫病、华支睾吸虫病及肺吸虫病等。

【不良反应与注意事项】 阿苯达唑的不良反应较轻，常见有腹痛、腹泻、恶心、头痛、眩晕、失眠、无力等，多在数小时内自行缓解。治疗囊尾蚴病、棘球蚴病时，所需时间较长，可引起肝功能障碍、血小板减少及白细胞减少等，停药后可恢复。动物实验证明有致畸及致突变作用，故孕妇及 2 岁以下小儿应禁用。

左旋咪唑（Levamisole）

左旋咪唑是四咪唑的左旋异构体。

【体内过程】 口服吸收较快且完全，2h 血药浓度达峰值，$t_{1/2}$ 约为 4h。在组织中分布广泛，主要在肝代谢，代谢物由肾排泄，少量随粪便排出。

【药理作用与临床应用】

1．抗肠虫作用 左旋咪唑为广谱抗肠虫药，对蛔虫、钩虫、蛲虫和粪类圆线虫等多种线虫有杀灭作用，其中对蛔虫的作用最强；对班氏丝虫、马来丝虫和盘尾丝虫的微丝蚴和成虫也有效。本品治疗蛔虫感染疗效最好，也用于治疗钩虫病，对十二指肠钩虫病的疗效优于对美洲钩虫病的疗效，对蛔虫、钩虫的混合感染也有效，还可用于治疗丝虫病。

抗虫作用机制是抑制虫体肌肉中的琥珀酸脱氢酶，阻止延胡索酸还原为琥珀酸，减少能量的产生，使虫体肌肉麻痹，失去附着力而随粪便排出体外。

2．免疫调节作用 左旋咪唑可刺激 T 细胞和巨噬细胞的功能，提高免疫力，用于免疫功能低下者，增强其抵抗力（详见第 48 章）。

【不良反应与注意事项】 左旋咪唑单剂量治疗蛔虫感染时不良反应轻微而短暂，表现为恶心、呕吐、腹痛、头晕、乏力等。大剂量多次用药时，可引起发热、关节痛、肌肉痛、粒细胞减少、血小板减少、视神经炎及过敏反应等。妊娠早期、肝肾功能障碍者应慎用。

噻嘧啶（Pyrantel）

噻嘧啶为人工合成四氢嘧啶衍生物，口服吸收少，主要在肠道内起作用。

【药理作用与临床应用】 噻嘧啶为广谱抗肠蠕虫药，对蛔虫、钩虫、蛲虫和粪类圆线虫感染有良好疗效。主要用于蛔虫、蛲虫及钩虫感染或混合感染。噻嘧啶抗虫机制是通过抑制虫体胆碱酯酶活性，使神经肌肉接头处乙酰胆碱堆积，引起虫体肌肉痉挛性收缩而致麻痹，导致虫体不能附壁而排出体外。

【不良反应与注意事项】 不良反应较轻，可见头痛、眩晕、皮疹及轻度消化道反应。少数患者出现暂时性转氨酶升高，故肝功能不良者应慎用。孕妇及 2 岁以下儿童不宜使用。

哌嗪（Piperazine）

哌嗪为常用的驱蛔虫药物，在临床上常用枸橼酸哌嗪（驱蛔灵）。

【体内过程】 口服吸收迅速，在体内部分被代谢，余者以原型由肾排泄。不同个体排泄速度差异较大。

【药理作用与临床应用】 本品对蛔虫和蛲虫的作用均较强。治疗蛔虫感染的单剂量治愈率约为 70%，连服 2 日，可使治愈率提高。因哌嗪在麻痹虫体前无兴奋作用，能减少虫体游走移行，使用比较安全，可用于并发溃疡病、蛔虫性不完全性肠梗阻和胆道蛔虫病早期的治疗。对蛲虫感染的治愈率可达 90% 以上，但需连续服药 7 ~ 10 日，疗程较长，故已少用。

哌嗪抗虫机制是改变虫体肌细胞膜对离子的通透性，使肌细胞膜产生超极化，引起神经肌肉传递功能障碍，导致虫体出现松弛性麻痹，虫体则随粪便排出体外；也能抑制琥珀酸合成，干扰虫体糖代谢，使肌肉收缩的能量供应受阻。

【不良反应与注意事项】 在治疗量时不良反应较轻，偶见恶心、腹痛、头痛、荨麻疹等。较大剂量（$>$ 6g/d）时出现嗜睡、眩晕、肌束震颤、共济失调，甚或诱发癫痫小发作等神经系统毒性反应。有神经系统疾患或有癫痫史者禁用。动物实验证明有致畸作用，孕妇应禁用。肝肾功能不全者禁用。

恩波吡维铵（Pyrvinium Embonate）

恩波吡维铵又称扑蛲灵，是一种青铵染料。口服不吸收，肠道内药物浓度高。

【药理作用与临床应用】 本品有强大的抗蛲虫作用，对其他肠道寄生虫感染作用较弱。为蛲虫单一感染的首选药，治愈率可达 80% ~ 90%。恩波吡维铵抗虫机制是干扰蛲虫的呼吸酶系统，抑制其需氧代谢，并阻碍蛲虫对葡萄糖的吸收，使虫体的生长繁殖受到抑制。

【不良反应与注意事项】 不良反应较少，可见恶心、呕吐、腹痛、腹泻、眩晕等，偶见光敏反应和肌肉痉挛。本品可使粪便染成红色，应事先告知患者。当肠道有炎症时可增加吸收，而引起不良反应，故有肠道感染的患者不宜服用。

二、抗肠绦虫药

氯硝柳胺（Niclosamide）

氯硝柳胺又称灭绦灵，为水杨酰胺类衍生物。口服几乎不被吸收，在肠道内药物浓度较高。

【药理作用与临床应用】 氯硝柳胺对猪带绦虫、牛带绦虫、微小膜壳绦虫及阔节裂头绦虫等均有很强的杀灭作用；能杀死虫体头节和近端节片，使虫体脱离肠壁，随粪便排出体外。主要用于治疗绦虫感染，曾为抗绦虫病的首选药。因本品对虫卵无效，当猪带绦虫死亡节片被肠腔内蛋白酶消化分解后，可释放出虫卵，虫卵将倒流入胃和十二指肠，引起猪囊尾蚴病。因此，在用药后 1 ~ 2h 内必须给予导泻药（如硫酸镁），以便将死亡节片在被消化前全部清除。另外，本品对蛲虫也有效，还可杀灭钉螺，用于防治血吸虫病。

氯硝柳胺抗虫机制是抑制虫体线粒体的氧化磷酸化过程，使能量 ATP 产生减少，并抑制虫体对葡萄糖的摄取，影响虫体的生长发育。

【不良反应与注意事项】 不良反应很少，偶见胃肠道反应、头晕、乏力等。

吡喹酮（Praziquantel）

吡喹酮为广谱抗肠虫药，对多种吸虫有强大杀灭作用（见第本章第三节），对绦虫感染也有效。

【药理作用与临床应用】 本品对猪带绦虫、牛带绦虫、曼氏迭宫绦虫、微小膜壳绦虫及阔节裂头绦虫等均有效，为治疗各种绦虫病的首选药，治愈率可达 90% 以上。用于治疗脑囊尾蚴病时，应注意虫体死亡后可引起炎症反应，造成脑水肿、颅内压升高，宜同时使用脱水药和糖皮质激素；也用于治疗皮下及肌肉囊尾蚴病。

吡喹酮抗虫机制可能为增加虫体细胞膜对 Ca^{2+} 的通透性，使虫体产生痉挛性麻痹，随粪便排出体外。高浓度时引起虫体外皮损伤，激活宿主的防御机制，虫体被吞噬细胞侵袭而死亡。

【不良反应与注意事项】 可引起恶心、腹痛、头痛、眩晕等。还可引起发热、皮疹、肌肉痛等过敏反应。当眼内虫体被杀死后，可引起剧烈的炎症反应，对眼部产生严重损害，故本品禁用于治疗眼囊尾蚴病，而治疗眼囊尾蚴病唯一合理的方法是手术摘除虫体。

SUMMARY

The antimalarial drugs are mainly composed of three types which are respectively used for controlling etiological factors, preventing recurring and spreading, and alleviating the symptoms of malaria. Chloroquine used frequently to prevent and control the malaria is one of the important antimalarial drugs, and also acts as an amebicide and immunosuppressive agent. Quinine is a typical antimalarial drug, but it is rarely seen now because it has weak pharmacological effects and causes serious adverse reactions. Quinine is just applied to the serious subtertian malaria by drips via vein. Primaquine is mainly used to prevent malaria from recurring and spreading. Pyrimethamine is mainly used for etiological prevention.

Drugs used to treat amebiasis can be categorized as intestinal, extraintestinal, and mixed amebicides. Intestinal amebicides, such as Diloxanide Furoate, Chiniofon, and the aminoglycoside Paromomycin, are active against only intestinal forms of amebas. Extraintestinal amebicides, such as Chloroquine, are effective only against invasive forms of amebiasis. Chloroquine has been employed primarily to treat hepatic abscesses, but it is not recommended unless other drugs fail or cause unacceptable side effects. Mixed amebicides, such as Metronidazole, Emetine and Dehydroemetine, are active against both intestinal and systemic forms of amebiasis. In fact, Metronidazole has a wide antiprotozoal spectrum. It is not only effective for amebas, but also for *Trichomonas vaginalis*, *Giardia lamblia* and anaerobic bacteria. So it can be used for the following diseases: amebiasis, trichomoniasis, anaerobic bacterial infections and giardiasis.

Praziquantel is most effective in the treatment of schistosome infections of all species, especially *Schistosoma japonicum*. It can kill adult schistosomes, but not immature forms. Its action is to alter the cell membrane permeability of Ca^{2+} in the schistosome, resulting in increased muscular activity, and producing contraction and spastic paralysis. Praziquantel can also cause tegumental damage of parasite. The host immune status plays an important role in the clinical efficacy of Praziquantel. Praziquantel can be used for acute or chronic schistosomiasis. It is also used to treat infections with many other parasites.

Mebendazole is used to treat roundworm infections and a systemic tapeworm infection (hydatid). Praziquantel is becoming the agent of the first choice for all tapeworm infections as well as trematode infections. The anthelmintic agents act primarily by disrupting the metabolic or neurologic systems of helminths. The toxicities of anthelmintic agents are vary widely. Most of these agents cause adverse gastrointestinal reactions. Adverse CNS and skin reactions may also occur. Some of the toxicities attributed to the anticestodal agents actually may represent a reaction to the release of antigens when the tapeworms die.

（苏县辉）

第47章 抗恶性肿瘤药

恶性肿瘤常被称为癌症，是当前严重威胁人类生命健康的常见病、多发病。目前治疗恶性肿瘤的方法有化学药物治疗（简称化疗）、手术切除、放射治疗、免疫治疗、基因治疗和中医中药治疗等综合措施。对于一些肿瘤，特别是有转移的肿瘤来说，需要用化学药物治疗来达到全身治疗的目的。化学药物治疗为肿瘤治疗中非常重要的方法，在临床上，化学药物治疗配合手术切除和放射治疗可明显提高临床疗效。

第一节　抗肿瘤药的作用机制及分类

一、抗肿瘤药的作用机制

（一）抗肿瘤药作用的生化机制

抗肿瘤药作用的生化机制主要是通过干扰或阻遏核酸及蛋白质代谢的生化过程而发挥抗肿瘤作用。

1．干扰核酸（DNA、RNA 及其前体）的生物合成　抗肿瘤药通过特异性地影响体内核酸代谢的必需物质如叶酸、嘌呤、嘧啶等，干扰核酸代谢，尤其是 DNA 的生物合成，使肿瘤细胞不能进行分裂和增殖，最终导致细胞死亡。主要作用于 DNA 合成期（S 期）细胞，为细胞周期特异性药物。

2．影响 DNA 的结构、功能及其复制　药物通过直接破坏 DNA 结构或抑制拓扑异构酶活性，影响 DNA 的复制和修复功能。

3．干扰转录过程及阻止 RNA 合成　药物嵌入 DNA 碱基对之间，干扰转录过程，阻止 mRNA 合成，如放线菌素类、蒽环类抗肿瘤抗生素。

4．干扰蛋白质的合成与功能　药物干扰微管蛋白聚合功能、干扰核糖体功能或影响氨基酸供应，从而抑制蛋白质的合成与功能，抑制肿瘤细胞的生长繁殖。

5．影响体内激素平衡　通过调控激素的平衡，改变平衡失调状态，抑制某些激素依赖性肿瘤的生长。

（二）抗肿瘤药作用的细胞生物学机制

肿瘤细胞从一次分裂结束到下一次分裂完成称为细胞增殖周期。根据细胞生长增殖的特点将肿瘤细胞群分为三类：

1．增殖细胞群　这类细胞为肿瘤细胞中分裂增殖旺盛的细胞。肿瘤增殖细胞群与全部肿瘤细胞群之比称为生长比率（growth fraction，GF）。迅速增长的肿瘤，GF 值大，接近 1，对化疗药物最敏感，如绒毛膜上皮癌、霍奇金病和急性白血病等；如 GF 值较小，在 0.01 ~ 0.5，则这类肿瘤细胞增长缓慢，对化疗药物不敏感，如有些实体瘤和慢性白血病。细胞增殖周期可分为四期（时相）：① G_1 期（DNA 合成前期）；② S 期（DNA 合成期）；③ G_2 期（DNA 合成后期或有丝分裂准备期）；④ M 期（有丝分裂期）。另外，在上述细胞增殖周期的相邻两个时相的交界时段存在着细胞增殖周期时相的控制点，对细胞增殖周期的运行起着较好的控制作用。

2．静止细胞群（G_0 期） 这类肿瘤细胞分裂增殖十分缓慢，处于静止期（G_0 期），对化疗药物不敏感，药物将增殖细胞群大量杀灭后，G_0 期细胞又进入增殖期，为肿瘤复发的根源。

3．无增殖能力细胞群 这类细胞包括无增殖力或已分化的细胞，在肿瘤中这部分细胞较少。

化疗药物对各个周期或时相的肿瘤细胞的敏感性不同，抗肿瘤作用的细胞生物学机制分为以下两种。一是细胞周期特异性的抗肿瘤作用，对增殖周期的某些时相有作用，如影响 DNA 合成（抑制 S 期），对 G_0 期细胞不敏感，这类药物称之为细胞周期特异性药物，如作用于 S 期的抗代谢药物和作用于 M 期的长春碱类；该类药物作用的细胞时相有限，因此杀伤肿瘤细胞作用相对较弱，药物对肿瘤细胞的作用呈时间依赖性，需要一定时间才能发挥作用，当达到一定的剂量以后再增加药物剂量，对肿瘤细胞的作用不再增强。二是细胞周期非特异性的抗肿瘤作用，对增殖周期的各个时相的细胞甚至 G_0 期细胞都有作用，这类药物称之为细胞周期非特异性药物，如直接破坏 DNA 结构以及影响其复制或转录功能的药物，包括烷化剂、抗肿瘤抗生素和铂类配合物等，此类药物杀伤肿瘤细胞作用往往较强，迅速杀死肿瘤细胞，杀伤作用呈剂量依赖性，在机体能耐受药物毒性的范围内，杀灭肿瘤细胞作用随剂量增加而成倍增强（图 47-1）。

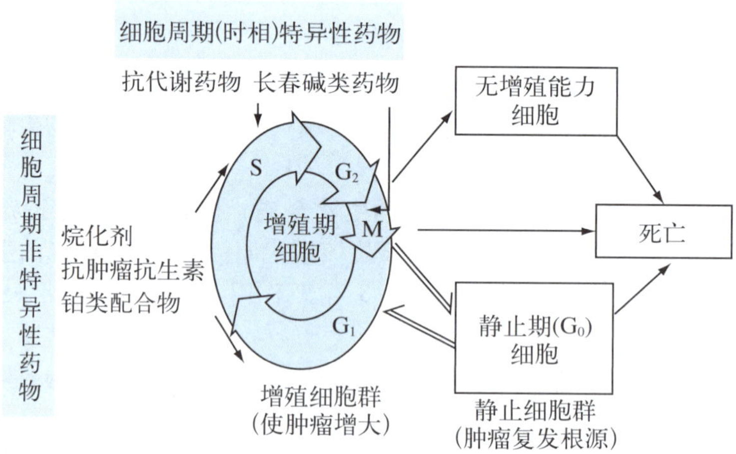

图 47-1 细胞增殖周期和抗肿瘤药作用时相示意图

二、抗肿瘤药的分类

目前抗肿瘤药的种类较多，其分类不完全统一，难以概括现有的药物和即将进入临床的药物。主要依据几个方面来进行分类：

（一）按药物的来源和化学结构分类

1．烷化剂 ①氮芥类：氮芥、环磷酰胺；②亚硝脲类：卡莫司汀；③乙烯亚胺类：塞替派；④甲烷磺酸酯类：白消安。

2．抗代谢药 ①抗叶酸类：甲氨蝶呤；②嘧啶类：阿糖胞苷、氟尿嘧啶；③嘌呤类：巯嘌呤。

3．抗肿瘤抗生素 ①放线菌素类：放线菌素 D；②丝裂霉素类：丝裂霉素 A、B、C；③博来霉素类：博来霉素；④蒽环类：多柔比星、柔红霉素；⑤普卡霉素类：普卡霉素。

4．抗肿瘤植物药 ①影响微管蛋白活性的药物：长春碱、紫杉醇；②拓扑异构酶抑制药：

喜树碱、鬼臼毒素；③干扰核糖体功能的药物三尖杉酯碱。

5．激素类抗肿瘤药　①肾上腺皮质激素类：泼尼松；②雌激素及抗雌激素类：己烯雌酚、他莫昔芬；③雄激素及抗雄激素类：丙酸睾酮；④孕激素类：甲羟孕酮。

6．其他　①影响氨基酸供给的药物：门冬酰胺酶；②铂类配合物：顺铂、卡铂；③三氮烯类：达卡巴嗪；④甲基肼类：丙卡巴肼。

（二）按抗肿瘤作用的生化机制分类

1．干扰核酸（RNA 和 DNA）生物合成的药物

（1）二氢叶酸还原酶抑制药：甲氨蝶呤。

（2）胸苷酸合成酶抑制药：氟尿嘧啶。

（3）嘌呤核苷酸互变抑制药：巯嘌呤。

（4）DNA 聚合酶抑制药：阿糖胞苷。

（5）核苷酸还原酶抑制药：羟基脲。

2．影响 DNA 结构、功能及其复制的药物

（1）DNA 交联剂 - 烷化剂：环磷酰胺、美法仑、卡莫司汀、塞替派和白消安等。

（2）直接破坏 DNA 的铂类配合物：如顺铂、卡铂等。

（3）破坏 DNA 的抗生素：如丝裂霉素类及博来霉素等。

（4）拓扑异构酶抑制药：喜树碱类、鬼臼毒素类。

3．干扰转录过程及阻止 RNA 合成的药物　放线菌素 D、柔红霉素、多柔比星。

4．干扰蛋白质合成与功能的药物

（1）微管蛋白抑制剂：长春碱类、紫杉醇类。

（2）干扰核糖体功能的药物：三尖杉酯碱类。

（3）影响氨基酸供应的药物：门冬酰胺酶。

5．影响激素平衡的药物　肾上腺皮质激素、雌激素及抗雌激素类、雄激素及抗雄激素类、孕激素。

（三）按药物作用的细胞周期特异性分类

1．细胞周期非特异性药物（cell cycle nonspecific agent，CCNSA）　烷化剂、抗肿瘤抗生素、铂类配合物。

2．细胞周期特异性药物（cell cycle specific agent，CCSA）　抗代谢药、长春碱类。

（四）按靶点分类

1．以肿瘤细胞为靶向的药物

（1）细胞分化诱导剂：维 A 酸。

（2）细胞凋亡诱导剂：亚砷酸。

（3）肿瘤新生血管生成抑制药：重组人血管内皮抑素。

2．以肿瘤细胞分子为靶点的药物

（1）酪氨酸激酶抑制药：伊马替尼、吉非替尼、索拉非尼。

（2）组蛋白去乙酰酶抑制药：罗米地新、伏立诺他。

（3）细胞周期素依赖性激酶抑制药：硼替佐米。

第二节　常用抗肿瘤药

一、烷化剂

烷化剂（alkylating agents）是一类药物分子中含有烷化功能基团、化学性质高度活泼的化合物，其共同特点是：①化学结构差异大，分子中所含烷化功能基团能取代细胞中 DNA 或蛋白质分子中的氨基、巯基、羟基、羧基等的氢原子，起烷化反应，常可形成交叉联结或引起脱嘌呤，进而造成 DNA 断裂，在进行下一次复制时，使碱基配对错码，造成 DNA 结构和功能损伤，可致细胞死亡；②对组织细胞选择性差，对人体正常组织细胞也有杀伤作用，尤其是对增生较快的正常细胞如骨髓细胞、肠上皮细胞作用显著；③属细胞周期非特异性药物，对细胞增殖周期中各期细胞均有作用。

（一）氮芥类

氮芥（Chlormethine，HN_2）

氮芥是最早用于临床并取得突出疗效的抗恶性肿瘤药物，为双氯乙胺类烷化剂的代表，是高度活泼的化合物。氮芥进入体内后，最重要的反应是与 DNA 中鸟嘌呤 7 位上的氮共价结合，产生 DNA 双链间交叉联结或 DNA 同链内不同碱基的交叉联结，阻止 DNA 复制，造成细胞损伤或死亡。G_1 期及 M 期细胞对氮芥的细胞毒作用最为敏感，大剂量时对各期细胞和非增殖细胞群均有杀伤作用，属细胞周期非特异性药物。氮芥进入血中迅速水解，在血中停留时间仅有 0.5 ~ 1min，迅速分布于肺、小肠、脾、肾、肝及肌肉等组织，50% 经肾排泄。主要用于恶性淋巴瘤及癌性胸腔积液、心包积液及腹水。目前已很少用于其他肿瘤，对急性白血病无效。常见不良反应为严重的消化道反应及骨髓抑制。其他尚有脱发、注射于血管外时可引起溃疡等。

美法仑（Melphalan）

美法仑又名苯丙氨酸氮芥、米尔法兰。直接与 DNA 结合，导致细胞死亡。属于细胞周期非特异性药。口服吸收不稳定，个体差异大，血浆药物 $t_{1/2}$ 为 1 ~ 2h，在肝代谢，10% ~ 15% 以原型经肾排泄。临床多用于多发性骨髓瘤，对乳腺癌、卵巢癌、慢性淋巴细胞和粒细胞白血病有辅助治疗作用；动脉给药治疗肢体恶性黑色素瘤、软组织肉瘤等。不良反应有骨髓抑制，在剂量较大时更易发生，可出现白细胞减少、血小板减少和贫血；大剂量可引起胃肠道反应，如恶心和呕吐。据报道还可引起溶血性贫血和肺纤维化。注意肾功能不全患者应谨慎使用。

环磷酰胺（Cyclophosphamide，CTX）

环磷酰胺又名环磷氮芥。环磷酰胺进入体内被肝或肿瘤内存在的过量磷酰胺酶或磷酰酶水解，成为有活性的磷酰胺氮芥而发挥抗肿瘤的作用。

【体内过程】 口服易吸收，生物利用度为 74% ~ 97%，在肝代谢，经肾排泄。$t_{1/2}$ 为 4 ~ 6.5h，肾功能不全时 $t_{1/2}$ 可延长到 10h 以上。环磷酰胺大部分不能通过血脑屏障，脑脊液浓度仅为血浆浓度的 20%。

【药理作用】 环磷酰胺在体外无活性，它进入体内通过肝微粒体酶系的作用生成中间产物醛磷酰胺，部分醛磷酰胺经血液循环转运至肿瘤细胞，被肿瘤内存在的过量磷酰胺酶或磷酰酶水解，成为有活性的磷酰胺氮芥，后者使 DNA 烷化并形成交叉联结，影响 DNA 功能，抑制肿瘤细胞的生长繁殖。环磷酰胺属于细胞周期非特异性药。环磷酰胺亦有免疫抑制作用，抑制 T、B 淋巴细胞功能，使淋巴结及脾缩小等。

【临床应用】 抗瘤谱广，是目前临床广泛应用的烷化剂。对恶性淋巴瘤疗效显著，对多发性骨髓瘤、急性淋巴细胞白血病均有效；对乳腺癌、睾丸肿瘤、卵巢癌、肺癌、鼻咽癌、神经母细胞瘤等有一定疗效。也可作为免疫抑制药用于某些自身免疫性疾病及抗器官移植排斥反应。

【不良反应与注意事项】 常见的不良反应为骨髓抑制、脱发（发生率为 30% ~ 60%）、消化道反应。环磷酰胺的代谢物羧磷酰胺或丙烯醛经肾排泄，导致泌尿道的毒性，可引起出血性膀胱炎，表现为尿频、尿急、血尿、蛋白尿等；给药期间可通过增加饮水量或给予美司钠（巯乙磺酸钠）预防或减轻泌尿道毒性的发生。肝、肾功能损害者禁用或慎用。

（二）亚硝脲类

卡莫司汀（Carmustine，BCNU）

卡莫司汀又名卡氮芥、氯乙亚硝脲。由于该药能通过血脑屏障，故常用于脑瘤和颅内转移瘤。

【体内过程】 静脉给药后 1h 进入脑脊液，药物浓度为血浆浓度的 30% ~ 50%，主要在肝代谢，代谢物主要经肾排泄，$t_{1/2}$ 为 15min。

【药理作用】 卡莫司汀除对 DNA 有烷化作用外，对 RNA 也有烷化作用，还使蛋白质及氨基酸氨甲酰化，主要是针对赖氨酸的 ε- 氨基。抗瘤谱广，作用快而强。属于细胞周期非特异性药，对 G_1-S 过渡期细胞作用最强。

【临床应用】 主要用于治疗中枢神经系统肿瘤、恶性淋巴瘤及小细胞肺癌，对多发性骨髓瘤、恶性黑色素瘤、头颈部癌等也有效。

【不良反应】 主要为消化道反应和迟发性骨髓抑制，用药后 4 ~ 6 周白细胞达到低值，服药期间定期检查血象。还可能发生肺毒性、肾毒性及肝毒性，偶见神经炎。严重骨髓抑制者、严重肝肾功能损害者禁用。

（三）乙烯亚胺类

塞替派（Thiotepa）

塞替派为合成的抗肿瘤药，属于细胞周期非特异性药。抗瘤谱较广，对多种实体瘤均有效。主要用于治疗卵巢癌、乳腺癌、膀胱癌、消化道癌和黑色素瘤等。由于局部刺激性小，常用作静脉或动脉内注射，或者肌内、腔内注射。主要不良反应为骨髓抑制和消化道反应等。

（四）甲烷磺酸酯类

白消安（Busulfan）

白消安又名马利兰（Myleran）。

【体内过程】 口服吸收良好，血药浓度达峰时间为 1 ~ 2h，$t_{1/2}$ 为 2 ~ 5h。几乎所有的药物代谢后以甲基磺酸自尿液缓慢排泄。

【药理作用】 白消安是一种双功能的烷化剂，其烷化作用主要发生在 DNA 双螺旋链内的鸟嘌呤上。本品显著地抑制粒细胞的生成，低剂量即可发挥作用；红细胞及血小板在较大剂量时也被抑制。为细胞周期非特异性药，主要作用于 G_1 及 G_0 期细胞，对非增殖细胞也有效。

【临床应用】 主要用于治疗慢性粒细胞白血病，缓解率为 80% ~ 90%，慢性粒细胞白血病急变时无效，应停药。对真性红细胞增多症及原发性血小板增多症也有一定疗效。

【不良反应】 主要为消化道反应和骨髓抑制，白细胞和血小板减少，大剂量长期使用可引起药物性再生障碍性贫血。该药可引起肺纤维化、皮肤色素沉着、性功能减退及高尿酸血症等，少见白内障、多形性红斑及结节性动脉炎。

（五）环氧化物类

二溴甘露醇（Dibromomannitol）

二溴甘露醇在体内脱去溴化氢形成双环氧化物，发挥烷化剂及抗代谢药的抗肿瘤作用。口服吸收迅速、完全，分布广泛，部分在肝代谢。大多数药物 24h 内以原型及其代谢物经肾排泄。临床上主要用于慢性淋巴细胞白血病的治疗，缓解率约为 80%，疗效显著。对白消安产生耐药的患者仍有效。对真性红细胞增多症及血小板增多症也有效。主要不良反应为骨髓抑制，可引起白细胞及血小板减少。也可见脱发及色素沉着，胃肠道反应一般较轻。

二、抗代谢药

抗代谢药（antimetabolites）又称干扰核酸生物合成的药物，指的是能特异性地与体内代谢物发生结合，从而影响代谢功能的药物。其化学结构与体内核酸或蛋白质代谢物相似，阻止细胞的分裂增殖。本类药物有两种作用方式：①抑制不同的靶酶，两者竞争同一酶系，影响酶与代谢物的正常生化反应，从而取消或减少了代谢物的生成；②干扰生化步骤，以“伪”物质参与生化反应，生成无生物活性的产物，从而阻断了某种代谢，使其合成受阻碍。

（一）二氢叶酸还原酶抑制剂

甲氨蝶呤（Methotrexate，MTX）

甲氨蝶呤又称氨甲蝶呤。本品为二氢叶酸（FH_2）还原酶抑制剂，是最早用于临床的抗叶酸制剂，为临床基本抗肿瘤药之一。

【体内过程】 甲氨蝶呤除口服、静脉给药外，还可做鞘内注射。口服吸收程度与剂量有关，有饱和现象，大剂量时口服吸收不完全；血浆蛋白结合率约为 50%，静脉给药消除呈三时相消除，半衰期分别为 0.75h、3.5h、2.7h，主要以原型经肾排泄。

【药理作用】 四氢叶酸（FH_4）是叶酸的活性形式，是核酸和某些氨基酸生物合成过程中一碳单位的载体。甲氨蝶呤的化学结构与叶酸相似，通过抑制二氢叶酸还原酶，可阻断二氢叶酸还原成四氢叶酸，5,10- 甲酰四氢叶酸（甲酰 FH_4）的供应不足，使胸腺嘧啶及嘌呤合成过程中的一碳单位转移发生障碍，脱氧胸苷酸合成受阻，从而阻碍 DNA、RNA 和蛋白质的合成。主要作用于 S 期，阻碍嘌呤核苷酸的合成，干扰蛋白质的合成，使肿瘤细胞不能分裂繁殖，产生抗肿瘤作用。

【临床应用】 用于治疗儿童急性白血病，疗效显著。也用于绒毛膜上皮癌、恶性葡萄胎、卵巢癌、乳腺癌、头颈部肿瘤及消化道癌等。

【不良反应】 常见口腔炎、消化道反应及肝硬化。骨髓抑制不良反应较明显，可使白细胞及血小板减少，严重者甚至全血象下降。为减轻甲氨蝶呤的骨髓毒性，主张先用大剂量甲氨蝶呤，一段时间后再用甲酰 FH_4 作为“救援剂”，以保护骨髓正常细胞，减少毒性。

【药物相互作用】 与血浆蛋白结合的甲氨蝶呤可以被磺胺药和阿司匹林类药物游离出来，从而使其毒性增加，合用药物时须注意。

（二）胸苷酸合成酶抑制剂

氟尿嘧啶（Fluorouracil）

氟尿嘧啶又称 5- 氟尿嘧啶（5-FU），是尿嘧啶 5 位上的氢被氟取代的衍生物，是目前临床应用最广的抗嘧啶类药物，属广谱抗肿瘤药。

【体内过程】 口服吸收不完全，可静脉及腔内注射，静脉注射 15mg/kg 后，血浆 $t_{1/2}$ 为 10 ～ 20min，约 20% 以原型经肾排泄，其余大部分主要在肝代谢，转变成 CO_2 和尿素，可以经肺及肾排泄；脑脊液中浓度较高，达 7mmol/L。

【药理作用与作用机制】 本品在细胞内转变成 5- 氟脱氧尿苷酸（5F-dUMP），抑制脱氧胸苷酸合成酶，使脱氧尿苷酸（dUMP）不能通过甲基化转变为脱氧胸苷酸（dTMP），影响 DNA 合成。另外，氟尿嘧啶在体内还可转化为 5- 氟尿苷，掺入 RNA 中干扰蛋白质合成。对各期细胞都有效。

【临床应用】 对多种肿瘤如消化道癌症和乳腺癌疗效较好。用于治疗食管癌、胃癌、结肠癌、直肠癌、胰腺癌及肝癌，也可用于卵巢癌、子宫癌、鼻咽癌、膀胱癌及前列腺癌等，是肿瘤联合治疗方案中的常用药物，为重要的抗癌药物之一，在肿瘤的内科治疗中占有重要的地位。也可局部应用其软膏剂治疗恶变前皮肤角化和表浅基底细胞瘤，但不用于浸润性皮肤癌。

【不良反应】 静脉滴注后常见且最早出现的为消化道反应；一般于用药后第 2 周出现骨髓抑制、白细胞及血小板减少；少数患者出现神经系统反应，如小脑共济失调（急性小脑综合征）；其他还有口腔黏膜炎、皮疹、色素沉着等。

卡培他滨（Capecitabine）

卡培他滨为氟尿嘧啶的衍生物，口服给药吸收迅速，在肝转化为无活性的 5′- 脱氧 -5′- 氟胞苷，在肝和肿瘤组织通过胞苷脱氨酶转化为 5′- 脱氧 -5′- 氟尿苷，在肿瘤组织的胸苷磷酸化酶作用下生成 5- 氟尿嘧啶而发挥作用，其临床应用及不良反应与氟尿嘧啶相似。

（三）嘌呤核苷酸互变抑制剂

巯嘌呤（Mercaptopurine，6-MP）

巯嘌呤又称 6- 巯基嘌呤、乐疾宁，是腺嘌呤 6 位上的—NH_2 被—SH 取代的衍生物，化学结构与次黄嘌呤相似，为嘌呤核苷酸互变抑制剂或嘌呤核苷酸合成抑制剂。

【药理作用】 巯嘌呤作为次黄嘌呤的结构类似物，在体内与次黄嘌呤竞争次黄嘌呤 - 鸟嘌呤核苷转移酶，首先转变成伪核苷酸 -6- 硫代肌苷酸，阻止肌苷酸进一步转化为腺苷酸和鸟苷酸，从而干扰嘌呤代谢，阻碍 DNA 合成，使肿瘤细胞不能增殖。对 S 期细胞作用最显著，对其他期细胞也有效。肿瘤细胞容易对其产生耐药性。

【临床应用】 主要用于儿童急性淋巴细胞白血病，可作为维持治疗，大剂量亦用于治疗绒毛膜上皮癌、恶性葡萄胎等。

【不良反应】 最常见的为骨髓抑制、白细胞及血小板减少；胃肠反应较多见，成年患者约 1/3 出现黄疸，停药后可恢复。少见皮疹、脱发、间质性肺炎、肺纤维化。

（四）DNA 聚合酶抑制剂

阿糖胞苷（Cytarabine，Ara-C）

阿糖胞苷为胞苷及脱氧胞苷类似物。

【体内过程】 临床常静脉滴注给药，进入体内后迅速被胞苷脱氨酶代谢失活，主要以无活性阿糖尿苷经肾排泄，静脉注射的血浆 $t_{1/2}$ 仅为 10min。持续静脉滴注时药物易透过血脑屏障，脑脊液浓度为血浆中的 40%，因脑脊液中胞苷脱氨酶含量低，其 $t_{1/2}$ 为 2 ～ 11h。

【药理作用与作用机制】 阿糖胞苷在细胞质内经脱氧胞苷激酶及磷酸或二磷酸嘧啶核苷酸激酶催化形成二磷酸及三磷酸阿糖胞苷，与三磷酸脱氧胞苷竞争，抑制 DNA 聚合酶，影响 DNA 合成。主要作用于 S 期，属于细胞周期特异性药物。

【临床应用】 主要用于治疗成人急性淋巴细胞白血病或单核细胞白血病；对恶性淋巴瘤亦有一定疗效，但需与柔红霉素等合用。也可用于单纯疱疹性结膜炎、眼部带状疱疹的治疗。

【不良反应】 主要为骨髓抑制及胃肠道反应，可出现巨幼细胞贫血及发热反应、呕吐、腹痛及胃肠出血。偶见肝功能异常及高尿酸血症，肝肾功能不全者禁用。

（五）核苷酸还原酶抑制剂

羟基脲（Hydroxycarbamide，HU）

羟基脲为核苷酸还原酶抑制剂，选择性作用于 S 期细胞。

【体内过程】 口服吸收良好，血药浓度 2h 达高峰；易透过血脑屏障，主要在肝中代谢，经肾排泄，$t_{1/2}$ 为 3 ～ 4h。

【药理作用】 羟基脲为核苷二磷酸还原酶抑制剂，阻止核苷酸还原为脱氧核苷酸，从而抑制胸腺嘧啶核苷酸掺入 DNA，并能直接损伤 DNA，但对 RNA 及蛋白质合成无抑制作用。主要作用于 S 期，能使部分细胞滞留在 G_1-S 过渡期，使肿瘤细胞部分同步化，有利于增加肿瘤细胞对放射治疗或某些化疗药的敏感度。

【临床应用】 主要用于治疗慢性粒细胞白血病，也用于恶性黑色素瘤、胃癌、肠癌、头颈癌和乳腺癌。

【不良反应】 主要为骨髓抑制、白细胞和血小板减少，用药后 10 天发生，停药 1 ～ 2 周可恢复。有时出现胃肠道反应，有恶心、呕吐等；偶尔有皮疹、脱发等。有报告指出可引起睾丸萎缩和致畸作用。

三、抗肿瘤抗生素

（一）放线菌素类

放线菌素 D（Dactinomycin）

放线菌素 D 又名更生霉素，是第一个从链霉菌属中提取的多肽类抗恶性肿瘤抗生素。

【体内过程】 口服吸收差，静脉注射后，肝、肾、脾及颌下腺中药物浓度较高，很少被代谢，50% 以原型随胆汁排泄，10% ～ 20% 经肾排泄。组织中滞留时间长，其 $t_{1/2}$ 为 30 ～ 40h。

【药理作用】 放线菌素 D 分子中的肽链能嵌入到 DNA 双螺旋中相邻的鸟嘌呤和胞嘧啶碱基对之间，与 DNA 中的鸟嘌呤发生特异性的相互作用，使 mRNA 合成受阻，阻止转录过程，抑制 RNA 合成。为细胞周期非特异性药物，对 G_1 期细胞作用较强，且使 G_1 期向 S 期的转化受阻。

【临床应用】 抗瘤谱较窄。用于治疗实体瘤如肾母细胞瘤（Wilms 瘤）、横纹肌肉瘤、神经母细胞瘤等，对睾丸肿瘤有一定的效果。对甲氨蝶呤耐药的绒毛膜上皮癌仍有效果。与放射治疗并用可提高肿瘤对放射的敏感性。

【不良反应】 常见消化道反应，表现为恶心呕吐、腹痛腹泻、口腔炎等；骨髓抑制，有白细胞和血小板减少、贫血及淋巴细胞减少等。少数患者有脱发、皮疹、发热及肝功能损伤等。妊娠及哺乳期妇女禁用。药液外漏可引起局部组织损伤。放线菌素 D 可能减弱维生素 K 的疗效。

（二）丝裂霉素类

丝裂霉素（Mitomycin，MMC）

丝裂霉素又名自力霉素，为从放线菌的培养液中分离出的抗肿瘤抗生素。为常用的细胞周期非特异性药物之一。

【体内过程】 口服能吸收，其有效剂量是静脉注射剂量的 8 倍，故一般采用静脉给药。分布广泛，肌肉、心、肺等中浓度较高，不能透过血脑屏障；在肝中代谢，经肾排泄，血浆 $t_{1/2}$ 为 5 ～ 40min。

【药理作用与作用机制】 丝裂霉素化学结构中含苯醌、乙烯亚胺基及氨甲酰基三个有活性的功能基团，其作用机制是：①分子中的乙烯亚胺基及氨甲酰基能与 DNA 链中胞嘧啶碱基结合，而干扰 DNA 的模板作用；②分子中的苯醌在 NADPH 及苯醌还原酶作用下形成半醌基，使脂质过氧化，而破坏细胞膜结构并引起 DNA 断裂。对各期细胞均有杀伤作用，其中 G_1 晚期及 S 早期细胞最敏感。另外，它还具有放射增敏及免疫抑制作用。

【临床应用】 为广谱抗肿瘤药。对多种实体肿瘤有效，尤其是消化道肿瘤，主要用于治疗胃癌、胰腺癌、结肠癌、肝癌、肺癌、乳腺癌和宫颈癌等。常与氟尿嘧啶、多柔比星、阿糖胞苷和长春碱等合用以提高治疗效果。

【不良反应】 主要为骨髓抑制，表现为白细胞及血小板减少、消化道反应；此外，对肾、肺也有毒性。对局部组织有较强的刺激作用，不可漏出血管外，否则可引起局部疼痛、坏死及溃疡。与多柔比星合用可增强心脏毒性。妊娠及哺乳期妇女禁用。

（三）博来霉素类

博来霉素类属多糖肽类复合抗生素，主要含 A_2、A_5 组分。其代表药为博来霉素，它直接破坏 DNA 并阻止其复制而产生抗肿瘤作用，属细胞周期非特异性药。

博来霉素（Bleomycin，BLM）

博来霉素又名争光霉素。

【体内过程】 口服无效，须肌内注射或静脉注射。注射给药后广泛分布到肝、脾、肾等各组织中，尤以皮肤、肺及淋巴组织中浓度较高，与这些组织细胞中水解博来霉素的酰胺酶活性低、药物的水解失活减少有关。可部分透过血脑屏障，50% ~ 80% 经肾排泄，血浆 $t_{1/2}$ 为 4h。

【药理作用】 博来霉素能与铜或铁离子络合，形成的复合物嵌入 DNA，导致超氧或羟自由基的生成，引起 DNA 单链或双链断裂，阻止 DNA 复制。本品不会引起 RNA 链的断裂。博来霉素属细胞周期非特异性药物，主要对 G_2 期细胞作用较强。

【临床应用】 主要用于鳞状上皮癌（头、颈、口腔、食管、皮肤、阴茎、阴道、外阴、宫颈等部位）的治疗，也用于恶性淋巴瘤和睾丸癌，与长春碱或顺铂合用治疗效果更好。

【不良反应与注意事项】 肺毒性是其最严重的不良反应，可引起间质性肺炎或肺纤维化，老人的发生率明显增加。用药期间应定期做肺 X 线及肺功能检查，减少肺纤维化的发生。部分患者可有发热反应、脱发、恶心、呕吐等。

（四）蒽环类

多柔比星（Doxorubicin）

多柔比星又名阿霉素（Adriamycin，ADM），为蒽环类抗生素，抗瘤谱广，对乏氧细胞也有效，在肿瘤的化学治疗中占有重要地位，但是该药对心脏有毒性。

主要通过干扰转录过程，阻止 RNA 合成而发挥抗肿瘤作用，为细胞周期非特异性广谱抗肿瘤药。

【体内过程】 口服无效，须静脉注射。注射后主要分布于肝、心、肾、脾及肺组织中。血浆药物呈三室模型消除，$t_{1/2}$ 分别为 8 ~ 25min、1.5 ~ 10h、24 ~ 48h。在肝代谢，大多数药物通过胆道排泄，少量经肾排泄。肝功能不全者血浆 $t_{1/2}$ 明显延长，肾功能的改变对药物消除并无明显影响。

【药理作用与作用机制】 多柔比星能非特异性地直接嵌入 DNA 碱基对之间，与 DNA 结合形成稳定的复合物，抑制 DNA 聚合酶，改变 DNA 的模板，抑制 DNA 和 RNA 的合成，另外还能形成超氧自由基，并具有特殊的破坏细胞膜结构及功能的作用。它也抑制拓扑异构酶Ⅱ的活性，还抑制琥珀酸氧化酶及 NADPH- 氧化酶等呼吸酶活性而影响线粒体功能。为细胞周期非特异性药物，对 S 期细胞有较强的杀灭作用。

【耐药性】 长期使用可出现耐药性，与柔红霉素呈现交叉耐药性，还与长春碱及长春新碱等呈现多药耐药（multidrug resistance）现象。

【临床应用】 为广谱抗肿瘤抗生素。主要用于急性淋巴细胞白血病、恶性淋巴瘤；对胃癌、肺癌、睾丸癌、膀胱癌、乳腺癌、宫颈癌、甲状腺癌及黑色素瘤均有疗效。

【不良反应与注意事项】 多柔比星最严重的毒性反应为心脏毒性，轻者表现为心电图异常，可引起室上性心动过速、室性期外收缩及 ST-T 段改变，重者可出现心肌炎、心力衰竭，心力衰竭的发生与剂量有关，与原有的心脏疾病无关。一旦发生心力衰竭，强心苷等药物均难以奏效。心脏毒性的发生机制与多柔比星诱导产生大量氧自由基及脂质过氧化物并破坏细胞及细胞器有关，给予辅酶 Q_{10} 及维生素 C、E 等，可清除自由基，使心脏毒性降低。此外，多柔比星还有骨髓抑制、消化道反应、脱发、口腔炎、皮疹及药热等不良反应。

表柔比星（Epirubicin）

表柔比星为多柔比星的同分异构体，作用机制与多柔比星相同，主要用于乳腺癌、卵巢癌、胃癌、肺癌和淋巴瘤等。不良反应有骨髓抑制、胃肠道反应和脱发等，而毒性尤其是心脏毒性低于多柔比星。

柔红霉素（Daunorubicin）

柔红霉素又称柔毛霉素、红比霉素、正定霉素。

【药理作用与作用机制】 作用机制与多柔比星相同，它可嵌入肿瘤细胞 DNA，抑制 DNA

及 RNA 的合成，尤其是对 RNA 的影响尤为明显。该药为细胞周期非特异性药，S 期细胞最敏感，G_2、M 期细胞次之，G_1 期细胞敏感性较低。柔红霉素对常用抗肿瘤药如环磷酰胺、巯嘌呤、甲氨蝶呤耐药的肿瘤细胞仍然敏感。因它在胃肠中会分解而失效，加之刺激性较大，故仅作静脉给药。

【临床应用】 主要用于治疗急性粒细胞及淋巴细胞白血病，尤其适合于儿童；对常用抗肿瘤药耐药的急性粒细胞白血病仍有效，但缓解期短，需与其他抗肿瘤药合用。

【不良反应】 不良反应中较严重的为骨髓抑制；此外有胃肠道反应，常见恶心、呕吐、腹泻、口腔溃疡；最严重的是心脏毒性，可引起心肌损伤、心电图异常、心律失常等，防治与多柔比星相似；如果漏出血管外可致局部组织坏死。

（五）普卡霉素类

普卡霉素（Plicamycin）

普卡霉素又称光辉霉素。

【体内过程】 口服吸收少，需静脉给药。肝、肾中药物浓度较高，易透过血脑屏障，脑脊液中药物达有效浓度，经肾及胆道排泄。

【药理作用】 普卡霉素抑制 RNA 合成的作用较强，也能可逆性地与 DNA 形成复合物，干扰 DNA 模板活性，阻止 RNA 合成，属细胞周期非特异性药物，对各期细胞均有杀伤作用。还可抑制破骨细胞的溶骨作用，降低血钙及尿钙。

【临床应用】 主要用于治疗睾丸胚胎瘤，也用于脑胶质瘤及转移性脑瘤、恶性淋巴瘤及黑色素瘤等。也用于晚期肿瘤伴高血钙患者。

【不良反应】 毒性较大，常见腹泻、胃炎、皮疹及发热。最严重的为出血性腹泻，常同时伴有鼻出血及进行性内脏出血。其原因包括血小板减少及功能改变，血管及其内皮损伤，纤维蛋白溶解酶活性增高，凝血因子Ⅱ、Ⅴ、Ⅶ 及Ⅹ功能被抑制等。血小板减少症及出血倾向者禁用。此外有肝毒性，表现为转氨酶升高；肾毒性，表现为血尿素氮及血清肌酐升高，电解质紊乱伴低血钙、低血磷及低血钾等。

四、抗肿瘤植物药

（一）影响微管蛋白活性的药物

1. 长春碱类 为夹竹桃科植物长春花（*Vinca rosea*）中提出的生物碱。为细胞周期特异性药，主要作用于 M 期细胞，抑制微管蛋白活性。

长春碱（Vinblastine，VLB）和长春新碱（Vincristine，VCR）

长春碱及长春新碱能抑制肿瘤细胞的有丝分裂，使细胞分裂停止于早中期。

【体内过程】 药物口服吸收不完全，故静脉给药。血浆药物的消除曲线呈双相，长春碱的 $t_{1/2\alpha}$ 和 $t_{1/2\beta}$ 分别为 2 ~ 6min 和 3 ~ 5h；长春新碱的 $t_{1/2\alpha}$ 和 $t_{1/2\beta}$ 分别 2 ~ 6min 和 3 ~ 3.2h。80% 的药物与血浆蛋白结合，代谢物主要随胆汁排泄，部分以原型从肾排泄。

【药理作用】 作用机制为抑制有丝分裂，其抑制分裂的机制是与纺锤体微管蛋白上的受体部位结合，使其变性失活，影响纺锤体微管的形成。长春碱抑制有丝分裂的作用较长春新碱强，但长春新碱抑制作用不可逆。还可干扰蛋白质代谢及抑制 RNA 聚合酶的活性，抑制 RNA 合成，并抑制细胞膜类脂质的合成和氨基酸在细胞膜上的转运。长春碱类属于细胞周期特异性药，主要作用于 M 期细胞，大剂量也影响 S 期细胞。

【临床应用】 长春碱主要用于急性白血病、恶性淋巴瘤、绒毛膜上皮癌、睾丸肿瘤。对乳腺癌、头颈部肿瘤、肾母细胞瘤等也有效。

长春新碱主要用于急性或慢性白血病、恶性淋巴瘤、小细胞肺癌和乳腺癌。起效较快；常与泼尼松合用作为诱导缓解药。其他适应证与长春碱相同，常需与其他抗肿瘤药物合用以提高疗效，降低毒性反应的发生。

【不良反应】 长春碱的不良反应有骨髓抑制反应，可引起白细胞及血小板减少等；可引起周围神经炎，表现为指（趾）尖麻木、感觉异常、四肢疼痛、腱反射迟钝或消失；有胃肠道反应，常见恶心呕吐、腹泻腹痛、便秘等；可见脱发、乏力、头晕及失眠等；药液从血管外漏可引起局部组织坏死。长春新碱的不良反应与长春碱相似，但骨髓抑制和胃肠道反应轻，周围神经系统毒性较大。

2．紫杉醇类

紫杉醇（**Paclitaxel，PTX**）

紫杉醇系从植物紫杉和红豆杉树皮中提取的紫杉烷二萜成分，为一种新型的抗微管药物。

【体内过程】 静脉滴注后，血浆药物呈双相消除，消除半衰期为 5.3 ～ 17.4h。89% ～ 98% 的药物与血浆蛋白结合。主要在肝代谢，代谢物随胆汁进入肠道，经粪便排泄，肾排泄量占 1.3% ～ 12.6%。

【药理作用】 能特异性结合到微管蛋白 β 位上，导致微管蛋白聚合成团块和束状，通过防止多聚化过程使微管稳定，同时又抑制其解聚，抑制了微管蛋白的正常功能，抑制肿瘤细胞的有丝分裂。紫杉醇属于细胞周期特异性药，主要作用于 G_2 期和 M 期细胞。

【临床应用】 紫杉醇对卵巢癌、乳腺癌、非小细胞肺癌有较好的疗效，对头颈部癌、食管癌、胃癌、膀胱癌、恶性黑色素瘤及恶性淋巴瘤等也有效。

【不良反应】 ①骨髓抑制：为主要的剂量限制性毒性，表现为中性粒细胞减少，血小板减少不明显。延长紫杉醇的给药时间可增加骨髓毒性，可出现贫血。②过敏反应：紫杉醇不溶于水，静脉滴注前需在无菌注射液中加入聚氧乙基代蓖麻油以提高其溶解度，因降解时释放组胺，可引起过敏反应，主要表现为支气管痉挛性呼吸困难、低血压、血管神经性水肿、荨麻疹等，过敏反应的发生与剂量无关。对用聚氧乙基代蓖麻油配制的药物有过敏反应的患者忌用。③神经毒性：主要为周围神经毒性，表现为指（趾）尖麻木、疼痛等感觉异常。④心血管毒性：有低血压、心动过缓及心电图异常。⑤其他：骨关节和肌肉疼痛、胃肠道反应、肝毒性、脱发等。

（二）拓扑异构酶抑制药

真核细胞 DNA 拓扑结构由两种关键酶即 DNA 拓扑异构酶Ⅰ和 DNA 拓扑异构酶Ⅱ进行调节，两者在 DNA 复制、转录和修复中，以及正确染色体的形成等过程中发挥着重要作用。

1．喜树碱类 系从我国特有珙桐科落叶植物喜树的种子或根、皮中提出的生物碱，常用品种包括喜树碱及羟喜树碱、拓扑替康。喜树碱类为 DNA 拓扑异构酶Ⅰ抑制药，属细胞周期特异性药，主要作用于 S 期细胞。

喜树碱（**Camptothecin，CPT**）

喜树碱能特异性地抑制 DNA 拓扑异构酶Ⅰ，引起单链断裂及不可逆的双链断裂，破坏 DNA 结构，抑制 DNA 合成，属于细胞周期特异性药，对 S 期细胞的作用强于 G_2 期细胞。该药有一定的免疫抑制作用。与常用抗肿瘤药物无交叉耐药性。静脉注射后，绝大多数药物与血浆蛋白结合，主要以原型经肾排泄。临床用于治疗肝癌、胃癌、结肠癌、肺癌、绒毛膜上皮癌、头颈部肿瘤及急慢性淋巴细胞白血病等。主要不良反应有胃肠道反应、骨髓抑制，少数有脱发、皮疹等。最严重的为泌尿系统毒性，表现为尿频、尿痛、血尿等，使其临床应用受到限制。

羟喜树碱（**Hydroxycamptothecin，HCPT**）和拓扑替康（**Topotecan**）

二者的抗肿瘤作用、作用机制及临床应用与喜树碱相似。与喜树碱相比较，羟喜树碱的抗瘤谱广，毒性较小。拓扑替康的特点是不良反应较少且轻微，几乎无泌尿系统毒性。

2．鬼臼毒素类 鬼臼毒素衍生物依托泊苷和替尼泊苷为植物西藏鬼臼中提取的有效成分鬼臼毒素（podophyllotoxin）的半合成衍生物。通过抑制 DNA 拓扑异构酶Ⅱ的活性，与微管蛋白结合，干扰 DNA 的结构和功能，使有丝分裂停止在中期，属细胞周期非特异性药物。

依托泊苷（Etoposide，VP-16）

依托泊苷又名鬼臼乙叉苷。

【体内过程】 口服生物利用度为 50%，0.5 ～ 4h 后血药浓度可达峰值。静脉注射后，74% ～ 90% 的药物与血浆白蛋白结合，主要经肾排泄，血浆 $t_{1/2\beta}$ 为 4.9 ～ 7.9h。

【药理作用与作用机制】 依托泊苷抑制 DNA 拓扑异构酶Ⅱ的活性，干扰 DNA 的结构和功能，主要作用于 S 期和 G_2 期细胞，使细胞滞留于 G_2 期。

【临床应用】 用于治疗小细胞肺癌和睾丸肿瘤，疗效较突出，对恶性淋巴瘤、神经母细胞瘤、卵巢癌、乳腺癌及急性粒细胞白血病也有一定疗效。

【不良反应】 骨髓抑制反应较明显，有白细胞计数减少、贫血等；可见胃肠道反应，表现为食欲缺乏、恶心、呕吐及腹泻等；还有脱发、直立性低血压。

（三）干扰核糖体功能的药物

三尖杉酯碱（Harringtonine，HRT）和高三尖杉酯碱（Homoharringtonine）

三尖杉酯碱及高三尖杉酯碱系从三尖杉科三尖杉属植物的枝叶及树皮中获得的生物碱。

【体内过程】 两者口服吸收迅速但不完全，静脉注射三尖杉酯碱后，肾中药物浓度最高，脑中最低，$t_{1/2}$ 为 50min，经肾及胆道排泄。静脉注射高三尖杉酯碱后骨髓中药物浓度较高，$t_{1/2}$ 为 3 ～ 50min，主要在肝中代谢，经肾和胆汁排泄。

【药理作用】 药物主要抑制真核细胞蛋白质合成的起始阶段，并使核糖体解聚，释放出新生肽链，使细胞内 DNA 及 RNA 合成减少，抑制肿瘤细胞的有丝分裂，但它不阻止 mRNA 及氨基酰 tRNA 与核糖体结合。为细胞周期非特异性药物，对 S 期细胞作用强，对 G_0 期细胞也有一定作用。

【临床应用】 主要用于治疗急性粒细胞白血病，疗效显著，对急性单核细胞白血病及恶性淋巴瘤也有效。也可用于慢性粒细胞白血病及真性红细胞增多症等。

【不良反应】 包括骨髓抑制和胃肠道反应、脱发等。部分患者有心脏毒性，出现心房扑动、心肌缺血、心肌损伤。严重或频发的心律失常患者禁用。

五、激素类抗肿瘤药

对于机体某些与体内相应的激素平衡失调有关的肿瘤如内分泌腺及生殖系统的肿瘤，激素类抗肿瘤药物可以通过影响体内激素水平，达到抑制肿瘤生长的目的。该类药物不同于细胞毒类药物，对造血系统没有明显的抑制作用，但临床应用必须严格掌握适应证。

（一）肾上腺皮质激素类

常用的肾上腺皮质激素主要为糖皮质激素，有泼尼松、泼尼松龙和地塞米松等。糖皮质激素抑制淋巴组织，使淋巴细胞溶解，还能抑制淋巴细胞有丝分裂，用于治疗急性淋巴细胞白血病和恶性淋巴瘤，疗效较好，起效快，但维持时间短，易产生耐药性。与其他抗肿瘤药如抗叶酸药、抗嘌呤药联合应用，可增强疗效。短期小剂量应用，可缓解恶性肿瘤患者的某些症状，如发热、明显的毒血症状等；症状缓解后可停用激素，继续使用抗肿瘤药。糖皮质激素的不良反应及禁忌证等见肾上腺皮质激素类药物部分。

（二）雌激素及抗雌激素药

常用于恶性肿瘤治疗的雌激素类药有己烯雌酚（Diethylstilbestrol）及雌二醇（Estradiol）等，一方面对抗雄激素促进前列腺癌组织的生长作用；另一方面可抑制下丘脑及垂体，减少垂体释放促间质细胞激素（interstitial cell-stimulating hormone，ICSH），从而减少来源于睾丸间质细胞与肾上腺皮质的雄激素，用于前列腺癌的治疗。雌激素还用于晚期及绝经 5 年后的乳腺癌患者，对有骨髓转移者疗效较好，缓解率达 40%。

常用抗雌激素类药有他莫昔芬（Tamoxifen），为人工合成的雌激素受体部分激动药，具有雌激素样作用，但作用弱。也有抗雌激素作用，因此可抑制雌激素依赖性肿瘤细胞的生长。主要用于乳腺癌和卵巢癌的治疗，对雌激素受体阳性患者疗效较好，对绝经后的乳腺癌效果也较好。妊娠妇女禁用。

（三）雄激素及抗雄激素药

常用于恶性肿瘤治疗的雄激素类有丙酸睾酮（Testosterone Propionate）、甲睾酮（Methyltestosterone）等，抑制腺垂体分泌促卵泡激素，使卵巢释放雌激素减少并对抗雌激素作用。用于晚期乳腺癌的治疗，对有骨转移者疗效较好。

抗雄激素类药物有氟他胺（Flutamide）及尼鲁米特（Nilutamide）等，为非甾体类抗雄激素药，能与雄激素竞争雄激素受体，与雄激素受体结合成复合物，对抗雄激素依赖性的前列腺癌细胞的生长。主要用于前列腺癌的治疗。

（四）孕激素类

甲羟孕酮（Medroxyprogesterone，MPA）及甲地孕酮（Megestrol）等为黄体酮的衍生物。其作用与天然黄体酮相似，可用于治疗乳腺癌、子宫内膜癌、肾癌、前列腺癌等，也可增加晚期癌症患者的食欲，改善其全身状况和增加体重。

（五）芳香化酶抑制药

氨鲁米特（Aminoglutethimide）能特异性地抑制将雄激素转化为雌激素的芳香化酶，减少雌激素的生成；它还能诱导肝微粒体混合功能氧化酶系的活性，促进雌激素的代谢。绝经期妇女的雌激素主要由雄激素转化而来，因此，可用于治疗绝经后晚期乳腺癌。还有抑制肾上腺皮质激素合成的作用，也用于治疗库欣综合征（Cushing syndrome），代替肾上腺切除术或垂体切除术、手术治疗无效者。

六、影响氨基酸供给的药物

门冬酰胺酶（Asparaginase，ASP）

门冬酰胺酶系从大肠埃希菌培养液中提取的水解酶，主要影响某些肿瘤细胞的氨基酸供给而抑制蛋白质合成。

【体内过程】 口服后血中不能测出酶的活性，静脉注射血药浓度为肌内注射的 10 倍，淋巴组织中药物浓度较高，血药浓度维持时间为 5 ～ 6 天，不能透过血脑屏障。少量经肾排泄，生物 $t_{1/2}$ 为 3 ～ 24h。

【药理作用】 门冬酰胺是体内合成蛋白质所必需的氨基酸。某些肿瘤细胞不能自身合成，需从细胞外摄取。门冬酰胺酶使血清中门冬酰胺水解，导致肿瘤细胞从外界获取门冬酰胺量减少，肿瘤细胞缺乏门冬酰胺，阻碍蛋白质合成，抑制肿瘤细胞生长繁殖。正常细胞由于能自身合成门冬酰胺，故受影响较小。门冬酰胺酶是一种对肿瘤细胞有选择性抑制作用的药物，与其他抗肿瘤药不同，其对消化道及毛囊等快速增殖细胞几乎无细胞毒作用，也无骨髓抑制作用。

【临床应用】 主要用于治疗急性淋巴细胞白血病，疗效最好，有效率为 60%，但缓解期短，且易产生耐药性。为延缓耐药性的发生、提高疗效，常与长春新碱、巯嘌呤等合用。对急性粒细胞白血病和急性单核细胞白血病也有一定的疗效，对恶性淋巴瘤也有较好的疗效。

【不良反应与注意事项】 常见过敏反应，轻者出现荨麻疹，重者发生过敏性休克，故用药前先用 10 ～ 50U/0.1ml 做皮内注射，观察 3h，如有红肿、硬块，则为过敏反应，不能使用。还可见肝功能异常，凝血功能障碍，凝血因子Ⅶ、Ⅷ、Ⅸ水平下降，凝血酶原及纤维蛋白原水平下降。可出现困倦、脱发及胃肠道反应等。

七、铂类配合物

铂类配合物（platinum coordination complex）包括顺铂和卡铂等，主要破坏 DNA 的结构与功能而发挥抗肿瘤作用，属细胞周期非特异性药物。

顺铂（Cisplatin，DDP）

顺铂又称顺氯氨铂。

【体内过程】 静脉注射后在肾、肝、膀胱中分布最多，不易通过血脑屏障，血浆蛋白结合率约 90%，原型药物经肾缓慢排泄，$t_{1/2}$ 为 30 ~ 100h，给药后 4 天仅排出 25% ~ 44%。

【药理作用】 顺铂是由两个氯原子和两个氨基与二价铂结合的重金属络合物，进入体内氯原子解离后，二价铂与 DNA 上的碱基鸟嘌呤、腺嘌呤和胞嘧啶交叉联结，抑制了肿瘤细胞的 DNA 复制过程，破坏了 DNA 的结构和功能。属于细胞周期非特异性药物。

【临床应用】 顺铂具有抗瘤谱广、作用强、与多种抗肿瘤药有协同作用且无交叉耐药性等特点，为多种实体肿瘤治疗的一线用药，也是当前临床联合化疗中最常用的药物之一。对多种实体肿瘤有效，如对睾丸肿瘤、乳腺癌、肺癌、卵巢癌、头颈部鳞癌、膀胱癌、骨肉瘤等疗效肯定。

【不良反应】 主要为胃肠道反应、肾毒性、骨髓抑制及听神经毒性，与药物应用剂量有关。

卡铂（Carboplatin）

卡铂为第二代铂类抗肿瘤药，属细胞周期非特异性药。卡铂为广谱抗肿瘤药，用于小细胞肺癌、卵巢癌、睾丸肿瘤及头颈部鳞癌等。其抗癌作用与顺铂相似，但肾毒性、胃肠道反应及耳毒性比顺铂低，主要毒性反应是骨髓抑制，50% 以上患者有不同程度的白细胞和血小板减少，停药后可自行恢复。与顺铂有交叉耐药性。

八、靶向治疗药物

（一）以肿瘤细胞为靶向的药物

维 A 酸（Tretinoin）

维 A 酸又名维甲酸（全反式维 A 酸，ATRA），属类视黄醇，可抑制白血病细胞的增殖，诱导白血病细胞分化成熟，用于诱导缓解急性早幼粒细胞白血病（acute promyelocytic leukemia，APL），完全缓解率较高，已成为此病有效治疗方案的一部分。常见的不良反应为皮肤黏膜、骨骼肌、肝的反应和畸胎。

亚砷酸（Arsenious Acid）

亚砷酸（三氧化二砷，As_2O_3）是砒霜的主要成分，三氧化二砷具有诱导细胞凋亡、抗肿瘤血管增生及抗肿瘤转移的作用。染色体易位导致急性早幼粒细胞白血病的基因 *PML* 与维 A 酸受体 α 基因融合，产生 *PML-RARα* 融合蛋白基因，*PML-RARα* 融合蛋白基因被认为在 APL 发病中起关键作用，过度表达 *PML-RARα* 融合蛋白基因可抑制细胞的分化凋亡。亚砷酸的作用机制可能是通过诱导细胞凋亡发挥作用，属于细胞凋亡诱导剂。临床用于治疗急性早幼粒细胞白血病（APL），也用于实体瘤如肝癌和胃癌的治疗。不良反应有皮疹、心电图异常变化、消化道反应等。应用不当可引起砷中毒。

重组人血管内皮抑素（rh-Endostatin）

其又名恩度。血管内皮抑素是内源性肿瘤新生血管抑制剂，主要通过抑制肿瘤内皮细胞的生长，从而抑制肿瘤血管生成，诱导肿瘤细胞凋亡，防止肿瘤侵袭和转移。临床用于配合化疗且不能手术的非小细胞肺癌。主要不良反应为心脏毒性和消化系统不良反应。

（二）以肿瘤细胞分子为靶点的药物

1．酪氨酸蛋白激酶抑制药

伊马替尼（Imatinib）

伊马替尼为苯胺嘧啶的衍生物，是一种酪氨酸蛋白激酶抑制剂。Bcr-Abl 融合蛋白为慢性粒细胞白血病患者 9 号和 22 号染色体异常，是具有较高的酪氨酸激酶活性的致癌蛋白，刺激白细胞增殖，导致白血病的形成。伊马替尼在体内外均可抑制 Abl 酪氨酸激酶活性和 Bcr-Abl 细胞的增殖，对 Bcr-Abl 阳性慢性粒细胞白血病、*c-kit* 基因突变的胃肠间质肿瘤、EVT6-PDGFR 相关的慢性粒单核细胞白血病和隆凸性皮肤纤维肉瘤有显著治疗效应。最常见的不良反应有胃肠道反应、水肿、肌肉痉挛和肌肉骨骼疼痛，较为严重的是肝损伤、血细胞降低。

吉非替尼（Gefitinib）

吉非替尼为表皮生长因子受体酪氨酸蛋白激酶抑制剂，其阻断癌细胞的增殖、生长、存活的信号转导通路。通过抑制表皮生长因子受体酪氨酸激酶的活性，阻止癌细胞的生长、转移和新血管生成，促进癌细胞凋亡。主要用于晚期非小细胞肺癌经铂类抗肿瘤药治疗失败后的治疗。常见的不良反应有胃肠道反应、皮肤反应和肝功能异常。

索拉非尼（Sorafenib）

索拉非尼为一种多靶点小分子信号转导抑制剂，是多种激酶抑制剂。通过抑制 Raf-1 激酶而靶向于细胞间信号转导通路，直接抑制肿瘤生长，并通过抑制血管内皮生长因子受体 -2 和血小板衍生生长因子受体，阻断肿瘤血管生成途径。用于治疗无法手术或远处转移的肝细胞癌和不能手术的晚期肾细胞癌。其引起的常见不良反应包括皮疹、腹泻、血压升高，以及手掌或足底部发红、疼痛、肿胀或出现水疱。

2．组蛋白去乙酰酶抑制药

罗米地新（Romidepsin）

罗米地新是一种组蛋白去乙酰酶抑制剂。其诱导细胞周期停止和某些癌症细胞株凋亡。适用于已接受既往全身治疗的患者中皮肤 T 细胞淋巴瘤的治疗。其副作用包括血小板减少、白细胞减少和贫血等。

伏林司他（Vorinostat）

伏林司他为蛋白去乙酰酶抑制剂，能通过诱导细胞分化、阻断细胞周期、诱导细胞调控而发挥作用。治疗加重、持续和复发或用两种全身性药物治疗后无效的皮肤 T 细胞淋巴瘤。常见不良反应包括肠胃道反应、疲乏、头晕、头痛、口干及味觉异常、肌肉疼痛、脱发、寒战、发热等。

3．细胞周期素依赖性激酶抑制药

硼替佐米（Bortezomib）

硼替佐米是 26S 蛋白酶体糜蛋白酶样活性的可逆抑制剂。26S 蛋白酶体是一种大的蛋白质复合体，可降解泛蛋白。对 26S 蛋白酶体的抑制可防止特异蛋白的水解。硼替佐米对多种类型的肿瘤细胞具有细胞毒性。临床上主要用于治疗多发性骨髓瘤。常见的不良反应有虚弱、恶心、腹泻、食欲下降、便秘、血小板减少、发热、呕吐和贫血。

第三节　肿瘤耐药性机制及抗肿瘤药的不良反应

一、肿瘤耐药性机制

肿瘤细胞对抗肿瘤药产生耐药性是化学治疗失败的重要原因之一。耐药性可分为两类：一是肿瘤细胞固有的，称为天然耐药性（natural resistance），如处于 G_0 期的肿瘤细胞对多数抗肿瘤药不敏感；二是肿瘤细胞开始对抗肿瘤药敏感，在治疗一段时间后对药物不敏感，称为获得性耐药性（acquired resistance），可能发生在肿瘤细胞与药物短暂接触后或在与药物的长期接触中逐渐形成。在获得性耐药性中，表现最突出和最常见的耐药性为多药耐药性（multidrug resistance，MDR）或称多向耐药性（pleiotropic drug resistance），指肿瘤细胞与某一抗肿瘤药接触后，除对其产生耐药性外，还产生了对其他多种结构不同和作用机制各异的抗肿瘤药的耐药性。多药耐药性的产生常见于植物来源的抗肿瘤药的治疗过程中，包括植物药长春碱类、鬼臼毒素及衍生物类、紫杉醇类以及抗肿瘤抗生素蒽环类、丝裂霉素类及放线菌素类。多药耐药性共同的特点：天然来源抗肿瘤药均为亲脂性药物，分子量在 230 ~ 900kDa，主要通过被动扩散方式跨膜转运，耐药细胞内药物积聚的浓度明显低于敏感细胞，使细胞内药物难以达到产生细胞毒性的作用。

肿瘤细胞耐药性产生的原因复杂且机制各异，同一种药物存在着多种耐药机制。耐药性产生原因：①肿瘤细胞在分裂增殖过程中有较固定的突变率，每次突变都可能导致耐药瘤株的出现，分裂次数越多，越容易产生耐药瘤株；②肿瘤细胞内活性药物浓度降低，其机制包括细胞膜通透性改变，减少对药物的摄取，药物的灭活加速，另外也减少原型药物向活性形式的转化；③药物作用的受体或靶位数目减少或药物与之亲和力降低；④肿瘤细胞各种生化代谢途径改变，可利用更多的其他替代途径；⑤肿瘤细胞 DNA 修复功能增强等。

二、抗肿瘤药的不良反应

大多数抗肿瘤药对肿瘤细胞和正常细胞缺乏选择性，在杀伤肿瘤细胞的同时，对正常细胞（骨髓、胃肠道上皮、毛囊、生殖细胞等）有一定程度的损害。抗肿瘤药的毒性反应根据发生的时间，分为近期毒性和远期毒性两类，近期毒性又可分为共有毒性反应和特殊毒性反应。

（一）近期毒性

1．共有毒性反应

（1）骨髓造血系统抑制：表现为白细胞降低、血小板降低，甚至粒细胞、红细胞及全血细胞减少；导致出血倾向、贫血、感染等。预防措施：当白细胞低于 3×10^9/L、血小板低于 80×10^9/L 时，停药或更换其他骨髓抑制作用轻的药物如长春新碱、博来霉素；同时对症处理，应用升高白细胞、血小板药物；预防感染等。

（2）胃肠道反应：可出现恶心、呕吐等，尤其应用烷化剂后，发生率与药物剂量成正比，改用静脉注射也不能避免，这除了与药物及代谢物刺激延髓催吐化学感受区有关外，还与其刺激胃肠道有关。抗精神失常药氯丙嗪、甲氧氯普胺，特别是 5-HT_3 受体阻滞药昂丹司琼（奥丹西隆）可对抗之。有消化道黏膜损害，还可出现口腔炎、咽喉炎、黏膜水肿、腹痛、腹泻等，严重者可使消化道出血，抗代谢药较多见。

（3）皮肤及毛发损害：皮肤出现红斑、水肿，以博来霉素多见；色素沉着多见于应用氟尿嘧啶、环磷酰胺后，与药物沉着于皮下组织有关；大多数抗肿瘤药对毛囊上皮细胞有不同程度的损伤，可导致脱发，多见于使用烷化剂后。

2．特殊毒性反应

（1）肺毒性：肺间质纤维化、呼吸困难、咳嗽等，以博来霉素、环磷酰胺多见。

（2）心脏毒性：三尖杉酯碱可致心率增快、心肌缺血性受损；多柔比星、柔红霉素可引起心肌退行性变、心电图异常、渐进性心肌病变并发急性心力衰竭，发生机制可能与其诱导产生大量氧自由基及脂质过氧化物破坏细胞器有关。丝裂霉素与之相似。

（3）肝、肾、膀胱毒性：巯嘌呤、甲氨蝶呤可致肝大、黄疸、肝功能减退；环磷酰胺可致出血性膀胱炎；门冬酰胺酶、顺铂可致肾小管坏死，引起蛋白尿、血尿等。

（4）神经系统毒性：长春新碱易引起自主神经功能紊乱、反射迟钝。门冬酰胺酶可致大脑功能异常，出现精神错乱、谵妄等。

（5）免疫抑制：许多抗肿瘤药能抑制和杀伤免疫细胞，使机体抵抗力下降而容易继发感染等。

（6）过敏反应：紫杉醇、博来霉素、依托泊苷、门冬酰胺酶、顺铂等较易发生过敏反应。多柔比星可致局部过敏反应，表现为沿静脉出现荨麻疹或红斑等。全身性过敏反应表现为颜面潮红、荨麻疹、低血压、发绀、发热等。

（7）其他：注射局部药物外漏，可引起局部组织坏死；博来霉素可诱发内源性致热原释放，引起药源性发热。

（二）远期毒性

1．引起不育或致畸　许多抗肿瘤药特别是烷化剂，长期应用可使少数患者出现不孕不育症、生殖功能障碍，是药物作用于生殖干细胞产生的后果，引起致畸、不孕不育等。

2．诱发第二原发性恶性肿瘤　抗肿瘤药特别是烷化剂可致突变、致癌，加之可抑制免疫功能等，因此对在抗肿瘤药治疗后获得长期生存的患者，可能诱发第二原发性恶性肿瘤。

第四节　抗肿瘤药的合理应用

抗肿瘤药的合理应用应遵循：①细胞增殖动力学规律；②抗肿瘤药的作用机制；③抗肿瘤药的抗肿瘤谱；④抗肿瘤药的毒性反应。

根据上述原则，临床化疗时一般主张 2 ～ 3 种药物联合应用，以达到增强疗效、减少毒性反应和产生耐药性的目的。

一、序贯应用疗法

1．招募作用（recruitment）　按设计好的用药程序，细胞周期非特异性药物和细胞周期特异性药物依次给药，招募大量的 G_0 期细胞进入增殖周期，增加药物杀灭肿瘤细胞的数量。对增长缓慢的实体瘤如腺癌，G_0 期细胞较多，先用细胞周期非特异性药物如烷化剂，杀灭大量增殖细胞和部分 G_0 期细胞，招募 G_0 期细胞进入细胞增殖周期，然后再用细胞周期特异性药物，杀灭 S 期或 M 期肿瘤细胞，经过上述方法，可收到满意疗效。反之，对增长迅速的肿瘤如急性白血病，先用作用于 S 期或 M 期的细胞周期特异性药物，杀灭大量处于细胞增殖周期的肿瘤细胞，随后再用细胞周期非特异性药物，杀灭其他各期的肿瘤细胞，当 G_0 期细胞进入细胞增殖周期后，再重复上述的序贯应用疗法，同样可收到满意疗效。

2．同步化作用（synchronization）　首先应用细胞周期特异性药物，使肿瘤细胞滞留于某一时期（如 G_1 期），当药物作用消失以后，即经过前一个药物的同步化作用后，肿瘤细胞即同步进入下一时期，再用作用于后一时期的药物。如先用羟基脲使肿瘤细胞滞留在 G_1 期，再用作用于 G_1-S 期的药物。

二、联合用药疗法

联合应用多种不同生化机制的抗恶性肿瘤药，以提高疗效。①合用作用于不同细胞周期的药物，可分别杀伤不同时期的肿瘤细胞，增强疗效；②合用生化作用机制不同的抗肿瘤药，可提高疗效；③合用毒性反应不相同的药物，降低药物毒性。

三、大剂量间歇疗法

大多数抗肿瘤药采用小剂量连续给药的疗效不如大剂量间歇疗法的效果好，如果采用机体所能耐受的最大剂量，特别是在早期和健康状况良好的情况下，如应用甲氨蝶呤、多柔比星、环磷酰胺等，通常治疗效果较好。因为：①一次大剂量药物杀灭的肿瘤细胞数将会超过同一药物多次小剂量使用所杀灭的肿瘤细胞数，疗效通常提高数倍到数十倍。此外，杀灭大量肿瘤细胞后，G_0 期细胞随之进入细胞增殖周期，当再次应用抗肿瘤药时，可杀灭增殖周期细胞。②大剂量间歇给予抗肿瘤药，随后停药，可使机体健康状况得以改善，特别是更有利于骨髓造血功能及免疫功能的恢复。③小剂量多次用药肿瘤细胞易产生耐药性，大剂量间歇给药可减少耐药性的产生。

SUMMARY

Antineoplastic agents are divided into six categories by their chemical structures and sources of anticancer drugs, which are alkylating agents, antimetabolites, antibiotics, plant-medicines, steroid hormones and their antagonists, and other antineoplastic drugs.

Each of commonly used antineoplastic drugs is described in term of general principles of antineoplastic effect, potential targets, major indications, pharmacokinetics and adverse drug reactions in detail.

The main obstacles to successful chemotherapy include the natural and acquired resistance of cells to chemotherapeutic agents, and the unavoidable toxicities to normal cells caused by currently available antineoplastic drugs. Besides, some delayed toxicities affecting the heart, lung, or kidney may be irreversible, leading to permanent organ damage or death. Fortunately, such toxicities can be minimized by adherence to standardized protocols and the guidelines for drug use.

（杨宝学）

第48章 免疫调节药

案例

患者，女，21岁，学生。放暑假后与同学去三亚旅游，未进行适当防晒措施，回来后出现面部对称性红斑，伴有双膝、腕、双手关节酸痛1个月。1天前，患者突然出现全身抽搐，神志不清，血压180/120mmHg，心率128次/分，听诊双肺湿啰音，双侧胸腔积液，心包积液，肾功能不全，抗核小体、抗组蛋白、抗Sm等系列抗体全部强阳性。初步诊断为重型系统性红斑狼疮。

问题与思考：

1．该患者首选的治疗药物有哪些？

2．该类药物的主要临床应用是什么？

第一节　概　述

免疫系统是人和高等动物识别自我、引发免疫应答、发挥免疫效应和最终维持自身稳定的组织系统。免疫系统的主要功能为：①生成抗原特异性淋巴细胞和其他免疫细胞；②向产生免疫应答的外周免疫器官积聚外来抗原；③抗原特异性淋巴细胞在外周免疫器官间循环，以及时识别外来抗原并产生应答；④生成免疫应答产物（特异性抗体和效应细胞）并释放入血液和组织中。

一、免疫应答

免疫应答（immune response）是指机体免疫系统接受抗原刺激后，淋巴细胞特异性识别抗原，发生活化、增殖、分化或失能、凋亡，进而发挥生物学效应的过程。免疫应答的最基本生物学意义是识别"自己"与"非己"，清除"非己"的抗原性物质，保护机体免受抗原异物侵袭。在某种情况下，免疫应答也可能对机体造成损伤，引起超敏反应性疾病或其他免疫相关性疾病。

（一）免疫应答的类型

1．非特异性免疫应答和特异性免疫应答　根据免疫应答是否针对特定抗原，可将免疫应答分为非特异性免疫应答和特异性免疫应答，即天然免疫应答和获得性免疫应答。非特异性免疫应答是机体遇到病原体后，能够迅速产生的反应，主要执行者是肥大细胞、粒细胞、单核巨噬细胞、自然杀伤细胞以及血液和体液中存在的具有抗菌作用的补体。特异性免疫应答的主要执行者是T、B淋巴细胞和抗原呈递细胞，在非特异性免疫应答之后发挥作用，并在最终清除病原体，促进疾病痊愈以及防止再感染中具有重要作用。根据参与免疫应答和介导免疫效应的组分和细胞种类的不同，特异性免疫应答可分为 T 细胞介导的细胞免疫（cellular immunity）和 B 细胞介导的体液免疫（humoral immunity）。

2．生理性免疫应答和病理性免疫应答 根据免疫功能是否正常，可将免疫应答分为生理性免疫应答和病理性免疫应答。正常情况下，机体对“非己”抗原产生正应答，以免遭受外源性抗原侵害。对自身抗原则产生负应答（免疫耐受），以保护组织器官不受自身免疫反应攻击而受到损伤。上述二者均属于生理性免疫应答（免疫保护）。若免疫功能异常，可发生病理性免疫应答（免疫损伤），如机体对“非己”抗原产生过强应答，可引起超敏反应。对“非己”抗原产生过弱或负应答，可引发免疫功能低下或缺失，从而导致严重微生物感染或肿瘤。若对自身抗原产生正应答，则可导致自身免疫性疾病。

（二）特异性免疫应答的基本过程

机体接触抗原后产生的特异性免疫应答的基本过程可分为三期，即感应期、增殖分化期和效应期。感应期是巨噬细胞和免疫活性细胞处理和识别抗原阶段。增殖分化期是淋巴细胞被抗原激活，然后分化增殖并产生免疫活性物质的阶段。效应期是活化 T 细胞或抗体与相应的靶细胞或抗原接触，产生细胞免疫或体液免疫效应的阶段。

二、免疫病理反应

正常的免疫应答在抗感染、抗肿瘤以及排斥异体物质方面具有重要作用，免疫系统中任何环节的功能障碍都会导致免疫病理反应。

1．超敏反应（hypersensitivity） 机体对“非己”抗原产生过强应答，导致机体生理功能障碍或组织损伤。

2．自身免疫性疾病（autoimmune disease，AID） 机体对自身抗原产生正应答，造成自身组织的损伤，如系统性红斑狼疮、1 型糖尿病、类风湿关节炎、多发性硬化等。

3．免疫增殖病（immunoproliferative disease） 由于产生免疫球蛋白的细胞异常增殖、免疫球蛋白异常增多而导致的一些疾病，如多发性骨髓瘤、巨球蛋白血症等。

4．免疫缺陷性疾病（immunodeficiency disease） 由于机体免疫系统结构或功能障碍，对“非己”抗原产生过弱或负应答而引起的疾病，包括先天性和获得性免疫缺陷病，主要表现为免疫功能低下。前者如免疫系统遗传基因异常，后者如人类免疫缺陷病毒（HIV）感染引起的获得性免疫缺陷综合征（AIDS，艾滋病）。免疫功能低下者易患实体瘤、血液肿瘤或感染性疾病。

5．器官移植的排斥反应（graft rejection） 由免疫系统所介导，目前仍然是开展器官移植的重要障碍。

6．肿瘤（tumor） 发生机制十分复杂，免疫监视功能低下是其重要的原因之一。

影响免疫系统的药物也称为免疫调节药，分为两类：①免疫抑制药（immunosuppressive agents），是指能抑制免疫活性过强者免疫反应的药物；②免疫增强药（immunopotentiating agents），是指能增强、兴奋和恢复免疫功能低下者免疫功能的药物。

第二节 免疫抑制药

免疫抑制药是最早用于临床的免疫调节药。1962 年，硫唑嘌呤和肾上腺皮质激素联合应用防治器官移植的排斥反应。随着对自身免疫性疾病发病机制认识的深化，免疫抑制药也试用于治疗自身免疫性疾病。近年来，他克莫司、西罗莫司、吗替麦考酚酯等新药的研制成功，使免疫抑制药的研究步入了新的阶段。

一、免疫抑制药的共同特点

免疫抑制药的共同特点如下：

1．选择性差　多数免疫抑制药既能抑制免疫病理反应，又能抑制正常免疫反应；既能抑制细胞免疫，又能抑制体液免疫。长期应用，除各药特有的毒性外，还有降低机体抵抗力、增加肿瘤发生率以及影响生殖系统功能等作用。

2．对初次和再次免疫应答反应的抑制强度不同　由于免疫抑制药对处于增殖分化期的免疫细胞作用强，对已分化成熟的免疫细胞作用较弱，因此免疫抑制药对初次免疫应答反应的抑制作用较强，而对再次免疫应答反应的抑制作用较弱。

3．不同类型的免疫病理反应对免疫抑制药的敏感性不同　例如Ⅰ型超敏反应对细胞毒类药物不敏感，因为该类药物对已经形成的 IgE 无效。

4．不同免疫抑制药作用于免疫病理反应的不同阶段　例如硫唑嘌呤在抗原刺激后 24 ～ 48h 给药，免疫抑制作用最强，因为该药主要影响处于增殖期的淋巴细胞。而糖皮质激素在抗原刺激前 24 ～ 48h 给药，免疫抑制作用最强，这可能与其干扰免疫反应的感应期有关。

5．多数免疫抑制药有非特异性抗炎作用。

二、免疫抑制药的临床应用

1．防治器官移植的排斥反应　免疫抑制药可用于肾、肝、心、肺、角膜和骨髓等组织器官的移植手术，以防止排斥反应，需要长期用药。常用环孢素和雷公藤总苷，也可将硫唑嘌呤或环磷酰胺与糖皮质激素联合应用。当发生明显排斥反应时，可在短期内大剂量使用，控制后即减量维持，以防用药过量产生毒性反应。

2．治疗自身免疫性疾病　免疫抑制药可用于自身免疫性溶血性贫血、特发性血小板减少性紫癜、肾病性慢性肾炎、类风湿关节炎、系统性红斑狼疮、结节性多动脉炎等，首选糖皮质激素类。对糖皮质激素类药物耐受的病例，可加用或改用其他免疫抑制药。免疫抑制药的联合应用可提高疗效，减轻毒性反应。但该类药物只能缓解自身免疫性疾病的症状，而无根治作用，而且因毒性较大，长期应用易导致严重不良反应，包括诱发感染、恶性肿瘤等。

三、常用的免疫抑制药

常用的免疫抑制药可分为六类：

1．糖皮质激素类　如泼尼松、甲泼尼龙等。

2．钙神经蛋白抑制剂　如环孢素、他克莫司、吗替麦考酚酯等。

3．抗增殖与抗代谢类药物　如硫唑嘌呤、环磷酰胺、甲氨蝶呤等。

4．抗体制剂　如抗淋巴细胞球蛋白等。

5．抗生素类　如西罗莫司等。

6．中药类　如雷公藤总苷等。

（一）糖皮质激素类

糖皮质激素类（glucocorticoid）药物的药理作用、作用机制等见第 35 章，本章从免疫抑制药的角度予以介绍。

【免疫抑制作用与作用机制】　糖皮质激素类作用于免疫反应的各期，对免疫反应的多个环节都有抑制作用，如在免疫应答感应期抑制巨噬细胞吞噬和处理抗原的功能，在增殖分化期抑制 T 细胞增殖及 T 细胞依赖性免疫功能，在效应期抑制白介素 -1、白介素 -2、白介素 -6 等细胞因子的生成，减轻效应期的免疫性炎症反应等。

现已证明，糖皮质激素抑制各种免疫因子的作用源于其与许多组织细胞质中的特异性受体结合。这些受体是可溶性单链多肽组成的磷蛋白，糖皮质激素与受体结合后，引起糖皮质激素受体活化，形成的糖皮质激素 - 受体复合物迅速进入细胞核内，后者与糖皮质激素反应元件（glucocorticoid response element，GRE）或负性糖皮质激素反应元件（negative glucocorticoid response element，nGRE）结合，再通过与其他转录因子相互作用，影响靶基因的表达，改变靶组织蛋白合成。

【临床应用】 20 世纪 60 年代，糖皮质激素类药物是治疗器官移植排斥反应的主要免疫抑制药。目前，糖皮质激素类药物作为综合治疗的药物之一，用于器官移植排斥反应、自身免疫性疾病和过敏性疾病，但只能缓解症状，且停药后易复发。

1．防治器官移植的排斥反应 糖皮质激素用于肾、肝、心、肺、角膜和骨髓等组织器官的移植手术，以防止排斥反应。糖皮质激素用于抗慢性排斥反应时，常将泼尼松与环孢素、硫唑嘌呤等其他免疫抑制药合用，于器官移植前 1 ～ 2 天开始给药。用于抗急性排斥反应时，多采用甲泼尼龙大剂量给药。若与环孢素等免疫抑制药合用，疗效更好，并可减少两者的剂量。

2．治疗自身免疫性疾病 糖皮质激素类药物是治疗多发性皮肌炎、重症系统性红斑狼疮的首选药，对严重风湿热、风湿性心肌炎、结节性多动脉炎、风湿性及类风湿关节炎、自身免疫性贫血和肾病综合征等，一般采用综合疗法，不宜单独使用糖皮质激素类药物，以免引起毒性反应。

3．治疗过敏性疾病 对于血清病、过敏性鼻炎、支气管哮喘、荨麻疹、过敏性休克、湿疹、输血反应、血管神经性水肿和过敏性血小板减少性紫癜等，主要应用抗组胺药和肾上腺素受体激动药。对严重病例或其他药物无效时，可用糖皮质激素作辅助治疗，旨在抑制抗原 - 抗体反应引起的组织损害性炎症过程。

（二）钙神经蛋白抑制剂

钙神经蛋白（calcineurin，钙调磷酸酶）抑制剂环孢素、他克莫司、西罗莫司是目前临床最有效的免疫抑制药，虽然化学结构及其所结合的分子靶位不同，但都作用于 T 细胞活化过程中细胞信号转导通路，起到抑制钙神经蛋白的作用。

环孢素（Cyclosporin）

环孢素又名环孢霉素 A（Cyclosporin A，CsA），是从真菌的代谢物中分离的中性多肽。1972 年发现其抗菌作用微弱，但有免疫抑制作用。1978 年始用于临床防治排斥反应，获得满意的效果。因其毒性较小，是目前较受重视的免疫抑制药之一。

【体内过程】 本药溶于橄榄油中可以肌内注射。口服吸收慢且不完全，绝对生物利用度为 20% ～ 50%，首过消除可达 27%。单次口服后 3 ～ 4h 血药浓度达峰值。在血中约 50% 被红细胞摄取，4% ～ 9% 与淋巴细胞结合，约 30% 与血浆脂蛋白和其他蛋白质结合，血浆中游离药物仅占 5% 左右。$t_{1/2}$ 为 14 ～ 17h。大部分经肝代谢，自胆汁排出，0.1% 药物以原型经尿排出。

【药理作用与作用机制】 主要选择性抑制细胞免疫和胸腺依赖性抗原的体液免疫。环孢素抑制抗原刺激所引起的 T 细胞信号转导过程，减弱 IL-1 和抗凋亡蛋白等细胞因子的表达，增加转化生长因子 β（transforming growth factor-β，TGF-β）的表达。TGF-β 对 IL-2 刺激 T 细胞增殖有较大的抑制作用。环孢素、他克莫司与环孢素受体（cyclophilin）或他克莫司结合蛋白（tacrolimus binding protein，FKBP）结合形成复合物，具有抑制钙神经蛋白对活化 T 细胞核因子去磷酸化的催化作用，抑制活化 T 细胞的核因子（nuclear factor of activation T cell，NFAT）进入细胞核并阻止其诱导基因转录的过程。西罗莫司作用于 IL-2 受体途经的下游，也与 FKBP 结合，通过抑制 mTOR，抑制细胞增殖。

【临床应用】 环孢素主要用于器官移植排斥反应和某些自身免疫性疾病。

1．器官移植排斥反应　主要用于预防和治疗同种异体器官移植或骨髓移植的排斥反应或移植物抗宿主反应，常单独应用，新的治疗方案则主张环孢素与小剂量糖皮质激素联合应用。临床研究表明，环孢素可使器官移植后的排斥反应与感染发生率降低，存活率增加。

2．自身免疫性疾病　用于治疗大疱性天疱疮及类天疱疮，能改善皮肤损害，使自身抗体水平降低。还可局部用药，治疗接触性过敏性皮炎、银屑病。

3．其他治疗血吸虫病，防治某些植物病害如苹果腐烂病等。

【不良反应与注意事项】 环孢素的不良反应发生率较高，其严重程度与用药剂量、用药时间及血药浓度有关，多具可逆性。

1．肾毒性　肾毒性是该药最常见的不良反应，发生率为 70% ～ 100%。用药时应控制剂量，并密切监测肾功能，若血清肌酐水平超过用药前的 30%，应减量或停用。避免与有肾毒性药物合用，如氨基糖苷类抗生素、两性霉素 B 等。用药期间应避免食用高钾食物、高钾药品及留钾利尿药。严重肾功能损害、未控制高血压者禁用或慎用。

2．肝损害　多见于用药早期，表现为高胆红素血症，转氨酶、乳酸脱氢酶、碱性磷酸酶升高。大部分肝毒性病例在减少剂量后可缓解。应用时注意定期检查肝功能，严重肝功能损害者禁用或慎用。

3．神经系统毒性　在器官移植或长期用药时发生，表现为震颤、惊厥、癫痫发作、神经痛、瘫痪、精神错乱、共济失调、昏迷等，减量或停用后可缓解。

4．诱发肿瘤　有报道器官移植患者使用该药后，肿瘤发生率可高达一般人群的 30 倍。用于治疗自身免疫性疾病时，肿瘤发生率也明显增高。故应用时应注意定期进行体格检查，恶性肿瘤患者禁用。

5．继发感染　长期用药可引起病毒感染、肺孢子菌感染或真菌感染，病死率高。治疗中如出现上述感染应及时停药，并进行有效的抗感染治疗。感染未得到控制的患者禁用。

6．其他　如胃肠反应、过敏反应、多毛症、齿龈增生、嗜睡、乏力、高血压、闭经等。对本品过敏者、孕妇和哺乳期妇女禁用。

【药物相互作用】 下列药物可影响本品血药浓度，应避免联合应用，若必须使用，应严密监测环孢素血药浓度并调整其剂量。增加环孢素血药浓度的药物：大环内酯类抗生素、多西环素、酮康唑、口服避孕药、钙通道阻滞药、大剂量甲泼尼龙等。降低环孢素血药浓度的药物：苯巴比妥、苯妥英、安乃近、利福平、异烟肼、卡马西平、二氧萘青霉素、甲氧苄啶及静脉给药的磺胺索嘧啶等。

他克莫司（Tacrolimus，FK506）

他克莫司是一种强效免疫抑制药，由日本学者于 1984 年从筑波山土壤链霉菌属分离而得。

【体内过程】 FK506 口服吸收快，$t_{1/2}$ 为 5 ～ 8h，有效血药浓度可持续 12h。在体内经肝细胞色素 P4503A4 同工酶代谢后，由肠道排泄。

【药理作用与作用机制】

1．抑制淋巴细胞增殖　作用于细胞 G_0 期，抑制不同刺激所致的淋巴细胞增殖，包括刀豆素 A、T 细胞受体的单克隆受体、CD3 复合体或其他细胞表面受体诱导的淋巴细胞增殖等，但对 IL-2 刺激引起的淋巴细胞增殖无抑制作用。

2．抑制 Ca^{2+} 依赖性 T、B 细胞的活化。

3．抑制 T 细胞依赖的 B 细胞产生免疫球蛋白的能力。

4．预防和治疗器官移植时的免疫排斥反应。能延长移植器官生存时间，具有良好的抗排斥作用。

【临床应用】

1．肝移植　FK506 对肝有较强的亲和力，并可促进肝细胞的再生和修复，用于原发性肝癌肝移植及肝移植挽救性病例，疗效显著。使用本品的患者，急性排斥反应的发生率和再次移植率降低，糖皮质激素的用量可减少。

2．其他器官移植 本品在肾移植和骨髓移植方面有较好疗效，与环孢素相比，在减少急性排斥反应的发生率、增加移植物的存活率和延长患者的生存期方面具有更大的优越性。

【不良反应与注意事项】 静脉注射常发生神经毒性，轻者表现为头痛、震颤、失眠、畏光、感觉迟钝等，重者可出现运动不能、缄默症、癫痫发作、脑病等，大多在减量或停用后消失。可直接或间接地影响肾小球滤过率，诱发急性或慢性肾毒性。对胰岛 B 细胞具有毒性作用，可导致高血糖。大剂量应用时可致生殖系统毒性。

（三）抗增殖与抗代谢类

硫唑嘌呤（Azathioprine，Aza，IMURAN）

硫唑嘌呤为 6- 巯基嘌呤的衍生物，属于嘌呤类抗代谢药。硫唑嘌呤通过干扰嘌呤代谢的各环节，抑制嘌呤核苷酸合成，进而抑制细胞 DNA、RNA 及蛋白质合成，发挥抑制 T、B 淋巴细胞及 NK 细胞的效应，故能同时抑制细胞免疫和体液免疫反应，但不抑制巨噬细胞的吞噬功能。主要用于肾移植排斥反应和类风湿关节炎、系统性红斑狼疮等多种自身免疫性疾病的治疗。用药时应注意监测血象和肝功能。

环磷酰胺（Cyclophosphamide，CTX）

环磷酰胺不仅杀伤增殖分化期淋巴细胞，而且影响静止细胞，故能使循环中的淋巴细胞数目减少。B 细胞较 T 细胞对该药更为敏感。明显降低 NK 细胞活性，从而抑制初次和再次体液与细胞免疫反应。临床常用于防治排斥反应与移植物抗宿主反应，以及长期应用糖皮质激素类药物不能缓解的多种自身免疫性疾病。不良反应有骨髓抑制、胃肠反应、出血性膀胱炎和脱发等。

甲氨蝶呤（Methotrexate，MTX）

甲氨蝶呤为抗叶酸类抗代谢药，主要用于治疗自身免疫性疾病。

吗替麦考酚酯（Mycophenolate Mofetil，MMF）

吗替麦考酚酯是麦考酚酸（Mycophenolic Acid，MPA）的酯类衍生物，具有独特的免疫抑制作用和较高的安全性。1995 年 5 月美国 FDA 批准开始用于肾移植，目前已广泛用于心、肝和小肠等器官移植。

吗替麦考酚酯口服后在体内迅速水解为活性代谢物 MPA 而发挥作用。MPA 选择性抑制肌苷一磷酸脱氢酶（inosine monophosphate dehydrogenase，IMPDH），该酶是鸟嘌呤核苷酸的重要合成酶。因此，MPA 可以选择性抑制淋巴细胞的增殖和功能，包括抗体形成、细胞黏附和迁移等。

临床主要用于肾、心脏移植，对银屑病、类风湿关节炎、系统性红斑狼疮性血管炎等也有一定疗效。此外，尚用于预防卡氏肺孢子菌感染。

吗替麦考酚酯无明显肝、肾毒性，常见副作用有胃肠反应、贫血、白细胞减少、机会性感染和诱发肿瘤等。动物实验表明有致畸作用。

（四）抗体制剂

抗胸腺细胞球蛋白（Antithymocyte Globulin，ATG）

抗胸腺细胞球蛋白在血清补体的参与下，对 T、B 细胞有破坏作用，但对 T 细胞的作用较强。可非特异性地抑制细胞免疫反应（如迟发型超敏反应、移植排斥反应等），也可抑制抗体形成（限于胸腺依赖性抗原），还可以结合到淋巴细胞表面，抑制淋巴细胞对抗原的识别能力。能有效抑制各种抗原引起的初次免疫应答，对再次免疫应答作用较弱。在抗原刺激前给药作用较强。

临床用于防治器官移植的排斥反应，试用于治疗白血病、多发性硬化、重症肌无力、溃疡性结肠炎、类风湿关节炎、系统性红斑狼疮等疾病。

常见的不良反应有寒战、发热、血小板减少、关节疼痛和血栓性静脉炎等，静脉注射可引起血清病及过敏性休克，还可引起血尿、蛋白尿，停药后消失。如重复肌内注射，注射部位可发生剧烈疼痛，采用少量多次深部肌内注射可减少该副作用，或加用局部麻醉药，也可用理疗、超声波按摩等加速该药的分布及缓解疼痛。

莫罗单抗 -CD3（Muromonab-CD3，Orthoclone OKT3，OKT3）

莫罗单抗 -CD3 是鼠单克隆抗体，其免疫抑制作用与多克隆抗体（如抗胸腺细胞球蛋白）相比较强。

莫罗单抗 -CD3 通过与 T 细胞表面的 CD3 糖蛋白结合，阻断抗原与抗原识别物的结合，抑制 T 细胞参与免疫反应。

临床主要用于防治肝、肾、心脏移植时的排斥反应，特别是急性排斥反应。也可用于骨髓移植前从供体骨髓中清除 T 细胞。

常见不良反应有细胞因子释放综合征（临床症状可从感冒样症状直至威胁生命的休克样反应）、癫痫、脑病、脑水肿、无菌性脑膜炎、头痛等。可诱发感染（常见病毒感染）和肿瘤（常见淋巴细胞增殖性病变和皮肤癌）。

（五）抗生素类

西罗莫司（Sirolimus）

西罗莫司又名雷帕霉素（Rapamycin，Rapa），是从 Easter 岛土壤吸水链霉菌中分离出来的抗真菌药物。1988 年发现有免疫抑制作用。

西罗莫司能治疗多种器官和皮肤移植物引起的排斥反应，尤其对慢性排斥反应疗效明显，与环孢素有协同作用，能延长移植物的存活时间，减轻环孢素的肾毒性，提高治疗指数。西罗莫司和他克莫司均与细胞质内他克莫司结合蛋白结合，两药低剂量联合应用即可产生有效的免疫抑制作用。

西罗莫司可引起食欲缺乏、呕吐、腹泻，严重者可出现消化性溃疡、间质性肺炎和血管炎。联合用药和监测血药浓度是减少不良反应并发挥最大免疫抑制作用的有效措施。

（六）中药类

雷公藤总苷（Tripterygium Glycosides）

雷公藤总苷具有较强的免疫抑制作用，可抑制小鼠脾淋巴细胞和人外周血淋巴细胞的增殖反应、迟发型超敏反应、宿主抗移植物反应和移植物抗宿主反应，还可抑制细胞免疫和体液免疫，减少淋巴细胞数量，抑制 IL-2 生成，并有较强的抗炎作用。

临床主要用于治疗自身免疫性疾病，如类风湿关节炎、原发和继发性肾病综合征、成人各型肾炎、狼疮性或紫癜性肾炎、麻风反应。对银屑病、皮肌炎、变应性血管炎、异位性皮炎、自身免疫性肝炎、自身免疫性白细胞及血小板减少等也有一定疗效。

不良反应较多，但停药后多可恢复。约 20% 患者出现胃肠道反应，如食欲缺乏、恶心、呕吐、腹痛、腹泻、便秘。约 6% 患者出现白细胞减少。偶见血小板减少、皮肤黏膜反应如口腔黏膜溃疡、眼干涩、皮肤毛囊角化、黑色素加深等。也可导致月经紊乱、精子数目减少或活力降低等。

第三节　免疫增强药

免疫增强药主要用于增强机体的抗肿瘤、抗感染能力和纠正免疫缺陷。该类药物能激活一种或多种免疫活性细胞，增强机体的非特异性和特异性免疫功能，使低下的免疫功能恢复正常；或具有佐剂作用，增强与之合用的抗原的免疫原性，加速诱导免疫应答反应；或代替体内缺乏的免疫活性成分，产生免疫替代作用；或对机体的免疫功能产生双向调节作用，使过高或过低的免疫功能趋于正常等。临床主要用于免疫缺陷性疾病、恶性肿瘤的免疫治疗和难治性细菌或病毒感染。

一、免疫增强药的分类

常用免疫增强药按照来源不同可分为五类：

1. 微生物来源的药物 如卡介苗、短棒状杆菌制剂、溶血性链球菌制剂、辅酶 Q10 等。

2. 人或动物免疫系统的产物 如胸腺素、转移因子、免疫核糖核酸、干扰素、白介素等。

3. 化学合成药物 如左旋咪唑、异丙肌苷、羟壬嘌呤、聚肌苷酸 - 聚胞苷酸、聚腺苷酸 - 聚尿苷酸等。

4. 真菌多糖类 如香菇多糖、灵芝多糖等。

5. 中药及其他类 如人参、黄芪、枸杞、白芍、淫羊藿等中药有效成分，植物血凝素、刀豆素 A、胎盘脂多糖等。

二、免疫增强药的临床应用

1. 治疗免疫缺陷性疾病 其共同特点是反复出现感染，联合应用免疫增强药与抗微生物药，可增强抗感染免疫力，提高疗效。胸腺素、白介素 -2、转移因子、干扰素、异丙肌苷等用于治疗获得性免疫缺陷综合征（AIDS）、先天性无胸腺症、重症联合免疫缺陷、毛细血管扩张性共济失调综合征等以细胞免疫缺陷为主的疾病有一定疗效。丙种球蛋白可用于治疗先天性无丙种球蛋白血症等体液免疫缺陷性疾病。

2. 治疗慢性难治性感染 对于一些慢性细菌性、真菌性或病毒性感染，单用抗微生物药物难于控制时，可联合应用免疫增强药，如胸腺素、转移因子、异丙肌苷及干扰素诱导剂等。

3. 治疗肿瘤 患者均有不同程度的免疫功能缺陷，放射治疗和化学治疗均有免疫抑制作用，应用免疫增强药可增强患者的免疫功能，减轻或防止放射治疗或化学治疗对免疫系统的损伤，从而增强疗效，降低肿瘤复发率，延长生存期。

三、常用的免疫增强药

卡介苗（Bacillus Calmette-Guerin Vaccine，BCG）

卡介苗又名结核菌苗，是牛结核分枝杆菌的减毒活菌苗。

【药理作用与作用机制】 卡介苗有免疫佐剂作用，能增强与其合用的各种抗原的免疫原性，加速诱导免疫应答，提高细胞和体液免疫的功能；刺激多种免疫细胞如巨噬细胞、T 细胞、B 细胞和 NK 细胞活性，从而增强机体的非特异性免疫功能。研究表明，预先或早期应用 BCG，可增强小鼠对病毒或细菌感染的抵抗力，延长荷瘤动物的生存时间，降低死亡率，减慢肿瘤增长速度及减少转移。BCG 的疗效与肿瘤的抗原性强弱、宿主的免疫状态以及 BCG 的给药途径有关。瘤内注射或向引流的淋巴结内注射效果较好。

【临床应用】 卡介苗常用于治疗恶性黑色素瘤、白血病及肺癌，也用于治疗乳腺癌、消化道肿瘤，可延长患者的存活期。黑色素瘤是用 BCG 治疗最多的一种实体瘤。

【不良反应】 注射局部可见红斑、硬结和溃疡，亦可引起寒战、高热、全身不适等。反复瘤内注射可发生过敏性休克或肉芽肿性肝炎。严重免疫功能低下的患者，可出现播散性 BCG 感染。剂量过大，可降低免疫功能，甚至促进肿瘤生长。

左旋咪唑（Levamisole，LMS）

左旋咪唑原是一种广谱驱虫药。1971 年发现该药可增强布鲁菌苗在小鼠体内的预防作用，并注意到 LMS 治疗线虫感染动物的同时也治愈其他无关的感染。LMS 对抗体产生有双向调节作用，对免疫功能正常的人或动物的抗体形成无影响，但当体液免疫功能低下时，能使之恢复正常水平。LMS 可使被抑制的细胞免疫功能恢复正常，如增强或恢复低或无反应性病例对各种抗原的迟发型超敏反应，提高 T 细胞的 E 玫瑰花结形成率，诱导淋巴细胞的增殖反应。此外，本品还能增强巨噬细胞和中性多形核粒细胞的趋化与吞噬功能，增强杀菌作用等，此作用可能与激活磷酸二酯酶，从而降低淋巴细胞和巨噬细胞内 cAMP 含量有关。LMS 用药后在体内产生一种血清因子，可在体外模拟胸腺素促使前 T 细胞分化，诱导 IL-2 的产生。其免疫调节的机制尚待进一步阐明。

LMS 可经消化道、肌内或皮下注射给药，吸收良好。成人口服后 2 ～ 4h 内血药浓度达峰值。主要在肝内代谢，原型经肾排泄的药量很少（少于口服量的 5%）。该药及其代谢物的 $t_{1/2}$ 分别为 4h 和 16h，但单剂的免疫药理作用往往可持续 5 ～ 7 日，故目前常用每周 1 次的治疗方案。

LMS 可降低免疫缺陷患者感染的发病率，并减少患者对抗微生物药的依赖性，对慢性反复发作的细菌感染如麻风分枝杆菌和布鲁菌感染也有效；对类风湿关节炎的作用与青霉胺及金制剂相仿，其机制可能与其刺激抑制性 T 细胞的功能，使类风湿因子的滴度及循环免疫复合物的水平下降有关；LMS 还作为化疗药物的辅助药物用于治疗多种肿瘤。在进行肿瘤手术及放射治疗后用 LMS 可以延长缓解期，减低复发率，延长寿命。对鳞状上皮癌的疗效较好，也可减轻抗肿瘤药所致的骨髓抑制、出血及并发感染。

不良反应发生率较低，主要有消化道反应、神经系统反应（如头晕、失眠）和变态反应（如荨麻疹）。长期连续用药时，可出现粒细胞减少症，停药后可恢复。偶见肝功能异常。肝炎活动期患者禁用。

白介素 -2（Interleukin-2，IL-2）

白介素 -2 与相应细胞的 IL-2 受体结合后，具有广泛的免疫增强和调节功能。该药诱导 T 细胞增殖，激活 B 细胞产生抗体，活化巨噬细胞，增强 NK 细胞和淋巴因子活化的杀伤细胞活性以及诱导干扰素的产生。从癌症患者体内取出白细胞与 IL-2 体外培养诱导，激活细胞毒性淋巴细胞后再输入体内，临床效果显著。晚期癌症患者常有典型的抑郁感，但注射 IL-2 后，患者反应“良好”，甚至“异常欣快”。但其抗肿瘤的确切疗效有待进一步评价。此外，该药还试用于免疫缺陷性疾病、自身免疫性疾病及抗衰老等。主要不良反应有胃肠道反应如恶心、呕吐、腹泻、食欲缺乏等，另有神经精神症状如幻觉、妄想、定向障碍及辨认错误等。

干扰素（Interferon，IFN）

干扰素是第一个被深入研究的细胞因子，可分为 α、β、γ 三类。各种哺乳动物的细胞，包括淋巴细胞、巨噬细胞或成纤维细胞均可因病毒感染或其他刺激而产生 IFN。现采用 DNA 重组技术生产高纯度 IFN。IFN 对酸、碱、热有较强的抵抗力，但易被蛋白酶等破坏。IFN 的抗病毒作用首先被发现，后来发现它们具有重要的免疫调节活性，以 IFN-γ 的免疫调节活性最强。IFN 具有高度的种属特异性，故动物的 IFN 对人无效。

IFN 静脉注射后，可迅速从血中清除，其 $t_{1/2}$ 为 2 ～ 4h。肌内注射后，5 ～ 8h 内可达峰浓度。人类 IFN-α 与 IFN-γ 的药动学相似，但肌内注射 IFN-β 后的血药浓度较低。IFN 不易透过血脑屏障。IFN-α 和 IFN-β 分别在肾和肝内代谢。IFN 尚可抑制 CYP，故与化学治疗药物配伍应用时应谨慎。

IFN 为广谱抗病毒药，其作用环节可能是蛋白质合成阶段，临床用于病毒感染性疾病，如疱疹性角膜炎、病毒性眼病、带状疱疹和慢性乙型肝炎等。除抗病毒作用外，该药可调节抗体生成，增加或激活单核巨噬细胞的功能、特异性细胞毒作用和 NK 细胞的杀伤作用等。IFN 对免疫应答的总效应随其应用剂量和时间不同而异，小剂量增强免疫功能（包括细胞与体液免疫），大剂量则有抑制作用。IFN 的抗肿瘤作用在于其既可直接抑制肿瘤细胞的生长，又可通过免疫调节发挥作用。临床试验表明，该药对成骨肉瘤疗效较好，对肾细胞癌、黑色素瘤、乳腺癌等有效，对肺癌、胃肠道肿瘤及某些淋巴瘤无效。

大剂量可致可逆性血细胞减少，以白细胞和血小板减少为主。偶见变态反应、肝肾功能障碍及注射局部疼痛与红肿等。过敏体质、严重肝功能不全及肾功能不全、白细胞及血小板减少患者慎用。

转移因子（Transfer Factor，TF）

转移因子是从正常人的淋巴细胞或脾、扁桃体等淋巴组织提取的一种核酸肽，不被 RNA 酶、DNA 酶及胰酶破坏，无抗原性。

转移因子可将供体的细胞免疫信息转移给受者，使受者的淋巴细胞转化并增殖分化为致敏淋巴细胞，由此获得供体的特异性和非特异性的细胞免疫功能。其作用机制可能是 TF 的 RNA 通过逆转录酶的作用渗入到受者的淋巴细胞中，形成含有 TF 密码的特异 DNA。TF 对细胞免疫有增强和抑制的双向调节作用，但对体液免疫无影响。该药还能促进干扰素的释放。

TF 主要用于原发或继发性细胞免疫缺陷性疾病、难治性病毒或真菌感染以及肿瘤的辅助治疗，但对原发性淋巴细胞障碍、胸腺发育不全或 T 细胞活性完全缺失的患者单用无效。先天性低丙种球蛋白血症患者经 TF 治疗后，IgG 的生成能得到改善。

TF 不良反应较少，注射局部有酸、胀、痛感，个别病例出现风疹性皮疹、皮肤瘙痒，少数人有短暂发热。慢性活动性肝炎患者用药后可出现肝功能损害加重，然后逐渐恢复。

胸腺素 α_1（Thymosin α_1，Tα_1）

胸腺素 α_1 是一种含 28 个氨基酸的免疫活性多肽，主要作用是促进 T 细胞分化成熟。Tα_1 可调节胸腺细胞的末端脱氧核苷酸转移酶（TdT）水平，刺激 IFN、IL-2 及其受体产生，纠正免疫缺陷，与其他生物反应调节剂如 IL-2、IFN-α、胸腺因子等有协同作用。临床主要作为肿瘤患者和慢性活动性肝炎患者的免疫调节剂，如辅助放疗防止肺癌复发，增强老年人使用的流感疫苗的滴度，增强对慢性乙肝病毒的抵抗力等。对于 HBsAg 和 HBeAg 阳性的慢性活动性肝炎患者，Tα_1 可通过升高 CD3 和 CD4 的绝对数而缓解症状，并抑制 HBV 复制，其作用与单独使用 IFN-α 的疗效相同。在某些情况下，Tα_1 与其他药物合用疗效更显著。

异丙肌苷（Inosine Pranobex）

异丙肌苷诱导 T 淋巴细胞分化成熟，增强细胞免疫功能。对 B 细胞无直接作用，但可增加 T 细胞依赖性抗体的产生。在一定条件下，可诱导抑制性 T 细胞的活性，呈现双向免疫调节作用。

异丙肌苷主要用于病毒感染性疾病的治疗，疗效较佳，如急性病毒性脑炎患者，应用异丙肌苷治疗后恢复较快，且多数患者无神经系统后遗症。本品与化疗、放疗或 IFN 联合应用治疗肿瘤，可提高疗效，并恢复患者的免疫功能。应用本品治疗类风湿关节炎，可迅速缓解症状。

云芝多糖 K（Polysaccharide of Coriolus Versicolor，Krestin，PS-K）

云芝多糖 K 是从担子菌的杂色云芝深层液体培养所得菌丝体内提取的一种蛋白多糖，能增加食欲，保护肝细胞，提高网状内皮系统的吞噬功能，并诱导血清干扰素生成。临床用于治疗慢性肝炎，也能直接作用于肿瘤细胞，改善癌症患者的症状。

牛膝多糖（Achyranthan）

牛膝多糖是从中药牛膝中分离得到的一种小分子量多糖化合物，能升高血清溶血素和脾内抗体形成细胞数，提高血清 IgG 水平，激活网状内皮系统的吞噬功能，促进 TNF 和 IL-2 的生成及淋巴细胞增殖，增强 NK 细胞和细胞毒性 T 淋巴细胞（cytotoxic T cell，CTL 细胞）的活性。该药对因化疗和放疗引起的白细胞水平下降有促进恢复作用，修复肿瘤患者免疫系统的损伤。对慢性肝炎患者能恢复其肝功能，并改善食欲缺乏、乏力及黄疸等症状。

SUMMARY

The drugs described in this chapter can regulate the bodily immune function by influencing immune response and immunopathogenesis response. Drugs that suppress the immune system are called immunosuppressive agents, and those augment the immune response are immunopotentiating agents.

Immunosuppressive agents are currently used in organ transplantation and autoimmune disorders. While the major uses of immunopotentiating agents are in immunodeficiency disorders, chronic infectious diseases, and cancer.

Most immunosuppressants act in the induction phase of the immunological response, reducing lymphocyte proliferation; some also inhibit aspects of the effector phase. The drugs used for immunosuppression can be divided into several categories: 1) Adrenocortical hormones (e.g. Prednisone, Methylprednisolone). 2) Calcineurin inhibitors (e.g. Cyclosporine). 3) Antimetabolites and antiproliferative drugs (e.g. Azathioprine). 4) Antibodies (e.g. Muromonab-CD3). 5)Antibiotics (e.g. Sirolimus).

Drugs also activate the immune system in undesirable ways that are manifested as adverse drug reactions. These reactions are generally grouped in a broad classification as "drug allergy". Indeed, many drug reactions such as those to penicillin, iodides, phenytoin, and sulfonamides are allergic in nature. These drug reactions are manifested as skin eruptions, edema, anaphylactoid reactions, glomerulonephritis, fever, and eosinophilia. There are four major types of hypersensitivity be associated with allergic drug reactions (type Ⅰ, type Ⅱ, type Ⅲ and type Ⅳ).

（曲梅花）

中英文专业词汇索引

K

L

M

N

P

Q

W

X

Y

Z